노인작업치료학 4판

Occupational Therapy with Elders:
Strategies for the COTA

OCCUPATIONAL THERAPY WITH ELDERS: STRATEGIES
FOR THE COTA, FOURTH EDITION
ISBN: 978-0-323-49846-3

Library of Congress Cataloging-in-Publication Data

This **Korean** edition of ***Occupational Therapy with Elders, fourth edition 9780323498463 by Helene Lohman, Sue Byers-Connon, & Rene Padilla*** is published by arrangement with Elsevier Inc.

Occupational Therapy with Elders, fourth edition 9780323498463 by Helene Lohman, Sue Byers-Connon, & Rene Padilla 의 해당 한국어판은 Elsevier, Inc. 와의 계약을 통해 학지사메디컬에서 출간 되었습니다.

노인작업치료학 4판

Occupational Therapy with Elders: Strategies for the COTA 4th Edition

2023년 7월 5일 1판 1쇄 인쇄
2023년 7월 15일 1판 1쇄 발행

지은이 | Helene L. Lohman, Sue Byers-Connon, René L. Padilla
옮긴이 | 양영애 · 김나현 · 김덕주 · 김미점 · 성윤정 · 신원미 · 신중일 · 용미현 · 이두호 · 장태용 · 조승현 · 최현세
펴낸이 | 김진환
펴낸곳 | 학지사메디컬
04031 서울특별시 마포구 양화로 15길 20 마인드월드빌딩
대표전화_ 02-330-5188 팩스_ 02-326-0338
등 록 | 2010년 2월 8일 제313-2010-36호
메 일 | hakjisamd@hakjisamd.co.kr
홈페이지 | http://www.hakjisamd.co.kr

ISBN 979-11-92867-52-6 93510

가 격 | 36,000원

노인작업치료학 4판

Helene L. Lohman, Sue Byers-Connon, René L. Padilla 공저
양영애 · 김나현 · 김덕주 · 김미점 · 성윤정 · 신원미 · 신중일 · 용미현 · 이두호 · 장태용 · 조승현 · 최현세 공역

Occupational Therapy with Elders: Strategies for the COTA

Helene L. Lohman, OTD, OTR/L, FAOTA
Professor
Department of Occupational Therapy
School of Pharmacy and Health Professions
Creighton University
Omaha, Nebraska

Sue Byers-Connon, MS, COTA (Retired), ROH
Instructor OTA Program (Retired)
Mt. Hood Community College
Gresham, Oregon

René L. Padilla, PhD, OTR/L, FAOTA
Vice Provost for Global Engagement
Creighton University
Omaha, Nebraska

ELSEVIER

학지사메디컬
HAKJISA MEDICAL

This book is dedicated to my late parents Mira Lee and Henry Goldstein, who instilled in me the value of education and who were very proud of this book. To my late father-in-law, Benedict Lohman (pictured on front cover), a prisoner of war survivor from Japan and the Philippines, who received occupational therapy after the war, and to my late Aunt Jeanne Stolar who practiced occupational therapy during WWII and was an inspiration for healthy aging.

Helene

- *To my "Family of Friends," who are great listeners, supportive, accepting and fun loving. Amy, Cedar, Cyndy, Dixie, Donna (RIP), Eleanor, Jodi, Lilian, Paula, Robin, Sandy, and Sue. May we continue to enjoy good health, laughter, and our time together.*
- *To the two extraordinary women named Mary I have in my life. My very nurturing friend Mary of almost 40 years, who has joined me in many life adventures. Recently a half-sister Mary has entered my life, with whom I am looking forward to creating new life adventures.*

Sue

"To our COTA colleagues who are dedicated to enabling elders to 'live life to the fullest' and truly represent the potential of the occupational therapy to serve society's needs."

René

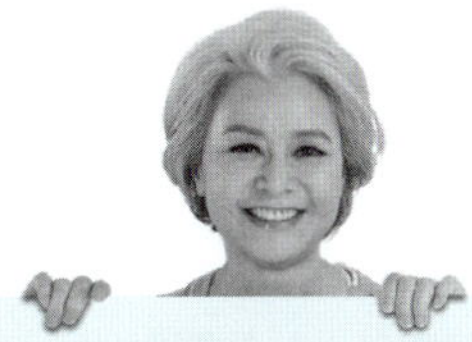

역자 소개

대표 역자

양영애 인제대학교

번역진

김나현 인제대학교 고령자라이프리디자인 연구소

김덕주 청주대학교

김미점 충남도립대학교

성윤정 경운대학교

신원미 충남도립대학교

신중일 경남대학교

양영애 인제대학교

용미현 경운대학교

이두호 춘해보건대학교

장태용 한림대학교 강동성심병원

조승현 우석대학교

최현세 분당서울대학교병원

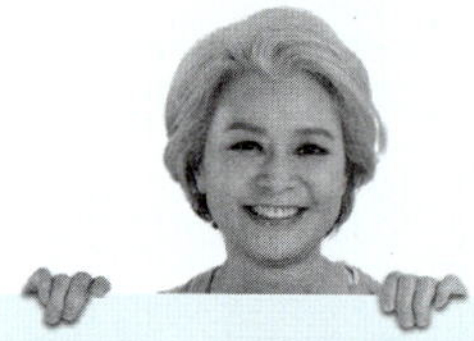

역자 서문

이 책은 『노인작업치료학 4판(Occupational Therapy with Elders: Strategies for the COTA)』으로 저자는 작업치료사 Helene L. Lohman, Sue Byers–Connon, René L. Padilla이 저술한 것을 번역하였다.

현재 우리나라는 노인인구가 급격히 증가하고 있으며, 2025년에는 초고령사회에 도달할 것으로 예상하고 있다. 노화는 정상 과정이지만 노화에 따른 신체적 · 정신적 문제가 다양하게 발생하고 있고, 다양한 질환으로 이환되어 일상생활기능 저하 및 사회적 문제로 이어진다.

이로 인한 의료비 상승과 노인 부양비 증가에 따라 재정 부담 및 간병 부담 증가로 전문적인 치료와 대처방안을 필요로 하고 있다. 특히 노인의 신체, 심리 및 인지 저하를 예방하고 일상생활을 유지하기 위한 작업치료사의 중요성이 부각되고 있다. 이러한 시대적 요구에 따라 노인작업치료의 발전을 위해 작업치료학과 교수들과 임상가들이 외국의 사례를 알고자 노력하였다.

이 책은 작업치료를 공부하는 학생을 포함하여 임상에 있는 작업치료사들이 활용할 수 있도록 1부 노화의 개념, 2부 작업치료 중재를 중심으로 구성되어 있다. 우리나라와 조금은 다른 외국의 사례를 살펴봄으로써 다양한 노인작업치료를 이해하는 데 도움이 될 것으로 생각되며, 부족한 부분은 수정 및 보완할 것을 약속드린다.

이 책이 나오기까지 좋은 책을 만들기 위해 수고하신 여러 교수님들, 임상작업치료사를 포함하여 학지사메디컬 김진환 사장님과 관계자분들께 감사 인사를 드린다.

2023년 6월

역자 대표 **양영애**

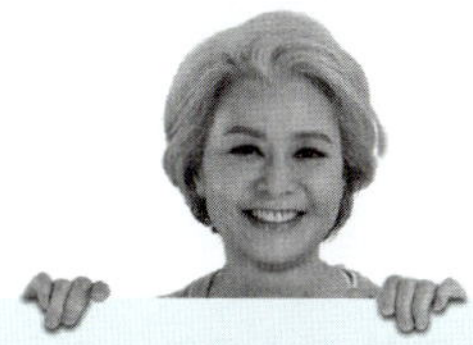

4판을 위한 기여자

Lea Cheyney Brandt, OTD, MA, OTR/L
Director
Missouri Health Professions Consortium
University of Missouri
Co-Director
MU Center for Health Ethics
University of Missouri
Columbia, Missouri

Kelli Coover, PharmD, BCGP
Associate Professor and Vice Chair
Pharmacy Practice
School of Pharmacy & Health Professions
Creighton University
Omaha, Nebraska

Brenda M. Coppard, PhD, OTR/L, FAOTA
Professor of Occupational Therapy
Associate Dean for Assessment
School of Pharmacy & Health Professions
Creighton University
Omaha, Nebraska

Michele A. Faulkner, PharmD, FASHP
Professor of Pharmacy Practice and Professor of Neurology
Schools of Pharmacy and Medicine
Creighton University
Omaha, Nebraska

Vanessa Jewell, PhD, OTR/L
Assistant Professor
Occupational Therapy
Creighton University
Omaha, Nebraska

Evelyn Z. Katz, BSOT, BFA, OTR/L
Occupational Therapist
Low Vision Rehabilitation
Department of Ophthalmology
UNMC/Nebraska Medicine
Omaha, Nebraska

Alexandra Kobrin, OTD, OTR/L
Occupational Therapist
Physical Therapy and Occupational Therapy Rehabilitation
Nebraska Medicine
Omaha, Nebraska

Michelle Payson, OTD, OTR/L
Occupational Therapist
Theraplay
Norristown, Pennsylvania

Christy Walloch, OTD, OT/L
Community Hospice Volunteer
Hospice Volunteer Services
Tabitha Health Care Services
Lincoln, Nebraska

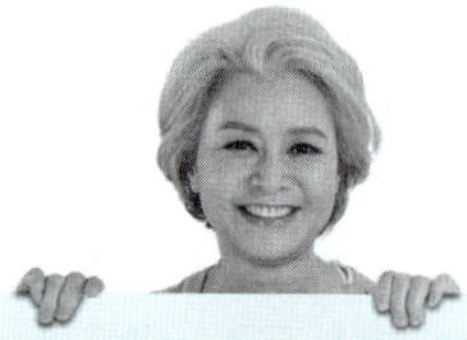

크레이튼 대학의 학생 기여자

이 책에 기여한 당시에는 네브래스카주 오마하에 위치한 크레이튼 대학교에서 작업치료학 박사 프로그램에 재학 중인 학생들이었으며, 그들의 현재 직함이 변경되었을 수도 있다.

Kristen Andersen, BS

Elizabeth Bracciano, BS

Natalie Busta, BS

Erin Dick, BS

Regina Drummond, BS

Caitlin Eis, BA

Ashley Marie Enke, BA

Kylie R. Garrett, BS

Mekenzie Joirdan Keenportz, BA

Abbigail Rausch, BS

Kaisa Syväoja, BS

Elizabeth Torrez, BS

Jessica Womack, MFA

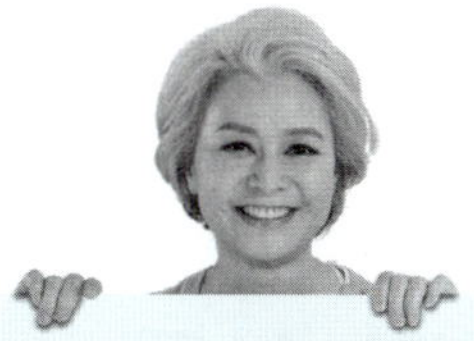

저자 서문

보조작업치료사들은 노인들을 치료하는 작업치료 인력에서 중요한 부분을 차지하고 있다. 가장 최근의 미국 직업치료협회(AOTA) 인력 및 보상 조사 보고서[1]에 따르면, 주로 노인들에게 서비스를 제공하는 숙련된 간호 시설은 보조작업치료사들의 최고 고용주라고 언급하고 있다. 또한, 미국 노동부 노동통계국(BLS)[2]은 2014~2024년 사이에 보조작업치료사의 고용이 40% 이상 증가하여 전체 직종의 평균 성장률인 7%보다 훨씬 빠른 속도로 증가할 것으로 전망했다. 이러한 추세는 노인인구의 증가와 많은 관련이 있다. 보조작업치료사가 가능한 최상의 치료를 제공하고 전문성을 자신 있게 대표할 수 있는 강력한 지식을 보유해야 할 필요성은 해당 책의 1판부터 3판까지 준비했을 때만큼 높은 우선순위로 남아 있다. 따라서 보조작업치료사가 중요한 실무 영역에서 활동할 때, 보조작업치료사를 지원하기 위해 가능한 한 최신 정보를 포함하려고 노력했다. 이 책의 정보, 특히 공공정책은 집필 당시의 최신 정보였다.

독자들의 피드백을 바탕으로, 이전 판의 개념적 구성을 그대로 유지하였다. 1부 노화의 개념은 노인들의 경험과 관련된 기본적인 개념들을 제시한다. 노화의 동향, 개념 및 이론에 대한 일반적인 논의를 거친 후 작업치료 전문가의 신념에 대한 논의가 이어지는데, 이것은『작업치료 실행체계 3판』에 대한 소개를 포함하고 있다.[3] 2부 노인의 작업치료 중재는 첫 번째 섹션에서 제시된 원칙들을 고려한 최신 작업치료 전략을 포함하고 있다.

4판을 준비하는 과정에서, 우리는 이전 판에서의 목표에 여전히 헌신하고 있다.

- 이 프로젝트에서 노인들의 인생의 경험에 대한 현실을 인정하고, 직업적인 존재로서 그들에게 존중을 보여 주고자 했다. 이들을 의존적인 환자로만 규정하는 고정관념적인 역할로 간소화하지 않고, 노화에 대한 편견을 흩어지게 하기 위해 '노인'이라는 용어 사용에 중점을 두었다.
- 작업치료사와 보조작업치료사 간의 협력의 중요성을 계속 강조하였다. 우리 편집부 자체의 협력은 이러한 협력의 풍부함을 보여 주는 생생한 사례가 되었다. 전문적인 면허 인증의 중요성을 반영하기 위해 본문 전체에서 '보조작업치료사'와 '작업치료사'라는 직함을 사용하였다. 비록 면허 인증은 우리 직업에서 강제적인 요구사항은 아니지만, 면허 인증이 역량 있는 실천의 기준을 유지하고 고객에게 고품질의 서비스를 제공하는 데 중요한 역할을 한다고 믿는다.
- 작업치료학과 학생들과 자신의 지식을 갱신하고자 하는 보조작업치료사들 그리고 보조작업치료사와 작업치료사의 파트너십 발전에 헌신하는 작업치료사들을 위해 포괄적인 교재를 제작하고자 하였다.
- 보조작업치료사들이 노인들의 삶에 중요한 기여를 한다는 점을 강조하고자 하였다.
- 노인들의 필요를 충족시키기 위한 서비스 정당화와 옹호를 강화하기 위해 중재 효과에 대한 이용 가능한 연구 근거를 통합하였다. 4판에서는 여러 장에 걸쳐 현재 관행에 대한 연구를 기반으로 한 근거 요약이 새롭게 포함되었다. 모든 작업치료 임상가들은 최신 연구를 따라야 최상의 실천을 제공할 수 있다고 믿는다. 이 연구와 근거에 대한 강조는 미국 작업치료협회의 '센테니얼 비전 2025'에 대한 안내사항에서 강조하고 있다.[4]

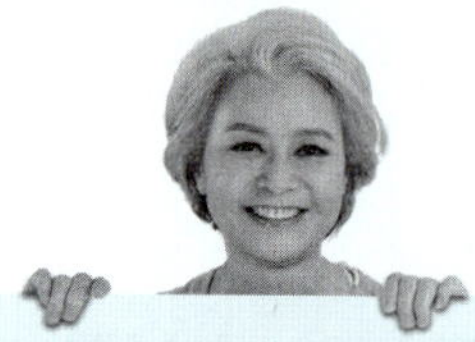

저자 서문

- 『작업치료 실행체계 3판』을 사용하여 사례연구와 이야기를 통해 원칙 및 전략을 설명하는 것에 중점을 두었으며3 독자들이 그들의 학습을 실생활에 쉽게 연관시킬 수 있도록 하였다. 4판에서는 더 많은 사례연구를 추가하고, 온라인에서 제공되는 학습 과제와 시험 문제를 보완하였다.
- 각 장의 내용을 업데이트하고 건강 정책, 건강 능력, 만성 질환에 대한 건강관리, 미국의료정보보호법, 사전 지시서, 제약 유도 움직임 치료 및 존엄성 치료를 포함한 새로운 자료를 추가했다.
- 제안된 전략들을 전통적인 작업치료 철학과 실천에 근거하며, 전문가 수준에 관계없이 모든 작업치료 중재에 포함되어야 하는 추론 유형을 강조하였다.

이 책이 독자들의 지식을 향상시켜 노인들의 삶의 만족도 향상에 기여할 수 있기를 희망한다.

Helene L. Lohman, OTD, OTR/L, FAOTA
Sue Byers-Connon, MS, COTA (Retired), ROH
René L. Padilla, PhD, OTR/L, FAOTA

참고문헌

1. The American Occupational Therapy Association. 2015 AOTA salary and workforce survey; 2015. Bethesda, MD: AOTA Press.
2. U.S. Department of Labor Bureau of Labor Statistics. Occupational Outlook Handbook; 2015. Retrieved from https://www.bls.gov/ooh/.
3. American Occupational Therapy Association. Occupational therapy practice framework: Domain and processes, 3rd ed. Am J Occup Ther. 2014;68:S1-S48.
4. American Occupational Therapy Association. AOTA unveils Vision 2025; 2017. Retrieved from https://www.aota.org/AboutAOTA/vision-2025.aspx.

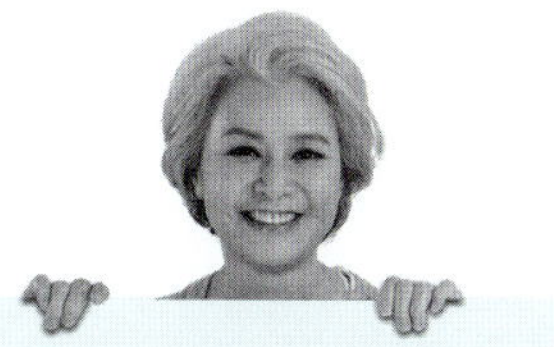

감사의 글

전 판에서 언급되었듯이, 책을 쓰는 것은 한 사람이 혼자서 할 수 있는 간단한 과정이 아니다. 우리는 해당 프로젝트에 기여해 준 많은 사람들에게 감사를 표하고 싶다.

- Elsevier에서 Kathleen Nahm, Lauren Willis, Mary Pohlman에게 그들의 인내심과 지도에 대해 감사의 말을 전한다.
- 사례연구 및 능동적 학습/교수 전략 개발과 용어 해설 업데이트에 대한 훌륭한 업적과 창의성을 보여 준 명예직 박사이자 보조작업치료사인 Mary Ellen East에게 감사의 말을 전한다.
- 작업치료 전문가들의 모든 수준에 대한 근거 기반 실천을 장려하기 위해 근거 요약을 개발한 René L. Padilla에 대해 감사의 말을 전한다.
- Evolve 웹사이트의 PowerPoint 프레젠테이션을 업데이트한 학사 Maxine Holmes와 Teresa Eklund에게 감사의 말을 전한다.
- Evolve 웹사이트의 시험 문제를 업데이트하면서 비판적 사고를 통합한 작업치료 박사 학위자이자 작업치료사인 Bobbi Greiner에게 감사의 말을 전한다.
- 기고한 저자들의 노고에 대해 감사의 말을 전한다.
- 이 책의 참고문헌 업데이트에 기여한 크레이튼 대학의 임상 박사과정 학생들에게 감사의 말을 전한다.
- 사진 촬영에 기꺼이 동의해 준 노인들과 보조작업치료사들에게 감사의 말을 전한다.
- 노인들의 사진을 촬영할 때 예술적 표현을 사용한 Ron Connon에게 감사의 말을 전한다.
- 책의 시작 부분에서 네 번째로 등장하는 감동적인 시에 대해 Yolanda Griffiths에게 감사의 말을 전한다. 우리는 노인들의 경험을 담아내기에 이보다 더 나은 방법을 찾지 못했다.
- 메디케어 정책에 대한 자문을 맡은 Mary Sue Gardner와 정책 상담을 맡은 Jennifer Flanagan에게 감사의 말을 전한다.
- 크레이튼 대학교의 약학과 건강 전문학, 작업치료학과의 관리자 및 교직원들에게 지속적인 지원과 격려에 대한 감사의 말을 전한다.

목차

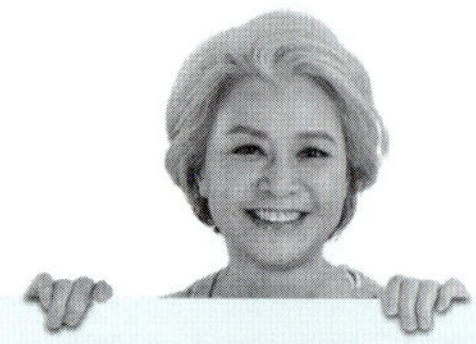

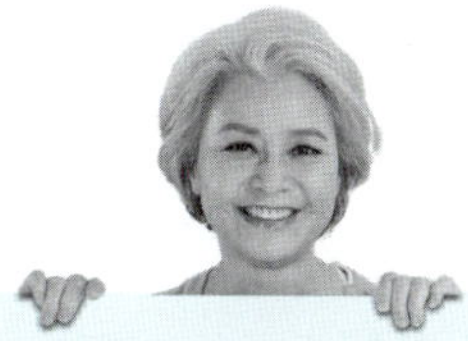

목차

SECTION II 노인을 위한 작업치료 중재

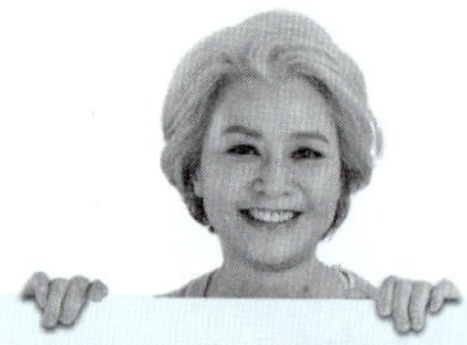

목차

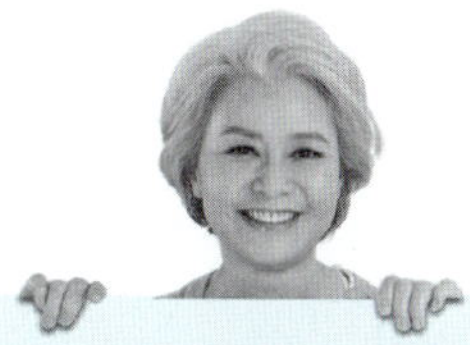

목차

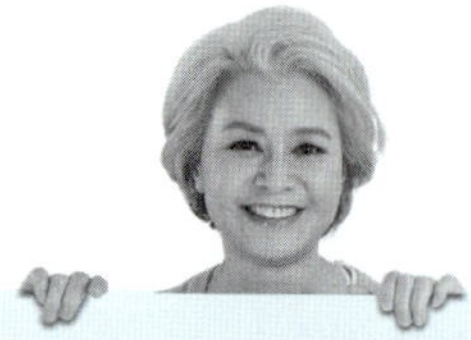

목차

SECTION

I

노화의 개념

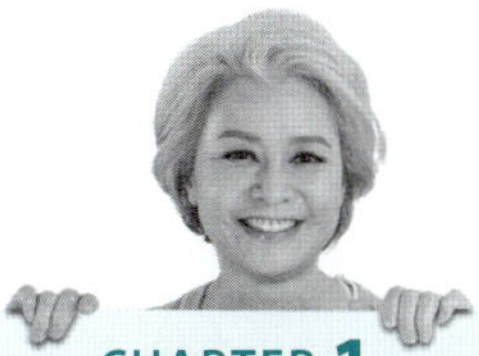

CHAPTER 1

노화의 개념과 경향

Aging Trends and Concepts

HELENE L. LOHMAN

(PREVIOUS CONTRIBUTIONS FROM ELLEN SPERGEL AND EMILY PENINGTON)

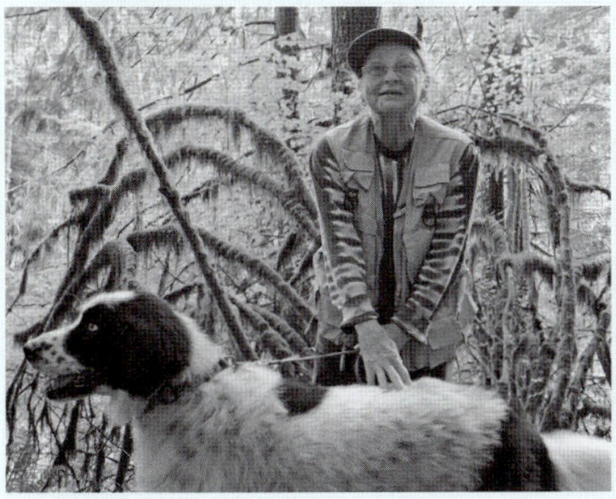

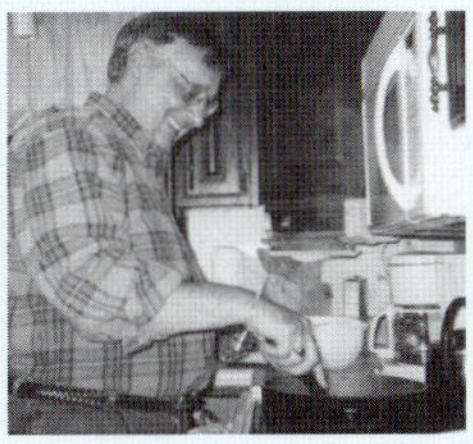

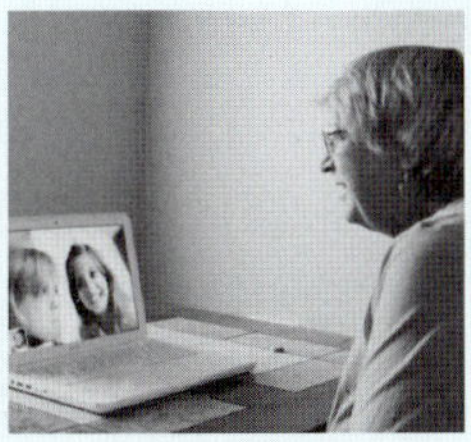

핵심용어

- 노인학 Gerontology
- 노인병학 Geriatrics
- 코호트(동일집단) Cohort
- 건강 Health
- 질병 Illness
- 만성질환 Chronic illness
- 노년 초기 Young old
- 노년 중기 Mid old
- 노년 후기 Old old
- 인구통계학 Demography
- 경향 Trends
- 재택노화 Aging in place
- 세대 간 Intergenerational
- 세대별 집단(전통주의자, 베이비붐 세대, X세대, Y세대) Generational cohorts (Traditionalist, Baby boomers, Generation X, Generation Y)
- 노인차별 Ageism

학습목표

1. 노인에 관한 용어를 적절하게 정의한다.
2. 노화와 질병의 관계를 기술한다.
3. 건강의 구성요소와 만성질환에 대해 논의한다.
4. 클라이언트 중심 접근방법에 대해 논의한다.
5. 노화의 3단계를 기술하고 차이를 정의한다.
6. 노인인구 증가의 사회적 영향을 기술한다.
7. 여성노인의 증가가 갖는 사회적 영향을 논의한다.
8. 최고령 노인(100세 노인을 포함한 85세 이상 노인)이 겪는 어려움과 그들의 욕구에 대해 기술한다.
9. 노인의 주거환경(living arrangements)과 재택노화와 같은 주거경향(living trend)에 대해 기술한다.
10. 노인의 경제경향(economic trends)에 대한 중요성을 논의한다.
11. 작업치료를 위한 인구통계 자료의 의미를 설명한다.
12. 미국에서 노인에게 영향을 미치는 최근 동향과 그것이 작업치료에서 갖는 의미를 논의한다.
13. 작업치료 중재를 위한 세대 간 접촉의 중요성을 기술한다.
14. 중재를 위한 세대별 집단 이해의 중요성을 설명한다.
15. '노인차별'의 개념과 노화에 대한 미국 청년문화의 영향을 기술한다.

25세의 Jacob은 요양시설(nursing home facility)에서 노인들을 대상으로 주 5회 작업치료를 실시했다. 급성기 질환을 앓는 노인들은 회복단계에 접어들고 있으며, 더 많은 기능을 회복하기 위해 작업치료를 받고 있다. 노인들은 대부분 허약하고, 심지어 어떤 노인들은 인지장애까지 동반하고 있다. Jacob은 독립생활시설(independent living facility)에서 보조작업치료사(certified occupational therapy assistant, COTA)로 근무하고 있는 Chris를 학생의 입장에서 관찰해 왔다. Chris는 노인에게 건강 프로그램을 제공하는 팀의 일원이다. Chris의 클라이언트 대부분은 시설과 지역사회에서 능동적으로 생활하고 있다. Jacob은 주말에는 독립적으로 생활하고 있는 75세 조부모의 집을 방문했다. 어느 봄날 Jacob은 할아버지를 따라 미국 은퇴자협회(American Association of Retired Persons, AARP) 모임에 참석하였고, 정책현안에 대해 당당하게 개선을 요구하는 할아버지와 회원들을 자랑스럽게 여기게 되었다. 이후로 Jacob은 조부모뿐만 아니라 AARP 모임에 참여한 노인들, 독립생활시설에서 생활하는 노인들, 요양원 거주자들(nursing home resident), 일반 노인들에 대해서 곰곰이 생각해 보곤 했다.

20세의 Jessica는 작업치료사 프로그램에 참여하고 있는 작업치료 보조학생이다. 그녀는 수업의 일환으로 같은 반 친구들과 독립생활시설에서 열리는 세대 간 토론 그룹에 참여한다. 토론은 세대 간의 가치와 신념의 비교에 초점이 맞추어져 있다. Jessica는 가치와 신념에 대한 세대 간의 공통점과 차이점을 발견하고 매우 놀랐다. 참석자 중 연장자가 제2차 세계대전의 영향과 미국인들의 삶에 대해 이야기를 나누었다. 몇몇 젊은 노인들은 우드스탁이 그들 세대에 끼친 영향에 대해 이야기했다. 그녀의 담당교수도 이 프로그램에 참여하고 있다. 그들의 나이 집단에 따라, 그들 중 일부는 1960~1970년대의 경제성장, 대중매체의 영향, 시민운동, 여성운동, 미국 대통령 John F. Kennedy 암살, 베트남 전쟁과 같은 내용을 주제로 이야기를 나누었다. 나중에 성인이 된 몇몇 사람들은 인터넷이 그들의 삶에 어떻게 영향을 미쳤는지, 챌린저 우주왕복선 참사에 대한 그들의 기억에 대해 이야기한다. Jessica와 반 친구들은 과학기술이 자신들의 세대에 미친 강력한 영향과 인터넷 없는 세상은 상상도 할 수 없다고 종종 말했다. 모든 세대는 2001년 9.11 사건과 2008년 경기 침체의 충격에 대해 다같이 공감했다. Jessica는 각 세대가 개인적인 삶의 경험을 바탕으로 다양한 견해를 가지고 있다는 것을 알게 되었다. 토론은 각 회원들의 개인적인 특성뿐만 아니라 세대 간의 공통점과 차이점을 인식하는 데 도움이 되었으며, 참여자 간의 강한 유대감을 형성시켰다. Jessica는 세대 간 토론 참여가 임상(clinical practice)에서 노인들을 대상으로 일하는 데 도움이 될 것이라고 생각한다.

Jessica는 노인작업치료 분야에서 일하기를 희망했다. 그녀는 뇌졸중 회복단계를 거치고 있던 자신의 할머니를 도왔던 일을 기억했다. 그리고 수업시간에 노인의 다양성에 관해 공부하면서 크게 놀랐다. 수업 중에 코호트(cohort)과 문화집단 사이의 다양성에 관해 공부하면서 노인들도 다른 인구집단과 마찬가지이며, 자신이 노인에 대해 오해하고 있었다는 것을 알게 되었다. 이러한 일은 요양시설에서의 임상적 관찰과 할머니를 방문했을 때의 비공식적 관찰을 바탕으로 한 것이었다. 지금까지 모든 노인은 병들고 허약하며 인지손상이 있다고 오해했었다. Jessica는 공동체 시설에서 건강한 노인들을 대상으로 실습을 하면서 초기 노인(65~75세 사이)은 건강하고 활동적이며 중도(moderate) 인지손상은 일부 노인들에게만 해당되고, 특히 85세 이상의 노인들에게 많은 영향을 미친다는 사실도 알게 되었다.[1]

보조작업치료사는 노인에 대해 왜곡된 인상을 갖기 쉬운데, 보조작업치료사에게 가장 큰 실습장소인 요양시설에서 특히 그렇다.[2] 요양시설에서 생활하는 노인은 환자나 노쇠한 사람으로 대표되는 경향이 있다. 요양시설의 노인은 흔히 순환계 장애, 인지장애, 신경장애가 있으며, 일상생활활동(activities of daily living, ADL) 보조를 필요로 한다.[3] 실제로 전체 노인의 3.1%만이 요양시설에서 거주한다.[4] 작업치료 실습은 노인이 많이 거주하는 지역사회를 바탕으로 계속해서 변화한다. 그러므로 보조작업치료사는 효과적으로 일을 수행하기 위해 계속해서 변화하는 노인들에 대해 더 폭넓은 안목을 가지고 있어야 한다. 이 장에서는 전체 노인집단에 대한 배경지식을 제공한다.

노인학(gerontology)은 '노인에 관한 연구'를 의미하는 그리스어 geron과 lojas에서 유래되었다. 노인학은 어원 그대로 노인에 관한 연구로 알려져 있으며, 인간과 동물의 노화과정을 모두 다룬다. 노인학은 노인의 역사적 · 철학적 · 종교적 · 정치적 · 심리학적 · 인류학적 · 사회학적 문제를 포함한다. 노인병학(geriatrics)이라는 용어는 흔히 노인에 대한 의학적 중재를 나타내기 위해서 사용한다. 작업치료 실습에서 노인병학은 때때로 임상전문(clinical specialty) 분야를 말한다. 코호트는 같은 성 또는 같은 연령대로 어떤 특성을 공유하는 집단을 말하며, 동일집단이라고도 한다. 노인학에서는 노인을 젊은 세대와 비교해서 노인집단(aged cohort)이라고 한다. 이 책에서 사용된 서로 다른 용어인 노년 인구, 노령 인구, 노인 인구는 노인병학 인구를 지칭한다.

건강, 질병, 웰빙

건강, 질병, 웰빙은 익숙한 용어이지만 노인병학의 작업치료 실습에 있어서는 폭넓은 정의가 필요하다. 건강은 질병이나 다른 비정상적인 조건이 없는 것을 말한다.[5] 이러한 일반적인 정의에 의하면 소수의 노인들만이 건강하다고 할 수 있다. 그러나 건강이 사람의 나이와 상태에 따른 최적의 기능수준을 고려하는 것이라고 한다면 웰빙 이론(well-being theory)을 발전시킬 수 있다. 많은 사람이 만성질환을 앓고 있지만 적절히 그에 적응하면서 살아간다. 이러한 사람들을 행복하다고 여길 수도 있다. 예를 들어, 다발성 경화증과 같은 평생장애를 가진 사람들이 최적의 상태로 살아가기 위해서는 그들이 아프지 않을 때도 환경 적응을 돕는 작업치료 가정평가(OT home evaluation) 같은 의료제도 서비스(health care system services)가 필요하다. 이러한 사람들은 자신이 아프다고 생각하지 않으며 건강 전문가의 보살핌을 받거나 환자로 평가받는 것을 싫어할 수도 있다.

노인들의 생물학적 시스템은 변화할 수 있으며, 질병이나 기능장애를 초래하는 변화의 경우 약물치료나 수술이 필요할 수 있다. 균형감각 저하와 같은 생물학적 변화의 경우, 집 안 계단에 밝은 조명을 설치하거나 자주 다니는 곳에 깔개와 전기코드를 제거함으로써 환경에 적응하도록 할 수 있다. 또한 시각과 청각의 변화는 안경과 보청기로 어느 정도 해결할 수 있다. 이러한 생물학적 · 감각적 변화는 노인들이 일상생활에서 조절하고 통합할 수 있는 변화이기 때문에 질병으로 여기지 않아야 한다.

만성질환

많은 노인은 만성질환을 앓고 있다. 만성질환은 완치하기는 어렵지만 관리할 수는 있다. 즉, 의사가 심장질환을 완치시킬 수는 없지만 약물, 식이요법, 운동, 외과적 수술 등을 통해 수년 동안 통증관리가 가능하다는 것이다. 보조작업치료사는 작업(occupations)을 위해 만성질환 노인들에게 아이디어를 제공할 수 있다(5장 참고). 이러한 경우 질병이 완치되지 않았더라도 노인들의 삶은 의미있게 확대되었다고 할 수 있다.

대부분의 노인은 최소한 한 가지 이상의 만성질환을 앓고 있다. 최근 자료에 따르면 75세 이상 노인에게 가장 많이 나타나는 질환은 고혈압(남자 72%, 여자 80%)과 관절염(53%), 암(32%), 당뇨병(22%)이다.[6] 만성질환의 발병률은 백인 노인층보다 소수인종 노인층에서 더 높을 수 있다. 65세 이상의 흑인과 히스패닉계는 백인보다 당뇨병이 더 높은 것으로 보고되었다. 고혈압은 백인보다 흑인 사이에서 더 흔하다.[6]

다음 사례는 만성질환에 적응하는 한 가지 방법을 보여 준다. Henry는 뼈관절염(osteoarthritis)을 앓고 있어 ADL 수행 시 도움이 필요하다. Henry는 자신의 아파트에 살고 있으며 독립심을 중요하게 생각한다. 그는 집에서 일을 하는 동안에도 지구력이 떨어져 휴식을 자주 취하고 진공청소기를 서서 사용하며, 상지의 과다한 사용을 줄이기 위해 노력한다. 또한 집 밖에서도 적극적으로 생활하기 위해 노력하며, 특별한 일이 없을 때는 버스를 타고 이동한다. 뼈관절염은 치료할 수 없는 질병이지만, 대부분의 보조작업치료사들은 Henry가 아프지 않다고 말할 것이다.

89세의 Miriam은 97세의 남편과 같이 살고 있다. 그녀는 뼈엉성증(osteoporosis)과 청각장애뿐만 아니라 만성질환인 혈소판감소증을 앓고 있으며, 합병증으로 여러 번 입원했었다. 집에 돌아와 활력을 되찾으면서 요리하기, 집안일 하기, 매일 아침 약 5km씩 걷기와 같은 일상생활이 가능해졌다. 그녀는 걸으면서 이웃을 만나고 우정을 나눈다. 그녀는 자신의 집에 머물면서 다양한 세대로 구성된 지역사회의 일원이 되기를 희망한다. 보조작업치료사가 이 이야기를 듣는다면 역시 "Miriam은 아프지 않아요."라고 말할 것이다.

어떤 건강관리사(health care practitioner)는 "그건 나이 때문이고 당신 문제인데 저에게 뭘 기대하세요?"와 같이 노인의 불평불만을 무시하며, 노인의 삶을 연장시키고 질을 높일 수 있는 증상 완화와 치료에 대해 쉽게 생각하는 경향이 있다. 일반적으로 건강전문가(health professionals)는 질병치료를 위해 교육을 받지만 질병관리에 대한 지식은 부족한 편이다. 어떤 건강관리사는 치료가 어려운 노인환자를 치료하면서 난처해하다가 결국은 거만한 접근법(dismissive approach)으로 진행한다.

거만한 접근법의 대안으로 작업치료학에서 말하는 협력적 접근법(collaborative approach)과 클라이언트 중심 치료(client-centered therapy)가 있다.[7] 이러한 접근방법은 『작업치료 실행체계 3판(Occupational Therapy Practice Framework: Domain and Process, 3rd)』[8]에 자세히 강조되고 있는 것처럼, 작업치료사(registered occupational therapist, OTR)와 보조작업치료사는 클라이언트가 치료목표와 중재활동을 결정하는 데 도움을 준다. 그들은 캐나다작업수행평가(Canadian occupational performance measure, COPM)[9]와 작업 프로파일(occupational profile)을 통해 클라이언트의 이야기를 듣고 상황을 파악한다. 작업치료 프로파일은 노인의 개인력과 생각을 이해하는 데 도움을 준다.[8] 노인은 그들의 건강관리와 웰빙을 가장 중요하게 여긴다. 클라이언트 중심 접근방법을 이용하여 의미 있는 치료활동을 할 수 있기 때문에, 노인들은 치료에 더 많이 투자하게 된다.[10]

작업치료사, 보조작업치료사, 노인은 상호협력 관계에 있으며, 노인들의 삶의 질을 향상시키기 위한 치료목표 설정을 위해 노력한다. 다음 사례는 치료 협력관계를 설명하고 있다.

86세의 Sadie는 관절염을 앓고 있으며 노인의 집(senior citizen housing)에서 생활하고 있다. 그녀의 일상생활은 자기관리, 식사 준비, 이웃 방문, 가족에게 전화 걸기, TV 시청하기로 이루어진다. 그녀는 주치의에게 시력 약화와 관절염으로 인한 통증을 호소했으며, 우울증과 불안감을 나타냈다. 또한 주치의에게 "제 생각에 저는 늙었고 제 자신을 돌볼 수 없기 때문에 요양원으로 들어가야 할 것 같아요."라고 말했다.

Sadie가 요양원에 입소하게 되면 서비스를 지원받고 앓고 있던 지병도 치료받을 수 있다. 그러나 Sadie가 원한다면 의료팀은 그녀가 지금처럼 독립생활시설에서 생활하는 데 무엇이 필요한지를 평가하고, 의사는 관절염 약을 조절해 주며 작업치료평가와 치료를 처방하게 된다. 작업치료사와 보조작업치료사는 Sadie가 걱정하는 것을 명확히 알아보기 위해 COPM을 이용하여 검사하기로 했다. COPM을 통해 그녀가 집에 머무르고 싶어 하고, 음식을 준비하고 신문을 보는 데 어려움이 있다는 사실을 확인할 수 있었다. 이 두 가지는 그녀의 시력 저하와 관련이 있다. 그리고 그녀는 관절염 때문에 옷 입는 것을 힘들어한다. 이 정보를 토대로 작업치료사와 보조작업치료사, Sadie는 다음과 같은 치료를 위해 협력하게 된다.

- 시력 저하의 대안을 찾기 위한 주방평가
- 독서할 때 시력을 보완해 줄 수 있는 조명이 달린 돋보기 사용
- 관절 보호, 관절운동, 에너지 보존, 일의 단순화를 포함한 관절염 교육과 옷 입기 보조도구의 적용

클라이언트 중심 접근방법은 노인의 만성질환, 관심사, 희망사항을 포함하고 있다. 만성질환을 진단받은 노인들은 갑자기 급성질환이 발병하거나 평상시와 다르게 기능이 변하기도 한다. 치료가 적절히 이루어질 때, 노인들의 독립심과 작업적 웰빙(occupational well-being)이 향상될 수 있다. 노인들은 달라진 작업역할(occupational roles)과 다른 기능에 적응할 필요가 있다. 작업치료는 삶의 많은 부분에서 기능을 향상시키고, 독립생

활의 불안감을 감소시킨다. 질환이 반드시 기능을 감소시키거나 장애를 초래하는 것은 아니다. '미국의 고령화(graying of America)'[11]에도 불구하고, 노인들은 적은 장애를 경험하며 장수를 누린다.[12]

사회적 경향과 만성적 조건

클라이언트 중심 접근방법을 사용하여 만성적 조건을 가진 노인 고객을 다루는 것을 넘어, 보조작업치료사는 만성적인 조건에 초점을 맞추는 더 큰 사회적 추세를 인식해야 한다. 더 많은 건강관리 서비스에 접근해야 하고, 건강관리 지출의 가장 큰 비율을 차지하며, 더 많은 가족과 간병인의 지원이 필요하기 때문에 만성 질환자를 다루는 정책 및 주요 보고서가 증가하고 있다.[13] 2010년 환자보호 및 적정의료법(Affordable Care Act, ACA)은 특히 만성질환 예방 및 공중보건 개선의 5편(title IV)에서 만성질환에 대해 언급했다.[14] ACA의 결과 중 하나는 1차 진료에 더 중점을 두는 것이었다. 미국 작업치료협회(American Occupational Theraphy Association, AOTA)의 입장표명서인 1차 진료에서 작업치료의 역할은 1994년 1차 진료에 대한 의학연구소의 정의를 포함했는데, 이는 개인 의료 요구의 대부분을 해결하고 환자와 지속적인 파트너십을 개발하며, 가족과 지역사회의 맥락에서 실천하는 데 책임이 있는 임상의가 접근 가능한 의료 서비스를 통합적으로 제공한다.[2] '메디컬 홈(Medical Home)'이라고도 알려진 일부 1차 진료 그룹은 노인들의 만성 진료 요구에 초점을 맞춘 혁신적인 접근방식을 채택하고 있다.[15] AOTA는 치료 전문의가 1차 진료에 참여할 것을 촉구하고 있으며, 만성질환 환자의 '습관과 일상'을 돌보는 것에 대한 독특한 배경과 함께 전문의가 제공할 수 있는 것이 많음을 성명서에서 강조하고 있다.[16] 이러한 1차 진료에 대한 의사의 기여 가능성은 무궁무진하다. 가정 안전과 낙상 예방은 몇 가지 예에 불과하다.[16] 보조작업치료사는 다른 아이디어를 위해 작업치료 문헌에 접근할 것을 권장한다.[17,18] 또한 ACA가 적용되는 메디케어 기관의 대부분은 메디케어 수혜자의 비용 분담 없이 건강 위험 평가 및 예방 계획을[14] 포함한 연간 웰니스 방문과 같은 예방 서비스에 초점을 맞추고 있다. 메디케어 파트 B에는 예방 조치로서 긴 의료 검사 목록이 있다.[19] 만성질환과 예방에 대한 추세는 ACA에 의해 촉진되었지만, 오늘날의 정치적 풍토가 변화함에 따라 미국 의료의 미래에 관한 많은 의문이 있다.

노화의 단계

어느 연령부터 '노년기'라고 할 수 있는가? 미국 연방정부가 정한 사회보장제도의 혜택이 시작되는 연령은 만 65세부터 67세 사이이며, 가장 이른 퇴직연령은 55세이다. 50세가 되면 AARP에 가입할 수 있고, 40세가 되면 연령에 따른 미국 고용차별금지법(Age Discrimination in Employment Act)에 의해 보호받을 수 있다. 노인사회학자들은 노년기를 생물학적 감퇴기로 정의하였으며, '노년기(senescence)'라 불리는 3단계 연령이 30세부터 시작된다고 하였다.

65세부터 75세까지를 노년 초기(young old), 75세에서 85세까지를 노년 중기(mid old), 85세 이상을 노년 후기(old old)로 분류할 수 있다. 이것은 보조작업치료사가 작업역할 수행의 견지에서 노년에 대해 생각하는 데 도움이 될 것이다. 그러나 모든 사람은 각기 다르게 나이가 들 뿐만 아니라 모든 노인이 반드시 이 세 가지 범주 중 하나에 속하는 것은 아니기 때문에 보조작업치료사는 이 분류를 지침서 정도로 활용해야 한다. 사회경제학적 요인, 문화적 요인, 사회적 변화, 개인의 특성이 노인의 노화 접근방식에 많은 영향을 미친다. 베이비붐(baby boom) 세대가 노인이 되어감에 따라 이러한 범주는 변화할 것이며, 이 집단은 젊음을 유지하고 싶어 하는 경향이 있기 때문에 결국 노화에 대한 정의도 바뀌게 될 것이다. 그들이 젊은 태도를 유지함에 따라 삶에 대한 기대치도 상승하게 된다.[12] 그러나 다음의 내용에서 나타나듯이 베이비붐 세대들은 필연적으로 신체적 노화를 경험하게 된다.

노년 초기(65~75세)

노년 초기의 노인들은 은퇴하여 조부모로서의 기본적인 역할, 성인 자녀들의 성장에 따른 부모로서의 지속적인 역할을 즐긴다. 그리고 늘어난 여가 시간에 흥미를 끄는 새로운 관심사를 찾아 다닐 수도 있다. 지역사회에서 자원봉사자로 일하거나, 학교로 되돌아가거나, 여행을 하는 것과 같은 선택을 할 수 있는 것이다. 그러나 어떤 사람들은 경제적인 이유나 다른 개인적인 이유로 노동자로 남게 된다.[22] 가정 형편 때문에 자신의 손자를 돌보는 일을 다시 시작할 수도 있다. 노년 초기에는 뼈관절염, 고혈압, 심혈관질환과 같은 만성질환을 경험하게 된다. 그러나 이러한 만성질환은 의학적으로 관리할 수 있으며 일반적으로 작업역할을 수행하는 데 장애가 되지 않는다.

노년 중기(75~85세)

노년 중기에는 더 많은 인생의 변화를 경험하게 되며 노년 중기가 되면 작업역할도 변한다. 그들은 낮에 휴식을 취하거나, 자원봉사 활동과 여행 횟수, 여행 거리를 줄이는 것을 포함하여 여러 가지 방법으로 생활을 축소하거나 단순화한다. 그들은 일상생활에 도움이 되는 가정급식배달서비스(Meals on Wheels), 대중교통과 같은 사회적 시스템에 더 많이 의존하게 된다(그림 1.1). 보조작업치료사는 노인이 필요로 할 때 중재서비스를 제공한다. 소중한 사람들의 사망은 감정적인 스트레스의 요인이 되며, 추가적인 역할 변화를 초래한다(노화단계 이론은 2장 참조).

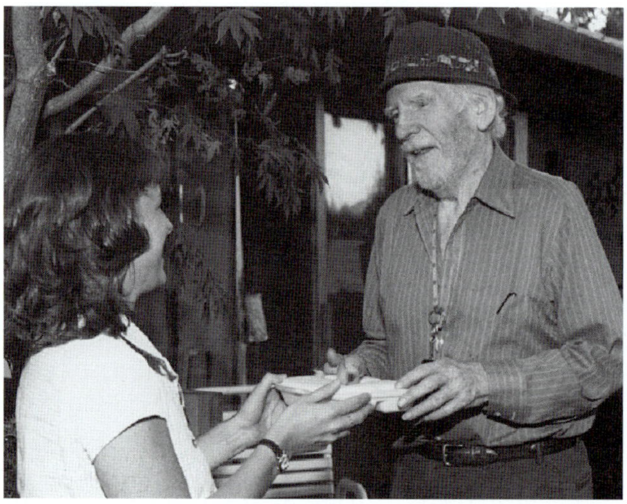

그림 1.1 노인의 생활양식 변화. 어떤 노인들은 영양을 유지하고 자신의 집에 머무르기 위해 가정급식배달서비스를 이용한다.

노년 후기(85세 이상)

노년 후기의 노인들은 삶의 의미를 되새기며, 자신이 사회에 기여했던 일을 회상하곤 한다. 또한 그들이 경험했던 상실감과 자신의 죽음에 관해 생각한다. 이 시기는 평화와 관용의 시기로 노년 후기의 노인들은 사랑했던 사람에게 간직할 만한 소중한 물건을 주는 것이 의미 있다고 생각한다. 반대로 이때는 해결되지 않은 갈등으로 인한 두려움과 노여움의 시기가 될 수도 있으나 이러한 갈등을 해결함으로써 노인들에게 가장 소중하고 만족스러운 시기가 될 수 있다. 이는 개인적인 성장과 반성이 삶을 통해 계속됨을 의미한다.

이때에는 노인의 감각, 운동, 심폐기능에 이상이 있을 수 있다. 만성질환은 자기관리 능력을 떨어뜨리기 때문에, 노년 후기의 노인들은 목욕하기, 이동하기, 옷 입기, 돈 관리하기에 있어 보조작업치료사가 제공하는 개인적인 도움을 필요로 할 수 있다. 노인들이 독립적으로 살아가기 위해서는 가족 구성원들의 지지가 필요하다. 앞서 설명한 바와 같이, 노인들은 여러 만성질환이 있을 수 있으며, 더 많은 건강관리와 간병인의 지원이 필요할 수 있다.

노년 후기의 취약한 노인들을 돕기 위한 대안적 건강관리교부선택권(alternative health care delivery option)은 포괄적노인관리프로그램(Program for All–Inclusive Care of Elderly, PACE)이라 불리는 국가적 시범사업이다.[23] PACE는 노인에게 장기 건강관리가 필요한지를 판단하고, 가정돌봄서비스가 필요한 노인들이 자신의 집에서 생활할 수 있도록 의료서비스를 제공한다. PACE는 메디케어(medicare)와 메디케이드(medicaid)를 통해 매달 인두세 명목의 개인 세금을 지원한다. 이 사업의 목적은 노인의 의료전달체계(health care delivery system)가 의학적 · 재활학적 · 사회적 · 정서적 필요에 민감하게 반응할 때 노인들이 더 오랫동안 독립적인 삶을 살 수 있음을 보여 주기 위함이다. 이 사업은 성인주간보호(day care), 초기 건강관리, 재활, 가정관리(home care), 이동(transportation), 주택공급(housing), 사회봉사(social service), 병원 입원(hospitalization)과 같은 장기간의 관리를 위한 대안적 모델을 제공한다. 학제간 팀(interdisciplinary team, IT)이 사례관리를 담당하며, 작업치료사와 보조작업치료사는 예방, 적응, 기능 회복에 적용할 수 있는 전문기술을 가진 이 팀의 주요 구성원들이다.

2017년 31개 주에 122개의 PACE 조직과 239개의 센터가 운영되고 있다.[23] PACE는 요양원 입소를 늦추고, 병원에 단기간 입원을 권유함으로써 비용 절감의 효과를 가져왔다(p.1).[24] 이는 자원은 감소하고 기술은 발전하고 있는 상황 속에서 노인들의 수명이 증가함에 따라 늘어나는 욕구를 충족시키기 위한 방법으로, 윤리적 · 경제적 딜레마에 관한 대안 중 한 가지임에는 틀림없다.

인구통계와 노인의 증가

인구통계학은 '표본의 크기, 분포, 구성원의 특성을 포함해 인간 모집단을 연구하는 학문'이다.[5] 인구통계학에 따르면 노인인구는 증가 추세에 있으며, 이러한 증가를 논문에서 '미국사회의 고령화'라는 용어로 표현하고 있다.[11] 65세 이상의 인구는 미국 전체 인구의 14.9%를 차지한다. 이 비율은 계속 증가할 것으로 예상되며, "베이비붐 세대가 65세에 도달하기 시작하면서 고령 인구가 불어나기 시작하고 있다."(p.3).[4] 또한 2040년에는 노인인구가 전체 인구의 21.7%에 달할 것으로 보인다.[4] 소수민족 출신의 노인인구도 빠르게 증가하여 2005년 18%에서 2030년에는 28%로 늘어날 전망이다.[4] 미래의 노인인구는 오늘날보다 민족적인 측면에서 다양해질 것으로 보인다. 2060년에는 전체 노인인구에서 백인이 차지하는 비율이 78%에서 55%로 감소할 것으로 예상된다. 소수민족의 증가세는 2060년까지 노인인구의 22%를 차지할 것으로 예상되는 히스패닉계에서 가장 두드러질 전망이다.[6] 이러한 인구의 증가는 사망률 감소, 의학과 공중위생의 발달, 식생활과 기술의 발전 같은 많은 요소로 인한 것이다. 그 결과 베이비붐[12] 세대에서는 만성질환이 줄어들고 건강에 대한 열망은 높아졌다.[12] 그림 1.2는 노인인구의 성장을 보여 주고 있다.

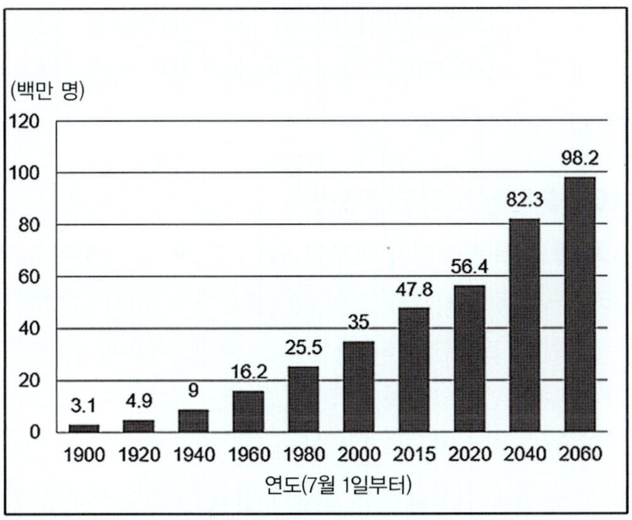

그림 1.2 65세 이상 노인의 수(1900~2060년)

미국사회의 고령화와 더불어 여성노인 인구도 점점 늘어나고 있는 추세이다. 65세 이상 남성 100명당 여성이 126.5명이고, 이러한 비율은 연령이 높아짐에 따라 함께 증가한다. 85세 이상의 연령층에서는 남성 100명당 여성이 189.2명꼴로 나타났다.[4] 여성이 남성보다 평균적으로 오래 살지만 장애가 있을 확률이 훨씬 높으며, ADL도 현저히 감소하기 때문에 작업치료 중재가 필요하다.[25]

65세 이상 여성의 약 34%가 미망인으로 혼자 사는 노인(wid- ower)의 3배에 달한다.[4] 이러한 통계는 사회문화적으로 큰 의미가 있다. 배우자를 잃은 여성노인들은 가난에 직면하게 될 가능성이 매우 크다. 2013년에는 고령 여성의 빈곤율(10.3%)이 고령 남성(7%)에 비해 높았고, 혼자 사는 고령자가 가족과 함께 사는 노인보다 빈곤할 확률이 15.4% 높았다.[4] 혼자 사는 히스패닉계 여성들은 40.7%로 가장 높은 빈곤율을 경험했다.[4]

노인인구의 고령화

노인인구 중 가장 빠른 증가를 보이는 연령집단이 85세 이상의 노인집단이다. 2016년을 기준으로 85세 이상의 노인은 630만 명에 달했으며, 2040년에는 1,460만 명에 달할 것으로 예상된다.[6] 85세 이상의 노인집단은 신체적 · 사회적 기능에 더 어려움을 겪을 수 있기 때문에 그들만의 독특한 요구를 가지고 있다.[26] 85세 이상의 노인들은 심혈관질환과 같은 건강 문제와 시력 및 청력 문제가 발생할 위험이 있다.[26] 더구나 나이가 들어감에 따라 낙상 위험요인이 증가하기 때문에 낙상으로 인한 심각한 부상이 더 많이 발생하게 된다.[27] 낙상 위험요인으로는 만성질환이나 실내의 어두운 조명이 있다.[27](낙상에 대한 자세한 내용은 14장 참조). 또한 85세 이상 연령층에서는 심각한 인지장애 위험이 훨씬 크다. 65~69세 사이의 노인들 중 5.1%만이 중도에서 고도 사이의 기억장애를 경험하는 데 비해, 85세 이상의 노인 중에는 약 32%가 이 같은 장애를 경험하게 된다.[28] 또한 알츠하이머병의 유병률도 계속 증가하는 추세이다.[1] 85세 이상의 연령층은 메디케어와 같은 공공정책의 일환으로 건강 및 재정과 관련하여 사회적 서비스를 제공받고 있다.[6] 오늘날 메디케이드의 혜택을 받고 있는 노인들이 메디케이드보조금(medicaid funds)의 가장 큰 부분을 소비하고 있다.[29] 이와 같이 연방정부의 세금을 많이 사용하는 것은 비용 증가에 대한 우려를 낳고 있으며, 미래에 이어질 공공정책의 지속적인 변화를 시사한다.

85세 이상의 노인집단은 다른 젊은 연령대에 비해 공공시설에 수용될 가능성이 높다. 65세 이상 노인인구의 3.1%가 요양원에서 생활하는 데 비해, 85세 이상 노인의 9%가 공공시설에 거주한다.[4] 이러한 연령집단이 증가함에 따라 장기 관리의 필요성도 증가할 것으로 예상되며,[30] 특히 자녀와 같이 살지 않거나 다른 지원을 받지 못하는 사람의 경우 더욱 그러할 것으로 예상된다.

요양원과 장기요양시설(long-term care facilities)에서 생활하고 있는 노인들 중 85세 이상이 다른 연령집단보다 많지만, 대다수의 노인은 여전히 지역사회에 거주하고 있다(그림 1.3). 지역사회에서 살아가기 위해서는 ADL을 수행하는 데 도움이 필요하기 때문에 연령이 증가할수록 어려움을 야기한다.[4] "ADL은 목욕하기, 옷 입기, 식사하기, 산책하기를 포함하며 수단적 일상생활활동(instrumental activities of daily living, IADL)은 음식 준비하기, 쇼핑하기, 돈 관리하기, 전화 사용하기, 집안일하기, 약 챙겨 먹기를 포함한다."(p.16)[4]

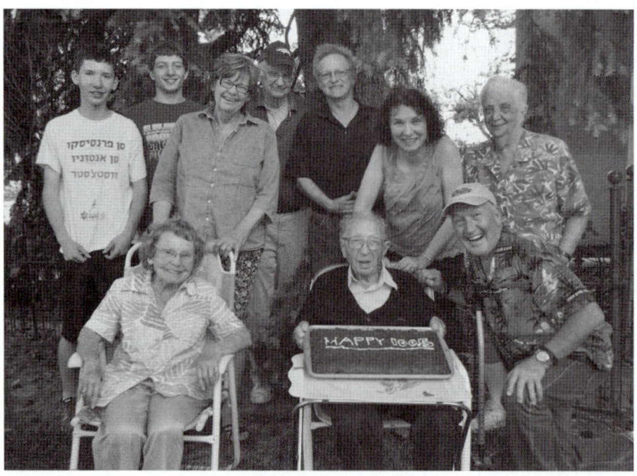

그림 1.3 가족과 친구들에게 둘러싸여 100.5세 생일을 축하받는 노인

일반적으로 많은 노인이 ADL 지원을 받기 위해서는 ADL을 도울 수 있는 부양제도가 필요한데, 현재 75세 이상 여성의 절반 가까이(46%)가 혼자 살고 있으며, 75세 이상 여성의 34%만이 배우자와 함께 살고 있다.[4] 이러한 연령대의 노인들은 ADL 수행 시 도움을 줄 수 있는 성인 자녀를 포함한 가족과 함께 살고 있다. 지역사회에서 제공되는 대부분의 보살핌은 가족 중에서도 딸에 의해 이루어지는 경우가 많다.[30] 그러나 베이비붐 세대는 자녀가 없는 부부의 비율이 높기 때문에 그들이 노인이 되었을 때 다른 유형의 보살핌이 필요할 수 있다. 그러므로 베이비붐 세대들은 지역사회의 자원에 대해 미리 학습하고 계획을 세워야 한다.[31]

고려해야 할 또 다른 중요 요소는 일부 노인들, 특히 최고령층의 노인들은 최소한의 교육을 받았다는 것이다. 그러나 전체 노인의 교육수준은 점점 높아지고 있다.[6] 고등학교 교육과정을 마친 노인은 1965년 28%에서 2016년 85%로 증가하였다. 노인의 약 28%가 학사학위 이상의 고등교육을 받았다.[6] 클라이언트의 교육수준을 파악하는 것은 보조작업치료사가 교육이나 훈련방법을 결정할 때 많은 도움이 된다(교육에 영향을 미치는 건강 사용능력 논의는 5장 참조).

100세 이상의 최고령 노인

노인들 중에 빠르게 증가하고 있는 집단이 100세 이상의 노인들이다(그림 1.3).[32,33] 많은 연구자가 장수에 기여하는 요인을 조사한 결과 생활방식, 유전, 생활환경, 태도가 장수 요인이었으며,[34-38] 이 중 생활방식이 가장 크게 영향을 미치는 것으로 나타났다.[34,36] 100세를 넘긴 사람들은 대체로 건강상태가 급속히 악화되지만, 일부는 좋은 건강상태를 유지한다.[35-38] 100세를 넘긴 노인들은 자

신보다 젊은 연령집단에 비해 만성질환 발병이 늦거나 없는 경향이 있다.[33-38]

주거환경

가정문제가 노인의 신체적 · 정신적 건강에 영향을 미치기 때문에 보조작업치료사는 노인의 가정환경을 고려해야 한다.[6] 시설에서 생활하지 않는 노인은 대부분 가족과 함께 살고 있으며,[39] 약 28%만이 혼자 살아가고 있다.[4] 노화는 주거환경에도 많은 영향을 미친다. 65세 이상 노인의 과반수가 배우자와 생활한다. 혼자 사는 노인의 대부분은 남편과 사별한 여성이다.[39]

노인들은 생활에 있어 다양한 혜택이 주어진다. 수입이 적은 노인은 저소득층을 위한 주택을 이용할 수 있다. 그러나 수용인원에 한계가 있기 때문에 후보자가 되기 위해서는 오랫동안 기다리거나 추첨에 당첨되어야 한다. 지속적관리주거공동체(Continuing Care Residential Communities, CCRC)와 평생관리공동주택(Life Care Community Housing, LCCH)은 저소득층 노인들을 위한 대안이다. 어떤 시설은 입소자들에게 모든 재산을 기부할 것을 요구하기도 한다. 입소자들은 주택공급(housing), 부대 서비스(supportive services), 건강관리 및 요양원 서비스를 포함한 지속적인 서비스에 대한 계약을 한다.

보조생활시설(assisted living facility)은 미국에서 1980년 중반 이후 노인을 위해 이용 가능한 주거 선택권으로 빠르게 성장하고 있으며, 취약한 노인이나 장애인에 초점이 맞추어져 있다.[40] 보조생활시설에서 생활하는 노인들은 자기 집과 같은 환경에서 최대한 독립적인 생활을 하도록 보호받게 되는데, 입소자들은 독립적인 생활을 위해 약간의 도움을 필요로 하지만 요양원에서 제공하는 수준의 24시간 관리를 받지는 못한다.[41] 보조생활시설에서 생활하기에 적합한 전형적인 입소자는 최소한 두 가지 정도의 ADL에서 도움이 필요하며 보행이 가능한 86세 여성노인이다.[42] 대부분의 입소자들은 생활비를 개인 비용으로 충당한다.[43] 수입이 적은 노인들의 경우 메디케이드를 이용한다.[43] 보조생활시설의 증가는 늘어나는 노인인구와 요양시설 대신 자신의 집에서 살고 싶어 하는 노인들의 바람 및 요양시설 입소를 제한하는 주(state) 정부의 정책 때문이다.[44] 이러한 유형의 시설은 변동성(variability)이 크며, 이와 같은 변동성과 거주자들이 부담해야 하는 비싼 비용이 항상 논란을 일으킨다.[43] 보조생활시설에 대해 미국연방정부의 규정이 명확하지 않고 주에서도 통제하는 방법이 다양하기 때문에,[45] 주 정부의 규정을 숙지하는 것이 보조작업치료사에게 도움이 될 것이다.

노인요양시설(board and care homes), 개인관리(personal care), 성인주간보호(adult day care), 성인가정위탁제(adult foster care), 가족부양(family care), 성인집단생활시설(adult congregate living facility)은 지역사회 내 다른 대안적 관리를 선택하는 것이다. 성인주간보호는 기능적으로 손상된 노인들의 욕구를 충족시키기 위한 것으로, 공동체에 기초한 그룹 프로그램이다. 이렇게 구조화되고 포괄적인 프로그램은 하루 중 일정 시간 동안 보호시설에서 건강과 복지 서비스를 제공하지만, 24시간 동안 돌봄 서비스를 제공하지는 않는다. 성인가정위탁제는 혈연이나 혼인관계가 아닌 부양자(provider)가 신체적으로 장애가 있거나 나이가 많은 사람을 위해 제공하는 가정시설이다. 성인집단생활시설에서는 세탁물, 청소, 쇼핑, 단체식사(congregate meal), 가정배달식사(home-delivered meals)와 같은 생활 편의 서비스를 제공한다. 가정건강서비스(home health service)는 유용한 서비스이지만 급하게 필요로 하는 상황에서는 효율성이 떨어진다. 또한 메디케어의 혜택을 받기 위해서는 장애 수준이 중증이어야 한다는 제한이 따른다.[46]

재산을 가진 노인들을 위한 은퇴자공동체(retirement communities)는 여가활동, 단체식사, 세탁, 교통, 건강관리와 같은 다양한 서비스를 제공한다. 어떤 은퇴자공동체는 입주금으로 10만 달러에서 100만 달러를 지불하고, 한 달 비용이 3,000달러로 저렴하기도 하나, 5,000달러로 비싼 경우도 있다.[47] 이러한 공동체에서 보조작업치료사는 거주자들의 관심과 능력에 맞는 활동을 선택하고 분석하며 적용함으로써 활동 관리자 역할을 수행한다(8장 참조).[48]

적절한 지원을 받으며 가족과 함께 생활하는 재택노

화(aging in place)[49]는 현재와 미래 노인세대에 영향을 미칠 것으로 보인다.[12] 재택노화는 노인의 가정뿐만 아니라 지역사회[50] 또는 환경을 포함한다.[8] 재택노화의 목적은 노인들이 자신의 집에서 머물거나 지역사회에 참여할 수 있게 하여 삶의 질을 높이고 그들의 가정을 노인이 머물기에 적합한 곳으로 바꾸는 것이다.[51] 재택노화와 더불어 늘어나고 있는 은퇴자거주지(Naturally Occurring Retirement Communities, NORC)는 은퇴 후 자연스럽게 발생하는 것으로 공동체 전체 인구의 50% 이상이 노인인 경우를 말한다.[50] 은퇴자거주지에서 생활하는 노인들은 자신들의 삶의 질을 위해 함께 노력한다.[52] 몇몇 건강관리 전문가는 재택노화전문가(Certified Aging in Place Specialists, CAPS)가 되기도 한다. 미국 은퇴자협회와 미국주택건축가 · 개조자 협회(National Association of Home Builders Remodelers Council, NAHB)가 주는 인증을 받기 위해서 건강관리사는 노인의 가정환경을 바꿀 때 알아 두어야 하는 특별한 요구를 이해하기 위한 훈련을 받는다.[53]

다양한 돌봄서비스를 제공받는 시설 노인들은 가끔 재택노화를 시장 지향적 개념으로 인식하기도 한다. 따라서 이런 시설에 종사하는 보조작업치료사는 거주자 기능상태의 변화에 따라 지속적으로 관리해야 한다.[52]

장기 치료를 위한 새로운 접근법은 그린하우스프로젝트(Green House Project)와 에덴 대안(Eden Alternative)이다. 많은 주에 위치한 그린하우스프로젝트는 삶의 질을 증진시키기 위해 개인 선호에 초점을 맞춘 고객중심 관리를 제공한다.[54] 보통 10~12명의 거주자들은 자신의 방이 있는 쾌적한 작은 집에 거주한다. 에덴 대안은 많은 장기요양 환경(요양원, 가정요양, 주거요양)에 적용할 수 있는 접근법으로 문화와 환경을 개선하여 고객 중심적이고 덜 제도적으로 만든다.[55] 이 두 가지 접근법은 삶의 질에 초점을 두어 가정적인 장기요양 환경을 추구하는 추세이다.

성인주간보호, 식사 프로그램, 노인센터, 이동 도움 서비스는 자신의 집과 지역사회에 남아 있기를 희망하는 노인들의 재택노화에 도움을 줄 것이다.[56] 재택노화는 작업치료 종사자들이 주목해야 할 트렌드다. 이 개념은 "작업치료는 일상생활 참여를 촉진하는 효과적인 솔루션을 통해 모든 국민, 인구, 공동체의 건강, 웰빙, 삶의 질을 극대화한다."라는 AOTAs 비전 2025와 잘 맞아떨어진다.[51]

지금까지 논의한 장기간의 서비스는 많은 비용이 들기 때문에 재산을 유지하면서 현명한 은퇴계획을 세우는 것이 중요하다. 2015년에는 보조생활 아파트(assisted living apartment)에서 생활하기 위한 평균 비용이 매달 3,600달러, 즉 연간 약 43,200달러에 달했다.[57] 요양원에 있는 중간 수준의 방이 평균 매주 220달러이고, 준특실의 경우 매년 80,300달러인데 비용은 지역마다 다르다.[57] 일반적으로 메디케어가 장기요양을 완전히 보장하지는 못한다.[58] 어떤 노인들은 저소득층을 위해 약간의 장기요양 급여(long term care coverage)를 제공하는 메디케이드의 자격을 얻기 위해 자신의 재산을 숨기기도 한다. 그러나 2005년의 적자감축법은 현재 저소득층 의료보장제도 자격을 얻기 위해 자산이나 자원을 기부하는 노인들에게 부적격 기간을 부과하고 있다.[59]

노인들을 위한 대부분의 연방기금(federal funds)은 가정이나 사회 공동체 서비스보다 더 많이 투입된다.[60] 그러나 ACA의 결과로 지역사회에서 돌봄을 향한 움직임이 일고 있다. 이 법으로 주 정부들은 메디케이드 고객들에게 '지역사회 기반 서비스와 지원'을 제공하기 위한 인센티브를 받고 있다.[60] 메디케이드 외에 지역사회 서비스 자금 지원을 위한 다른 옵션들은 미국노인법(Older Americans Act, OAA)에 제공되었다. 그러나 정치적 변화에 따라 이러한 선택권에 대한 자금 조달도 바뀔 수 있다.[56]

장기요양보험은 미래에 자금이 필요한 사람들을 돕기 위한 것이다. 적용범위는 ADL에 어려움이 있는 정도에 기초한다. 일반적으로 젊었을 때, 즉 수수료가 낮을 때 상환하는 것이 좋다.

장기요양에 대한 최근 연구에서 밝혀진 바에 따르면 40세 이상 응답자의 3분의 1만이 향후 장기요양 비용을 지불할 수 있는 능력에 대해 매우 또는 극도로 확신하고 있으며, 54%는 계획이 없거나 거의 없다고 보고했다. 또한 연구 참가자의 4분의 1은 메디케어가 장기요양을 보장하지 않는다는 사실을 잘 알지 못했다.[61] 장기요양보험은 베이비붐 세대가 노인 코호트로 진입함에 따라 계속해서 많은 논쟁과 논의의 대상이 될 것이다.

노인에 대한 최근 조사에서는 지역사회에 살고 있는 전체 메디케어 수혜자의 30%가 ADL을 수행하는 데 어려움이 있으며, 12%는 한 가지 이상의 수단적 IADL을 수행하는 데 어려움이 있는 것으로 나타났다.[4] 이러한 자료는 우리가 논의한 모든 치료환경에서 작업치료 중재가 필요한 이유를 설명하고 있다.

노인에 대한 경제통계

대부분의 노인은 가난하지 않다. 자료에 따르면 전체 노인 중 중간 소득 노인은 31%를 차지하고, 고소득 노인은 36%를 차지한다.[6] 노인인구의 경제적 지위는 가변적이었다. 1959년 노인인구의 빈곤율은 35.2%였다.[62] 2003년까지 이 비율은 10.2%로 감소하였다.[62] "노년층의 빈곤 감소는 적어도 2047년까지 계속될 것으로 예상된다."[63] 현재 노인인구의 빈곤율은 출처에 따라 8.8%[4]에서 10%[6]까지 다양하다. 하지만, 이 자료들 또한 빈곤율이 감소하고 있다는 것을 나타낸다. 퇴직 후 빈곤의 일반적인 지표는 노동경력, 작업유형, 농촌에서의 거주(residence in rural areas),[64] 퇴직 전 수입이다.[65] 고수입을 보장받는 전문직이 은퇴계획을 더 잘 세우는 경향이 있다.[64]

여성노인의 빈곤율이 남성노인보다 높다. 남성노인이 7%인 것과 비교해 여성노인은 약 10.3%가 가난하다.[4] 남성노인과 여성노인의 경제상태는 여러 가지 요인으로 인해 다르다고 할 수 있다. 일반적으로 여성노인은 젊었을 때 가정주부였거나 경우에 따라 월급을 받고 일을 했다. 이는 낮은 사회보장이득(social security benefits)으로 이어졌으며, 연금을 적게 받거나 아예 연금을 받지 못하는 결과를 낳았다. 여성이 미망인이 되면 그들의 배우자에게 지급되던 연금이 중단되기 때문에 빈곤해질 확률이 높아진다.[63] 사회 비주류층의 미망인들은 재산을 적게 모았기 때문에 특히 위험하다.[66]

각 인종집단 간에 빈곤율의 차이가 있기는 하지만, 백인노인과 소수민족 노인들 사이에는 커다란 경제적 불평등이 존재한다. 백인노인의 빈곤율은 약 6.6%로, 흑인노인의 18.4%와 히스패닉계 노인의 17.5%와 비교하여 낮은 것으로 나타났다. 홀로 사는 히스패닉계 여성노인과 흑인 여성노인의 빈곤율이 40.7%로 가장 높게 나타났다.[4]

공공정책은 노인인구의 경제적 상황에 영향을 미친다. 노인에게 퇴직금을 주는 사회보장제도와 저소득층 노인들에게 약간의 재정적인 지원을 하는 생활보조금제도(supplemental security income)는 노인들에게 도움이 된다.[67] 사회보장제도는 65세 이상의 사람들에게 중요한 수입원이다.[4,6] 전반적으로 이러한 공공정책은 노인을 위한 빈곤 정책임이 입증되었다.[68]

사회보장제도의 변화는 이를 뒷받침할 예산에 대한 우려 때문에 발생하는 것으로 보인다. 1983년 개정된 사회보장법은 사회보장제도 수혜자의 연령을 상향 조정했다.[64] 1943년부터 1954년 사이에 태어난 사람들의 현재 은퇴 연령은 66세인데, 결국 1960년 이후에 태어난 사람들의 은퇴 연령은 67세로 증가할 것이다.[70] 이러한 변화는 2000년에 62세가 되는 노동자부터 단계적으로 적용된다(McBride, 1996, 개인적 교신). 사회보장제도의 예산 감소는 중앙정부에 적은 세금을 내거나 면세를 받는 노령인구의 증가와 관련되어 있다. 논의한 개선안은 높은 세금 부과, 더 적은 혜택, 퇴직연금의 민영화다. 사회보장제도 개정안은 금세기의 중요한 논의사항이 될 것이다.[62]

만약 노인들이 건강관리를 위해 더 많은 돈을 내야 한다면 메디케어와 메디케이드의 정책 변화가 노인의 경제력에 지속적으로 영향을 미치게 될 것이다. 노인들의 건강관리와 장기요양(의료)에 자금을 지원하는 이러한 프로그램들은 매우 면밀히 검토되고 있다. 이는 이 프로그램들이 미국 경제와 연계되어 있고 점점 더 많은 베이비붐 세대가 메디케어 혜택을 받을 것이기 때문이다. 이 문서를 작성할 당시에, ACA에서의 메디케어 수혜자들을 위한 일부 긍정적인 혜택은 연간 신체검사와 같은 예방적인 서비스에 대한 보장이 개선되었다는 것이다. 그러나 가정의료기관(home health care agency) 비용 조정과 같은 메디케어의 다른 분야의 비용 축소는 여전히 검토 중에 있다.[71] 건강관리 비용의 증가나 미국 경제상태와 같은 요인 또한 노인의 재정상태에 영향을 미치게 된다. 예를 들어, 2001년 9.11 사건 이후와 2008년 주식 폭락으로 많은 퇴직기금이 감소했다(공공정책 논의는 6장 참조).

부가적 경향과 작업치료 실습에 있어서 노화의 영향

노인을 위해 일하는 보조작업치료사는 노화경향을 이해할 필요가 있다. 이 절에서는 노인에게 영향을 미치는 3가지 부가적인 경향과 그것이 보조작업치료사에게 미칠 수 있는 영향에 대해 논의하고자 한다. 첫 번째 경향은 손자를 기르는 노인들이 늘어나고 있다는 것이다. 부모의 역할을 하는 조부모는 30대에서 70대 사이의 연령에 속한다.[72] 2011년에는 대략 770만 명의 아이들이 조부모와 살고 있었다.[73] 조부모는 이 아이들 중 약 300만 명의 주요 양육자였다. 손자를 돌보는 조부모들은 모든 사회경제적 계층과 인종집단에 존재한다.[73] 그러나 손자를 돌보는 조부모 가정은 생활이 빈곤할 확률이 다른 가정보다 높다.[73] 이러한 현상의 원인은 약물남용, 십대 임신, 이혼, 투옥, 사망, 장애, 한부모가정(single-parent family)으로 다양하다.[72]

손자들을 양육하는 조부모들은 큰 어려움을 겪을 수 있다. 예를 들어, 어떤 노인들은 양육 스트레스와 함께 재정 문제, 자신의 건강 문제에도 신경을 써야 한다. 자신의 아이들에게 했던 것처럼 손자를 훈육하는 것은 어려운 일이다.[72] 그러나 어떤 조부모들은 자신의 손자에게 안정성을 제공하는 일이 보람된 일이라고 생각하기도 한다.[72] 이러한 상황에 처한 노인들을 위해서 일하는 보조작업치료사는 부모 역할의 기쁨과 요구에 민감해질 필요가 있다.

두 번째 경향은 노동시장에 남아 있는 노인들이 증가하고 있다는 것이다. 2015년 65세 이상 노인의 18.9%가 직장을 유지하거나 일자리를 찾고 있다.[4] 2015년 미국 근로급여연구소(Employee Benefit Research Institute, EBRI)의 은퇴자 신뢰도 조사(Retirement Confidence Survey, RCS)에 따르면 근로자의 81%가 예상 정년이 증가했다고 보고하고 있다. 2009년과 2013년 사이에 은퇴에 대한 자신감은 사상 최저였다.[74] 최근 은퇴 자신감이 높아져 2013년 22%에서 2014년 15%로, 2015년 다시 13%로 은퇴 연기를 계획하는 근로자 비율이 낮아졌다.[74] 최근 은퇴 자신감이 높아진 것은 은퇴계획 참여와 관련이 크다. 여전히 정년퇴직을 미룰 계획인 근로자들은 경제적 어려움이 가장 흔한 이유였다.[74]

AARP의 연구에 따르면 베이비붐 세대의 80%가 경제적인 이유나 자기만족감을 위해 계속해서 일할 것이라고 하였다.[75] 일터에 남아 있는 노인들의 비율은 1960년대에 가장 높았으며, 과거 40년 동안 계속 변화해 왔다. 노동력의 점차적인 감소는 1980년대 이전부터 발생했다.[6] 1990년 후반 이후로 노인 노동인구의 비율은 점차 증가하였고,[6] 앞으로는 경제적 상황으로 인한[15] 베이비붐 세대 노인 노동인구의 지속적인 성장이 예상된다.[76] 많은 노인은 자신이 쓸모 있고 생산적이라고 느끼며,[22] 독립적으로 살아가기 위해서 계속 일하고 싶어 한다(p.2).[77] 게다가 1983년 개정된 사회보장제도와 같은 공공정책은 다음 세대의 노인들이 노동시장에 남아 있도록 영향을 미칠 것이다. 은퇴가 65~69세로 미뤄지면 이러한 개선안은 임금의 상승을 초래하게 된다. 초반에 논의한 바와 같이 사회보장제도의 혜택은 개인이 67세가 되어서야 주어질 것이다.[70] 1967년 제정된 고용연령차별금지법과 정년법(required retirement laws)의 삭제 또한 노인 노동자들이 노동시장에 남는 데 기여할 것이다.

얼마 전까지만 해도 그렇지 않았지만, 최근에는 대부분의 노인이 종일제 근무를 한다.[78] 노인 노동자들은 젊은 노동자들보다 교육 수준이 낮으며 수입도 적었다. 그러나 이러한 경향은 변화하고 있다.[78] 작업치료의 견지에서 노인 노동력의 영향은 좀 더 지켜봐야 할 것이다. 그러나 혁신적인 치료사는 노인 노동자의 안정적인 성공을 보장하기 위해 새로운 치료영역을 개발하게 될 것이다.

노인에게 영향을 미치는 세 번째 경향은 컴퓨터 기술의 사용이 늘었다는 것이다. 65세 이상 노인의 약 55%가 집에서 컴퓨터를 사용하고 있으며, 47%가 인터넷을 활용한다.[79,80] 노인의 컴퓨터 사용은 고립감을 감소시키고 원격 의료지원을 받을 수 있는 등 많은 이점을 가지고 있다.[80] 컴퓨터는 물건이나 서비스를 구매하려는 노인에게 도움이 될 수 있고, 이러한 점은 특히 집에 있어야 하는 노인들에게 유용하다.

어떤 프로그램은 장애가 있는 노인에게 많은 도움을 준다. 예를 들어, 관절염으로 인하여 키보드를 치는 데 어려움이 있는 노인은 음성인식 프로그램을 이용하며, 시력이 낮은 노인은 시각적 요구를 조절하는 다양한 컴퓨터 프로그램을 이용할 수 있다. 세대 간의 접촉을 희망하는 노인들은 이메일이나, Facebook 그리고 메신저를 이용할 수 있다.[81] Li와 Perkins[82]는 노인의 대다수가 최신기술에 대해 긍정적으로 생각하고 있으며, 필요한 기술을 배울 의지가 있으나 소수만이 이를 실천에 옮기고 있다고 하였다. 보조작업치료사는 지역사회의 컴퓨터 이용, 예를 들어 보조공학법(Assistive Technology Act)의 일환으로 컴퓨터 교육이나 전자 도서관을 제공하는 정부 사이트를 제안할 수 있다. 그들은 기능적인 문제가 있는 노인을 보조할 수 있는 적절한 소프트웨어를 제안할 수 있고, 컴퓨터 사용에 적응하도록 노인을 도울 수도 있다.

가장 두드러진 이 세 가지는 노인들에게 영향을 미치는 많은 경향 중 일부이다. 노인이 계속 증가하고 사회가 변화함에 따라, 보조작업치료사는 노화의 경향을 꾸준히 파악하여 사회와 작업치료의 견지에서 고려해야 한다.

작업치료의 의의

노인인구의 지속적인 증가로 작업치료사와 보조작업치료사에 대한 수요는 날로 증가할 것이다. 이 장에서 논의한 인구통계학, 논점, 경향에 대한 작업치료의 효과는 더 지켜보아야 한다. 그러나 미래에는 자원의 제한이라는 딜레마가 치료에 영향을 줄 것이다. 앞으로 베이비부머 부부가 85세가 되면서 가정과 사회의 부담이 커질 수 있다.[30] "가족과 제도에 대한 관심이 상당히 증가할 것"을 예상한다(p.v). 현재 늘어나고 있는 노인인구의 요구를 충족할 만한 예산과 사회적 서비스를 제공할 수 있을지, 건강관리를 필요로 하는 사람들을 위한 건강관리 재원이 충분할지에 대해서는 아무도 예측하지 못한다. 건강관리 비용의 증가,[83] 변화하고 있는 경제, 사회보장제도의 부족한 재정은 미래의 노인세대와 관련된 문제다. 작업치료사는 부족한 비용으로 양질의 치료를 해야 하는 도전에 계속 직면하게 될 것이다. 노인 관리 작업치료의 새로운 모델은 진화해 갈 것이며, 대부분의 노인이 남아 있는 지역사회에서 더욱 발전할 것이다. 작업치료사는 이러한 발전의 선봉에 서야 한다.

세대 간 개념과 세대집단

오늘날 사회의 구성원들은 세대집단 내에서 사회화를 이루며 세대 간 접촉은 최소화한다. 보조작업치료사는 보통 2~3세대 전의 노인들을 치료하기 때문에, 효과적으로 일하기 위해서 공식적으로든 비공식적으로든 또는 건강하든 건강하지 못하든 노인과 의미 있는 접촉을 해야 한다. 많은 논문에서 공식적인 세대 간 프로그램의 이점을 언급했다. 이러한 이점에는 역사적인 관점과 그들의 가치 및 신념[84]에서 본 노인세대에 대한 더 나은 이해, 노인들에 대한 더 긍정적인 시각, 젊은이들의 사회적 기술과 학습 수행 능력 향상, 노인의 사회적 접촉과 정서적 지지의 증가[85,86]가 포함된다.[87]

최근 문헌에서 세대집단(특정한 시기에 태어나서 같은 시대를 살아가는 사람들의 집단)에 관해 많은 논의가 이루어졌다(p.103).[88] 세대집단을 정의하는 또 다른 요소는 전통적으로 같은 지역에 사는 것 그리고 유사한 역사적 · 사회적 사건을 경험하는 것이다.[89] 따라서 특정 세대집단은 자연스럽게 삶에 대해 비슷한 관점을 갖게 된다.[90] 세대집단 인구와 관련하여 작업치료적 관점과 환경적 요소[8]에 대한 몇 가지 고려 사항이 있다. 현재 세대는 각각의 특성에 따라서 여러 집단으로 나뉜다(표 1.1). 이 표에 따르면, 각 세대에 영향을 미친 요소뿐만 아니라 중재를 통해 함께 일하게 될 세대의 특성과 역사적 · 사회적 요소 또한 고려해야 한다. 또한 표 1.1에서는 오늘날의 노인, 즉 전통주의자와 노인기에 접어든 베이비붐 세대의 중재에 관한 개념을 강조하고 있다. 중재에서 몇 가지 고려해야 할 점은 각 세대가 일(work), 보수(reward), 의사소통, 학습, 권위에 관해 어떻게 접근하느냐이다. 중재의 효과를 극대화하기 위해서 세대 간의 특징을 어떻게 이용할 것인가에 관해 심사숙고해야 한다. 또한 어떤 세대집단 내에서든 생활 경험에 기초한 개인차가 있다는 것을 명심해야 한다. 특정 세대의 마지막이나 시작 시점에 태

표 1.1 노인집단을 치료할 때 고려해야 할 세대 간 요소

세대집단	출생연도	역사적 · 상황적 영향	특성	치료받고 있는 노인세대
전통주의자 (전문가와 침묵의 세대)	1922~1945	• 대공황 • 제2차 세계대전 • 한국전쟁 • 전쟁 이후 미국 재건 • 냉전	• "명령 일원화", 계층적인 조직구조를 이해함 • 충성스러움 • 훈련됨 • 전통을 중시하고 따름 • 읽고 쓰기가 명확함	• 건강관리팀과의 관계 • 근면한 사람 • 중재 프로그램 고수 • 중재와 교육에서 공식적인 의사소통 중시 • 동정적 접근 중시(기술에 기초하지 않은) • 개인 의사소통 중시
베이비붐 세대	1946~1964	• John F. Kennedy 대통령과 Martin Luther King 암살 • 쿠바 미사일 위기 • 시민권 운동 • 장애인권 운동 • 성(sexual) 혁명 • 베트남 전쟁 • 텔레비전 • 최초 달 착륙 • 워터게이트 사건	• 상호작용을 하고 팀의 일원으로 활동 • 강한 직업윤리 및 직업 확인 • 진취적이고 야망 있음 • 자신과 다른 사람에 대한 높은 기대 • 자기만족감과 자기실현 욕구 • 학습 중시 • 개인적 의사소통 중시 • 이상적임	• 중재 시 팀으로 일함 (클라이언트 중심 접근) • 개인 의사소통 중시 • 열심히 일함 • 존중받기를 원함 • 학습하기를 원함
X세대	1965~1980	• 베를린 장벽 붕괴 • 걸프전쟁 • 챌린저 호 폭발 사건 • 맞벌이 부부의 아이들 • 음악방송(MTV) • 비디오 게임 • 인터넷 시작	• 일, 가족, 여가의 균형 • 독립적임 • 유연하고 변화를 걱정하지 않음 • 격식에 얽매이지 않음 • 질적 결과를 중시함 • 지지와 격려에 대한 욕구 • 생활의 일부가 기술적으로 풍족해짐 • 다양성 중시 • 제도에 회의적임	
Y세대	1981~2000	• 9.11 사건 • 오클라호마 폭탄 테러 사건 • 콜럼바인 학교 총격 사건 • 인터넷, 휴대폰 • "아이가 타고 있어요" 세대	• 일, 가족, 여가의 균형 • 생활의 일부가 기술적으로 확대됨 • 다중처리(multitasking) • 성공 지향적임 • 인정, 승인 중시 • 낙천적임 • 이타적임 • 정치적으로 활발하게 활동함 • 사회적이며 참여적임 • 즉각적인 보상과 피드백을 원함 • 교육받은 세대 • 다양성을 허용하는 다양한 세대	

출처: Fogg P. When generations collide. *The Chronicle of Higher Education*. 2008; 54: B18-B20; Hammill G. Mixing and managing four generations of employees. *FDU Magazine online*. 2005. Retrieved from http://www.fdu.edu/newspubs/magazine/05ws/generations.htm; Johnson SA, Romanello, ML. Generational diversity: Teaching and learning approaches. *Nurse Educator*. 2005; 30(5): 212-216; Mueller K. *Communication from the inside out: Strategies for the engaged professional*. Philadelphia: FA Davis; 2010; Zemke R, Raines C, Filipczak B. Generational gaps in the classroom. *Training* 1999; 36(11): 48-54.

어느 사람들은 자신이 속한 세대와 이전 혹은 다음 세대 집단의 특성을 동시에 나타낸다. 그러므로 이 논의에서 제시한 아이디어는 절대적인 것이 아닌 일반적인 지침서로 보아야 할 것이다.

오늘날의 노인들이 기억하고 있는 대공황, 제2차 세계대전 그리고 한국전쟁의 영향에 대해 생각해 보자. 제

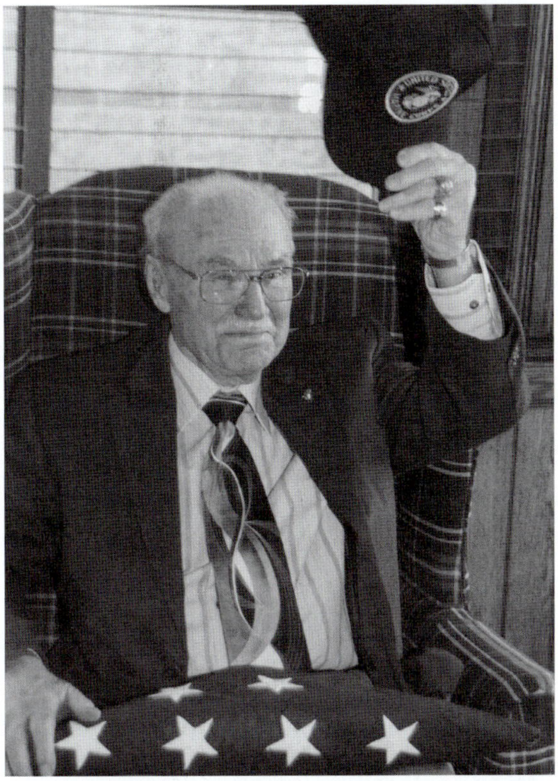

그림 1.4 제2차 세계대전 중 포로로 잡힌 전통주의자 세대 출신의 이 노인은 그의 복무 기간을 소중히 여긴다.

2차 세계대전을 겪으며 자란 세대, 즉 전통주의자들은 군대생활에 익숙해져 있으므로 수직적 · 계층적 접근을 쉽게 받아들이고 공식적인 상호작용을 중시하며 권위를 존중하고 순응을 가치 있게 여기며 대의를 믿는다(그림 1.4).[91-93] 이러한 특성에 맞게 중재 상황에 있는 전통주의자들은 치료팀에 대한 '당국'의 제안을 매우 존중하고 고수할 수 있다. 많은 전통주의자는 공식적인 의사소통 방법을 선호하며 이름을 부르기보다는 'Jones 씨(Mr. Jones)'와 같이 성을 부르는 것을 좋아하기 때문에 호칭을 어떻게 해야 하는지 물어보는 것이 중요할 것이다.[94] 전통주의자들이 형식과 순응을 선호하기 때문에 보조작업치료사는 옷이나 언어에 각별히 주의해야 한다. 또한 전통주의자들은 의사들이 자신에게 더 신경 써 주기를 바란다.[94] 대공황을 경험한 전통주의자들은 보조 기구에 돈을 쓰는 것을 아까워하기도 한다.

호황기와 사회적 불안기를 겪은 베이비붐 세대에 대해서도 생각해 보아야 한다. 제2차 세계대전이 끝난 안정기에 성장한 베이비붐 세대는 과학과 기술의 다양한 진보와 획기적으로 발전한 미국 사회의 혜택을 동시에 경험했다. 또한 그들은 John F. Kennedy 대통령 암살, 베트남 전쟁과 같은 불안한 시기를 보냈다. 아마도 John F. Kennedy 대통령 암살과 쿠바 미사일 설치와 같은 위기가 그들이 현재를 살아가는 것과 개인적인 만족감을 중시하는 데 영향을 미쳤을 것이다.[12]

동시에 정신질환자나 발달장애인의 탈제도화가 일어나고 있었다. 호황기에 성장한 많은 베이비붐 세대 구성원은 그 전 세대보다 더 많은 교육을 받았다.[12] 고도로 발달한 세대의 슬로건은 베이비붐 세대가 젊었을 때의 신념을 반영한다. "전쟁 대신 사랑합시다(Make Love Not War)."라는 슬로건은 베트남 전쟁과 성적 혁명에 대한 불안감을 암시하고 있다. "서른이 넘은 사람들을 믿지 마세요(Don't Trust Anyone Over Thirty)."라는 슬로건은 권위를 가진 사람들에 대한 베이비붐 세대의 불신을 나타낸다. 오늘날에도 베이비붐 세대는 자신들이 늙지 않고 계속 젊은 상태로 남아 있기를 희망한다.[12]

세대집단에 관한 문헌에 따르면, 노화기에 접어드는 베이비붐 세대는 인생 경험에 있어서 현재의 노인세대인 전통주의자들과는 많은 차이를 보인다. 베이비붐 세대는 전통주의 세대가 추구하는 권위적 리더십 접근보다 팀 접근을 더 선호한다.[95,96] 그러나 전통주의자들과 마찬가지로 베이비붐 세대는 열심히 일하는 것을 가치 있는 것으로 판단한다.[95] 연구에 따르면 베이비붐 세대는 어떤 일이든지 열심히 하는 수준 높은 성취자이다.[93] 베이비붐 세대는 직업에서 만족감을 얻기를 원하며, 평생 직업을 가지고,[96] 학문 탐구를 좋아하고,[95,97] 가치를 인정받고 싶어 한다.[93] Johnson과 Bungum[97]은 베이비붐 세대들이 더 많은 선택과 사회적 관계를 준비하고, 건강과 수명을 증진시키며, 교육적 목표를 달성하는 등 몇 가지 이유로 새로운 활동을 배우고 싶어 한다는 것을 연구를 통해 밝혔다. 연구에 따르면 베이비붐 세대는 자신의 집에서 노후를 보내며 지역사회에 남기를 원하고, 노년이 된 그들의 요구에 맞는 지역사회로 이사하고 싶어 하는 것으로 나타났다.[98]

세대집단 이론에 따르면, 베이비붐 세대에 중재를 하

고자 하는 보조작업치료사는 그들이 전통주의자와는 다른 접근을 바란다는 사실을 알게 될 것이다. 베이비붐 세대가 일과 리더십에 가치를 두고 있기 때문에 보조작업치료사는 중재를 통해 클라이언트 중심 접근과 팀 협력(team partnership)을 적극적으로 통합해야 할 것이다.

보조작업치료사는 베이비붐 세대의 일과 리더십에 관한 집단의 가치에 기초한 중재로서 클라이언트 중심 접근이나 팀 협력을 결합시킬 수도 있다. 또한, 배움을 가치 있다고 생각하는 베이비붐 세대가 자신의 상태에 대해 자세하게 설명해 주기를 원하거나 치료받기 전에 이미 본인의 상태를 조사했다는 사실을 알게 될 수도 있다. 치료팀으로서 작업치료사와 보조작업치료사는 재택노화를 원하

박스 1.1 능동 학습 훈련

베이비붐 세대의 욕구를 충족시키기 위해 보조생활시설을 재설계하는 마케팅 위원이 되어 줄 것을 요청받았다. 무엇을 제안하겠는가? 이 훈련과 더불어『작업치료 실행체계 3판』의 배경과 환경의 개념을 생각하면서 연습하시오.[8]

당신 자신, 당신보다 10살 위의 누군가, 당신의 부모 중 한 명, 당신의 조부모 중 한 명에 관한 중요한 역사적, 개인적 사건으로 생명선을 채우세요. 생명선을 작성한 후 아래 질문에 답하세요.
다음 예를 참고하세요.

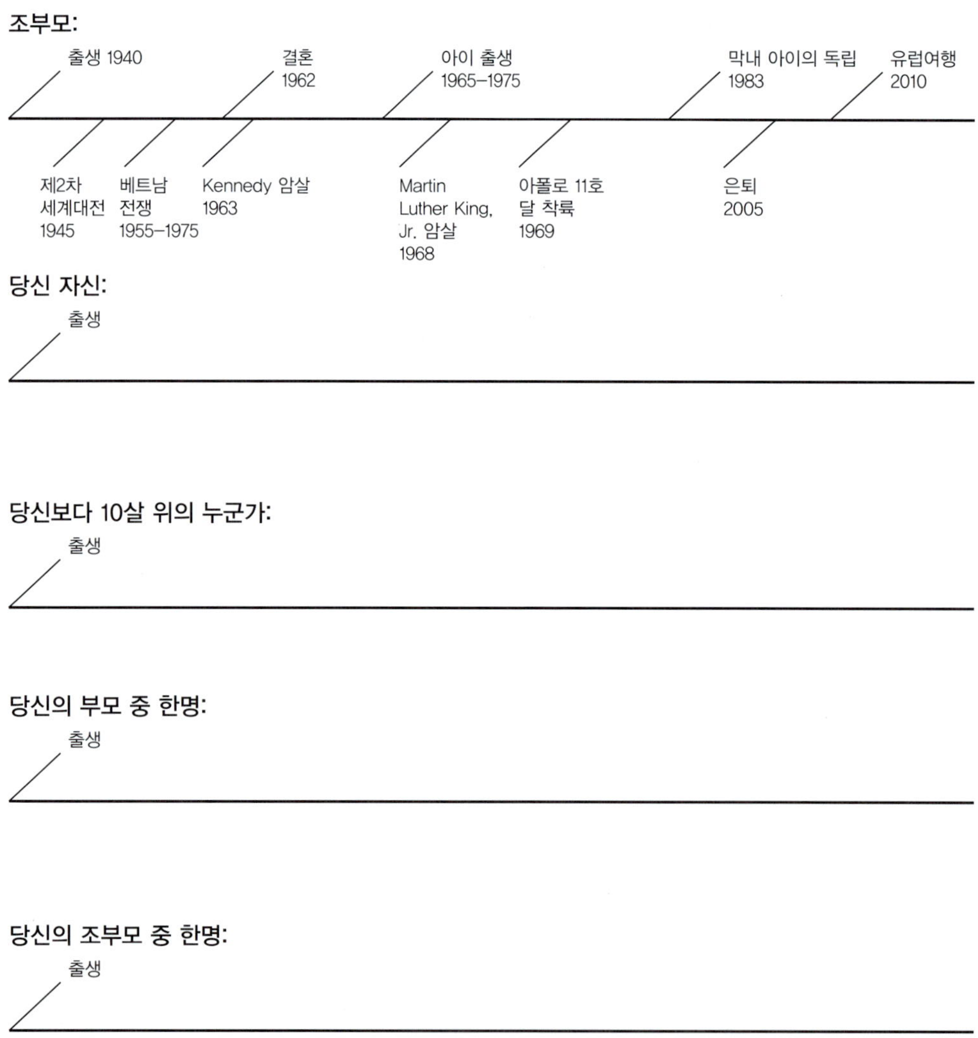

그림 1.5 생명선 연습

는 베이비붐 세대 노인들을 위해 많은 역할을 하게 될 것이다. 예를 들어, 노인을 위한 공동체에서 집을 설계하는 데 도움을 주는 역할을 할 수도 있다.

보조작업치료사가 세대 간의 상호작용에 긍정적인 영향을 주기 위해서는 자신을 포함한 모든 세대의 특성을 정확하게 파악해야 한다. 그림 1.5는 각각의 세대가 비슷한 시대적 경험, 역사적인 사건과 관련된 가치와 태도를 지니고 있음을 보여 주고 있다.[99] 그럼에도 불구하고 각 개인은 자신들만의 이야기를 가지고 있다. 박스 1.1이 베이비붐 세대 노인과 작업의 개념을 이해하는 데 도움을 줄 것이다.

노인차별, 사회적 통념, 고정관념

"만약 당신이 남성이고 여성에 대해 편견을 가지고 있다면, 당신은 여성으로 살아간다는 것이 어떤 느낌인지 알지 못할 것입니다. 만약 당신이 백인이고 흑인에 대해 편견을 가지고 있다면, 당신은 흑인으로 살아간다는 것이 어떤 느낌인지 알지 못할 것입니다. 그러나 만약 당신이 노인에 대해 편견을 가지고 있다면, 당신도 언젠가는 늙기 때문에 당신 자신에 대해 편견을 가지는 것입니다 (Lewis, 1989)."[100]

노인차별은 노인을 차별하고 분리하며 낙인을 찍거나 불이익을 주는 태도이다.[5] 노인차별은 어떤 특정 집단에 대한 고정관념을 초래하기 때문에 편견의 한 형태이다. 이러한 차별은 모든 노인에게 해당되는 것은 아니며, 베이비붐 세대에서는 다른 형태로 바뀌어 나타날 수 있다. 다음은 노인차별과 관련된 몇 가지 고정관념이다.

- 노인은 보거나 듣거나 기억할 수 없기 때문에 쓸모없다.
- 노인은 움직임이 둔하다.
- 노인은 건강이 나쁘거나 우울하다.
- 노인은 새로운 것을 배울 수 없다.
- 노인은 경제에 공헌하기보다는 짐이 된다. 즉, 노인은 비생산적이다.
- 노인은 너무 늙어서 일할 힘이 없다.
- 노인은 성적 행위를 할 수 없다.
- 노인은 다른 노인과 이야기나 하는 것이 어울린다.
- 노인은 새로운 것에 대해 불만을 가진다.
- 노인은 부유하거나 가난하다.

한 연구에서 이러한 고정관념에 대해 의문을 제기하였다. 어떤 고정관념은 부분적으로 사실일 수 있다. 예를 들어, 노인은 종종 안경이 필요하다. 그러나 안경을 쓰는 모든 노인을 쓸모없다고 말하면 안 된다. 이러한 사회적 통념은 일부 노인들에게 그것을 믿게 하는 잘못된 결과를 낳는다. 예를 들어, 젊은 사람들은 깜박하는 것에 대해서 농담으로 웃어넘기지만, 노인들은 기억 장애로 여기고 자신의 인지능력을 심각하게 의심할 수도 있다.

이러한 고정관념은 알 수 없는 두려움이나 노인과의 접촉 부족의 결과로 발생될 수 있다. 미국 문화는 젊은이들에게 초점이 맞추어져 있다. 젊음은 아름다워 보이고 열망할 만한 가치가 있으며 어떤 대가를 치르더라도 유지해야 하는 것이다. 젊은이들은 매력적이며 노인은 그렇지 않다.

미국의 의학체계는 젊은이 위주다. 이 체계의 목적은 모든 질환의 치료법을 찾는 것이다. 물론 이러한 노력은 건강관리에 크게 기여한다. 그러나 모든 질병을 치료할 수 있다는 믿음은 노인의 욕구와 상충될 수 있다. 일부 만성질환 노인들의 경우 미국의 현재 기술로는 관리만 가능하고 완치가 불가능하기 때문이다.

건강관리 체계에서 종종 의학적 진단 때문에 노인차별이 발생한다. "엉덩관절 대치술(total hip replacement)을 받아야 한다는 진단을 받고 입원한 91세의 여성은……."이라는 문구로 시작하는 작업치료 문서는 환자를 치료하기에 너무 나이가 많다는 편견을 유발할 수 있다. 이러한 문서를 읽는 사람들은 수술이나 작업치료의 이점에 대해 의문을 가질 수도 있다.

매일 같이 이루어지는 언어적 상호작용도 노인차별을 조장할 수 있다. 건강관리 분야에서 근무하는 사람들은 노인을 애칭으로 부르면서 본의 아니게 노인을 낮추어 보는 경우가 있다. 이러한 유형의 '엘더스피크(Elderspeak)'는 노화를 부정적인 이미지로 비치게 하며, 시간이 지남에 따라 기능적 건강을 악화시킨다.[101] 또한 '엘더

스피크'는 의존성과 사회적 고립에 대한 생각을 강화시킬 수 있다.[101]

어떤 사람을 '570호 뇌졸중 노인 환자'로 부르는 것은 비인간적이다. 치료 대상자의 기능적 능력에 대한 이해 없이 그가 노화 혹은 기능장애 때문에 과제 수행을 못한다고 말하는 것도 노인차별을 조장한다. 다음 이야기는 이러한 개념을 설명해 주고 있다. 어느 보조생활시설에 경도에서 중등도의 인지 결함을 가지고 있는 여러 명의 노인이 있었다. 그 시설에서 근무하는 보조작업치료사는 각자의 노인을 한 사람의 인격체로 인식하며, 그들에게 맞는 의미 있는 작업이 무엇인지 알고 있었다. 요리를 가치 있는 활동으로 생각하는 노인들을 위해서 보조작업치료사는 요리그룹을 만들어 파티를 열기로 했다. 그녀는 모든 노인들이 성공할 수 있도록 활동을 계획했다. 요리활동을 하기 전에 팀의 리더는 노인들이 음식을 만들 수 없을 것이라고 부정적인 의견을 표시했지만, 이후 노인들이 요리활동을 성공적으로 수행하는 것을 보고 깜짝 놀랐다. 나중에 팀 리더는 노인들을 보호해야 한다는 생각이 종종 자신의 생각을 방해한다고 솔직하게 말했다. 노인들을 '보호'하려는 태도가 노인들은 능력이 없거나 아이 같다는 편견을 조장하여 결과적으로 노인차별을 촉진한다. 인지 결함이 있거나 기능이 떨어지는 노인들과 함께 일하는 직원은 때로 어린아이 다루듯이 버릇없게 말하곤 한다. 비전문적인 행동 또한 노인차별을 조장할 수 있다. 한 보조작업치료사는 너무 바쁜 나머지 노인과 한 약속을 지키지 못하게 되었는데 노인의 인지능력이 떨어지기 때문에 기억하지 못할 것이라고 생각했다. 그러나 이후에 노인은 무슨 일로 오지 못했는지 물어보기 위해 보조작업치료사를 찾았다. 보조작업치료사는 그러한 경험을 통해 자신의 노인차별에 대한 쓰라린 깨달음을 얻었다. 이 이야기가 보여 주는 것과 같이 반성은 사람들이 고정관념에 근거한 자신의 믿음과 태도를 깨닫도록 도와준다. 노인에 대한 자신의 태도를 이해하는 한 가지 방법은 노인과의 접촉에 대한 느낌을 일지에 기록하는 것이다. 박스 1.2는 보조작업치료사가 자신에게 물어야 하는 노인차별 관련 질문을 제시하고 있다.

박스 1.2 노인차별에 대한 질문

- 오늘 본 노인에게 나는 어떻게 반응했는가?
- 나의 어떤 행동과 언어가 노인차별을 반영했다고 생각하는가?
- 다른 사람의 어떤 행동과 언어가 노인차별을 반영했다고 생각하는가?

국제기능장애건강분류(International Classification of Functioning, Disability and Health, ICF)[102]와 Healthy People 2020[103]을 시작으로 관심이 변화하고 있다. ICF는 '건강과 장애를 평가하고 기술하기 위한 국제 표준화 도구'이다.[102] ICF는 장애의 원인보다 영향에 초점을 맞추며 질병뿐만 아니라 사람이 살고 있는 환경까지도 고려한다.[103]

『작업치료 실행체계 2판(Occupational Therapy Practice Framework: Domain and Process, 2nd)』은 ICF의 관점을 반영한다. 실행체계(Framework)는 작업치료의 '영역'에서 중재 과정을 고려한다.[8] 또한 실행체계는 ICF와 유사하게 작업 배경과 환경의 영향을 고려한다. 배경과 환경은 '문화적 · 개인적 · 일시적 · 가상적 · 신체적 · 사회적(p.645)' 차원을 포함한다.[8] Yongstom은[104] "작업치료사는 사회적 배경 속에서 자신들의 역할을 이해할 필요가 있다."(p.607)라고 하였다.

Healthy People 2020에서는 '모든 사람이 오랫동안 건강한 삶을 사는 사회'를 구상하고 있다.[103] 이는 다음 4가지 목표에 기초를 둔다. (1) 예방 가능한 질병, 장애, 상해 그리고 조기 사망(premature death)을 벗어나 질 높은 삶 영위, (2) 건강 형평성(health equity) 유지, 불균형 해소, 모든 집단의 건강 증진, (3) 모든 사람의 건강을 증진시키는 사회적 · 물리적 환경 창조, (4) 삶의 질, 건강한 발달 그리고 모든 삶의 단계에 걸쳐 건강한 행동을 촉진한다.[103] 이 모든 목표가 노인들에게 영향을 미친다.

주택, 고용, 오락을 포함한 미국 사회의 많은 부분을 젊은이들이 좌우한다. 그러나 그러한 현상은 정치적 · 경제적 영향력을 지닌 노인들의 출현으로 서서히 변화하고 있다. 베이비붐 세대의 다음 세대 진입 노인들이 사회에 어떤 변화를 가져올지는 누구도 알 수 없는 일이다.

사례연구

Peter와 Alice는 모두 68세이고 결혼한 지 46년이 지났으며 4명의 아이들을 키웠다. 그들은 가족을 위해 35년 전에 지은 집에서 살고 있다. 그들은 요즘에 자녀 양육, 활동에 대한 책임감 그리고 Peter가 일할 수 있는 시간이 많지 않았다는 생각을 한다. 은퇴, 가능한 질병/사고 또는 재정적 필요성은 걱정거리가 아니었다. 미래는 멀리 떨어져 있는 것처럼 보였지만, 놀랍게도 그들이 계획했던 미래는 현실이 되었다. 이들은 지난 3년간 재정적인 이유로 은퇴에 대해 많은 대화를 나눴지만 둘 다 현직에 남아 있다. Peter는 육체 노동을 하고 있어 육체적 피해를 걱정하고 있다. Alice는 막내가 4학년이 되었을 때 작은 회사에서 사무장으로 일하기 위해 직장인으로 돌아왔다. 처음에, 그녀는 파트타임으로 일했기 때문에 아이들이 학교에서 집으로 돌아오고, 여름 동안 집에 있을 수 있었다. 하지만 그녀는 결국 풀타임으로 일하기 시작했다. Peter와 Alice 둘 다 가장 나이가 많은 직원들 중 하나이며 그들의 젊은 동료들과 공통점이 없는 것 같다고 느낀다. 그들은 종종 젊은 동료들과 서로 다른 가치관, 존중, 직업윤리에 대해 언급한다. 그들은 젊은 직원들로부터 많은 나이, 느린 속도, 능력 부족에 대한 의견을 들었다. 정리해고가 발생하면 가장 먼저 해고될까 걱정하기도 한다. 재정적으로, 그들은 대학 학비와 결혼 비용을 위해 집을 여러 번 담보 설정했고, 그 결과 담보 대출금을 지불하게 되었다. 그들은 더 작은 집으로 이사하는 것에 대해 이야기했지만, 그들의 진짜 바람은 그들이 지은 집에서 사는 것이다. 아이들 중 한 명이 최근 대출 비용을 갚는 것을 돕기 위해 그들과 함께 살자고 제안했다. 이것은 2명의 어른과 3명의 어린 아이들이 함께 산다는 것을 의미할 것이다. Peter와 Alice는 다세대 가정이 어떻게 화합할 수 있는지에 대해 걱정하고 있다. 현재, Peter는 집 외부의 유지 보수를 책임질 수 있다. 하지만, 그는 잔디 깎기와 같은 일을 끝내기 전에 휴식이 필요해지면서 점점 더 그 활동이 어려워지고 있다는 것을 알아챘다. 그는 이러한 변화를 누구에게도 말하지 않는다. Alice도 야외 활동을 즐기고 정원 가꾸기를 좋아하지만, 더 이상 허리를 굽혀 잡초를 뽑거나 새로운 꽃을 심을 수 없다는 것을 알게 되었다. 그녀는 또한 그녀의 손이 "조금 뻣뻣하다"는 것을 알아챘고, 작은 용기나 꽉 끼는 뚜껑을 여는 것뿐만 아니라 먼지를 진공청소기로 빨아들이는 것과 같은 일상적인 일을 완수하는 것이 더 어려워졌다. Alice는 약 1년 전에 낙상을 경험했지만, 다치지 않았기 때문에 아무에게도 말하지 않았다.

Peter와 Alice는 카드 클럽에 소속되어 있고, 좋은 친구들을 만나고, 가끔 외식하거나 영화를 보고 가족 모임을 즐긴다. 그들은 자신들이 은퇴 후의 인생을 즐기고 있는 친구들처럼 될 수 있을지 궁금해 한다.

사례연구 질문

1. 다세대적 이해/관용을 위해 Peter와 Alice의 작업 환경에서 사용될 수 있는 몇 가지 중재는 무엇인가?
2. Alice가 ADLs/IADLs에 참여하는 데 도움될 몇 가지 중재법은 무엇인가?
3. Peter와 Alice가 재택노화를 위해 할 수 있는 몇 가지 추천은 무엇인가?
4. 다세대 생활에 대한 장점과 단점의 예를 드시오.

복습문제

1. 노인학, 노인병학, 코호트를 정의하시오.
2. 노화와 질환은 어떤 관계에 있는가?
3. 클라이언트 중심 접근이란 무엇인가? 그것은 클라이언트 관리에 어떤 영향을 미치는가?
4. 만성질환이 있는 클라이언트를 관리할 때 무엇을 고려해야 하는가?
5. 노인인구 증가와 관련이 있는 중요한 요소는 무엇인가?
6. 노인인구 중 남성보다 여성 미망인이 더 많은 이유는 무엇인가?
7. 85세 이상 노인에게 무엇이 필요한가?
8. 보조작업치료사는 작업치료 중재를 받는 노인의 교육수준에 대해 무엇을 알아야 하는가?
9. 어떤 연령집단의 빈곤율이 가장 높은가? 왜 그런가?
10. 공공정책이 노인의 경제상황에 어떠한 영향을 주었는가?
11. 인구통계 자료는 미래의 작업치료에 어떤 의미가 있는가?
12. 이 장에서 논의한 세 가지 동향(조부모의 아이 양육, 노동력의 고령화, 컴퓨터 사용 증가)이 작업치료에 어떤 영향을 미칠 것이라고 생각하는가?
13. 고령화 동향에 뒤처지지 않을 수 있는 방법은 무엇인가?
14. 노인차별이란 무엇인가? 그것의 예를 오늘날의 문화 현상 중에서 제시하시오. 베이비붐 세대에는 노인차별과 관련한 표현이 어떻게 변화할 것이라고 생각하는가?
15. 이 장을 읽기 전에 노인인구의 증가, 소수 노인, 노년 후기 노인, 경제인구 통계, 주거환경에 대해 어떤 오해를 하였는가?
16. 베이비붐 세대가 노년 세대가 되면서 어떤 일이 일어날 것인가에 대한 당신의 생각은 무엇인가?

참고문헌

1. Alzheimer's Association. 2015 Alzheimer's disease facts and figures; 2015. Retrieved from https://www.alz.org/facts/downloads/facts_figures_2015.pdf.
2. American Occupational Therapy Association. AOTA salary and workforce survey. Bethesda, MD: AOTA Press; 2015.
3. Harris-Kojetin L, Sengupta M, Park-Lee E, et al. Long-term care providers and services users in the United States Data from the National Study of Long-Term Care Providers, 2013–2014. Vital Health Stat. 2016;3(38). Retrieved from https://www.cdc.gov/nchs/data/series/sr_03/sr03_038.pdf.
4. US Department of Health and Human Services (DHHS). A profile of older Americans; 2016. Retrieved from www.giaging.org/documents/A_Profile_of_Older_Americans__2016.pdf.
5. Mosby's dictionary of medicine, nursing, and health professions. 9th ed. St Louis: Mosby; 2012.
6. Federal Interagency Forum on Aging-Related Statistics. Older Americans 2016: Key indicators of well-being; 2016. Retrieved from https://agingstats.gov/docs/LatestReport/Older-Americans-2016-Key-Indicators-of-WellBeing.pdf.
7. Law M, Mills J. Client-centered occupational therapy. In: Law M, ed. Client-Centered Occupational Therapy. Thorofare, NJ: SLACK Inc.; 1998:1–18.
8. American Occupational Therapy Association. Occupational therapy practice framework: Domain and process. Am J Occup Ther. 2014;68:S1–S51. doi:10.5014/ajot.2014.682006.
9. Law M, Baptiste S, Carswell A, et al. Canadian Occupational Performance Measure. 3rd ed. Ottawa, Ontario, Canada: CAOT Publications ACE; 1998.
10. Law M. Identifying occupational performance issues. In: Fearing VG, Clark J, eds. Individuals in Context: A Practical Guide to Client-Centered Practice. Thorofare, NJ: SLACK Inc.; 2000:31–45.
11. McLean C. The graying of America. Oregon Starter. 1988;11:11–17. doi:10.1111/j.1748-720X.2012.00639.x.
12. Greenblatt A. Aging Baby Boomers: The issues. CQ Researcher. 2007;17(37):857–887. Retrieved from http://www.agingsociety.org/agingsociety/publications/public_policy/cqboomers.pdf.
13. Robert Wood Johnson Foundation. Chronic care: Making the case for ongoing care; 2010. Retrieved from http://www.rwjf.org/content/dam/farm/reports/reports/2010/rwjf54583.
14. Koh HK, Sebelius KG. Promoting prevention through the Affordable Care Act. N Engl J Med. 2010;363(14):1296–1299. doi:10.1056/NEJMp1008560.
15. Abrams M, Zuzum R, Mika S, et al. Realizing health reform's potential: How the affordable care act will strengthen primary care and benefit patients, providers and payers; 2011. Retrieved from http://www.commonwealthfund.org/~/media/Files/Publications/Issue%20Brief/2011/Jan/1466_Abrams_how_ACA_will_strengthen_primary_care_reform_brief_v3.pdf.
16. American Occupational Therapy Association. The roles of occupational therapy in primary care. Am J Occup Ther. 2014;68:S25–S33. doi:10.5014/ajot.2014.686S06.
17. Waite A. Prime models: Showcasing occupational therapy's role on primary care teams. OT Practice. 2014;19(7):8–10, 19.
18. Muir S, Henderson-Kalb J, Eichler J, et al. Occupational therapy in primary care: An emerging area of practice. OT Practice. 2014;1–8.
19. Obamacare preventive care. Obamacare Facts. Retrieved from http://obamacarefacts.com/obamacare-preventive-care/.
20. Lazer W. Inside the mature market. Am Demogr. 1985;7(3):48. doi:10.1097/01.
21. Neugarten BL. Age groups in American society and the rise of the young-old. Ann Am Acad Pol Soc Sci. 1974;415:187–188. doi:10.1177/000271627441500114.
22. Moore B. Since end of US recession, more seniors in workforce; 2013. Gallup Poll. Retrieved from http://www.gallup.com/poll/165470/end-recession-seniors-workforce.aspx.
23. National PACE Association. PACE by the numbers. Retrieved from http://www.npaonline.org/sites/default/files/2057_pace_infographic_2.0_lo.pdf.
24. Ghosh A, Schmitz R, Brown R. Effect of pace on costs, nursing home admissions, and mortality: 2006–2011; 2015. Assistant Secretary for Planning and Evaluation (ASPE). Retrieved from https://aspe.hhs.gov/basic-report/effect-pace-costs-nursing-home-admissions-and-mortality-2006-2011.
25. Bould S. Oldest old. In: Markides K, ed. The Encyclopedia of Health and Aging. Thousand Oaks, CA: Sage Publications; 2007.
26. Schoenborn CA, Heyman KM. Health characteristics of adults aged 55 years and over: United States, 2004–2007; 2009, July 8. National Health Report Statistics 16. Retrieved from http://www.cdc.gov/nchs/data/nhsr/nhsr016.pdf.
27. Stevens JA. Injury. In: Schulz R, Noelker L, Rockwood K, et al, eds. The Encyclopedia of Aging: A Comprehensive Resource in Gerontology and Geriatrics. Vol 1. 4th ed. New York: Springer; 2006:591–593.
28. Federal Interagency Forum on Aging-Related Statistics. Older Americans 2006: Key indicators of well-being; 2006. Federal Interagency Forum on Aging-Related Statistics, Washington, DC.
29. Paradise J. Medicaid moving forward; 2015. Retrieved from http://kff.org/health-reform/issue-brief/medicaid-moving-forward/.
30. Jacobson RW, Toohey D, Wiener JM. Meeting the long-term care needs of the Baby Boomers: How changing families will affect paid helpers and institutions; 2007. The Retirement Project. The Urban Institute, Washington, DC. Retrieved from http://www.urban.org/UploadedPDF/311451_Meeting_Care.pdf.
31. Chris C. Who will care for us—The aging, childless, and single population?2015, July 29 Huffington Post. Retrieved from http://www.huffingtonpost.com/carol-marak/who-will-care-for-us----the-aging-childless-and-single-population_b_7890462.html.
32. MacKnight C. Centenarians. In: Schultz R, ed. The Encyclopedia of Aging: A Comprehensive Resource in Gerontology and Geriatrics. Vol 1. 4th ed. New York: Springer; 2006:196–198.
33. Poon LW, Jang Y. Centenarians. In: The Encyclopedia of Health & Aging. 2007. Retrieved from http://sk.sagepub.com.cuhsl.creighton.edu/reference/aging/n55.xml.
34. Balistreri CR, Candore G, Accardi G, et al. Centenarian offspring: A model for understanding longevity. Curr Vasc Pharmacol. 2014;12(5):718–725. doi: CVP-EPUB-58169.
35. Andersen SL, Sebastiani P, Dworkis DA, et al. Health span approximates life span among many supercentenarians: Compression of morbidity at the approximate limit of life span. J Gerontol A Biol Sci Med Sci. 2012;67A(4):395–405. doi:10.1093/gerona/glr223.
36. Schoenhofen E, Wyszynski DF, Andersen S, et al. Characteristics of 32 supercentenarians. J Am Geriatr Soc. 2006;54:1237–1240. doi:10.1111/j.1532-5415.2006.00826.x.
37. Perls TT. The different paths to 100. Am J Clin Nutr. 2006;83(suppl 5):484S–487S. doi:10.1196/annals.1323.004.
38. Willcox BJ, Willcox DC, Ferrucci L. Secrets of healthy aging and longevity from exceptional survivors around the globe: Lessons

from octogenarians to supercentenarians. J Gerontol A Biol Sci Med Sci. 2008;63:1181-1185. doi:10.1038/455739a.

39. Angel JL, Lewis E. Living arrangements; 2007. In The Encyclopedia of Health & Aging. Retrieved from http://sk.sagepub.com.cuhsl.creighton.edu/reference/aging/n157.xml.
40. Assisted Living Federation of America. Assisted living today—a brief overview of senior living care; 2009. Retrieved from http://www.alfa.org/alfa/About_ALFA.asp?SnID=1357427202.
41. Mitty EL. Nursing homes. In: Schultz R, ed. The Encyclopedia of Aging: A Comprehensive Resource in Gerontology and Geriatrics. Vol 2. 4th ed. New York: Springer; 2006:842-853.
42. National Center for Assisted Living. Resident profile; 2010. Retrieved from http://www.ahcancal.org/ncal/resources/Pages/ResidentProfile.aspx.
43. Hawes C, Phillips CD, Hutchison LL. Assisted living. In: Schultz R, ed. The Encyclopedia of Aging: A Comprehensive Resource in Gerontology and Geriatrics. Vol 1. 4th ed. New York: Springer; 2006:87-90.
44. Paying for Senior Care. Financial assistance and funding options for assisted living; 2015. Retrieved from https://www.payingforseniorcare.com/longtermcare/paying-for-assisted-living.html.
45. National Center for Assisted Living (NCAL). Assisted living state regulatory review 2013; 2013. Retrieved from http://www.ahcancal.org/ncal/resources/documents/2013_reg_review.pdf.
46. Centers for Medicare & Medicaid Services. Medicare and home health care; 2010. Retrieved from https://www.medicare.gov/Pubs/pdf/10969.pdf.
47. American Association of Retired Persons (AARP). About continuing care retirement communities; 2015. Retrieved from http://www.aarp.org/relationships/caregiving-resource-center/info-09-2010/ho_continuing_care_retirement_communities.html.
48. Ryan SE, Sladyk K. The occupational therapy assistant as activity director. In: Ryan SE, Sladyk K, eds. Ryan's Occupational Therapy Assistant: Principles, Practice Issues, and Techniques. 4th ed. Thorofare, NJ: SLACK Inc.; 2005:517-528.
49. Mitty E, Flores S. Aging in place and negotiated risk agreements. Geriatr Nurs (Minneap). 2008;29(2):94-101. doi:10.1016/j.gerinurse.2008.01.001.
50. Black K. Health and aging in place: Implications for community practice. J Community Pract. 2008;15(1):79-95. doi:10.1080/10705420801978013.
51. American Occupational Therapy Association. Vision 2025. Am J Occup Ther. 2017;71:7103420010. doi:10.5014/ajot.2017.713002.
52. Seniorresource.com. Aging in place; 2016. Retrieved from http://www.seniorresource.com/ageinpl.htm.
53. Ageinplace.com. Introduction to Certified Aging in Place Specialists (CAPS); n.d. http://ageinplace.com/aging-in-place-professionals/certified-aging-in-place-specialists-caps/.
54. The Green House Project. n.d. Retrieved from http://www.thegreenhouseproject.org/.
55. Eden Alternative. The Eden Alternative philosophy; 2016. Retrieved from http://www.edenalt.org/.
56. Centers for Medicare & Medicaid Services. Your guide to choosing a nursing home or other long-term care; 2015. Retrieved from https://www.medicare.gov/Publications/Pubs/pdf/02174.pdf.
57. Genworth Financial, Inc. Genworth 2015 cost of care survey; 2015. Retrieved from https://www.genworth.com/dam/Americas/US/PDFs/Consumer/corporate/130568_040115_gnw.pdf.
58. Administration on Aging. Home and community-based long-term care; 2009. Retrieved from http://www.aoa.gov/AoARoot/AoA_Programs/HCLTC/index.aspx.
59. Gosselin J. Medicaid planning. Aging Well. 2009;2(4):26. Retrieved from http://www.todaysgeriatricmedicine.com/archive/083109p26.shtml. September/October.
60. Paradise J. Medicaid moving forward; 2015. Retrieved from http://kff.org/health-reform/issue-brief/medicaid-moving-forward/.
61. NORC Center for Public Affairs Research. Long-term care in America: Americans' outlook and planning for future care; 2015. Retrieved from http://www.longtermcarepoll.org/PDFs/LTC%202015/AP-NORC-Long-Term%20Care%20in%20 America%202015_FINAL.pdf.
62. Clark RL. Economics. In: Schulz R, Noelker L, Rockwood K, et al, eds. The Encyclopedia of Aging: A Comprehensive Resource in Gerontology and Geriatrics. Vol 2. 4th ed. New York: Springer; 2006:348-351.
63. Bensing KM. Poverty. In: Schulz R, Noelker L, Rockwood K, et al, eds. The Encyclopedia of Aging: A Comprehensive Resource in Gerontology and Geriatrics. Vol 2. 4th ed. New York, NY: Springer; 2006:946-949.
64. McLaughlin DK, Jensen L. Work history and U.S. elders' transitions into poverty. Gerontologist. 2000;40(4):469-479. doi:10.1093/geront/40.4.469.
65. Lee S, Sohn S, Rhee E, et al. Consumption patterns and economic status of older households in the United States Bureau of Labor Statistics; 2014. Retrieved from http://www.bls.gov/opub/mlr/2014/article/consumption-patterns-and-economic-status-of-older-households.htm.
66. Angel JL, Jimenez MA, Angel RJ. The economic consequences of widowhood for older minority women. Gerontologist. 2007;47(2):224-234. doi:10.1093/geront/47.2.224.
67. Social Security—Official Social Security website. Supplemental security income (SSI); 2015. Retrieved from http://www.ssa.gov/ssi/.
68. American Association of Retired Persons (AARP). Social security keeps Americans of all ages out of poverty: State-level estimates, 2011-2013; 2015. AARP Public Policy Institute. Retrieved from http://www.aarp.org/content/dam/aarp/ppi/2015/social-security-keeps-Americans-of-all-ages-out-of-poverty.pdf American.
69. Social Security—Official Social Security website. Historical background and development of social security; n.d. Retrieved from https://www.ssa.gov/history/briefhistory3.html.
70. Schreur E, Arnold K. What is the Social Security Retirement Age? National Academy of Social Insurance. 2015. Retrieved from https://www.nasi.org/learn/socialsecurity/retirement-age.
71. Intermill M. Provisions of H.R. 3590 that reduce Medicare spending; n.d. AARP, Nebraska.
72. American Academy of Child & Adolescent Psychiatry. Grandparents raising grandchildren; 2011. Retrieved from https://www.aacap.org/AACAP/Families_and_Youth/Facts_for_Families/FFF-Guide/Grandparents-Raising-Grandchildren-077.aspx.
73. Livingston G. At grandmother's house we stay: One-in-ten children are living with a grandparent. Pew Research Center; 2013. Retrieved from http://www.pewsocialtrends.org/2013/09/04/at-grandmothers-house-we-stay/.
74. Helman R, Copeland C, VanDerhei J. The 2015 retirement confidence survey: Having a retirement savings plan a key factor in Americans' retirement confidence; 2015. EBRI Issue Brief 413. Employee Benefit Research Institute. Retrieved from https://www.ebri.org/pdf/briefspdf/EBRI_IB_413_Apr15_RCS-2015.pdf.
75. Harter J, Agrawal S. Many baby boomers reluctant to retire; 2014.

Gallup, Inc. Retrieved from http://www.gallup.com/poll/166952/baby-boomers-reluctant-retire.aspx.

76. Toossi M. Labor force projections to 2016: More workers in their golden years; 2007, November. Monthly Labor Review. Bureau of Labor Statistics. Retrieved from http://www.bls.gov/opub/mlr/2007/11/art3full.pdf.

77. Pew Research Center. America recession turns a graying office grayer; 2009. September 3. Retrieved from http://www.pewresearch.org/2009/09/03/recession-turns-a-graying-office-grayer/.

78. Kromer B, Howard D. Labor force participation and work status of people 65 years and older; 2013. U.S. Census Bureau. Retrieved from http://www.census.gov/prod/2013pubs/acsbr11-09.pdf.

79. Anderson M. Technology device ownership: 2015; 2015. Pew Research Center. Retrieved from http://www.pewinternet.org/2015/10/29/technology-device-ownership-2015/.

80. Smith A. Older adults and technology use; 2014. Pew Research Center. Retrieved from http://www.pewinternet.org/2014/04/03/older-adults-and-technology-use/.

81. Shelton B, Uz C. Immersive technology and the elderly: A mini-review. Gerontology. 2015;61:175 - 185. doi:10.1159/000365754.

82. Li Y, Perkins A. The impact of technological developments on the daily life of the elderly. Technol Soc. 2007;29(3):361 - 368. doi:10.1016/j.techsoc.2007.04.004.

83. Congressional Budget Office. The 2015 long-term budget outlook. Congress of the United States; 2015. Retrieved from https://www.cbo.gov/publication/50250.

84. Lohman H, Griffiths Y, Coppard B, et al. The power of book discussion groups in intergenerational learning. Educ Gerontol. 2003;29(2):103 - 116. doi:10.1080/713844284.

85. Chung JCC. An intergenerational reminiscence programme for older adults with early dementia and youth volunteers: Values and challenges. Scand J Caring Sci. 2009;23:259 - 264. doi: 10.1111/j.1471-6712.2008.00615.x.

86. Dunham CC, Casadonte D. Children's attitudes and classroom interaction in an intergenerational education program. Educ Gerontol. 2009;35(5):453 - 464.

87. Generations United. The benefits of intergenerational programs; 2007. Retrieved from http://www.gu.org/LinkClick.aspx?fileticket=71wHEwUd0KA%3D&tabid=157&mid=606.

88. Thompson J. Generational rights and duties. In: Intergenerational Justice: Rights and Responsibilities in an Intergenerational Policy. New York, NY: Routledge; 2009:103.

89. Ryder NB. The cohort as a concept in the study of social change. Am Sociol Rev. 1965;30(6):843 - 861. doi:10.2307/2090964.

90. Costanza D, Badger J, Fraser R, et al. Generational differences in work-related attitudes: A meta-analysis. J Bus Psychol. 2012;27(4):375 - 394. doi:10.1007/s10869-012-9259-4.

91. Fogg P. When generations collide. Chron High Educ. 2008;54:B18 - B20.

92. Johnson SA, Romanello ML. Generational diversity: Teaching and learning approaches. Nurse Educ. 2005;30(5):21 - 216.

93. Cekada T. Training a multigenerational workforce. Prof Saf. 2012;57(3):40 - 44.

94. Mueller K. Communication From the Inside Out: Strategies for the Engaged Professional. Philadelphia: FA Davis; 2010.

95. Coates J. Generational Learning Styles. River Falls, WI: LERN Books; 2007.

96. Paterson T. Generational considerations in providing critical care education. Crit Care Nurs Q. 2010;33(1):67 - 74. doi:10.1097/CNQ.0b013e3181c8dfa8.

97. Johnson ML, Bungum T. Aging adults learning new avocations: Potential increases in activity among educated Baby-Boomers. Educ Gerontol. 2008;34(11):970 - 996. doi: 10.1080/03601270802042156.

98. Shinkle D, Farber N. Aging in place: A state survey of livability policies and practices; 2011. AARP Public Policy Institute. Retrieved from http://assets.aarp.org/rgcenter/ppi/liv-com/aging-in-place-2011-full.pdf.

99. Larson K, Stevens-Ratchford R, Pedretti L, et al, eds. ROTE: The role of occupational therapy 1996; 1996. ROTE: The role of occupational therapy with the elderly: Faculty guide. Module I: Teaching resources gerontology in theory and practice. American Occupational Therapy Association, Rockville, MD, pp. 71-79.

100. Lewis C. How the myths of aging impact rehabilitative care for the older person; 1989. Occup Ther Forum 10, 10, 11, 14, 15.

101. Alden J, Toth-Cohen S. Impact of an educational module on occupational therapists' use of elderspeak and attitudes toward older adults. Phys Occup Ther Geriatr. 2015;33(1):1 - 16. doi:10.3109/02703181.2014.975884.

102. World Health Organization. International Classification of Functioning, Disability, and Health (ICF), 2015. Retrieved from http://www.who.int/classifications/icf/en/.

103. U.S. Department of Health and Human Services (DHHS). Healthy people 2020 framework; 2009. Retrieved from https://www.healthypeople.gov/sites/default/files/HP2020Framework.pdf.

104. Youngstrom MJ. The occupational therapy practice framework: The evolution of our professional language. Am J Occup Ther. 2002;56(6):607 - 608. doi:10.5014/ajot.56.6.607.

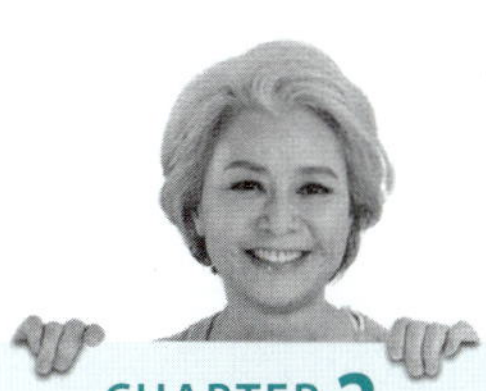

생물학적 · 사회학적 노화 이론

CHAPTER 2

Biological and Social Theories of Aging

MICHELLE PAYSON
(PREVIOUS CONTRIBUTIONS FROM MARLENE J. AITKEN)

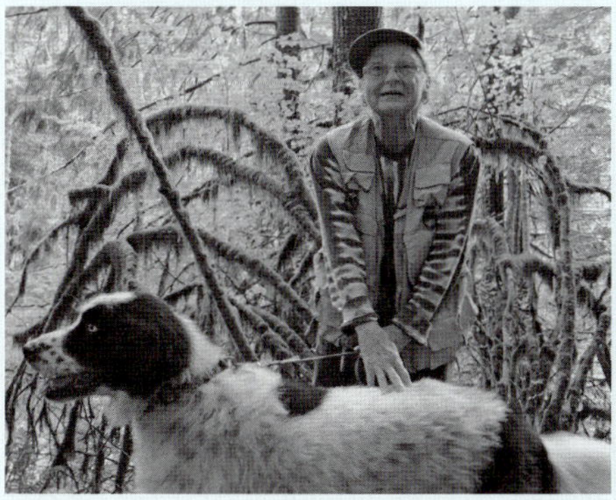

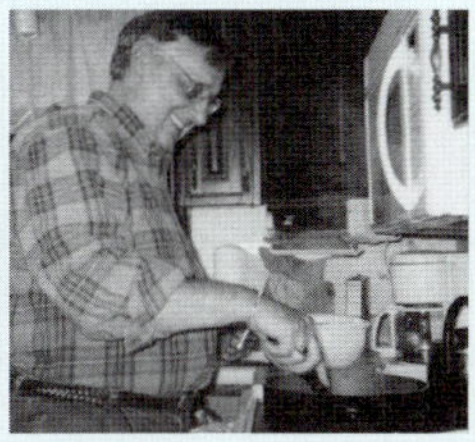

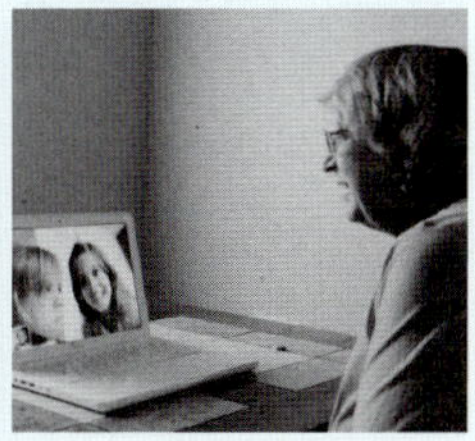

핵심용어

유전학적 노화 Genetic aging
비유전학적 노화 Nongenetic aging
예정된 노화 Programmed aging
예정되지 않은 노화 Nonprogrammed aging
노화 Senescence

학습목표

1. 노화에 대한 최근 이론의 목적과 적용을 이해한다.
2. 유전학적 · 비유전학적 노화, 예정된 노화와 예정되지 않은 노화를 포함한 노화의 생물학적 이론을 논의한다.
3. 노화의 심리사회적 이론을 논의한다.
4. 노인 돌봄을 위해 노화 이론을 적용하는 방법을 이해한다.

Alex는 여러 단계의 돌봄이 가능한 보조생활시설에 보조 작업치료사로 고용되었다. 그녀의 일상적인 업무는 다양한 진단을 받은 노인을 치료하고 작업에 기초한 활동을 계획하는 것이다. 많은 노인이 재활을 필요로 하는 여러 유형의 문제를 가지고 있지만, 각각의 노인은 질병과 노화 과정의 개인차에 따라 다르게 반응한다. Alex는 작업치료를 받고 있는 사람들에 관해 토론하고자 적어도 일주일에 한 번씩 작업치료사인 Casey를 만난다.

한 회기 동안 사례를 살펴본 후, Alex와 Casey는 노화의 복잡성에 대해 열띤 토론을 시작하였다. Alex가 보기에는 그녀가 치료를 담당한 몇몇 노인은 원기가 왕성한 것처럼 보이는 반면, 어떤 노인은 치료에 참여할 에너지가 없거나 부족한 것처럼 보였다. 또한 본래 나이보다 늙어 보이는 노인이 있는 반면, 본래 나이로 보이거나 덜 들어 보이는 노인도 있었다. Casey는 Alex에게 노인에 대한 배경지식을 갖출 수 있도록 노화에 대한 이론을 다시 한번 살펴볼 것을 권했다. 다음 주에 Alex와 Casey는 그들이 담당하고 있는 노인들에게 이론을 적용하기 위해 토론할 것이다.

노화에 대한 연구는 매우 다양한 고찰과 관점으로 이루어져 있다. 결과적으로 Alex의 질문에는 노화의 이유와 차이점에 대한 다양한 견해로 대답할 수 있다. 이론은 관찰되거나 경험되는 것과 그것이 왜 그리고 어떻게 중요한지를 데이터를 넘어 근본적인 생물학적 · 사회적 또는 심리적인 과정까지 설명하려고 시도한다.[1] 마찬가지로 노화의 이론들은 우리가 어떻게 그리고 왜 늙는지를 설명하려고 시도한다.[2] 따라서 보조작업치료사는 여러 개의 노화 이론을 이해하는 것이 중요한데, 이는 하나의 이론이 노화에 관한 질문에 완전히 답하지 못할 수도 있기 때문이다.

> *노화는 기본적으로 세 가지 광범위한 기여요인을 포함하는 생물심리사회적 과정이다: (a) 사회구조적 영향(성별, 경제적 지위, 인종, 나이, 문화적 맥락), (b) 개인의 영향(심리사회적, 행동), (c) 지리학적 영향(염증 및 산화적 손상, 대체 불가능한 분자에 대한 손상 혈액 대사 호르몬)(p.8)*[1]

이 장에서는 노화의 측면을 이해하기 위해 최근의 생물학적 · 사회학적 · 심리학적 이론을 제시한다(노화과정에서 발생하는 신체적 · 심리학적 변화는 3장과 4장 참조).

노화의 생물학적 이론

이론의 발전은 역동적인 과정이다. 연구가 발전함에 따라 이론은 변화하고 때로는 무관하다고 밝혀지고 무시될 수 있다.[3] 노화에 대한 주요 생물학적 이론은 4가지 범주 중 하나 이상에 의해 분류될 수 있다. 유전자 또는 디옥시리보핵산(DNA)과 관련된 유전학적 범주, 생물학적이나 후천적 노화인 비유전학적 범주, 예정된 노화, 미리 결정된 노화 또는 본질적인 아포토시스(Apoptosis), 시간에 따라 무작위로 발생하는 예정되지 않은 노화 또는 확률적 노화로 분류된다.[1,2,4,5] 이론들은 유전적 요인 대 비유전적 요인, 예정된 요인 대 예정되지 않은 요인으로 분류하기 어려울 수도 있다. 왜냐하면 하나의 이론은 주로 비유전적일 수 있지만 유리기/산화 스트레스 이론과 같은 유전적 요인도 가질 수 있고 예정되지 않았을 수 있지만 신경내분비이론과 같이 근본적으로 설명할 수 없는 잠재적인 이유를 가지고 있을 수도 있기 때문이다. 때때로 어떤 이론을 인과관계로 분류하는 것은 어렵다.[4,6]

노화 예정설 이론

1882년, Arthur Weissman은 노화와 궁극적인 죽음에 대한 설명으로 생물이 제한된 공간과 시간 내에서 살 것을 처음으로 제안했다.[7] 제한된 공간은 생물이 크기 제한을 가지고 있는 것을 의미한다. Arthur Weissman은 "모기는 코끼리 크기에 결코 도달하지 않는다."(p.31)[7]라고 말했다. 제한된 시간(죽음)은 인구 중에서 이미 번식을 한 개체보다 번식 가능한 연령의 생명과 다음 세대가 이용할 수 있는 자원을 보장하기 위한 점진적인 방법이다.[2,7] 따라서 인구의 무한한 성장(크기 또는 수명)은 자원의 기하급수적인 감소를 초래할 것이다.[2,7]

노화 예정설(programmed aging)은 인간의 몸에 노화 진행을 결정하는 타고난 유전학적 시계가 있음을 전제로 한다. 이러한 유전학적 시계는 미리 정해지거나 제한된 세포분열을 하게 되는데, 이를 헤이플릭 한계(Hayflick limit)라고 한다. 실제 시계나 달력시간이 아닌 미

표 2.1 노화의 생물학적 이론

이론	유전적/비유전적, 예정된/예정되지 않은	주요 특징
예정된 노화(텔로미어 단축)	유전적, 예정된	유전적으로 영향을 받는 제한된 세포분열 텔로미어 감소
돌연변이	유전적, 예정되지 않은	DNA/mtDNA의 누적오차 마모와 해짐 성분
유리기/산화 스트레스	비유전적, 예정되지 않은	반응성이 높은 약제에 의한 손상 누적 마모와 해짐 성분
신경내분비	비유전적, 예정되지 않은	항상성의 시상하부 조절 장애 호르몬 – 영향 악화
마모와 해짐	비유전적, 예정되지 않은	손상 누적 효과 없는 손상 복구

출처: Bengtson VL, Bonder BR. Theories of aging: A multidisciplinary review for occupational and physical therapists. In: Bonder BR, Dal Bello-Haas V, eds. *Functional Performance* in Older Adults. 3rd ed. Philadelphia: FA Davis; 2009.

리 결정되거나 제한된 수의 세포분열(복제 노화 또는 세포 노화)로 나타날 수 있다.[2,8] 생식세포(정자 또는 난자), 줄기세포, 그리고 일부 종양의 세포(암)가 무한 분열하는 것으로 미루어 보아 헤이플릭 한계가 신체의 모든 세포에 영향을 미치는 것은 아니다.[5,9] 헤이플릭 한계는 광범위하게 연구되어 왔고 텔로미어 단축이 체세포에서 처음 관찰된 제한된 세포분열을 설명한다는 것을 알아냈다.[5,8,10,11] 세포 노화 이론(theory of cellular aging)은 왜 노인들에게 감소되거나 손상된 요소(감각계, 신경근육계, 심혈관계, 호흡기계, 소화계, 신진대사계, 생식계)와 관련된 하나 이상의 질환이 있는지, 그리고 왜 성인 초기에는 이러한 손상을 찾기 어려운지에 대해 설명한다.[12]

텔로미어 단축(반복제 종료) 이론

텔로미어(Telomere)는 돌연변이로부터 DNA를 보호하고 복제를 위해 DNA 가닥을 식별하는 염색체들 끝의 선형 DNA 순서이다.[5,11] 끝이 없는 원형 DNA(예: 박테리아)와는 달리, 선형 DNA는 끝이 있고, 세포분열을 위해 DNA 복제가 반드시 일어나야 한다.[10] 텔로미어 말단의 캡이 각 문자가 다음 문자 앞에 두 번 반복되는 알파벳이라고 가정하자(예: AABBCC ⋯ XXYYZ). 그러면 DNA 코드가 시작된다. DNA가 세포분열 전에 복사될 때, 코드 리더(DNA 중합효소)는 텔로미어가 통해 부착되지만, 부착 후에만 복제할 수 있는 줄을 찾아야 한다. 그 결과가 두 글자 더 짧게 복사된 줄이다(예: BBCC ⋯ XXYYZ). 따라서 문자열은 알파벳(텔로미어)이 사라지기 전에 26번만 복사할 수 있다. 텔로미어가 없는 DNA 중합효소는 DNA 복제를 시작하고 궁극적으로 세포분열을 수행하기 위해 부착한다. 이것은 세포가 제한된 횟수만큼만 분열할 수 있는 것을 의미한다.[5,11,13] 단축된 텔로미어 메커니즘은 완전히 이해되지 않기 때문에 프로그램된 것으로 간주할 수 있다.[13] 효소인 텔로머레이스는 무한한 세포분열 또는 세포 부도덕(예: 세균, 줄기 및 암 세포)을 초래하여 텔로미어를 늘리는 것으로 발견되었다.[5,11,14]

체세포에서 텔로미어효소 활성이 부족한 것은 악성종양이 억제되는 메커니즘으로(p.14),[5] 조절되지 않은 세포 성장이 돌연변이를 통해 발생하더라도 말단복제 이론은 제한된 수의 분열을 보장할 것이다. 말단복제 이론은 생명체가 아닌 세포 수준에서 적용할 수 있지만, 노화와 관련된 전반적인 건강에 변화를 초래하는 시스템 및/또는 장기의 활력과 기능에도 고려할 수 있다.[5,15]

돌연변이 이론

돌연변이는 잘못된 코드화, 번역 오류, 방사, 자외선 및 대사 활동의 결과로 확률적(랜덤) 변화가 발생하는 유전적이고 예정되지 않은 노화 이론이다.[2] 이러한 돌연변이는 리보핵산(RNA) 또는 DNA 코드 서열 또는 더 일반적으로 알려진 미토콘드리아 DNA(mtDNA)의 변화를 초래한다.[13,16–18] 미토콘드리아는 아데노신 삼인산(ATP)을 생성하는 세포의 전력 공장이며, 주로 전력 공장 운영에 필요한 분자를 암호화하는 DNA 코드의 자체 부분을 포함한다.[5,16] 신체는 기능이나 효과에 부정적인 영향을 미칠 수 있는 돌연변이(세포 또는 mtDNA)와 세포(예: 세포자살)를 복구 및/또는 제거하기 위한 메커니즘을 갖추고 있다. 그러나 때때로 메커니즘이 제대로 완전히 작동하지 않아 돌연변이가 축적되거나 세포분열을 통해 전달된다.[13,19,20] 돌연변이가 축적되면 세포 성장의 확산을 조절하는 보호장치(safeguard)가 비활성화되어 세포의 유전자 배열 순서를 변화시키고, 결과적으로 조절되지 않은 세포분열이 종양이나 암을 유발하기도 한다.[21,22] 돌연변이는 유전자 코드 기호(expression)에서 나타날 수도 있고, RNA나 DNA 순서에 변화없이 코드가 읽혀지는 과정에서도 발생할 수 있다. 이때의 유전적 코드를 에피게놈(epigenome)이라 하며, 그 돌연변이를 상위돌연변이(epimutation)라고 한다.[23–25]

유리기/산화 스트레스 이론

노화와 관련된 유리기 이론(free radical theory)은 그들이 짝을 이루지 않은 전자 접합과 세포, 단백질, 지질 및 구조가 변경된 DNA에 발생하는 손상을 안정화시키기 위해 살아 있는 세포의 매우 민감하고 불안정한 원자들을 연구한다.

유리기는 체내에서 자연적으로 발생하며, 일반적으로 세포, 효소 및 대사 반응의 부산물과 관련이 있다. 핵심

부산물은 활성산소종(ROS)이다.[29-31] 세포 내 활성산소의 주요 생산자는 미토콘드리아이며, 또한 부산물로부터 가장 많은 피해를 입는다.[16,29,31] 미토콘드리아의 누적된 손상은 신경근육, 심혈관 및 세포, 조직, 장기가 악화됨에 따라 노화와 관련된 시스템 전체의 기능 장애와 관련이 있다.[16,32-34] 유리기의 자연방어제와 산화스트레스는 산화 방지제이다. 그러나 너무 많은 산화 방지제는 산화스트레스와 세포 손상을 증가시키는 경향이 있는 반면, 충분하지 않으면 유리기/산화 손상의 복구를 방해하고 전반적인 기능을 감소시킨다.[35,36] Bouzid[35]는 규칙적이고 적당한 운동이 산화적 손상으로부터 노화를 보호하고 항산화 방어를 향상시킬 수 있다고 제안한다.[36] 노화에 대한 유리기 이론의 직접적인 영향과 기능장애에 대해 지속적인 의문이 제기되어 연구가 진행되고 있지만, 일생 동안 유리기에 의한 산화적 손상이 증가한다는 사실만은 확실하다.[28,35,36]

신경내분비 이론

신경내분비 이론 또는 노화의 고도 이론은 중추신경계, 특히 시상하부가 신체 노화의 시작점임을 시사한다.[5,6,37] 이 이론에 따르면 시상하부의 통제하에 있는 중요한 과정에는 체온 조절, 영양 섭취 및 에너지 균형, 수면 및 기상 주기, 성적 행동, 생식 주기, 수분 및 전해질 균형, 스트레스 적응 및 성장이 포함된다(p.2).[5] 살아 있는 동안 시상하부의 느린 악화는 '유기체의 예정된 죽음의 활성화에 사용될 수 있는 생화학적 반응의 계단식 촉발'을 일으킬 수 있다(p.1056).[38] 한 예로 시상하부에서 비롯되는 항상성 조절 문제로 인한 면역체계의 효과 저하를 들 수 있다.[37] 스트레스가 길어질 경우 내분비계와 호르몬에도 영향을 주어 생리적으로 부정적인 영향을 미쳐 노화가 진행될 수 있다.[39] Olenski[40]는 선출직 공무원들의 고령화와 사망 위험이 당선되지 않은 2위 후보들보다 상당히 높았다고 언급했는데, 이것은 공직에서의 스트레스 증가로 인한 것일 수 있다고 시사했다.

소모 이론

환경으로부터의 소모는 거의 모든 생물과 무생물에게 자연스럽고 예정된 일이지만 신체는 누적된 손상을 줄이기 위한 복구 메커니즘을 가지고 있다.[5,6] 돌연변이 이론과 축적된 폐기물(예: 유리기/산화 스트레스 이론)은 소모로 분류될 수 있다. 소모 이론은 일란성 쌍둥이를 대상으로 더 깊이 연구될 수 있다. 일란성 쌍둥이는 자연의 복제품이고 동일한 유전자형(일반 정보)을 가지고 있다.[5,6,41,42] 동일한 유전자 코드는 성장, 질병, 사망이 개인 간에 유사하기 때문에 예정된 노화에 대한 증거를 제공하지만, 이러한 요소들은 거의 완벽하게 일치하지 않는다(예: 쌍둥이의 사망 시간이 다름).[41-45] 이렇게 일치하지 않은 것은 수명에 영향을 미치는 외부 요인, 즉 예정되지 않은 요인에 대한 지원을 제공한다.[41-45]

노화에 대한 심리사회적 이론

미국에서는 늘어난 평균 수명과 노인의 증가로 노화 과정에 더 큰 관심을 가졌다.[6,46] 사람들은 로봇처럼 삶을 살지 않기 때문에 노화에 대한 심리사회적 이론을 이해하는 것은 건강관리 전문가들에게 중요하다. 사회적 요소들은 사람들이 어떻게 살아가고, 나이가 들고, 그리고 궁극적으로 어떻게 죽는지에 영향을 미친다.[1,47] 환자의 보조작업치료사 치료 경우, 치료 중 생물학적 · 심리학적 · 사회학적 요소 전체를 고려하는 것이 중요하다.[12] 같은 나이 2명의 환자가 고관절 골절로 치료를 받고 있을 수 있다. 한 명은 한밤중에 머뭇거리며 화장실로 걸어가던 중 사건이 발생했고, 다른 한 명은 친구들과 춤을 추던 중 사건이 발생했다. 집에서 넘어진 환자는 분리 이론에서 점점 더 취약해지는 것을 받아들이기 때문에 다른 병이 생길 수 있고, 삶의 활동에 참여하는 것을 꺼릴 수 있다. 반면 다른 환자는 활동 이론에서 이전 수준의 기능(PLOF)으로 돌아가기 위해 참여하고 싶어 할 수도 있다.[12,47] 분리, 활동 및 연속성 이론은 각각 노화의 다른 측면에 초점을 맞춘다(표 2.2). 노화에 대한 심리사회적 이론은 노화에 대한 생물학적 이론 같이 두루 적용되도록 만든 것은 아니지만, 대신에 그것들은 참여와 분리의 연속적인 가능성으로 간주될 수 있다.[48,49]

표 2.2 노인의 활동 이론 요약

이론	이론가	구성
분리 이론	Cumming & Henry (1961)	노인들은 일반적으로 죽음에 대비하여 지속해오던 활동을 중단한다.
활동 이론	Havighurst (1961)	노인들은 활동하고 참여할 때 그것을 유지하고 최선을 다한다.
연속성 이론	Atchley (1989)	노년의 개인은 이전의 신념, 가치 및 특성을 유지한다. 노인들은 지속해온 활동을 유지하기 위해 노력한다. 지속해온 활동을 유지할 수 없을 때 노인들은 동일한 의미를 지닌 활동으로 대체하기 위해 노력한다.

출처: Bonder BR. Meaningful occupation in later life. In: Bonder BR, Dal Bello-Haas V, eds. *Functional Performance in Older Adults*. 3rd ed. Philadelphia: FA Davis; 2009.

분리 이론

분리 이론은 사회적 역할과 책임에서 물러나는 개인의 상호 과정을 보여 준다.[6,50,51] 상호적 요소에는 한 개인의 사회로부터의 탈퇴와 그 개인으로부터의 사회의 탈퇴가 포함된다.[6,51,52] 사람은 자연스럽고 불가피한 삶의 끝,[52] 즉 '궁극적 분리'(p.553)를 받아들이면서 자신의 책임을 줄이기 시작할 수 있다.[51] 내적 성찰과 자아에 대한 선입견 증가는 그들의 사회적 활동 참여를 줄이는 결과를 초래할 수 있다.[50] 그러나 개인의 분리는 심리적인 것 이상일 수 있으며, 질병 및/또는 건강 및 신체적 능력의 저하로 인한 사망 후 손실 부담을 줄이고자 하는 것일 수도 있다.[47,51,53] 예를 들어, 어떤 사람은 시력이나 청력 손실 때문에 행사에 참석하는 것을 거절할 수 있고, 대신 생방송을 듣거나 TV 자막을 보는 것을 선택할 수 있다. 한 개인이 사회에서 탈퇴함에 따라, 사회에서 노동력과 같은 이전의 역할과 책임을 반환함으로써 은퇴한다.[47,52,54] 은퇴는 책임의 감소로 긍정적으로 인식될 수도 있고, 고령자가 목적을 상실하는 것으로 부정적으로 인식될 수도 있다(그림 2.1).[49]

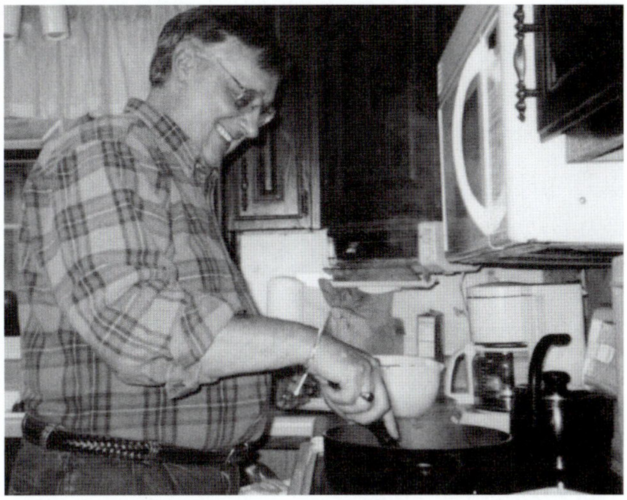

그림 2.1 이 은퇴자는 가족들의 식사를 준비함으로써 새 역할을 즐긴다.

보조작업치료사와 함께 관심 체크리스트를 작성하는 동안 노인은 다양한 사회 클럽이나 단체와의 이전 활동과 역할에서 의미를 발견할 수 있다. 그러나 노인은 나이 때문에 더 이상 참여하지 않겠다고 주장할 수 있다(생물학적 이유는 제외).[12] 의료 전문가는 비자발적 분리의 결과를 인지해야 한다.[47] 그들은 활동을 계속하기를 원하지만, 다른 사람들이 자신을 "너무 늙었다"라고 생각하거나 사회적으로 은퇴할 것을 기대한다고 믿기 때문에 은퇴한다.[49] 예를 들어, 일부 직장에서는 특정 나이에 은퇴하는 것을 사회적으로 기대받을 수 있다.[49] 생물학적 요인의 관점에서, 입원이나 장애는 그 개인을 사회적 단체나 관계에서 멀어지게 할 수 있다. 두 경우 모두 우울증을 일으킬 수 있는데, 이는 노화 과정에서 정상적이지는 않다.[47,55,56] 분리는 고립과 다르다는 것이 연구되었다.[51,55] 나이가 너무 많거나 특정 활동을 계속할 수 없다고 생각하는 노인을 위해, 보조작업치료사는 이전의 관심사와 유사한 활동이나 특정 활동에 적응할 것을 제안할 수 있다.[12] 노인이 정원 가꾸기에 관심이 많다면 거주지와 주변 식물을 가꾸거나 창틀을 활용한 개인적인 홈가이드닝을 시작할 수도 있다. 노인들이 친구나 가족과 소통하는 데 관심이 있는데 손글씨와 같은 방법으로 의사소통을 하기 어려워졌을 때, 이메일이나 화상 채팅이 적절한 대안이 될 수 있다(그림 2.2). 이러한 변화는 때때로 치매로 인한 결과라는 사회적인 선입견이 있기 때문에, 어떤 활동을 완료하기 위해 늘어난 적응 시간이 정상적인 노화 과정의 일부가 될 수 있다는 것을 설명하며 노인을 안심시키는 것이 중요하다.[56]

분리 이론은 원래의 제안에서 보편성, 필연성, 개인적, 사회적 중요성을 가정한 것에 대해 크게 비판받고 있다.[47,51] 보편성의 전제 하에 분리 이론은 분리가 성공적인 분리, 즉 성공적인 노화라고 말한다(p.555).[51] 나이가 들었음에도 계속 일하고 있는 개인의 노화는 '성공적이지 못한 분리'이다. 분리 이론은 모든 개인에게 당연한 것으로 간주되며, 생물학적 그리고 가능한 심리학적 엘리트 중에서 80년 이상 사는 소수의 '아주 나이 많은' 개인을 설명하기도 한다(p. 201).[50] 일부 사회나 문화에서, 주로 비서구권에서 노인은 명예, 존중 그리고 위신을 받는다.[47,51]

Cumming[50]은 노인이 개인적 · 사회적 약속에 대한 의미와 목적 및 그것에 계속 관여하고 싶은 욕망을 찾을 수 있다는 것을 고려하지 않았다.[47,51,55]

사회 정서적 선택성 이론

Carstensen과 동료들은[57] 노인들이 지식을 얻는 것에서 긍정적인 감정적 관계와 활동을 강화하는 것으로 개인적 목표를 바꾼다는 사회 정서적 선택성 이론을 제안했다. 그것은 양에 비해 질이 높은 접근법이다.[49,56,57] 이 심리학 이론은 "왜 노인들의 사회적 교류와 상호작용 네트워크가 시간이 지남에 따라 감소하는지"를 설명하고자 한다(p.35).[48] 사회 정서적 선택성의 중요한 부분은 그것이 우울하거나 부정적이지 않고, 노인들을 일깨워 주고 노인들에게 긍정적이라는 것이다.[56] 보조작업치료사의 중재 프로그램 일환으로 수행된 집단회상요법과 기타 생활 검토 활동은 노인들이 노화와 관련된 변화를 처리하는 데 도움이 될 수 있다.[56]

활동 이론

활동 이론은 노화의 심리사회적인 측면을 설명하기 위한 분리 이론의 대안적 견해로서 Havighurst[58]에 의해 제안되었다. 활동 이론가들은 활동 분리가 부자연스럽고 성공적인 노화에 도움이 되지 않는다고 믿는다.[54,58] 이 이론은 노인은 삶의 만족을 위해 사회 활동과 역할을 필요로 하고 원한다는 것을 암시한다(그림 2.3).[47,59] "활동 이론은 노화 방지 관점으로 간주되며, 노년기와 관련된 역할과 활동이 상실될 경우, 이를 대체하기 위해 새로운 역할과 활동을 개발하는 것이 중요하다고 주장한다."(p.6)[54] 예를 들어, 은퇴한 교사는 가르치는 역할을 계속하기 위해 지역사회 센터나 교회에서 청소년 멘토링 프로그램을 찾을 수 있다. 활동 이론은 활동 및 역할에 대한 참여의 양에만 초점을 맞추고 노인의 신체적 행복, 과거 생활 방식, 성격 속성, 능력과 개인적 의미(그림 2.4)를 배제한다는 점에서 큰 비판을 받아 왔다.[47,48]

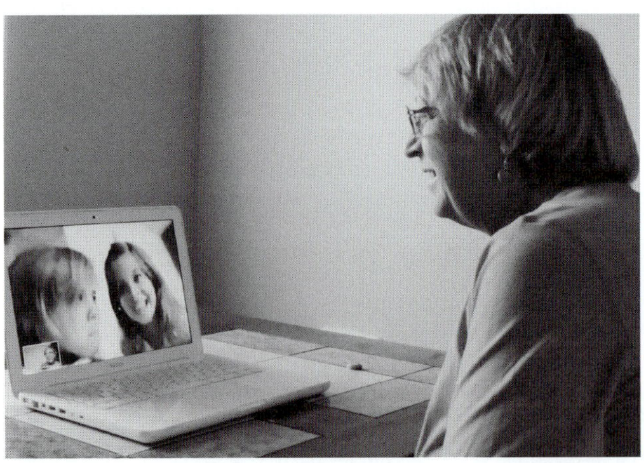

그림 2.2 이 노인은 기술을 받아들이고 손녀들과 화상 채팅을 즐긴다.

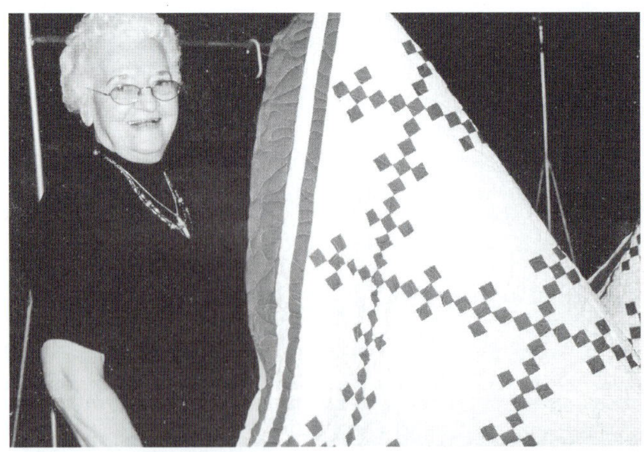

그림 2.3 이 노인은 가족을 위해 퀼트를 만드는 것에 만족한다.

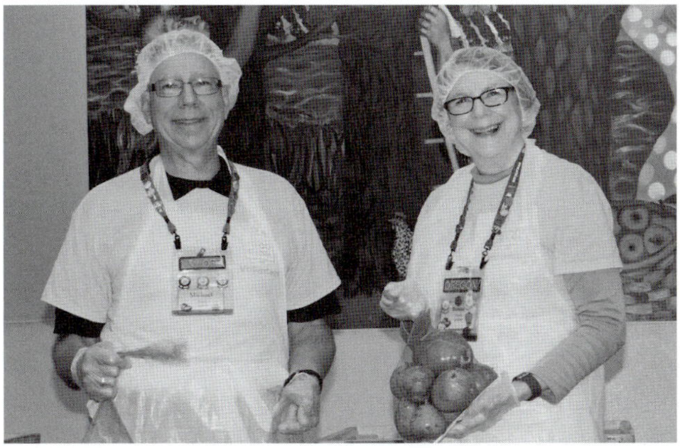

그림 2.4 이 부부는 지역 푸드 뱅크에서 자원봉사를 하면서 개인적인 의미를 찾는다.

연속성 이론

연속성 이론의 전제는 노인들이 자신의 삶 속에서 연속성을 유지하기 위한 전략을 사용함으로써 변화에 적응하는 것을 말하며, 내적 · 외적 연속성을 포함하고 있다. 내적 연속성은 이전 기억을 통해 자신의 연결고리를 만드는 전략이다.[47,60] 외적 연속성은 가까운 사람들과 상호작용하고, 익숙한 환경 속에서 살아가는 것을 말한다.[47,61] 연속성 이론에 따르면, 사람의 성격, 행동, 선호도는 나이가 들어도 비슷하게 유지될 것이다.[47,59] 보조작업치료사는 어떤 노인이든 활동에 참여하도록 할 때 이 점을 기억해야 한다. 외향적인 사람들은 활동적인 그룹 업무가 적합한 반면, 내성적인 사람들은 조용하고 혼자 있는 활동을 선호할 수 있다.[47] 어떤 노인들은 볼링과 걷기 같은 신체 활동에 참여하는 것을 환영할 수 있고(그림 2.5), 다른 노인들은 조용한 음악을 듣고 독서를 하는 것에 만족할 수 있다(그림 2.6). 의료 및 서비스 제공은 한 가지 이론만을 기초로 하는 것이 아니라 여러 가지 이론의 결합을 기초로 한다. 예를 들어, 노화의 정상 기능을 고려하여 노인들에게 물러나도록 하는 것과 흥미 없는 노인들에게 의미 없는 활동을 강요하는 것은 위험할 수도 있다. 보조작업치료사는 노인에게 어떤 활동이 의미 있는지 대화를 통해 알기를 원한다. 그들은 노인들에게 과거의 활동을 추억하게 하거나 COPM이나 흥미도 체크리스트와 같은 클라이언트 중심 평가를 수행한다.[62] 작업 프로필은 노인에 대한 귀중한 정보를 제공할 수 있다. 수집된 개인 정보는

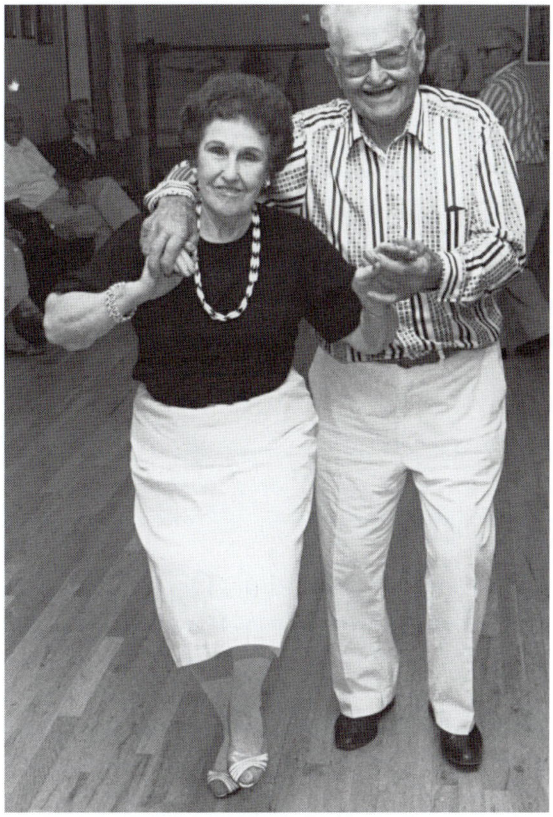

그림 2.5 노인들은 지속적인 사회적 상호작용을 통해 긍정적인 자아 개념을 유지할 수 있다.

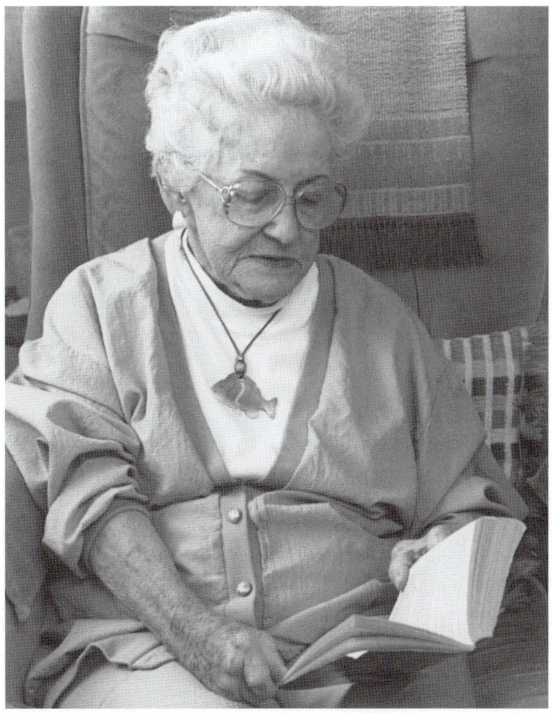

그림 2.6 이 노인은 앉아서 하는 활동을 즐긴다.

보조작업치료사가 노인들에게 가장 적절한 활동을 선택할 수 있도록 도움을 줄 것이다.

활동 이론과 연속성 이론은 능력, 독립심, 웰빙을 향상시킴으로써 의미 있는 수행 활동을 가정하는 작업치료에 적합하다. Kielhofner[63]는 본래 인간이 작업적인 존재이므로 작업은 웰빙을 위해 매우 중요하다고 하였다. 인간작업모델은 이러한 가정을 통합하였으며 노화에 관한 한 가치 있는 이론이다.[63] 사람이 무엇을 행하느냐는 관심 수준, 가치, 건강, 사회경제적 상태, 이전의 직업과 같은 개인적 요소에 달려 있다.

수면과 생애과정 관점

생애과정 관점은 '생명 주기에 대한 사회 심리학적 연구'(p.1)에 대해 다른 각도를 나타낸다.[64] 수명 관점은 삶의 발달 변화와 인지적 · 감정적 · 행동적 요인에 대한 적응을 살펴보는 심리적 접근이다.[56,64] 생애과정 관점은 출생에서 사망까지 개인에게 영향을 미치는 집단, 문화, 역사적 요인에 대한 사회적 관점으로 간주된다. 이러한 관점의 중복은 노화가 단일 측면의 관점으로 검토될 수 없고, 상호 연관된 접근법으로 검토해야 한다는 것을 보여 준다.[56]

수명 관점

수명 접근법의 핵심 요소는 생물학적 또는 환경적(외부적) 변화에 따른 인과관계를 포함하여 개발 변화에 대한 수명관 및 수명 전반에 걸친 개인의 성장과 쇠퇴이다.[66] 보상을 통한 선택적 최적화(Selctive Oprimization with Compension, SOC) 이론은 성공적인 노화를 최적화하기 위해 수명 관점 내에서 손실에 대처하는 모델이다. "이 모델은 사람들이 목표를 선택하는 데 적응하고, 목표 달성에 필요한 기술과 능력을 최적화하며, 교체 또는 대체를 통해 잃어버린 역량을 보상할 것을 제안한다."(p.7)[59] 목표를 선택하는 것은 보통 품질과 최적화된 양에 초점을 맞추기 위한 감소이다.[48,56,61] 이는 보조작업치료사가 개인이 의미 있는 개인적 목표를 검토하고 식별하며 보상을 강화하기 위해 이용 가능한 자원을 최적으로 사용하는 데 도움이 될 수 있다.[12,56]

생애과정 관점

생애과정은 노화과정을 더 잘 이해하기 위한 개인의 인생사에 초점을 맞춘다.[6] 건강에 대한 생애과정 접근법에서, 한 사람의 인생 경험은 그들의 현재 건강 상태에 대한 우리의 이해를 알려 준다. 이러한 경험은 소아마비에서 살아남은 것처럼 개인적일 수도 있고, 대공황 기간 동안 자란 집단의 경험처럼 특정적일 수도 있다. 생애과정 관점에서, 코호트라는 용어는 거의 같은 시기에 태어나 비슷한 나이에 특정한 역사적 · 사회적 변화를 경험하는 사람들의 집단을 의미한다(p.476)[47] (그림 2.7). 대공황을 경험한 노인들은 "가난하다"의 의미에 대해 다른 인식을 가지고 있다. 그 결과 노인들은 도움의 제안을 거절할지도 모른다. 가진 것이 거의 없었던 과거와 충분히 가지고 있는 것처럼 보이는 현재를 비교하기 때문이다. 또한, 사회보장보험에 가입할 수 있는 일부 노인들이 이를 받아들이지 않을 수도 있다. 이러한 관점은 각 세대의 노인에 따라 다를 수 있다. 코호트세대에 대한 자세한 내용은 1장의 표 1.1을 참조한다.

한 사람의 생애과정을 형성하는 인생 경험은 사회 구조, 나이와 관련된 궤적(시간) 그리고 사회 내에서 개인의 상호작용에 의해 영향을 받는다.[48,64] 사회 구조는 한 사람이 사회에서 어떻게 기능하는지를 정의한다(예: 계층적 교육 과정, 노동법, 가족 구조).[6,48,64] 연령 관련 궤도는 한 사람이 사회 내에서 수행하는 시간 감각적인 역할

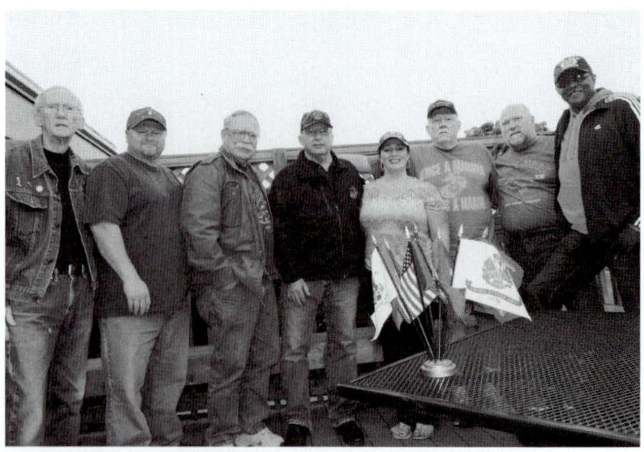

그림 2.7 이 베테랑 집단은 그들의 자원봉사뿐만 아니라 사회적으로 함께 시간을 보내는 것을 즐긴다.

과 변화(예: 학교 교육, 부모 노릇, 취업, 은퇴)를 살펴본다.[6,48,64] 사회 내에서 개인의 상호작용한 개인과 관련된 코호트를 조사하여 알 수 있다(예: 결혼을 추구하는 다른 사람들과의 관계에서 결혼 추구).[6,48,64] 역사적 맥락은 삶의 과정(예: 평화/전쟁, 문화적/종교적 관용, 경제 불황)의 연구에 매우 중요하다.[64]

결론

작업치료는 개인의 욕구와 욕구를 평가하는 데 초점을 맞추고 있으며, 모든(생물학적 · 사회학적 · 심리학적) 이론을 고객 중심 접근 방식으로 통합해 고객 요인, 성과 능력, 성과 패턴, 맥락을 강조하는 것이 보조작업치료사의 역할이다.[12]

사례연구

Wilma는 72세의 미망인이다. 그녀는 근처에 사는 3명의 성인 자녀와 정기적으로 만나는 6명의 손주가 있다. 최근에 Wilma는 창문을 닦기 위해 의자에 서 있다가 넘어져 엉덩이뼈가 부러졌다. Wilma는 수술을 받았고 불안정한 혈압 때문에 4일 동안 병원에 있었다. 의학적으로 안정되자, 그녀는 재활 시설로 옮겨졌다. 초기 돌봄 회의에서 자녀들은 대화를 주도했고, 그녀를 위한 모든 질문에 답했으나, 치료와 퇴원에 관한 결정에서는 그녀를 제외했다. 재활팀이 Wilma와 동행하고 있다. Wilma를 담당하는 보조작업치료사, Tayler는 지난 이틀간 Wilma가 치료에 참여하지 않았고, 퇴원에 대한 계획을 더 이상 구두로 말하지 않는다는 것을 알아챘다. Tayler는 Wilma의 행동 변화에 관해 작업치료사와 소통했다. 또한 그녀는 가능한한 생물학적 원인과 함께 노화에 대한 심리사회적 이론을 조사했지만, 현재 상황에 맞는 답을 찾지 못했다. Tayler가 Wilma를 치료하러 갔을 때, 그녀의 방은 어두웠고, Wilma가 침대에 누워 울고 있는 것을 알아차렸다. 그녀는 먼저 방에 들어가도 되는지 허락을 구했다. 그리고 커튼을 열고 Wilma를 걱정하며 그녀의 감정을 물었다. Wilma는 자녀들이 더 이상 자신이 독립적으로 살기에 안전하지 않다고 느끼자 집을 팔기로 결정했다고 눈물겹게 털어놓았다. 그들은 그녀에게 두 가지 선택을 제안했다. 그녀는 그들이 재정적으로 도움을 줄 보조생활시설로 이사할 수 있고, 큰 아이와 그의 가족과 함께 이사할 수 있다고 했다. 하지만 Wilma는 스스로를 대변하고 자신의 소망을 알릴 에너지가 없다고 느꼈다.

Wilma는 치료를 잘 받고 있었다. 그녀는 침대, 화장실, 의자로의 이동 등 엉덩이뼈에 관한 주의사항을 어렵지 않게 지켰다. 그리고 그녀의 방에 거동을 위한 보행기가 있다. 그녀의 체중부하 상태는 내성이 생김으로써 체중지지로 업그레이드되었다. 비록 Wilma는 때때로 약 복용을 놓치고 있다는 것을 인정했지만, 즉각적인 우려는 없다. 직원들은 그녀에게 약 복용 일정을 따르는 것에 대해 제공하고 교육할 계획이다. Tayler는 Wilma가 가벼운 식사 준비 활동을 완료하는 것을 관찰했고, Wilma가 이전의 요리 활동으로 돌아가도 안전하다고 기록했다. Wilma는 설거지, 찬장에 접시 정리하기, 서서 빨래 개기, 옷걸이 걸기, 옷장 정리 등에 어려움 없이 참여했다. 에너지 절약과 업무 간소화 기술을 배웠고, Wilma는 좋은 이해력을 증명할 수 있었다. 그녀는 다음 주 주말에 퇴원할 예정이다.

사례연구 질문

1. 노화 이론이 Wilma에게 어떻게 적용되는지 선택하고 설명하시오.
2. 노화에 대한 심리사회적 이론이 Wilma의 현재 기능 수준에 어떻게 영향을 미치는지 설명하시오.
3. Wilma의 기능과 관련하여 제기되어야 할 우려를 생물학적 노화 이론의 관점에서 설명하시오.
4. Wilma가 의미 있는 작업에 다시 참여하도록 도울 수 있는 중재의 예를 드시오.
5. 보조작업치료사가 어떻게 Wilma의 지지자가 될 수 있는지 설명하시오.
6. Wilma가 스스로를 지지하도록 보조작업치료사가 어떻게 도울 수 있는지 예를 드시오.

복습문제

1. 개요 하나: 가장 유명한 노인학자 중 한 사람인 Ethel Shanas는 만약 당신이 장수하기를 원한다면 조부모를 잘 만나야 한다고 하였다. 노화와 관련된 여러 이론들 중 어떤 이론이 Shanas의 제안을 지지하는가?
2. 개요 둘: 이 장 서두에 소개된 보조작업치료사인 Megan은 요양원에 있는 노인들을 위한 치료적 중재의 일부로 삶의 회고와 반성을 포함하기로 결정했다. 어떤 노화 이론이 이 선택을 지지하는가?
3. 개요 셋: Megan의 의뢰인 중 한 사람이 가족들에게 자신의 장례식 계획을 알리고 땅에 묻힐 때 입을 특별한 옷을 요청하는 바람에 그녀의 가족들은 당황했다. 게다가 그녀는 가구를 포함한 다른 재산의 목록을 만들어 자식과 손주들이 상속받도록 계획을 세웠다. 이 여성 의뢰인은 자신의 병을 심각한 불치병으로 받아들였지만, 그녀의 가족은 받아들일 수 없었다. 가족에게 무슨 일이 일어나고 있는지를 설명하기 위해 Megan은 어떤 노화 이론을 이용할 수 있는가?
4. 개요 넷: Margaret의 자녀들은 고향에서 멀리 떨어진, 자신들이 살고 있는 지역의 보조생활시설로 그녀를 옮겼다. Margaret은 새로운 환경에 적응하기 힘들어 더욱 우울했다. 어떤 노화 이론이 그녀의 행동을 설명하는가?
5. 사람들은 나이가 들수록 암에 대한 위험요인이 증가한다. 이러한 이유를 설명하기 위한 노화 이론을 설명하시오.
6. 몇몇 남성노인은 은퇴하자마자 우울증에 시달린다. 당신은 그들의 인생관을 향상시키기 위해 우울증 치료제 외에 무엇을 제안할 수 있는가? 당신의 제안을 지지할 만한 이론을 설명하시오.
7. 최근 80세 남성노인이 보스턴 마라톤에 참가하여 뉴스 헤드라인을 장식했다. 왜 이것이 뉴스거리가 되었는가? 문화적 연령기준이 노인차별에 어떠한 영향을 미쳤는가?
8. 보조작업치료사는 심한 파킨슨병을 앓고 있는 85세 여성의 옷 입기와 화장하기를 도와주어야 한다. 의사는 그녀가 재활치료를 받기에 너무 나이가 들어서 작업치료를 중단해야 할 것 같다고 말했다. 치료를 뒷받침하는 이론의 정당성을 증명하고, 그것이 중요하다는 것에 대해 어떻게 의사를 납득시킬지 설명하시오.
9. 분리 이론의 예를 드시오.
10. 활동 이론의 예를 드시오.

참고문헌

1. Bengtson VL, Gans D, Putney NM, et al. Theories about age and aging. In: Bengston VL, Gans D, Pulney NM, et al, eds. Handbook of Theories of Aging. 2nd ed. New York, NY: Springer Publishing Co; 2009:3 - 23.
2. Goldsmith TC. An introduction to Biological Aging Theory. 2nd ed. Crownsville, MD: Azinet Press; 2014.
3. Gans D, Putney NM, Bengtson VL, et al. The future of theories of aging. In: Bengston VL, Gans D, Pulney NM, et al, eds. Handbook of Theories of Aging. 2nd ed. New York, NY: Springer Publishing Co; 2009:723 - 737.
4. Chen TT, Maevsky EI, Uchitel ML. Maintenance of homeostasis in the aging hypothalamus: The central and peripheral roles of succinate. Front Endocrinol (Lausanne). 2015;6(7):1 - 11. doi:10.3389/fendo.2015.00007.
5. Sergiev PV, Dontsova OA, Berezkin GV. Theories of aging: An ever-evolving field. Acta Naturae. 2015;7(1):9 - 18.
6. Moody HR, Sasser JR. Aging: Concepts and Controversies. 8th ed. Los Angeles, CA: Sage Publications; 2015.
7. Weismann A. The duration of life (A. E. Shipley, Trans). In: Weismann A, Poulton EB, Schonland S, eds. Essays Upon Heredity and Kindred Biological Problems, 1889. Oxford: Clarendon Press; 1881:1 - 66.
8. Hayflick L, Moorhead PS. The serial cultivation of human diploid cell strains. Exp Cell Res. 1961;25:585 - 621.
9. López-Otín C, Blasco MA, Partridge L, et al. The hallmarks of aging. Cell. 2013;153:1194 - 1217. doi:10.1016/j.cell.2013.05.039.
10. Olovnikov AM. A theory of marginotomy: The incomplete copying of template margin in enzymic synthesis of polynucleotides and biological significance of the phenomenon. J Theor Biol. 1973;41(1):181 - 190.
11. Olovnikov AM. Telomeres, telomerase, and aging: Origin of the theory. Exp Gerontol. 1996;31(4):443 - 448. doi:10.1016/0531-5565(96)00005-8.
12. American Occupational Therapy Association. Occupational therapy practice framework: Domain and process, 3rd ed. Am J Occup Ther. 2014;68:S1 - S48. doi:10.5014/ajot.2014.682006.
13. Trusina A. Stress induced telomere shortening: Longer life with less mutations? BMC Syst Biol. 2014;8(27). doi:10.1186/1752-0509-8-27.
14. Greider CW, Blackburn EH. Identification of a specific telomere terminal transferase activity in Tetrahymena extracts. Cell. 1985;43(2 Pt 1):405 - 413. doi:10.1016/0092-8674(85)90170-9.
15. Dillin A, Karlseder J. Cellular versus organismal aging. In: Rudolph KL, ed. Telomeres and Telomerase in Aging, Disease, and Cancer: Molecular Mechanisms of Adult Stem Cell Ageing. Berlin: Springer; 2008:3 - 22.
16. Khrapko K, Turnbull D. Mitochondrial DNA mutations in aging. Prog Mol Biol Transl Sci. 2014;127:29 - 62. doi:10.1016/B978-0-12-394625-6.00002-7.
17. Li Z, Pearlman AH, Hsieh P. DNA mismatch repair and the DNA damage response. DNA Repair (Amst). 2016;38:94 - 101. doi:10.1016/j.dnarep.2015.11.019.
18. Mandal PK, Blanpain C, Rossi DJ. DNA damage response in adult stem cells: Pathways and consequences. Nat Rev Mol Cell Biol. 2011;12(3):198 - 202. doi:10.1038/nrm3060.
19. Gladyshev VN. The origin of aging: Imperfectness-driven

non-random damage defines the aging process and control of lifespan. Trends Genet. 2013;29(9):506-512. doi:10.1016/j.tig.2013.05.004.
20. Gladyshev VN. On the cause of aging and control of lifespan: Heterogeneity leads to inevitable damage accumulation, causing aging; control of damage composition and rate of accumulation define lifespan. Bioessays. 2012;34(11):925-929. doi:10.1002/bies.201200092.
21. Frisan T. Bacterial genotoxins: The long journey to the nucleus of mammalian cells. Biochim Biophys Acta. 2016;1858(3):567-575. doi:10.1016/j.bbamem.2015.08.016.
22. Wickramasinghe VO, Venkitaraman AR. RNA processing and genome stability: Cause and consequence. Mol Cell. 2016;61(4):496-505. doi:10.1016/j.molcel.2016.02.001.
23. Bird A. Perceptions of epigenetics. Nature. 2007;447(7143):396-398.
24. Jones MJ, Goodman SJ, Kobor MS. DNA methylation and healthy human aging. Aging Cell. 2015;14(6):924-932. doi:10.1111/acel.12349.
25. Moskalev AA, Aliper AM, Smit-McBride Z, et al. Genetics and epigenetics of aging and longevity. Cell Cycle. 2014;13(7): 1063-1077. doi:10.4161/cc.28433.
26. Harman D. Aging: A theory based on free radical and radiation chemistry. J Gerontol. 1956;11:298-300. doi:10.1093/geronj/11.3.298.
27. Muller FL, Lustgarten MS, Jang Y, et al. Trends in oxidative aging theories. Free Radic Biol Med. 2007;43(4):477-503. doi:10.1016/j.freeradbiomed.2007.03.034.
28. Shringarpure R, Davies KJA. Free radicals and oxidative stress in aging. In: Bengston VL, Gans D, Pulney NM, et al, eds. Handbook of Theories of Aging. 2nd ed. New York, NY: Springer Publishing Co; 2009:229-243.
29. Hekimi S, Lapointe J, Wen Y. Taking a "good" look at free radicals in the aging process. Trends Cell Biol. 2011;21(10): 569-576. doi:10.1016/j.tcb.2011.06.008.
30. Schöttker B, Brenner H, Jansen EH, et al. Evidence for the free radical/oxidative stress theory of ageing from the CHANCES consortium: A meta-analysis of individual participant data. BMC Med. 2015;13:1-15. doi:10.1186/s12916-015-0537-7.
31. Ziegler DV, Wiley CD, Velarde MC. Mitochondrial effectors of cellular senescence: Beyond the free radical theory of aging. Aging Cell. 2015;14(1):1-7. doi:10.1111/acel.12287.
32. Akhmedov AT, Marín-García J. Mitochondrial DNA maintenance: An appraisal. Mol Cell Biochem. 2015;409(1-2): 283-305. doi:10.1007/s11010-015-2532-x.
33. Gonzalez-Freire M, de Cabo R, Bernier M, et al. Reconsidering the role of mitochondria in aging. J Gerontol A Biol Sci Med Sci. 2015;70(11):1334-1342. doi:10.1093/gerona/glv070.
34. Zinovkina LA, Zinovkin RA. DNA methylation, mitochondria, and programmed aging. Biochemistry Mosc. 2015;80(12):1571-1577. doi:10.1134/S0006297915120044.
35. Bouzid M, Filaire E, McCall A, et al. Radical oxygen species, exercise and aging: An update. Sports Med. 2015;45(9):1245-1261. doi:10.1007/s40279-015-0348-1.
36. Pingitore A, Pereira Lima GP, Mastorci F, et al. Exercise and oxidative stress: Potential effects of antioxidant dietary strategies in sports. Nutrition. 2015;31(7/8):916-922. doi:10.1016/j.nut.2015.02.005.
37. Golub VV. Hypothalamus as a possible modulator of the rates of development and aging of mammals. Russian J Gen Chem. 2010;80(7):1425-1433. doi:10.1134/S1070363210070388.
38. Rzheshevsky AV. Decrease in ATP biosynthesis and dysfunction of biological membranes. Two possible key mechanisms of phenoptosis. Biochemistry Mosc. 2014;79(10):1056-1068. doi:10.1134/S0006297914100071.
39. Ranabir S, Reetu K. Stress and hormones. Indian J Endocrinol Metab. 2011;15(1):18-22. doi:10.4103/2230-8210.77573.
40. Olenski AR, Abola MV, Jena AB. Do heads of government age more quickly? Observational study comparing mortality between elected leaders and runners-up in national elections of 17 countries. BMJ. 2015;351:h6424. doi:10.1136/bmj.h6424.
41. Christiansen L, Lenart A, Tan Q, et al. DNA methylation age is associated with mortality in a longitudinal Danish twin study. Aging Cell. 2016;15(1):149-154. doi:10.1111/acel.12421.
42. Ye K, Beekman M, Lameijer E, et al. Aging as accelerated accumulation of somatic variants: Whole-genome sequencing of centenarian and middle-aged monozygotic twin pairs. Twin Res Hum Genet. 2013;16(6):1026-1032. doi:10.1017/thg.2013.73.
43. McGue M, Skytthe A, Christensen K. The nature of behavioural correlates of healthy ageing: A twin study of lifestyle in mid to late life. Int J Epidemiol. 2014;43(3):775-782. doi:10.1093/ije/dyt210.
44. Moayyeri A, Hart DJ, Snieder H, et al. Aging trajectories in different body systems share common environmental etiology: The Healthy Aging Twin Study (HATS). Twin Res Hum Genet. 2016;19(1):27-34. doi:10.1017/thg.2015.100.
45. Robert L, Labat-Robert J. Longevity and aging: Role of genes and of the extracellular matrix. Biogerontology. 2015;16(1):125-129. doi:10.1007/s10522-014-9544-x.
46. Carnes B, Olshansky S, Hayflick L. Can human biology allow most of us to become centenarians? J Gerontol A Biol Sci Med Sci. 2013;68(2):136-142. doi:10.1093/gerona/gls142.
47. Hasworth SB, Cannon ML. Social theories of aging: A review. Dis Mon. 2015;61(11):475-479. doi:10.1016/j. disamonth. 2015. 09. 003.
48. Bonder BR, Dal Bello-Haas V. Functional Performance in Older Adults. 3rd ed. Philadelphia: FA Davis; 2009.
49. Robinson OC, Stell AJ. Later-life crisis: Towards a holistic model. J Adult Dev. 2015;22(1):38-49. doi:10.1007/s10804-014-9199-5.
50. Cumming E, Henry W. Growing Old. New York: Basic Books; 1961.
51. Hochschild AR. Disengagement theory: A critique and proposal. Am Sociol Rev. 1975;40(5):553-569.
52. Powell JL. Aging, Culture and Society: A Sociological Approach. Hauppauge, NY: Nova Science Publishers, Inc; 2013.
53. Johnson KJ, Mutchler JE. The emergence of a positive gerontology: From disengagement to social involvement. Gerontologist. 2014;54(1):93-100.
54. Powell JL. Social Gerontology. Hauppauge, NY: Nova Science Publishers, Inc; 2013.
55. Kuroda A, Tanaka T, Hirano H, et al. Eating alone as social disengagement is strongly associated with depressive symptoms in Japanese community-dwelling older adults. J Am Med Dir Assoc. 2015;16(7):578-585. doi:10.1016/j.jamda.2015.01.078.
56. Wernher I, Lipsky MS. Psychological theories of aging. Dis Mon. 2015; doi:10.1016/j.disamonth.2015.09.004.
57. Carstensen L, Fung H, Charles S. Socioemotional selectivity theory and the regulation of emotion in the second half of life. Motiv Emot. 2003;27(2):103-123.
58. Havighurst RJ. Successful aging. Gerontologist. 1961;1:8-13.

doi:10.1093/geront/1.1.8.
59. Franklin NC, Tate CA. Lifestyle and successful aging: An overview. Am J Lifestyle Med. 2009;3(1):6-11. doi: 10.1177/1559827608326125.
60. Atchley RC. A continuity theory of normal aging. Gerontologist. 1989;29(2):183-190. doi:10.1093/geront/29.2.183.
61. Nimrod G, Kleiber DA. Reconsidering change and continuity in later life: Toward an innovation theory of successful aging. Int J Aging Hum Dev. 2007;65(1):1-22. doi:10.2190/Q4G5-7176-51Q2-3754.
62. Law M, Baptiste S, Carswell A, et al. 2014. Canadian Occupational Performance Measure. 5th ed. Ottawa, Canada: CAOT Publications ACE.
63. Kielhofner G. A Model of Human Occupation: Theory and Application. 4th ed. Baltimore: Lippincott Williams & Wilkins; 2007.
64. Mayer KU. The sociology of the life course and lifespan psychology: Diverging or converging pathways? In: Staudinger UM, Lindenberger U, eds. Understanding Human Development: Dialogues With Lifespan Psychology. Dordrecht, Netherlands: Kluwer Academic Publishers; 2003:463-481. doi:10.1007/978-1-4615-0357-6_23.
65. Barrett AE, Montepare JM. 'It's about time': Applying life span and life course perspectives to the study of subjective age. In: Diehl M, Wahl H, eds. Annual Review of Gerontology and Geriatrics, Vol. 35, 2015: Subjective Aging: New Developments and Future Directions. New York, NY: Springer Publishing Co; 2015:55-77.
66. Ryff CD. Life span and life course approaches to dermatological disease. Curr Probl Dermatol. 2013;44:1-16. doi:10.1159/000350007.

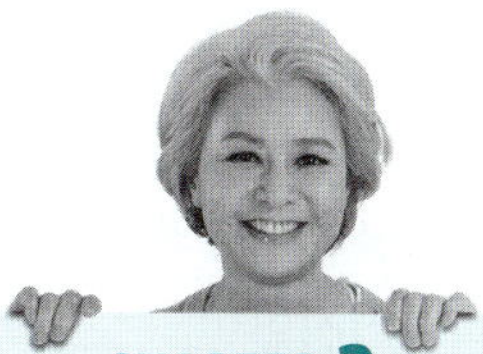

CHAPTER 3

노화과정

Aging Process

MIRTHA MONTEJO WHALEY AND SUE BYERS-CONNON

(PREVIOUS CONTRIBUTIONS FROM JODI LANE, CLAUDELLE CARRUTHERS, LISA WALKER, AND DANIELLE LANCASTER BARBER)

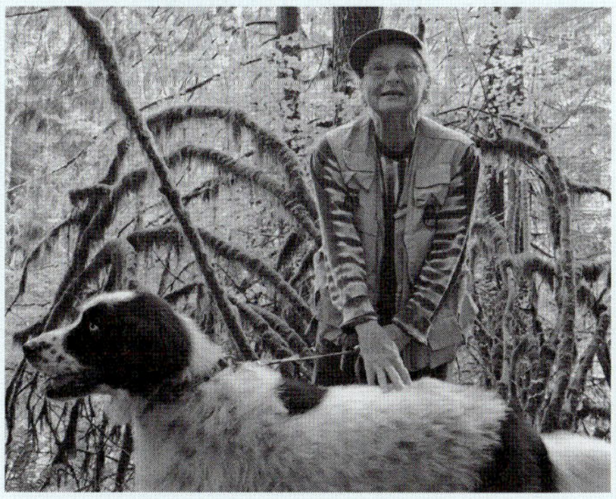

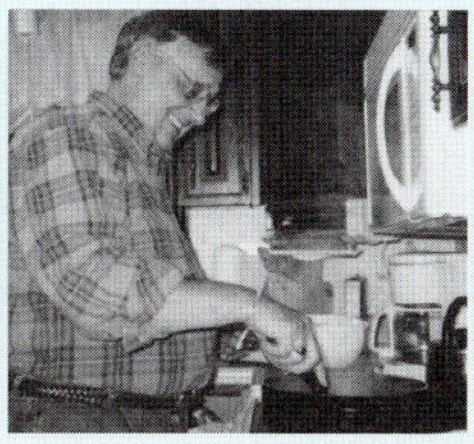

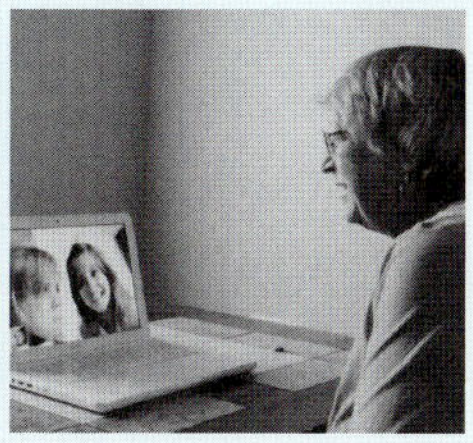

핵심용어

1차 노화 Primary aging
2차 노화 Secondary aging
성공적인 노화 Successful aging
기능 Function
작업수행 Occupational performance
환경 Environment

학습목표

1. 노화의 과정을 기술한다.
2. 성공적인 노화, 1차 노화, 2차 노화의 개념을 탐색한다.
3. 피부계통, 심장폐기관계통, 근육뼈대계통, 신경계통, 감각계통 중에 노화와 관련된 생리학적 변화의 맥락에서 일반적인 노화와 병적인 노화를 논의한다.
4. 노인 임상사례 연구에서 나타난 정상적 · 비정상적 변화를 탐색한다.

노화의 과정은 복잡하고 다양하며 많은 환경적 요소의 영향을 받게 된다.[1,2] 노화는 개인적으로 나타나는 것으로 생물학적 · 유전적 범위에서 발생한다. 우리 모두는 인종, 성, 민족, 지형에 상관없이 나이를 먹는다. 노화과정은 개인의 생물학적 청사진이나 유전적 청사진뿐만 아니라 (1) 생활방식 선택과 행동, (2) 발달과 성숙, 기능에 영향을 미치는 근거리 환경(예: 가족, 친구, 지역사회, 문화 등), (3) 원거리 환경(예: 역사적 기간, 공공정책, 의사결정)과 같은 요인에도 많은 영향을 받는다. 뿐만 아니라 작업에 참여할 수 있는 기회나 잠재력을 최대한 발휘하는 것을 가로막는 장벽에 직접적으로 영향을 받는다. 이러한 요인은 고용, 안정적인 환경 즐기기, 영양가 있는 음식, 적절한 건강관리를 포함하여 우리가 교육을 받을 수 있는지, 가치 있는 직업에 종사할 수 있는지를 결정할 수 있다.

노화

우리 모두가 늙는다는 사실은 노화의 생물학적 특성으로 증명하였지만, 비록 노화가 보편적이라고 하더라도 노화의 과정, 즉 우리가 나이가 들어가는 속도는 개인에 따라 다르며 심지어 개인 내의 장기 시스템에서도 다르다.[1,3] 우리가 각기 다르게 늙어간다는 것이 환경이나 생활방식이 각 개인마다 다르다는 사실을 증명해 준다.[1,2] 노화는 생활방식, 사건 등을 결합시키는 유전적 · 생물학적 총체이며, 우리는 인생을 살아가면서 이를 경험하게 된다. 우리가 늙어간다는 사실이 우리의 의지와 상관없이 결정되어 있다고 하더라도 노화는 반드시 평생 동안 이루어지는 과정이다. 다시 말하면 노화는 장기적이며 현재 진행형이고 끝이 보이는 사건이라 할 수 있는데, 실제로 아이가 수태되는 순간부터 시작된다. 어떤 사람들은 노화가 생리학적인 기능이 감퇴되는 시기인 30세부터 시작된다고 하였으며, 어린 시절의 변화는 노화보다 성숙과 발달을 의미한다고 하였다. 1987년 4세의 Baltes[4]와 2014년 3세의 Kolling, Knopf[3]는 이러한 유형의 차별화에 대해 주의를 기울였는데, 이는 수명 동안 계속 성장하고 발전하는 노인 개인의 잠재력에 대한 인식된 영향 때문에 학자와 연구자들에 의해 오랫동안 채택되어 왔다.

비록 시간이 지남에 따라 그들 시대의 기대 수명을 훨씬 초과하여 사는 사람들이 있었지만, 전체 코호트의 수명 증가는 20세기 동안의 공중 보건과 의학의 발전에서 비롯된 더 최근의 일이었다.[5] 수명이 늘어남에 따라 노화, 노화연구, 새로운 노화 관련 분야의 다양성에 대한 관심이 커졌다. 건강관리 전문가가 노화과정에 대해 학습하는 것은 여러 의미가 있다. 노화에 대한 지식을 갖추는 것은 개인적인 차원에서 보면 노화와 관계있는 우리 자신의 생활방식을 결정할 때 도움이 된다. 다른 차원에서 보면, 노화에 대한 지식은 우리가 사랑하는 노인을 돕기 위해 나이 든 부모에게 하고 있는(또는 해야 할) 가족 돌보미 역할을 하는 데 도움을 주는 유용한 수단이 될 수 있다.

마지막으로 인구통계학적인 변화와 건강서비스의 대상인 노인의 증가 때문에 보조작업치료사는 여러 가지 서비스를 제공해야 한다. 여기에는 노인을 위한 서비스로 여겨지는 여러 가지 중요한 문제가 내재되어 있다.

미국의학협회(Institute of Medicine, IOM)는 건강관리 인력(Health Care Workforce)에 관한 보고서에서 노인을 위해 제공하는 서비스에 악영향을 미칠 수 있을 정도로 노화과정에 대한 지식에 심각한 괴리가 있음을 발견했다. 이 보고서에 따르면 노인인구가 증가하는 미국을 재편성하고, 노인의 건강관리 욕구를 충족시키며, 노화에 관한 관리를 향상시키기 위해 유능한 건강관리 전문가를 양성하는 행위를 건강관리 인력 양성이라고 부른다. 그 결과, 자격을 갖춘 의료 제공자와 간병인 부족을 해결하기 위해 25개 국가 기관의 파트너십인 미국노인의료 노동자연합(Eldercare Workers Alliance)이 2009년에 설립되었다.[6]

미국질병통제예방센터(Center for Disease Control and Prevention, CDC)의 Healthy People 2010과[7] Healthy People 2020은[8] 국가의 건강지표를 마련하였다.[8] 이 지표는 건강과 복지의 향상, 손상 예방, 장애 감소, 건강 불균형 등을 포함하고 있다.

『작업치료 실행체계 3판』에서는 미국작업치료협회(American Occupational Therapy Association, AOTA)[9]가 작업치료의 청사진을 제시했다. 이러한 청사진은 작업치료의 영역과 과정을 묘사하여 중재의 원칙과 절차를 보여 준다.[9]

중요한 것은 작업치료는 생태학적 시스템(ecological system)의 한 구성요소로서 공중보건과 밀접한 관계가 있다는 점이다. 보조작업치료사는 전문가이기 때문에 서비스의 효과와 임상 현장 혹은 환자의 거주지에서 얻은 결과를 파악하고 있어야 한다. 또한 보조작업치료사는 병원비를 지불하는 제삼자에게 치료에 대해 설명할 수 있어야 하며 고용주의 직접적인 요구에 책임을 져야 한다. 또한 우리가 시행하는 서비스가 단지 환자뿐만 아니라 지역사회를 넘어 국가의 건강과 밀접한 관계가 있음을 인식해야 한다.

성공적인 노화, 1차 노화, 2차 노화

많은 논문에서 노화의 정의와 범위를 제시하고 있지만 여전히 혼란스럽고 오해를 불러일으킬 소지가 있다. Rowe와 Kahn[10]은 질병과 장애를 피하고 건강한 인지기능과 신체기능을 유지하며 능동적인 삶을 위한 최적의 상태로 '성공적인 노화(successful aging)'를 제시했다. 성공적인 노화에 대한 많은 연구가 이루어졌음에도 불구하고 연구자들은 여전히 질문을 던지고 있다.

이러한 비판 중 일부는 Rowe와 Kahn[10]이 초기 연구에서 정의한 '성공적인 노화'가 인구의 매우 좁은 부분의 노화 경험을 설명한다는 것을 나타내는 연구 결과에 기반을 두고 있다. 여전히 사람들은 노화 경험이 개인적으로 이해할 수 있는 것은 아니지만 노화와 관련된 환경적인 부분이 노화에 어떠한 영향을 미치는지는 설명할 수 있어야 한다고 말한다. '성공적인'과 같은 최상의 노화 혹은 건강한 노화라는 것은 장애인이나 시설에서 생활하는 노인에게 평가절하를 감행하는 것이다.[11]

1차 노화(primary aging)와 2차 노화(secondary aging)의 개념은 다른 관점으로 노화과정을 정의한다. 1차 노화는 기관계의 정상적인 변화로 모든 사람이 경험하는 것이며 질병, 손상, 장애와는 관계가 없다.[1] 어떤 변화는 피부의 수분이 줄어들거나 탄력이 떨어지는 것처럼 늘어지고, 주름이 나타나며 촉감과 색도 변하고 머리도 빠지게 된다(그림 3.1). 시각과 청각의 변화와 같이 느린 이동과 근력 감소[1]는 개인적인 일상생활 수행능력과 안경, 지팡이와 같은 보조도구의 사용 방법에 주목해야 한다. 1차 변화가 인생의 후반기에 드러나기는 하지만 실제로는 인생 초기에 시작되며, 기관계는 점차적으로 그 기능을 상실하여 30세 이후부터는 매년 1%씩 효율성이 떨어지는 것으로 평가되었다.[1] 질환, 손상, 장애와 관련 있는 2차 노화는 몇몇 사람만 경험하며 생활방식을 바꿈으로써 예방할 수 있다.[2]

분명한 것은 1차인지, 2차인지와 상관없이 노화는 변화를 초래한다는 것이다. Baltes[4]는 그의 인생주기 관점을 통해, 노화는 선택, 보상, 최적화의 과정 속에서 우리에게 적응을 요구하는 연속적인 득과 실의 개념으로 표현할 수 있다고 했다. 나이가 들고 필수적인 일을 수행하는 능력에 변화를 겪으면서 우리는 수행과제를 바꾸거나, 과제를 수행하는 환경을 바꾸거나, 과제를 수행하는 방법을 바꿈으로써 우리에게 중요한 기능과 활동영역을 선택하고 손실을 보상한다. 선택과 보상은 우리가 가치 있는 역할과 일을 수행함에 있어 최적화되도록 도움을 준다.[2] 최적의 노화는 삶에 대한 성공적인 적응과 지속적인 참여로 볼 수 있으며, Pizzi와 Smith[12]가 제안한 다음과 같은 내용은 작업치료의 핵심이다. "성공적인 노화란…… 자신이 선택한 의미 있고 중요한 작업에 참여하기 위한, 생활 변화에 적응하는 능력과 결부된 신체적 · 정서적 · 사회적 · 정신적 자원을 가지고 있는 것을 말한다"(p.456).

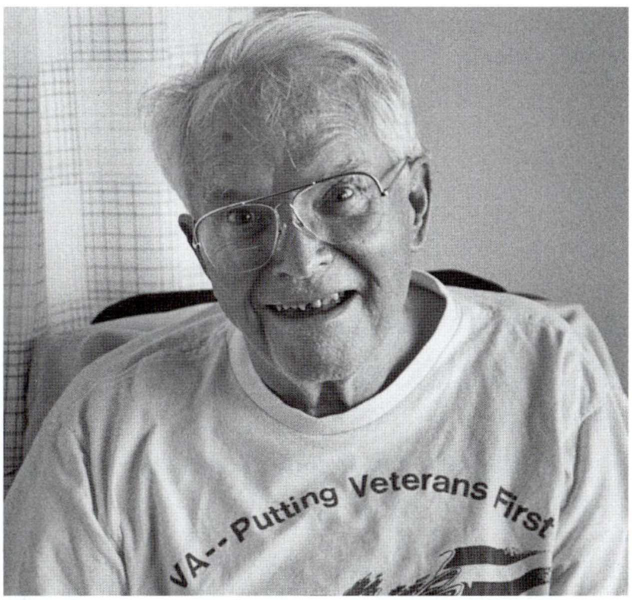

그림 3.1 노화하면서 머리카락이 듬성듬성 자라는 경향이 있다.

노화에 따른 변화

노인은 단순히 나이 든 사람의 집단을 가리키는 말이나 젊었던 때의 얼굴에 주름만 늘어난 상태가 아니다. 노화는 인간의 작업 수행과 삶의 질에 영향을 미치는 생리학적 · 인지적 · 심리사회적 변화로 표현할 수 있다. 만약 노화가 일생 동안 우리가 경험하고 참여했던 모든 일을 합한 것이라면, 한정된 여분을 가지고 나이를 먹는 사람보다 생활방식을 통해 생리적 수용력(physiological capacity), 인지적 비축력(cognitive reserve capacity)을 갖춘 사람이 나이가 들면서 더 잘 살아가는 것은 당연한 것이다.

보조작업치료사는 노화과정에 관한 지식을 갖춤으로써 정상적인 변화와 병적인 변화를 구별할 수 있다. 이러한 지식은 의뢰인 중심 작업치료를 계획하기 위한 기본이 된다. 또한, 오늘날 실무자에게 부과되는 시간적 제약과 요구를 고려할 때, 무시해서는 안 될 징후와 서명을 배제할 정도로 나타난 문제점과 진단에 집중하여 문제를 제시할 위험이 있다. 또한 노화에 대한 고정관념이 정상적인 임상적 추론을 방해할 위험도 있다. 일반적이거나 정상적인 것과 병적 징후일 수 있는 것을 구별하는 것은 임상가가 잠재적인 문제를 확인하고 적절한 중재를 설계하는 데 도움이 된다. 적절한 의료 전문가(작업치료사, 간호사, 노인 전문의 등)에게 경고할 수 있게 한다. 그래서 노인 복지와 삶의 질에 심각한 위협이 되기 전에 이 문제가 해결될 수 있도록 한다.

피부계통

피부, 털, 손발톱, 피지, 땀샘으로 구성된 피부계통(integumentary system)은 보호기능과 조절기능을 가지고 있으며, 간접적으로 미적 기능도 지니고 있다. 사회적으로 부드럽고 건강하며 활기 넘치는 피부, 털, 손발톱에 관심이 많다. 개인에게 피부의 상태는 자기평가, 자존감, 자신감을 나타낸다.

그것은 1차 노화와 관련된 뚜렷한 변화이다. 우리가 나이가 들어감에 따라서 털집의 수는 감소하며, 소포의 성장은 느려지고, 멜라닌의 생성도 줄어든다. 이러한 변화는 상실감을 초래한다. 하지만 머리카락은 태양으로부터 머리 피부를 보호하기 때문에, 머리카락이 가늘어지거나 빠지는 것은 보호 기능의 손상이라고도 볼 수 있다.[13]

인체에서 가장 큰 기관인 피부는 감염원과 유해물질로부터 내부 장기를 방어하는 기능을 한다. 또한 탈수를 예방하며 면역계의 일부 기능도 수행한다.[13,14] 감각수용기를 통해서 온도, 통각, 촉각, 압각 등을 감지할 수 있으며, 땀샘과 표면의 혈관을 통해서 신체의 열을 식히고 내부 온도를 조절한다.[14,15]

피부 탄력과 긴장도를 유지하는 콜라겐, 엘라스틴, 단백질의 소실은 피부를 얇고, 늘어지고, 주름지게 하는데, 이 때문에 우리는 노화를 느끼게 된다. 1차 노화에서 얇아진 표피는 모세혈관이 손상당하기 쉽게 만들고, 지방층의 소실은 노인들의 타박상 위험도를 높인다. 이러한 변화로 인해 당뇨와 같은 만성질환이 악화되며, 치료약물을 늘어나게 한다. 만성질환을 촉진하는 변화와 약물은 모든 사람이 정상적으로 경험하는 것이 아니며, 2차 노화와 관련이 있다.[16] 피부계통의 이러한 생리학적 · 구조적인 변화는 노화된 피부를 더욱 손상되기 쉽게 만들고

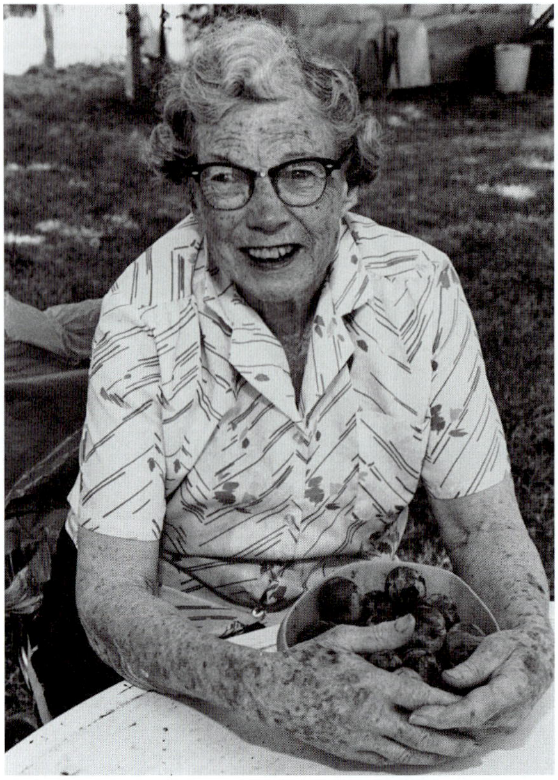

그림 3.2 사람은 나이가 들면서 주름이 생기고 멍이 쉽게 든다.

노인의 질병을 증가시킨다. 예를 들어, 피부의 완충 역할을 하는 지방조직은 나이가 들어감에 따라 얇아지게 된다. 이러한 현상을 토대로 얼굴과 손발에 나타나는 구조적인 변화를 설명할 수 있다(그림 3.2). 생리학적으로 지방조직이 소실되면 피부 손상의 위험이 높아지고 땀 발생이 줄어든다. 또한 신체 내부 온도를 조절하기 위해 피부도 일부 작용을 한다. 발의 부드러운 부분이 감소되면 걸을 때 통증이 생기고,[13] 노인이 신발을 신을 때 지구력에 영향을 미칠 수 있다.

표피세포의 교체가 느려지고 멜라닌 생성이 줄어들면서 자외선 노출에 대한 피부의 보호 능력이 떨어지고 햇빛에 의한 화상 위험도가 증가하며 피부암이 발생하기도 한다.[13] 피부의 혈액 공급은 나이가 들수록 감소하며 상처 치유력을 떨어뜨리고 부기와 같은 염증 증상을 인식하는 것을 방해한다. 노인들은 감염이나 화상의 원인이 되는 피부 손상을 무시하는 경향이 있으며, 치료가 지연되거나 치료를 못 받는 경우도 있다.

노화가 진행됨에 따라 땀샘이 감소하며 온도 조절 능

력과 지방조직이 감소하면 열사병이 증가한다.[13] 피부 감각수용기의 손상은 촉각, 온도감각, 통각에 대한 민감도에 영향을 미치고 찰과상과 화상의 위험도를 높인다. 이러한 감각수용기의 변화는 통증에 대한 역치를 높이고 통증 부위를 인식하지 못하게 하거나 피부 손상의 경우처럼 즉각적인 치료와 중재를 방해할 수도 있다.

영양분과 수분은 외피계의 다른 성분과 피부의 건강을 유지하는 데 중요한 역할을 한다. 노화되어 탄력을 잃은 피부는 처방약과 일반의약품을 복용하면 훨씬 좋아질 수 있다. 보조작업치료사는 피부 노화를 막기 위해 노인을 이동시킬 때 주의해야 한다. 보조기에 눌리는 것, 오랫동안 앉아 있거나 침대에 누워 있는 것, 적절하지 못한 장비를 사용하는 것 등을 피하는 것이 노인의 건강과 행복을 위협하는 합병증 예방에 도움이 된다.

신경근육뼈대계통

신경계의 노화는 형태학적 변화와 생물학적 변화로 나뉘며, 다른 계통의 기능에도 영향을 미친다. 뇌의 노화는 백색질과 회색질의 소실로 뇌실이 넓어지고 무게가 감소하며 조직이 위축되는 등 신경세포의 정상적인 활동과 처리 과정에 영향을 미친다. 신경원 손상, 가지돌기 변화, 손상된 신경 전도 속도는 다른 신경세포와 정보를 교환하는 신경원에 영향을 준다.[17]

생화학적 · 구조적, 대사성 변화로 신경계가 노화되면 감각과 운동기능, 협응력, 반응시간, 보행, 고유감각 등에 영향을 미친다. 그러나 생화학적 · 구조적, 대사성 변화의 영향에도 불구하고 연구는 노화에 따른 변화와 기능 수행의 쇠퇴를 명확하게 증명할 수는 없었다. 기능을 감소시키고 어떤 사람에게 치매까지도 유발하는 변화는 다른 사람들에게도 똑같이 영향을 미치는 것은 아니다. 또 다른 설명은 신경가역성으로 뇌의 기능과 위축성 변화, 신경 소실을 보상하기 위해 새로운 경로를 형성함으로써 기능을 유지한다는 이론이다. 신경계 변화는 75세 이하 노인의 일상생활 기능 수행과는 밀접한 관계가 없지만, 75세 이상 노인에게는 중요하다는 주장이 아직까지는 지배적이다.[17]

뼈대계통

1차 노화로 나타나는 뼈대계통(skeletal system)의 변화는 뼈의 밀도가 감소하고 유연성이 떨어지기 때문이다. 여성의 뼈 밀도 변화는 폐경기와 에스트로겐의 감소와 관련이 있다.[18] 근육의 구조적 · 생리학적인 변화는 근력을 감소시킨다. 흔히 노인에게 나타나는 자세근육의 약화, 척추의 뼈 밀도와 연골의 감소는 작은 키와 척추뒤굽음의 원인이 된다.

어느 정도의 뼈대 약화는 정상적인 노화 때문이지만, 다른 원인으로 질병과 외상이 있다. 관절의 퇴행적 변화는 뼈관절염이 주원인이며, 65세 이상 노인의 50%에 영향을 미친다. 일반적으로 뼈관절염은 척추관절, 엉덩관절, 무릎관절과 같이 체중을 받는 관절에 주로 나타나지만 팔꿈치관절, 손목관절, 손에도 영향을 미친다. 뼈관절염은 통증과 관절가동범위의 제한을 초래하고 삶의 질에도 영향을 미치지만 생명을 위협하지는 않으며 약물, 수술, 운동으로 완화될 수 있다.[17] 류마티스관절염은 주로 성인 초기에 발생하는 진행성 자가면역질환으로 초기에는 손의 작은 관절에서 염증과 통증이 나타나며 점차 다른 부위로 확대된다. 증상은 염증, 통증, 관절 변형, 피로감, 체중 감소 등으로 기능 수행과 삶의 질에 심각한 영향을 미친다.

뼈엉성증(osteoporosis)은 뼈에 작은 구멍이 생겨 뼈가 부서지기 쉬우며 잘 부러지는 질환이다. 뼈엉성증은 여성에게 빈번하게 나타나며 폐경기 및 에스트로겐의 감소와 관련이 있다. 뼈엉성증의 위험도는 뼈 밀도를 유지하는 데 필요한 칼슘과 비타민을 많이 섭취하고 운동량이 많은 성인 초기에는 낮게 나타난다.[2,19] 보조작업치료사는 작업치료를 통해 뼈엉성증 성인이 신체 건강을 유지하고 가치 있는 활동을 할 수 있도록 도움을 줄 수 있어야 한다.[20]

우리 몸은 약 350개의 뼈대근육으로 이루어져 있으며 이러한 근육섬유와 운동신경가지는 다양한 크기의 운동단위를 형성한다. 대략 30세 정도부터 근육의 힘, 속도 조절력이 감퇴하기 시작해서 10년을 주기로 10~15% 정도 지속적으로 감소한다.[21] 감소율은 50대 중반까지 증가하고 인간이 70~80세가 되면 성인 초기에 비해 약 50%까지 감소하게 된다.[21] 근육에 따라 12~16%에 이르는 근력의 감소는 주로 근육량에 영향을 미치는 생리학적 변화가 주원인이다.[22] 근육의 감소는 근육 수축에 영향을 미치는 근육섬유 수와 근육섬유 크기의 감소 모두를 포함하고 있다. 그러나 연구에서는 근력 감소의 이유가 근육섬유 크기의 변화보다는 근육섬유 수의 감소 때문이라고 하였다.[22] 또한 운동단위(motor unit)가 소실되었기 때문에 남아 있는 운동단위는 보상작용을 한다. 그러나 발화(firing pattern) 형태를 변화시킨 이러한 결과는 속도, 운동조절, 근력을 떨어뜨리는 데 관여한다.[23] 부가적으로, 운동범위가 손실됨에 따라 나머지 단위들은 보충적인 신경분포를 제공하지만, 이것들은 속도, 모터 제어 및 강도의 부족을 야기하는 발화 패턴을 초래한다.[23]

근감소증(sarcopenia)은 노인의 기능저하의 원인이 되며,[24,25] 노인의 질환을 증가시키는 생리학적인 변화와 관련이 있다. 생리학적으로 근육의 감소가 지방조직 증가를 야기하게 되며, 신진대사의 감소와 더불어 지방조직이 근육을 둘러싸게 된다. 이는 비만, 영양의 불균형, 당뇨병의 위험을 증가시킨다.[26] 근력, 운동 조절, 피로도의 변화는 노인의 신체 균형을 떨어뜨리고 일상생활을 어렵게 만든다. McGee와 Mathiowetz[27]는 IADL을 위한 어깨벌림근, 바깥돌림근의 근력과 식료품 가게에서 사용하는 팔꿈치폄근의 관계를 밝혔다. 치료되지 않은 근감소증은 낙상 및 골절, 허약, 독립성 상실의 위험을 증가시켜 삶의 질을 떨어뜨린다.[28]

노인들은 힘든 과제를 피하려 하거나 느리게 수행하는 보상전략을 사용한다. 보상전략은 보행 시에도 관찰할 수 있다. 노인들은 일반적으로 좁은 보폭으로 느리게 걷고, 넓게 서서 걷는다. 아무런 활동도 하지 않으면 근력, 지구력, 이동능력, 일상생활 수행력이 떨어지기 때문에 노인을 중재할 때는 자주 격려해 주고 적절한 활동을 수행하게 하며 척주뒤굽음증을 예방하는 것이 중요하다.

노인의 근력과 지구력을 향상시키는 것은 매우 중요하며, 연구 결과 근감소증이 이에 악영향을 미칠 수 있다고 했다.[23,29] 보조작업치료사는 운동 프로그램을 제시할 때 문화적 · 개인적 요소를 모두 고려해야 한다. 또한 기능적인 과제 운동 프로그램이 일상기능을 향상시킨다는 근거가 있기 때문에 기능적인 활동을 혼합해야 한다.[30] 지역사회에 거주하는 노인들에게 개인적으로 가치 있는 활동과 신체적 활동을 혼합시킨 작업, 예를 들어 정원 가꾸기, 쇼핑하기, 골프 치기, 산책하기와 같은 활동에 참여할 수 있게 해야 한다. 보조작업치료사는 근력과 지구력뿐만 아니라 전체적인 건강을 유지하기 위해 적절한 영양 및 수분 공급의 중요성을 노인과 도우미에게 교육해야 한다.

심폐계통

나이가 들면 심장 속막은 더욱 딱딱해지고 두꺼워지며, 심장은 지방조직에 둘러싸이고 심장 수축을 조절하는 박동 조율기의 세포 수가 감소한다.[13] 동맥 혈관벽의 탄력 변화로 혈관벽은 두껍고 딱딱하고 꼬이게 된다.[31] 이러한 동맥경화는 60대 이상 노인의 심혈관질환과 사망률 증가의 원인으로 작용하는 고혈압과 관련이 있다.[32,33] 심장 판막의 탄력성 감소는 혈액의 정상적인 흐름을 방해하고 심장 잡음을 초래하기도 한다.[31] 심장과 심혈관계(cardiopulmonary system)의 구조적 · 생리학적인 변화는 심장근육의 효율성과 교감신경의 자극에 반응하는 능력을 떨어트린다. 결과적으로 뇌졸중을 일으키고 최대 심박수와 심박출량을 감소시킨다. 이러한 변화는 유기체가 물리적인 힘에 도전받을 때처럼 외부 자극에 대한 응답과 같은 이치이다. 결과적으로 보면 노인들은 운동을 할 때 초기 성인에 비해 지구력이 떨어지고 쉽게 피곤해지며 숨이 금방 가빠지게 된다.[13] 임상가들은 노인 환자에 대한 치료적인 중재를 계획할 때 적합한 목적을 가지고 운동과 활동을 제시해야 하며, 필요 없는 에너지 소진은 가급적 피해야 한다.

폐기관계에서는 폐의 탄력성 소실, 폐용적 감소, 좁아진 기도로 인해 효과적인 가스 교환이 어려워진다. 폐 기능은 신경근육과 골격근육의 변화에 많은 영향을 받게 된다. 호흡근육과 자세근육의 약화, 갈비척추관절의 변화, 척주뒤굽음증의 증가를 포함한 이러한 변화는 가슴우리의 유연성에 영향을 미치고 폐기관계의 효율성을 떨어트리며 가슴벽의 정상적인 운동을 방해한다.[34–36]

면역계통

면역력 저하는 노인 질병의 민감성을 증가시키는 면역기능의 변화를 설명하는 용어이다. 최근 연구자들은 면역 저하가 1차 노화 때문이 아니라,[37,38] 환경이나 생활방식이 원인이 되는 2차적인 변화 때문이라고 하였다. 나이가 들면 영양섭취, 운동, 약물복용이 면역기능에 영향을 미치게 된다. 피부, 폐, 소화기관의 노화가 병원균에 취약하게 만든다.[39] T세포나 B세포 같은 면역세포는 노화된 신체에서는 다르게 작용한다. 이물질을 취급하는 면역세포의 기능은 약해지고, 유행성 감기와 폐렴과 같은 감염의 위험은 증가된다.[40] 면역력 저하는 특정 질환에 이환되는 것을 막는 면역계(immune system)의 기능에 영향을 미칠 뿐만 아니라 백신을 억제해 노인들의 백신 효과를 떨어뜨린다. 노인은 의사에게 진료를 받고 최신 유행성감기 백신과 폐렴 백신을 접종받아야 한다.[41] 면역 저하를 치료하기 위해 의사는 적절한 영양공급, 호르몬 치료를 시행하거나 효과를 높이기 위해 백신 투여를 사용하기도 한다.[40]

저하된 면역기능을 끌어올리기 위해 보조작업치료사는 노인에게 감염의 위험을 높이는 다른 요소를 파악해야 한다. 병원이나 시설에서 생활하는 노인들은 MRSA (Methicillin−resistant Staphylococcus aureus, 메타실린 내성 황색포도상구균), 장독소(클로스트리디움 디피실, Clostridium difficile), VRE(vancomycin−resistance enterococci, 반코마이신 내성균)와 같은 병균에 감염되기 쉬운 위험을 안고 있다. 보조작업치료사는 노인과 함께 보편적인 예방책을 숙지하고 감염증상에 주의를 기울여야 한다. 증상이 나타날 경우엔 간호사, 의사에게 즉시 알려 적절한 평가와 치료를 제공하고, 예방 가능한 생명을 위협하는 합병증을 피할 수 있게 해야 한다.

인지

다른 신체기관과 기능에 노화가 영향을 미치는 것처럼 인지(coginition) 기능에 영향을 미치는 노화는 개인적 · 환경적 요소에 영향을 받는다. 그 외에도 유전적 요소, 생활방식, 건강상태, 외부환경에 영향을 받는다. 자신의 습관과 활동 유형에 맞는 개인의 근력을 유지하는 것처럼, 좋은 지적 기능을 유지하는 것은 교육을 받고, 좋은 직업을 선택하고, 가정을 꾸리고, 인지기능을 강화시키는 활동에 참여하는 것과 관련이 있다.

노인과 관련된 변화에 있어서, 연구자들은 노인들이 정보처리가 느려지고, 추상적인 개념화가 필요한 과제 해결에 어려움을 겪으며, 집중력이 분산되고, 유동성 지능(fluid intelligence)이 감퇴한다고 하였다. 중추신경계의 건강 여부는 합리성과 논리성에 영향을 미친다. 유동성 지능은 우리에게 새로운 상황이 주어졌을 때 새로운 문제를 해결하는 데 도움을 준다. 그것은 사회적 · 문화적인 요소에 영향을 받지 않는 지식을 의미한다. 이러한 지식은 구체적인 지식과 대조적으로 인생을 살아가면서 쌓이게 된다.[42]

노인의 실행기능은 의사의 진료 예약하기, 위험 감지하기, 위험한 상황에 처했을 때 문제 해결하기와 같은 것을 수행하기 위해 매우 중요하다. 유동적인 능력은 새로운 방법으로 학습해야 할 때와 같이 새로운 상황에 직면했을 때 중요한 역할을 한다.

연구에 따르면 신체질환, 만성질환, 우울증, 신경손상, 약물 부작용, 약물 상호작용, 수술, 마취와 같은 요소가 다양한 인지손상의 원인이 될 수 있다고 하였다. 인지손상은 노인의 재활치료에 영향을 미치는 것으로 알려져 있다.[43−45]

필요한 정상적인 노화와 관련한 인지 변화와 비정상적인 변화의 차이는 노인 재활에 매우 중요하다. 작업치료를 위해 노인의 인지 상태를 검사하는 것은 치료계획을 세우고, 필요한 보조의 수준과 안전 문제를 파악하는 데 매우 유용하다. 우선 평가를 통해 확인하고 인지 손상이 있는 경우 치료를 실시하며, 인지 기능이 점차 감소하는 경우에는 조기 중재를 실시한다. 또한 보호자 교육도 실시해야 한다.

평가에는 타당도와 신뢰도가 검증된 표준화 검사도구를 사용하며, 분리집중력과 문제해결력도 검사해야 한다. 환자와 대화를 나누고 익숙한 일상생활 수행을 관찰하는 것은 잘못 해석될 수 있다. 왜냐하면 사람들은 인지를 손상당한 상태에서 사회적 기술을 유지하려고 하고

ADL은 숙달된 후에도 계속 연습해야 하는 활동이기 때문이다. 그러므로 문제해결능력, 학습능력, 일상생활에서 안전한 수행을 평가하기에는 적절하지 않다.

감각계통

노년기에는 거의 대부분의 감각기관이 기능의 변화를 일으킨다. 이러한 변화는 사회적 참여, 직장 생활, 전반적인 삶의 질에 부정적인 영향을 미친다.[46,47] 노인을 치료하기 위해 계획을 세울 때 작업치료사는 노화에 따른 감각의 변화에 대해 반드시 알고 있어야 하며, 노인들이 그러한 변화에 어떻게 반응하는지도 파악하고 있어야 한다.

후각과 미각

50세 이상 성인의 4분의 1 정도가 청각기능에 문제가 있으며, 이러한 감각 손상의 발병률은 나이가 들어감에 따라 증가하는 것으로 추정된다.[48] 이는 청각 수용기의 신경원과 청각 상피세포의 감소 때문이다. 미각계의 해부학적인 변화는 확실하지 않지만 미뢰의 소실이나 미각 세포의 노화와 관련된 변화 때문이라고 여겨 왔다.[48] 후각과 미각의 1차 변화와 2차 변화의 차이를 구별하기란 쉽지 않다. 다른 노화 관련 변화에서처럼 나이, 성, 생활방식과 같은 요소는 대체로 화학적 감각의 변화와 관련이 있다. 약물 복용뿐만 아니라 알츠하이머질환, 내분비질환, 영양결핍, 암, 바이러스와 같은 신경학적 변화를 포함한 몸 상태가 맛과 냄새를 느끼는 감각 변화의 원인이 될 수 있다.

후각(olfactory sense)과 미각(gustatory sense)에 있어서 화학적 감각의 노화 관련 변화는 많은 다른 감각의 변화에 비해 분명치 않으므로 다루기가 쉽지 않다. 화학적 감각의 손상은 안정성과 관련이 있다. 후각기능은 메탄가스와 같이 건강에 유해한 냄새를 알려준다. 만약 후각이 손상되면 노인들은 가스 불을 껐는지 알지 못하거나 연기 냄새를 맡을 수 없게 된다. 미각기능이 떨어진 노인들은 음식이 상한 것을 알아채지 못하기 때문에 안전에 대한 위협이 된다. 이러한 변화는 다시 되돌릴 수 없기 때문에 손상된 감각 기능을 보상하는 방법을 배우는 것이 중요하다.

후각과 미각의 기능 변화는 삶의 질에도 많은 영향을 미친다.[49] 화학적 감각이 손상된 노인들은 요리를 하거나 음식을 준비하기 어려워 기능적인 손상과 더불어 기분이 바뀌고 삶의 즐거움까지 떨어진다고 호소한다.[46,48] 또한 미각과 후각의 변화는 사회생활에 부정적인 영향을 미친다. 음식을 준비하는 일은 삶의 질과 밀접한 관련이 있는데 화학적 감각의 손상은 그와 같은 활동의 즐거움을 떨어뜨린다. 후각의 손상은 노인들이 악취나 유독가스를 느낄 수 없기 때문에 불확실성과 취약성의 원인이 된다.[46]

화학적 손상이 초래하는 가장 큰 문제는 신체 건강에 대한 영향이라 할 수 있다. 미각과 후각의 변화는 음식 섭취의 감소 및 영양결핍과 관계가 있는 것으로 밝혀졌다.[48-50] 문헌에서는 이러한 현상을 '노화에 따른 식욕감퇴(anorexa of aging)'로 설명하고 있다. 많은 노인은 식욕의 감퇴를 경험한다.[46,48-50] 어떤 연구자들은 노인이 곧바로 음식을 물리게 만드는 소화기계의 변화 때문일 수도 있다고 했다. 과도하게 체중이 늘어나거나 줄어드는 문제도 있다. 노인의 식욕 감퇴는 근육손상, 인지손상, 뼈질량 감소, 면역결핍, 빈혈, 상처치유장애 등을 초래하고, 사망률을 높이는 단백질 결핍과 관계가 있다.[50]

보조작업치료사가 후각과 미각 손상의 부정적인 결과를 개선하는 데 도움을 줄 수 있는 여러 가지 방법이 있다. 첫 번째가 영양가 있는 음식을 적절히 섭취하도록 노인을 교육하는 것이다. 다음은 지나친 소금, 설탕, 지방 없이 맛을 좋게 하는 조미료를 첨가한 음식과 다양한 향, 질감, 온도의 식사를 계획하고 적응하도록 돕는 것이다.[48] 노인의 필수영양분을 준비할 때는 가능한 한 영양사 및 언어치료사와 협력해야 한다. 마지막으로, 식사가 이루어지는 사회적 · 시간적 맥락이 음식 섭취에 영향을 미칠 수 있기 때문에, 보조작업치료사는 노인들이 다른 사람들과 식사를 하도록 장려하고 식사 시간에 사회적으로 풍요로운 환경을 조성함으로써 적절한 영양 섭취를 보장해야 한다.

몸감각과 운동감각

고유감각은 관절의 움직임뿐만 아니라 공간 내에서 신체

의 위치를 알 수 있게 하고 고정된 위치에 대한 정보를 제공하는 감각이다.[51] 몸감각과 운동감각은 개인이 관절의 변화를 감지할 수 있는지 알아보기 위해 수동적 움직임을 검사한다.

연구에 따르면 하지의 고유감각 기능은 노화와 함께 감퇴되며, 이는 노인들의 감각운동과 균형능력에 영향을 주는 것으로 나타났다. 균형 문제는 노인들의 낙상 위험을 높이고 낙상의 두려움을 가져오는 활동을 제한한다. 상지의 몸감각과 운동감각에 따른 노화의 영향에 관한 연구는 아직까지 부족한 실정이지만, 상지와 관련된 과제를 수행하는 동안 협응력이 떨어진다는 근거는 있다.[52] 연구에서 움직임 패턴을 지각하는 능력과 운동 기억능력 감소가 새로운 운동 과제 학습을 어렵게 만든다고 밝혀졌다.[53]

연구에서는 노인들이 젊은 사람들에 비해 관절의 움직임을 감지하는 기능이 더 떨어지며, 이러한 결과는 말초신경계와 중앙처리 능력의 변화 때문이라고 하였다.[51] 또한 노화와 관련된 몸감각과 운동감각의 변화는 먼쪽관절에서 몸쪽관절로 진행된다고 하였다. 느리고 신중하며 지속적인 움직임을 모니터링하는 데 초점을 맞춘 태극권과 같은 운동은 노인의 위치 감각을 향상시킨다.[54]

노인들은 균형을 유지하기 위해 운동의 폭과 속도를 감소시켜 몸감각 변화에 대한 보상작용을 한다.[55] 중추신경계에 의해 조절되는 이러한 형태의 보상작용은 노인들이 기능을 유지하는 데 도움이 되기도 하지만, 반대로 중추신경계의 통합을 없애는 변화는 이러한 통합기능을 방해하여 장애를 유발한다고 볼 수 있다.[55]

결론

노화는 인간의 작업수행과 삶의 질에 영향을 미치는 생리학적 · 감각적 · 인지적 · 심리사회적 변화에 의해 나타난다. 노화과정은 일반적이다. 즉, 우리 모두는 노화 관련 변화를 경험하게 되며 다양한 형태로 늙어간다. 노화는 유전적 또는 생물학적 구성물, 인생경험, 생활방식, 환경 등의 산물이라고 할 수 있다. 그러므로 개인이 한정된 여분을 가지고 나이가 드는 사람보다 생활방식을 통해 생리학적 능력과 인지적 능력을 갖춘 사람이 나이가 들면서 더 잘 살아가는 것은 당연하다.

이 장은 노화의 두 범주를 탐색하고 있다. 1차 노화는 모든 사람이 경험하는 정상적인 변화이며 질병, 손상, 장애와 관련이 없다. 2차 노화는 몇몇 사람만 경험하는 변화로 질병, 손상, 장애와 관련이 있으며, 생활방식을 변화시켜 예방할 수 있다.

Balet의 '기대 수명'[4]에서 노화는 선택과정, 대상작용, 최적화를 통해 적응에 필요한 득실(gain and loss)의 형태로 나타난다고 하였다. 우리는 가치 있는 일에 종사하는 능력을 변화시켜 우리에게 중요한 활동을 선택한다. 또한 과제를 바꾸고 우리가 수행하는 과제의 환경을 변화시키거나 수행 방법을 변경하여 손실에 대한 보상작용을 한다. 우리가 선택한 것과 보상작용은 가치 있는 역할과 일을 포함시켜서 우리의 삶을 최상의 상태로 만든다. 노인들은 많은 힘이 필요한 과제를 피하고 느리게 과제를 수행해서 근력과 기능의 변화를 보상하려 한다. 보상작용은 보행 시에도 느린 걸음걸이, 짧은 보폭, 걸을 때 벌린 자세 등으로 나타난다.

노화에 관한 지식은 작업치료사나 보조작업치료사가 정상적인 변화와 병적인 증상을 구별할 수 있게 한다. 이러한 지식은 환자 중심의 작업치료를 실시할 때 기본이 되며, 치료가 필요하거나 다른 전문가에게 의뢰해야 하는 비정상적인 상태를 확인하는 데 도움이 된다.

근육뼈대계의 변화는 근력에 영향을 미치고 뼈엉성증과 골관절염의 원인이 된다. 감각의 변화는 감각 기능을 처리하는 능력에 영향을 주고, 우울증을 초래하며, 삶의 질을 떨어뜨린다. 심장혈관계와 폐기관계의 변화는 신체운동을 변화시킨다. 결과적으로 노인들은 운동할 때 젊은 사람들에 비해 지구력이 떨어지고, 쉽게 피로감을 느끼며 숨이 찬다. 임상가들은 특별한 목적을 갖고 노인 환자의 운동이나 활동중재계획을 세울 때 이러한 변화를 고려해야 하며 가능한 한 힘든 활동은 피해야 한다.

면역저하는 특정 질환을 막는 면역계에 영향을 미치고 백신의 효과를 떨어뜨린다. 보조작업치료사는 노인에게 감염력을 높이는 다른 요소도 파악하고 있어야 한다. 또한 일반적인 예방책을 강구하고, 감염증상에 대해 주의를 기울여야 하며, 증상이 나타날 경우 의사에게 즉시 알려서 적절한 검사와 치료를 받게 해야 한다.

노화와 더불어 뇌의 정보처리 속도 또한 느려지며 추상적인 개념, 과제이행(set-shifting), 분리집중력 등도 감소하게 된다. 매일 하는 일상생활, 새로운 약 관리, 식이요법, 안전 예방 수행 시 새로운 방법으로 학습해야 할 때 그러한 사람들을 재활치료실에서 자주 만나는 것처럼 유동성 지능은 새로운 상황을 다루는 데 중요한 기능을 한다. 반면에 유동성 지능은 노화와 함께 감퇴되고, 결정성 지능, 즉 우리가 쌓아온 지식은 시간이 지날수록 늘어나게 된다.

후각과 미각에 영향을 미치는 노화 관련 변화는 명확한 것은 아니며 자주 언급되지도 않았다. 후각과 미각은 상한 음식과 누출된 가스 냄새를 확인할 수 있는 기능이 있다. 또한 음식을 섭취하고 요리를 하며 사회활동에 참여하는 것도 중요하다. 불행하게도 영양 상태에 영향력이 큰 이러한 감각 손상은 식욕을 떨어뜨리거나 건강에 영향을 미친다.

임상가들은 의뢰인 중심, 즉 작업에 기초한 중재를 제공해야 한다. 노인을 중재할 때 중요한 것은 가치 있는 역할과 일에 참여하게 하는 것이다. 활동하지 않고 가만히 있는 것은 근력과 지구력을 더 떨어뜨리고, 일상생활을 어렵게 하며, 낙상과 운동불능증의 위험을 증가시킬 수 있기 때문에 노인들이 활동에 참여할 수 있도록 용기를 북돋아 주어야 한다.

사례연구

Shirley는 68세의 여성으로 집에서 넘어져서 왼쪽 엉덩관절 교체수술을 받기 위해 병원에 5일 동안 입원해 있다가 전문간호시설(a skilled nursing facility, SNF)로 옮겼다. Tasha는 Shirley의 보조작업치료사이다. Shirley의 작업치료 평가를 확인한 Tasha는 Shirley가 대략 20년 전에 다발성경화증을 진단받았으며, 최근 넘어지는 일이 많은 것을 알게 되었다. Shirley는 또한 뼈엉성증과 공황장애의 병력을 가지고 있다. 평가 당시 그녀는 일상생활과 이동을 위해 중간 정도의 도움이 필요한 것으로 나타났다.

Shirley는 다발성경화증으로 인해 새로운 정보를 기억하는 능력이 약화되어 있어 Tasha는 환자 보호자 교육에 남편도 참여시켰으며, 바퀴 달린 워커 위에 기억 보조 도구인 큐 카드를 놓도록 했다. Tasha는 Shirley가 독립적으로 일상생활을 하는 데 도움이 되는 보조 장비를 소개했으며, 목욕탕에 의료장비를 설치한 노인들의 정보도 제공했다. Shirley는 퇴원하기 전에 전화로 목욕의자와 이동식 변기를 집으로 주문하였다. 또한 상지의 근력을 강화시키는 가정 운동 프로그램을 만들어서 Shirley와 남편에게 안전하게 수행하는 방법을 가르쳐 주었다.

IADL의 견지에서, Tasha는 식사준비 및 세탁과 더불어 Shirley의 기능 향상에 초점이 맞추어진 여러 가지 과제를 준비했으며, 피로감을 예방하고 낙상을 감소하기 위한 IADL 과제와 함께 엉덩관절 교체수술 환자의 주의사항, 에너지 보존법칙, 일의 단순화 기술 등을 포함시켰다. Shirley가 자신이 집에서 안전하게 지낼 수 있을지 걱정했기 때문에 Tasha는 집 안의 안전평가를 위해 방문하게 되었다. 시설에서 퇴원하고 나서 Shirley의 불안감과 좌절감은 확실히 줄어들었다. Shirley가 받은 치료는 가치 있는 작업을 독립적으로 수행하기 위한 치료계획을 포함하고 있다. Tasha가 추천한 보조 장비는 Shirley가 수술받은 후 회복하는 데 도움이 되었으며, 그녀의 기능을 향상시켰다. 또한 피로감을 예방하고 낙상의 위험도를 낮추었다.

사례연구 질문

1. 보조작업치료사가 1차 노화와 2차 노화에 의해 환자에게 나타나는 변화를 보상하기 위하여 이용하는 전략 목록을 제시하시오.
2. 환자가 작업치료 중재를 받지 못할 경우 나타날 수 있는 부정적인 결과를 제시하시오.
3. 사례연구에서 얻게 된 긍정적인 결과는 무엇인가?
4. 사례연구에서 의뢰인 중심 접근의 영향을 논의하시오.

복습문제

1. 1차 노화와 2차 노화의 차이를 설명하시오.

2. 1차 변화와 2차 변화를 요약하고 인지, 피부계통, 심장폐기관계통, 뼈대계통, 근육계통, 신경계통, 감각계통에 오는 변화의 기능적인 의미를 기술하시오.

3. 보조작업치료사가 왜 노인의 생리학적 변화와 감각에 대한 지식을 가지고 있어야 하는지 논의하시오.

참고문헌

1. 1.1. Erber J. Aging and Older Adulthood. 3rd ed. Belmont, CA: Thomson Learning; 2013.
2. Kail R, Cavanaugh J. Human Development: A Lifespan View. 7th ed. Belmont, CA: Thomson Learning; 2015.
3. Kolling T, Knopf M. Late life human development: Boosting or buffering universal biological aging. J Gerontopsychol Geriat Psychiatry. 2014;27(3):103 - 108. doi:10.1024/1662-9647/a000108.
4. Baltes P. Theoretical propositions of life-span developmental psychology: On the dynamics of growth and decline. Dev Psychol. 1987;23(5):611 - 626. doi:10.1037/0012-1649.23.5.611.
5. Mathers CD, Stevens GA, Boerma T, et al. Causes of international increases in older age life expectancy. Lancet. 2015; 385(9967):540 - 548. doi:10.1016/S0140-6736(14)60569-9
6. Institute of Medicine. The Eldercare Workforce Alliance addresses shortages in elder care. 2009. Retrieved from http://nationalacademies.org/hmd/reports/2008/retooling-for-an-aging-america-building-the-health-care-workforce/eldercare-workforc e-alliance-addresses-shortages-elder-care.aspx.
7. Healthy people 2010. Washington, DC: US Department of Health and Human Services; 2000.
8. Healthy people 2020. Washington, DC: US Department of Health and Human Services; 2010.
9. American Occupational Therapy Association Commission on Practice. Occupational therapy practice framework: Domain and process, 3rd ed. Amer J Occupat Therapy. 2014;68(1):S1 - S48. doi:10.5014/ajot.2016.70S1-PO2051.
10. Bonder B. Growing old in today's world. In: Bonder B, ed. Functional Performance in Older Adults. Philadelphia: FA Davis; 2009.
11. Eaton RE, Krueger RF, South SC, et al. Genes, environments, personality, and successful aging: Toward a comprehensive developmental model in later life. J Gerontol A Biol Sci Med Sci. 2012;480 - 488. doi:10.1093/gerona/gls090.
12. Pizzi M, Smith T. Promoting successful aging through occupation. In: Scaffa M, Reita T, Pizzi M, eds. Occupational Therapy in the Promotion of Health and Wellness. Philadelphia: FA Davis; 2010.
13. Sandmire D. The physiology and pathology of aging. In: Chop WC, Robnett RH, eds. Gerontology for the Health Care Professional. 3rd ed. Philadelphia: FA Davis; 2013.
14. McLafferty E, Hendry C, Farley A. The integumentary system: Anatomy, physiology and function of skin. Nurs Stand. 2012;27(3):35 - 42. doi:10.7748/ns2012.09.27.3.35.c9299.
15. Framgen B, Frucht S. Medical Terminology: A Living Language. 6th ed. Upper Saddle River, NJ: Pearson; 2015.
16. Mayo Clinic. Aging and skin. Mayo Clinic Health Letter. 2015. 331.
17. Dal Bello-Haas V. Neuromusculoskeletal and movement function. In: Bonder BR, Dal Bello-Haas V, eds. Functional Performance in Older Adults. Philadelphia: FA Davis; 2009:130 - 176.
18. Yasein N, Barghouti F, Shroukh W, et al. Evaluation of factors related to bone mineral density improvement in postmenopausal osteoporotic women. Internat Med J. 2015;22(3):162 - 165. doi:10.1186/1471-2474-13-2.
19. Jeihooni AK, Hidarnia A, Kaveh MH, et al. The effect of a prevention program based on health belief model on osteoporosis. J Res Health Sci. 2015;15(1):47 - 53. doi:10.17795/nmsjournal26731.
20. Arbesman M, Mosley LJ. Systematic review of occupation-and activity-based health management and maintenance interventions for community-dwelling older adults. Amer J Occupat Therapy. 2012;66:277 - 283. doi:10.5014/ajot.2012.003327.
21. Rice C. Muscle function at the motor unit level: consequences of aging. Top Geriat Rehabil. 2000;15(3):70 - 82. doi:10.1097/00013614-200003000-00010.
22. Frontera W, Hughes V, Fielding R, et al. Aging of skeletal muscle: A 12-year longitudinal study. J Appl Physiol. 2000;88(4):1321 - 1326. doi:8750-7587/00.
23. Williams G, Higgins M, Lewek M. Aging skeletal muscle: Physiological changes and the effects of training. Phys Ther. 2002;82(1):62 - 68.
24. Siparsky PN, Kirkendall DT, Garrett WE Jr. Muscle changes in aging: understanding sarcopenia. Sports Health. 2014;6(1):36 - 40. doi:10.1177/1941738113502296.
25. Cruz-Jentoft AJ, Landi F, Schneider SM, et al. Prevalence of and interventions for sarcopenia in ageing adults: A systematic review. Report of the International Sarcopenia Initiative (EWGSOP and IWGS). Age Ageing. 2014;43:748 - 759. doi:10.1093/ageing/afu115.
26. Taaffe D, Marcus R. Musculoskeletal health and the older adult. J Rehabil Res Dev. 2000;37(2):245 - 254. Retrieved from http://www.rehab.research.va.gov/jour/00/37/2/pdf/taaffe.pdf.
27. McGee C, Mathiowetz V. The relationship between upper extremity strength and instrumental activities of daily living performance among elderly women. OTJR. 2003;23(4):143 - 154. doi:10.1093/geronj/44.5.
28. Visser M, Schaap LA. Consequences of sarcopenia. Clin Geriatr Med. 2011;27(3):387 - 399. doi:10.1016/j.cger.2011.03.006.
29. Churchward-Venne TA, Breen L, Phillips SM. Alterations in human muscle protein metabolism with aging: Protein and exercise as countermeasures to offset sarcopenia. Biofactors. 2013;40(2):199 - 205.
30. Orellano E, Colón WI, Arbesman M. Effect of occupation- and activity-based interventions on instrumental activities of daily living performance among community-dwelling older adults: A systematic review. Amer J Occupat Therapy. 2012;66:292 - 300. doi:10.5014/ajot.2012.003053.
31. White H, Sullivan R. Cardiovascular aging. In: Schulz R, Noelker L, Rockwood K, et al, eds. The Encyclopedia of Aging. New York: Springer; 2006.
32. Maruyama Y. Aging and arterial-cardiac interactions in the elderly. Int J Cardiol. 2012;155:14 - 19. doi:10.1016/j. ijcard.2011.01.087.
33. Sierra C, Doménech M, Camafort M, et al. Hypertension and mild cognitive impairment. Curr Hypertens Rep. 2012;14(6):548 - 555. doi:10.1007/s11906-012-0315-2.
34. Dean E, DeAndrade AD. Cardiovascular and pulmonary function. In: Bonder BR, DalBello-Haas V, eds. Functional Performance in Older Adults. Philadelphia: FA Davis; 2009.
35. Lowery EM, Brubaker AL, Kuhlmann E, et al. The aging lung. Clin Interv Aging. 2013;8:1489 - 1496. doi:10.2147/CIA.
36. Gonzalez J, Coast JR, Lawler JM, et al. A chest wall restriction to study effects on pulmonary function and exercise. Respiration. 1999;66(2):188 - 194. doi:10.1159/000029367.
37. Solana R, Tarazona R, Gayoso I, et al. Innate immunosenescence: effect of aging on cells and receptors of the innate immune system in humans. Semin Immunol. 2012;24(5):331 - 341. doi:10.1016/j.smim.2012.04.008.
38. Cannizzo ES, Clement CC, Sahu R, et al. Oxidative stress, inflam-aging and immunosenescence. J Proteomics. 2013;74(11):2313 - 2323. doi:10.1016/j.jprot.2011.06.005.
39. Man AL, Gicheva N, Nicoletti C. The impact of ageing on the intestinal epithelial barrier and immune system. Cell Immunol.

2014;289:112 - 118. doi:10.1016/j.cellimm.2014.

40. Montecino-Rodriguez E, Berent-Maoz B, Dorshkind K. Causes, consequences, and reversal of immune system aging. J Clin Invest. 2013;123(3):958 - 965. doi:10.1172/JCI64096.
41. Oviedo-Orta E, Ka-Fai Li C, Rappuoli R. Perspective on vaccine development for the elderly. Curr Opin Immunol. 2013;25:529 - 534. doi:10.1016/j.coi.2013.07.008.
42. Perez-Riley K. Mental function. In: Bonder BR, Dal Bello-Haas V, eds. Functional Performance in Older Adults. Philadelphia: FA Davis; 2009:177 - 192.
43. Saraçlı Ö, Akca ASD, Atasoy N, et al. The relationship between quality of life and cognitive functions, anxiety and depression among hospitalized elderly patients. Clin Psychopharmacol Neurosci. 2015;13(2):194 - 200. doi:10.9758/cpn.2015.13.2.194.
44. Eckenhoff RG, Laudansky KF. Anesthesia, surgery, illness and Alzheimer's disease. Prog Neuropsychopharmacol Biol Psychiatry. 2013;47:162 - 166. doi:10.1016/j.pnpbp.2012.06.011.
45. Kanagaratnam L, Dramé M, Trenque T, et al. Adverse drug reactions in elderly patients with cognitive disorders: A systematic review. Maturitas. 2015;85:56 - 63. doi:10.1016/j.maturitas.2015.12.013.
46. Croy I, Nordin S, Hummel T. Olfactory disorders and quality of life: An updated review. Chem Senses. 2014;39:185 - 194. doi:10.1093/chemse/bjt072.
47. Kiely KM, Anstey KJ, Luszcz MA. Dual sensory loss and depressive: The importance of hearing, daily functioning, and activity engagement. Front Hum Neurosci. 2013;7(837):1 - 13. doi:10.3389/fnagi.2014.00348.
48. Seiberling K, Conley D. Aging and olfactory and taste function. Otolaryngol Clin North Am. 2004;37:1209 - 1228. doi:10.1016/j.otc.2004.06.006.
49. Malafarina V, Uriz-Otano F, Gil-Guerrero L, et al. The anorexia of ageing: physiopathology, prevalence, associated comorbidity and morality. A systematic review. Maturitas. 2013;74:293 - 302. doi:10.1016/j.maturitas.2013.01.016.
50. Visvanathan R. Anorexia of aging. Clin Geriatr Med. 2015;31:417 - 427. doi:10.1016/j.cger.2007.06.001.
51. Goble DJ, Coxon JP, Van Impe A, et al. The neural basis of central proprioceptive processing in older versus younger adults: An important sensory role for the right putamen. Hum Brain Mapp. 2012;33:895 - 908. doi:10.1016/j.neurobiolaging.2016.10.024.
52. Dunn W, Griffith JW, Sabata D, et al. Measuring change in somatosensation across the lifespan. Amer J Occupat Therapy. 2015;69(3):1 - 10. doi:10.5014/ajot.2015.014845.
53. Malouin F, Richards CL, Durand A. Normal aging and motor imagery vividness: Implications for mental practice training in rehabilitation. Arch Phys Med Rehabil. 2010;91(7):1122 - 1127. doi:10.1016/j.apmr.2010.03.007.
54. Yu D-H, Yang H-X. The effect of Tai Chi intervention on balance in older males. J Sport Health Sci. 2012;1:57 - 60. doi:10.1142/S0192415X07004904.
55. Gorgon EJR, Lazaro RT, Umphred DA. Aging and the central nervous system. In: Kauffman TL, Scott RW, Barr JO, et al, eds. A Comprehensive Guide to Geriatric Rehabilitation. China: Elsevier Health Sciences; 2014.

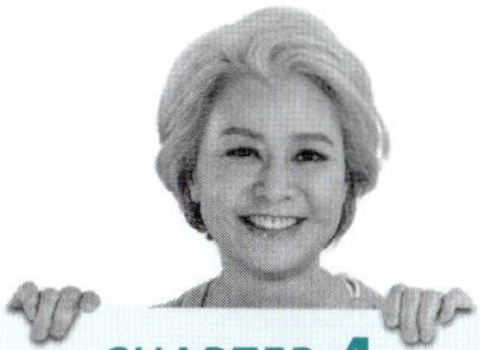

CHAPTER 4

노화의 심리학적 측면

Psychological Aspects of Aging

YOLANDA GRIFFITHS,
ANDREA THINNES,
AND SUE BYERS-CONNON

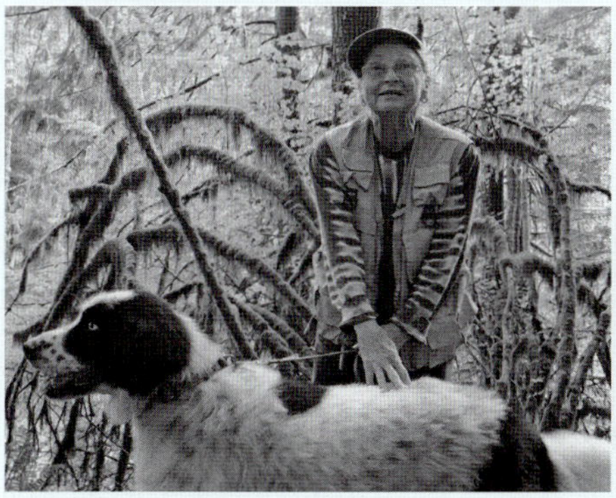

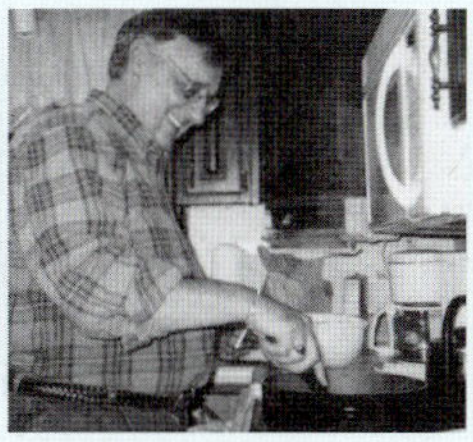

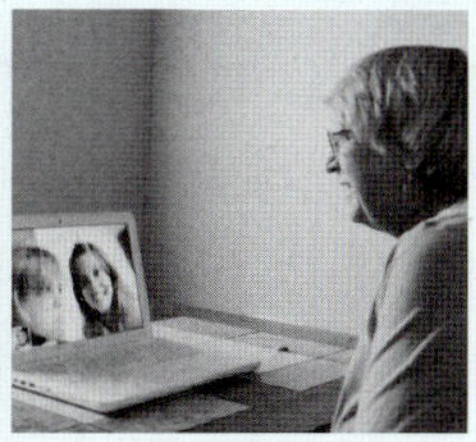

핵심용어

스트레스 요인 Stressors
상실 Loss
대처기술 Coping skills
적응 Adaptations
학습된 무력감 Learned helpessness
작업 변화 Occupational shifts

학습목표

1. 노화의 심리학적 측면에 관한 사회적 통념과 사실을 확인한다.
2. 노인들이 적응해야 하는 일반적인 스트레스 요인, 변화, 손실을 확인한다.
3. 상실을 수반하는 일반적인 정서적 문제를 논의한다.
4. 노화와 더불어 건강을 증진시키는 대처 기술과 중재에 관해 논의한다.

신체 이정표(physical milestone)는 해마다 사람의 나이를 측정하여 명확하지만, 정신적인 노화의 지표는 덜 명확하다. 노화의 심리학적 양상을 배움으로써 보조작업치료사는 노인들에 대한 효과적·공감적 대처 능력을 향상시킬 수 있다.

이 장에서는 노인을 이해하고 노인과 작업을 수행할 때 공감대를 높일 수 있는 노화에 대한 심리학의 주요 개념을 살펴보도록 한다.

노화에 관한 사회적 통념과 사실

노인을 어떻게 인식하느냐에 따라 그들을 대하는 방식도 크게 달라진다. 고정관념(stereotype)은 인간집단을 일반화시키는 데 이용되는 융통성 없는 개념, 과장된 이미지, 부정확한 판단을 말한다. 긍정적이든 부정적이든 고정관념은 노화에 관해 그릇된 이미지를 양산한다. 서구 문명은 종종 노화와 관련한 부정적인 관념을 만들었다. 긍정적·부정적 고정관념은 노인에게 영향을 미칠 수 있다. 사실, 어떤 노인들은 긍정적 고정관념에 의해 권한을 부여받고, 또 다른 노인들은 활동적인 노인을 본받아 부정적 고정관념을 떨쳐 버린다. "양질의 교육을 받고, 높은 수준의 건강을 유지하며 도시에서 생활하는 노인들은 부정적인 표현에도 더 잘 견딜 수 있다."[1] 이러한 노인들은 부정적 고정관념을 해소하는 최선의 해결책이 될 수 있다.

노화에 관한 잘못된 신념과 사회적 통념을 묵인하는 것은 노인에 대한 편향된 부정적 고정관념을 양산하고 색 안경을 끼고 보게 한다. "노화와 노인에 대한 긍정적 또는 부정적 고정관념은 노인 자신에게도 중요한 영향을 미친다."[2] 이것은 노인 차별의 한 형태이며 노인들과 작업을 수행할 때 현실적인 접근을 방해할 수 있다. "노화에 관한 부정적 고정관념은 노인들의 반응에 영향을 미치며, 노인들의 제한된 능력과 판단 및 행동에 대해서 가설을 만들어 낸다."[2] 노인들에 관한 오해를 명확하게 밝히는 것은 노인들과 작업을 수행할 때 효과적인 공감대를 형성하기 위한 첫 번째 과정이다. 노화의 심리학적 양상에 관해 다음에 나오는 사회적 통념을 주목해야 한다.

사회적 통념 1: 나이가 노인의 행동을 결정한다.

보조작업치료사인 Melissa는 89세 Simone에 대하여 의뢰를 받았다. Melissa는 머리를 숙인 채 의자에 앉아 치료받는 것에 대하여 호전적인 방식으로 반응하는 괴팍한 노인이라는 이미지를 가지고 있었다. Melissa는 Simone이 룸메이트 Julia와 공유하는 생활보조센터의 방에 들어갔다. 그 방은 스포츠 기념품, 사진, Simone의 손주들이 받은 상장들로 가득 채워져 있었다. Simone은 방에 없었고 룸메이트인 Julia가 Melissa의 어깨를 두드리며 말했다. "Simone을 찾으려면 댄스 강습을 하는 일광욕실(sun room)로 가 보세요. Simone을 따라 잡으려면 이른 아침에 일어나야 해요. 그렇지 않으면 그녀를 따라갈 수 없을 거예요!"

노화과정은 개인마다 다르고, 각 개인은 노화에 대해 다르게 인식하고 있다. 어떤 노인들은 자신들의 생각이 신체까지도 더 악화시킬 것이라고 믿는다. 성격, 인생경험, 실제적 상실(actual losses)에 대한 자연스러운 반응, 자신의 노화과정과 죽음에 관한 예견된 반응, 신체적 질병에 관한 예측 가능한 감정 반응은 노화와는 별개의 측면이다. 노인들이 과도기에 있다는 것은 사실이다. 노인들은 그들의 상황과 이력 및 환경 내에서 하나의 개인으로 취급되어야 한다. 모든 노인이 같은 방식으로 노화에 접근한다는 생각은 금물이다.

예를 들어, 조직이 손상되거나 뼈가 부러질 것 같아 노인들이 격렬한 운동을 피할 것이라는 고정관념은 명백한 사회적 통념이다. 운동은 대부분의 노인에게 유익하며, 단지 몇몇 소수 노인에게만 위험할 뿐이다(그림 4.1). 2년간의 추적 조사 연구 결과에 따르면, "일반적인 노인 인구에서 신체활동이 없는 것에 비해 중간 정도 또는 높은 신체 활동을 갖는 것이 인지장애가 발생할 위험이 낮다."[3]는 결과가 있다.

노인들은 운동을 하기 전에 의사와 상의하여 제한 사항이 있는지 확인하고, 나이가 들수록 체력과 유연성이 변할 수 있음을 인식해야 한다.[4] 치료적 관점에서 노인들은 다음 사항을 따라야 한다.

- 운동 시작 전에 안전의식을 갖는다.
- 현실적인 목표와 기대치를 설정한다.
- 운동 전 준비 운동과 스트레칭 그리고 운동 후 정리 운동과 스트레칭을 시행한다.
- 운동 시간을 늘리거나 난이도를 높일 때는 점진적으로 한다.
- 근력 증진 운동과 유산소 운동을 모두 시행한다.

보조작업치료사는 노인들이 활기차게 산책할 수 있도록 격려해 주어야 하며, 태극권이나 수중 에어로빅과 같은 새로운 활동을 고려하여 삶을 즐길 수 있도록 해야 한

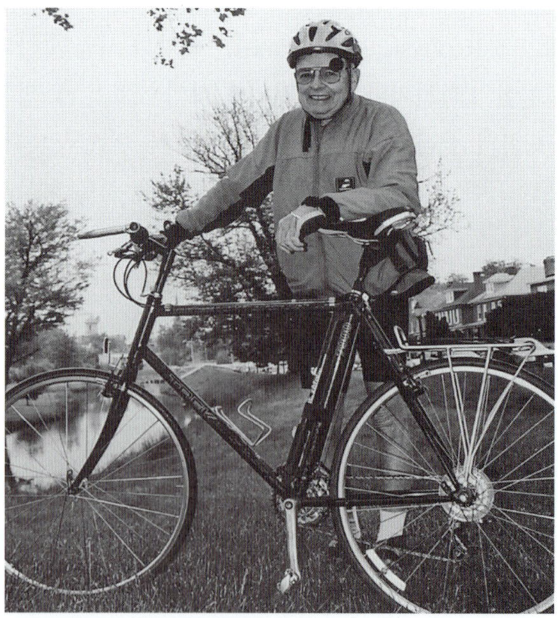

그림 4.1 이 노인은 정기적으로 자전거 경주에 참가하여 신체적으로 활동적인 상태를 유지한다.

다. 이동성, 근력 및 유연성이 증가하면 전반적인 건강이 향상되고 낙상 위험이 감소하며 장기 요양(long-term care)의 필요성을 억제할 수 있다.

사회적 통념 2: 늙은 개에게 새로운 재주를 가르칠 수 없다.

졸업생들이 단상을 걸어갈 때 우레와 같은 박수를 받는다. 오늘은 Emily와 Eugenia Meyer가 회계학 학사 학위를 받는 특별한 날이다. Eugenia Meyer는 68세이고, 24세인 Emily는 그녀의 손녀이다. Eugenia는 심장마비를 겪었고, 그녀의 손녀는 그녀가 재활을 하는 동안 옆에서 간병을 했다. Eugenia은 대학을 끝마치지 못한 것을 후회한다고 했다. Emily는 Eugenia에게 꿈을 이룰 수 있다고 용기를 주었다.

노인의 능력을 과소평가해서는 안 된다. 평생학습에 대한 사례는 Douglas의 이야기에서 찾을 수 있다. Douglas가 74세가 되던 해에 그의 부인이 사망했고, 그는 은퇴자 마을(retirement community)로 이사를 했다. 아내의 죽음에 대한 충격에서 회복한 후 Douglas는 새로운 도전을 해 보고 싶었다. 그래서 학교에 입학하기로 결심하고 신학 석사학위를 취득했다. 그는 학교 진도, 기술적인 면과 방법에 대해 우려했지만 그런 걱정들은 그를 멈추게 할 수는 없었다. 그는 먼저 노인들을 위한 컴퓨터 강의를 들었고, 은퇴자 마을의 새로운 친구들과 함께 배운 기술을 연습했다. 신학 과정에서, 그는 젊은 동료들이 그의 인생경험과 이야기를 소중하게 여긴다는 것을 알게 되었다.

Douglas는 일반적으로 노화되는 뇌 기능의 표준에서 벗어난 것이 아니다. 학습능력은 나이 때문에 쇠퇴하는 것이 아니다. 실제로 비 학점 평생 교육 과정에서 55세 이상 인구가 꾸준히 늘고 있다. Findsen과 Formosa[5]에 따르면 새로운 것을 배우고 경험하려는 열망은 노인들이 직면한 신체적 · 지적 어려움에도 불구하고 노인들에게 큰 영향을 미친다.

학습 전략과 선호도는 노인과 젊은이가 서로 다를 수 있다. 그러나 노인들의 풍부한 경험은 모든 학습자에게 도움이 될 수 있다. "많은 노인이 학습 과정에 참여하기를 원하고 흥미롭고 관련성이 높으며 교육 환경에 가져온 경험을 인식할 때 그 과정에 적극적으로 참여하기를 원한다."[6]

노인 학습 환경에서는 결정화된 지능과 유동적인 지능을 고려해야 한다. 결정화된 지능은 노인들의 삶의 경험에서 나오고, 노인들은 이를 얻기 위해 지혜를 이용한다. 유동적인 지능은 강의실과 같은 교육현장에서 새로운 개념을 학습하여 얻은 지식이다. 새로운 개념이나 기술을 파악하기 위해 노인들은 많은 시간이 필요할 수 있다. 보조작업치료사는 나이와 관련된 학습의 변화는 교육현장에서 각 개인과 관련하여 발생하는 것이라 생각해야 하며, 노인이 작업치료서비스의 대상이고 다양한 것에 대해 교육을 받아야 할 때 교육의 맥락에서 고려되어야 한다는 것을 기억해야 한다. 정보를 제공하는 교육자료와 프레젠테이션은 노인 학습자의 욕구를 반영하도록 수정될 필요가 있다.

생물학적 변화도 학습에 영향을 미칠 수 있다. 예를 들어, 노인들은 등이나 엉덩이의 문제로 인해 오랫동안 앉아 있지 못할 수 있다. 노인들은 쉽게 지치고 체력이 감소되는 모습을 보일 수 있다. 컴퓨터 사용이 증가함에 따라 인체공학을 적용한다면 지속적인 컴퓨터 사용으로 인한 피로와 목, 등의 뻣뻣함(stiffness)을 감소시킬 수 있다.

노인들은 시력이나 청력이 좋지 않아 모든 감각 정보를 정확하게 처리하지 못할 수 있다. 노인들은 새로운 정보를 정리하고 처리하는 데 추가 시간이 필요할 수 있다. 사람들은 노인들이 정보를 기억해 낼 때 혼란스러워할 것이라는 섣부른 가정을 한다. 비록 노화와 더불어 인지기능이 감소한다고 하더라도 여러 가지 측면에서 보면 노인들은 훌륭한 학습자임에 틀림없다.[4] 노인들은 젊은 사람들이 흔히 생각하지 못하는 새로운 지식과 인생경험을 통합시킬 수 있다. 보조작업치료사는 노인들의 인생경험을 최대한 활용할 수 있도록 도움을 줘야 한다. 보조작업치료사는 노인의 능력에 맞게 작업을 완료하는 환경이나 기술을 조정하여 도움을 줄 수 있다.

새로운 상황에 의해 위협을 느끼는 노인들은 학습 상황에 대한 자신감이 떨어질 수 있다. 새로운 상황은 의사결정과 위험의 감수를 요구한다. 노인들은 당황이나 좌절 및 갈등을 겪게 될지도 모르기 때문에 학습 기회를 피하려 하는 것이다. 스트레스를 받는 노인들은 문제 해결 시 유연성이 더 떨어지고, 고정된 방법과 습관으로 상황에 대처하게 된다. 결국 노인들은 배우기를 원하고, 어떤 한계 상황에 대해 인식하려고 하며, 문제해결 과제, 글자 맞추기 퍼즐, 게임과 같이 두뇌 운동을 계속하기 위한 학습 방법을 배우고자 한다(노화에 따른 인지 변화 관련 정보는 3장 참조).

사회적 통념 3: 당신은 나이가 들어감에 따라 자연스럽게 더 현명해질 것이다.

Jerry는 과거에 그가 했던 일을 기억할 수 없을 때가 가장 혼란스럽다. Jerry는 전직 화학 교수였고, 작년에 정년퇴직을 했다. 현재 그의 몸은 더 둔해지고, 건망증이 심해진 것 같다. 그의 건망증은 열쇠를 잃어버리는 것과 같은 작은 일에서부터, 운전을 하고 가게에서 집으로 돌아오는 길을 잃어버릴 정도로 심해졌다. 어느 날 Jerry는 슈퍼마켓 주차장에서 자신의 차 종류가 기억나지 않아 매우 당황했다. 도대체 무슨 일이 일어나고 있는 걸까? 그의 딸은 Jerry가 알츠하이머병의 초기 단계를 경험하고 있다는 사실이 두려웠다. Jerry와 그의 딸은 왜 이런 일이 일어났는지 이해할 수 없었다. 특히 Jerry는 항상 활동적이었고 63세에 불과했다. Jerry는 뛰어난 작가이자 교사였으며, 자신의 지적 능력에 자부심을 가지고 있었다.

긍정적인 고정관념은 부정적인 고정관념만큼 해로울 수 있다. 젊었을 때 살았던 것처럼 살 수 있고 계속 그렇게 해야 한다는 비현실적인 기대감이 노인들로 하여금 실패감을 느끼게 한다. 모든 노인이 더 현명해지거나, 반대로 모든 노인이 노망이 날 것이라고 말하는 것은 사실이 아니다. 이러한 모순된 말은 노인들을 하나의 똑같은 그룹으로 묶어서는 안 된다는 것을 증명해 준다.

지능은 나이와 함께 감소하지 않는다. 1920년대 Bayley와 Bradway에 의해 수행된 연구에 따르면 지능 지수(IQ) 점수는 20세까지 증가한 다음 평준화되고 수명이 다할 때까지 변경되지 않는다. 지속적인 지적 자극은 성공적인 노화를 촉진한다. 노인들이 사회적으로 활발하게 활동하거나, 활동적인 일에 종사하게 되면 부정적인 심리 사회적 상황에 덜 취약하게 된다.[8] 그뿐만 아니라 노화와 함께, 의학적 상태와 성격 특성 또는 자연적인 노화 과정으로 인한 행동을 결정하는 데도 중요하다.[9]

사회적 통념 4: 노인들은 생산적인 노동자가 아니다.

처음에는 지역 버거 전문점의 모든 젊은 직원이 새로운 고용 프로그램을 '괴짜 입양'이라고 불렀다. 고등학교 건너편에 위치한 패스트푸드점 주인인 Paul은 종종 집에 와서 시간제로 고용한 젊은이들을 믿을 수 없다고 아내에게 불평했다. Paul은 "그 애들은 자기가 한 일에는 관심 없고 오직 임금만 원해."라고 말했다.

노인센터(senior citizen center)에서 일주일에 3일 근무하는 Paul의 아내이자 보조작업치료사인 Michelle은 시간제 일자리에 관심 있는 노인들에게 재정적으로 도움이 되는 상생 프로그램을 제시했다. Paul은 학교 수업 시간 동안 고정적이고 도움이 되는 시간제 근무자를 고용할 수 있게 되었다.

노인 직원들은 젊은 직원들이 놀랄 정도로 좋은 효율성과 체력을 보여 주었다. 젊은 직원들은 종종 "그 사람들 참 멋져요!"라고 말했다.

젊은 직원이 노인 직원과 함께 일할 수 있는 기회는 계속 증가하고 있다. 2010년부터 2020년까지 55세 이상의 근로자 수는 31.4%에서 36.6%로 증가할 것으로 예상되었다. 일은 노인들의 사회적 여가 추구뿐만 아니라 그들이 원하는 라이프스타일을 유지하기 위한 필수요소이기도하다. 은퇴자의 새로운 역할에 대한 심리적 적응은 두려운 것일 수도 있고 받아들일 만한 것일 수도 있다. 일부 노인의 경우, 은퇴를 스트레스와 긴장감을 주는 근무로부터의 탈출로 생각한다. 그들은 새로운 기술을 배우고, 새로운 상황에서 효과적으로 문제를 해결할 수 있다. 은퇴 후에도 많은 노인은 사회활동을 하거나 지역사회서비스, 자원봉사, 파트타임 등으로 근무한다. 2013년 미국은퇴자협회의 직장과 직업 연구(American Association of Retired Person Work and Career Study)에 따르면, 10명 중 7명 이상이 은퇴 기간 동안 일정 자격으로 일할 계획이며, 29%는 취미로 파트타임으로 일하고, 23%는 소득을 목적으로 파트타임으로 일하는 것으로 나타났다. 이 연구는 또한 고령 근로자가 자신이 직장에서 과소평가되고 있다고 생각하며, 자신의 기술과 재능을 펼칠 수 있는 기회를 원한다고 하였다(그림 4.2). 고용 안정에 대한 경제 문제와 직장에서 노인에 대한 차별 가능성으로 인해 고령 근로자는 취약하다고 느낄 수 있다. 퇴직 후 노인들은 종종 새로운 직업 영역을 찾는다(그림 4.3A). 그들은 새로운 기술을 배우고 새로운 상황에서 효과적으로 문제를 해결할 수 있다. 보조작업치료사는 직무 설명을 이행하는 데 필요한 환경, 소모품 및 교육에 대한 적응을 살펴봄으로써 고령 근로자의 업무 통합 및 참여를 성공적으로 촉진할 수 있다. 예를 들어, 사무실의 접수처에서 일하고 싶은 노인은 전화를 받고 고객을 맞이할 수 있지만 업무에 필요한 컴퓨터 데이터 입력에 교육과 추가 시간이 필요할 수 있다.

노인들이 시간과 열정은 가지고 있지만, 적극적으로 활동할 경제력이 부족하기 때문에 은퇴 후의 삶은 때때로 역설적이다. 반대로, 노인들이 직장에서 은퇴하게 되면 사회생활이나 흥미 있는 활동에 관심을 가지게 된다. Kielhofner에 따르면,[12] 노인들은 교통, 재정, 동반자 또는 자기 제한적인 두려움 때문에 활동 선택에 어려움을 겪을 수 있다. Gupta와 Sabata는 "노인에게 기술 사용 방법을 교육하면 직장에서 필요한 보조기술과 기술적응에 대한 두려움을 줄이는 데 도움이 될 수 있다."[13]라고 말한다. 보조작업치료사는 늘어난 여가 시간을 관리하려는 노인들을 도와줄 수 있다(그림 4.3B). 생산적인 참여는 노인들이 지역사회에 계속 참여하는 데 도움이 될 수 있다.

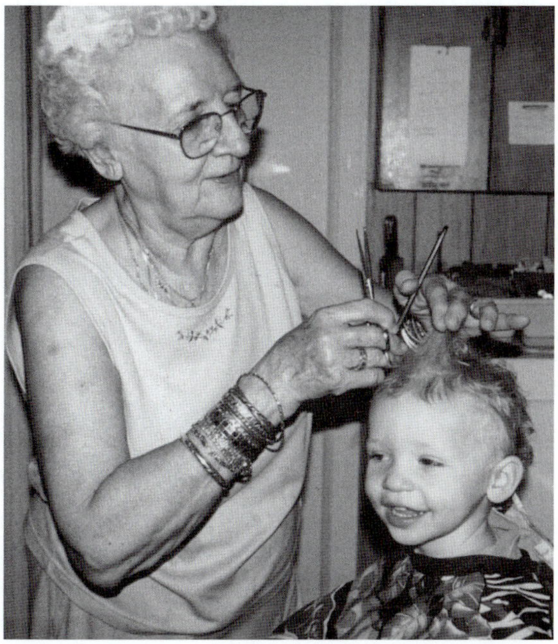

그림 4.2 일부 노인들은 직장에서 재능과 기술을 사용하여 생산성을 유지한다.

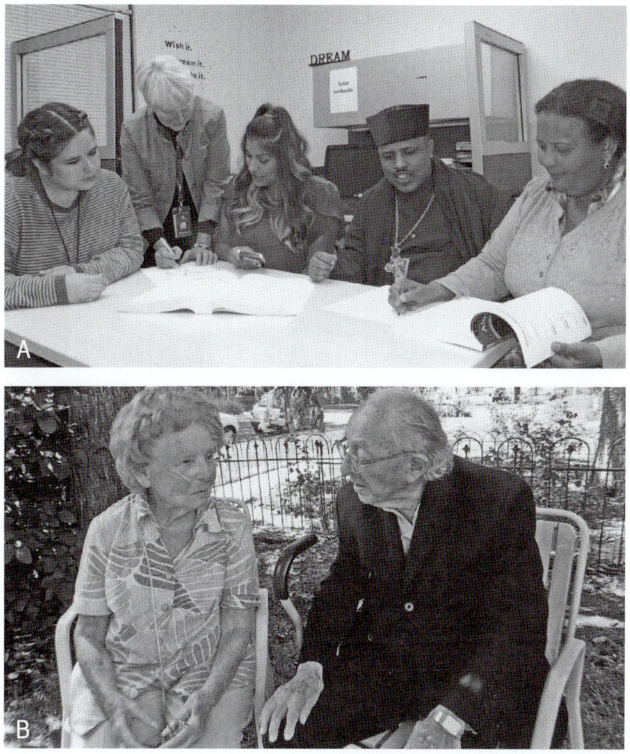

그림 4.3 A: 이 노인은 은퇴 후 학생들의 취업 지도라는 새로운 분야에서 일한다. B: 추가 여가 시간으로 노인들은 시간 관리를 위한 새로운 계획을 고려해야 한다.

지역사회의 자원 봉사는 평생 동안 습득한 리더십과 조직의 기술을 발휘할 훌륭한 통로가 될 수 있으며, 사회에 대한 경제적 · 사회적 공헌도 가능하다(그림 4.3A).[14]

사회적 통념 5: 나이 든 노인일수록 더욱 보수적이다.

Elena는 자신의 80번째 생일에 초등학교 옆 번화가 위로 육교를 설치하기 위해 지역주민의 탄원서를 만드는 일을 할 줄은 꿈에도 몰랐다. 그녀는 전단지를 돌리고, 클립보드(clipboard)에 탄원서를 첨부하고, 근무일정을 변경하는 등 이웃과 지역사회 노동자들의 중심에 있다. 몇 년 동안, Elena는 거리를 가로지르는 아이들이 차에 치일 뻔 하는 광경을 여러 번 목격했다. Elena는 '만약 내가 앉아서 창 너머로 아이들 중 한 명이 상처를 입는 광경을 목격한다면, 나는 결코 내 자신을 용서할 수 없을 거야.'라고 생각했다.

사회적 통념과는 반대로 많은 노인은 새로운 생각과 역할을 받아들인다. 많은 노인이 정치적으로 보다 적극적이고, 사회를 바꾸기 위해 행정관청을 찾는다(그림 4.4). 연속성 이론에 따르면, 성인들은 자신의 인생 경험을 통해 계속해서 학습하고 새로운 관심과 목표를 추구한다. 습관과 선호도가 성격의 일관성에 기여하지만, 발달심리학자들은 개인이 삶의 각 단계에서 위기 지점을 처리하고 적응 기술의 레퍼토리를 추가함에 따라 성격이 영향을 받을 수 있다고 말한다. Canja에 따르면[16] 노인이 적극적으로 활동하거나 사회의 구성원으로서 공헌하기를 원하지 않는다는 것은 사실이 아니며, 노년은 게으름을 위해 남겨져야 한다는 것 또한 사실이 아니라고 하였다.

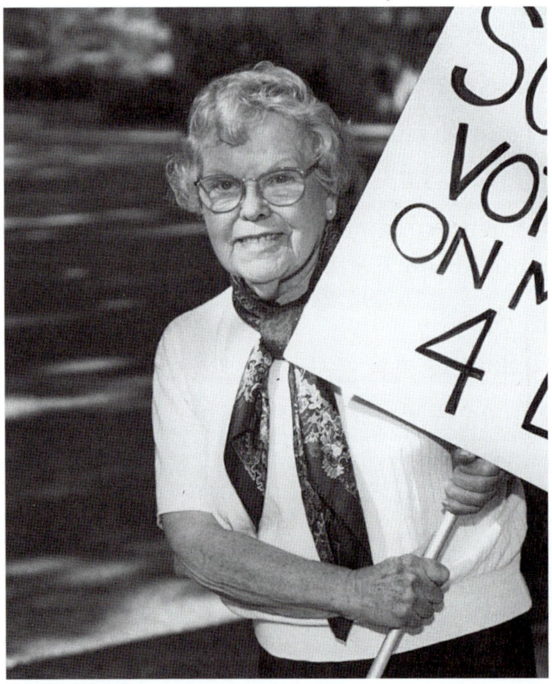

그림 4.4 많은 노인은 사회를 바꾸기 위해 정치적으로 적극적인 활동을 한다.

사회적 통념 6: 노인들은 조용하고 차분한 일상생활을 더 좋아한다.

Jose는 보조작업치료사로 근무하는 첫날 애플우드 요양원(Apple-wood Manor)의 리셉션 공간을 둘러보았다. 텔레비전 오락쇼의 단조로운 소리가 계속되고, 거주자들이 복도를 걷는 소리만이 정적을 깼다. 수간호사 Kessler가 Jose에게 다가와서 말했다. "너무 조용하고 평화로운 이곳이 멋지지 않습니까? 우리는 인생 황혼기에 평온함을 유지하기 위해 매우 열심히 노력합니다."

Jose은 거주자들의 관심을 기초로 그가 개발할 수 있는 활동을 결정하기 위해 일주일 동안 모든 거주자를 인터뷰했다. 거주자의 절반 이상이 일반적으로 경험했던 것보다 적극적인 활동을 원했다. 심지어 어떤 사람들은 테니스처럼 조직적인 스포츠를 원했고, 다른 사람들은 피아노나 재즈를 연주하기를 원했다.

또 다른 잘못된 일반화는 모든 노인이 앉아 있는 생활방식을 선호한다는 생각이다. 은퇴 전에 안정되고 평온한 삶을 살았다고 해서 반드시 그 생활방식을 지속한다는 의미는 아니다. 노인들은 자식들의 가족과 함께 살면서 오히려 열정적으로 바뀌었다. 어떤 노인들은 이전에 직업상 또는 가족의 요구로 시간이 없어서 하지 못했던 아쉬움에 새로운 흥미를 추구하기도 한다. 많은 노인은 활기찬 생활방식을 지속하며, 앉아서 죽음을 기다리지 않는다. 활동적인 상태를 유지하는 것은 건강한 심리적 노화의 열쇠이다.

사회적 통념 7: 모든 노인은 노쇠하다

'깜박함'이라는 표현은 사람이 나이가 들어감에 따라 깜박하는 것은 흔한 일이라는 통념을 전제로 한다. Harry는 자긍심과 독립심이 강한 사람이며 제2차 세계대전에 참가하여 두 번이나 훈장을 받았다. 심장마비 이후 Harry는 의료진이 제안한 생활방식에 맞추기로 했다. 오늘 Harry는 작업치료 부서 접수원에게 서류를 가지고 가면서 한숨을 내쉬었다. 이번이 재향군인병원(Veterans' Administration Hospital)에 세 번째 방문이다. 병원은 재조직되었고, 예약 절차도 바뀌었다. 예전에 Harry는 항상 예약했고, 10분 일찍 도착했으며, 치료를 도와주는 젊은 보조작업치료사에게 활기차게 인사했다. 접수대에 있는 젊은 남자는 새로운 절차에 관한 지시사항을 빠르게 말하고, 건물의 복사된 지도와 완성할 새로운 양식을 건네주었다. Harry는 젊은 남자에게 천천히 반복해서 설명해주기를 부탁하면서 그 지도를 이해하려고 계속 노력했다. 젊은 남자는 좀 더 큰 소리로 반복해서 설명했고, 엘리베이터 쪽으로 걸어가는 Harry를 가리키며 중얼거렸다. "이런 노망쟁이 영감 같으니라구."

종종 노인들은 지시사항을 이해하는 데 당황하는 것처럼 보이거나, 더 많은 시간을 요구해서 오해를 사곤 한다. 나이를 먹는다는 것이 정신장애나 우둔함을 의미하지는 않는다. 뇌손상은 육체적 질병의 결과이다. 그러나 노화라는 꼬리표는 노인들의 우울증, 슬픔, 분노 혹은 치매와 관련하여 특별한 심리사회적 장애로 잘못 사용되어 왔다. 인간은 서로 다른 속도로 나이를 먹는다. 노인의 신체운동 및 레저 활동 참여와 전반적인 건강의 관련성이 그 증거이다.[17]

노화와 관련 있는 스트레스, 상실감, 감정

노인들은 종종 은퇴, 배우자의 사망, 경제적 변화, 거주지의 이동, 질병, 친구의 사망 그리고 죽음과 같은 중요한 삶의 위기에 대처해야 한다. 전 생애에 걸친 발달 과정과 인생 단계에는 예측 가능한 변화가 있다.[18] 노화와 관련된 작업의 변화 혹은 의미 있는 활동의 변화는 경제적 부담, 감정 상실, 역할 변화, 달라진 일상과 관습 적응, 육체적 · 정신적 작업의 축소, 적응에의 도전과 관련된 삶에 대처하는 방법이다.[18–20] Lieberman과 Tobin[21]은 "상실이나 관례적인 행동 양식에 큰 혼란을 주는 사건이 노인들에게는 가장 큰 스트레스이다."라고 하였다. Hayslip[22]은 스트레스 요인에 영향을 미칠 수 있는 개인적 요소[유연성, 개인적 욕구와 한계의 인식, 내적 통제(internal locus of control), 가족지지, 죽음에 관한 감정]를 확인하였다(박스 4.1).

박스 4.1 노인에게 영향을 미치는 스트레스 요인

사회적 스트레스 요인
- 사랑하는 사람의 죽음
- 아픈 배우자 돌보기
- 가족 구성원의 이동
- 가족 구성원과 같이 생활하기 위해 이사하기
- 은퇴
- 병으로 인한 요양원 입소
- 작업 역할의 상실감

신체적 스트레스 요인
- 심각한 질병
- 누적된 감각 상실
- 성 문제
- 이동성과 자기관리를 저해하는 만성질환

문화적 스트레스 요인
- 노인에 대한 부정적인 고정관념
- 보건의료정책 관리

개인적 스트레스 요인
- 재정의 감소
- 슬픔
- 외로움
- 분노
- 죄책감
- 우울증
- 불안
- 죽음의 현실

출처: MacDonald K, Davis L. Psychopathology and aging. In: Davis L, Kirkland M, eds. *ROTE: The Role of Occupational Therapy with the Elderly.* Rockville, MD: American Occupational Therapy Association;1988.

최근의 더 많은 연구에서는 일상생활의 다른 측면과 스트레스 수준을 측정하기 위해 시도하고 있다. 보조작업치료사는 어떤 것이 노인들의 행동에 동기를 부여하는지 이해할 수 있도록 삶의 방식에 영향을 주는 방법을 고려해야 한다.

Kielhofner에 따르면[12] 사랑하는 사람의 예기치 않은 죽음 등의 일로 인한 역할 변화는 비자발적일 수 있으며, 노인들은 역할 상실과 감소로 어려움을 겪는다. 노인들은 예측 불가능한 사건과 노화 진행에 따른 작업패턴의 변화에 적응할 필요가 있다. 예를 들어, 회사의 예기치 않은 경제적 어려움으로 직장과 퇴직금을 잃게 될 수 있다. 이러한 손실은 인간의 작업, 고유한 역할 및 습관에 많은 영향을 미친다.

사회적 지지의 필요성

변화에 대한 노인의 대처 능력에서 중심이 되는 것은 가족, 친구, 이웃의 사회적 지지이다. 비록 스트레스 요인을 피할 수는 없지만, 사회적 지지는 노인들이 상실감에 대처할 수 있도록 도와준다.

사랑하는 사람이 죽으면 많은 사람이 노인을 위로해 주지만, 장례식이 끝나고 애도의 시간이 지나면 이러한 감정적 지지가 점차 줄어든다. 사랑하는 이를 상실한 현실은 노인이 혼자가 될 때까지 발생하지 않을 수도 있다. 살아있는 사람은 경제적 손실, 거주, 사회적 지위 혹은 사랑하는 사람의 죽음과 관련한 역할 변화로 슬퍼하게 된다. 보조작업치료사는 살아남은 배우자가 새로운 역할 습득, 습관 및 일상에 적응하고 강력한 사회적 지원 네트워크를 개발하는 데 도움을 줄 수 있다.

외로움은 정서적 고립의 한 형태이다. 노인들은 은퇴, 가족 구성원의 변화, 친구들의 이사 혹은 죽음과 같은 사건으로 인해 사회적 고립감을 경험하게 된다. 반려동물과의 사회적 교류, 매주 종교활동 참석, 식료품 쇼핑, 가족 구성원의 방문만으로 노인은 감정적으로 충분히 만족스럽지 않을 수 있다. 보조작업치료사는 지역사회에서 새로운 사회적 상호작용을 형성할 때 도움을 줄 수 있다. 지역센터에서는 요리와 미술 수업, 지역 명소 여행 그리고 조부모와 손주들이 함께 참가할 수 있는 특별 강습과 같은 다양한 활동을 제공한다.

노인들은 은둔 생활을 하고 불안으로 인한 사회적 마비 상태가 될 수 있다. 격렬한 분노는 삶에 대한 통제력을 상실할 때 노인들이 일반적으로 경험하는 정서적 문제이다. 노인들은 무력감을 표현하기 위해 공격적인 말을 사용할 수 있는데, 이때는 난폭한 사람으로 보일 수 있다. 이러한 분노는 상실에 대한 두려움과 슬픔 때문일 수 있다.

강요에 의한 선택이든 자발적 선택이든 새로운 생활방식과 환경의 변화는 노인들에게 도전이 될 것이다. Kielhofner에 따르면[12] 노인들은 안정된 환경에서 오랫동안 유지해 온 습관을 유지한다고 한다. 즉, 환경이 바뀌었기 때문에 습관을 바꾸라는 요구는 노인들에게 스트레스가 된다는 것이다. 따라서 새로운 환경에서 이전의 습관을 유지하기 위한 신체적 · 정신적 능력이 감소할 수 있다.

신체질환

노인들은 만성질환이나 심각한 신체질환에 대처해야 할 수도 있다. 갑작스럽게 발병한 심각한 신체질환은 노인의 독립성을 약화시키고 자기관리 측면에서 노인을 더욱 쇠약하게 할 수 있다. 만성질환이 스트레스가 적은 것은 아니지만 노인들은 점차적으로 질환에 적응해야 한다. 박스 4.2는 노인들의 일반적인 신체질환과 관련된 스트레스 요인을 열거해 놓았다.

Petra는 시각장애인으로 81세의 여성노인이다. 그녀는 침실 하나가 딸린 안락한 아파트에서 혼자 살고 있으며 집에서 작업치료서비스를 받아 왔다. Petra는 가정 건강 관리팀(home health care team)에 매우 무례한 사람으로 알려져 있다. 실제로 그녀는 서비스를 제공하기 위해 집으로 찾아온 가정방문간호사와 치료사를 내쫓은 적이 있다. 보조작업치료사인 Rodney는 Petra를 담당하기로 했다. Rodney가 자신을 소개하자마자, Petra는 지금까지 제대로 일하는 의료종사자(health care worker)를 본 적이 없다고 했다. 그녀는 계속해서 그의 전문성과 동료들을 모욕했다. Rodney는 Petra를 좀 더 이해하고 그렇게 행동한 이유를 알아내려고 노력했다. 의무기

박스 4.2 노인들에게 흔한 신체질환 관련 스트레스 요인

- 삶의 위협
- 신체건강의 상실
- 자아개념의 변화
- 장래계획에 대한 위협
- 사회적 역할의 변화
- 일상적인 활동의 변화
- 자율권의 상실
- 중요한 의사결정을 신속하게 할 필요성
- 정서적 평정의 상실
- 신체적 불편
- 지루함과 권태감
- 의학적 처치에 대한 두려움

출처: Davis L. Coping with illness. In: Davis L, Kirkland M, eds. *ROTE: The Role of Occupational Therapy with the Elderly*. Rockville, MD: American Occupational Therapy Association; 1988.

록을 통해 그녀의 눈 상태가 점차 악화되어 간다는 것을 알게 되었다. 그녀는 예전에 했던 방법대로 머리를 손질하고, 화장을 할 수 없게 되자 집 밖으로 나가지 않았다. Rodney가 그녀와 이런 상황에 관해 이야기할 수 있기까지 많은 시간이 걸렸다. 이러한 상황을 알고 있음을 이야기하고 그녀가 예전에 해 왔던 것을 다시 할 수 있도록 도울 수 있는 방법을 제시했다. 그는 그녀의 빈정대는 말과 무례한 태도를 이해해 주고, 죽음을 두려워한다는 사실을 아는 유일한 사람이었다. Rodney는 Petra의 점점 심해지는 실명에 대처할 수 있는 방법을 도와줌으로써 그녀의 인생을 변화시키고 있다고 느꼈다. 그는 다른 팀원들과 경험을 공유했고, 그들도 Petra를 더욱 이해할 수 있게 되었다.

노인은 심리사회적 과정을 통해 신체질환에 대처한다. 자신의 처지에 대한 절망적인 인식과 태도는 노인이 병에 대처하는 방법에 부정적인 영향을 미친다. Cohen과 Larazus[23]는 신체질환을 별로 여기는 사람들보다 하나의 도전이라고 생각하는 사람들이 더 잘 대처한다고 지적했다.

질환에 대처하는 고통 과정은 예측 가능하다. Kübler-Ross에 의해[24] 확인된 고통 과정 5단계는 의료전문가들이 클라이언트를 이해하는 데 도움을 준다. 이 과정에는 부인, 분노, 우울, 협상(bargaining), 수용의 단계가 있는데 고통의 과정은 선형(linear)이 아니다.[25]

노인의 적응 능력은 신체 건강, 성격, 삶의 경험, 스트레스, 사회 지원 수준에 따라 다르다.[9,26,27] 노인이 만성질환에 성공적으로 대처하기 위해서는 다음의 개념을 받아들여야 한다.

- 식단, 생활습관, 작업습관, 운동과 같은 영구적인 변화가 건강 회복에 도움이 된다는 사실을 인식한다.
- 질병으로 인한 손실에 정신적으로 대처한다.
- 새로운 자아상(self-image)을 수용한다.
- 분노, 공포, 죄책감과 같은 감정을 식별하고 표현한다.
- 가족과 친구들로부터 사회적 지지를 구하고 유지한다.

보조작업치료사는 노인들이 만성질환에 대처하도록 다음과 같은 방법으로 도움을 줄 수 있다.

- 교육을 통해 질병에 대한 두려움을 줄인다.
- 언어적 · 비언어적으로 표현된 감정에 귀를 기울이고 민감하게 반응한다.
- 용기를 북돋아 준다.
- 노인들이 질병 혹은 그로 인한 손실을 더욱 잘 통제할 수 있도록 창의적이면서도 현실적인 방법을 찾는 데 도움을 준다.
- 스트레스를 줄이는 방법과 사회적 지지를 촉진하는 방법을 확인한다.
- 질병으로 인해 요양시설로 이동한 노인에게 익숙한 물건을 가져다 놓는 것은 연속성(continity)을 유지하고, 편안함과 안정감을 제공하며, 기억력에 도움을 준다.

학습된 무력감

노인들은 인생에서 다양한 스트레스를 통제할 수 없다고 인식하면, 희망을 포기하고 욕구를 충족하기 위해 다른 사람들에게 의존하게 된다.[27,28] 외적 통제형(external locus of control)인 사람은 결정과 행동에 무력감을 느끼며, 이러한 느낌이 강화될수록 학습된 무력감(learned helplessness)이 더 심해진다.[28] 통제력을 상실한 노인들은 대처 기술이 떨어지며, 질병에 걸릴 위험이 높아진다. 의료종사자와 가족들은 종종 다음과 같은 방법으로 학습된 무력감을 심화시킨다.

- 노인은 스스로 할 수 없다고 생각하고 대신 해 줌으로써 의존성을 심화시키는 것
- 의료종사자의 편의를 위해 오후 2시에 목욕하기와 같이 노인에게 일상을 강요하는 행위
- 외모나 행동에 관해 업신여기는 말을 함으로써 부정적인 태도를 보이는 경우
- 건강에 대한 불평을 받아 주거나 의사결정에 반대함으로써 아픈 사람이나 보호시설(기관)의 역할이 계속되는 것

학습된 무력감은 노인들이 현 상황이 영구적일 것이라는 믿음 때문에 나타나며, 우울증이나 현저한 자존감의 결핍이 뒤따른다. 보조작업치료사는 노인들의 독립심과 자기관리활동(self-care activity)을 위해 용기를 북

돋아 줄 수 있다. 노인들이 유능감(feeling of competence)을 다시 획득하게 되면, 학습된 무력감은 사라질 수 있다. Robnett과 Chop은[9] 노인들이 현재의 기능보다 높은 수준의 일(work)에 도전할 수 있도록 가능한 한 많은 선택권이 주어져야 한다고 제안하였다. 옹호자로서의 클라이언트 개념은 일상생활에서 자신의 통제력을 향상시키며 일상적인 치료와 통합되어야 함을 의미한다. 보조작업치료사는 노인들이 가능한 한 독립적인 존재가 되도록 돕기 위해 창의적 문제 해결을 통해 노인들에게 권한을 부여할 수 있다.

Sena는 집에서 넘어져 전문요양시설에 입원 중인 88세의 여성노인이다. 보조작업치료사인 Shannon은 Sena가 할 수 있는 신체활동과 할 수 없는 신체활동을 파악하고 있다. Sena는 너무 쉽게 지치기 때문에 음식을 계속 먹여줘야 한다. Shannon은 그녀가 스스로 먹을 수 있다는 것을 알고 있으며, 너무 지쳐 있다는 것도 알고 있지만 그녀에게 스스로 하도록 강요하지 않는다. Shannon은 그날 오후 늦게까지 서류를 정리하다가 그녀와 함께 식사를 하고 있는 Sena의 아들을 보았는데, 그는 숟가락으로 그녀에게 음식을 떠먹여 주고 있었다. Shannon은 상호작용을 관찰했지만 Sena의 아들에게 어떤 말도 하지 않았다. 다음날 저녁 Shannon은 똑같은 상황을 관찰하고 나서 Sena의 아들에게 어머니가 스스로 식사할 수 있다는 사실을 이야기해 주었다. Shannon은 아들에게 학습된 무력감과 어머니를 도울 수 있는 방법에 대해 설명했다. 보조작업치료사는 건강관리 전문가로서 권한과 통제(power and control)를 어느 정도 포기하고, 노인과 가족 구성원들이 독립적으로 문제를 해결할 수 있도록 해야 한다. 학습된 무력감을 예방하는 주요 개념 중의 하나는 보조작업치료사가 노화와 죽음에 대한 그들의 믿음을 깨닫게 하고, 노인들과 일하는 것에 대해 편견을 갖는 고정관념을 고려하는 것이다.

결론

노년기는 자기 반성과 새로운 관심사를 탐색하는 시기이며, 동시에 큰 상실감과 심각한 스트레스에 대처하는 시기이기도 하다. 변화는 전 생애에 걸쳐 일어나며, 변화에 적응하는 방식은 궁극적으로 노화에 관해 심리적으로 대처하는 능력을 결정한다. 적극적인 활동을 유지하는 것이 노화 과정을 최소화하는 데 도움을 줄 수 있다. 보조작업치료사는 노화에 대한 가설이나 사회적 통념을 분명히 하고, 노화와 관련된 상실감과 다른 스트레스 요인을 파악하며, 노인들의 심각한 질병에 대처하는 방법을 이해시킴으로써 노인들의 삶을 강화시키는 데 도움을 줄 수 있다.

사례연구

79세인 Margaret은 난초 화분을 들고 베란다에 앉아 있다. 오늘이 그녀가 집에서 시간을 보낼 수 있는 마지막 날이다. 왜냐하면 오늘 Margaret은 아들 John이 사는 곳과 가깝고, 자신의 집에서 약 420km 떨어져 있는 보조생활시설로 들어가야 하기 때문이다. Margaret은 남편 Phillip과 거의 35년 동안 이 집에서 살았다. 2년 전 Phillip이 췌장암으로 세상을 떠났을 때 Margaret은 견딜 수 없을 정도로 큰 충격을 받았다. Phillip은 그녀에게 반석과 같은 존재였다. Margaret은 Phillip이 투병하는 동안 가장 가까이에서 남편을 돌보았다. 40년의 결혼생활 동안, Margaret과 Phillip은 세계 곳곳을 여행했으며, 요리, 골프, 온실에서 난초 가꾸기와 같은 관심사를 평생 공유했다. Margaret은 Phillip이 24시간 관리(full-time care)를 필요로 하기 전까지 도심지의 노숙자 보호소에서 아이들을 위한 자원봉사를 했다. 그녀의 집 벽은 상장과 아이들의 감사 편지로 뒤덮여 있었다. 현재 집은 팔렸고 많은 기념품은 아직 짐 속에 있거나 팔렸고 다른 사람에게도 나눠 주었다.

Margaret은 고등학교 역사 선생님이었고, Phillip은 화학자였다. 그들에게는 두 자녀 John과 Karen이 있다. Karen은 결혼해서 두 딸과 런던에 살고 있다. Margaret과 Phillip은 손녀를 보기 위해 런던을 방문하는 것을 좋아했다. John은 최근에 이혼했고, 새로 개업한 컨설팅 회사를 관리하는 일로 바쁘다. Margaret에게는 사랑스러운 래브라도산 사냥개 Henry가 있지만 보조생활시설로 데려갈 수가 없다.

3년 전에 Margaret은 관절염, 현기증, 초기 치매 진단을 받았으며, 6개월 전에는 넘어져서 엉덩뼈가 골절되었다. 그녀는 계산서를 지불한다거나 전기스위치 끄는 것을 잊어버리기 시작했고, 화재의 원인이 되는 스토브를 켜놓고 밖으로 나가는 일이 많았으며, 규칙적으로 약 먹는 것도 잊어버렸다. John과 Karen은 어머니를 더 안전하고, 잘 돌봐 주는 환경으로 옮기기로 결정했다. 그 결정 이후 Margaret은 우울증에 걸렸고 덜 활동적이게 되었다. Margaret은 통제할 수 없는 육체적 · 사회적 상황 때문에 자신을 포기한 것처럼 보였다. 그녀는 잠을 자거나 멍하니 창밖을 쳐다보며 일광욕실에서 앉아 있는 시간이 많았다. 왜냐하면 새로운 곳으로 이사하는 것은

Phillip뿐만 아니라 친구와 친척들, 반려동물로부터의 이별을 의미했기 때문이다.

사례연구 질문

1. Margaret이 경험하는 상실감을 설명하시오.
2. 이러한 상실감과 관련된 스트레스 요인이나 정서적인 문제를 기술하시오. 무엇이 그녀의 작업에 영향을 미쳤는가? 그녀의 생활 속에서 변화와 연결되는 작업 패턴의 전환을 기술하시오. 역할, 습관, 일과, 관계, 작업, 관심 있는 여가활동의 변화를 고려하시오.
3. 보조작업치료사가 태도, 교육, 활동적인 측면에서 Margaret이 상실감에 대처하는 데 어떤 도움을 줄 수 있는지 논의하시오.

연습문제

다음은 보조작업치료사가 노인과 공감대를 형성할 수 있는 몇 가지 활동이다.

노화로

노화로는 나이를 먹어 가는 사람을 대상으로 하여 공감대 형성(building empathy)에 초점을 맞춘 유료 게임이다. 설명서에 따르면 이 게임은 상실, 고독, 무력함, 다른 사람에 대한 의존, 노인 차별과 같은 문제를 간접적으로 경험하여 노인 문제에 대한 인식을 고취하는 하나의 방법이 될 수 있다. 이 게임은 제작사인 Slack 주식회사를 통해 구매할 수 있다(Thorofare, NJ).

역할 연기

역할 연기는 노화와 관련한 문제를 이해하는 데 유용한 집단 활동이다. 활동을 준비하는 데 있어서, 이 장에서 논의한 노화에 대한 사회적 통념을 색인 카드에 쓴다. 각 소집단에 색인 카드가 한 세트씩 주어지게 될 것이다. 각 집단의 구성원들은 노화의 심리학적인 면과 관련 있는 사회적 통념과 고정관념을 무대에서 공연한다. 각각의 예는 사회적 통념과 고정관념에 대한 느낌과 생각에 관해 논의해야 한다. 활동 전에 가졌던 노화에 관한 오해가 그 후 명백하게 설명되었는가? 더 많이 연구해야 할 개념이나 관심사는 무엇인가? 역할 연기에서 학습한 정보를 어떻게 작업치료에 이용할 수 있는가?

고정관념 연습

그룹의 각 구성원은 노인이라는 단어로 즉시 마음에 떠오르는 처음의 6~7개의 이미지를 나열한다. 노인에 대한 이미지를 형성하는 데 영향을 미치는 광고, 영화, 개인의 경험에 대해서 생각해야 한다. 각 구성원은 그룹끼리 이미지를 공유하고 이미지가 그렇게 생생한 이유를 설명해야 한다. 구성원들은 이미지가 사실인지 고정관념인지를 논의하고, 노화에 대한 고정관념이 어떤 편견을 갖게 하는지 토론해야 한다. 그룹 구성원들은 고정관념의 이미지를 좀 더 현실감 있게 변화하는 방법을 브레인스토밍해야 한다.

견학 이미지

조용한 방에 편하게 있어 보라. 편한 의자에 앉거나 누우면 된다. 3번 심호흡을 하라. 숨을 내쉬면서 마음을 깨끗이 비우고 지시에 집중하라. 10~15분 동안 자신이 75세가 되었다고 생각하라.

당신이 큰 거울을 쳐다보고 있다고 가정하라. 75세가 된 당신의 몸을 상상하라. 어떤 변화가 있는가? 어떤 보조가 필요한가? 이러한 변화의 결과로 당신은 어떤 감정을 경험하고 있는가?

생활이 어떻게 변했는가? 혼자 살고 있는가? 경제적 상황의 변화로 인한 생활 양식의 변화를 확인하라. 당신은 지금까지 삶에서 무엇을 성취하였는가? 어떤 사건을 후회하는가? 목표를 달성하지 못한 것을 후회하는가? 당신의 삶에 만족하는가?

당신이 시각적 이미지로 방금 경험한 것을 기억해 보라. 그리고 천천히 열을 세라. 열을 세는 동안 다시 당신이 있는 방의 소리에 초점을 맞춰라. 열을 다 세면 부드럽게 눈을 뜬다.

다음 5분 동안 자유롭게 글을 쓴다. 시나 산문이 될 수도 있고, 75세로 떠났던 시각적 심상 여행(visual imagery trip)을 기억하게 하는 구절이 될 수도 있다. 심상을 통해 노화의 어떤 핵심개념이 분명해지는지 생각해 보고 당신의 느낌을 기술하라.

자료실

노인의 정신건강과 건강을 위한 자원은 WRPL(Well-ness Reproduction & Publishing, LLC)을 통해 이용할 수 있다. 이것은 책, 음악 카세트, 게임과 같은 편집물이며, 노인들과 함께 일하는 사람들을 돕기 위한 도구이다.

복습문제

1. 생물학적 노화가 심리적 노화를 결정하는가? 당신의 의견을 서술하시오.
2. 노인의 학습에 영향을 미치는 노화의 양상을 기술하시오.
3. 심각한 질병에 대처하는 것이 노인에게는 큰 스트레스가 될 수 있다. 작업 변화의 결과를 논하고, 보조작업치료사가 변화를 이해하는 노인들을 어떻게 도와줄 수 있는지 논의하시오.
4. 학습된 무력감이란 무엇인가? 학습된 무력감이 있는 노인들을 돕기 위해 보조작업치료사는 무엇을 할 수 있는가?

참고문헌

1. Horton S, Baker J, Pearce W, et al. Immunity to popular stereotypes of aging? Seniors and stereotype threat. Educ Gerontol. 2010;36(5):353-371. doi:10.1080/03601270903323976.
2. Bennett T, Gaines J. Believing what you hear: The impact of aging stereotypes upon the old. Educ Gerontol. 2010;35:435-445. doi:10.1080/03601270903212336.
3. Etgen T, Sander D, Huntgeburth U, et al. Physical activity and incident cognitive impairment in elderly persons. Arch Intern Med. 2010;170(2):186-193. doi:10.1001/archinternmed.2009.498.
4. Tufts University. You can't teach an old dog new tricks and other myths about the aging process. Tufts University Health & Nutrition Letter. 2002;20:1-3.
5. Findsen B, Formosa M. Lifelong Learning in Older Adults: A Handbook on Older Adult Learning. Vol. 7. Netherlands: Sense Publishers; 2011.
6. Bonder BR, Dal Bello-Haas V. Functional Performance in Older Adults. 3rd ed. Philadelphia: FA Davis; 2009.
7. Teichner G, Wagner M. The Test of Memory Malingering (TOMM): Normative data from cognitively intact, cognitively impaired, and elderly patients with dementia. Arch Clin Neuropsychol. 2009;24(3):455-464. doi:10.3233/NRE-151287.
8. Nilsson I, Nyqvist F, Gustafson Y, et al. Leisure engagement: Medical conditions, mobility difficulties, and activity limitations-A later life perspective. J Aging Res. 2015;2015:1-8. doi:10.1155/2015/610154.
9. Robnett R, Chop W. Gerontology for the Health Care Professional. 3rd ed. Burlington, MA: Jones and Bartlett; 2015.
10. Lockard CB, Wolf M, 2012. Occupational employment projections to 2020. Monthly Labor Review. Retrieved from http://www.bls.gov/opub/mlr/2012/01/art5full.pdf.
11. American Association of Retired Persons, 2014. Staying ahead of the curve 2013: The AARP work and career study. AARP Research. Retrieved from http://www.aarp.org/content/dam/aarp/research/surveys_statistics/general/2014/Staying-Ahead-of-the-Curve-2013-The-Work-and-Career-Study-AARP-res-gen.pdf.
12. Kielhofner G. A Model of Human Occupation: Theory and Application. 4th ed. Baltimore: Lippincott Williams & Wilkins; 2008.
13. Gupta J, Sabata D. Maximizing occupational performance of older workers. OT Practice. 2010;15(7):CE 1-CE 8.
14. Warner LM, Wolff JK, Ziegelmann JP, et al. A randomized controlled trial to promote volunteering in older adults. Psychol Aging. 2014;29(4):757-763. doi:10.1037/a0036486.
15. Jett K. Theories of aging. In: Touhy TA, Jett K, eds. Ebersole and Hess' Toward Healthy Aging: Human Needs and Nursing Response. 8th ed. St. Louis: Elsevier; 2012.
16. Canja E. Aging in the 21st century: Myths and challenges. Executive Speeches. 2001;16:24-27.
17. Touhy TA. Mobility. In: Touhy TA, Jett K, eds. Ebersole and Hess' Toward Healthy Aging: Human Needs and Nursing Response. 8th ed. St. Louis: Elsevier; 2012.
18. Royeen C. The human life cycle: Paradigmatic shifts in occupation. In: Royeen C, ed. The Practice of the Future: Putting Occupation Back into Therapy. Bethesda, MD: American Occupational Therapy Association; 1995.
19. Pizzi MA, Smith TM. Promoting successful aging through occupation. In: Scaffa ME, Reitz SM, Pizzi MA, eds. Occupational Therapy in the Promotion of Health and Wellness. Philadelphia: FA Davis Company; 2010.
20. Metcalfe J. Metacognition of agency across the lifespan. Cognition. 2010;116(2):267-282. doi:10.1016/j.cognition.2010.05.009.
21. Lieberman MA, Tobin SS. The Experience of Old Age. New York: Basic Books; 1983.
22. Hayslip B. The Aged Patient: A Sourcebook for the Allied Health Professional. St. Louis: Mosby; 1983.
23. Davis L. Coping with illness. In: Davis L, Kirkland M, eds. ROTE: The Role of Occupational Therapy with the Elderly. Rockville, MD: The American Occupational Therapy Association; 1988.
24. Kubler-Ross E. On Death and Dying. New York: Macmillan; 1969.
25. Kubler-Ross E, Kessler D. On Grief and Grieving: Finding Meaning of Grief Through the Five Stages of Loss. New York: Scribner; 2007.
26. Higgins L, Mansell J. Quality of life in group homes and older persons homes. Br J Learn Disbil. 2009;37(3):207-212. doi:10.1111/j.1468-3156.2009.00550.x.
27. Bretherton SJ, McLean LA. Interrelations of stress, optimism and control in older people's psychological adjustment. Aust J Ageing. 2014;34(2):103-108. doi:10.1111/ajag.12138.
28. Coudin G, Alexopoulos T. Help me! I'm old! How negative aging stereotypes create dependency among older adults. Aging Ment Health. 2010;14(5):516-523. doi:10.1080/13607861003713182.

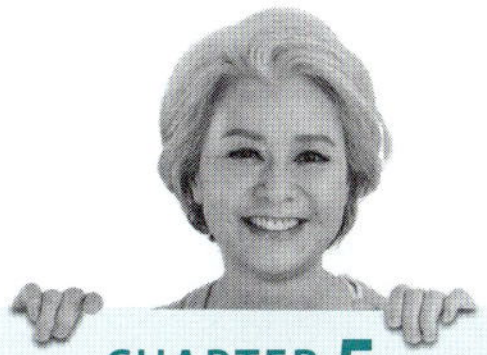

CHAPTER 5

만족스러운 노화: 건강증진과 질병예방

Aging Well: Health Promotion and Disease Prevention

CLAUDIA GAYE PEYTON,
YAN-HUA HUANG, KAISA SYVÄOJA,
AND HELENE LOHMAN

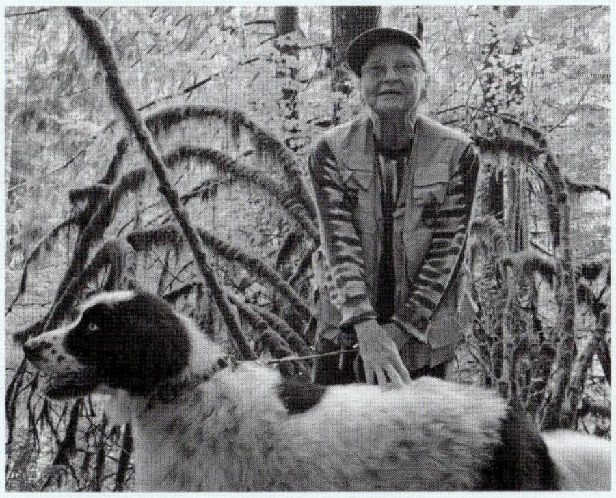

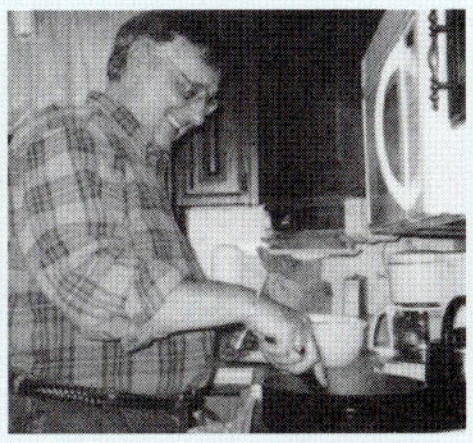

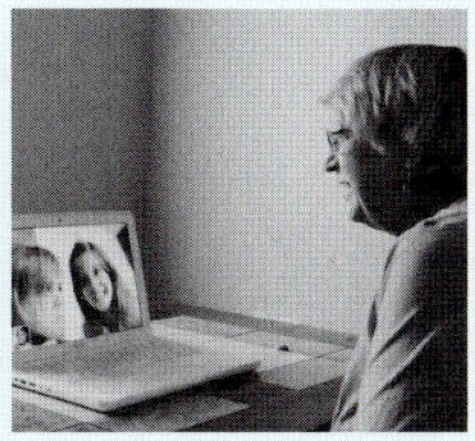

핵심용어

건강 Health
작업 Occupation
실직 Occupational deprivation
작업 소외감 Occupational alienation
작업 불균형 Occupational imbalance
성공적인 노화 Successful aging wellness
건강증진 Health promotion
작업 형태 Occupational form
작업 수행 Occupational performance
불용증후군 Disuse syndrome
예방 Prevention
1차 예방 Primary prevention
2차 예방 Secondary prevention
3차 예방 Tertiary prevention
건강과 위험 선별 Health and risk screening
영양/과체중/비만 Nutrition/overweight/obesity
휴식 Rest
건강소양 Health literacy
건강관리 Health management

학습목표

1. 작업치료사가 개인과 조직, 지역사회와 인구에 대한 프로그램 및 서비스를 통해 노인 건강에 미칠 수 있는 영향을 논의한다.
2. 노인의 건강과 행복을 증진시키기 위해 사용되는 진단 및 평가 방법을 확인한다.
3. 노인과 함께할 수 있는 건강증진 활동을 기술한다.
4. 작업 불균형, 소외감, 박탈감의 부정적인 영향을 감소시키는 의미 있는 작업 참여의 중요성과 건강한 생활패턴의 증진 및 통합을 강조하는 이론적 모델을 기술한다.
5. "Healthy People 2020"[1]의 목표인 삶의 질 향상과 건강 불균형 감소를 작업치료사의 서비스와 프로그램을 통해 성취할 수 있는지 설명한다.
6. 노인의 예방 가능한 질병과 장애 발생률 및 유병률을 높이는 나쁜 건강 습관, 부적절한 영양 섭취, 자기관리 부족의 해결책을 논의한다.
7. 건강에 초점을 맞춘 활동 참여가 노인에게 미치는 요인을 확인한다.
8. 노인의 영양 결핍과 비만에 영향을 미치는 요인을 기술한다.
9. 노인의 예방 가능한 질병 발병에 기여하는 생활패턴을 설명한다.

젊어져 봅시다!
젊어져 봅시다!
인생의 황금기는 아직 오지 않았으니,
처음처럼 우리의 황금기를 만들어 봅시다.[2]

—Robert Browning(인용: Ashley Montagu)

Al은 100세까지 살기를 바라는 87세 남성노인이다. 77세인 그의 부인 Irene은 매일 편지를 읽고 쓸 수 있는 조용한 시간을 즐기고 싶어 한다. Al과 Irene은 56년 동안 결혼 생활을 이어 왔으며, 3명의 자녀를 두었다. 그들은 안정된 삶을 살고자 지난해 은퇴한 뒤 친구의 도움으로 40

년 이상 거주한 집을 떠나 이곳으로 이사를 왔다.

새 집으로 이사한 후 Al과 Irene은 새로운 환경에 적응해야 하는 것에 대하여 피로를 호소했다. 그들은 새로운 환경에 적응하기 위해 몇 개월에 걸쳐 새 삶을 계획했다. 그들은 새로운 이웃들과 친해지는 과정을 통해 이웃과 함께 웃고 대화를 나누었다. 전반적으로 이사는 순조로웠지만 Al과 Irene은 변화된 생활(새집, 생활습관의 변화, 일상생활 패턴, 기후에 적응하기, 이웃의 특성, 지역사회 서비스의 접근과 이용 가능성)에 어려움을 경험했다.

Al과 Irene은 미국 사회에서 운이 좋은 노인에 속한다. 그러나 그들에게도 시련이 있었다. Al은 22세에 거의 시력을 잃었으며, 뇌종양 제거 수술을 받았고, 최근에는 전립선암으로 방사선 치료를 받았다. Irene은 지난 15년 동안 심장동맥우회 수술, 백내장 수술, 엉덩관절치환술, 돌림띠근 수술, 쓸개제거 수술을 받았다.

이 노부부는 나이와 과거 병력에도 불구하고 놀라울 정도로 독립적인 생활을 하고 있다. 이 정도의 독립 수준과 비교적 양호한 건강상태를 유지할 수 있는 이유는 유전적인 요인 때문이다. 또한 건강상태 유지를 위한 규칙적인 운동 및 균형 잡힌 저지방 식단과 같은 생활방식도 건강과 독립적인 생활에 영향을 주었다. 돌이켜 보면 그들도 건강에 대한 위험 없이 살아온 것은 아니었다. 그들은 둘 다 흡연가였으나 각각 55세와 52세가 되던 해에 담배를 끊었다. 또한 Al이 점자로 된 건강 저널에서 지방, 나트륨, 설탕 섭취를 줄였을 때의 긍정적인 효과에 관한 연구 결과를 읽은 후 그 내용을 토대로 식단을 재조정했다. 그리하여 이들의 식습관은 약 28년 전에 바뀌었다. 그 무렵부터 Al은 규칙적으로 걷기 운동을 시작했다. 초기에는 협심증으로 걷는 것이 힘들어 자주 휴식을 취해야 했으며, 의사가 처방해 준 니트로글리세린(nitroglycerin)을 복용해야 했다. 매일 걷기를 반복하고 처방받은 약을 복용한 지 몇 주 후, Al은 중간에 쉬지 않고 한 블록 정도 돌기를 할 수 있게 되었다. 그는 걷는 거리를 매일 조금씩 늘려서 마침내 하루에 3.2km까지 걸을 수 있게 되었고 그 습관을 계속 유지해 나갔다. Al은 그의 안내견이 사망하여 새로운 안내견에게 적응하기 위해 3주간 안내견 훈련소에 다녀왔다. 그의 안내견인 Chelsea는 Al이 혼자서 생활할 수 있도록 돕는다. Irene은 종종 Al, Chelsea와 산책을 한다(그림 5.1).

직장생활을 하다가 은퇴자 마을로 들어와 생활하는 Al과 Irene의 이야기는 노인들에게 중재를 통해 지속적인 건강과 행복을 누리고, 개인, 조직, 지역사회, 정치적 맥락에서 목표를 가질 수 있도록 작업치료사가 그들을 중재하고 지지하는 데 도움을 준다. Al과 Irene은 건강에 대한 상당한 요구와 위험을 수반하는 적응 과정을 겪고 있는 노인이다. 익숙한 환경에서 은퇴자 마을로 이사한다는 것은 많은 스트레스 요인이 있다. 이사 등의 기간 동안 작업치료사는 그들이 새롭고 낯선 환경에 잘 적응할 수 있도록 도움을 줄 것이다. Al의 스트레스는 안내견의 안내를 받아 새집을 찾아가는 것과 새로운 산책로에 익숙해지는 것이다. 이것에는 이웃의 도움이 많이 필요했다. 처음에는 Irene이 그의 안전을 위해 동행했다. 작업치료사가 제공하는 서비스는 이들에게 도움이 될 뿐만 아니라 건강 관련 위험도 낮춰 줄 것이다. 작업치료사는 비슷한 환경에 놓인 노인들의 욕구를 잘 이해해야 하며, 광범위한 공중보건 접근방식을 공식화하기 위해 개인, 조직 및 지역사회에 대해 평가하는 것을 고려해야 한다.

Al과 Irene은 55세 이상 노인들의 욕구를 충족시키기 위해 설계된 은퇴자 마을로 이사를 했으며, 그곳엔 작업 참여를 장려하고 지원하는 데 필요한 건축, 지역사회 적응을 위한 집과 이웃이 이미 설계되어 있다. 그러나 Al의

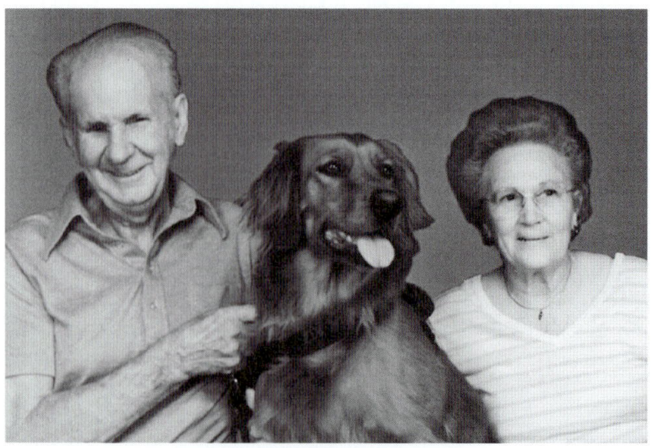

그림 5.1 Al, Chelsea와 Irene

경우처럼 시력상실이나 저시력자 노인을 고려한 것은 아니었다. 지역문화센터와 레크리에이션 그룹 활동은 시각장애인의 편의를 고려하지 않는다. Al이 시력을 잃기 전에 즐겨했던 카드게임은 삶의 활력소이자 사회화의 원천이었는데 지역문화센터의 카드게임에 참여할 수 없게 됨으로써 Al의 고립감이 커지게 되었다. 이러한 경우 작업치료서비스와 지지가 개인, 커뮤니티 및 조직 수준에서 제공되는 평가와 중재를 통해 도움이 될 것이다.

건강과 웰빙은 본질적으로 의미 있는 작업의 참여와 관련 있다. 노인의 건강 저하는 작업 참여가 어려울 때 나타난다. 작업 불균형과 소외감 혹은 생활방식 및 일과의 혼란은 앉아만 있는 생활방식으로 이어진다. 건강한 노인들의 생활방식이 앉아만 있는 방식으로 바뀌게 되면 낙상, 이동 제한, 호흡기질환, 우울증 위험이 높아진다.

Al과 Irene은 적응으로 인한 스트레스 증가에도 불구하고 새로운 환경에서 장애를 극복하게 되었다. 작업치료사의 상담서비스는 그들의 환경 전환을 쉽게 만들어 주고 불필요한 스트레스를 줄였다. 작업치료사는 노인을 지지하는 역할을 하며, 옹호자의 위치에서 일상생활에서 적용할 수 있는 체계적인 해결책을 제시함으로써 삶의 만족도를 높이는 정책 입법에 기여할 수 있다. 은퇴자 커뮤니티는 노인의 요구사항을 충족하도록 설계되어 안전장치가 많이 있지만 위험에 노출된 노인에 대한 서비스는 부족한 편이다.

이 이야기는 누구에게나 적용될 수 있다. 이 인생 이야기는 스스로 자신을 돌보아야 하는 사람들이 따라할 수 있을 것이다. 작업치료사와 같은 의료제공자들은 노인에게 대안적인 생활방식을 제안할 수 있고, 중요한 건강 관련 정보를 제공할 수 있다. 이 장에서는 작업치료사가 노인들을 치료하는 데 효과적인 건강증진과 질병 및 장애예방 프로그램의 근거를 기술한다.

작업치료에서 건강증진과 웰빙의 개념

작업치료 철학과 실행의 역사는 건강을 증진시키고, 질병에 따른 기능 손실을 예방한다는 작업치료의 가치에 관한 오랜 신념을 보여 준다. 수십 년 동안 Nelson과 Stucky[3]는 작업치료의 주요 가치에 관해 조명하고 "건강을 증진시키는 작업의 효능은 오랫동안 인식되어 왔다. 이러한 인식은 작업치료 전문직의 근거가 된다."라고 하였다(p.22). 1917년 전문직으로서 작업치료가 처음 시작된 이래, 그 전제는 중재(intervention)를 원하는 사람들에게 균형 있는 건강한 활동을 촉진시키는 것이었다. 개인이 의미 있는 작업으로 인식했던 활동은 실질적으로 건강과 웰빙에 영향을 준 것으로 보인다. Glifoyle[4]은 "삶의 충만함을 증진시키기 위한 작업의 치료적 적용은 작업치료의 핵심이 된다."(p.400)라고 하였다. 건강과 작업의 개념은 밀접한 상호관련이 있다. 다양한 정의와 사회적 영향에도 불구하고 작업의 개념은 삶에 대한 열정을 유지하기 위한 활동의 가치를 중시하고 있다. 본질적으로 인간은 자신들이 하는 일에서 의미를 찾는다.[4]

작업의 가치와 건강의 의미는 분명히 상호연관되어 있다.[3,5–14] Nelson과 Stucky[3]는 "기능(작업)의 활성화가 건강을 증진시키고 질병을 예방하는 중요한 수단이다."(p.21)라고 하였으며, Yerxa[14]는 한층 더 나아가 건강과 작업의 관계를 추가로 설명하였다.

> *작업은 사람들이 환경적인 도전을 성공하고 극복할 수 있도록 문화에 의해 명명되고 분류되는 활동이다. 작업의 몇 가지 본질적인 특성은 작업이 스스로 시작되고, 목표지향적이며(비록 그 목표가 단순히 즐거움이나 재미일지라도), 행동적일 뿐만 아니라 경험적이며, 사회적으로 가치가 있거나 인정되며, 적응기술이나 레퍼토리(repertoire)로 구성되고, 조직적이며, 삶의 질에 필수적이라는 것이다. 작업은 삶을 경험하고 건강에 영향을 미칠 수 있다(p.5).*

Richard[15]는 건강을 "사회에서 효과적으로 생활하고 기능하는 능력, 가능한 한 최대한의 범위에서 자립과 자율성을 행사할 수 있는 능력"이라고 정의될 수 있지만 반드시 질병으로부터의 완전한 자유로 정의될 필요는 없다고 제언했다(p.79). Wilcox[11]는 작업적인 관점에서 "질병이 없다고 해서 반드시 장애가 없는 것은 아니다. 즉, 신체적 균형과 정신적 · 사회적 웰빙은 사회적으로 가치 있고, 개인적으로 의미 있는 작업을 통해서 획득된다. 이것은 개인의 가능성을 위해 노력할 기회나 능력을 향상시켜 주며, 지역사회 결속 기회, 사회적 통합과 지지 및 정당성을 강화시킨다."라고 하였다(p.110). Wilcox[12]는 "작업은 분명히 건강의 전제 조건"(p.195)이라고 주장 함으로써 작업과 건강 간의 관계에 대한 우리의 관점을 발전시켰다. 건강에 관한 주요 위험요인은 '작업 불균형', '작업 박탈', '작업 소외'와 같은 문제를 포함하고 있다(표 5.1).

작업 참여는 지역사회에서 건강하게 살아가는 노인들의 삶에 긍정적인 영향을 미치며, 도움이 필요한 요양시설에 거주하는 노인들의 삶의 만족도를 향상시킨다. 일관성 있게 수행되는 습관적 활동은 건강에 많은 영향을 미친다. "사람들은 일상생활에서 할 일이 많기 때문에 건강을 당연한 것으로 여기고 소홀히 함으로써 건강을 무시한다."(p.194)[12] 의미 있는 일상생활에 규칙적으로 참여하여 대부분의 장애가 발생하고 진행하는 것을 예방할 수 있다. 그러나 많은 노인은 사회와 건강관리 전문가로부터 자신들의 건강상태가 개선될 수 없다고 들어왔다. 이러한 사회적 통념은 노인들의 건강과 웰빙에 해가 되며 건강해지려는 노인들의 노력과 도전을 방해한다.

최근에 들어서야 노화와 관련된 문헌이 건강한 노화와 장기 생존에 초점을 맞추고 의학 중심의 질병 관리에서 멀어졌다. 최근의 보고는 건강과 장수에 대한 관점에 변화가 있음을 보여 준다. '성공적인 노화'(p.107)[5]는 질병의 치료 및 통제에 대한 과거의 관점을 바꿀 것이다. "질병을 관리하고 예방하며, 건강증진을 중요시하는 건강에 대한 관점 변화는 작업치료사들에게 가능성을 제공할 것이다."(p. 10)[16] 노인의 이환율과 사망률에 기여하는 많은 일반적 질병은 생활방식을 변화시킴으로써 예방할 수 있다.

사망 또는 사망의 주요 원인인 질병은 이환율을 높인다(표 5.2). 이환율은 큰 고통, 작업 중단, 소외, 비용 문제를 초래할 수 있다. 작업치료사는 건강과 웰빙에서 일반적인 위험을 통제하거나 예방하는 방법을 교육할 수 있다. 영양, 운동, 균형, 스트레스 감소, 안전을 위한 환경 조정 및 약물 관리가 건강 상태에 장기적 차이를 만들 수 있는 것이다. 나이와 상관없이 건강에 해로운 습관과 생활 패턴을 바꿔 건강을 개선하고 삶의 만족도를 높일 수 있다.

Carlson과 동료들은 "통제 가능한 생활방식이 나이가 들어서도 건강을 유지하고 만족스러운 삶을 사는 데 핵심적인 역할을 한다."고 하였다(p.107). 이들은 평생 동안의 신중한 생활이 '성공적인 노화'를 촉진할 수 있는 잠재력이 크기 때문에, 노화에 대한 미래의 정의는 '건강의 상실'일 수 있다고 하였다(p.108).[5] Carlson과 동료들이 수행한 연구는 '성공적인 노화'를 이끄는 요인에 대한 통찰력을 제공한다(p.109)(박스 5.1). 작업치료사는 "생활양식을 긍정적으로 향상시킨다."(p.299)[17]라는 개념은 미국보건복지부(Department of Health and Human Services, DHHS)의 목표와 일치한다. 모든 작업치료사는 Healthy People 2020에서 발표한 주요 공중보건 사

표 5.1 건강 위험요인

건강 위험요인	Wilcox	Brownson과 Scaffa
작업 불안정 (Occupational imbalance)	유사한 수많은 업무 또는 다양한 능력을 요구할 때 발생한다(p.195).	업무, 휴식, 자기관리, 놀이 및 여가 사이에서의 균형 부족이 개인의 독특한 욕구를 충족시키지 못하고, 그로 인해 건강 약화, 웰빙 감소 혹은 이 두 가지 모두의 결과를 초래한다(p.657).
작업 상실감 (Occupational deprivation)	그들의 능력 밖의 요소가 개인의 선택이나 기회를 제한할 때 발생한다(p.195).	허약한 건강상태, 장애, 교통수단의 부족, 고립, 실직, 노숙, 빈곤 등의 상황에 의해 야기된다(p.657).
작업 소외감 (Occupational alienation)	사람들이 작업 욕구를 충족할 수 없을 때 또는 직업적 만족감의 결여로 인한 불화, 사회문화적 요소의 개입으로 그들의 특별한 능력을 발휘할 수 없을 때 발생한다(p.195).	스트레스를 주고 무의미하며 지루하게 느껴지는 업무는 작업 소외감을 느끼게 할 수 있다(p.657).

출처: Wilcox AA. The Doris Sym Memorial Lecture: Developing a philosophy of occupation for health. *Br J Occup Ther.* 2005;62(5):191-198; Brownson CA, Scaffa ME. Occupational therapy in the promotion of health and the prevention of disease and disability statement. *Am J Occup* Ther. 2001;55(6):656-660.

표 5.2 총 사망 건수 대비 연령별 주요 사망 원인: 2013년 미국

연령별 사망 원인	55~64세	65~74세	75~84세	85세 이상
심혈관질환	21.5%	21.7%	26.2%	31.1%
악성종양	33.4%	34.3%	26.2%	9.0%
만성호흡기질환	4.7%	7.8%	8.0%	4.2%
당뇨	3.9%	3.9%	3.2%	1.7%
독감과 폐렴	1.4%	1.6%	2.8%	3.7%
알츠하이머치매	N/A	N/A	3.6%	7.2%
교통사고	12.5%	2.5%	2.3%	2.4%
콩팥질환	0.9%	1.0%	1.2%	2.1%
패혈증	1.6%	1.7%	1.7%	1.2%

출처: the CDC/NCHS, National Vital Statistics System, Mortality 2013, responding to "Deaths, percent of total deaths, and death rates for the 15 leading causes of death in 5-year age groups, by race and sex: United States, 2013."

박스 5.1 성공적인 노화에 기여하는 요소

- 자신의 삶에 대한 통제감 경험
- 건강한 습관 실천
- 일관된 삶의 패턴
- 행복한 활동 수행
- 가족과 친구와 같은 사회적인 네트워크에 참여하기
- 규칙적인 운동
- 복잡한 인지활동에 참여
- 금연
- 건강한 식단 유지
- 적은 칼로리 섭취
- 예방 차원에서 진료받기
- 항산화 비타민제 및 아스피린 복용하기

출처: Carlson M, Clark F, Young B. Practical contributions of occupational science to the art of successful aging: How to sculpt a meaningful life in older adulthood. *J Occup Sci.* 1998;5(30):107-118.

업(public health initiatives)을 인지할 필요가 있다. 이 문서는 모든 사람의 삶의 질을 높이고 모든 시민의 더 길고 건강한 삶을 달성하기 위한 우선순위 노력의 필요성을 강조한다. 우선순위 목표는 성별, 인종, 민족, 장애, 성적 취향, 교육, 소득 또는 시골이나 도시 환경에서의 거주를 기반으로 한 건강 불균형의 제거이다. 이러한 목표는 최근 노인들의 요구와도 일치한다. Healthy People 2020의 첫 번째 목표는 건강한 삶의 질과 수명을 높이는 것이다. 여기에서 강조하고 있는 것은 장수만이 아니라 건강 상태와 삶의 본질이다. 기능적인 능력과 만족스럽고 생산적인 삶을 강조하는 것은 노인의 활동 참여를 지원하고 이끌어내어 의미 있는 작업에 참여할 수 있도록 하는 작업치료의 초점과 유사하다.[18]

작업치료사는 건강 증진 및 웰빙 중심 프로그램 구현을 통해 개인 및 인구 수준에서 노인의 삶의 질 변화에 영향을 미칠 책임과 기회가 있다. 21세기는 요양비 절감이 시급하고 '성공적인 노화'에 대한 책임을 개인에게 돌려줘야 하는 의료 개혁이 필요한 시대이다. 치료사는 개인과 지역사회가 건강하고 장수하는 길로 의미 있는 직업에 참여하여 건강증진을 계획하도록 돕는 리더십을 보여야 한다. "작업치료에서는 일상생활을 계획하고, 일상생활에 의미를 부여하는 작업의 역할이 중요함을 강조한다."(p.13)[19]

우리 사회는 이제 예방 및 웰빙에 대한 건강 중심의 효율적인 비용 접근방식으로 이동할 준비가 되어 있다. 웰빙은 '건강과 삶의 질을 모두 지원하거나 향상시키는 행동, 가치 및 태도를 포함하는 역동적인 삶의 방식'으로 정의된다(p.656).[18] 건강증진에서 중요한 것은 개인의 건강이다.

모든 연령대의 사람들에게 그들의 건강을 적극적으로 향상시키기 위해 책임감을 가지고 참여하는 것은 작업치료에만 국한되는 것은 아니며 전문직이 생긴 이래로 작업치료의 존재 가치는 늘 유효했다. 작업을 통해 건강을 증진하고 질병을 예방할 수 있다. 작업치료 중재는 제도적 · 입법적 · 개인적 수준에서 제공되므로 환경적 및 개인적 수준에서 건강관리를 장려한다. 작업치료사는 주(state), 시(city) 및 기관과 협의하여 건강한 환경을 조성하는 데 도움이 될 수 있다. 정치적 · 경제적 · 임상적 환경에서는 건강과 작업 사이의 관련성을 이해하는 보건 전문가를 필요로 한다. Mary Reilly[20]는 그녀의 1961년 Eleanor Clark Slagle 강연에서 다음과 같이 말했다. "인간은 마음과 의지에 의해 손을 사용하고 이를 통해 자신의 건강 상태에 영향을 미칠 수 있다."(p.2) Wilcox[12]는 작업과 건강상태 사이의 연관성에 대해 "궁극적으로 건강은 사람들이 배우고, 일하고, 놀고, 사랑하는 일상생활 환경에서 생활하며 만들어진다."(p.195)라고 말했다.

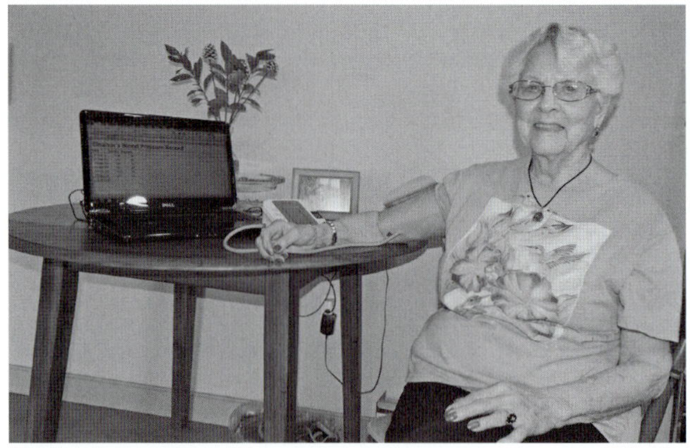

그림 5.2 이 노인은 자신의 혈압을 확인하고 노트북에 결과를 기록하여 자신의 건강을 유지한다.

건강 위험과 작업 참여 및 활동 참여에 미치는 영향

많은 연구에서 노인들을 위한 질병예방 활동과 건강증진의 필요성을 강조하였다. Hicky와 Stilwell[21]은 "노인들을 위한 건강증진 프로그램의 주요 목표는 질병의 진행과 장애 및 사망의 위험을 예방하는 데 초점을 맞춰야 하며, 건강증진은 노인이 가능한 한 길게 기능적 독립성과 자율성을 유지할 수 있도록 설계되어야 한다."(p.828)라고 했다.

Brownson과 Scaffa는 건강증진을 '개인, 집단 또는 지역사회의 건강에 도움이 되는 행동과 생활 조건에 대한 교육적 · 정치적 · 규제적 · 환경적 · 조직적 지원, 즉 사람들이 자신의 건강에 대한 통제력을 높이고 건강을 개선하기 위한 계획된 조합'으로 정의하였다(p.657). 건강증진은 예방에 초점이 맞추어져 있다(그림 5.2). 건강증진은 사람들이 살아가고 다른 사람들과 관계를 맺는 맥락에서 고려되어야 한다. 작업치료사는 작업 참여를 방해하는 개인, 그룹, 조직, 지역사회 및 정책 수준에서 이러한 요소를 먼저 식별하여 건강증진에 기여한다. Wilcox[13]는 다음과 같이 제안하였다.

> *사람이 할 수 있고, 될 수 있으며, 무엇이 되기 위해 노력하는 것은 주요 관심사이며, 그 부산물이 건강이다. 다양하고 완전한 작업적 생활방식이 사람들로 하여금 신체적 · 정신적 · 사회적으로 창의적이고 도전을 할 수 있게 해준다면 건강과 웰빙을 동시에 유지하고 증진시킬 것이다(p.315).*

Fidler GS와 Fidler JW[22]는 인간이 '하는 것(doing)'을 통해서 발전하고, '하는 것'을 통해 개체(individuals)가 된다고 하였다. 작업을 통해 사람들은 건강하거나 건강에 해로운 방식으로 적응한다. 때때로 사람들은 작업 패턴을 통해 부적응적인 생활방식을 배운다. 임상에서 작업치료사는 건강의 질을 향상시키기 위해 긍정적인 선택을 하는 데 도움을 줄 수 있는 노인들을 만나게 된다. 어떤 노인은 생활방식을 약간 바꾼다고 해서 삶의 질이 변화한다고 생각하지 않는다. 일상적인 치료 상호작용 중에 작업치료사는 건강한 생활방식에 대한 클라이언트의 고려 사항에 영향을 미치고 삶의 질을 개선하는 데 도움을 줄 수 있는 기회를 갖는다.

건강증진 활동에 대한 탐구를 장려하고 노인과 그 가족에게 교육 정보를 제공하는 것은 노인이 건강을 증진하고, 현재 습관과 관련된 작업 박탈, 소외 또는 불균형의 가능성을 제한하도록 동기를 부여하는 데 도움이 될 수 있다(표 5.1). 노인들은 빈번히 교육을 받지 않거나 노년의 변화가 이득이 거의 없다고 믿는다. 노인들이 일상의 작은 변화와 관련된 건강상의 변화에 대해 잠재력과 가능성을 이해하도록 돕는 것은 미래에 혼자서 독립적인 생활을 할 수 있을지 없을지에 대한 차이를 만든다.

Nelson과 Stucky[3]는 "자기관리와 관심의 작업패턴은 ... 건강증진과 질병예방을 위한 작업적 상황(작업 형태)으로 구성된다."라고 제안하였다(p.22). Nelson과 Stucky가 언급한 작업 형태는 개인의 삶에 있어 환경적인 맥락을 포함한다. 환경적 맥락은 개인이 작업 수행을 선택하도록 자극하는 물리적 · 사회문화적 특성으로 구성되어 있다. 예를 들어, 은퇴자 거주지에 사는 노인들은 그곳에 골프장이 있기 때문에(신체적 특성) 골프 치기를 선택할 수 있으며(작업 형태), 이곳에서 그 마을 대부분의 사람들과 사교(사회문화적 특성)하기 때문이다. 개인이 작업형태에 부여하는 가치는 개인의 행동 선택에 의미와 목적을 부여한다. 이러한 목적 의식은 골프와 같은 활동에 참여하게 하는 동기 또는 자극이다. 목요일 아침마다 골프를 치는 것은 사교 활동, 손님들을 위한 다과 준비, 골프 치기와 같은 많은 작업수행 능력을 포함한다. 이것은 운동 수행, 인지 그리고 다른 복잡한 기능을 포함한다. 작업에 관심을 갖게 하고, 원했던 작업을 수행함으로써 노인들이 긍정적이고 지속적인 습관을 갖도록 도움을 준다. Fidler GS와 Fidler JW[22]는 심상(imagery)이 목표와 연결되어 있다고 하였다. 그들은 목표달성과 연관된 행동이 그 행동을 취하기 전에 이미지를 개념화하는 결과물이라고 인식하였다. 따라서 정신적 심상은 작업에 목적을 부여한다. 정신적 심상은 행동을 취하기 전에 계획되고, 대상자의 참여를 용이하게 한다(그림 5.3).

선택한 작업이나 활동에 참여하는 실제적인 즐거움을 내재적 동기라고 한다. 파이 굽기, 개 산책시키기, 정원 가꾸기는 본질적으로 동기가 부여된 작업이다(그림 5.4). 목표를 향한 활동이 긍정적으로 피드백을 제공한다면 그 활동이나 그와 유사한 활동에 지속적인 참여의지를 갖게 할 수 있다. 피드백은 잘 가꾸어진 정원에서 얻은 멋진 토마토의 형태일 수도 있고, 가족 구성원에게 전달하기 위해 사진을 분류하는 것과 같이 작지만 의미 있는 프로젝트를 완료했을 때의 형태일 수도 있다(그림 5.5). 의미 있는 다른 것의 재인지는 용기의 원천이 되고, 그 즐거움은 계속되는 작업에 동기를 부여할 수 있다. 각각의 상호작용은 궁극적으로 성장과 발전, 자신감, 자존감 향상에 기여함으로써 작업에 참여할 가능성을 만든다. 반대로 부정적인 피드백이나 경험은 두려움, 무력감, 굴욕, 실패의 순환을 초래할 수 있다.[3]

효과적인 건강증진 프로그램의 결과는 ADL, IADL 및 전반적인 삶의 만족도에서 기능의 향상 또는 유지이다. 노인이 기능적 능력 및 흥미를 유지하고, 의미 있는 작업에 참여해야 할 필요성은 신체 및 인지 장애의 흔한 후유증인 불용증후군으로 인해 ADL 기능을 수행하는 능력에 손실이 발생한다는 연구 결과에 의해 입증되었다. 지역 사회에 거주하는 노인의 약 30%는 건강 관련 문제로 인해 하나 이상의 ADL을 완료하는 데 어려움을 겪고 있다. 약 12%의 노인이 IADL을 수행하는 데 어려움을 보고한다.[24] 연구에 따르면 ADL과 IADL을 완료하는 데 도움이 필요한 것은 나이가 들수록 증가한다.[1] 이전에 미국의 일반외과와 미국질병통제예방센터(Centers for

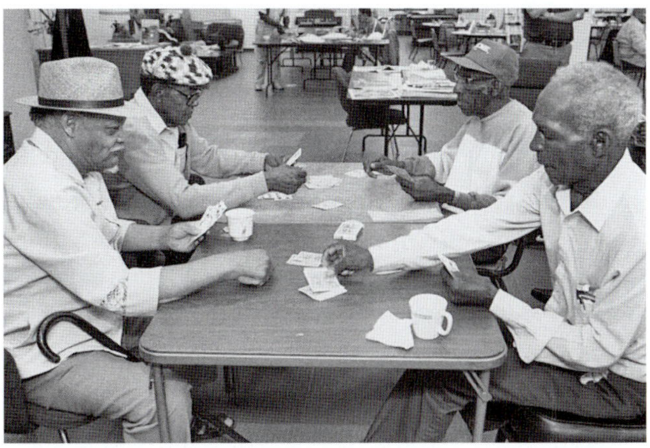

그림 5.3 카드놀이와 같은 취미생활은 활동의 참여를 자극한다.

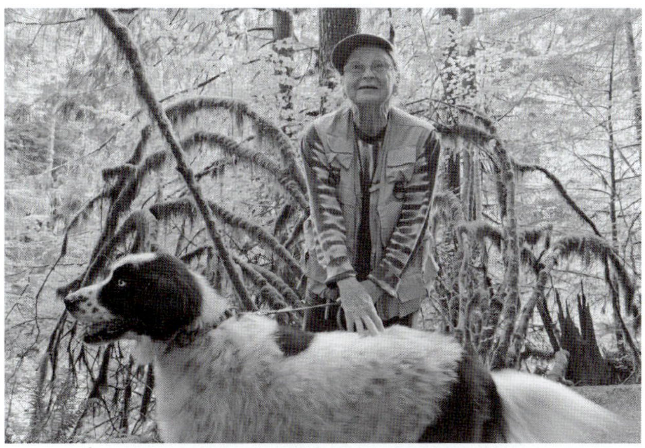

그림 5.4 이 노인은 반려견과의 교감을 즐기면서 하이킹을 즐긴다.

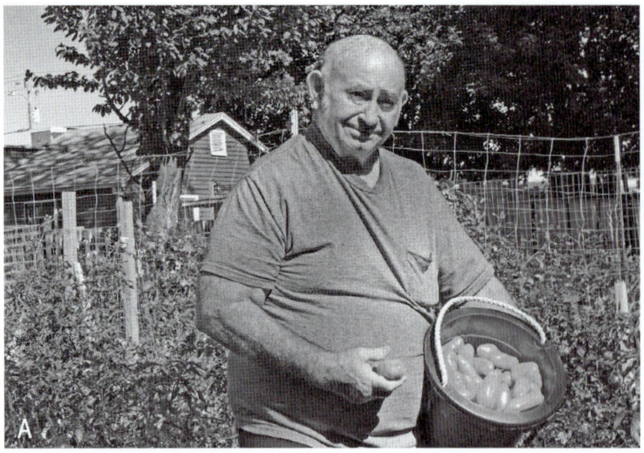

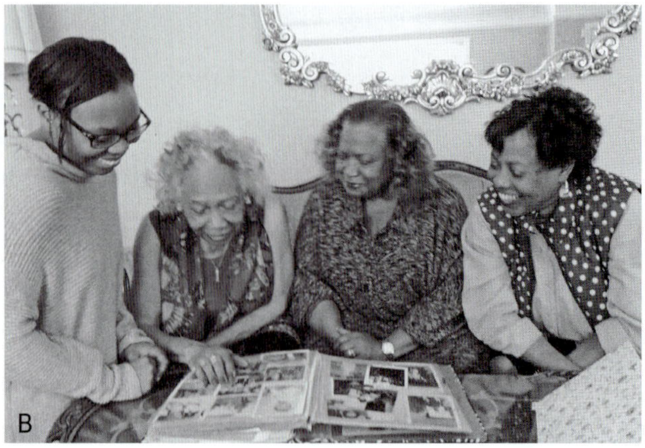

그림 5.5 A: 토마토를 나누어 먹는 활동으로 노인은 만족할 수 있다. B: 이 가족의 4대가 사진을 정리하며 추억을 공유하고 있다.

Disease Control, CDC)는 ADL 및 IADL 기능제한이 건강 및 웰빙 저하의 핵심 지표라고 보고했다.[25] 이 저자들은 계속해서 작업치료사의 '예방지향적인 중재'가 건강에 대한 평가 데이터를 포함함으로써 공중보건에 초점을 맞추어야 한다고 제안하고 있다. 작업치료서비스는 ADL에서 주민 등급 서비스(population level service)를 실시해야 하며 '문제 없음', '1~3 수준의 어려움', '3 이상의 어려움'과 같이 일상생활 수행 정도를 숫자로 표시하여 주민의 제한점을 설명해야 한다. 이 측정법은 건강지표를 반영하는 다양한 연구를 위한 자료로 수집될 수 있다.

McMurdo와 Rennie[26]는 요양원 노인들을 대상으로 집단별로 앉아서 수행하는 운동처방의 8주 과정에 관한 보고서에서 악력, 의자에서 일어서기, ADL에서 두드러진 향상을 보였으며, 우울감이 감소되었다고 보고했다. "요양원에 거주하는 나이가 많은 노인일지라도 규칙적으로 앉아서 하는 운동에 참여함으로써 많은 효과를 얻을 수 있고, 기능을 개선시킬 수 있다."(p.12)[26] (그림 5.6)

불행히도 연구 문헌에 따르면, 운동에 대한 관심과 중요성에도 불구하고 60세 이상 여성의 60% 이상이 최소한 중간 강도의 지속적인 신체 활동에 거의 또는 전혀 참여하지 않는다(p.602).[27] 이는 연구에 따르면 넘어지는 것에 대한 두려움과 육체적 지구력 및 힘의 상실과 상관 관계가 있다. Nuessel과 Van Stewart[28]는 "지역사회에 거주하는 노인의 35%는 넘어질까 두려워서 하고 싶은 일을 하지 않는다."라고 밝혔다(p.4). 낙상에 대한 두려움

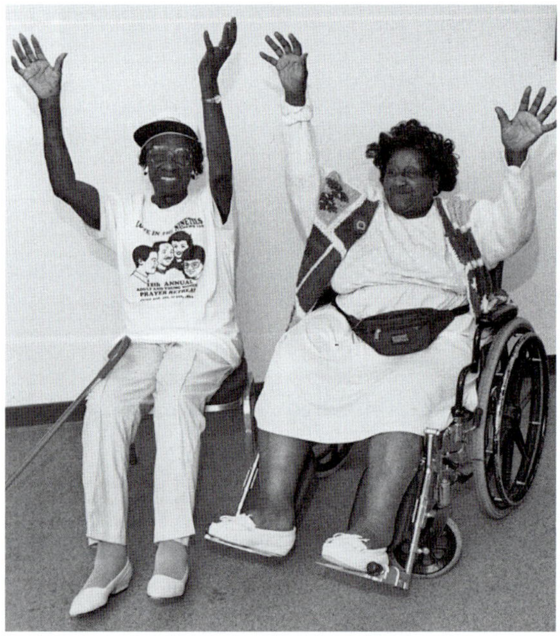

그림 5.6 노인들은 규칙적으로 앉아서 운동을 하면 도움이 된다.

은 직업 선택과 삶의 만족도를 떨어뜨린다. 운동 프로그램이 지구력 증가, 균형 개선, 자신감 향상을 통해 낙상을 줄일 수 있다는 증거가 있다. Rubenstein과 동료들[29]은 다음과 같이 결론지었다.

> *점진적 저항 운동, 걷기 및 균형 훈련을 포함한 간단한 프로그램은 만성 손상 및 낙상의 위험요소가 있는 남성노인의 근지구력과 기능적 이동성을 향상시킬 수 있다. 또한, 이 연구는 신체 활동과 낙상의 복잡한 관계에 대한 새로운 증거를 제공한다. 운동 참가자는 신*

체 활동을 유의하게 증가시켰지만 활동 단위당 낙상은 더 적게 경험했다(p.319).

운동은 몸과 마음에 영향을 미친다. 신체가 강해짐에 따라 개인의 자신감이 증가하고 긍정적인 변화와 함께 의미 있는 작업에 참여할 수 있는 더 많은 선택지가 제공된다.

영양 섭취와 과체중, 저체중 노인

균형 잡힌 영양 섭취는 노인의 건강유지와 질병, 비만과 영양실조 예방에 반드시 필요하다. 작업치료사는 노인들에게 고영양 음식과 포화지방, 설탕, 나트륨이 적은 균형 잡힌 음식을 섭취하게 함으로써 정보와 용기를 줄 수 있다(표 5.3). IADL은 쇼핑과 식사 준비를 포함한다(그림 5.7). 고영양식과 고섬유질 음식이 체중 유지에 도움이 되며, 균형 잡힌 음식 섭취는 당뇨병, 고혈압과 심혈관질환을 예방한다. 표 5.3은 70세 이상에 대한 권장 사항과 젊은 성인을 위한 1회 제공량 및 식품군의 균형에 대한 권장 사항을 보여 주는 2가지 식품 피라미드의 비교이다. 이 표는 70세 이상 노인의 건강한 노화를 지원하기 위해 적절한 수분 섭취와 비타민 요법의 중요성을 강조한다.

작업치료사가 영양 및 체중과 관련된 개인 요인을 평가하는 것은 노인이 저체중 또는 과체중의 경우에는 더욱 중요하다. 섭식에 영향을 주어 영양 부족과 저체중 상태에 기여할 수 있는 문제에는 치아 상실, 질감 있는 음식에 대한 낮은 내성, 씹을 때 턱 통증, 메스꺼움, 구강 건조 및 질식에 대한 두려움과 같은 약물 부작용이 포함된다.

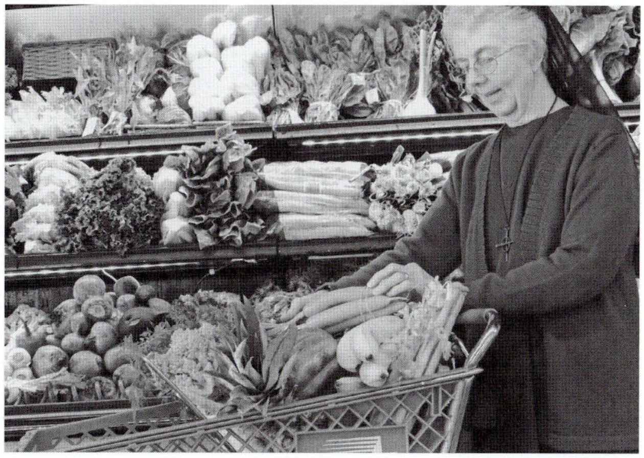

그림 5.7 이 노인은 건강한 지역사회 생활을 위해 건강한 식품을 구입한다.

과식에 기여하는 다른 문제로는 인지 장애 및 건망증, 육체적 체력 및 간단한 식사를 준비할 수 있는 충분한 지구력 상실, 우울증 및 시력 제한, 관절염으로 인한 통증 등이 있다. 환경 수준에서 식료품점에 대한 접근 제한, 공공 또는 민간 교통 수단의 부족, 재정의 제한 또는 감소는 영양 섭취를 방해하고 체중 감소를 유발할 수 있다(표 5.4). 작업치료 중재 전략은 클라이언트 중심의 중재 계획을 통해 노인이 적절한 영양 섭취에 대한 장벽을 극

표 5.3 70세 이상 성인을 위한 식품 피라미드 영양 기준

	이전의 식품 피라미드	수정 이후의 식품 피라미드
칼슘, 비타민 D, 비타민 B_{12} 보충제	포함되지 않음	매일 섭취
지방, 기름 및 과자	조금씩	조금씩
우유, 요구르트 및 치즈 군	2~3인분	3인분
육류, 가금류, 생선, 마른 콩, 계란 및 견과류 군	2~3인분	≥2인분
야채군	3~5인분	≥3인분
과일군	2~4인분	≥2인분
빵, 시리얼, 쌀 및 파스타 군	6~11인분	≥6인분
물	포함되지 않음	8인분

* 식품 피라미드는 성인과 70세 이상 노인의 영양 표준 차이를 보여 주고 있다.

출처: Functional performance in older adults. In: Bonder BR, Dal Bello-Haas V, eds. *Cardiovascular and Pulmonary Function.* Philadelphia: FA Davis; 2009; Russell RM, Rasmussen H, Lichtenstein AH, Yu W, Epstein SR, Russell RM. Modified MyPyramid for Older Adults. *J Nutr,* 2008;138:5-11.

표 5.4 영양 부족 원인

감각변화	미각과 후각이 저하되어 식욕이 감소할 수 있다.
약물의 효과	약물은 메스꺼움 또는 기타 약물 효과로 인해 식욕을 변화시키거나 불편함을 유발할 수 있다.
나쁜 치아 건강	치아 상실, 혀 또는 입술의 통증, 씹는 내구성 저하, 의치가 불량한 경우 식사가 어려울 수 있다.
경제적 부담	식료품 비용을 줄이고 고정 수입으로 생활하는 것은 영양가 있는 식품에 대한 지불 능력이 제한될 수 있다.
교통 수단 부족	이용 가능한 개인 또는 대중 교통 수단의 부족, 위험한 운전 조건, 겨울철 도로 조건과 쇼핑 지역에 들어가거나 탐색할 때 넘어질 수 있다는 두려움이 영양 식품에 대한 접근을 제한할 수 있다.
신체적 어려움	노인은 특히 섬유근육통, 관절염, 현기증 및 장애를 다룰 때 나이가 들면서 허약해질 수 있다. 육체적인 고통과 약한 힘 때문에 간단한 일(깡통 따기, 과일 껍질 벗기기, 음식을 조리할 만큼 오래 서 있는 것)조차 과도하게 힘들 수 있다.
건망증	알츠하이머병 또는 기타 인지 상실과 관련된 혼란 및 기억 상실로 인해 음식의 선택에 있어 변화를 제한하거나 적절한 양의 음식 섭취가 줄어들 수 있다.
우울증	식욕 상실 또는 감소는 외로움, 무관심 또는 신체 능력 상실, 사랑하는 사람의 죽음으로 인해 발생할 수 있다.

출처: Beattie L, Nichols N. *Nutrition and the elderly*. Retrieved from http://www.sparkpeople.com/resource/nutrition_articles.asp?id=869.

복하도록 돕는 데 도움을 줄 수 있다.

비만은 영양과 관련된 노인의 또 다른 문제이며, '조기 사망의 원인이 되는 위험요인'이다(p.680).[30] 높은 수준의 지방, 탄수화물, 설탕 및 나트륨은 비만 발병과 가장 관련이 있다. 성인의 65%는 고영양과 앉아만 있는 생활방식으로 인해 과체중이다.[24,31] 비만은 삶의 질, 자아 개념 및 자존감, 건강 및 수명에 상당한 부정적인 영향을 미친다. 비만율이 높은 성인 중 아프리카계 미국인 여성은 53%, 히스패닉계 여성은 51%, 백인 여성은 39%이다.[32] 비만의 결과는 당뇨병, 심장 및 말초 혈관 질환, 고혈압 및 뇌졸중이다. 이러한 질병의 후유증은 말초신경병증, 망막병증, 관절 통증 및 약화, 지구력 감소와 같은 결과로 추가적인 장애 및 작업 불균형을 초래한다.

작업치료사에게 1차, 2차, 3차 관리 수준에서의 중재는 매우 중요하다. 작업치료사는 지역사회 기반의 건강 교육 프로그램을 제공하여 체중 증가와 같은 1차 예방에 기여할 수 있다. 2차 예방은 의미 있는 작업을 수행하는 데 필요한 점진적인 에너지 지출(예: 일상생활에서의 열량 지출)과 건강 교육이다. 3차 예방에서 작업치료사는 만성질환자의 작업적 요구에 초점을 맞춘다(p.64).[33]

작업치료사는 1차, 2차 및 3차 예방 수준에서 중재에 필수적이다. 작업치료사는 지역사회 기반 건강 교육 및 웰빙 프로그램을 제공하여 체중 증가의 시작을 일차적으로 예방할 수 있다. 2차 예방은 건강 교육과 의미 있는 작업을 수행하는 데 필요한 점진적이고 차등적인 에너지 소비(예: ADL 중 칼로리 소비)를 꾀하고, 3차 예방에서 작업치료사는 만성질환을 가지고 있는 클라이언트의 작업적 요구에 초점을 맞춰야 한다(p.64).[33]

중재에는 내담자가 영양학적으로 균형 잡힌 주간 식단을 공식화하도록 지원하고, 음식 쇼핑, 사교, 음식 향 즐기기, 의미 있는 의식을 포함하는 식사 계획을 장려하는 것이 포함될 수 있다.

불균형한 영양 섭취는 건강과 삶의 질에 영향을 미치는 여러 예방 가능한 질병의 발병에 기여할 수 있다. 영양과 관련된 작업치료 평가는 심각한 질병을 예방하고 기존 질병의 진행을 제한할 수 있다. 비만과 영양실조는 클라이언트 요인과 환경적 맥락에 대한 신중한 평가를 통해 해결할 수 있다.

건강증진 및 질병예방 프로그램의 이점은 노인 건강에 대한 가장 일반적인 위험을 고려한다면 잘 이해할 수 있다. 은퇴 후 노인들에게 흔히 나타나는 건강과 웰빙에 대한 신체적 · 심리적 위험은 많다. 미국보건복지부는 관절염, 심장 질환, 암, 당뇨병 및 고혈압(p.11)[24] 같은 만성질환을 노인인구에서 가장 흔히 발생하는 질환으로 정의했다.

다른 연구자들은 노화로 인한 감소가 나이가 아니라

불용증후군이라는 상태에 의한 것일 수 있다고 제안한다. 이 용어는 좌식 생활의 해로운 영향과 만성 및 쇠약한 상태의 발달에서 능력의 제한된 사용을 암시한다. 체지방 증가, 지구력 감소, 제지방량 감소, 근력 및 유연성 감소 등 현재 노화와 관련된 증상의 약 50%가 실제로는 운동으로 인한 결과이다.[34–37] 실험을 통해 고정 상태는 노화와 유사한 근육뼈대계, 심혈관계 및 대사 기능의 감소를 유발하는 것으로 나타났다. 따라서 노인의 생리학적 완전성 상실의 일부는 불용증후군에 기인할 수 있다.[38] Nied와 Franklin[39]에 따르면, 저항 훈련은 노인의 근력을 25%에서 100%로 증가시킬 수 있다(p.421). Jett와 Branch[40]는 Framingham시에서 주관하는 장애 관련 연구를 수행했으며, 65세 이상 여성의 45%와 75세 이상 여성의 65%가 10파운드(약 4.5kg)를 들어올릴 수 없다는 것을 발견했다. 노인의 힘과 지구력 상실은 대부분 신체를 사용하지 않거나 활동하지 않은 결과이며, 일상생활 기능에 심각한 장애를 가져오고 낙상 가능성을 높인다. 이 연구와 다른 연구의 결과를 보면 수많은 위험요소와 생활 습관이 확인되었으며, 일부 연구에서는 예방에 중점을 두고 있다.[40b]

노인들의 건강증진 및 예방

노인들을 치료하는 보조작업치료사는 공중보건기관에서 사용하는 예방법을 잘 알고 있어야 한다. 노인의 많은 건강문제는 특히 예방 계획에 맞추어져 있다. 운동장애, 낙상으로 인한 부상, 감각 상실, 약물 부작용, 불용증후군, 우울증, 영양실조, 알코올 남용, 고혈압, 골다공증은 예방 중심의 보건 교육 노력을 통해 예방하거나 연기할 수 있는 노인의 심각한 문제이다.[41] Brownson과 Scaffa[18]는 "작업치료사는 일반적으로 '생활방식 재설계' 또는 비활동성으로 인한 질병을 예방하기 위해 작업에 참여하도록 지원하는 것을 포함한 건강증진서비스를 제공한다."고 말한다(p.656).

예방 및 건강증진 전략은 일반적으로 1차, 2차, 3차의 세 가지 범주로 구성된다(표 5.5). 1차 예방은 발병 전에 질병의 위험을 줄이는 데 중점을 둔다. 노인과 함께 하는 1차 예방 노력은 생활방식 변화를 촉진하고 심혈관 질환 및 뇌졸중과 같은 생명을 위협하는 상태의 발병을 줄이기 위해 필요한 약물 사용으로 구성될 수 있다.[41] 1차 예방 프로그램에는 예방 접종, 사고 예방, 운동, 영양 상담, 금연 및 금주가 포함된다. 사고는 노인 사망의 주요 원인 중 하나이기 때문에 특히 1차 예방 노력은 노인의 낙상 예방에 중점을 두어야 한다.[42]

표 5.5 건강증진과 질병예방을 위한 작업치료사의 역할

	예방	건강증진
1차	교육과 건강증진 전략은 비위생적인 환경, 질병 및 손상의 발생을 예방하고 줄임으로써 사람들을 돕기 위해 설계되었다. 1차 예방은 질환이나 장애에 대한 위험요소를 확인하고 제거하기 위해 시도된다(예: 지역사회에 거주하는 노인을 위한 낙상예방 프로그램).	건강교육(생활방식과 행동 변화를 목표로 함)과 흡연정책을 통하여 질병 및 장애예방을 목적으로 건강한 사람을 목표로 한 활동을 한다.
2차	질병에 걸린 후 조기검진과 조기치료는 장애의 진행을 막기 위해서 만들어졌다(예: 식습관, 활동 수준과 관련한 교육 및 훈련 그리고 비만에 의한 2차 장애예방).	건강에 위협이 되는 습관을 변화시키고, 만성으로 진행되는 질병을 예방하며, 건강을 회복하기 위해서 개인과 단체를 교육한다. 이 단계에서의 건강증진은 개인의 건강과 구조적 · 환경적인 변화를 주는 지역사회 발달접근을 더 잘 조절할 수 있게 한다.
3차	추가 장애를 예방하고, 사회적 기회를 증진시키며, 특정 질환의 진행을 막기 위해 설계된 치료와 서비스를 말한다(예: 치매노인집단의 우울증을 예방하고, 사회화를 증진시키며, 삶의 질을 향상시킨다).	만성질환자나 장애인의 발생은 건강한 생활에 대한 그들의 잠재력을 최대한 활용하는 것과 관련이 있다. 이것은 재활이나 만성질환 관리 프로그램과 같은 클라이언트 중심 접근을 포함할 수 있다.

예방에 대한 정의와 건강증진에 대한 정의는 다음을 참조하였음.

출처: Scriven A, Atwal A. Occupational therapists as primary health promoters: Opportunities and barriers. *Br J Occup Ther.* 2004;67(10):425; Scaffa ME, Van Slyke N, Brownson CA. Occupational therapy services for the promotion of health and the prevention of disease and disability. *Am J Occup Ther.* 2008;62(6):695. Patrick DL, Richardson M, Starks HE, et al. Rethinking prevention for people with disabilities. Part II: A framework for designing interventions. *Am J Health Promot 1997;* 11(4):261-263.

1차 예방

작업치료사는 집에 갇힌 노인이나 시설에 수용된 노인을 위한 1차 예방에서 가장 중요한 역할을 한다. 1차 예방은 '사람들이 건강하지 못한 상태, 질병 또는 부상의 발병을 피하고 발병률을 줄이는 데 도움이 되도록 고안된 교육 또는 건강증진 전략'으로 정의된다.[43] 1차 예방은 질병 손상 및 장애에 대한 위험요소를 식별하고 제거하는 역할을 하며, 지역사회 노인을 위한 낙상예방 프로그램을 포함하고 있다. 보조작업치료사는 건강 위험에 대한 노인의 인식을 변화시킬 수 있다. 노인들의 활동과 이동성을 증가하도록 흥미를 발달시키거나 다시 관심을 갖도록 함으로써 보조작업치료사는 앉아서 생활하는 방식이나 불용증후군의 부작용을 줄이는 데 도움이 될 수 있다. 노인들이 가지고 있는 많은 장애는 사용하지 않았기 때문에 발생하며 예방이 가능하다. 많은 연구자는 일상생활기능의 독립에 방해가 되는 근위축과 피로감을 예방하기 위해 규칙적인 운동이 필요하다고 하였다.[26,29,36,38, 44–46] 운동은 또한 노인 건강과 웰빙에 심각한 위협이 되는 비만을 예방하여 결과적으로 고혈압과 당뇨병을 줄이는 데 도움이 된다. 매일 또는 매주 3회 운동 프로그램이나 걷기 또는 의자 에어로빅과 같은 활동에 정기적으로 참여하면 낙상 가능성을 크게 줄일 수 있다. 또한, 운동은 노인의 심리적 웰빙 개선과 관련이 있다.[47]

의미 있는 작업과 기계적(rote) 운동에 참여하는 클라이언트에게 주목할 만한 결과가 존재한다. 기계적 운동은 힘, 지구력 또는 기술을 개발하기 위해 약 4.5kg 덤벨을 10번 드는 것과 같은 특정 동작의 반복을 말한다. 의미 있는 작업은 본질적으로 동기가 부여된다. 즉, 약 4.5kg 아기를 안는 것과 같이 그 자체로 목적이 있는 활동이 특징이다. Yoder와 동료들[48]은 여성노인이 기계적인 운동 프로그램보다 음식 준비와 같은 본질적인 활동을 통해 훨씬 더 많은 운동 반복에 참여한다는 것을 발견했다. Riccio와 동료들[8]은 후에 이미지를 신호로 사용하는 것이 기계적인 운동 프로그램보다 더 많은 운동 반복을 촉진한다는 것을 발견했다. 이 연구에서 노인들은 사과를 따서 바구니에 담기 위해 먼저 오른손을 사용하고 다음으로 왼팔을 사용한다고 상상했다. 발로 차기 과제를 수행하는 여성노인에 관한 연구에서 Thomas는 틀에 박힌 운동이나 이미지를 활용하는 것보다 실제 풍선을 가지고 수행한 대상자들이 훨씬 과제를 잘 해냈다는 것을 알게 되었으며, 실제 작업물을 사용하는 것이 더욱 효과가 있다는 결론에 도달했다. 많은 연구에서 목적 있는 도구의 사용이 운동을 촉진시키는 효과가 있음을 입증하였다. 이러한 연구는 실질적인 작업 참여가 건강을 증진시킨다는 작업치료의 신념을 입증하였고, 가상 활동(simulated activity)이 제한된 효과를 나타낸다는 것을 보여 주었다. 클라이언트에게 중요한 의미 있는 활동은 일반적인 운동에 갖기 힘든 흥미나 동기를 유발하도록 돕는 것이다. 따라서 클라이언트는 기계적인 운동 치료보다 '의미 있고, 의도적인 작업을 통한'(p.19)[3] 운동으로 더 많은 것을 얻을 수 있다.[57,58]

낙상예방은 작업치료사가 할 수 있는 주요 1차 예방 활동이다. '균형(A Matter of Balance)'은 보조작업치료사가 임상에서 활용할 수 있는 낙상 예방 프로그램이다. 이 프로그램은 낙상에 대한 두려움에 영향을 미치는 신체적 · 사회적 · 인지적 요소에 대처하는 다중모델 접근방식(multi–model approach)을 이용한다.[59] '가정 안전 자가 평가 도구'[60]의 사용은 낙상 예방에 대한 의미 있는 정보를 제공한다.

2차 예방

2차 예방은 '건강을 유지하고 증진시키기 위해 증상을 조기에 발견하고, 치료하며, 증상을 최소화시키기 위한 노력'이다(p.299).[61] 또한, '질병 발생 후 조기발견과 조기치료를 강조하고 있으며, 장애를 예방하도록 설계'되었다(p.696).[43] 노인에 대한 2차 예방의 예로는 식습관, 활동수준, 비만에 따른 장애 예방에 관한 교육과 훈련이 포함될 수 있다. 고혈압과 암을 조기에 발견하면 조기장애와 사망을 예방할 수 있다. 유방암 및 자궁경부암, 우울증 또는 약물남용장애와 같이 시력 및 청력 결핍도 조기에 발견하면 예방할 수 있다. 보조작업치료사는 노인들에게 유방 조영술 및 파파니콜라우(Pap) 검사와 같은 매년 시행하는 건강검진의 중요성을 상기시켜 장애를 예방하고,

ADL 및 IADL 기능을 방해하는 심각한 상태를 조기에 발견하는 데 기여할 수 있다. 노인인구의 건강 및 위험 검사에 대한 권장 사항은 경우에 따라 다를 수 있다. 예를 들어, 미국보건복지부는 나이 많은 사람들에게 자궁경부암 검사를 권하지만 여성 정기검진 결과가 계속 정상이었다면 65세 이후에 중단할 것을 제안한다.[62]

소수 집단과 보행이 불가능한 여성노인은 자궁경부암 발병률 및 자궁경부암 사망률 증가를 포함해 건강 상태에 대한 큰 위험에 처해 있다. (여성들에게) 왜 Pap 검사를 받지 않느냐고 물었을 때, 소수 인종 여성들은 '생각해 본 적이 없다', '필요하지 않다' 또는 '너무 비싸다'라고 말했다.[63] 의료 및 문화적으로 적절한 의료 메시지에 대한 접근 감소는 미국의 히스패닉계 여성과 베트남 여성 모두에서 자궁경부암 위험을 증가시켰다. "자궁경부암은 소수민족 여성, 특히 아시아계 미국인(베트남과 한국), 알래스카 원주민 및 히스패닉계에서 가장 자주 발생한다."(p.2)[64]

> *침습성 자궁경부암 발병률을 진단 당시 연령 및 병기별로 분석한 결과, 20~29세 여성을 제외하고는 히스패닉계 여성의 발병률이 비히스패닉계 여성보다 유의하게 높았고, 히스패닉계 여성의 발병률은 2위였다. 베트남 여성은 히스패닉계 발병률의 두 배 이상이었다. 히스패닉계 및 비히스패닉계 여성의 경우 50세 미만 여성에게서 진단된 모든 새로운 침습성 자궁경부암의 약 30%가 진행 단계에 있었다. 50세 이상 여성 중 진행성 자궁경부암이 신규 진단의 52%를 차지했다(p.1068).*[65]

Iezzoni와 동료들[66]은 거동이 불편한 여성이 다른 여성에 비해 유방 조영술 및 Pap 검사와 같은 검진 및 예방 서비스를 받을 가능성이 현저히 낮다는 것을 발견했다. 노인, 장애인, 소수자 간의 건강 불균형에 기여하는 복합적인 요소 때문에 모든 의료 제공자는 지속적으로 노인이 정기적인 신체검사를 하도록 상기시켜 주어야 한다. 기능적 능력을 주의 깊게 관찰하면 노인의 능력 변화를 조기에 감지할 수 있다. 작업치료사는 노인과 일상적인 상호작용 중에 감각 능력의 손실 또는 변화를 모니터링할 수 있다(15장과 16장 참조). 보조작업치료사는 또한 ADL 및 IADL의 독립성에 영향을 미칠 수 있는 기분 또는 인지 기능의 변화에 대해 노인을 모니터링하도록 가족 구성원을 교육할 수 있다. 기분이나 인지의 변화는 영양 부족이나 탈수와 관련될 수 있으며, 이는 예방하거나 교정할 수 있다(21장 참조). 동시에 이 같은 변화는 약물에 대한 반응이나 부작용 또는 의학적 평가와 주의가 필요한 보다 심각한 생리학적 변화를 나타낼 수 있다(13장 참조).

3차 예방

3차 예방은 기존 상태의 진행을 방지하는 것을 의미한다(표 5.5). 이것은 '질병의 진행을 역전시키고 예방하기 위한 기능적 평가 및 재활'과 관련이 있다(p.3).[41] Brownson과 Scaffa[18]는 3차 예방을 '질병의 진행을 저지하기 위해 고안된 치료 및 서비스, 장애, 사회적 기회 촉진'(p.656)이라 하였다. 작업치료사가 제안한 3차 예방의 한 예는 관절염의 통증으로 인해 한계를 겪고 집에만 있을 수밖에 없는 노인의 중재이다. 보조작업치료사는 관절염이 있는 관절의 추가 악화를 방지하기 위해 관절 보호 및 에너지 보존과 같은 자가 관리 활동에 대한 교육을 할 것이다. 또한, 허용 범위 내에서 취미 활동에 정기적으로 참여함으로써 관절 가동성을 촉진할 수 있다. 에너지 보존법칙은 노인이 일상생활을 통제할 수 있다는 느낌을 받는 데 도움이 될 수 있다. 고통을 조절하고 환경에 적응하고 작업을 단순화하면, 의미 있는 작업에 더 많이 참여하고 다른 사람과 관계를 맺을 수 있도록 노인을 도울 수 있다.

건강관리와 건강증진을 위한 작업치료사의 역할

작업치료사는 노인들의 건강증진과 질병예방에 핵심적인 역할을 한다. 건강에 관한 교육은 건강증진, 장애 감소, 질병예방을 촉진한다.[67,68] ADL 및 IADL 기능에 영향을 미치는 만성질환은 생물학적 나이보다는 생활습관, 유전적 요인, 환경적인 노출과 더 많은 관련이 있다. 종종 노인들은 질병의 발생이나 진행으로부터 장애를 예방하기 위해 행동을 변화시켜야 한다. 보조작업치료사가 시행하는 전문적인 평가, 개입 및 교육 프로그램은 삶을 윤택하게 하는 변화를 만들 수 있다. 건강행동 설문지는 건강 교육 활동을 통한 개입의 필요성을 결정할 수 있다(박스 5.2). Hicks와 Stilwell[21]은 "노인들에게 건강증진의 전반적인 목표는 질병의 진행을 막고 장애 및 사망의 위험을 예방하는 것이어야 한다."라고 말했다(p.823). 즉, 건강증진은 노인들이 가능한 한 오랫동안 기능적인 자율성을 유지할 수 있도록 하는 것이다. Glantz와 Richman[45]은 '최적의 성취와 능력과 독립성 유지'를 목표로 하는 노인을 위한 건강관리 프로그램의 개발 지침을 제안했다(박스 5.3).

Hettinger[69]는 작업치료 건강관리 모델 ABC를 개발했으며, 이는 보조작업치료사가 노인이 건강을 개선하고 유지하는 방법을 배우도록 격려하는 데 도움이 될 수 있다.

- 웰빙과 삶의 질을 향상시키는 ADL을 적극적으로 추구하는 태도
- 생산적 활동, 긍정적인 사회적 지원, 정서적 표현 및 환경적 상호 작용의 균형 유지
- 건강으로 이어지는 행동 교육을 통한 건강 관리

이 모델은 보조작업치료사가 멘토, 코치 및 교육자 역할을 하도록 권장한다.

미국작업치료협회(AOTA)는 '건강증진과 질병 및 장애 예방의 작업치료서비스'라는 성명서를 발표했다.[43] 이 성명서는 작업치료사가 건강증진 및 질병예방에 참여할 것을 촉구한다. 3가지 주요 역할은 다음과 같다: (1) 건강한 생활방식 촉진, (2) 건강증진 전략의 필수 요소로서 작업을 강조, (3) 개인뿐만 아니라 집단에 대한 개입 제공(p.696)[43]

Southern California 대학에서 수행된 Well Elderly 연구는 작업치료 웰빙 프로그램의 성공적인 모델을 보여 준다.[6,70–72] 이 연구는 도시지역에 사는 노인들의 삶이 의미 있는 작업에 대한 관심과 참여를 다시 활성화함으로써 향상될 수 있음을 확인하였다. 의미 있는 작업에 대한 관심과 참여, 프로그램 내용은 노인들의 의견을 바탕으로 교통, 안전, 사회적 관계 및 재정과 같은 영역에 대한 자세한 지침을 제공했다. 교육 및 자기 발견 과정을 통한 중재는 개인과 그룹 상황 모두에서 제공되었다. Well Elderly 연구의 주요 목표는 의미 있는 작업에 노인 참가자를 다시 참여시키는 것의 중요성과 건강증진 효과를 입증하는 것이었다. 작업치료사가 진행하는 그룹에 배정된 노인 참가자는 대조군에 배정된 참가자 또는 비전문가 자원 봉사자에 의해 진행된 그룹 참가자보다 더 나은 결과를 보였다. 전반적으로 예방 프로그램은 작업치료사가 주도하는 그룹이 상당히 효과적이었다는 것을 발견했다. 치료는 노인들이 지역사회 생활에 필요한 건강과 기능적 능력을 향상시키는 데 도움이 되었다.[72] 이 프로그램의 결과는 시간이 지나도 유지되었다.[70]

건강 교육은 노인들이 자신의 건강에 대해 점점 더 많은 책임을 느끼도록 한다. 보조작업치료사는 진료 영역 전반에 걸쳐 노인을 위한 건강 교육 프로그램을 제공할 많은 기회가 있다. 건강증진은 개인 또는 그룹 교육을 통해 이루어질 수 있다.[70] 보조작업치료사는 토론을 촉진하고 그룹 개발 및 응집력을 장려하기 위해 그룹 기술을 이용할 수 있다. 일반적으로 건강 관련 주제에는 운동의 이점에 대한 이해, 심장 위험 감소, 관절염 관리 방법, 뇌졸중 예방, 예방 접종, 골다공증, 암, 조기 발견, 가정 안전, 보조 장치 및 노화와 함께 발생하는 감각 변화와 같은 인식 구축 활동이 있다. 토론 주제는 기능 제한, 장애 및 사망의 주요 원인에 대해 노인을 교육하여 행동을 변화시키고 삶의 질을 향상시킬 수 있는 가능성을 촉진하는 것으로 해야 한다.

고령자를 위한 운동 프로그램의 효과에 대한 연구에서 Hickey와 Stilwell은 작업치료사가 건강증진 활동을 제공하도록 영감을 주는 증거를 제시했다. "노인은 젊은 성인과 동일한 방식으로 운동 결과가 나타났다. 심혈관 건강이 10%에서 20%로 증가하고 근력이 50%에서 174%로 증가했다."(p.823) 이 연구는 운동을 하는 데 있어 늦은 시기는 없다는 것을 보여 준다.

건강 이해력

노인이 잘 늙도록 돕기 위해 건강 교육을 제공하는 것은 건강 이해력의 개념을 고려해야 한다. 건강 이해력은 모든 연령대의 사람들과 함께 일할 때 고려되는 사항이다.

박스 5.2 건강행동 설문지

1. 당신의 삶에서 당신의 건강을 위태롭게 하거나 해친다고 생각하는 몇 가지 행동을 설명하시오.

2. 그 행동을 변경하려면 얼마나 자신을 통제해야 합니까?
   a. 일부 b. 조금
   c. 거의 없음

3. 정기적으로 신체 활동에 참여합니까?
   a. 예 b. 아니요

4. 어떤 신체 활동에 참여합니까? (해당 사항에 모두 동그라미 표시)
   a. 걷기 b. 수영
   c. 원예 d. 기타

5. 일주일에 얼마나 자주 신체 활동에 참여합니까?
   a. 매일 b. 두 번
   c. 세 번 d. 기타

6. 일주일에 얼마나 많은 시간을 신체 활동에 할애합니까?
   a. 30분 미만 b. 1시간
   c. 2시간 d. 기타

7. 당신의 삶 속 스트레스 수준을 평가하십시오.
   a. 매우 높음 b. 높음
   c. 보통 d. 낮음
   e. 매우 낮음

8. 삶의 스트레스를 해소하기 위해 무엇을 합니까? (해당 사항에 모두 동그라미 표시)
   a. 취미 활동 b. 운동
   c. 음주 d. 흡연
   e. 기타

9. 하루에 몇 끼를 먹습니까?
   a. 3회 b. 2회
   c. 1회 d. 1회 미만

10. 당신은 보통 어떻게 식사를 합니까?
    a. 혼자 식사 b. 다른 사람들과 식사

11. 당신의 몸무게는 어느 수준이라고 생각합니까?
    a. 너무 무거움 b. 평균 c. 너무 가벼움

12. 일일 지방 섭취량을 모니터링합니까?
    a. 예 b. 아니요

13. 다음 식품군에서 하루에 몇 인분을 섭취하십니까?

a. 빵과 시리얼	1	2	3	4	그 이상
b. 과일과 야채	1	2	3	4	그 이상
c. 고기	1	2	3	4	그 이상
d. 콩, 완두콩, 두부	1	2	3	4	그 이상
e. 우유	1	2	3	4	그 이상
f. 유제품	1	2	3	4	그 이상

14. 당신의 혈중 콜레스테롤 수치 측정이 필요하다고 생각합니까?
    a. 예 b. 아니요

15. 나트륨 섭취량을 모니터링합니까?
    a. 예 b. 아니요

16. 가장 최근에 넘어진 것이 언제입니까?
    a. 지난 주 b. 지난 달
    c. 3개월 전 d. 6개월 전
    e. 9개월 전 f. 작년
    g. 18개월 전

17. 그렇다면, 몇 번이나 넘어졌습니까?
    a. 1번 b. 2번
    c. 3번 d. 기타

18. 최근에 피부를 데거나 화상을 입은 적이 있습니까?
    a. 지난 주 b. 지난 달
    c. 3개월 전 d. 6개월 전
    e. 작년 f. 18개월 전

19. 관절염이 있습니까?
    a. 예 b. 아니요

20. 심장병이 있습니까?
    a. 예 b. 아니요

21. 암이 있습니까?
    a. 예 b. 아니요

22. 해당 활동 중에 숨을 쉬기 어렵습니까?
    a. 걸을 때 예 아니요
    b. 계단을 오를 때 예 아니요
    c. 앉을 때 예 아니요

23. 천식이나 만성폐쇄성폐질환(COPD)이 있습니까?
    a. 예 b. 아니요

24. 해당 활동에 어려움이 있습니까?
    a. 낮은 위치에 물건을 집기 위해 구부릴 때 예 아니요
    b. 계단을 오르내릴 때 예 아니요
    c. 침대나 의자에서 일어날 때 예 아니요

25. 걸을 때 도움이 필요합니까?
    a. 예 b. 아니요

26. 도움 없이 혹은 멈추지 않고 얼마나 먼 거리를 안전하게 걸을 수 있습니까?
    a. 1블럭 미만 b. 1블럭
    c. 1/4마일 d. 1/2마일
    e. 1마일 f. 기타

27. 당신의 건강에서 바꾸고 싶은 것은 무엇입니까?

출처: Lohman H, Peyton-Runyon C. Intergenerational experiences for occupational therapy students. *Phys Occup Ther Geriatr.* 1991;2(10):17.

박스 5.3 노인을 위한 건강 프로그램

프로그램 목표

- 모든 연령대에서 건강의 긍정적인 효과 인식 제고
- 노화 진행에 따른 감각 변화 인식 촉진
- 식품 섭취 및 건강의 영향에 대한 지식 향상
- 의사결정 능력 향상
- 건강에 대한 자기책임 기르기
- 자립 및 환경 숙달 장려
- 긍정적인 초점 극대화
- 건강을 저해하고 질병을 지속시키는 행동과 인식 제고
- 자립 독려

가능한 주제

- 개인 영양
- 운동: 앉기, 서기, 저강도 에어로빅
- 매년 암 검진 등 건강검진 기획
- 금연
- 활동: 관심사 탐색
- 스트레스가 심장에 미치는 영향
- 휴식
- 건강에 대한 책임
- 감각 상실 및 안전: 위험요소 제거

출처: Glantz CH, Richman N. The wellness model in long-term care facilities. *Quest.* 1996;7:7-11.

건강 이해력은 건강 정보를 이해, 해석 및 활용하는 개인의 능력을 의미한다.[74] 9천만 명 이상의 미국인은 건강 이해력이 낮다.[75] 건강 이해력은 단순한 읽기 능력 그 이상의 더 높은 차원의 능력을 뜻한다.[74] 즉, 건강 이해력은 단순한 건강개념과 건강관리체계에 대해 이해하는 것이다. 건강 이해력은 개인의 모국어, 의사소통 능력, 연령, 사회경제적 지위, 문화적 배경, 이전 경험, 인지 및 정신 건강 상태에 영향을 받는다.[74] 낮은 건강 이해력은 입원 및 응급 치료의 증가, 예방의료서비스 이용 감소, 약물을 적절하게 복용하고 라벨을 이해하는 능력 저하와 관련이 있다.[76] 노인은 전반적인 건강상태가 좋지 못하고 사망률이 높다.[76] 연구에 따르면 재활 환경에서 일하는 임상가는 노인의 건강 이해력을 고려해야 한다.[77] 건강 이해력에 대해 AOTA는 "작업치료사는 작업치료 또는 기타 건강관련 서비스를 받는 사람에게 제공되는 모든 건강 관련 정보 및 교육이 해당 개인의 이해력, 문화적 감수성, 언어적 · 인지적 · 사회적 기술과 일치하도록 하는 데 도움을 줄 수 있다."라고 말한다.[78] 작업치료는 클라이언트 중심적이고 전인적인 보살핌에 강한 가치를 둔다. 따라서 작업치료사는 건강 이해력에 대한 욕구를 잘 충족시켜 줄 수 있다.

건강 이해력과 관련된 사항을 해결하는 것은 어려울 수도 있다. 임상가가 건강 정보에 대한 노인의 이해 정도를 알지 못하는 경우 그 노인을 비순응적이거나 인지장애가 있는 것으로 잘못 분류할 수 있다.[79] 예를 들어, 보조작업치료사가 노인에게 고관절치환술 후 의자에서 일어나는 법을 가르치고 있는데 보조작업치료사가 고관절 주의사항을 의학적으로 설명한다면 노인은 이를 이해하지 못하고 반복적으로 이러한 주의사항을 어길 것이다. 간호 관련 직원은 노인이 낮은 건강 이해력을 가질 때 노인에게 인지 문제가 있다고 생각하기 시작한다. 이러한 잘못된 의사소통은 비생산적인 치료 세션을 초래할 수도 있다. 노인의 건강 이해력을 더 잘 이해하는 방법 중 하나는 건강 이해력 이론의 틀을 사용하는 것이다. 건강 이해력 이론의 틀은 임상가가 건강 이해력을 평가하는 데 사용한다.[80] 치료사는 이 정보를 사용하여 치료 세션을 향상시키고 노인의 욕구를 충족시키기 위해 중재를 조정할 수 있다.

건강 이해력은 치료 중 구두, 서면 및 디지털 커뮤니케이션과 같은 다양한 방법으로 다룰 수 있다. 노인은 일반적으로 정보를 배우고 전달하는 주요 방법으로 구두로 하는 의사소통을 주로 사용한다.[79] 건강 진단이나 기술을 논의할 때 전문용어와 복잡한 용어를 피한다면 노인의 이해도가 높아질 것이다.[79] 치료 세션에 대한 이해도 점검을 통해 보조작업치료사는 노인의 치료 이해도를 평가할 수 있다. 그리고 세션 중에 사용되는 의사소통 방식을 바꿔 본다. 교육 자료 제공과 같은 서면 의사소통은 또 다른 방법이 될 수 있다. 노인의 1/3이 미국의 초등학교 5학년보다 낮은 읽기 수준을 가지고 있다. 제공되는 교육 자료는 단순하고, 평이한 언어를 사용하고, 능동태여야 한다. 또한, 자료는 인식할 수 있는 인칭 대명사를 사용하고 친숙한 지식이나 경험을 포함해야 한다.[79] 교육은 이해를 돕기 위해 느린 속도로 이루어져야 한다. 예를 들어, 고관절치환술 후 샤워하는 방법을 알려 주기 위

해 사진을 사용한다면 순응도와 안전성이 향상된다. 현재 기술의 시대에는 전자자료가 보편화되고 있다. 노인에게 제공되는 전자자료가 구두 및 서면 의사소통과 동일하도록 해야 한다.[79] 건강 이해력 또는 평이한 언어에 대한 기술과 지식을 향상시키려면 https://www.cdc.gov/healthliteracy/developmaterials/plainlanguage.html.를 참조한다.

만성질환에 대한 건강관리 접근방식의 사용

이 장에서는 건강증진, 생활방식 변화 및 의미 있는 작업 참여를 통해 만성질환을 앓고 있는 노인의 삶의 질을 향상시키는 여러 가지 방법을 다룬다. 1장에서 논의된 바와 같이, 만성질환은 비용을 줄이고 삶의 질을 개선하는 데 도움이 되는 1차 진료 시스템에서 다루어진다. 자기관리는 전문가가 만성질환에 집중하기 위해 사용할 수 있는 한 가지 접근방식이다. 자기관리에 대한 이해를 위해 보조작업치료사는 AOTA에서 작성한 '만성질환 관리에서 작업치료의 역할'[83]을 참고해야 한다.

보조작업치료사는 또한 자기관리가 어떻게 정의되는지 알고 있어야 한다. 많은 정의가 있으며, 그중 자기관리의 한 가지 정의는 '환자가 자신의 의료 결정 및 중재에 적극적으로 참여하는 것'이다. 전문가의 교육과 지도를 통해 노인은 자신의 최적의 건강 또는 회복을 촉진한다.[84] 이 정의는 사람들이 지침에 따라 자신의 건강을 관리할 수 있도록 권한을 부여하는 것을 설명한다. 이 정의에서 누락된 것은 다음 정의로 표현되는 만성질환에 대한 자기관리 기술의 활용이다. "자기관리는 만성질환 환자가 건강에 영향을 미치는 결정과 행동이다."[85] 자기관리 접근 방식을 수용하는 것은 클라이언트 중심으로 질병이 아닌 행동에 초점을 맞추어 개입을 통해 만성질환을 고려하는 것이다.[86] 자기관리 접근방식은 인지적으로 참여하는 노인에게 가장 효과적이며, 인지장애가 있는 경우 작업치료팀은 노인의 간병인과 협력할 수도 있다.[87]

임상현장에서 보조작업치료사는 다른 치료사와 함께 만성질환을 가진 노인을 지원하기 위해 자기관리를 제공할 수 있다. 개입을 위한 한 가지 접근방식은 가정건강품질개선(Home Health Quality Improvement, HHQI)에서 제안한 전략을 사용하는 것이다. 이 접근은 '동기 부여 상담, 문제-해결, 활동계획, 보여주기교육'을 포함한 프로그램을 적용할 것을 권장한다(표 5.6).[86]

표 5.6 자기관리 접근방식

전략	설명	중재와 작업치료와의 연관성
동기 부여 상담	변화에 대한 양가감정을 해결하도록 동기를 부여하고 환자를 지원하기 위한 과학적이고 환자 중심적인 접근법(p.5)[86]	개방형 질문, 성찰적 경청, 지원, 목표 설정 기술을 포함[86,87] 예: 관절염이 있는 노인과 협력하여 관절 보호 기술을 배우고 적용할 필요성을 확인 동기 부여 상담을 배우기 위한 특별 교육을 고려[86]
환자 활성화	노인이 만성질환의 자가 관리를 처리할 동기와 자신감이 있는지 확인	자기 관리를 위한 행동이 이루어지고 있는지 관찰. 자기효능감 평가를 적용할 수 있음 예: 노인은 관절 보호 기술을 수행
문제-해결	만성 질환을 관리하는 데 효과적인 클라이언트 중심 접근 방식을 사용하여 노인을 파악	예: 노인은 알림이 자기 관리에 도움이 될 수 있음을 확인
활동계획	환자가 건강관리 소유권을 입증하는 방법(p.10)[86] 일반적으로 클라이언트가 변화의 중요성과 변화에 대한 자신감을 스스로 평가하는 자기 효능감 척도를 적용	예: 노인은 관절 보호, 낙상예방, 약물 등 관리해야 할 여러 영역을 자기효능감 척도를 통해 나열함. 노인은 행동 관리의 중요성과 자신감을 10점 척도로 평가함. 관절 보호를 다루는 것은 행동 변화에 대한 10점 만점 중 8점의 신뢰 수준과 함께 10점 만점에 9점의 중요성으로 평가됨
보여주기교육 (teach back)	보여주기교육은 만성질환을 관리하기 위한 방식을 노인이 의료 종사자에게 "시연하며 교육"하는 기술임	노인은 몇 가지 관절 보호 기술을 설명하고 시연함

출처: Home Health Quality Improvement (HHQI). Focused best practice intervention package: Patient self-management. Retrieved from http://www.homehealthquality.org/Education/Best-Practices/BPIPs/Patient-Self-Management-Focused-BPIP.aspx

결론

미국에서는 삶의 질을 개선하고 최저 비용으로 양질의 의료서비스를 제공하는 데 중점을 두고 있다. 작업치료사의 역할은 의미 있는 작업에 대한 관심과 참여를 향상시킬 수 있는 자기 발견 활동을 촉진하여 건강에 대한 개인의 책임을 증진하는 것이다. 또한, 작은 적응 변화가 연령이나 장애 정도와 관계없이 개인의 삶의 질을 향상시킬 수 있다는 믿음을 장려해야 한다. 저명한 인류학자 Ashley Montagu는 『Growing Young』에서 다음과 같이 기술한다. "소위 '늙은 나이'에도 젊게 사는 것은 하나의 성과이자 예술 작품이다. 젊어지는 데는 시간이 걸린다."(p.194)

사례연구

Cecelia는 현재 전신 근육 약화로 인해 재활시설에 거주하고 있는 78세의 미망인으로, 아프리카계 미국인 여성이다. 재활시설에 입원하기 전 Cecelia는 폐렴으로 2주간 입원했다. 입원하는 동안 그녀는 약물치료, 호흡치료 및 다른 상태를 배제하기 위한 수많은 검사를 받았다. 그녀는 3일에 한 번씩 화장실과 샤워를 위해 침대에서 나왔다. 그녀의 의사는 물리치료를 의뢰했지만 작업치료는 의뢰하지 않았다.

물리치료사(PT)는 표준 병원 평가를 완료하고 객실 내 이동을 위한 보행기를 발급했지만 그녀를 활동적 치료 목록에 넣지 않으며, 현재는 작업치료팀이 그녀에게 개입하고 있다.

재활시설에 도착한 Cecelia는 "피곤하고, 그냥 자고 싶다."라고 말했다. 작업치료사는 병원에서 새로운 환경으로의 이동이 피로감을 유발할 수 있다는 사실을 인정하고 기다리기로 결정했다.

초기 평가를 완료하기 위해 저녁 식사 후까지 시간이 있다는 것을 알고 작업치료사는 현실적이고 의미 있는 목표를 설정하는 데 도움이 되는 중요한 정보가 있는지 의무기록을 검토했다. 의무기록의 메모에 따르면 Cecelia는 최근 남편이 사망할 때까지 54년 동안 그의 주요 간병인이었다. 그들은 함께 더 작은 집으로 이사하고 여행을 하고 지역노인센터 활동에 참여할 계획을 세웠다. 이 계획은 Cecelia의 남편이 아프면서 바뀌었다. 그의 병이 진행되고 그의 의존도가 높아짐에 따라 그녀는 그를 집에 머물게 하기로 결심했다. 그녀가 말했다. "나만큼 그를 잘 아는 사람은 없다." 지속된 돌봄의 결과로 Cecelia는 가족과 친구들과 고립되었고 교회와 지역 활동, 쇼핑을 그만두었다. 식료품 구매를 위해 그녀는 친구 또는 그녀가 딸처럼 생각하는 조카에게 의존했다. Cecelia는 자신의 건강을 소홀히 하기 시작했고, 중요한 의사 약속을 취소하고, 체중이 줄었으며, 수면 장애를 경험하고 자기관리를 감소시켰고, 규칙적인 신체 운동을 하지 않았다.

작업치료사는 저녁 식사 후에 Cecelia를 방문했고 그녀가 저녁 식사에 손대지 않았으며 무기력해 보인다고 지적했다. 의무기록을 사용하여 작업치료사는 Cecelia를 의미 있는 대화에 참여시킬 수 있었고, 결과적으로 그녀는 평가에서 대부분의 질문에 답했다. 치료적 경청을 통해 작업치료사는 Cecelia가 '길을 잃었다'라고 느끼고, 가벼운 우울증을 겪고 있는 것 같았으며, 치료의 이점에 대해 양면성을 갖고 있다는 것을 알게 되었다. 대화를 통해 그녀의 작업역할로 돌아가기 위해 참여를 촉진하는 데 사용할 수 있는 강점을 확인할 수 있었다.

인생을 바꾸는 사건이 일어나기 전에 Cecelia는 많은 취미를 즐겼고 가까운 친구가 있었고 정기적으로 교회에 출석했으며 요리와 제빵을 좋아해 한 달에 4번 소외계층에게 식품을 무상으로 제공하는 이른바 푸드 뱅크에서 자원 봉사를 했다.

문제와 강점을 모두 통합하여 작업치료사와 보조작업치료사, Cecelia는 현재 삶의 질을 전반적으로 개선할 수 있는 의미 있는 목표를 설정하기 위해 협력했다. 이 목표에는 매주 2회 운동, 친한 친구와 시간 보내기, 매주 친구와 함께 교회 가기, 격월로 푸드뱅크에서 봉사하기가 포함되었다.

사례연구 질문

1. 목표를 설정하는 데 사용할 수 있는 이론적 모델을 식별하고 설명하시오.
2. 작업 균형을 확립하기 위해 가장 먼저 도입하는 것이 가장 좋은 활동을 기술하시오.
3. 『작업치료 실행체계 3판』에 기초하여, 건강 이해력 개념을 통합함으로써 달성할 수 있는 1가지 결과는 무엇인가?
4. Healthy People 2020의 원칙을 퇴원 계획에 통합하는 것이 얼마나 유익한지에 대한 예를 드시오.
5. 도움이 될 수 있는 지역사회 자원을 확인하시오.

복습문제

1. 보조작업치료사가 노인에게 제공할 수 있는 1차, 2차, 3차 예방의 예를 제시하시오.
2. 예방 및 건강증진의 각 분류에 사용할 수 있는 2가지 활동 그룹을 기술하시오.
3. 건강과 작업이 어떻게 상호 연관되어 있는지 설명하시오.
4. 작업 불균형, 결핍, 소외는 질병과 장애의 발달에 어떻게 기여하는가?
5. 작업은 건강증진으로 어떻게 특징지어질 수 있는가?
6. 웰빙 및 건강증진 프로그램 실행에서 작업치료사의 역할을 설명하시오.
7. 보조작업치료사는 작업 불균형, 작업 박탈, 작업 소외를 예방하거나 극복하는 데 노인을 어떻게 도울 수 있는가?

참고문헌

1. United States Department of Health and Human Services. 2010. Healthy People 2020. Retrieved from https://www.healthypeople.gov/sites/default/files/HP2020_brochure_with_LHI_508_FNL.pdf.
2. Montagu A. Growing Young. New York: McGraw-Hill; 1981.
3. Nelson DL, Stucky C. The roles of occupational therapy in preventing further disability of elderly persons in long-term care facilities. In: Levine RA, Rothman J, eds. Prevention Practice: Strategies for Physical Therapy and Occupational Therapy. Philadelphia: WB Saunders; 1992.
4. Gilfoyle EM. The future of occupational therapy: An environment of opportunity. In: Ryan SE, ed. The Certified Occupational Therapy Assistant. Thorofare, NJ: Slack Inc; 1986.
5. Carlson M, Clark F, Young B. Practical contributions of occupational science to the art of successful aging: How to sculpt a meaningful life in older adulthood. J Occup Sci. 1998;5(30):107-118.
6. Jackson J, Carlson M, Mandel D, et al. Occupation in lifestyle redesign: The well elderly study occupational therapy program. Am J Occup Ther. 1998;52(5):326-334.
7. Johnson JA. Wellness: A Context for Living. Thorofare, NJ: Slack Inc; 1986.
8. Riccio CM, Nelson DL, Bush MA. Adding purpose to the repetitive exercise of elderly women through imagery. Am J Occup Ther. 1990;44:714-717.
9. Scaffa ME, Reitz SM, Pizzi MA. Occupational Therapy in the Promotion of Health and Wellness. Philadelphia: FA Davis; 2010.
10. Speake DL. Health promotion activity in the well elderly. Health Values. 1987;11:6-25.
11. Wilcox AA. Occupation for health. Br J Occup Ther. 1998;61(8):340-345.
12. Wilcox AA. The Doris Sym Memorial Lecture: Developing a philosophy of occupation for health. Br J Occup Ther. 1999;62(5):191-198.
13. Wilcox AA. An Occupational Perspective of Health. 2nd ed. Thorofare, NJ: Slack Inc; 2006.
14. Yerxa EJ. Occupational science: A new source of power for participants in occupational therapy. J Occup Sci. 1993;1:1-3.
15. Richard B. Workplace literacy technology for nursing assistants. J Contin Educ Health Prof. 1991;6(1):73-85.
16. Hanft B. Promoting health: Historical roots-renewed vision. OT Practice. 2002;2:10-15.
17. Richards SE. The Carson Memorial Lecture 1998: Occupation for health—and wealth? Br J Occup Ther. 1998;61(7):294-300.
18. Brownson CA, Scaffa ME. Occupational therapy in the promotion of health and the prevention of disease and disability statement. Am J Occup Ther. 2001;55(6):656-660.
19. Scott AH, Butin DN, Tewfik D, et al. Occupational therapy as a means to wellness with the elderly. Phys Occup Ther Geriatr. 2001;18(4):3-22.
20. Reilly M. Occupational therapy can be one of the great ideas of 20th century medicine: Eleanor Clarke Slagle lecture. Am J Occup Ther. 1962;16:1-9.
21. Hickey T, Stilwell DL. Health promotion for older people: All is not well. Gerontologist. 1991;31(6):822-828.
22. Fidler GS, Fidler JW. Doing and becoming: Purposeful action and self-actualization. Am J Occup Ther. 1978;32(5):305-310.
23. Florey L. Development through play. In: Schaefer C, ed. The Therapeutic Use of Child's Play. New York: Jason Aronson; 1976.
24. U.S. Department of Health and Human Services. A profile of older Americans; 2016. Retrieved from: https://www.giaging.org/documents/A_Profile_of_Older_Americans__2016.pdf.
25. Mallinson T, Fischer H, Rogers JC, et al. The issue is—Human occupation for public health promotion: New directions for occupational therapy practice with persons with arthritis. Am J Occup Ther. 2009;63:220-226.
26. McMurdo ME, Rennie L. A controlled trial of exercise by residents of old peoples' homes. Age Ageing. 1993;22(1):11-15.
27. Caserta MS, Gillett PA. Older women feelings about exercise and their adherence to an aerobic regimen over time. Gerontologist. 1998;38(5):602-609.
28. Nuessel F, Van Stewart A. Literary exemplars of illness: A strategy for personalizing geriatric case histories in clinical settings. Phys Occup Ther Geriatr Med. 1999;16:33-46.
29. Rubenstein LZ, Josephson KR, Trueblood PR, et al. Effects of a group exercise program on strength, mobility, and falls among fall-prone elderly men. J Gerontol A Biol Sci Med Sci. 2000;55A(6): M317-M321.
30. American Occupational Therapy Association. AOTA's statement on obesity. Am J Occup Ther. 2006;60(6):680.
31. U.S. Department of Health and Human Services. 2006. Nutrition and weight status. Retrieved from https://www.healthypeople.gov/2020/topics-objectives/topic/nutrition-and-weight-status.
32. Centers for Disease Control and Prevention (CDC). 2008. Prevalence of obesity in adults. Retrieved from http://www.cdc.gov/nchs/data/databriefs/db01.pdf.
33. Blanchard SA. Variables associated with obesity among African-American women in Omaha. Am J Occup Ther. 2010;63(1):58-68.

34. Drinkwater BL. Exercise and aging: The female master athlete. In: Journal of Public Health. Brown C, Voy RO, eds. Sports Science Perspectives for Women: Proceedings from the Women and Sports Conference. Chicago: Human Kinetics; 1988.
35. Hjort PF. Physical activity and health in elderly—walk on. Tidsskr Nor Laegeforen. 2000;120(24):2915 - 2918.
36. Schuster C, Petrosa R, Petrosa S. Using social cognitive theory to predict intentional exercise in post-retirement adults. J Health Educ. 1995;26:1 - 14.
37. Smith MT. Implementing annual cancer screening for elderly women. J Gerontol Nurs. 1995;2(7):12 - 17.
38. Fiatarone MA, Evans JE. Exercise in the oldest old. Top Geriatr Rehabil. 1990;5(2):63 - 77.
39. Nied RJ, Franklin B. Promoting and prescribing exercise for the elderly. Am Fam Physician. 2002;65:419 - 426.
40. Jett AM, Branch LG. The Farmington Disability Study: ii. Physical disability among the aging. Am J Public Health. 1981;71:1211 - 1216.
40b. Mahmood SS, Levy D, Vasan RS, et al. The Framingham heart study and the epidemiology of cardiovascular diseases: A historical perspective. Lancet. 2014;999 - 1008.
41. Webster JR. Prevention, technology, and aging in the decade ahead. Top Geriatr Rehabil. 1992;7:4.
42. Centers for Disease Control and Prevention (CDC). 2013. Deaths, percent of total deaths, and death rates for the 15 leading causes of death in 5-year age groups, by race and sex: United States, 2013. Retrieved from http://www.cdc.gov/nchs/data/dvs/lcwk1_2013.pdf.
43. Scaffa ME, Reitz SM, Pizzi MA. Occupational Therapy in the Promotion of Health and Wellness. Philadelphia, PA: FA Davis; 2010.
44. Butler RN, Davis R, Lewis CB, et al. Physical fitness: How to help older patients live strong and longer. Geriatrics. 1998;53(9):26 - 28, 31, 32, 39, 40.
45. Glantz CH, Richman N. The wellness model in long-term care facilities. Quest. 1996;7:7 - 11.
46. Lohman H, Givens D. Balance and falls with elders: Application of clinical reasoning. Phys Occup Ther Geriatr. 1999;16:17 - 32.
47. Stewart AL, Mills KM, Sepsis PG, et al. Evaluation of CHAMPS: A physical activity program for older adults. Ann Behav Med. 1998;19(4):353 - 361
48. Yoder RM, Nelson DL, Smith DA. Added-purpose versus rote exercise in female nursing home residents. Am J Occup Ther. 1989;43:581 - 586.
49. Thomas JJ. Materials based, imagery based, and rote exercise and occupational forms: Effects on repetitions, heart rate, duration of performance, and self-perceived rest periods in well elderly women. Am J Occup Ther. 1996;50(10):783 - 789.
50. Bloch MW, Smith DA, Nelson DL. Heart rate, activity, duration, and effect in added purpose versus single-purpose jumping activity. Am J Occup Ther. 1989;43:25 - 30.
51. Heck SH. The effect of purposeful activity on pain tolerance. Am J Occup Ther. 1988;42:577 - 581.
52. Kircher MA. Motivation as a factor of perceived exertion in purposeful versus nonpurposeful activity. Am J Occup Ther. 1984;38:165 - 170.
53. Miller L, Nelson DL. Dual purpose activity versus single purpose in terms of duration on task, exertion level, and affect. Occup Ther Ment Health. 1987;7:55 - 67.
54. Sakemiller LM, Nelson DL. Eliciting functional extension through the use of a game. Am J Occup Ther. 1998;52(2):150 - 157.
55. Schmidt CL, Nelson DL. A comparison of three occupational forms in rehabilitation patients receiving upper extremity strengthening. Occup Ther J Res. 1996;16(3):200 - 215.
56. Thomas JJ, Rice MS. Perceived risk and its effect on quality of movement in occupational performance of well-elderly individuals. Occup Ther J Res. 2002;22(3):104 - 110.
57. Wagstaf S. Supports and barriers for exercise participation for well elders: Implications for occupational therapy. Phys Occup Ther Geriatr. 2005;24(2):19 - 33.
58. Fredman L, Bertrand R, Martire L, et al. Leisure-time exercise and overall physical activity in older women caregivers and non-caregivers from the Caregiver-SOF study. Prev Med. 2006;43(3):226 - 229.
59. Boston University Center for the Enhancement of Late-Life Function. 2000. Fear of falling: An emerging health problem. Roybal Program Brief, pp. 1-6. Retrieved from http://web.archive.org/web/20050505134610/www.applied-gerontology.org/BUBrief.pdf.
60. Tomita MR, Saharan S, Rajendran S, et al. Psychometrics of the home safety self-assessment tool (HSSAT) to prevent falls in community-dwelling older adults. Am J Occup Ther. 2014;68(6):711. doi:10.5014/ajot.2014.010801.
61. Garner DJ, Young AA, eds. Women and Healthy Aging: Living Productively in Spite of It All. New York: Haworth Press; 1993.
62. Centers for Disease Control and Prevention (CDC). 2014. What should I know about screening? Retrieved from http://www.cdc.gov/cancer/cervical/basic_info/screening.htm.
63. Center for Disease Control and Prevention (CDC). 2007. Cervical cancer health disparities fact sheet. Retrieved from http://www.say-something.org/disparities.pdf.
64. Agency for Healthcare Research and Quality. 2003. Breast and cervical cancer research highlights. Retrieved from http://www.ahcpr.gov/research/breastca.htm.
65. Centers for Disease Control and Prevention (CDC). Invasive cervical cancer among Hispanic and non-Hispanic women—United States, 1992-1999. MMWR Morb Mortal Wkly Rep. 2002;51(47):1067 - 1070.
66. Iezzoni LI, McCarthy EP, Davis RB. Use of screening and prevention services among women with disabilities. Am J Med Qual. 2001;16(4):135 - 144.
67. Pinch WJ. Health promotion and the elderly. Imprint 1993;40(2):83 - 86.
68. Poland B, Krupa G, McCall D. Settings for health promotion: An analytic framework to guide intervention design and implementation. Health Promot Pract. 2009;10(4):505 - 516.
69. Hettinger J. The wellness connection. OT Week. 1996;10:12, 13.
70. Clark F, Azen SP, Carlson M, et al. Embedding health promoting changes into the daily lives of independent-living older adults: Long-term follow-up of occupational therapy intervention. J Gerontol B Psychol Sci Soc Sci. 2001;56B(1):P60 - P63.
71. Clark F, Azen SP, Zemke R, et al. Occupational therapy for independent-living older adults: A randomized control trial. J Am Med Assoc. 1997;278(16):1321 - 1326.
72. Mandel DR, Jackson JM, Zemke R, et al. Lifestyle Redesign: Implementing the Well Elderly Program. Bethesda, MD: The American Occupational Therapy Association; 1999.
73. Mount J. Evaluation of a health promotion program provided at senior centers by physical therapy students. Phys Occup Ther Geriatr. 1991;10(1):15 - 25.
74. U.S. Department of Health and Human Services, Office of Disease

Prevention and Health Promotion. 2010. National action plan to improve health literacy. Washington, DC. Retrieved from http://health.gov/communication/HLActionPlan/pdf/Health_Literacy_Action_Plan.pdf.

75. MedlinePlus. 2016. Health literacy. Retrieved from https://www.nlm.nih.gov/medlineplus/healthliteracy.html.
76. Berkman ND, Sheridan SL, Donahue KE, et al. Low health literacy and health outcomes: An updated systematic review. Ann Intern Med. 2011;155(2):97–107. doi:10.7326/0003-4819-155-2-201107190-00005.
77. Levasseur M. Do rehabilitation professionals need to consider their clients' health literacy for effective practice? Clin Rehabil. 2010;24:756–765. doi:10.1177/0269215509360752.
78. American Occupational Therapy Association. AOTA ' s societal statement on health literacy. Am J Occup Ther. 2011;65(suppl): S78–S79. doi:10.5014/ajot.2011.65 S78.
79. Pearce TS, Clark D. Strategies to address low health literacy in the older adult. Top Geriatr Rehabil. 2013;49(2):98–106. doi:10.1097/TGR.0b013e31827e47ef.
80. Nemmers TM, Jorge M, Leahy T. Health literacy and aging: An overview for rehabilitation professionals. Top Geriatr Rehabil. 2013;29(2):79–88. doi:10.1097/TGR.0b013e31827e4820.
81. Centers for Disease Control and Prevention. 2015. Health literacy. Retrieved from http://www.cdc.gov/healthliteracy/gettraining.html.
82. PlainLanguage.gov. n.d. Free plain literacy training. Retrieved from http://www.plainlanguage.gov/resources/take_training/freetraining.cfm.
83. American Occupational Therapy Association (AOTA). 2015. AOTA Fact sheet: The role of occupational therapy with chronic disease management. Retrieved from http://www.aota.org/-/media/corporate/files/aboutot/professionals/whatisot/hw/facts/factsheet_chronicdiseasemanagement.pdf.
84. Self-management. n.d. In Taber's Cyclopedic Medical Dictionary (22nd ed.). Retrieved from http://online.statref.com/Document.aspx?fxId=57&docId=33105.
85. Improving chronic illness care. 2016. Self-management support. Retrieved from http://www.improvingchroniccare.org/index.php?p=Self-Management_Support&s=39.
86. Home Health Quality Improvement., (HHQI). 2016. Focused best practice intervention package: Patient self-management. Retrieved from http://www.homehealthquality.org/getattachment/6a26ad1d-279a-495e-9234-b8d342b16312/Focused-BPIP-Patient-Self-Management.aspx.
87. DeRosa J. Providing self-management support to people living with chronic conditions. OT Practice. 2013;18(17):CE-1.

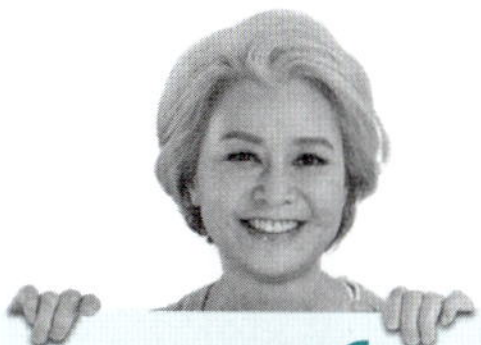

CHAPTER 6

노인을 위한 공공정책 규정

Regulation of Public Policy for Elders

HELENE L. LOHMAN,
(PREVIOUS CONTRIBUTIONS FROM CORALIE H. GLANTZ AND NANCY RICHMAN)

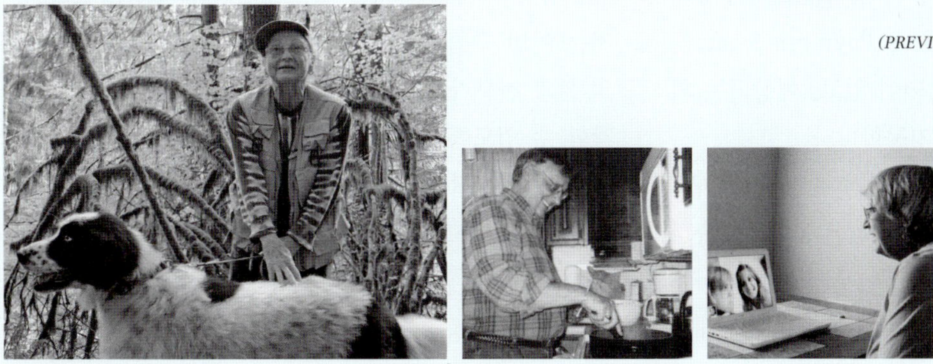

핵심용어

옹호 Advocacy

치료계획 Care planning

입원재활기관 환자평가도구 Inpatient Rehabilitation Facility Patient Assessment Instrument (IRF-PAI)

관리의료 Managed care

메디케어(노인의료보험) Medicare

메디케이드(국민의료보조제도) Medicaid

메디케어관리계약부서 Medicare Administrative Contractures (MAC)

최소 데이터 세트 Minimum Data Set (MDS)

미국노인법 Older American Acts

결과 및 평가 정보 세트 Outcome and Assessment Information Set (OASIS)

1987년 미국포괄예산조정법 Omnibus Budget Reconciliation Act of 1987

포괄수가제 Prospective payment system (PPS)

전문/비전문 서비스 Skilled services/unskilled services

삼중 목적 Triple aim

학습목표

1. 공공정책의 발전에 영향을 주는 지불 체계를 설명한다.
2. 포괄예산조정법의 규정 안에서 보조작업치료사의 역할을 명확히 정의한다.
3. 포괄수가제와 다양한 환경에서 작업치료 실행에 대해 설명한다.
4. 다양한 선별도구와 통합된 팀 접근을 통한 관리계획에 대하여 알아본다.
5. 작업치료 옹호 활동의 중요성을 배운다.
6. 보조작업치료사의 실행에 영향을 미치는 공공정책 동향 및 변경 사항을 이해한다.

보조작업치료사인 Olivia는 공공정책에 대해 학생들에게 강의하게 되었다. Olivia는 다음과 같이 강의를 시작하였다. "오늘 우리는 메디케어(Medicare), 메디케이드(Medicaid)와 같은 공공정책이 작업치료에 미치는 영향에 대하여 논의할 것입니다." Olivia는 학생들의 얼굴을 훑어보았다. 그들은 흥미가 없어 보였다. 그녀는 학생들이 창문을 바라보거나, 컴퓨터로 웹서핑을 하거나, 하품하는 것을 포착했다. Olivia는 생각을 정리하여 천천히 말했다. "우선 저에 대한 이야기를 나눠보고자 합니다. 1998년 저는 지역 내 여러 전문요양시설과 계약한 재활 회사에서 일하고 있었습니다. 저는 매우 높은 급여를 받았습니다. 학교를 막 졸업한 보조작업치료사의 경우 급여로 연간 50,000달러(약 6천만 원) 이상을 받았습니다! 저는 그 급여가 어디서 나오는지 궁금해하지 않았습니다. 나중에 저의 급여는 메디케어에 많은 금액을 청구하여 나올 수 있었다는 것을 깨달았습니다. 메디케어는 중재 후 금액을 청구하여 지급받도록 되어 있습니다. 여러분도 배우겠지만, 지금은 '포괄수가제(Prospective Payment System, PPS)'라는 가격 측정 제도가 확립되어 있고, 예상되는 치료 시간에 기초하여 비용을 미리 지불합니다.

하루는 여러분의 선생님인 Sally가 환자를 관찰하기 위해 제가 고용된 기관에 작업치료 학생을 데리고 왔습니다. 쉬는 시간에 Sally가 저에게 저의 업무에 영향을 미치는 미국균형예산법(Balanced Budget Act, BBA)에 대해 아는지 물었습니다. '아니요.'라고 저는 대답했습니다. 그리고 '저는 제가 계약한 회사에서 저를 책임지고 있다고 생각합니다.'라고 했습니다. 저는 공공정책에 전혀 관심이 없었습니다. 제 인생과 그 문제는 아주 멀리 있었고, 솔직히 관심도 없었습니다. 저는 그저 제 환자의 치료에 대한 관심뿐이었습니다. 그러나 그런 저의 공공정책에 대한 무지는 1999년에 제정된 전문요양시설에 관한 새 법 때문에 일자리를 잃게 되면서 제 생활에 커다란 영향을 미쳤습니다. 그 변화 때문에 저희 회사는 구조조정에 들어갔고, 저는 직업을 잃게 된 여러 명의 재활직원 중 하나가 되었습니다. 저는 1년에 50,000달러 이상을 벌다가 별안간 미혼모로서의 어려움을 겪는 실직자가 되었습니다."

Olivia는 말을 멈추고 교실 안을 둘러보았고, 전체가 그녀를 주시하며 집중하고 있는 것을 보았다. Olivia는 "내 커리어에 대해 반성하게 되었습니다. 나는 무엇을 하려고 했는가? 내가 다른 직업을 가질 수 있을까? 생각을 하면 할수록 나의 열정은 노인을 위한 일에 종사하는 것이라는 사실을 깨닫게 되었습니다. 그래서 저는 연락망을 총동원했고, 운 좋게 3개월 만에 전문요양시설에 치료사로 고용되었습니다. 업무가 변하면서 저는 PPS를 배워야 했습니다. 처음에는 어려웠지만 결국 적응했습니다." 라고 말했다.

"이제 저는 정책 경향에 대해 관심을 기울이고 있으며 AOTA에 가입하게 되었습니다. 그리고 행정국에서 국회의원과 상원의원들에게 전화를 걸고 편지를 써서 영향력 있는 변화를 위해 노력하고 있습니다. 워싱턴D.C에서 열리는 회의에 대표로 방문하기도 했습니다. 저는 공공정책에 대해 충분한 지식이 없었던 것을 후회하였습니다. 공공정책에 대한 지식은 업무에 영향을 줄 수 있습니다. 저는 이번 수업을 통해 공공정책이 여러분의 시민으로서의 삶과 전문가로서의 실행에 얼마나 영향을 미치는지 생각할 수 있도록 할 것입니다." Olivia는 강의를 계속하였고 학생들은 집중하고 있었다.

수업을 듣고 있던 Emma는 생각에 잠겼다. 내가 어떻게 이 일을 배워서 실제로 적용할 수 있을까? 실무에 영향을 미치는 공공정책의 변화를 좀 더 잘 알 수는 없을까? 이러한 걱정을 하며 Olivia에게 질문하였다. Olivia는 "그런 질문을 해 주셔서 기쁩니다. 이제 집중해서 내가 말한 것을 생각해 보세요. 1년 안에 일을 시작할 것이고 직장에서 혼란스러울 것입니다. 직장에서 문서를 작성하거나 비용 청구를 정확히 하는 방법을 배우고 질문하는 것을 부끄러워하지 마세요. 또한 직장에서 메디케어를 청구하려면 메디케어 및 메디케이드 서비스센터(Center for Medicare & Medicaid Services, CMS) 웹사이트에 매우 많은 정보가 있으니 꼭 알아 두세요. 다른 온라인 정보도 도움이 될 거예요."

1년 뒤에 Emma는 전문간호시설에 보조작업치료사로 고용되었다. 그녀는 매우 기뻤고 환자들과 일하기 위한 준비가 되었다고 느꼈다. 그녀는 무엇을 준비할지 생각할 때 Olivia에게 했던 질문과 강의록을 다시 보면서 정책이 적힌 업무 과정을 공부하였고, 의문스러운 점은 모두 질문했다.

기본 개념

공공정책은 연방 정부와 주(state) 차원의 입법에서 발전하고, 사회적인 가치를 반영한다(MacClain, 1996). 예를 들면, 미국노인의료보험법(Medicare Act)은 노인을 위한 국가적인 건강보험계획의 결과로 1965년에 제정되었다. 메디케이드는 건강관리가 필요한 빈곤층을 위한 연방 정부와 국가의 연합 보험 프로그램으로 1966년에 제정되었다. 두 법안 모두 미국발달장애인법(Developmental Disabilities Act)과 미국직업재활법(Vocational Rehabilitation Act) 등 시민권이 사회에서 중시될 때 제정되었다. 공공정책의 언어는 일반적이어야 한다. 각각의 공공정책 특성은 규정되어 있으며, 그 규정은 작업치료에 직접적으로 영향을 주기 때문에 보조작업치료사는 이를 이해하고 있을 필요가 있다. 전문요양시설에 근무하는 보조작업치료사는 효율적인 치료팀의 일원으로서 적절한 치료를 제공하기 위해 1987년의 미국포괄예산조정법(Omnibus Budget Reconciliation Act, OBRA)과 1997년의 미국균형예산법(BBA)에서 기인한 PPS에 대해 이해하고 있어야 한다. 또한 보조작업치료사는 그들이 제공하는 치료의 제3자 지불자 상환을 보장받기 위해서는 메디케어와 메디케이드에 대해서 확실하게 이해하고 있어야 한다.

이 장에서는 보조작업치료사가 업무를 볼 때 이용하는 지불정보와 관련된 중요한 공공정책에 대해 설명하고 있다. 메디케어와 메디케이드, OBRA, 미국노인법(Older Americans Act, OAA)은 이러한 공공정책의 예이다. 이 장의 목적은 공공정책에 대한 소개와 개요를 제공하는 것이다. 의료개혁과 같은 새로운 정책은 계속 제정될 것이며, 기존 정책은 사회적 요구와 정치적 분위기에 따라 변할 수 있다. 이 장은 보조작업치료사에게 제공된 자료를 통해 변경 사항을 계속 최신화 할 수 있도록 해 준다. 또한 이 장은 미국의 의료 동향에 대해 논의하는 것을 시작으로 작업치료 실행에 영향을 미치는 연방공공정책에 대해 자세히 설명한다. 이 장은 공공정책 동향을 파악하고 옹호를 통해 공공정책의 변화를 촉진하는 방법에 대한 제안으로 끝맺는다.

미국의 건강관리 경향

미국의 건강관리는 빠른 사회적 변화의 결과로 급속도로 변화하고 있다. 건강관리는 국민총생산(GDP)의 큰 부분을 차지하고, 고령화 인구 증가와 함께 비용이 지속적으로 증가하고 있기 때문에 이러한 비용 증가를 모니터링하는 방법이 논의되고 있다. 따라서 메디케어, 메디케이드 및 사회보장제도(social security)와 같이 노인에게 영향을 미치는 주요 프로그램은 지속적으로 평가되고 논의되며 때때로 수정된다. 이러한 건강관리 경향에 대한 지식은 발전하는 정책을 이해하는 데 도움이 된다.

이전에는 가정의가 의료서비스를 제공하는 유일한 제공자였다. 가정의는 개개인을 평생 알고 지냈고, 병이나 질환보다는 사람을 하나의 전체로 보고 치료했다. 2010년 미국의료교육화해법(Health Care Education Reconciliation Act of 2010)[2] 또는 "오바마케어(Obama care)"라는 별명으로 개정된 미국 환자보호 및 적정의료법(Affordable Care Act, ACA)[1] 이전에 의료 산업은 서비스 제공에 대한 광범위한 접근 방식을 겪었다. ACA는 특히 노인을 대상으로 조정된 비용 효율적인 의료를 지향하는 것이었다. "삼중 목적: 관리, 건강 그리고 비용(The Triple Aim: Care, Health, and Cost)"이라는 제목[3]으로 ACA에 정보를 제공한 핵심 이론 기사는 이 법의 개념적 기초를 설명했다. 삼중 목적은 더 나은 의료 경험을 통한 의료 시스템의 개선, 인구의 전반적인 건강 개선, 의료 비용 절감을 의미한다.

ACA를 통해 시스템이 훨씬 더 통합되기 시작했다. 품질, 비용 효율적인 치료에 중점을 두며 품질 측정에 기반한 지불을 향한 움직임이 있었다. 또한 책임관리조직(ACO) 및 포괄수가와 같은 계획이 등장했다. ACO에는 품질 측정 지침에 따라 메디케어 서비스를 조정하고 비용 및 치료 품질에 대한 위험을 감수하는 의료 제공자가 포함된다.[4] 포괄수가는 치료 에피소드(episode of care)[5]와 같은 진료의 특정 조건에 대한 모든 서비스에 대해 의료 사업자에게 제공되는 단일 지불을 포함한다. 치료 에피소드는 입원, 요양원 치료 또는 작업치료와 같은 환자에게 필요한 모든 치료를 말한다.[5] 전자 의료 기록은 공공정책의 결과로 현실화되었다(예: 경제 및 임상 건강을 위한 건강정보기술법[P.L.111–5]).[6] 보조작업치료사는 근거를 기반으로 의미 있고 비용 효율적인 개입을 제공함으로써 이러한 변화에 기여할 수 있다. 현재 의회와 대통령의 정치적 의제에 따라, 증가하는 의료 비용을 관리하기 위한 의료 환경 수정이 매우 빠르게 일어나고 있다. 따라서 이 장에서 설명하는 내용은 향후 변경될 수 있으며, 보조작업치료사는 그 어느 때보다 의료 분야와 연관된 수정 사항이 진료에 미치는 영향을 인식해야 한다.

공공정책 정보

메디케어와 메디케이드, 연방 정부와 주 정부의 고용인 건강보험, 군대, 재향군인 관리국이 공공지불인에 해당한다. 그중에서도 메디케어와 메디케이드는 보조작업치료사가 치료하는 노인 클라이언트가 자주 이용하기 때문에, 이에 대해서는 앞으로 더 논의할 것이다. 표 6.1은 보조작업치료사가 알아야 할 메디케어에 대한 설명이다.

메디케어

사회보장법(Social Security Act)의 18장 메디케어는 1966년에 처음으로 시행되었다. 1965년 사회보장법 수정안의 일부로 제정된 메디케어 프로그램은 은퇴자, 재해 피해자, 장애보험을 보조하기 위한 건강보험 프로그램이었다. 원래 메디케어는 65세 이상의 모든 노인을 위한 것이었으나, 법이 시행되면서 점차 최소 24개월 동안 장애연금 권리를 인정받은 사람, 말기 신장질환 환자, 이 프로그램에 선정되는 사람 등 다른 집단의 사람들에게도 확대되어 적용되기 시작하였다. 메디케어는 미국에서 가장 큰 프로그램이고, 다른 보험제도도 메디케어는 기준을 따르고 있다.

메디케어와 작업치료

메디케어는 4개의 파트(A, B, C, D)로 나누는데,[7] 그중 파트 A, B, C는 작업치료와 직접 연관된다. 파트 A는 (입원환자) 병원보험을 일컫는다. 이는 '중환자 병원과 전문요양시설을 포함한 병원의 입원환자 관리'를 말하며(보호 또는 장기치료는 제외), '호스피스와 가정건강관리'를 포함한다. 그리고 수급자는 이러한 서비스를 받기 위해 반드시 해당 조건을 만족시켜야 한다.[8] 작업치료사와 보조작업치료사는 많은 상황에서 입원환자와 외래환자 둘 모두 파트 A로 노인의료보험 수급자들을 치료한다(표 6.1). 대부분의 환경에서 치료는 PPS로 청구된다. PPS는 메디케어에서 예상하는 수급량, 즉 '미리 결정되는 고정된 양'으로 설정된다.[9] 이러한 비율은 '한 단위당 제공한 시간'과 같이 시간을 기초로 한다. 이 비율은 입원 병동에서 이용하는 PPS나 전문요양시설에서 이용하는 자원활용그룹과 같은 환자분류 시스템에 의해서도 결정할 수 있다.[10]

PPS와 같이 파트 A가 적용되는 메디케어 상환은 1983년에 진단 관련 집단(diagnostic-related groups) 환자분류 시스템을 기초로 급성 입원환자를 대상으로 만들어

표 6.1 메디케어 시스템의 개요

파트	파트A	파트 B	파트C	파트D
	입원 보험	의료보험(매달 지불)	메디케어 혜택	처방약 개인별 보장
보험가능시설				
급성기 병원	×	×	×	
호스피스	×	×	×	
장기요양병원	×	×	×	
입원재활시설	×	×	×	
전문요양시설	×	×	×	
가정의료기관	×	×	×	
외래병원		×	×	
종합외래재활기관		×	×	
재활의료기관		×	×	
병원 또는 지역사회정신건강센터		×	×	
입원환자 정신과시설	×		×	
의원		×	×	
지불	PPS는 많은 시스템 항목에 다르게 도입되었다.	메디케어 의료수가		

출처: *AOTA guide to Medicare local coverage determinations.* Bethesda, MD: American Occupational Therapy Association. Retrieved from http://www.aota.org/~/media/corporate/files/secure/advocacy/reimb/news/archives/medicare/lcds/resources/lcd%20advocacy%20packet1.pdf.

졌고 오늘날까지 지속되고 있다.[11] 각 시스템의 PPS(병원, 가정관리, 전문요양시설)는 제도가 다르기 때문에, 보조작업치료사는 일을 할 때 특정 시스템을 이해하고 있어야 한다. 예를 들어, 입원환자 비용은 PPS 비율 안에 포함되어 있다. 전문요양시설의 최소자료설정과 같은 특별한 판별도구도 있다. 이는 표 6.2에 설명되어 있다.

메디케어 파트 B는 "의사의 관리와 외래환자 관리 그리고 물리치료, 작업치료, 가정관리와 같은 파트 A에서 담당하지 않는 의료서비스를 포함"[12]하고 있다. 파트 B는 매달 보험료가 지불되며, 보험료는 계속 증가한다. 보조작업치료사는 메디케어 수급자들이 추가보험에 가입하지 않은 한 파트 B 비용의 20%를 지불하게 된다는 사실을 잘 알고 있어야 한다.

치료사는 병원, 외래, 가정관리서비스, 생활 보조, 전문요양시설, 종합적인 외래환자재활(Comprehen-sive Outpatient Rehabilitation Facility, CORF) 등 다양한 외래환자들에 대해 파트 B를 청구할 수 있다. 파트 B에는 의사가 처방을 내리고 치료계획도 승인을 받아야 하는 것과 같은 규정이 있다. 치료서비스는 의사의 절차상 통용 용어(Physicion's Current Procedural Terminology, CPT) 코드에 따라 청구하게 된다. CPT 코드는 개정될 수 있다. 보조작업치료사는 개정된 코드를 배워야 한다. 예를 들어, 2017년의 주요 개정사항은 평가 복잡성의 3가지 수준(낮음, 보통, 높음)을 식별하는 새 CPT 코드로 변경하는 것이었다. 이것은 클라이언트의 작업 프로필과 클라이언트의 과거력, 작업수행평가 및 임상적 판단에 의해 결정된다.[13] 보조작업치료사는 작업치료사와 협력하여 코드를 치료에 반영할지 결정한다. 코드는 회복 정도를 반영한다. 이 서비스 코드는 치료 시간에 상관없이 하루에 한 번만 청구가 가능하다. 서비스 코드는 평가, 재평가, 보조기 적용 등 모든 치료를 포함한다. 시간화된 코드는 보조작업치료사가 제공하는 중재에 적용 가능한 코드의 대부분을 차지한다. 다양한 시간 단위 코드가 치료시간 동안 적용될 수도 있다. 15분이 하나의 단위이고, 메디케어 규정은 이 단위를 어떻게 계산하는지를 안내하고 있다. 예를 들어, 1단위의 치료시간은 8~22분 사이인데 이것을 8분 법칙(8-minute rule)이라고 한다. 메디케어의 시간 코드를 사용하기 위해선 시간을 정확하게 기록해야 한다(CMS 인터넷 매뉴얼 100.4, 5장, 20.2절 참조).

의료공동절차코딩 시스템(Healthcare Common Procedure Coding System, HCPCS) Level II로는 '물건, 장비, 구급차 서비스, 이동장비, 의지, 보조기, 도구 등 CPT 코드에 없는 서비스'에 대한 코딩을 할 수 있다.[14] CMS 또한 수정 부호화 발의안(Correct Coding Initia-tive, CCI)[15,16] 정책에 의해 지급절차가 오용되는 것을 막기 위해 국가적 코딩 방법론을 주장하는 파트 B를 실행해 왔다. 이것의 목적은 '잘못된 코드의 조합이 보고되었을 때 맞지 않는 지불을 예방'하는 것이다.[15]

최근 파트 B 메디케어의 수급자들은 그들이 1년 동안 외래재활서비스(물리치료, 작업치료, 언어치료) 비용을 모두 사용할 수 있도록 재정 양을 설정하거나 치료 한도(therapy cap)를 적용하고 있다. AOTA[17]에서는 특정 질병의 환자가 더욱 많은 치료를 보장받을 수 있도록 하였다.[18] AOTA는 치료 한도를 계속 적용시키고 있다(치료 한도는 메디케이드의 개인별 지출 제한으로 이에 대한 자세한 설명은 IOM 100-04, 5장, 10.2절에 있다).

파트 C는 '메디커어에서 승인한 개인의 건강계획'을 제공한다.[19] 파트 C는 파트 A와 파트 B가 지불하는 기본적인 서비스를 포함하며, 기본으로 관리의료, 서비스 비

표 6.2 가정관리, 입원재활기관, 전문요양시설의 판별도구와 특정 지불(메디케어 파트 A)

	가정관리	입원재활기관	전문요양시설
판별도구	결과 및 평가 정보 세트(OASIS)	입원재활기관 환자평가도구(IRF-PAI)	최소 데이터 세트(MDS 3.0)
지불 시스템	가정건강자원그룹(HHRGs)을 기본으로 한 PPS	사례혼합그룹(CMGc)을 기본으로 한 PPS	자원활용그룹(RUGs)을 기본으로 한 PPS

AOTA, 2008.

용, 의료비용 저축계좌 등 다양한 방식으로 지불한다. 일부 계획은 기존의 메디케어보다 더 많은 장점을 가지고 있다. 파트 D는 선택사항인 외래환자의 처방약을 지불한다. 치료사는 이러한 부분이 작업치료와 직접적인 연관이 없더라도 CMS 웹사이트를 통해 이 내용을 알고 있는 것이 좋다.

작업치료 수가와 중재를 위한 일반적인 가이드라인

표 6.3은 전문적인 치료서비스에 대한 예시를 보여 준다. 모든 치료는 의학적으로 필요하며, 면허가 있는 치료사의 숙련된 개입이 필요하다. 전문적인 치료는 클라이언트의 요구와 필요한 중재의 복잡성, 강도에 따라 이루어져야 한다. 중재계획은 기능을 기반으로 하며, 치료계획을 통합해야 한다. 중재는 전문요양기관 같은 다른 분야와 연계되어야 한다. 클라이언트의 기능, 이동성, 자조활동과 연관된 안전성이 우선되어야 하고 평가에도 반영해야 한다.[20] 보조작업치료사는 지불을 받기 위해 가이드라인을 잘 이해하고 따라야 하며 청구가 거부되지 않도록 해야 한다. 청구 거부 사유는 치료사의 기술이 필요하지 않은 일상적인 운동중재와 같은 것이다. 작업치료에 대한 자세한 내용은 메디케어 수혜 정책 매뉴얼(Medicare Benefit Policy Manual) 100~0215를 참조한다.[21] 일반적인 작업치료 요건에 대해서는 매뉴얼 15장 230.2를 참조한다. 섹션 C에는 작업치료사의 인력 자격, 의료수가(Physician Fee Schedule)에서 논의된 청구 가능한 서비스의 제한 및 설정별 요구와 같은 정보가 포함되어 있다.[21]

전문치료와 비전문치료

작업치료 개입에 대해 메디케어에서 수가를 받기 위해서는 전문치료(skilled therapy)와 비전문치료(unskilled therapy)의 개념을 이해해야 한다. 전문치료에는 특정한 가이드라인이 있다. 예를 들어, 전문요양시설 파트 A에서는 매일 의사가 지시를 내리고 전문적인 관리자의 감독 아래서 치료를 수행해야 수가를 받을 수 있다. 치료는 "환자의 질병과 장애를 치료하는 데 합리적이고 필요해야 하며", "기간 및 품질 면에서 합리적"이어야 한다.[22]

비전문치료의 서비스 예시는 본질적으로 반복적인 운

표 6.3 전문치료서비스의 정의

환자 예시	정의
Barbara는 엉덩관절대체술을 받은 후 회복을 위해 전문요양시설에 입원했다. 또한, 그녀는 ADL을 수행하기 위해 ADL 기능 중 특히 옷 입기 활동에서 독립적으로 수행하기 위해 워커를 사용하여 걷는 방법을 배웠다. Barbara가 이러한 기술을 배우고 나면, 그녀는 자신의 집인 은퇴자 아파트로 돌아가 회복과 안전을 확실하게 지속하기 위해 가정건강 관리를 받을 것이다.	클라이언트는 ADL 영역에서 작업이 이루어져야 한다. 덜 집중적이거나 덜 숙련된 서비스를 통해서도 즉시 또는 단기간에 향상될 수 있는 가능성이 존재한다.
Barbara는 우울해했고 보조작업치료사는 우선 엉덩관절치환술 후유증보다 우울증을 먼저 관리하였다. 보조작업치료사가 시행하는 관리가 대상자의 안전한 ADL 수행을 촉진시킨다면 그 중재도 전문적인 것으로 간주되어야 한다.	치료의 철학과 계획은 입원환자가 전문시설에 있을 때와 같이, 재활단계에 맞는 현실적인 결과 성취에 초점을 맞추어야 한다.
보조작업치료사는 Barbara가 안전사항을 숙지하고 집으로 돌아가는 것에 초점을 맞춘다.	치료는 외래환자나 가정관리처럼, 다음에 예상되는 단계를 위한 계획에 초점을 맞추어야 한다.
치료 중에 보조작업치료사는 안전하게 ADL 기능을 수행하는 것에 있어서 단기간의 결함을 해결해야 한다. 작업치료는 클라이언트의 문제 해결을 어렵게 하는 수행요소에 대해 고려해야 한다.	치료는 결함의 정도와 종류, 문제 해결의 단기적 또는 잠정적인 목표와 관련 있는 다른 문제의 영향을 분명히 해야 한다.
보조작업치료사는 Barbara의 상태와 동기 수준의 변화를 자세히 문서화할 것이다.	치료사는 중재와 새로운 발달에 대한 노인의 반응 차이를 강조해야 한다.

ADL, Activities of daily living; 보조작업치료사, certified occupational therapy assistant; OT, occupational therapy; SNF, skilled nursing facility.

동이나 전문 재활의 개입이 필요하지 않은 수동적 운동(관절가동범위 유지 또는 근력 유지)들이다. "완화나 안정을 위한 조치"로 열의 사용과 옷 입기, 식사하기, 화장실가기, 침대에서 자세 잡기 등 반복적이고 일상적인 비숙련 보조도 수가의 대상이 아니다(표 6.4).[22]

클라이언트의 진단명이 전문서비스 필요성을 결정하는 유효한 요소이기는 하지만, 결코 유일한 요소가 되어서는 안 된다. 핵심 문제는 필요한 서비스에 치료사의 기술이 필요한지의 여부이다. 진단을 근거로 숙련된 치료서비스를 거부해서는 안 된다. CMS 프로그램 제안서에 알츠하이머병과 다른 치매에 대한 치료서비스 관련 내용이 있다.[23] 이 제안서가 발효되기 전에 알츠하이머병 환자의 서비스 요청은 많이 거절당해 왔다(전문치료와 비전문치료에 대한 자세한 내용은 인터넷 메디케어 수혜 정책 매뉴얼[22]에 설명되어 있다).

중재를 통해 치료사는 재활 환경에서와 같이 적절하고 적용 가능한 경우 기능 개선을 위해 노력해야 한다. 그러나 기능적 개선의 불충분이 적용 범위를 결정하는 요인이 될 수는 없다. 법원의 결정에 따라, "악화를 예방하거나 늦추고 클라이언트의 기능을 최대 수준으로 유지"하기 위해 숙련된 치료가 여전히 필요한 경우 메디케어 "개선 기준"에 따라 청구를 자동으로 거부할 수 없다.[24] 치료사는 치료가 자신의 기술을 필요로 하는 합리적이고 효과적인 상황인지 고려해야 한다.[25] 이러한 상황은 환자가 개선될 것으로 예상되지 않을 수 있지만 숙련된 치료가 기능 저하를 예방하는 데 도움이 되는 전문요양시설 및 메디케어가 적용되는 기타 시설에서 적용될 수 있다. Metzler는 "안정화는 적절한 치료목표다."[26]라고 말했다. 작업치료사의 기술을 요구하는 전문요양시설에서 유지치료 프로그램을 제공하는 것은 기능적 상태의 비개선을 보여 주는 적절한 상황의 한 예시이다.[27]

메디케어관리계약부서

메디케어의 도입 이후에 메디케어, CMS는 메디케어 국가재정 중재자이자 실행처로 구축되었다(요구 처리, 제

표 6.4 전문 작업치료서비스

환자 예시	정의
James: 최근 뇌혈관질환을 앓은 89세 노인이다. 발병 이전에는 집에서 독립적으로 생활하는 수준이었다. 편측반맹과 문제 해결의 어려움 때문에 하지와 상지를 사용하는 ADL에 중간 정도의 도움이 필요하다. 그는 작업치료 중재에 대한 동기가 있다.	수행영역에서 식별 가능한 기능적 결함으로 상지와 하지의 옷 입기와 몸 단장에 중간 정도의 도움이 필요한 것으로 나타남 ADL 기능 개입을 위한 보조작업치료사의 숙련된 전문성
Patricia: 최근 엉덩관절치환술을 받은 72세 노인이다. 그녀는 안전하게 옷을 입을 수 없고, 엉덩관절에 대한 안전교육이 필요하다. 보조작업치료사는 하지 옷 입기와 다른 ADL 기능에 대한 지시를 제공한다. 치료는 안전교육을 포함한다.	안전 고려 하지 옷 입기에 확인 가능한 기능적인 결함 하지 옷 입기, ADL 및 엉덩관절 안전 예방 조치에 대한 보조작업치료사의 숙련된 전문 지식
Charles: 최근 오른쪽 손목 골절상을 당한 92세 노인이다. 그는 오른손이 우세손이다. 대상자는 손목이 골절되기 전에 ADL 기능 수행이 독립적이었다. 그는 지금 오른쪽 상지의 관절가동범위(ROM) 감소 때문에 ADL 기능에 중간 정도의 도움이 필요하다. 보조작업치료사는 집에서 시행 가능한 관절가동범위 프로그램을 제공하고 ADL 기능을 지도한다.	ROM의 어려움으로 인한 ADL(드레싱, 수유 및 몸 단장)의 기능적 결함 손상 전은 독립적으로 기능하였음 홈 ROM 프로그램을 가르치는 데 필요한 보조작업치료사의 숙련된 전문 지식
Susan: 오랜 류마티스관절염 병력을 가지고 있는 72세 노인이다. 최근에 상태가 악화되어 더 이상 하지 옷 입기를 할 수 없다. 보조작업치료사는 보조 도구를 제공하고, Susan에게 두 세션에 걸쳐 장비를 직접 착용하도록 지시한다.	ADL을 위한 보조작업치료사의 숙련된 전문성 합리적인 개입 시간 Susan의 류마티스관절염 상태가 반드시 호전되는 것은 아니지만(Jimmo V. Sebelius 합의계약), Susan의 기술적 필요에 따라 치료가 정당화됨

이 표에 설명된 모든 서비스는 작업치료사의 지시에 따른다. 개입은 보조작업치료사가 수행하지만, 개입 계획은 작업치료사가 수립해야 한다.
ADL, Activities of daily living; 보조작업치료사, certified occupational therapy assistant; OT, occupational therapy; ROM, range of motion.

공자와 수급자 서비스, 주장 등). 현재 메디케어 요구의 검토와 지불은 미국 전체에서 개정되어 메디케어관리계약부서(Medicare Administrative Contractors, MAC)에서 통제하고 있다. MAC는 지불보장범위(Local Coverage Determinations, LCD)를 결정한다. LCD는 "어떤 서비스를 지급할지 여부에 대한 MAC의 결정"[28]이다. MAC에서 지불하는 보험금은 다양하기 때문에, 보조작업치료사는 자신이 일하는 지역의 MAC에 친숙해져야 하며 LCD에 주의를 기울여야 한다. MAC 웹사이트에서 청구처리 정보, 교육 및 규정 변경 사항을 확인할 수 있다.

메디케어과 연관된 일과 다른 지불 체계 활동과 관련된 규정

보조작업치료사는 전문요양시설(SNF), 가정관리, 입원재활시설, 병원 외래환자, 종합적인 외래재활시설(CORF), 재활센터, 사설 작업치료기관, 병원의 단기 프로그램, 정신과 입원시설, 개인 병원 등 각기 다른 수많은 조건에서 메디케어 수급자들과 함께 일하게 된다. 각 기관에서 메디케어의 치료 보장은 다르며, 보조작업치료사는 규칙과 규정을 인식하고 지침을 따라야 한다. 이 장에서는 작업치료사가 시스템을 이해하는 데 도움이 되는 자료를 제공한다. 또한 전문요양기관, 가정의료기관, 입원재활기관 작업치료사가 연습할 수 있는 시스템의 몇 가지 중요한 측면에 대해 간략히 설명한다.

보조작업치료사가 메디케어에 의해 상환되는 실무적인 부분을 이해하기 위한 가장 좋은 방법은 CMS 웹사이트를 통해 자료를 살펴보는 것이다. 앞서 언급했듯이 규정은 변화하기 때문에 보조작업치료사는 최신의 정보를 알고 있어야 한다. 온라인 CMS 매뉴얼 시스템은 기능적인 영역으로 구성되어 있다(예: 적격성, 자격, 청구 처리, 혜택 정책, 프로그램 무결성). 인터넷 매뉴얼은 많은 시스템의 적용 범위를 다루며 가장 최신 정보를 보여 준다. CMS 혜택 정책 매뉴얼 15장(보장 의료 및 기타 건강 서비스), 섹션 220~230을 참조하는 것이 특히 도움이 될 것이다. 이 매뉴얼의 외래환자 규정은 모든 치료서비스에 대한 기초가 된다. 특정 정책은 설정에 따라 다를 수 있다. 치료서비스에 관한 다른 정책은 다른 매뉴얼에서 찾을 수 있다. 치료서비스 정책이 특정한 환경에서 적용된다면, 일반적인 외래환자 정책보다 우선하는 경우일 것이다. 마지막으로, 치료사는 모든 메디케어 규정에 대해 정기적으로 검토하고 새로운 내용에 대해 알고 있어야 한다. 대부분의 최신 정책은 대중에 공표된다. 표 6.5는 보조작업치료사가 다양한 시스템을 이해하기 위해 이용 가능한 메디케어 자료에 대한 내용이다.

전문요양시설에서의 업무

2015년에 보조작업치료사가 가장 많이 일하는 곳은 전문요양시설이었다.[29] 전문요양시설에서의 작업치료 실행은 주로 OBRA, 메디케어 및 메디케이드 공공정책에 의해 영향을 받는다. 의회의 획기적인 법안인 OBRA는 요양원 환경에서 노인의 권리, 치료의 질 및 삶의 질에 중점을 둔다. OBRA는 1990년 10월에 발효되었으며, 1995년

표 6.5 메디케어 온라인 자료

환자 예시	정의
100-01: 메디케어 일반적 정보, 적격성, 매뉴얼	프로그램 요구 사항에 대한 일반 정보 제공
RAI 매뉴얼	RUG IV 치료코드 적용 정보 제공, MDS 3.0 섹션에 포함된 내용 정보 제공
100-02: 메디케어 수혜 정책 매뉴얼	다양한 메디케어 환경에서 적용되는 일반적 기준과 지침 제공
100-03: 메디케어 국가 적용 결정(NCD) 매뉴얼	메디케어에서 지불할 수 있는 의료 항목, 서비스, 치료 절차 또는 기술 설명
100-04: 메디케어 청구 과정 매뉴얼	모든 청구 및 처리과정 정보 제공

에 발표된 최종 규칙으로 수정되었다.[30,31] 요양시설이 메디케어 및 메디케이드로부터 환급을 받으려면 OBRA 규정을 준수해야 한다. 좋은 치료, 재활, 품위 유지에 필요한 것과 실제 주어지는 것의 차이가 보조작업치료사를 도덕적 · 윤리적인 딜레마에 처하게 할 수 있다. 이 정책에 대한 지식은 보조작업치료사가 환자에게 필요한 서비스에 대해 주장하는 데 도움이 된다.

최소 데이터 세트

OBRA는 요양시설 입소자들에게 치료를 계획하고 토대를 제공하기 위한 포괄적인 평가도구를 개발해야 한다고 명시한다. 그로 인해 이 법은 선별도구인 최소 데이터 세트(minimum data set, MDS)를 개발하는 토대가 되었다.[32] 전문요양시설에서 일하는 작업치료사는 MDS에 대해서 알고 있어야 한다. 이 선별도구는 추가 평가를 위한 장점과 단점을 알 수 있도록 해 준다. MDS는 간호적 기반을 두고 있지만, 많은 부분은 작업치료와 연관되어 있다. 예를 들어, 보조작업치료사는 인지 패턴 부분에 대해 입력할 수 있다. 작업치료는 신체적인 기능 부분에도 기여한다. 개정된 MDS 3.0을 통해 환자가 평가 과정에 참여할 수 있게 되었고, 치료를 위해 자료를 수집하는 방법에도 변화가 생겼다.[33]

메디케어 파트 A에 대한 PPS 규정에 따라, MDS는 자격을 충족하는 환자에 대한 메디케어 지불 적격성 심사에도 사용한다. 보조작업치료사는 수가 지불에 영향을 미치며, 작업치료사는 MDS 부분에서 중재한 것에 대하여 책임을 지닌다. 중재가 없었더라도 보조작업치료사로부터 작성된 자료 및 환자 상담 자료는 다른 중재 팀원들에게 필요한 정보를 제공하는 데 도움될 수 있다. 보조작업치료사가 MDS 평가를 부분적으로라도 완료했다면, 자신의 자격과 날짜를 기록하고 완료된 평가를 표시하여 평가의 정확성을 인증해야 한다.

전문요양시설에서의 포괄수가제

보조작업치료사는 전문요양시설에서 일할 때 PPS에 대해 알고 있어야 한다. PPS는 1997년 BBA에 의거해 만들어졌다.[34,35] 이 규정은 전문요양시설의 메디케어 파트 A의 증가하는 의료 비용을 조절하기 위해 만들어졌다. 이 제도는 수가의 책정을 청구 항목별로 하는 것이 아니라, 기본적인 수준의 치료나 예상되는 치료 수준을 기준으로 책정한다. PPS의 최종 규칙은 1999년 7월에 공포되었다.[36] 이 규정으로 인해 전문요양시설에는 중요한 수가 변동이 있었고, 치료서비스에 미친 영향도 지대했다. 가장 큰 변화 중 하나는 환자를 자원활용그룹(RUG)으로 조직화한 것이다.[37] RUG는 제공되는 중재의 종류(작업치료, 물리치료, 언어치료), 메디케어 수급자가 첫 7일 동안 받게 될 것으로 예상되는 치료 시간, 서비스(예: 호흡 치료)에 따라 결정된다. RUG를 결정하는 다른 요소는 특정 의학적 상태(예: 폐렴) 및 평가에 기반한 ADL 점수이다. 치료를 위한 RUG 분류는 낮은 분류에서 매우 높은 분류까지 다양하며, 광범위한 서비스와 결합된다(표 6.5에서 RAI 매뉴얼 참조). 규정이 변경되어 세부 사항에 대해 자세히 알아보려면, 보조작업치료사는 앞서 언급한 표 6.5의 메디케어 보장 매뉴얼을 참조해야 한다. 박스 6.1은 PPS가 전문요양시설에서 적용되는 몇 가지 예를 보여 준다.

가정의료에 대한 메디케어 적용 범위

1999년 일괄 통합긴급보조예산법에 의해 개정된[36] 1997년 BBA[34]는 메디케어 가정의료서비스를 위한 PPS의 개발

박스 6.1 전문요양시설에서 포괄수가제의 활용

- 치료 팀의 모든 구성원과 함께 원활한 의사소통
- 포괄수가제와 자원활용그룹에 대한 지침 숙지하기
- 제공하는 치료의 종류(개인, 동시, 그룹)에서 회복에 필요한 치료 시간 파악하기
- 시스템 안에서 효율적으로 작용할 수 있는 치료 시점 인식하기
- 효과적인 계획을 위해 입원 전에 치료 지시 받기
- 기대되는 회복 수준과 환자의 요구를 바탕으로 한 치료의 우선순위 결정하기
- 환자의 건강상태를 기준으로 가능한 한 빠르게 치료 시작하기
- 치료 시간을 적절하게 조직화하기(적절한 치료 시간이 달성되지 않으면 환자의 자원활용그룹에서 낮은 점수를 줌)
- 매일 치료 시간에 대하여 정확하게 문서화하기

출처: Flanagan J. Guide to Prospective Payment System. 2009 & 2010; Linda Spurrell, written communication. July 26, 2010.

과 실행을 요구했다. 이 절에서는 가정의료에 대한 메디케어 규정을 간략하게 설명한다.

메디케어 파트 A 가정의료서비스는 전문요양시설에서처럼 입원이 필수가 아니다. 노인은 반드시 집에 있어야 하고, 전문의의 의뢰가 있어야 하고, 전문서비스를 필요로 해야 한다. 집에 있다는 의미는 노인이 많은 노력과 도움 없이는 집을 떠날 수가 없다는 것이다.[38] 노인은 침대에 누워서만 지낼 필요는 없다.[39] 의사를 만나기 위해 집을 떠나는 것이 대표적인 타당한 이유이다. 가정보건관리법의 적격성 개정안에는 '성인주간보호 프로그램에서 치료적 · 심리사회적 · 의학적 중재에 참여하고, 가끔 집을 떠나 근처에 나가는 것, 예를 들어 이발소에 가는 것, 집 근처를 산책하거나 운전하는 것, 가족 모임, 장례식, 졸업식 등 한 번뿐이거나 흔하지 않은 행사에 참여하는 것과 같은 비의학적인 목적으로 집을 떠나는 일을 하는 것'이 포함되어 있다.[39] 파트 A 가정의료서비스의 경우 작업치료만 받는 것은 서비스 자격이 되지 않는다. 서비스의 시작은 간호, 물리치료, 언어치료가 환자에게 필요하다는 것이 증명되어야 가능하다. 작업치료는 다른 서비스와 함께 진행될 수 있고, 다른 서비스가 종결된 후에도 지속할 수 있다.[40] 현재 이 자격 규정을 변경하여 작업치료로 서비스를 시작할 수 있게끔 하는 시도가 계속되고 있다.

가정건강기관(HHA) 법률은 매우 광범위하다. 결과 및 평가 정보 세트(outcome and assessment information set, OASIS)는 평가도구로서, 가정관리 산업과 노인의료보험 파트너십을 육성하고 가정건강관리 결과 향상을 감시하는 핵심이다. 이것은 성인가정관리 환자를 위한 포괄적인 평가의 핵심 항목이고, 서비스 품질 향상을 위한 환자 결과 측정의 기초를 형성한다. OASIS 대부분의 항목은 가정건강관리에 대한 결과 측정 방식으로 개발되었다. 항목은 결과 모니터링, 임상 평가, 치료계획 및 다른 내부 기관 적용을 위해 사용한다. OASIS 항목은 사회인구학적 · 환경적 지원 시스템, 건강상태 및 성인 환자의 기능적 상태 속성을 포함한다. 또한 선택한 의료서비스 이용 특성이 포함된다. CMS 웹사이트에서 현재 규정에 대한 자세한 내용을 볼 수 있으며, 표 6.5의 메디케어 온라인 매뉴얼을 참조할 수 있다.

입원재활시설 내 메디케어

입원재활시설(inpatient rehabilitation facilities, IRF)에 고용된 보조작업치료사는 이 영역에 매우 독특한 규정이 있기 때문에 반드시 시스템 활용 방법에 대해 알고 있어야 한다. 입원 규정을 예전부터 "75% 규칙"이라고 불러왔지만,[41] 법 개정으로 인해 입원환자의 60%는 13가지 진단 중 하나를 가지고 있어야 한다.[41] 그 예시는 뇌졸중과 절단과 같은 것이 있다. 다른 시설에서와 비슷하게 입원재활시설은 메디케어 파트 A 수급자에게 PPS 시스템을 적용한다. PPS 시스템은 입원재활기관 환자평가도구(IRF-PAI)와 기능적 독립성 측정(functional independence measure, FIM)이라고 불리는 판별도구에 기반을 둔 광범위한 환자 혼합 집단(care mix groups, CMG) 시스템이다. FIM은 클라이언트를 평가하고 CMG는 클라이언트를 인증하며, IRF-PAI는 클라이언트를 분류하는 데 사용된다.[16] 보조작업치료사는 평가 과정에 기능적 정보를 제공할 수 있다. 다른 시설(전문요양시설과 입원병원)과 마찬가지로 치료를 적용할 수 있는 시간에 제한이 있다. 입원재활시설에서 보조작업치료사, 물리치료사, 언어치료사는 일일 3시간 단위로 집중 재활을 제공한다. 환자는 이러한 집중 치료를 견뎌낼 수 있는 상태여야 한다.

메디케어와 작업치료 실행

이 장에서 설명한 것처럼 미국의 의료서비스는 특히 메디케어에서 엄격한 규제를 받는다. 보조작업치료사는 자신의 치료에 영향을 미치는 메디케어의 규정을 잘 알고 있어야 한다. 메디케어는 보조작업치료사가 해당 주에서 면허를 취득하고 주법에 따라 감독되어야 한다고 규정하고 있다. 메디케어에서는 일반적으로 보조작업치료사가 개인 진료를 제외한 모든 경우에 감독을 받아야 한다고 요구한다. 주법 규정이 연방 규정보다 엄격한 경우 더 엄격한 규정을 따라야 한다. 보조작업치료사는 주마다 규정이 다르기 때문에 주 면허법과 작업치료에 대한 실행 범위를 잘 알고 있어야 한다. AOTA 웹사이트는 모든 주의 면허 요건 정보를 제공하고 있다.

보조작업치료사가 제공하는 메디케어 서비스는 그들을 관리하는 보조작업치료사가 청구한다. 보조작업치료사가 제공하는 서비스는 의사나 비의료직종(NPP)의 관리하에 청구될 수 없다. 메디케어는 보조작업치료사가 평가 과정을 감독하거나, 환자 치료에 대한 임상적 판단/결정을 내리거나, 숙련된 유지 관리 프로그램을 개발/관리할 수 없다고 규정하고 있다. 그러나 보조작업치료사는 평가에서 자료나 관찰정보를 제공할 수 있다.[25] 환자 중재계획을 인증하려면 작업치료사가 인증을 완료하고 의사 등이 서명한다. 중재에 대한 재인증은 기능에 중대한 변화가 있을 때 시행한다. 인증 및 재인증 과정에서 보조작업치료사는 필요한 자료를 입력할 수 있다. 또한, 보조작업치료사는 중재 진행률 보고서 일부의 문서화에 기여할 수 있다. 메디케어 정책 매뉴얼 15장은 작업치료에 대한 특정 규정을 기술하고 있다.[25]

메디케이드

메디케이드는 "연방법 및 주법에서 인정하는 자격 그룹에 해당하는 저소득 개인 및 가족을 위한" 건강보험이다.[42] 메디케이드 자금의 많은 부분이 장기요양 보장 및 장애인을 위한 재정 지원에 사용되기 때문에, 보조작업치료사는 이 중요한 공공정책을 인식해야 한다.[43] 주 정부는 입원환자 및 외래환자 병원서비스, 병리 검사 및 X-ray 검사, 요양시설서비스, 의사 및 개업간호사 서비스, 가족계획서비스를 포함한 기본적인 건강서비스를 제공해야 한다. 주 정부는 작업치료를 포함하여 30개 이상의 선택적 서비스를 제공할 수 있다. 주 정부는 또한 서비스에 대한 설명이 연방지침을 충족하고 모든 메디케이드 수혜자가 동등하게 대우받도록 해야 한다.[44]

많은 주에서 메디케이드 프로그램은 관리 의료계획으로 관리된다. 요양원에서 사용하는 서비스 비용이 메디케이드에서 높은 비율을 차지하고 있다.[43] 최근의 메디케이드 경향은 지역사회 기반 치료를 지향하고 있다.[1,2,45,46] 일부 주에는 혁신적인 프로그램 및 비전통적 치료 관리에 대한 시범 사업 등을 시행하기도 하여 지역사회서비스는 주마다 차이가 있다. 결론적으로 메디케이드 프로그램은 주마다 상당히 다르다. 이러한 차이 때문에 보조작업치료사는 주마다 다른 프로그램에 대한 정보를 알고 있어야 한다.

관리의료

노인들은 메디케어나 메디케이드 파트 C에서 관리받을 수 있다. 관리의료조직에서는 소비자에게 제공하는 의료를 관리하고, 치료 환경과 상관없이 진료나 치료에 사용되는 여러 가지 도구를 전반적으로 관리한다. 메디케어 파트 C에서는 건강유지조직(health maintenance organization, HMO)이나 선호제공조직(preffered provider organization, PPO)을 관리한다. 관리의료 제공자에 대한 수가 비율은 한도가 정해져 있다. 즉, 중재 또는 상태별로 정해진 비율의 서비스가 제공된다. 이 수가는 때때로 집중적인 치료를 포함하고 있어 충분하지 않을 수 있다. 작업치료팀은 클라이언트가 받고 있는 관리의료서비스 유형에 익숙해져야 하고, 문서화를 통해 효율적인 비용 중재와 근거 기반 중재를 제공한 것을 강조해야 하며, 문제가 생길 경우 노인에게 제공한 서비스를 변호해야 한다.

미국노인법

1965년 노인법(OAA)은 노인에게 서비스를 제공하기 위해 제정되었다. 이 법의 전제는 최소 60세 이상의 노인에게 서비스를 제공하여 집이나 지역사회에 남아 있을 수 있도록 하는 것이다. 영양 공급 프로그램, 노인센터, 교통, 주택 공급, 민원처리도우미, 법률서비스를 위한 자금이 마련되었다. 이 프로그램은 주마다 차이가 있는데, 그 이유는 집행권이 각 주 정부에 있기 때문이다. 참고로 다른 주에 비해 몇몇 지역에 작업치료를 위한 기회가 더 많다. OAA는 노인의 독립성을 촉진하기 위해 고안되었지만 재활서비스는 포함되지 않았다. 이 법을 통해 노인을 위한 새로운 사회서비스 개발을 담당하는 기관인 노인관리국(Administration on Aging)이 설립되었다. 보조작업치료사는 OAA가 개정되어 변경사항이 있을 때 주의를 기울여야 한다. 또한 보조작업치료사는 지역 사무소가 노화를 대응하기 위해 제공하는 서비스를 알고 있어야 한다. 이곳에서 제공하는 서비스 중 많은 부분이 클라이언트에게 도움이 될 수 있기 때문이다. 또한, 보조작업치료사는 지역 사무소와 함께 창의적인 프로그램을 개발하는 것을 고려해야 한다.

연방 정부 보건관리정책의 경향

미국에서 보건의료는 국민총생산(GDP)의 17% 이상을 차지[48]하며 계속해서 성장하고 있다. 그중 메디케어의 지출[49]이 많은 부분을 차지하며, 베이비붐 세대가 메디케어를 사용하게 되면서 더욱 지출이 커질 것으로 예상된다.[50] 따라서 메디케어는 사회보장 및 메디케이드의 다른 연방 프로그램과 함께 비용 증가에 대하여 면밀히 검토될 것이다. 보조작업치료사는 모든 국가적 논의를 인지하고 있어야 한다. 보조작업치료사는 클라이언트와 관련된 변경된 사항에 대하여 비판적으로 고려하고, 최상의 보장 및 치료가 될 수 있도록 해야 한다.

노인정책에 대한 옹호

보건관리는 작업치료수행에 직접적으로 영향을 주며 끊임없이 변화한다. 끊임없는 변화에 대처하기 위해 전문가의 옹호는 중요하다. Eleanor Roosevelt는 "모든 사람은 자신의 직업에 있어 전문성을 확립하기 위한 재능과 시간을 사용한다."라고 말했다. 보조작업치료사의 참여는 변화를 만들 수 있다. 작업치료 윤리강령[51]에서는 옹호에 대한 내용을 명확히 논의하고 있다. 작업치료 윤리강령 원칙 4 파트 D부분에는 "치료사는 작업치료서비스 접근에 차별받거나, 서비스를 부당하게 제한받는 것을 방지하는 시스템 및 정책을 옹호해야 한다."라고 명시되어 있다.[51] 파트 E는 치료사가 "작업치료에 적용되는 현행법과 AOTA 정책 및 공식 문서에 대한 인식을 유지해야 한다."라고 명시한다.[51]

모든 작업치료사와 보조작업치료사는 작업치료의 장점을 알리고 사회에서 전문적인 역할을 확립해야 한다. 보조작업치료사는 의료에 관한 모든 정부 결정에 대하여 알고 있어야 한다(표 6.6). 오늘날 보건의료 재정의 빠른 변화는 개인의 진보적이고 혁신적인 대응을 요구한다. 작업치료사와 보조작업치료사는 변화에 적응하고 중재를 제공하는 새로운 방법에 적응하여, 작업치료서비스를 받는 클라이언트와 자신의 전문성을 강력하게 옹호해야 한다. 이러한 옹호는 CMS에서 알츠하이머병을 진단받은 환자의 보장을 명확히 하려는 노력에서 성공을 보였다.[52] 박스 6.2는 보조작업치료사가 공공정책 및 옹호에 더 많이 참여할 수 있는 방법을 보여 준다.

변화에 발 맞추기

앞서 논의한 보조작업치료사인 Emma의 이야기로 돌아가자. 입사 첫날 그녀는 상사 Sarah를 만났다. 서류와 수가청구와 관련된 몇몇 업무를 살펴본 뒤, Sarah는 Emma에게 최근 수가 규정과 관련된 규정의 변경을 어떻게 최신으로 업데이트할지를 물었다. Sarah는 Emma에게 그

표 6.6 비전문작업치료서비스

환자 예시	정의
Mary: 오른쪽 뇌혈관으로 인한 뇌졸중을 진단받은 69세 노인이다. 발병 이전에는 모든 ADL을 독립적으로 수행했다. 초기 평가에서 ADL을 수행할 수 있었지만 수행이 느렸다.	느린 ADL 수행은 숙련된 전문가의 중재가 필요할 만큼 심각한 상황은 아니다. 클라이언트는 치료 중재 없이 시간이 지나면 자연스럽게 개선될 것이다.
Mark: 류마티스관절염을 진단받은 75세 노인이다. 작업치료로 쓰기를 돕기 위한 연필 잡는 보조도구를 제공하고자 의뢰되었다. 보조작업치료사는 관련 보조도구를 제공했다.	중재에는 보조작업치료사의 숙련된 전문 지식이 필요하지 않다. 누구나 적합한 보조도구를 제공할 수 있다.
David: 알츠하이머병을 진단받은 74세 노인이다. 그는 식사 활동에서 의존적이다. 보조작업치료사는 2주 동안 주 3회 식사 활동을 모니터링한다.	이 상황은 일상적인 상황이며, 중재는 보조작업치료사의 숙련된 전문 지식이 필요하지 않다.

모든 서비스는 작업치료사의 지시에 따라 이루어져야 한다. 개입은 보조작업치료사가 수행하지만, 개입 계획은 작업치료사가 수립해야 한다.
ADL, Activities of daily living; 보조작업치료사, certified occupational therapy assistant; OT, occupational therapy; ROM, range of motion.

박스 6.2 보조작업치료사가 공공정책에 참여하기 위한 방법

- 임상 수준에서 근거 기반의 실행을 활용하여 최상의 클라이언트 치료를 옹호하고 합리적인 기간 내에 적절하고 숙련된 중재를 제공하여 비용을 절감한다.
- 클라이언트에게 보험 적용 범위에 대해 교육하고, 특히 보험으로부터 치료를 거부받는 상황에 대하여 옹호한다.
- 작업치료의 명확한 정의를 대중에게 설명하고 보여 줄 수 있도록 해야 한다.
- 공공정책을 이해하는 멘토를 찾는다.
- AOTA, CMS, MAC 웹사이트를 정기적으로 확인한다.
- 주 및 지역 AOTA의 회원이 된다.
- 협회와 함께 주 또는 국가 차원의 작업치료 태스크 포스 및 위원회에서 활동한다.
- AARP 및 알츠하이머협회와 같은 노인 치료와 관련된 다른 협회의 옹호 그룹에 참여한다.
- 공공 웹 기반 사이트와 작업치료 관련 문헌에서 다양한 의견을 읽고 최신 경향을 따라간다. Facebook에서 Stop Medicare Therapy Cap과 같은 치료를 지원하는 소셜미디어 사이트를 확인한다.
- 작업치료 및 공공정책에 관한 전문 및 소비자 간행물에 기사를 작성하고 제출한다.
- 편지를 쓰거나 의원, 보험 책임자, 제삼자 지급인, 사례 관리자 등 공공정책에 관련된 사람들을 방문한다.
- 해당 주의 입법 절차를 배우고 공청회에서 관련 문제에 대해 이야기한다.
- 지역 수준에서 질문이나 우려 사항에 답변하거나 해결할 수 없는 경우, AOTA의 관련 부서와 네트워크를 형성한다.

질문을 하고 조사한 다음 추후에 아이디어를 내도록 했다. 그날 저녁 Emma는 CMS 웹사이트와 AOTA 웹사이트를 조사했다.[53] 그녀는 "새롭거나 변경된 정책 및 특정 CMS 프로그램 매뉴얼에 통합되는 절차"를 전달하는 데 사용되는 CMS 웹사이트의 게시물을 통해 변경 사항을 알고 이를 따를 계획이다. 그녀는 사이트에서 다양한 메디케어 규정을 간략하게 설명하는 매뉴얼을 찾았다. 그런 다음 그녀는 AOTA 웹사이트로 이동했다. 옹호 및 정책 섹션에서 그녀는 정책 동향과 옹호에 대한 실질적인 제안을 확인할 수 있는 많은 자료를 찾았다. 그녀는 또한 자신의 지역 MAC 사이트를 찾아 규정 변경 사항을 읽고 LCD를 살펴봤다. 그녀는 인터넷을 더 검색하여 공공정책 및 옹호와 관련된 광범위한 배경을 설명하는 AARP 웹사이트를 찾았다. 다음날 Sarah와 Emma가 다시 만났을 때, Sarah는 Emma가 이렇게 노력한 것에 기뻐하며 다음과 같이 말했다. "저는 급변하는 의료 환경에서 모든 직원이 능동적으로 대처할 수 있기를 바랍니다. 그러므로 저는 실무 토론과 함께 현재의 건강관리 변화와 공공정책에 대해 교육하고 공유하는 월례 회의를 하고 싶습니다."

복습문제

1. "삼중 목적(triple aim)"의 세 부분은 무엇이며, 이 장을 읽으면서 의료 시장에서 삼중 목적이 실행되는 것을 어떻게 볼 수 있는가?
2. 메디케어의 4가지 파트 이름과 내용을 설명하고 작업치료와 직접적인 관련성에 대해 설명하시오.
3. 메디케어 파트 B는 어떻게 청구되는가?
4. 메디케어관리계약부서(MAC)는 무엇이고, 실무에 어떤 정보를 주는가?
5. 전문요양시설에서 사용하는 포괄수가제는 무엇이고 치료에 어떤 영향을 미치는가?
6. 자원활용그룹(RUG)는 무엇인가?
7. 메디케이드는 무엇이고, 여기서 작업치료는 필수인가, 선택인가?
8. 메디케어 파트 A에 따라 가정건강관리에서 클라이언트의 자택 체류 상태는 무엇을 의미하며, 집을 떠나는 것이 허용되는 이유는 무엇인가?
9. 현재 가정의료관리에 이용되는 평가 시스템은 무엇인가?
10. 현재 입원재활환경에서 이용하는 평가 시스템은 무엇인가?
11. 보조작업치료사가 클라이언트를 위해 미국노인법의 내용을 알아볼 수 있는 방법은 무엇인가?
12. 보건의료개혁은 치료에 어떤 영향을 미치는가?
13. 보조작업치료사는 작업치료의 전문성을 어떻게 옹호할 수 있는가?
14. 보조작업치료사가 작업치료 실무에 영향을 주는 공공정책의 변화를 어떻게 알 수 있는가?

참고문헌

1. Patient Protection and Affordable Care Act of 2010. Pub. L. 111–148, 124 Stat. 119.
2. The Health Care and Education Reconciliation Act of 2010, Pub. L. 111–152, 124 Stat. 1029.
3. Berwick DM, Nolan TW, Whittington J. The Triple Aim: Care, health and cost. Health Aff. 2008;27(3):759-769. doi:10.1377/hlthaff.27.3.759.
4. Burns LR, Pauly MV. Accountable care organizations may have difficulty avoiding the failures of integrated delivery networks of the 1990s. Health Aff. 2012;31:2407-2416. doi:10.1377/hlthaff.2011.0675.
5. Mukerji SK, Fockler T. Bundled payment. J Am Coll Radiol. 2014;11:566-571. doi:10.1016/j.jacr.2014.01.004.
6. Health Information Technology for Economic and Clinical Health Act (2009). Pub. L. No. 111–5, 123 Stat. 226, 467.
7. US Department of Health and Human Services, Centers for Medicare & Medicaid Services. 2015. What is Medicare? Retrieved from http://www.medicare.gov/Publications/Pubs/pdf/11306.pdf.
8. US Department of Health and Human Services. Medicare part A. In: Medicare Program: General Information. 2014. Retrieved from http://www.cms.gov/MedicareGenInfo/02_Part%20A.asp.
9. US Department of Health and Human Services. Prospective payment systems: General information. 2015. Retrieved from http://www.cms.gov/ProspMedicareFeeSvcPmtGen/.
10. US Department of Health and Human Services. Skilled nursing facilities PPS. 2013. Retrieved from https://www.cms.gov/Medicare/Medicare-Fee-for-Service-Payment/SNFPPS/index.
11. US Department of Health and Human Services. Acute inpatient PPS. 2016. Retrieved from https://www.cms.gov/Medicare/Medicare-Fee-for-Service-Payment/AcuteInpatientPPS/index.html?redirect=/acuteinpatientpps/.
12. US Department of Health and Human Services. Medicare part B. In: Medicare Program: General Information. 2014. Retrieved from http://www.cms.gov/MedicareGenInfo/03_Part%20B.asp#TopOfPage%20Part%20B.
13. American Occupational Therapy Association. New occupational therapy evaluation coding overview. 2017. Retrieved from http://www.aota.org/~/media/Corporate/Files/Advocacy/Reimb/Coding/final%20version%2010%20page%20article.pdf.
14. US Department of Health and Human Services. Healthcare common procedure coding system level II coding procedures. 2015. Retrieved from https://www.cms.gov/Medicare/Coding/MedHCPCSGenInfo/Downloads/HCPCSLevelIICoding Procedures7-2011.pdf.
15. US Department of Health and Human Services. National correct coding initiatives edits. 2015. Retrieved from http://www.cms.gov/NationalCorrectCodiNitEd/01_overview.asp.
16. Robinson M. Medicare 101: Understanding the basics. OT Pract. 2007;12(2):CE-1-CE-7.
17. American Occupational Therapy Association. The Medicare part B outpatient therapy caps. 2015. Retrieved from http://www.aota.org/-/media/corporate/files/conferencedocs/hillday/2015/medicare%20therapy%20cap%20-%20one%20pager%20-%20june2015.pdf.
18. US Department of Health and Human Services, Centers for Medicare & Medicaid Services. Your Medicare coverage: Physical therapy/occupational therapy/speech-language pathology services. 2017. Retrieved from https://www.medicare.gov/coverage/pt-and-ot-and-speech-language-pathology.html.
19. US Department of Health and Human Services. What are Medicare advantage plans? Section 5: Learn about Medicare advantage plans (part C) & other Medicare health plans. In: Medicare & You 2016. 2016. Retrieved from https://www.medicare.gov/pubs/pdf/10050.pdf.
20. Improving Medicare Post-Acute Care Transformation Act of 2014. H. R. 4994. Retrieved from https://www.gpo.gov/fdsys/pkg/BILLS-113hr4994enr/pdf/BILLS-113hr4994enr.pdf.
21. US Department of Health and Human Services. Practice of oc-

cupational therapy. Section 230.2, Chapter 15: Covered medical and other health services. In: Centers for Medicare & Medicaid Services: Medicare Benefit Policy Manual. 2015. Retrieved from https://www.cms.gov/manuals/Downloads/bp102c15.pdf.
22. US Department of Health and Human Services. Chapter 8: Coverage of extended care (SNF) services under hospital insurance. In: Centers for Medicare & Medicaid Services: Medicare Benefit Policy Manual. 2015. Retrieved from http://www.cms.gov/manuals/Downloads/bp102c08.pdf.
23. US Department of Health and Human Services. Program memorandum intermediaries/carriers: Medical review of services for patients with dementia. Transmittal AB-01-135. 2001. Retrieved from http://www.cms.gov/Transmittals/downloads/AB-01-135.pdf.
24. US Department of Health and Human Services. Jimmo v. Sebelius settlement agreement fact sheet. n.d. Retrieved from https://www.cms.gov/Medicare/Medicare-Fee-for-Service-Payment/SNFPPS/Downloads/Jimmo-FactSheet.pdf.
25. US Department of Health and Human Services. Chapter 15: Covered medical and other health services. In: Centers for Medicare & Medicaid Services: Medicare Benefit Policy Manual. 2015. Retrieved from http://www.cms.gov/Regulations-and-Guidance/Guidance/Manuals/downloads/bp102c15.pdf.
26. Metzler C. Jimmo: The court case that promotes skilled therapy. 2015. Retrieved from http://www.aota.org/Advocacy-Policy/Federal-Reg-Affairs/News/2015/Jimmo-court-case-promotes-skilled-therapy.aspx.
27. US Department of Health and Human Services. Jimmo v. Sebelius settlement agreement program manual clarifications fact sheet. n.d. Retrieved from https://www.cms.gov/Medicare/Medicare-Fee-for-Service-Payment/SNFPPS/Downloads/jimmo_fact_sheet2_022014_final.pdf.
28. US Department of Health and Human Services. Chapter 13: Local coverage determinations. In: Centers for Medicare & Medicaid Services: Medicare Program Integrity Manual. 2015. Retrieved from http://www.cms.gov/manuals/downloads/pim83c13.pdf.
29. American Occupational Therapy Association. 2015 salary and workforce survey executive report. 2015. Retrieved from http://www.aota.org/-/media/corporate/files/secure/educations-careers/salary-survey/2015-aota-workforce-salary-survey-low-res.pdf.
30. Omnibus Budget Reconciliation Act of 1987. Pub. L. No. 100-20, 101 Stat. 1330.
31. Medicare and Medicaid Programs. Survey, Certification and Enforcement of Skilled Nursing Facilities and Nursing Facilities, 60 Fed. Reg. 50115. 1995.
32. Continuity of Care Task Group. MDS long-term care. 2007. Retrieved from http://continuityofcaretaskgroup.pbworks.com/MDS%20Long%20Term%20Care.
33. US Department of Health and Human Services. MDS 3.0 for nursing homes and swing bed providers. In: Nursing Home Quality Initiatives. 2015. Retrieved from http://www.cms.gov/NursingHomeQualityInits/25_NHQIMDS30.asp.
34. Balanced Budget Act of 1997. Pub. L. 105-133, 111 Stat. 329.
35. Medicare and Medicaid Services. Medicare program; prospective payment system and consolidated billing for skilled nursing facilities—Update; final rule. Fed Regist. 2001;64(31):39562-39607.
36. Omnibus Consolidated and Emergency Supplemental Appropriations Act of 1999.
37. Medpac. Skilled nursing facilities services payment section: Payment basics. 2014. Retrieved from http://medpac.gov/documents/payment-basics/skilled-nursing-facility-services-payment-system-14.pdf?sfvrsn=0.
38. US Department of Health and Human Services. Medicare and home health care. 2010. Retrieved from http://www.medicare.gov/publications/pubs/pdf/10969.pdf.
39. US Department of Health and Human Services. Chapter 7: Home health services. In: Centers for Medicare & Medicaid Services: Medicare Benefit Policy Manual. 2015. Retrieved from http://www.cms.gov/manuals/Downloads/bp102c07.pdf.
40. Thomas VJ. Reimbursements: Home health agency (HHA) services. In: Jacobs K, McCormack GL, eds. The Occupational Therapy Manager. Bethesda, MD: AOTA Press; 2011:390-391.
41. US Department of Health and Human Services. Coverage of inpatient rehabilitation services. Medical Learning Network. 2010. Retrieved from http://www.cms.gov/MLNMattersArticles/downloads/MM6699.pdf.
42. US Department of Health and Human Services. Medicaid program: General information. n.d. Retrieved from http://www.cms.gov/MedicaidGenInfo/.
43. Paradise J. Medicaid moving forward. 2015. Retrieved from http://kff.org/health-reform/issue-brief/medicaid-moving-forward/.
44. Kaiser Family Foundation. Medicaid, a primer. 2013. Retrieved from https://kaiserfamilyfoundation.files.wordpress.com/2010/06/7334-05.pdf.
45. Ryan J, Edwards B. Rebalancing Medicaid long-term services and supports. Health Aff. 2015. Retrieved from http://www.healthaffairs.org/healthpolicybriefs/brief.php?brief_id=144.
46. Medicaid.gov. Community-based long-term services & supports. 2015. Retrieved from http://www.medicaid.gov/affordablecare-act/provisions/community-based-long-term-services-and-supports.html.
47. The Older Americans Act of 1965, Pub. L. 89-73, 79 Stat. 218.
48. The Henry J. Kaiser Family Foundation. Projections of national health expenditures and their share of gross domestic product, 2013-2023. Menlo Park, CA. 2014. Retrieved from http://kff.org/health-costs/slide/projections-of-national-healthexpenditures-and-their-share-of-gross-domestic-product.
49. US Department of Health and Human Services. National health expenditures 2015 highlights. 2015. Retrieved from https://www.cms.gov/Research-Statistics-Data-and-Systems/Statistic-sTrends-and-Reports/NationalHealthExpendData/Downloads/highlights.pdf.
50. US Department of Health and Human Services. National health expenditure projections 2015-2025. 2017. Retrieved from https://www.cms.gov/Research-Statistics-Data-and-Systems/Statistics-Trends-and-Reports/NationalHealthExpendData/Downloads/Proj2015.pdf.
51. Occupational Therapy Code of Ethics. American Occupational Therapy Association, Bethesda, MD. 2015. Retrieved from http://www.aota.org/-/media/corporate/files/practice/ethics/code-of-ethics.pdf.
52. US Department of Health and Human Services, Centers for Medicare & Medicaid Services. Statement of Tom Scully, administrator centers for Medicare & Medicaid services on therapy coverage of Alzheimer's disease patients. 2002. Retrieved from https://web.archive.org/web/20040104023937/http://www.hcanys.org/dementia/AlzheimerScully4-1.PDF.
53. US Department of Health and Human Services. Transmittals. 2015. Retrieved from http://www.cms.gov/Transmittals/.

SECTION II

노인을 위한 작업치료 중재

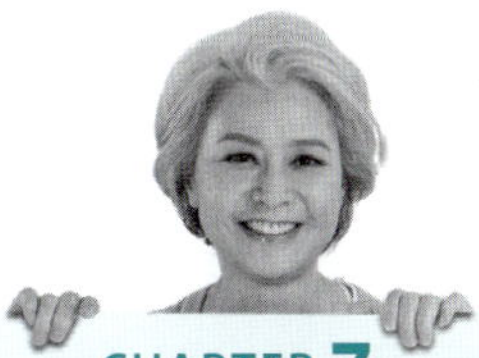

CHAPTER 7

작업치료 실행 모델

Occupational Therapy Practice Models

RENÉ PADILLA

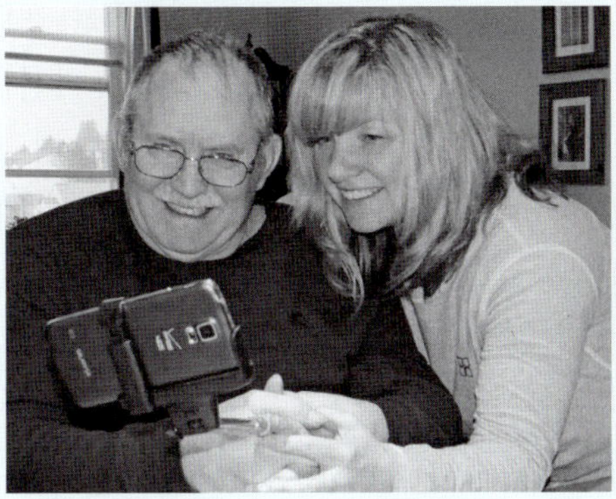

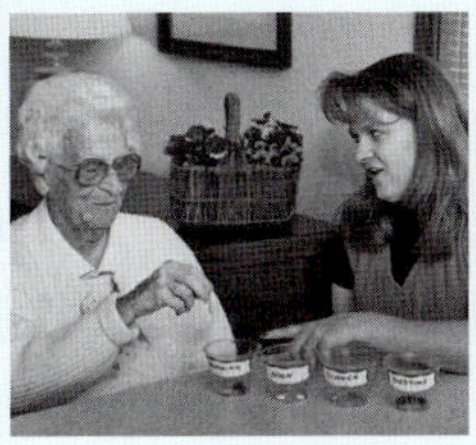

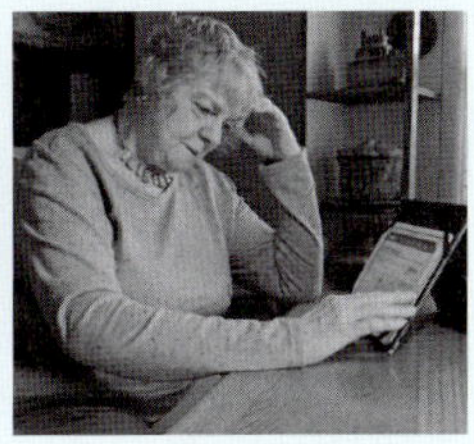

핵심용어

임상적 실행 모델 Clinical practice models
가치 Values
장애 Dysfunction
기술 Skills
작업 Occupation
기능 Function
평가 Assessment
임무 Task
역할 Roles
수행 Performance
문화 Culture
환경 Environment
자기관리 Self-care
일 Work
놀이와 여가 Play and leisure
중재 Intervention
배경 Context
인지 Cognition
성숙 Maturation
운동 활동 Motor action
하부 조직 Subsystem
습관 Habits

학습목표

1. 노인을 위한 작업치료 중재 실행 모델의 사용과 중요성을 설명한다.
2. 작업치료 실행체계, 성장 촉진 및 발달과 연계된 노화, 인지장애, 인간작업 모델에 대한 작업치료 실행 모델 3가지를 간단히 요약한다.
3. 보조작업치료사가 노인을 치료할 때 이론적 원리를 구체화할 수 있는 방법을 설명한다.

Deepak은 왼쪽 무릎의 심각한 염증으로 약 3개월 전에 대체수술을 하고 재활센터에 입원하였다. 그는 퇴직을 앞두고 있는 큰 회사의 중역으로 가족과 함께 세계 10여 개 나라에 살았던 경험이 있으며, 현재 자녀들은 모두 대학을 졸업하였다. 그는 가끔 심해낚시를 가고, 가까운 도시의 문화행사에 참석하고, 아내와 함께 매일 골프를 즐길 수 있는 바닷가의 작은 도시에서 평화로운 삶을 계획하고 있었다. 그런데 그가 재활센터에 의뢰되고 며칠 뒤, 이번에는 아내가 넘어져 엉덩관절이 골절되었다는 소식을 들었다. 다른 병원에서 그녀의 수술을 준비하던 도중 암이 그녀의 몸 전체에 전이되었으며, 회복 가능성이 전혀 없다는 매우 심각한 상황을 알게 되었다. 그녀는 딸의 간호와 호스피스 서비스를 받기 위해 집으로 퇴원하였다. Deepak은 하루에 2번씩 그녀와 통화를 했고 자주 눈물을 흘렸다. 그의 입원 목표는 독립적인 신변처리와 왼쪽 다리에 체중을 싣지 않고서 독립적으로 이동하는 것이었다. 체중지지 제한 기간으로 염증이 제거되고 무릎이 대체될 때까지 최소한 10주가 필요하였다.

Martha는 작고 체질이 약한 60대 후반 여성으로, 약 1년 이상 전문요양시설에 거주하였다. 20대에 자신이 운전하던 차가 기차에 부딪혀 왼쪽 편마비와 언어장애를 동반한 뇌손상을 입었다. 그녀는 균형능력의 부족으로 수없이 넘어지는 고통을 몇 년 동안 겪었지만, 이후 도움 없이 걸을 수 있게 되었고, 신변처리 능력을 회복하였다. Martha는 40년 이상을 그녀의 언니와 함께 살았다. 언니가 죽고 나서 Martha는 혼자 지내보려고 시도하였지만 곧 폐렴에 걸렸다. 친척들은 그녀를 직접 돌볼 수 없기 때문에 전문요양시설에서 지내야 한다고 주장하였다. Martha는 폐렴의 재발로 몸이 매우 약해졌고, 더 이상 스스로 목욕을 하고 옷을 입을 수도, 걸을 수도 없었다.

Ursula는 최근 큰 도시 외곽의 성인주간보호센터에 의뢰되었다. 그녀는 알츠하이머병으로 24시간 보호자가 필요한 상태까지 악화되었다. Ursula의 남편은 퇴직 후 수입을 보충할 돈을 벌기 위해 서점에서 일하고 있었다. Ursula와 그녀의 남편은 젊었을 때 나치 강제 수용소에 수용된 경험이 있었는데, Ursula는 종종 그 경험을 회상하는 것처럼 보였으며, 센터에서 많이 외로워하고 동요하였다.

Carlos는 30년 전에 쿠바에서 미국으로 이주하였다. 그는 60대이지만, 뇌혈관사고를 겪기 5일 전까지도 가족 소유의 음식점을 경영하고 있었다. 뇌혈관사고 때문에 Carlos는 영어로 말을 하거나 말을 이해하는 것이 어려워졌으며, 말을 할 때마다 스페인 노래 같은 두 구절을 항상 반복하였다. 그는 자신의 몸 한쪽을 인지하지 못했고, 중심을 잡지 못했다. 급성기 관리로 입원한 그의 병실은 거의 매일 많은 양의 음식을 가져오는 친척과 친구들로 붐볐다. Carlos가 열이 났을 때 의사는 삼킴 문제를 의심하였다.

Deepak, Martha, Carlos, Ursula는 매일의 생활에 있어 중요한 활동을 수행할 수 없어 작업치료 중재를 요청한 사람들이다. 보조작업치료사는 작업치료 기본철학과 이론적인 원리에 따라서 이 모든 독특한 요구를 충족하는 도구가 필요하다. 이들 개인을 위한 작업치료 프로그램은 신체적 · 인지적 제한뿐만 아니라 스스로 자신을 돌보는 능력에 영향을 준다는 것을 고려해야 한다. 이 프로그램들은 또한 개인들의 전체적인 역사와 그들 환경의 극적인 변화 때문에 그들이 필요할 수도 있는 조정을 고려해야 한다. Deepak의 부인은 죽어가고 있고, 그의 자식들은 더 이상 집에 살지 않는다. Martha는 익숙했던 집에서 아는 사람이 아무도 없는 전문요양시설로 옮겼다. Carlos는 하루 종일 일하던 일터에서 병원의 병실로 가게 되었고, Ursula는 그녀의 기억에 존재하는 두려움이 이제 그녀의 물리적인 환경으로까지 침투하고 있다. 이러한 작업치료 프로그램이 '작업치료'를 증명할 수 있는 일반적인 특징을 유지해야 하지만, 개별의 클라이언트에게 개인적인 의미를 제공할 수 있을 만큼 융통성이 있어야 한다. 작업치료 임상적 실행 모델은 매일의 활동에 대한 이론과 전문가적인 철학이 연결되어야 한다.

실행 모델의 개요

이 장은 작업의 여러 가지 이론적인 모델의 예를 제공하여 작업치료 이론을 설명한다. 첫 번째, 작업치료 실행체계[1]를 다시 보면, 작업치료의 일반적인 범위와 중재의 과정은 연관되어 있기 때문에 우리는 Deepak의 삶과 현재의 욕구를 이해하기 위해 보다 넓은 시각을 가지고 보아야 한다. 두 번째, Llorens의[2] 발달 촉진과 발달 모델에 대한 견해는 30년 전에 발표되었지만 여전히 성인 클라이언트의 작업치료 실행에 있어 발달 견해를 강조하기 위한 유일한 이론적 모델이다. 이 모델은 Martha의 삶의 주기를 어떻게 생각할지에 대한 이해를 도와준다. 세 번째, 인지장애 모델[3,4,5]은 인지 과정이 작업 수행에 어떻게 영향을 주는지에 대한 이해를 도우며, Ursula와 같은 노인에게 특별히 유용하게 적용될 것이다. 마지막으로 인간작업 모델[6]은 의사가 클라이언트를 전체적으로 고려하여 도움을 주도록 노력한다. 이 모델은 Carlos와 같은 역동적인 능력을 가진 노인을 이해하고, 이 노인이 환경과 능동적으로 상호작용하도록 하기 위해 무엇이 필요한지 깨닫도록 도와준다.

작업치료 중재의 모든 형태가 전체로서의 개인에 연결된다는 것은 아무리 강조해도 지나치지 않다. 작업치료의 철학에는 치료의 일반적인 실행을 도와주는 원리와 가치, 믿음, 진실이 포함된다. 이 철학의 신조 중 하나는 인간은 선천적으로 활동적이고 자기개발, 건강, 목적 있는 활동과 연관된 환경에 영향을 줄 수 있는 존재라는 것이다. 그래서 인간은 삶의 요구에 적응하고 자신을 실현할 수 있게 된다. 인간의 적응능력이 어떤 방식으로든 손상을 받으면 장애가 나타날 수 있다. 작업치료 중재는 장애를 예방하고 교정하며 목적 있는 활동을 통해 최대한의 적응을 촉진한다[7]. 목적 있는 활동 또는 작업은 모든 작업치료 중재의 목표이다.

작업치료에서 '작업'이라는 용어는 사람들이 매일 익숙하게 하는 일상적인 일로 구성된 신변처리, 직업 활동, 개인적인 여가 활동[8] 참여를 말한다.[7] 인간은 이러한 작업을 수행하기 위해 감각 운동, 인지, 심리, 심리사회 기술을 조합하여 사용해야 한다.[9] 특별한 환경과 삶의 단계는 이러한 작업에 영향을 준다. Kielhofner[10]는 작업이라는 용어를 "시간의 흐름과 물리적 · 사회적 상황 속에서 문화적으로 의미 있는 일, 놀이, 생활에 관련된 일을 하는 것"으로 정의했다.

작업의 개념을 이해하고 기능과 적응을 촉진하기 위해 보조작업치료사는 작업치료의 이론적인 전제에 덧붙여 생물학, 사회학, 의학에 대한 폭넓은 지식을 가지고 있어야 한다. 작업치료 실행 모델은 클라이언트의 특정 문제에 대해 치료사가 적절한 정보를 적용하기 위해 조직화된 틀을 제공한다. 이러한 실행 모델은 치료사가 문화적으로 의미 있고 연령에 적합한 개인적인 치료 프로그램을 만드는 것을 도와주고, 이 프로그램은 감각 운동, 인지, 심리사회적인 기술을 촉진한다. 실행 모델을 안내서로 사용하면 앞서 소개한 4명의 환자 각자의 요구에 맞는 전문적인 치료 프로그램을 확립할 수 있다.

학자들은 많은 실행 모델과 접근법을 창안하였다. 노인을 대상으로 한 작업치료 중재에 대한 지침은 많이 존재한다. 예를 들어, 신체역학적 모델[11,12]은 운동역학적 접근법이라고도 하며, 노인들의 관절가동범위, 근력, 신체 지구력의 역학적인 개념에 기초를 두고 어떻게 움직일 것인지 접근한다. 이 접근법은 뇌혈관사고 후에 움직임 회복을 어떻게 도울 것인지와 엉덩관절 대체술 후에 일상생활에서 주의할 점을 제시한다(19장과 22장에 이 접근법의 예시가 있다). 다른 것으로 감각통합 모델이 있다. 이 모델[13,14]은 뇌의 감각자극 조절의 어려움이 어떤 장애를 미치는지 설명할 수 있다. 이 모델의 중재 방법은 전략적인 감각자극을 통해서 중추신경계를 조직화하고, 신경계에서 필요로 하는 적응을 촉진하는 것이다(20장 참조).

작업치료 실행 모델은 기능 증진을 위한 구체적인 계획을 제공하지 않는다. 대신 실행 능력 발달을 요구하는 다양한 등급의 작업을 제안함으로써 기능을 증진시킨다. 보조작업치료사는 클라이언트의 의미, 흥미, 요구를 평가하기 위해 공식화된 질문을 하고, 실행 모델 안에서 정보를 사용하고, 평가 도구를 선택하고, 독특한 중재 전략을 고안할 것이다. 보조작업치료사는 각각의 모델이 종종 특정한 초점이 되며 작업적인 기능의 모든 범위에 전해지지 않기 때문에 여러 가지 실행 모델에 익숙해야 한다.

작업치료 실행체계

작업치료 실행체계: 영역과 과정(앞으로는 '실행체계'로 표기함)은 전문가로서의 초점 언어로 표현하기 위한 AOTA의 최근 노력을 보여 준다. 실행체계에서는 작업치료사를 돕는 동시에 보조작업치료사가 그들의 현재 실행을 분석하고 새로운 영역에서 새롭게 적용하도록 고려한다. 또한, 실행체계는 사회적 생활 참여와 일의 기능에 대한 제삼자들(전문의, 지불인, 지역단체 등)의 이해를 돕기 위해 고안되었다.

'영역(domain)'이란 다른 사람을 돕는 전문직 실무자

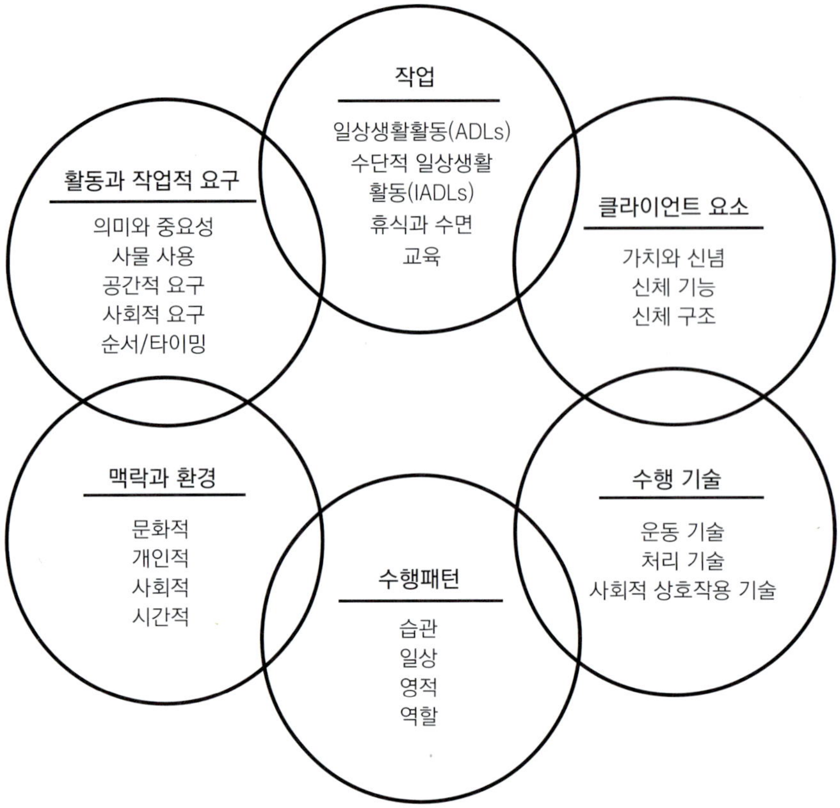

그림 7.1 작업치료 범위

출처: American Occupational Therapy Association (2014). Occupational therapy practice framework: Domain and process, 3rd ed. American Journal of Occupational Therapy, 68, S1-S48.

의 경험을 가르킨다(그림 7.1). 작업치료 실행체계의 초점을 '사람들이 매일 삶에 참여하고 의미와 목적을 찾도록 도와주는 것'에 두고 있다.[1] 작업치료에서 의미 있는 일상활동은 개념적인 '작업'에 해당한다. 작업치료사와 보조작업치료사는 사람들에게 의미 있는 작업이 건강, 웰빙, 삶의 만족에 영향을 미치도록 도와야 한다. 이러한 작업은 원하는 역할에 참여하고 집, 학교, 일터, 지역사회에서 자신의 위치를 갖도록 해 준다. 특히 인간의 의미는 작업의 중심적 특징으로 강조된다. 개인적인 의미 수준이 감소하면 치료적 목적이나 효과가 사라진다(예: 클라이언트가 이해는 하지만 특별히 중요하게 여기지 않는 목표 설정하기).

실행체계에 따르면 의미심장한 작업은 인간의 생활환경과 밀접하게 얽혀 있다. 우선 실행체계에서 "작업의 참여는 실행의 주관적인 면(감정적 또는 심리적인)과 객관적인 면(물리적으로 관찰 가능한)을 포함한다."[1]라고 인식한다. 그러므로 작업치료 중재에서 다양한 종류의 작업을 다루어야 한다. 실행체계는 작업영역으로 불리는 광범위한 범주에 참여하는 개인, 집단, 주민의 작업으로 조직화된다(표 7.1).

관점, 필요성, 흥미, 능력, 성격, 믿음은 클라이언트의 내부에 존재하므로 실행체계에서 클라이언트 요소로 분류된다. 예를 들어, 신발 끈을 묶으려면(ADL 수행영역 중 '옷 입기' 활동) 우선 엎드린 자세를 유지해야 하고, 한쪽 발에 손이 닿아야 하며, 끈을 망가뜨리지 않는 범위 내에서 충분한 힘으로 팽팽하게 조이고 잡아당겨서 묶어야 한다(운동과 실행기술). 이러한 활동 과정에서 계획하고 순서화하는 능력이 수행된다(인지기술). 인간 작업의 독특한 면은 집중하지 않고서도 일상의 기본적인 기능이 가능하게 하기 위해 자동적 또는 반자동적인 패턴이 작동하고, 통합된 수행 기술이 여러 가지로 조합되어 있다는 것이다(표 7.2). 신발끈을 묶는 것이 충분한 반복으

표 7.1 작업영역

영역	작업의 형태
일상생활활동	• 목욕/샤워 • 화장실 및 화장실 위생 • 옷 입기 • 먹기 • 식사 • 기능적 이동 • 개인용품 관리 • 개인위생 및 몸치장 • 성생활
수단적 일상생활활동	• 다른 사람 돌보기 • 반려동물 돌보기 • 자녀 양육 • 의사소통 관리 • 운전 및 지역사회 이동 • 재정관리 • 건강관리 및 유지 • 가정수립과 관리 • 식사 준비 및 설거지 • 종교적 · 영적 활동과 표현 • 안전조치 및 응급상황 대처 • 쇼핑
휴식과 수면	• 휴식 • 수면 준비 • 수면 참여
교육	• 공식적 교육 참여 • 비공식적 · 개인적 교육에 대한 욕구 및 흥미 탐색 • 비공식적 · 개인적 교육 참여
일	• 구직 관심 및 찾기 • 구직 탐색 및 취업 • 직업 수행 • 퇴직 준비 및 적응 • 자원봉사활동 탐색 • 자원봉사활동 참여
놀이	• 놀이 탐색 • 놀이 참여
여가	• 여가활동 탐색 • 여가활동 참여
사회 참여	• 지역사회 • 가족 • 동료, 친구

출처: American Occupational Therapy Association (2014). Occupational therapy practice framework: Domain and process, 3rd ed. American Journal of Occupational Therapy, 68, S1-S48.

로 습관이 된 후에는 보거나 생각하지 않고도 수행이 가능하다. 광범위한 습관은 일상적으로 조직화할 수 있고(예: 옷을 입거나 일을 할 때 특정한 순서로 수행한다), 종종 일상적인 일은 기능적인 다양한 역할에 부합하게 된다(예: 사무실의 관리자이기 때문에 일상적으로 아침마다 특정한 시간에 직원들을 만나게 된다). 실행체계에서는 "치료사가 클라이언트의 수행 패턴을 고려한다면, 수행 기술과 작업이 클라이언트의 삶에 통합될 수 있는 방법과 빈도를 이해하는 것이 훨씬 쉬워질 수 있다."라고 하였다.[1]

앞서 언급한 바와 같이, 실행체계는 작업에 참여하는 사람이 놓인 상황과 맥락을 강조한다. 상황은 "수행에 영향을 주는 클라이언트의 주위 환경과 그 안에서 서로 관계가 있는 다양한 요인"으로 정의한다.[1] 이것은 외적 환경(예: 물리적 · 사회적 · 실제적)과 내적 환경(예: 성격, 영적인 것), 외적 환경과 내적 환경의 조합(예: 문화) 등의 몇 가지 다른 경우를 의미한다. 이러한 상황은 작업적인 참여 기회를 제공하지만, 한편으로는 참여를 제한하기도 한다. 예를 들면, 노인은 극장에서 연극을 볼 수 있는 기회를 얻지만 그곳에서 수영을 하거나 말을 타지는 못하고, 수영장에서는 수영을 할 수 있지만 연극 관람을 할 수는 없다.

다른 두 가지 요소는 인간이 작업에 어떻게 참여할 것인지에 영향을 준다. 사람은 활동에 있어 욕구를 충족할 수 없을 수도 있고(예: 건강상태가 좋지 않으면 노인은 등산을 할 수 없다), 너무 흥미가 낮은 것을 하게 될 수도 있다(예: 체스 챔피언에게 Tic-Tac-Toe 게임은 지루할 것이다). 활동에 필요한 것은 활동에 사용하는 도구, 도구의 특징, 공간과 사회적 요구, 필요한 활동, 신체기능과 구조 같은 것이다. 예를 들면, 골프경기에는 공과 골프채가 필요하며 골프코스 안에서 쳐야 한다. 다른 사람과 경기를 할 때는 순서를 지켜야 하며, 공을 놓고, 치고, 멀리 있는 곳에서 공을 찾아야 하는 작업의 순서가 필요하다. 근처에 서 있는 사람을 다치게 하지 않기 위해 골프채를 놓치지 않고 스윙을 할 수 있는 관절의 유연성과 근육의 힘이 필요하다. 무엇보다도 골프를 하려면 걷는 동안의 심혈관계 기능, 스윙을 할 때 따라오는 몸통 회

표 7.2 수행기술

기술	사례
운동기술	• 정렬 • 고정 • 뻗기 • 구부리기 • 쥐기 • 협응 • 움직임 • 들어올리기 • 걷기 • 이동 • 측정 • 유연성 • 인내 • 속도유지
처리기술	• 속도유지 • 집중하기 • 유의 • 선택 • 사용 • 다루기 • 요구 • 시작 • 계속 • 순서 • 끝내기 • 찾기/위치시키기 • 모으기 • 조직화하기 • 복원하기 • 조종하기 • 주목/반응하기 • 조절 • 순응 • 이익
사회참여기술	• 다가가기/시작하기 • 끝내기/해제하기 • 담화 이끌어내기 • 몸짓으로 표현하기 • 유창하게 말하기 • 향하기 • 바라보기 • 자신을 위치시키기 • 접촉하기 • 조절하기 • 질문하기 • 응답하기 • 드러내기 • 감정표현하기 • 동의하지 않기 • 감사하기 • 전환하기 • 응답시간 • 지속시간 • 차례로 하기 • 적합한 언어사용 • 명확하게 하기 • 통보/격려 • 공감하기 • 유념하기 • 조정하기 • 혜택

출처: American Occupational Therapy Association (2014). Occupational therapy practice framework: Domain and process, 3rd ed. American Journal of Occupational Therapy, 68, S1-S48.

전 시의 전정기능 그리고 다양한 몸의 구조와 기능이 작용해야 한다. 흥미로운 것은 작업의 참여는 이러한 기능과 구조적인 측면에 영향을 받을 뿐만 아니라 서로 번갈아 영향을 준다는 것이다. 예를 들면, 노인의 심혈관계와 신경근육 기능은 골프코스를 걷는 동안 점점 향상된다.

실행체계는 세 가지 동적이고 상호적인 구절의 구성으로서 설명된다: 평가, 중재, 의도된 결과[1] 평가는 클라이언트의 작업력을 얻기 위한 최초의 단계와 작업수행을 분석하는 2번째 단계로 구성된다. 작업력은 개인의 역사, 경험, 일상생활 패턴, 가치, 필요성, 믿음 등에 초점을 맞추며, 그 사람에게 중요하고 의미 있는, 결국 가장 우선적인 것을 이해할 수 있는 필수적인 요소로 구성된다. 상황적인 정보를 얻는 것이 전반적인 중재 과정을 통해 가장 중요한 것이라 할지라도, 작업치료 과정에서 중재 전략의 확실한 선택과 작업적 수행의 특별한 평가를 위한 기초를 제공하기 때문에 이 단계는 특히 필수적이다. 예를 들면, 평생 플라이 낚시 도구를 모으고 수집하였던 경한 뇌혈관 사고 노인에게 의미 있는 작업은 작은 도구를 조작하는 것이고, 필요한 운동기술을 가지고 있는지 확인하기 위해 미세동작기술 평가가 이루어질 것이다. 마찬가지로 클라이언트가 의미 있는 작업에 참여하는 데 부정적인 영향을 미칠 우려가 있는 모든 영역에 대한 작업수행분석이 이루어져야 한다. 특히 작업에 참여하는 데 있어 확실한 장애물이 클라이언트 내부에 존재하기보다는 클라이언트가 처한 상황에 있을 수도 있다. 예를 들면, 노인이 플라이 낚시를 좋아할지라도 그의 가족은 그가 (병을 앓고 난 뒤) 낚시를 갈 수 있다고 생각하지 않기 때문에 도구를 준비해 주지 않을 수 있는 것이다. 이러한 경우에 그들은 플라이 낚시가 노인에게 의미 있는 작업이라는 것을 이해하지 못하므로 작업 참여에 장벽이 될 수 있다.

작업적인 윤곽과 작업수행분석은 작업치료 목표 확인과 중재 전략 수립에 도움을 준다. 즉, 중재 단계는 클라이언트의 생활에 있어 최우선이며 가장 의미 있는 것에 초점을 맞추어야 한다. 중재 계획은 수행기술, 패턴, 상황, 활동 관련 요구, 수행에 방해가 되는 클라이언트의 요소에 접근하는 전략을 포함할 것이다. 작업치료사와 보조작업치료사, 클라이언트 사이의 지속적인 협력은 목표, 치료 전략, 과정을 계속 평가하고, 클라이언트의 우선순위를 치료에 적용하는 데 절대적으로 필요하다.

실행체계에 따르면 작업치료사와 보조작업치료사는 "클라이언트가 작업적 삶에 대한 주도권과 건강을 회복하도록" 해야 한다.[1] 이 말은 간단히 수행기술의 향상을 의미하는 것이 아니라 인생에 있어 실제적인 참여를 확실하게 이끄는 치료사의 책임을 뜻하는 것이다. 앞의 예와 같이 플라이 낚시에서 의미를 찾는 경우, 운동기술을 향상시키는 것만으로는 노인을 돕기에 충분하지 않다. 작업치료의 궁극적인 목표는 가능한 한 자연스러운 상황에서 플라이 낚시에 실제로 참여하는 것이다. 노인에게 탄력밴드를 이용한 손가락 운동을 지도함으로써 기술을 향상시킬 수는 있지만, 그것이 작업치료 중재의 끝은 아닌 것이다. 만일 한 번도 실제로 사용할 기회가 없다면 플라이 낚시를 이용한 손동작 기술 중재는 불필요하다.

Deepak: 사용하는 실행체계

실행체계는 Deepak의 상황을 이해하고, 인생의 모든 영역에 있어 최선의 참여를 제공하는 중재를 계획하는 데 도움을 줄 수 있다. 실행체계에 따르면 평가의 처음 단계는 작업적인 윤곽을 얻는 데 있다. 우리는 Deepak에게 그의 경력과 경험, 가족사, 개인적인 활동뿐만 아니라 작업에 참여하는 것과 관련한 현재의 생각과 매일의 생활에 대해 질문하였고, 그의 가족들이 나라를 옮겨 다니면서 변화를 겪을 때 그의 아내에게 크게 의지했다는 사실을 알아냈다. Deepak은 그녀에게 큰 빚을 졌다고 생각했고, 오랫동안 일로 시간을 보낸 것에 죄책감을 느끼고 있었다. 담당의사는 그에게 6주 동안 왼쪽 다리에 체중을 싣지 말라는 지시를 내렸다. Deepak이 가장 걱정하는 것은 왼쪽 무릎의 염증 때문에 아내 인생의 마지막에 어떤 도움도 줄 수 없는 상태가 되는 것이었다.

Deepak의 걱정을 이해하고 난 뒤 우리는 그의 환경과 기술을 평가하는 동안 그와 협력관계를 형성할 수 있었다. 만일 우리가 그의 생각을 알려고 하지 않은 채 관절가동범위, 지구력, 목욕하기, 옷 입기 능력을 평가했다면, 우리는 사회적 참여에 있어 그가 가진 제한점과 그가 느끼고 있는 무능함만 강조했을 것이다. 대신 우리는 아내를 돌보는 것이 그에게 가장 중요한 활동이라는 것을 알게 되었다. Deepak을 위해 그녀를 침대로 옮기고, 그녀의 심부름을 하고, 필요하다면 그녀가 침대에서 의자로 가는 것과 밥 먹는 것을 도와주게 하였다. 우리는 아내를 침대나 의자로 옮기는 것과 같이 그녀를 돕는 모든 동작을 통해 그의 지구력, 균형, 힘을 평가할 수 있었다. 우리는 그가 아내를 옮기는 동안 신체를 최대한 이용할 수 있도록 신체역학을 가르쳐 주고, 그 활동에 적절한 환경을 제공하였다. 또한, 그가 심부름을 하러 집 밖으로 나갈 때 옷을 입어야 했기 때문에, ADL을 완수하는 그의 능력도 평가할 수 있었다.

자연스러운 상황에서 Deepak을 평가하고 치료할 수 있는 다른 영역도 많이 있다. 그러나 앞서 설명한 그의 주된 걱정은 신체구조보다는 작업영역과 연관이 있다. 작업치료 중재는 다양한 클라이언트 요소를 다루기 위해 계속해서 정리되고 있지만, Deepak이 자신의 가장 중요한 고민에 작업치료가 도움이 된다는 것을 이해하지 못한다면 그에게 중재는 의미 없어 보일 수도 있다.

성장과 발달의 촉진

성장과 발달 촉진 모델은 작업치료사의 역할을 '모든 연령대의 사람에게 최적의 성장과 발달을 촉진하는 것'으로 간주한다.[2] 개인의 성장과 발달은 질병, 사고, 장애, 외상 등으로 위협을 받을 수 있다. 작업치료사는 이러한 위험요소와 맞서거나 재활을 도우면서 개인에게 도움을 준다. 작업치료사는 환자의 부적응을 막고 건강을 유지하도록 노력할 것이다.

이 모델은 작업치료사에게 각각의 연령에 맞는 발달적인 과제와 적응기술에 대한 이해를 요구한다. 이 모델은 인간 존재의 생애 주기에서 '신경생리학적 · 신체적 · 심리적 · 심리사회적 성장, 사회 언어 발달, 생활, 사회문화, 지능적인 기술영역에서의 동시적인 발달'[2]에 대한 믿음을 설명한다. 개인의 일, 교육, 놀이, 신변처리, 각각의 인생 단계 동안의 여가활동을 수행하기 위한 발달의 조직화는 작업치료의 주된 관심사다. 결국 작업치료는 Llorens가 언급한 발달을 지지하기 위해 필요한 환경적인 다양성과 중요한 적응기술 유지에 이르게 된다.[2]

성장과 발달 촉진 모델은 인간의 성숙을 이해하는 데 기여한 저자들의 연구에 종합되어 있다.[2] 이 모델은 유아기부터 2세까지, 2~3세, 3~6세, 6~11세의 시기와 청년기, 초기 성인기, 성인기, 장년기에 해당하는 각각의 인생 단계 동안 언급되는 적응기술에 대해 설명한다. 각각의 단계는 그 사람이 거친 이전의 단계를 기초로 만들어진다(표 7.3). 그러나 이 장에서는 마지막 단계에 집중할 것이다.

작업치료 과정 동안 작업치료사와 보조작업치료사는 클라이언트의 발달을 평가하고 각각의 적응기술 영역의 중단 가능성을 결정한다. 작업치료사와 보조작업치료사는 일, 교육, 자기관리, 놀이와 여가 영역에서 나이에 적합한 작업적인 수행의 결과를 결정하기 위해 이 정보를 분석한다. 작업치료사와 보조작업치료사는 성공적인 작업 수행을 위해 요구되는 특정 기술의 발달을 촉진하는 중재 전략을 고안한다(표 7.4). 클라이언트의 요구에 맞

표 7.3 성숙의 특징

신경생리학적 · 신체적 발달	감각기능(시각기능, 청각기능, 촉각기능, 운동감각기능, 후각기능, 미각기능), 운동행동(사지의 협응), 정보처리(개념화와 기억력 같은 고차원적인 통합), 신체적인 지구력의 변화 가능성
정신사회-자아 통합과 성숙	삶의 경험과 삶의 주기 수용
정신역동	중년 이후의 지속적인 성장, 성장이나 죽음(삶을 포기)을 결정, 친구나 아는 사람들의 불성실함을 받아들이기, 삶에 대한 내적인 경향, 거짓된 자신감을 유지하기 위한 노력의 감소 가능성, 방어기제 감소, 의심이 많아짐, 정신적인 약화를 해결해야 할 필요를 느낌
사회문화	집단관계: 가족, 사회, 흥미, 시민
사회적인 언어발달	우선적으로 언어 사용, 의사소통을 위한 비언어적 행동 사용
일상생활활동과 발달	신체적인 건강과 힘 감소에 적응, 퇴직과 수입 감소에 적응, 배우자의 죽음에 적응, 자신의 죽음이 다가오고 있다는 사실에 적응, 자신의 연령집단과의 관계 수립, 사회적인 책임의 완수
적응기술	독립적인 기능 능력(충동을 조절하고 적절한 목적을 선택, 자극을 조직하고, 계획하고, 의미 있는 행동으로 옮기는 능력, 지식을 획득하고, 조직하고, 사용하는 능력), 1차 집단에 참여하는 능력, 다양한 관계에 참여하는 능력, 자신을 통합적인 존재로 받아들이는 능력, 만족스럽고 상호적인 성적(sexual) 관계에 참여하는 능력
인지적 발달	신경생리학적 · 신체적 발달의 변화와 자기중심적으로 돌아가는 가능성

출처: Llorens, L. A. (1976). Application of a Developmental Theory for Health and Rehabilitation. Rockville, MD: American Occupational Therapy Association.

표 7.4 활동분석

감각적 측면	• 활동에 얼마나 많은 촉각과 움직임이 필요한가? • 활동에 사용되는 시지각 기술은 무엇인가? • 활동에 청각적 구별 능력이 필요한가? • 후각적 · 미각적 구별 능력이 활동에 필요한가?
신체적 측면	• 활동에 팔과 다리의 움직임이 얼마나 필요한가? • 동시에 두 손의 사용이 필요한가? • 한 손으로 완수할 수 있는가? • 어느 정도의 근력과 관절가동범위가 필요한가? • 앉거나 서는 등 다양한 자세가 활동을 완성하기 위해 얼마나 필요한가? • 신체적인 수행 시 생각의 조직화가 얼마나 필요한가? • 소근육과 대근육 운동이 얼마나 필요한가? • 시지각 협응력이 얼마나 필요한가? • 어떤 도구가 필요하며 시간은 얼마나 걸리는가?
정신역동적 측면	• 느낌, 사고, 본래의 생각, 창조성이 표현되는가? • 적대감, 공격성, 포용력, 조직화, 조절, 자기도취, 죄책감, 의존, 독립에 대한 느낌을 표현할 기회가 있는가? • 활동이 성적인 정체성에 맞는가?
사회적 측면	• 활동을 완료하기 위해서 다른 사람들의 도움과 안내를 얼마나 필요로 하는가? • 그 활동은 혼자 또는 다른 사람들과 일을 하기 위해 얼마나 많은 사람을 필요로 하는가? • 그 활동은 얼마나 많은 사회화가 가능한가?
집중과 기술적 측면	• 활동에 주도성과 자기확신이 필요한가? • 기술이 필요한가? • 조작능력과 창조성이 필요한가? • 수행을 지속할 필요가 있는가? • 움직임의 반복이 얼마나 필요한가?
실행적 측면	• 얼마나 시끄럽고 지저분한가? • 어떤 재료와 도구가 필요하고 가격은 얼마나 하는가? • 사용한 물건은 버릴 수 있는가?

출처: Llorens, L. A. (1976). Applocation of a developmental theory for health and rehabilitation. Rockville, MD: American Occupational Therapy Association.

는 적절한 치료적인 활동을 제공하기 위해서는 각각의 활동에 필요한 능력을 분석해야 한다.

클라이언트의 요구에 따라 감각적인 활동, 발달적인 활동, 상징적인 활동, ADL 중에 선택할 수 있다. 이러한 활동은 클라이언트에게 가장 이익이 되는 사회적인 상호작용과 결합된다. 감각활동은 접촉, 흔들기, 달리기, 소리 듣기와 같은 인간 행위와 관련되는 감각에 1차적으로 영향을 주는 것을 말한다. 발달적인 활동은 놀이, 학습, 기술 발달을 위해 수공예나 놀이용 퍼즐과 같은 대상을 이용하는 활동과 관련된다. 클라이언트는 이러한 유형의 활동에 참여함으로써 특정 수행기술을 발달시킨다. 상징적인 활동은 클라이언트가 욕구를 만족시키고 감정적인 반응을 표현할 수 있도록 고안한다. 예를 들면, 나무에 구멍을 뚫거나 점토를 짓이기는 것은 근육의 긴장을 낮추고 분노를 처리하는 것을 도와준다. 상징적인 활동의 또 다른 예는 하나의 과제를 위해 집단의 리더가 되는 것이다. 이러한 활동은 클라이언트의 이해를 받고 싶고 자신의 유능함을 느끼고 싶은 욕구를 충족시킬 것이다. 집단을 이끌면서 느끼는 감정은 자존감을 향상시킬 것이다. 이를 닦고, 옷을 입고, 요리를 하고, 청소를 하는 것은 일상의 일, 즉 ADL에 포함된다. 마지막으로 사회적인 상호작용은 치료사나 다른 사람 또는 집단과 한 쌍이 되어 참여하는 것을 말한다. 이러한 활동은 사회문화적인 능력과 언어, 인지적인 기술의 발달을 촉진한다.

성장과 발달의 촉진 모델에 따르면, 작업치료 중재는 클라이언트가 발달적으로 적절한 수행기술과 활동 수준에 도달할 때까지 지속해야 한다. 작업치료사와 보조작업치료사는 클라이언트의 작업적인 수행영역의 향상, 유지, 회복과정을 지속적으로 재평가하여 더 이상 클라이언트가 작업치료 서비스를 필요로 하지 않을 때를 정확히 알아야 한다.

Martha: 사용되는 모델

Llorens[2]의 발달 모델은 우리에게 Martha의 삶과 작업치료에 관련된 필요에 대해 더욱 정확한 그림을 줄 수 있다. 그녀는 인생의 반 이상을 뇌손상으로 야기된 장애를 가지고 살았으나 비교적 건강하고 독립적이었다. 그러나 그녀는 이제 작업 수행을 어렵게 하는 신경생리학적 · 신체적인 노화에 직면하고 있다. 그녀는 폐렴 투병으로 쇠약해졌고, 전문요양시설로 옮겨가 살게 되었다.

Llorens의 발달 모델에 따르면[2] Martha의 우선순위는 뇌손상에 의해 야기되는 문제를 구별하는 것이 아니라, 삶의 경험과 생활 주기를 받아들이는 것이다. 가장 중요한 것은 이제 더 이상 그녀의 자매와 같이 살지 않는다는 상황 변화를 받아들이는 것과 기능의 제한을 다룰 수 있

표 7.5 Allen 인지 수준

		수준 1	수준 2	수준 3	수준 4	수준 5	수준 6
		자동적인 활동	자세 활동	손으로 하는 활동	목표지향적 활동	탐험적 활동	계획된 활동
물질	감각적 신호	의식의 역치를 알고 있음	고유수용적 신호에 반응	촉각 신호에 반응	시각적인 신호에 따름	연관된 신호에 따름	상징적인 신호에 따름
	지각력	신호가 잠재의식 상태를 지나감	접촉하는 물건과 자신의 신체 인식	외부 표면을 즉시 인식	물건의 색깔과 모양 인지	공간과 깊이를 인지	무형의 개념을 앎
	설정	체내 또는 심리적	관절가동범위 내	팔을 뻗는 범위 내	시야 내	수행환경으로 한정	환경에서 수행 가능성이 넓어짐
	표본	명확한 자극에 반응	시범 보여 주는 신체동작 모방	물건을 인식	짝을 맞춤	변화의 명확한 가능성을 이해함	가정하는 것을 이해함
행동	운동활동	활동은 습관적이고 자동적이며 생각이 필요하지 않음	자발적으로 움직인 자세(구부리거나 뻗음)	손은 반복적으로 물건을 조작하는 데 사용	활동은 목표지향적이지만 환경에 제한받음	보이는 효과를 위해 움직여서 탐험할 가능성	생각과 계획의 중지로 활동이 앞섬
	도구 사용	습관적으로 신체의 일부를 사용해서 자극 필요	자발적으로 신체 일부 사용	우연히 물건을 찾는 데 사용(성공도 우연히 일어남)	구체적인 결과를 향해 도구를 손으로 사용함	도구를 손으로 사용하는 다양한 방법과 결과	도구 창조(힘을 사용)
	숫자	한 번에 한 동작 완수	한 번에 한 가지 활동 수행	한 번에 한 가지 활동 수행	한 번에 작업의 한 단계 수행	한 번에 여러 단계 수행	완벽한 단계 수행
	사람	소리가 나거나 만지는 사람에게 응대	움직이는 사람에 응대	다른 사람이 물건을 만지는 것을 응대	다른 사람과 목표 공유	다른 사람과 탐험 공유	계획 공유하고 자동적으로 인식
	지시	한 가지 단어 이해, 활동을 위해 신체적인 접촉 필요	소리 이해하고 신체 명칭 이해함(대동작과 지도된 움직임)	물건의 이름과 움직임 이해	형용사와 부사 이해(연속되는 각각의 단계 보아야 함)	전치사 이해하고 설명함(각 단계와 실패 가능성 시범 보여 줌)	연합과 추측 이해(시범 불필요)
마음	집중	집중은 잠재의식적인 신호에 따름(외부적 집중은 일시적)	자신의 몸과 움직임에 고유수용적 신호에 집중	촉각적 신호에 응대, 자신의 활동에 영향을 주는 것에 즉시 초점 맞춤	명확한 시각적 신호에 집중(과제에 완벽하게 집중하고 유지함)	시각적인 신호와 집중이 연관됨(다양한 신호를 통해 새로운 것을 찾을 수 있음. 그러나 반드시 처음에 보아야 함)	상징적인 신호에 집중, 검사 결과 전에 생각함
	목표 달성	매우 습관적인 행동(먹거나 마심)	흥미 있는 신체 움직임을 반복	움직여서 보이는 결과를 만들기 위해 많은 시간을 반복	성취하고 목표를 완수하기 위해 많은 움직임 사용	보여 주면 문제를 알게 됨(시도와 실패 방법 사용)	문제는 몰래 해결(이미지는 검사 해결책으로 사용)
	시간	잠시 유지	잠시 지시에 집중	한 번에 30분 정도 지시에 따름	한 번에 30분 정도 집중 유지함	집중 유지되고 한 번에 일주일 동안 목표 기억함	과거, 현재, 미래에 유지됨

출처: Allen, C. (1985). Occupational therapy for psychiatric disease: Measurement and management of psychiatric disease. Boston, MA: Little, Brown.

는 대처기술을 발달시키는 것이다. 그녀는 동료 환자, 직원들과 다양한 관계를 갖는 기회를 가졌다. 지속적으로 지능 발달을 자극하는 것 또한 매우 중요하다. 스스로 목욕하고 옷을 입는 능력이 중요할지라도, 그것 때문에 그녀가 발달하는 인간 존재로서 가지고 있는 다른 욕구를 간과해서는 안 된다.

인지장애

이름이 가리키는 것처럼 인지장애 모델은 인지장애를 가진 클라이언트를 위해 고안된 작업치료서비스로 구성된다. 이 장애는 정신질환을 비롯한 의학적인 질환, 뇌종양, 발달장애 등으로 초래될 수 있다. 우울증, 정신분열증과 같이 정신의학적인 병은 인지손상과 관련이 있다. 알츠하이머병과 뇌혈관질환은 인지손상을 일으키는 의학적인 예이고, 폐쇄성 뇌손상은 뇌장애를 일으킬 수 있는 외상성 뇌손상이다. 또한 뇌장애는 처방약이나 다른 약물의 사용으로 초래될 수도 있다. 이러한 원인으로 인해 발생하는 인지 손상은 단기간으로 끝날 수도 있고, 장기간 계속될 수도 있다.

인지장애 모델의 주장은 신경과학, 생물학, 심리학과 전통적인 작업치료 이론의 정보를 기초로 한다.[5] 이 모델에 따르면 작업은 자발적인 운동행위와 같은 뜻이다. 옷 입기, 공예품 완성하기, 간단한 음식 차리기와 같은 자발적인 운동행위를 수행할 때 뇌기능의 문제가 드러날 수 있기 때문에 이를 관찰하는 것은 작업치료사에게 우선적인 과제다. 자발적인 운동행위는 '마음이 안내하는 감각 자극에 대한 행동적인 반응'이다.[3] 즉, 자발적인 운동행위는 감각 자극을 제공하는 외부의 물리적인 환경, 목적을 제공하는 내적인 마음, 운동의 형태로 행동하는 신체, 이 3가지의 상호작용 결과로 나타난다. 개인의 자발적인 운동행위를 관찰하여 작업치료사는 3가지 사이의 관계를 통찰할 수 있다. 각각의 분야는 앞으로 하위분류에 의해 설명한다.

다방면의 연구에 기초를 둔 인지장애 모델은 개인이 물질, 행동, 마음을 연관 짓고 그것을 자발적인 운동활동으로 표현하는 방식을 설명하는 6단계 인지분류를 제안한다(표 7.5).[3,5] 1단계가 가장 큰 손상을 나타내며 6단계는 정상적인 수행을 나타낸다. 이 모델이 발전함에 따라, 각각의 인지단계는 여러 가지 하위범주나 '형식'을 포함하기 위해 확장되었다. 각 단계의 전반적인 특징만 이 장에서 설명하였다. 이러한 실행 모델은 클라이언트의 수행을 설명하거나 최대로 가능한 단계까지 기능을 지속적으로 수행하도록 하는 데 이용한다(이 책의 다른 장에서는 인지장애 모델을 노인에게 적용하는 것이 적절한 경우에 관해 설명하고 있다. 3장에서는 노화과정, 13장에서는 약물의 부작용, 18장에서는 영양부족과 탈수, 19장에서는 뇌혈관사고, 20장에서는 알츠하이머병, 21장에서는 우울증, 정신분열증, 약물중독, 25장에는 뇌종양에 대한 내용을 다룬다).

클라이언트가 일상적으로 수행하는 활동과 작업을 관찰하는 것이 보통 클라이언트와 보호자에게 중요한 활동이기 때문에 평가 과정으로 적절하다. 결과적으로 작업평가는 클라이언트에게 가장 익숙한 작업을 고려하여 클라이언트와 보호자에게 정보를 얻기 위한 과정이어야 한다. 작업치료사와 보조작업치료사 팀은 클라이언트를 관찰한 후 각각의 인지단계의 행동적인 특성을 가진 수행을 비교할 수 있다. 작업치료사와 보조작업치료사는 클라이언트가 시기와 과제의 친숙함에 따라 다양하게 기능할 수 있다는 것을 명심해야만 한다. 클라이언트의 최적의 기능적 단계에 대한 지식은 작업치료사와 보조작업치료사 팀이 클라이언트의 최대 능력을 중재 전략으로 고안하도록 도와준다.

확장된 일과 과제 조사(Expanded Routine Task Inventory, RTI)[3,5]와 Allen 인지 수준(Allen Cognitive Levels, ACL)[5,16] 판별검사와 같은 여러 가지 표준화 검사는 인지단계를 결정하기 위해 사용할 수 있다. RTI는 몸단장하기, 옷 입기, 목욕하기, 걷기, 운동하기, 먹기, 화장실 가기, 약 복용하기, 보조도구 사용하기 등과 같은 신체적인 척도, 집 안 관리하기, 음식을 저장하고 준비하기, 돈 지출하기, 세탁하기, 여행하기, 쇼핑하기, 전화하기, 아이 돌보기와 같은 지역사회 척도, 듣기, 말하기, 읽기, 쓰기와 같은 소통 척도, 스케줄과 삶의 속도 유지하기, 지시 따르기, 간단하거나 복잡한 작업 수행하기, 협력하기, 안전 지시 따르기, 위급상황에 반응하기, 일을 계획하고 관리하기와 같은 고용 척도를 적용하여 다양하고 일반적인 작업을 완성하게 하는 개인의 능력을 6단계로 평가하는 것이다. ACL 검사는 클라이언트가 가죽에 끈을 매는 과제에서 보여 주는 문제 해결 기술과 언어적 지시에 대한 반응을 평가하여 인지단계를 결정하도록 도와준다.[3] 넓은 ACL은 노인집단의 시각 결손을 대체하도록 개발되었고, 인지수행검사는 알츠하이머병의 기능적인 단계를 평가하기 위해 ADL에 기초를 두어 표준화한 도구다.

일단 클라이언트의 인지단계가 결정되면 작업치료 중재 목표가 중점이 되어야 한다.[4] Allen은 작업 참여가 클라이언트의 향상에 필수적인 수단은 아니라고 하였다.[3] 작업치료가 특정한 회복을 이끌어냈다는 가정은 클라이언트가 어떠한 중재도 없이 자발적으로 회복할 수 있다는 것을 포함하여 회복 가능한 다른 이유를 찾지 못할 수 있다. 결과적으로 작업치료 중재의 목표는 증상과 관련된 스트레스와 통증을 감소시키고, 현재의 수행을 유지하고, 기능적인 능력을 향상시키고, 변화를 증명할 수 있어야 한다. 목표는 인지단계 향상을 의도할 뿐만 아니라 가장 안전하고 한정된 최소의 단계에서 수행의 지속성을 확립해야 한다. Ray의 경우를 통해 이 논점을 설명할 수 있다. Ray는 알츠하이머병을 앓고 있는 70세 노인이다. 작업치료사와 보조작업치료사 팀은 그의 현재 인지기능을 4단계로 결정지었다. 이는 Ray가 신호를 명확하게 주면 작업을 자발적으로 완벽하게 수행할 수 있다는 뜻이다. 그의 시야범위 내에 없는 단서를 다루지 못하기 때문에 Ray가 독립적으로 살아간다는 목표는 적절하지 않을 것이며, 결과적으로 위험에 쉽게 노출될 수 있는 장소이기 때문이다. 이 모델에 따른 Ray의 적절한 작업치료 목표는 매일의 일상적인 자기관리를 시작하고, 세탁을 계속하고, 보호자가 익숙하지 않은 환경에서 지속적으로 Ray를 감독하고, Ray가 작업을 수행하는 동안 최대한 적절한 신호를 제공하도록 하는 것이다.

일단 클라이언트의 목표가 결정되면 보조작업치료사는 클라이언트의 인지단계에 적절한 물질, 마음, 행동 분야의 특성과 조화되는 다양한 활동을 선택해야 한다. 보조작업치료사는 클라이언트의 자발적인 운동행위의 성공적인 수행을 위해 상호작용하는 물질, 마음, 행동에서 필요로 하는 방법을 세밀하게 알기 위한 전문 작업분석이 요구된다. 작업은 클라이언트가 특정 인지단계에서 지속적으로 수행하는 것에 요구되는 정도에 의해 선택된다. 작업치료사와 보조작업치료사 팀은 현재 그의 인지기능을 4단계로 평가하였다. 결과적으로 그는 기본적인 활동의 목표를 이해하고, 볼 수 있는 범위 내에서는 배치된 물건을 목적에 맞게 사용하고, 그에게 시범을 보여 준 작업을 수행할 수 있었다. 성취하는 감각을 지속하여 그의 능력을 강화시키기 위해 보조작업치료사는 간단한 나무 작업을 선택할 수 있다. 보조작업치료사는 이 과제를 위해 Ray의 앞에 있는 탁자 위에 모든 재료를 놓고 나뭇조각을 사포로 닦도록 지시를 내릴 수 있다. 그에게 사포를 집어 올리고, 그것을 쥐고, 거친 면을 나무 결에 따라 대고, 그것을 나무에 문지르라고 말하는 것은 불필요하다. 이 단계에서는 물건이 Ray의 시야 안에 있기 때문에, 그는 정확히 알아서 행동할 것이다. Ray가 완벽하게 사포질을 했을 때, 보조작업치료사는 그에게 결상을 채색하고 광을 내는 것을 보여 주면서 함께 그 나뭇조각들을 접착제로 붙이는 것을 지시할 것이다. Ray는 잠재적인 문제를 계획하고 예측하는 능력이 부족하므로, 보조작업치료사는 접착제로 붙이고 채색하고 광을 낼 때 적용되는 과정을 시범해야 한다.

일단 클라이언트가 한 단계 수행하면 남아 있는 작업은 지속적으로 시범을 보여 주면서, 환경은 환자의 한계를 대체할 수 있도록 구조화되어야 하고 작업치료서비스는 중단되어야 한다. 그리고 퇴원 이후 시작할 작업치료 중재에 대한 계획을 세워야 한다. 인지장애 모델은 클라이언트가 최소로 제한된 환경으로 퇴원하도록 준비하는데 특별히 초점을 둔다. 그러므로 보조작업치료사는 클라이언트가 환경과 상호작용하는 방법을 습득하도록 하기 위해 반드시 운동의 자발성을 관찰해야 한다. 작업치료사와 보조작업치료사는 클라이언트가 그의 작업능력을 최대한 지지해 줄 수 있는 환경으로 퇴원하도록 권유해야 한다.

Ursula: 사용되는 모델

Ursula의 알츠하이머병은 인지손상이 명확한 시점까지 진행되었다. 그러므로 인지장애 모델이 Ursula에게 적합한 치료계획을 세우는 데 이상적이다. 첫 번째 단계에서 Ursula의 인지단계는 기능성으로 결정되었다. RTI에서 Ursula는 인지기능 4단계의 수행을 나타냈다. 이것은 Ursula가 집에서 남편의 시각적인 신호에 따르고 시야 내에서만 물건에 집중할 수 있다는 남편의 보고와 일치하였다. 그는 방 안에 그녀가 필요한 것이 명백하게 보일 때도 그 물건을 못 보는 것처럼 보였다고 말했다. 그러나 일단 한번 그 물건을 찾으면 그것을 정확하게 사용하였다.

Ursula의 작업치료 프로그램은 활동 단계 4단계로 결정되었고, 그들이 그녀에게 시범을 보여 준 후 반복적인 작업의 모든 단계를 완벽하게 수행하도록 그녀에게 장려하였다. 그녀의 안전을 위해 모든 필요한 물건이 앞에 명백하게 보이도록 환경을 구조화시켰다. 그녀는 한 번에 한 가지의 지시를 따라야 하고, 과제의 추상적인 목표보다는 운동 행위에 지시의 초점을 맞춰야 한다. 예를 들어, 과제는 간단한 인쇄나 색칠하기, 큰 조각 몇 개로 하는 나무 작업, 스토브 없이 간단한 음식 준비하기처럼 위험성 있는 도구가 필요하지 않은 것이 적당하다. 또한 안전을 위해 Ursula를 절대 혼자 두지 말아야 한다.

인간작업 모델

인간작업 모델은 작업 수행에 개인의 경험 차이를 이용하기 위해 고안되었다. 이 모델은 작업적인 행동에 대한 Reilly의[17] 초기 조사로부터 시작되었다. 일반적인 신체이론에서 사용한 개념은 개방형 신체 이론, 역동적 신체이론으로 이 모델은 작업의 동기화, 조직화, 수행화 방법을 설명하고 인간 신체의 자발성, 목적성, 긴장을 추구하는 특성, 창조성에 대한 지식을 강조하였다.[6] 덧붙여 이 모델은 환경과 작업 수행 간의 친밀성 정도에 대한 관점을 제공하였다.

인간은 환경과 지속적으로 상호작용하고 후각, 감각자극, 행동적인 기대 등과 같은 많은 유형의 입력을 받는다. 개인은 많은 방법으로 입력을 사용한다(예: 음식은 에너지가 되고, 감각자극은 촉각, 통증, 온도 감각으로 바뀌고, 말은 해석된다). 이는 '처리 과정'으로 알려져 있다. 입력과 처리 과정의 결과 일부는 행동 또는 출력으로 진행된다. 결국 인간은 행동을 수행하고, 경험하며, 피드백의 과정에서 결과를 만든다. 이것은 신체에 입력되는 새로운 자원이 된다. 인간작업 모델에서 작업은 축적되는 과정의 높고 동적인 표현이라고 설명한다. 예를 들면, 음식을 준비할 때 요리사는 음식재료를 보고(입력), 무슨 요리법을 사용할 것인지를 생각하고(처리), 음식재료를 준비하고(출력), 팔의 움직임을 느끼고, 준비된 결과를 본다(피드백). 피드백을 보는 동안 요리사는 음식이 익는지를 살펴보아야 하고(입력), 뜨겁게 데울지를 결정하며(처리), 스토브에서 팬을 내려놓고(출력), 스토브가 꺼질 때까지 팬을 움직이는 것을 경험한다(피드백). 작업이 시작되는 것부터 개인과 환경 간의 동적인 상호작용을 설명하기까지 인간작업 모델은 여러 가지 하위단계로 구성된 인간의 외적 · 내적인 환경을 설명한다.

이 모델에 따르면 외적인 환경은 다른 사람에게 필요한 확실한 행동의 기회를 제공한다. 예를 들면, 학교에는 쓸 수 있는 칠판, 앉을 수 있는 의자가 있는 교실이 제공된다. 동시에 학교에는 교사로부터 행동에 대한 가르침을 받을 학생이 있다. 교사는 목적을 달성하지 못하면 해고될 수도 있다. 기회 제공과 행동의 필요는 보완적인 관계다. 이 관계의 영향은 물건, 인공적 또는 자연적인 구조물과 같은 물리적 영역, 적절하고 바람직한 것으로 간주되는 작업과 행동을 제재하는 사회 집단을 포함한 사회적 영역, 집, 이웃, 학교, 일터, 집단, 여가, 근원지 등과 같은 작업이 발생하는 공간, 가치, 규범, 관습과 같은 전반적인 문화 등 환경의 여러 원천에서 비롯된다. 더불어 사람이 살아가고 있는 사회의 정치적 힘과 사회경제적 상태는 그들에게 접근을 제한하거나 자원을 이용가능하도록 만들어 사람의 작업에 영향을 준다. 예를 들어, 사회가 공공장소에 엘리베이터나 경사로를 설치하거나 연석을 제거하라고 지시하지 않는다면, 휠체어를 탄 사람은 여러 장소에 접근할 수 없을 것이다. 그러나 우선적으로 휠체어가 필요한 사람이 경제적 수단이 없어 휠체어를 가질 수 없다면, 수정된 상태의 환경은 큰 차이가 없다(그

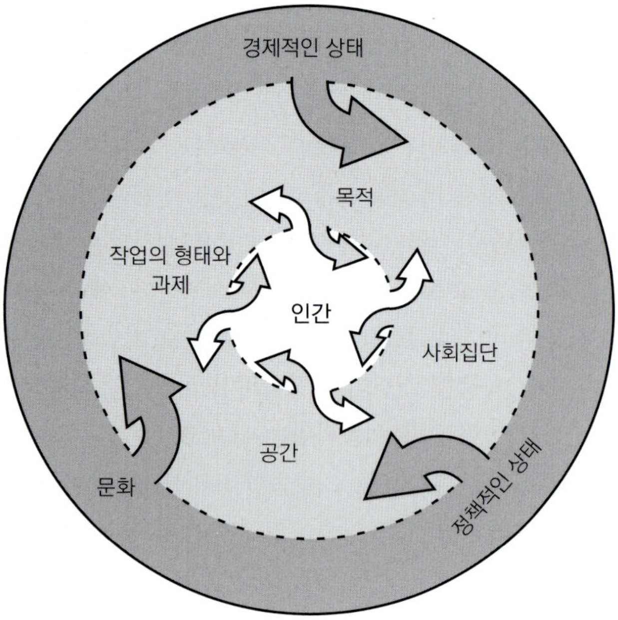

그림 7.2 외부적인 환경층

림 7.2).

앞서 예를 든 음식 준비는 외부적인 환경 개념 안에서 사용될 수 있다. 이 작업을 수행하기 위해 음식 재료, 양념, 칼, 몇 개의 팬, 스토브와 같은 여러 가지 물건이 필요하다. 재료를 썰고, 잘게 자르고, 휘젓고, 튀기는 과정은 요리의 모든 작업으로 간주된다. 건강을 생각하는 요리사는 그의 가족(사회집단)이나 자신을 위해 채소로만 만들어진 음식을 준비하기로 선택할 수 있다. 요리 환경은 요리사의 집으로, 음식을 준비하고 양념하고 상을 차리는 것을 창조적으로 연습할 곳이다. 채소의 선택은 건강한 신체를 선호하는 문화적인 가치에 영향을 받을 수도 있다. 그러나 요리사가 레스토랑에서 요리하는 작업을 수행한다면 도구, 작업, 사회집단, 환경, 가능한 문화적인 기대는 완전히 다른 기회와 행동적인 기대를 나타낼 것이다. 요리사는 식당용 칼과 도구를 사용하고, 요리사

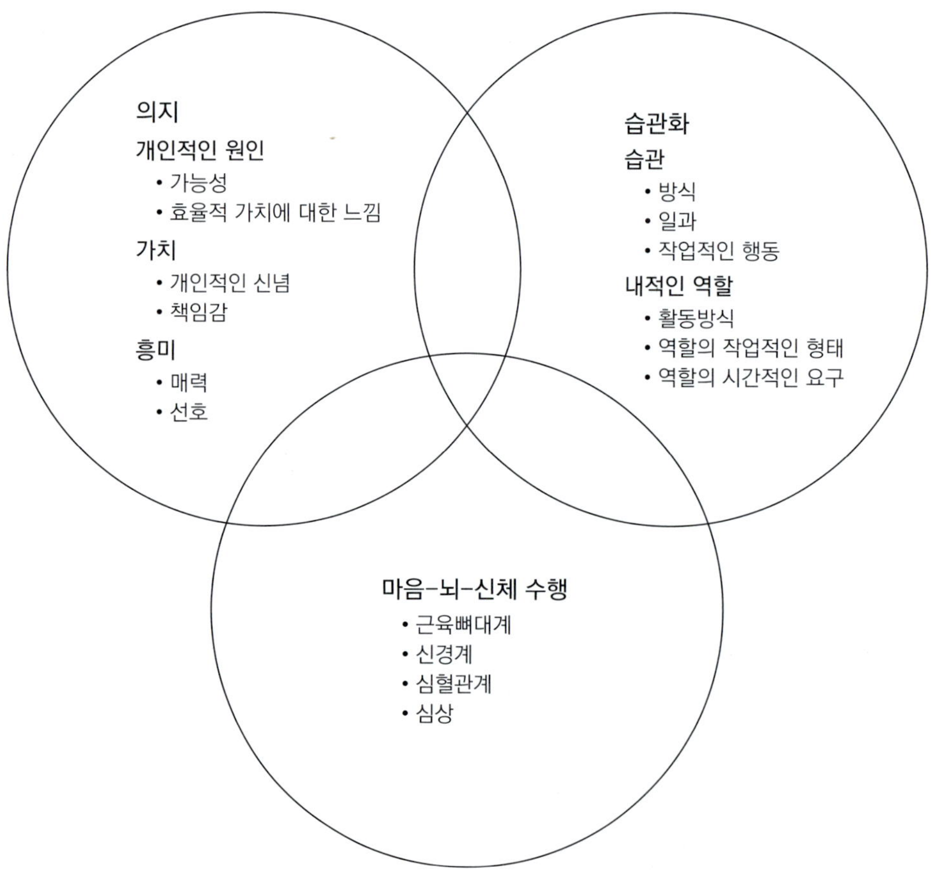

그림 7.3 인간 존재의 내적인 조직화

팀의 구성원이 될 것이고, 특정 민족의 음식을 특화한 레스토랑에서 일할 수도 있다.

인간작업 모델은 하부계통으로 구성된 개인의 내적인 환경이 된다(그림 7.3). 하루 동안 개인이 작업을 선택하게 하는 것은 자유의지다. 이 모델에 따르면 작업 선택은 기대되는 결과에 대한 개인의 성향과 능동적 참여자로서 자아성찰 또는 자기이해의 영향을 받는 것이다. 이 2가지 영향은 개인적인 기대, 선택, 작업 경험의 방향을 결정한다. 이 개념은 노인공동주택에 거주하는 노인 부부 George와 Pam의 예를 들어 설명할 수 있다. 매주 토요일 밤에 그들은 가장 좋은 옷으로 차려 입고 다른 회원들과 함께 브리지 게임을 하기 위해 공동 오락실로 걸어간다. 그들은 친구와의 교제를 통한 즐거움을 기대하고, 그들이 브리지 선수가 될 수 있다고 믿기 때문에 이렇게 하는 것이다. George와 Pam과 같은 주택에 사는 Helen은 브리지 게임을 하지 않는다. 그녀가 게임의 우승자일지라도, 그녀는 미망인이므로 그 시간을 함께 할 배우자가 없기 때문에 자신을 위한 자리가 없는 듯한 느낌을 예상한 것이다.

의지는 개인적인 원인, 가치, 흥미로 구성된다. 개인적인 원인은 개인이 가지고 있는 그들의 능력(예: 지식)에 대한 자각과 그들의 행동을 조절하는 개인적인 지각(예: 효력의 감각)을 말한다. 개인은 자신이 할 수 있다고 느끼는 작업을 할 가능성이 크다. 가치는 그들이 수행하는 작업에 수행기준과 중요성을 부여하는 사람들이 가지고 있는 확신을 말한다. 각각의 개인은 개인적인 삶의 견해를 형성하는 데 가치를 두고 있다. 이러한 가치는 사람들이 옳다고 믿는 것을 행하는 책임의 감정을 유도한다. 마지막으로 흥미는 어떤 작업에서 만족감, 즐거움, 기쁨을 찾기를 바라는 것을 말한다. 또한 작업이 수행되는 방식에 관한 선호와 특정 작업에 대해 사람들이 느끼는 매력이다. 예를 들면, George, Pam, Helen은 각각 그들 스스로 훌륭한 브리지 게임 선수라고 느낀다(개인적인 원인). George와 Pam은 이러한 느낌을 계속 발전시켜 특별한 방식의 게임을 하였고(선호), 집에서 텔레비전을 보는 것보다 토요일 밤에 브리지 게임을 하는 것에 더 마음이 끌려 30년 이상 파트너로서 게임을 하였다. Helen은 같은 흥미와 개인적인 이유를 발전시켰을지라도 브리지 게임 상대로 배우자가 가장 의미 있다고 믿고 있다. 그녀는 배우자가 없기 때문에 그러한 믿음은 노인공동주택에서 토요일 저녁 게임에 참여하는 것을 단념할 이유가 되었다.

작업에 대한 동기 및 의식적인 선택과 관련된 자유의지와 반대로, 습관화(habituation)는 반복적인 ADL과 관계가 있다. 이러한 일상적인 활동은 반복으로 형성되기 때문에 숙고할 필요가 없다. 습관의 하위체계는 습관과 내적인 역할로 구성된다. 습관은 개인이 독특한 방식으로 활동을 수행하는 것이다. 예를 들면, George와 Pam은 주말의 일상이 토요일 밤에 브리지 게임을 하기 위해 공동 오락실로 가는 것이다. 브리지 게임을 하는 동안 두 사람은 커피를 마신다. George는 커피를 따르기 전에 컵에 항상 설탕 한 숟가락을 넣고, Pam은 우선 커피를 따르고 거기에 설탕을 섞는다. George는 수다스럽고, Pam은 조용하다. 그러나 두 사람 공통적으로 게임에서 이기면 갑자기 노래를 부른다.

내적인 역할은 다른 사람과 연관된 개인의 특정한 방식을 말한다. 역할은 다양한 사회적인 상황 안에서 사람들의 몸에 배고 개성이 된다. 이러한 역할은 개인이 다른 사람에게서 받는 기대에 기초를 둔다. 그러므로 역할은 다양한 사회적 상황 안에서 개인의 책임과 권리를 포함한다. 인간작업 모델에 따르면 특별한 작업적인 행동은 역할을 완수하고, 역할의 행동 유형을 발생시키고, 작업치료 수행자에게 특별한 흥미를 유발시킨다. George, Pam, Helen은 각각 브리지 선수로서의 역할 모델을 가지고 있다. George와 Pam에게 이 작업의 역할은 옷을 근사하게 차려 입고, 공동 오락실로 걸어가서 규칙에 따라 게임을 하고 탁자에 둘러앉아 다른 사람과 대화하는 것이다. Helen은 비슷한 방법으로 그 역할을 생각하겠지만, 브리지 게임을 하기 위해 한 명의 배우자가 필요하다는 느낌을 가지고 있다. 그녀는 미망인이기 때문에 브리지 선수로 활동하는 것을 단념하였다. 반대로 George와 Pam은 이러한 일을 토요일 밤마다 일상적으로 수행한다.

인간 존재의 내적 환경 마지막 하위체계는 마음-뇌-신체 수행 하위체계이다. 이 이름이 내포하는 것은 행동을 실행하고 작업을 실제적으로 수행하는 데 필요한 근육뼈대계, 신경계, 지각, 인지능력 간의 복잡한 상호작용을 나타낸다. 환경과의 상호작용은 이러한 하위체계를 통해 일어난다. 개인이 뇌 안에서 이러한 정보를 처리하고 지각체계를 통해 환경 안에서 기회와 도전을 받아들이는 것이다. 이러한 지각에서 기인하는 의미에 따르면 뇌의 행동계획이 사지의 근육, 관절, 뼈에 전달되어 행동을 수행하는 것이다. 작업적인 의미라는 사실에서 보면 하위체계의 의지에 의해 기인하고, 사회적인 상황은 수행의 하위체계에 의해 창조되는 연관된 활동인 습관적인 하위체계에 의해 결정된다. George와 Pam은 브리지 게임을 하는 것을 좋아하고(의지 하위체계), 매주 토요일 밤에 하고 있다(습관적인 하위체계). 브리지 게임을 하는 동안 George와 Pam은 규칙에 따라 행동을 한다. 그들은 다른 사람들과 탁자 주위에 앉아 카드를 쥐고 있다(하위체계 수행). 작업을 수행할 때 마음, 뇌, 선천적인 신체 간의 복잡한 상호작용은 운동 기술, 처리 기술, 의사소통–상호작용 기술 등의 특별한 기술을 통해 발생한다(표 7.6). 그러나 수행 능력에 있어 작업을 수행하는 신체구조와 기능은 간단한 처리과정을 필요로 한다. 인간의 개인적인 경험, 신체 감각, 작업의 중요도 등은 참여의 질과 참여도에 영향을 미친다. 이러한 참여는 '무엇'을 '어떻게' 할지 생각하게 하며, 결과적으로 행동하도록 한다. 인간작업 모델은 신체적 경험이 신체화된 마음과 복잡하게 얽혀 있다는 것을 마음–신체 통합으로서 설명한다.

인간작업 모델의 장점은 모든 장애를 통합적인 관점에서 본다는 것이다. 전통적인 건강 실행은 종종 모든 요소보다는 장애의 한두 가지 특성에 초점을 둔다. 개인의 삶에 영향을 주는 모든 장애요소는 거의 대부분 밝혀지지 않았다.[6] 이러한 전체적인 상황에 대한 이해 부족은 특히 노인에게 손해가 된다. 예를 들면, 78세 남성 Calvin은 최근에 넘어져 왼쪽 엉덩관절 골절로 병원에 입원하였다. 입원해 있는 동안 X–ray 검사를 하였고, 엉덩관절 개방 제거술을 실시하였다. 다리에 깁스를 하였고 간단한 재활을 위해 작업치료와 물리치료에 의뢰되었다. 물리치료사는 전문의의 요청에 따라 체중을 싣지 않고 걷고, 침대에서 오르고 내리는 재활에 초점을 맞추었다. 작업치료사는 Calvin을 평가하고 깁스와 체중 지지 예방 때문에 화장실 가기와 옷 입기에 어려움이 있다는 것을 확인했다. 작업치료사는 보조작업치료사에게 Calvin이 쉽게 이용할 수 있게 개조한 도구를 이용해 옷을 입고 화장실 가는 것을 연습하도록 요청하였다. Calvin은 2일 안에 집으로 퇴원하고, 이 시간 동안에 작업치료사와 보조작업치료사 팀은 Calvin이 앞으로 넘어지는 것을 방지하기 위해 필요한 집 개조와 화장실 처리, 옷 입기를 독립적으로 하기 위한 도구에 대해 기록하였다. 불행히도 그 팀의 누구도 Calvin이 넘어진 이유에 대해서 알지 못했다. 그는 스스로를 돌볼 수는 있지만 참을 수 없을 정도로 혼자 외롭게 살고 있다. 게다가 Calvin의 오래된 친구 3명이 모두 작년에 사망하여 더 깊은 외로움을 느끼고 있었다. 그는 외로움을 참으려고 술을 마셨고 음주 후에 넘어진 것이다. 병원에 있을 때 병원 직원이 알코올 섭취 여부를 물었고, 그는 종종 마신다고 솔직하게 대답하였다. 그는 사회적인 접촉을 매우 갈망하고 있었기 때문에 병원에 입원해 있는 동안 친절하고 밝아졌다. Calvin의 삶에 대한 더욱 체계적인 평가는 그의 의지와 습관 하위체계와 연관된 더욱 깊은 문제를 밝혀내야 한다. 그럼에도 불구하고 작업치료사와 보조작업치료사 팀은 복잡한 문제의 일부 증상인 겉으로 드러나는 수행기술에만 초점을 맞추었던 것이다. 이 팀의 바람직한 접근법은 Calvin의 희망이 없는 느낌(의지)과 감소된 역할에 대해 고려하여 그의 하루를 체계화하는 방법을 모색하는 것이었다(습관). 무엇보다도 팀은 Calvin이 지역사회에 참여하도록 도와주었어야 했다.

인간작업 모델에 따르면, 전통적인 작업치료 도구는 평가와 치료를 위해 유용하다. 하나의 평가나 치료는 개인의 복잡함을 완전하게 나타낼 수 없다. 의사소통과 상호작용 기술 검사,[18] 운동처리 기술 검사,[19] 작업능력 검사,[20] 작업사례 분석 면담과 평가척도,[21] 작업 수행력 면담[22] 등의 몇몇 제안된 평가도구를 포함해야 한다. 흥미와 역할 대조표, 활동 프로파일, 도수 근력 검사, 관절가동범위 검사, 인지검사와 같은 많은 검사도구는 각각의 하위체계를 평가하기 위해 사용된다. 궁극적으로 개인의 내적 · 외적 환경의 모든 하위체계를 고려하여 자료를 수집해야 한다. 일단 문제가 확인되면 중재는 상호의존적

표 7.6 수행기술

영역	기술			
운동영역과 기술	자세	• 안정성	• 정렬	• 위치
	이동성	• 걷기	• 뻗기	• 구부리기
	협응력	• 신체부분 간의 협응	• 조작하기	• 유연한 움직임 하기
	힘과 노력	• 물체 움직이기 • 힘, 속도, 움직임 측정하기	• 물체 이동시키기	• 들기
	에너지	• 지속하기	• 속도를 유지하며 일하기	
의사소통 및 상호작용영역과 기술	신체적	• 몸짓하기 • 자세	• 응시하기 • 접촉하기	• 적절한 신체적 거리 유지하기
	언어	• 발음하기 • 유지하기	• 말하기 • 조절하기	• 초점 맞추기
	관계	• 참여하기 • 협력하기	• 관계 형성하기	• 존중하기
	정보 교환	• 질문하기 • 주장하기	• 표현하기	• 나누기
처리영역과 기술	에너지	• 속도 유지하기	• 주의 집중하기	
	지식	• 도구의 선택 • 지시 따르기	• 적절하게 도구와 물건 사용하기 • 지시 요구하기	• 적절하게 도구와 물건 다루기
	시간의 조직화	• 시작하기 • 종료하기	• 지속하기	• 순서 짓기
	조직화	• 찾기와 위치시키기 • 복원하기	• 모으기 • 조정하기	• 구성하기
	적응	• 인식하기와 반응하기 • 혜택	• 조절하기	• 순응하기
사회적인 상호작용영역과 기술	지식	• 다른 사람에게 얼굴이나 몸을 향함 • 적절히 접촉함	• 상대방을 봄	• 이해를 확인함
	전달	• 인사하기 • 순응하기 • 명료화하기	• 대답하기 • 격려하기 • 한계 설정하기	• 질문하기 • 포용하기 • 감사하기
	타이밍	• 반응의 시간 측정하기 • 지속 시간 측정하기	• 조리 있게 말하기 • 완성하기	• 순서 지키기
	협응력	• 접근하기 • 언어 조화시키기	• 적절한 거리에 위치 • 드러냄	• 자세 조절하기 • 감정 표현하기

인 모든 하위체계에 따라 조직화되어야 한다. Calvin의 경우 작업치료 중재를 통해 Calvin에게 의미 있는 다른 활동과 지속적인 사회 접촉 통로를 찾아 주고, 부가적으로 옷을 입는 것과 화장실 처리에서 필요한 도구를 제공해야 한다.

Carlos: 사용되는 모델

Carlos는 말을 할 수 없기 때문에 작업적인 기능의 기초를 설명하는 평가도구를 사용해야 한다. 운동 및 처리기술 검사(Fisher, 1999)[19]를 사용하면 Carlos가 말을 할 수 없어도 복잡한 운동작업을 실제로 수행하는 능력을 볼 수 있다. 운동 및 처리기술 검사의 일부 과정에서 Carlos에게 과일 샐러드를 만들도록 하였다. Carlos는 작업을 하는 동안 적절하게 자신의 몸을 움직이고, 과일과 칼을 포함한 모든 물건을 정리하고, 물건을 안전하게 잡고 유지하고, 적당한 도구를 선택하고, 정확한 순서로 작업하고, 어떻게 할지 물어보지 않고 작업장을 청소했다. 이것은 여전히 Carlos가 요리사로서의 역할을 중요하게 여기고, 활동하고자 하는 동기가 있다는 것을 보여 준다. 과일 샐러드를 맛보았을 때 기침을 하지 않았고, 그가 침상에 있는 동안 가족들이 그에게 식사를 먹여 준 게 문제였다는 것이 명백해졌다. 과일 샐러드 만들기를 통해 Carlos는 가족에게 자신은 환자가 아니며 일어나서 활동적으로 살고 싶다는 의지를 보여 주었다. 이것은 가족들이 그를 과보호하기보다는 격려하여 활동 단계를 높이고 한 걸음 뒤로 물러나 그를 지켜보도록 만들었다. 2일째에 Carlos의 열은 없어졌고 몸짓과 그림을 통해 가족들에게 의사소통하는 방법을 찾아냈다.

결론

작업치료 중재를 위한 일반적 특성으로서 작업의 사용을 내세우는 것은 실행체계나 모델 각각이 개인의 기능을 고려한 정보에 대해 생각하고 조직화하기 위한 특색 있는 방법을 제공한다. 각각의 모델은 개인에게 특별히 필요한 치료전략을 적절하게 선택하도록 도와준다. 마지막으로 실행 모델 사용은 보조작업치료사에게 명확하게 보이는 기능적인 결함 외에 노인의 삶의 복합적인 면을 돌보기 위해 더욱 전체적으로 확실하게 접근하도록 도움을 준다.

이 장은 사람과 환경, 평가해야 할 작업적 요소와 우리가 제공하는 개인, 집단, 인구의 작업적 수행에 기여하는 중재의 기본원칙을 이해하고 있는 작업치료 임상가들에게 도움을 줄 수 있는 단지 몇몇의 체계와 모델을 강조하고 있다. Kawa(River) 모델,[23] 작업수행에 대한 캐나다 모델,[24] 사람–환경–작업수행 모델[25]과 같은 다른 모델들은 그중에서도 중재의 복잡한 과정과 작업참여의 재개와 작업, 환경적 요구, 기회 등에 있어서 더 미묘한 차이의 이해가 제공된다. 독자들은 그들이 경험할 수 있는 이론적인 목록을 지속적으로 확대해 나가기를 권장하며, 건강관리와 유지, 교육, 과학 또는 정책에 특별히 기여하는 방법을 찾기를 바란다.

사례연구

Mary는 91세이며, 90세인 남편 Hugh와 살고 있다. 그들은 최근에 40년 넘게 살고 있던 집을 떠나 25평의 독립생활아파트에 살고 있다. 아파트 단지에는 보조생활시설과 숙련된 간호사들이 있다. Mary는 "우리 중 한 사람이 더 오래 살게 될 때 우리는 이전과 다른 도움이 필요하게 될 것이다."라고 말했다. 이사 전에 Mary는 익숙한 환경을 떠나는 것이 좋기도 하고 싫기도 했다. 그러나 Hugh는 작은 곳으로 이사 가는 것에 동기를 부여하였고 신이 났다. Mary는 아름다운 정원을 가지게 되었고, 이웃들과 파티를 하였고, 모든 가족 행사에 참석하였으며 공연장과 극장에 가는 것과 외식하는 것을 즐겼다. Mary는 또한 여행하는 것을 즐겼으며 많은 나라를 다녀왔다. 그러나 지난 몇 년 동안 여행은 더 어려워졌다.

Hugh와 결혼 전 Mary는 첫 남편과 결혼하여 50년 넘게 살았다. 그리고 그가 뇌졸중 합병증으로 사망하자 그녀의 삶은 송두리째 흔들렸다. 그러나 시간이 흐름에 따라 그녀는 적극적인 삶으로 돌아갔으며, 84세에 재혼했다. Mary는 10년 넘게 시력감퇴가 있었으며, 연구의 일부로 매주 눈에 주사를 맞고 있다. 접종 이후 그녀의 질환은 조금씩 회복에 진전을 보였다. 그러나 그녀는 여전히 시야결손을 가지고 있었다. 그녀는 모든 ADL을 독립적으로 완전히 수행할 수 있으나 요리하기와 청소와 같은 IADL은 문제가 되고 있다. 그녀는 재혼하면서 운전을 포기했지만 주간에 친숙한 장소에 한해서는 운전을 한다. 이사를 가기 전 그녀는 두 아이와 시부모, 손자, 조카에게 가지고 싶은 것을 물어보았다. 그녀는 이 과정을 즐겼으며, 선택된 각각의 물건과 관련된 추억을 듣는 것을 사랑했다. Mary는 두 오빠와 여동생으로 구성된 그녀의 형제자매들 중 마지막 생존자이다. 그녀는 그들 모두와 아주 가까웠으며 그들의 죽음은 그녀에게 깊은 영향을 끼쳤다. 형제자매의 죽음에 대해서 그녀는 이렇게 언급했다. "그들은 이제 모두 갔다. 나 또한 갈 준비가 되었다."

Hugh는 아내를 2번 잃었으며 9명의 자녀들이 있다. 그는 게스트하우스가 딸린 매우 커다란 집을 소유하고 있다. 비록 그들이 결혼할 때 Mary의 집으로 개인 물건들을 많이 옮겼지만, 그의 집에는 여전히 게스트하우스에 비치된 가구가 남아있다. 그의 자녀들 중

성인 자녀들은 누구도 그 물건들에 애착을 갖지 않았으며, 국외에 거주하고 있는 두 자녀 또한 어떠한 물건도 원하지 않았다. 그는 그 곳의 모든 수집품, 기념품, 가구를 어떻게 할지 아직 결정하지 못했다. 그는 집을 팔 계획이다. Hugh는 과거에 낙상을 3번 겪었으며, 그로 인해 그의 보행은 대부분 불안정했다. 그는 지팡이나 워커를 사용하는 것을 거부했다. 비록 2번의 작은 사고가 있었지만, 그는 여전히 운전을 하고 있다.

Mary의 집이 단시간에 판매되면서 그녀는 불안 증세와 가벼운 우울증을 겪었다. Mary는 자주 "나는 이것에 관해서 확신하지 못한다."라고 말했다. 이사하기 전에 그녀는 새로운 "집"으로 갈 물건들을 고를 수 있었고, 가져가지 않을 물건들은 개인 소유물 처분 판매(estate sale)에 들어갔다. 이삿날엔 그녀의 가족이 이삿짐을 관리했다. 이사하기 전에 Mary와 그녀의 딸 그리고 조카가 집을 돌아다니며 개인적으로 이사할 물건들을 챙겼다. 반면, Hugh는 이사를 위한 어떤 준비도 하지 않았으며, 누구도 자신의 물건을 옮기지 말라고 요구하였다. Hugh는 "내가 그것들을 관리할 예정이다."라고 말했다. 그는 그 이사를 격려하고 지지한 사람인데도 아직 아무것도 챙기지 못하고 있었다. 그의 벽장에는 여전히 그의 옷이 들어있으며, 위생용품과 개인용품은 화장실 선반에 있었다. 그의 책상에는 종이, 고지서와 다른 여러 종류의 물건들이 쌓여 있었다. 개인 소유물 처분 판매가 있던 날, Mary는 울먹이며 말했다. "지금 우리 집에 있는 사람들이 내 물건을 전부 뒤지고 있는 거죠? 정말 슬픈 날이네요. 어쩌다 이렇게 되었을까요?"

외견상으로 Mary는 요리, 청소, 외부 유지와 관리를 위한 누군가가 필요하다는 것을 알 수 있으며, 그녀는 아직도 슬프고 우울한 하루를 보내고 있다. 반면, Hugh는 아무런 어려움 없이 새로운 환경에 적응할 수 있었다.

사례연구 질문

1. Mary의 생활방식 변화에 대한 가장 적절한 체계 이론과 모델은 무엇인가? 답을 설명하고 구체적인 사례를 제공하시오.
2. Hugh의 생활방식 변화에 대한 가장 적절한 체계 이론과 모델은 무엇인가? 답을 설명하고 구체적인 사례를 제공하시오.
3. 2장을 참조해 보았을 때, Mary와 Hugh에게 각각 어떤 노화 이론이 적용되는가? 둘 다 같은 이론을 선택했다면 그 이유는 무엇이며, 다른 이론을 선택했다면 또 그 이유는 무엇인가? 두 사람의 어떤 요인이 당신이 특정한 이론을 결정하는 데 도움을 주었는가? Mary와 Hugh가 현재 겪고 있는 노화요소와 일치하지만 2장에서 다루지 않은 이론을 조사하였는가?
4. Mary와 Hugh가 보조받는 생활로 전환하는 동안에 어떤 중재들을 제공할 것인가?

복습문제

1. 작업의 의미를 설명하고, 왜 이 개념이 작업치료 중재의 핵심인지를 설명하시오.
2. 노인을 위해 보조작업치료사의 일을 도울 수 있는 실행 모델을 적어도 2가지 설명하시오.
3. 노인의 작업적인 수행이 고려되는 상황이 중요한 이유를 설명하시오.
4. Llorens의 발달 모델을 고려할 때 장기요양시설에 거주하는 노인의 사회적인 상호작용에 대한 필요성을 설명하시오.
5. 정신과 클라이언트를 위한 작업집단에서 할로윈 호박 조각하기 활동을 계획하고 있다. 인지장애 모델을 사용하여 집단의 구성원이 인지 4단계의 기능이라면 어떻게 활동을 수정할 것인지 설명하시오.
6. 인간작업 모델의 용어를 사용하여 자동차 사고로 아내와 성인 아들이 죽은 후에 병원에 입원한 인디언 노인에게 어떤 치료를 가장 먼저 할 것인지를 설명하시오. 그는 사지에 심한 골절을 입었고, 경한 외상성 뇌손상의 가능성이 있다. 당신이 이 환자에게 접근하면, 그는 말하기를 거부하고 창문 밖만 바라보고 있다.

참고문헌

1. Al1. American Occupational Therapy Association. Occupational therapy practice framework: Domain and process, 3rd ed. Am J Occup Ther. 2014;68:S1–S48.
2. Llorens L. Application of a Developmental Theory for Health and Rehabilitation. Rockville, MD: American Occupational Therapy Association; 1976.
3. Allen C. Occupational Therapy for Psychiatric Diseases: Measurement and Management of Cognitive Disabilities. Boston: Little Brown; 1985.
4. Allen C, Earhart C, Blue T. Occupational Therapy Treatment Goals for the Physically and Cognitively Disabled. Rockville, MD: American Occupational Therapy Association; 1992.
5. Allen C, Earhart C, Blue T. Understanding Cognitive Performance Modes. Ormond Beach, FL: Allen Conferences; 1995.
6. Kielhofner G. A Model of Human Occupation: Theory and Application. 4th ed. Baltimore, MD: Lippincott Williams & Wilkins; 2007.
7. American Occupational Therapy Association. The philosophical base of occupational therapy. Am J Occup Ther. 1995;49:1026.
8. American Occupational Therapy Association. Position paper: Purposeful activity. Am J Occup Ther. 1993;47:1081.
9. American Occupational Therapy Association. Uniform terminology for occupational therapy. Am J Occup Ther. 1994;48:1047.
10. Kielhofner G. A Model of Human Occupation: Theory and Application. 2nd ed. Baltimore, MD: Lippincott Williams & Wilkins; 1995.
11. Trombly C. Occupation: purposefulness and meaningfulness as therapeutic mechanisms. Eleanor Clarke Slagle lecture. Am J Occup Ther. 1995;49(10):960–972.
12. Ma H, Trombly C. Effects of task complexity on reaction time and movement kinematics in elderly people. Am J Occup Ther. 2004;58(2):150–158.
13. Ayers AJ. Sensory Integration and Praxis Test. Los Angeles, CA: Western Psychological Services; 1991.
14. Atwal A, McIntyre A. Occupational Therapy with Older People. 2nd ed. Hoboken, NJ: Wiley–Blackwell; 2013.
15. Katz N. Routine Task Inventory: Expanded (RTI–E) manual, prepared, and elaborated on the basis of C. K. Allen; 2006. Unpublished manuscript retrieved from http://www.allen–cognitive–network.org/pdf_files/RTIManual2006.pdf.
16. Pollard D, Olin DW. Allen's Cognitive Levels: Meeting the Challenges of Client–Focused Services. Monona, WI: SELECTone Rehab; 2005.
17. Reilly M. Occupational therapy can be one of the great ideas of 20th century medicine. Am J Occup Ther. 1962;16:1–9.
18. Salamy M, Simon S, Kielhofner G. The Assessment of Communication and Interaction Skills (research version). Chicago: University of Illinois; 1993.
19. Fisher G. Assessment of Motor and Process Skills. 6th ed. Ft. Collins, CO: Three Star Press; 2003.
20. Watts J, Newman S. The assessment of occupational functioning. In: Hempill–Pearson B, ed. Assessments in Occupational Therapy in Mental Health. 2nd ed. Thorofare, NJ: Slack; 2007.
21. Kalplan K, Kielhofner G. The Occupational Case Analysis and Interview and Rating Scale. Thorofare, NJ: Slack; 1989.
22. Kielhofner G, Mallinson T, Crawford C, et al A user's guide to the Occupational Performance History Interview II (OPHI–II) (version 2.0); 1997. Model of Human Occupation Clearinghouse, Department of Occupational Therapy, College of Applied Health Sciences, University of Illinois at Chicago, Chicago.
23. Iwama M. The Kawa Model: Culturally Relevant Occupational Therapy. Edinburgh, UK: Churchill Livingstone–Elsevier Press; 2006.
24. Townsend E, Polatajko H. Enabling Occupation II: Advancing an Occupational Therapy Vision for Health, Well–Being & Justice Through Occupation. Ottawa, ON: CAOT ACE; 2007.
25. Christiansen C, Baum C, Bass J, eds. Occupational Therapy: Performance, Participation and Well–being. 4th ed. Thorofare, NJ: Slack; 2015.

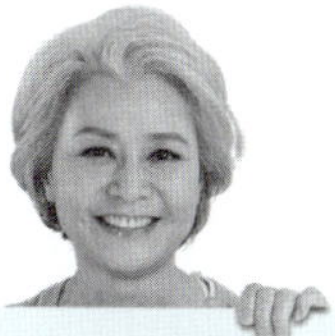

다양한 환경에서 최고의 수행을 위한 기회

CHAPTER 8

Opportunities for Best Practice in Various Settings

STEVE PARK, SUE BYERS-CONNON, AND RENÉ PADILLA
(PREVIOUS CONTRIBUTIONS FROM PAM BROWN, HELENE H. LOHMAN, AND MEG NIEMAN)

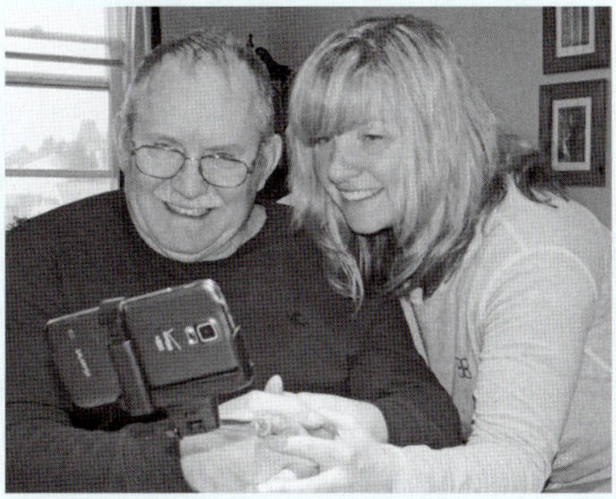

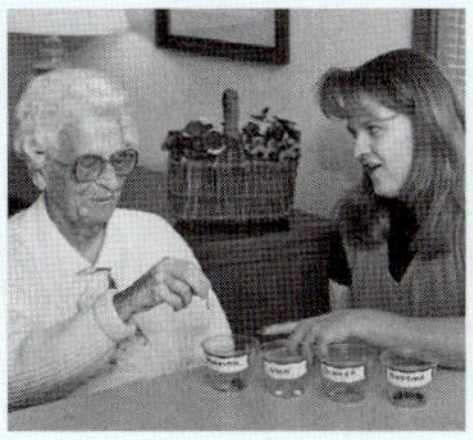

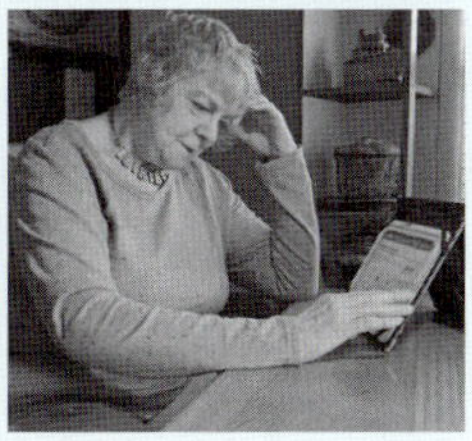

핵심용어

클라이언트 중심 실행 Client-centered practice
보조작업치료사와 작업치료사의 협력관계 COTA/OTR partnership
작업치료 실행체계 Occupational therapy practice framework
서비스 유능성 Service competency
지속적인 유능성 Continued competency
노인정신병원 Geropsychiatric unit
입원환자의 재활 Inpatient rehabilitation
성인위탁가정 Adult foster home
전문요양시설 Skilled nursing facility (SNF)
보조생활시설 Assisted living
가정보건 Home health
성인주간보호 Adult day care
호스피스 Hospice
새로운 실행분야 Emerging practice

학습목표

1. 보조작업치료사의 기존 수행과 새로운 수행을 설명한다.
2. 작업치료 실행체계와 작업치료서비스 수행 시 보조작업치료사의 역할에 대해 숙지한다.
3. 보조작업치료사가 서비스에 숙련되기 위해 필요한 요건과 작업치료사로서의 유능함을 이해한다.
4. 보조작업치료사와 작업치료사의 협력관계를 인식한다.
5. 클라이언트 중심 실행의 중요성을 안다.

작업치료의 역할은 가치, 지식, 기술을 적용하여 클라이언트(사람, 조직, 집단)들이 원하고 필요로 하는 작업이나 일상의 활동에 종사할 수 있도록 건강을 지지하고 참여를 돕는 것이다.[1]

Marta는 노인과 가족들이 병동과 가정에서 ADL을 관리하는 것을 돕는 노인정신병원에서 노인들을 위해 일하고 있다. Ariana는 주말에 사회활동과 여가활동에 참여하도록 노인들을 돕는 성인위탁가정에서 노인들을 위해 일하고 있다. Rachel은 노인들의 기본적인 ADL 회복을 돕기 위한 입원환자 재활병동에서 일하고 있다. Jean은 보조생활시설에서 거주자에 대한 서비스의 질을 감독하는 거주자 서비스 조정자로 일하고 있다. Drew는 노인들이 이전의 역할을 되찾도록 돕고, 유용한 활동과 기본적인 참여 능력을 촉진하는 전문요양시설에서 노인들을 위해 일하고 있다. Amanda는 파킨슨병 관련 조합 지부에서 일하고 있다. Manisha는 노인들이 집에서 원하고 필요로 하는 ADL에 참여하도록 도와주는 가정보건 환경에서 일하고 있다. Carlos는 노인들이 삶의 만족을 찾고 여가활동과 일상의 생산적인 활동에 참여하도록 돕는 성인 주간보호센터에서 일하고 있다. Margo는 피트니스와 웰빙 분야, 특히 지역사회 성인을 위한 웰니스 계획 분야에서 시의회 구성원으로 도시의 시장을 위해 일하고 있다.

최근 이 보조작업치료사들은 20년 전에 설립된 블루레이크 지역 전문대학(Bluelake community college)의 작업치료 프로그램 졸업자들을 위한 친목회에 참석하였다. 참석한 150명의 보조작업치료사 대부분이 노인을 대상으로 일을 하고 있었다. 75%는 재활 및 장애인구를 위해 일하고 있고, 50%는 전문요양시설에서 일하고 있다.[2] 보조작업치료사는 전문요양시설이나 노인시설과 같은 전통적인 치료시설에서 일하기도 하고, 성인위탁가정이나 보조생활시설과 같은 새로운 수행 환경에서 일하기도 한다. 다른 환경에서 일하고 있음에도 불구하고 공통적인 맥락은 보조작업치료사가 노인들을 일상적인 활동과 의미 있는 작업에 참여하도록 도와주는 것이었다. 환경은 다르지만 작업치료를 전달하는 초점과 과정은 유사했다.

이 장은 작업치료 실행체계를 지침으로[1] 노인을 대상으로 한 여러 수행환경에서 작업치료서비스 전달의 초점과 과정을 강조하면서, 보조작업치료사의 역할에 대해 설명한다. 다른 초기 개념에 나타나는 것은 보조작업치료사와 작업치료사의 협력, 서비스 유능성, 유능성의 지속, 수행 관점의 중요성이다. 연속된 짧은 사건은 보조작업치료사를 위한 최고의 수행을 묘사하고 노인을 위한 특별한 환경에 대해 설명한다.[3]

작업치료 공동의 협력

노인들이 의미 있는 활동에 참여하여 건강, 복지, 삶의 만족을 얻도록 하기 위해, 보조작업치료사와 작업치료사 팀은 가치 있는 작업치료서비스를 제공한다. 작업치료사가 작업치료를 제공하고 보조작업치료사를 관리하는 책임이 있을지라도, 작업치료서비스를 위해서는 둘 사이의 협력이 있어야 한다는 것을 이해해야 한다.[4] AOTA에 따르면,[4] 관리는 '2명 또는 그 이상의 사람이 능력과 수행의 수준을 상승시키고, 유지하고, 만들기 위해 참여하는 협력적인 과정'이다. 작업치료서비스 전달자는 작업치료 윤리규정, 전문가로서의 발달규준, 직장의 지침과 내규, 국가와 주(state)의 규정과 법률에 따라야 한다.[4,6]

보조작업치료사와 작업치료사는 함께 클라이언트와의 접촉 형식을 결정하고(직접적으로 접촉할지 또는 간접적으로 접촉할지) 얼마나 자주 만날 것인지,[4] 어떤 형식의 관리를 적용할 것인지, 어떤 영역을 확인할 것인지에 대한 상세한 관리계획을 개발하고 문서화해야 한다. 예를 들면, 전문요양시설에서 일하는 보조작업치료사와 작업치료사 팀이 재검토를 위해 일주일에 1시간씩 만나고, 클라이언트의 관심과 상태에 대해 토의하는 경우가 있다. 또한 그들은 노인이 우울증을 경험할 때 향상된 치료기술을 개발하고, 노인의 가족 구성원이나 다른 중요한 사람들, 즉 보호자 등에게 교육과 학습 합동 과정의 더 나은 방법을 개발하는 것과 같은 전문적인 보조작업치료사의 기술을 육성하는 특별한 방법을 토의한다. 가정보건과 같은 다른 환경에서는 보조작업치료사와 작업치료사는 한 달에 한 번씩 한 시간 동안 만나고, 일하는 주에는 전화나 전자메일(e-mail)을 통해 자주 접촉을 유지해야 한다(간접적 접촉). 이러한 접촉이 우선적으로는 클라이언트에게 초점이 맞춰져 있을지라도, 그들은 전문성 개발을 위한 영역에 대해 논의한다. 횟수, 방법, 관리의 초점은 보조작업치료사와 작업치료사의 기술, 클라이언트 요구의 복잡성, 각각의 환경의 고유한 요구, 필요성에 따라 다양하다.[4]

보조작업치료사와 작업치료사는 기술에 가치를 두고, 지식을 협력하여 익힐 필요가 있고, 그것을 파트너에게 효율적으로 사용해야 한다. 상호신뢰하는 관계에서는 두 파트너가 개방적으로 의견을 교환할 수 있어야 하고, 서로를 믿고 기꺼이 지식을 나누고, 배워야 한다.[8] 보조작업치료사인 Sue는 3년 동안 재활병동에서 일했고, 작업치료사인 Steve는 최근 졸업하고 팀에 합류하였다. Steve는 Sue의 확인, 계획, 노인의 특별한 흥미와 요구, 여가, 집안일, 지역사회 활동과 연관된 치료적인 활동에 적응하는 의견에 대해 높이 평가하였다. Sue는 Steve가 노인의 특별한 감정적 · 인지적 · 신체적 상태, 평가와 중재 과정 동안 지식을 어떻게 적용하는지 그녀의 이해를 촉진하는 방법을 눈여겨보았다. Sue는 환자 중심의 접근을 할 때 클라이언트를 활동에 참여하게 하는 새로운 방법에 대해 Steve에게 가르쳐 주었다. Steve는 Sue가 중재를 실행하는 과정을 믿고 그녀의 생각과 전문적인 의견을 존중했으며, Sue는 필요할 때 Steve에게 관리를 요청하는 것을 편안하게 느꼈다. Steve와 Sue는 수직관계를 만들지 않고 서로 존중하였다.

보조작업치료사와 작업치료사의 탄탄한 협력관계는 보조작업치료사와 작업치료사 모두의 발전과, 공동관계의 장점을 확신하기 위해 능동적인 참여가 필요한 과정이다.[8] 이를 돕기 위해 보조작업치료사와 작업치료사는 각자의 유능성, 공통의 지식과 기술에 대해 알아야 한다. 이때 평가와 중재, 결과 도출 과정 내내 보조작업치료사와 작업치료사 모두 책임감과 역할에 대한 전반적인 이해가 필요하다. 이것을 이해하기 위한 작업치료 실행체계 및 보조작업치료사와 작업치료사 팀의 관계를 다음에서 소개한다.

작업치료 실행체계

2002년에 AOTA에서 실행체계를 소개하였는데, 이는 보조작업치료사와 작업치료사 모두가 ADL과 작업에 초점을 맞추어 작업치료를 명확하게 확인하고 표현하도록 도와주기 위해 고안되었고, 클라이언트의 능동적인 삶을 돕기 위해 작업에 참여하도록 촉진하는 중재 과정을 설명하고 있다.[9] 작업치료 실행체계는 AOTA의 공식 문서로 5년마다 갱신되며, 2판은 2008년에 출간되었다.[1] 다음은 이 문서에서 발췌한, 보조작업치료사와 작업치료사가 노인과 일을 할 때 능숙해야 하는 주된 2가지 영역의 간단한 요약으로, 그 내용은 (1) 작업치료 범위, (2) 작업치료 과정이다. 다음은 작업치료 실행체계에서 중요한 내용만을 간추린 것이기 때문에 작업치료사는 실행체계 최신판의 사본을 가지고 있는 것이 좋다. 더 일반적인 개요는 7장에서 제공하였다. 그러나 다음 내용들은 체계에서 중요한 부분에만 집중하고 있기 때문에 작업치료 임상가는 임상에서의 적용을 위해 가장 최신판을 얻을 수 있도록 해야 한다.

작업치료의 분야

작업치료 임상가는 "클라이언트(사람, 조직, 집단)의 건강과 참여를 위해 그들이 원하고 필요로 하는 활동을 수행하도록" 도와준다.[1] 작업치료의 초점은 매일의 삶의 활동 수행(ADL의 범위와 의미)에 맞춰져 있으며, 수행에 있어서 객관적인 면과 주관적인 면이 모두 중요하다. 그러므로 작업 참여의 의미와 목적은 모든 클라이언트마다 각각 다르다.

작업치료 실행에 있어 '작업'이라는 용어와 '활동'이라는 용어는 서로 바꾸어 사용할 수 있고, 작업체계에서는 '작업'에 '활동'이 포함되므로 실질적으로 두 단어 사이에는 차이가 없다. 그러나 몇몇 전문가는 '작업'과 '활동' 을 분명히 구분한다. 예를 들면, 워크숍에서 손녀딸을 위해 나무로 된 장난감 만들기를 즐기는 노인은 공예가로서의 기술에 자부심을 느끼고, 손녀딸에게 장난감을 주는 데서 즐거움을 얻는다. 그러나 다른 노인에게는 같은 활동이라도 같은 의미를 가지지 않을 수 있다. 사실 어떤 노인은 나무 장난감을 만드는 것을 유치한 일로 여길 수 있다. 나무 장난감을 만드는 작업에 개인적으로 의미를 두지 않는 사람에게는 이것이 활동으로 여겨지지 않을 수 있다.

활동과 작업의 구별이 항상 명확한 것은 아니지만, 작업치료사는 노인과 일하는 동안 활동과 작업의 차이를 고려하는 것이 좋다. 만일 치료 동안 노인의 작업만이 고려된다면, 노인의 생활에 중요한 활동이 중재에 충분히 반영되지 않을 수 있다. 예를 들면, 화장실을 사용할 때 보호자의 신체적 · 감정적 부담감을 감소시켜 주기 위해 그에 필요한 능력을 최대로 발휘하도록 도와주는 것이 노인에게 중요할 수 있다. 만일 노인이 독립적으로 생활하는 것을 중요하게 생각하지 않는다는 이유로 작업치료사가 화장실 가기를 안내하지 않는다면, 노인과 보호자 모두에게 신체적인 부상과 감정적인 압박감의 위험이 생긴다. 그러나 만일 작업치료사가 오직 노인의 활동 수행에만 초점을 맞추고, 노인에게 의미 있는 작업 참여를 무시한다면, 노인의 건강, 복지, 삶의 만족에 대한 중대한 기여를 무시하는 것이다. 예를 들어, 노인은 독립적으로 옷을 입는다는 목표에 개인적인 의미를 두지 않는데 치료의 초점을 이 목표에 맞춘다면, 작업치료사는 치료적인 관계에 손상을 줄 뿐만 아니라 노인이 의미 있는 작업에 참여하는 것을 도와 노인의 건강, 복지, 삶에 대한 만족을 증진시킬 수 있는 기회를 놓치게 될 것이다. 노인에게 의미 있는 작업의 수행을 강화하여 그들에게 옷 입기에서 '독립성'을 성취하는 것보다 훨씬 큰 이득을 줄 수 있다. 의미 있는 작업의 예로 텃밭에서 토마토를 기르거나, 하루에 두 번씩 집 주위에서 개를 산책시키거나, 배우자가 식사를 준비하고 다른 배우자는 설거지를 하는 것과 같은 활동을 생각해 볼 수 있다. 핵심은 작업치료 중재과정 동안 모든 활동과 작업을 노인이 생활하고, 일하고, 놀이하는 맥락을 고려하여 진행해야 한다는 것이다.

작업치료 실행체계는 1차적인 초점을 클라이언트의 작업 참여에 두고, 작업치료의 우선적인 주제를 구성하는 5가지 주요 요소로 이루어져 있다(표 8.1). 어떤 요소도 다른 것보다 더 중요한 것으로 간주하지 않는다. 작업치료사는 작업치료 중재의 목표로서의 결과에 집중할 때, 클라이언트의 건강, 삶에 대한 참여, 작업과의 관련성 등 모든 요소를 고려할 필요가 있다.[1]

표 8.1 작업치료 분야

작업	• 일상생활활동(ADL) • 수단적 일상생활활동(IADL) • 휴식과 수면 • 교육 • 일 • 놀이 • 여가 • 사회 참여
클라이언트 요소	• 가치, 신념, 영혼 • 신체기능 • 신체구조
수행기술	• 운동 기술 • 처리 기술 • 사회적 상호작용 기술
수행패턴	• 습관 • 일상 • 관습 • 역할
배경과 환경	• 문화적 • 개인적 • 시간적 • 가상적 • 물리적 • 사회적

출처: American Occupational Therapy Association (AOTA). (2014). Occupational therapy practice framework: Domain and process. American Journal of Occupational Therapy, 68:S1-S48

첫 번째 요소는 작업의 수행영역으로, 작업치료사가 개인, 조직, 집단과 함께 일할 때 고려해야 하는 작업의 우선적인 범주를 결정한다.[1] 이 범주는 작업치료의 우선적인 초점, 즉 개인의 ADL 참여, IADL, 휴식과 수면, 교육, 일, 놀이, 여가, 사회 참여를 나타낸다. 보조작업치료사가 어떤 환경에서 일하느냐에 따라서 몇몇 영역이 다른 영역보다 강조될 수 있다. 예를 들어, 노인이 급성폐렴으로 병원에서 치료를 받은 다음 집으로 돌아왔을 때는 ADL을 스스로 관리할 수 있는 능력이 중요하다. 이것이 퇴원 이후의 주된 관심영역이 될지라도, 작업치료 실행체계에 따르면 작업치료사는 퇴원 이후 노인에게 일상생활 수행능력과 마찬가지로 중요한 여가활동, 사회 참여와 같은 분야 또한 고려해야 한다.

두 번째 요소인 클라이언트 요소는 각각의 클라이언트에게 해당되며, 클라이언트의 작업 수행에 영향을 미치는 내재된 특성과 능력(예: 가치, 신념, 영혼, 신체기능, 신체구조)에 기반을 둔다.[1]

세 번째 요소인 수행기술은 목적지향적인 활동 또는 일상생활 참여의 작은 단위를 의미하며, 클라이언트가 보여주는 능력을 반영한다(운동 기술, 처리 기술, 사회적 상호작용 기술). 작업치료 임상가가 가지고 있는 특별한 기술은 클라이언트의 능력에 맞게 요구되는 활동을 분석하고 등급화하는 능력이다. 각 활동은 구체적인 요구를 보여 준다. 크로켓을 하기 위한 잔디밭처럼 어떤 활동은 넓은 야외의 물리적 환경이 요구된다. 반면 교회 사람들에게 커피와 빵을 제공할 수 있는 거실과 같이 다른 활동은 대화를 증진시킬 수 있는 상대적으로 조용한 실내 환경이 요구된다. 게다가 각 활동은 특정한 신체 기능과 구조가 요구될 수 있다. 바늘로 레이스 뜨기와 같은 활동에는 미세한 운동 조절능력이 필요하고, 진공청소기로 청소하는 것과 같은 활동에는 많은 힘이 필요하다. 작업치료사는 개인이 작업을 수행할 때 기술이 효율적인지 비효율적인지를 확인하기 위해 관찰기술을 사용한다. 예를 들면, 보조작업치료사와 노인이 약국에 갈 때, 보조작업치료사의 우선적인 관심은 처방전을 받을 때 사용하는 노인의 의사소통기술과 사회적인 기술이다. 처방전을 받는 동안 보조작업치료사는 노인이 판매대 뒤에 있는 약사에게 자신의 의사를 전달하고 약의 부작용에 대해 적절한 질문을 하는 기술을 관찰하였다.

네 번째 요소인 수행패턴은 클라이언트가 작업에 참여할 때 나타나는 습관, 일상, 관습, 역할을 반영한다.[1] 클라이언트에게 중요한 것은 작업에 참여하는 활동을 지속하는 능력이다. 예를 들면, 가벼운 기억력 손상을 경험하고 있는 노인을 치료하는 보조작업치료사는 노인이 매일 아침마다 안전하게 커피와 토스트를 준비하는 것을 일과로 통합하도록 도울 것이다.

마지막 요소인 배경과 환경은 사람들이 참여하는 작업의 다양한 조건과 상황을 말한다. 작업에 대한 참여는 문화적 · 개인적 · 시간적 · 가상적 · 물리적 · 사회적 조건에 영향을 받는다. 예를 들면, 가족이 가치를 두고 따르는 문화적 규준 때문에 여성 작업치료사가 남성노인에게 목욕하기, 화장실 가기, 옷 입기와 같은 개인적이고 친밀한 치료를 하지 못할 수도 있다.

작업치료 과정: 평가, 중재, 결과

작업치료사는 작업을 작업치료 중재의 수단과 의미 둘 다로 본다.[13] 이것을 염두에 두고, 서비스 전달 과정은 클라이언트의 작업과 관련된 욕구, 문제, 관심의 평가로 시작하여 작업의 치료적인 사용을 강조하는 중재로 지속되며, 클라이언트의 작업과 관련된 욕구, 문제, 관심이 해결되었는지를 확인하는 재검토로 종결된다.[1] 실행체계는 작업치료서비스의 전달과정을 나타내는 주된 3가지 요소로 구성된다.

첫 번째 요소는 평가로, 클라이언트의 작업 참여를 존중하는 동시에 그를 지지하거나 방해하는 요소를 알아내면서 클라이언트가 필요로 하고 원하는 것을 이해하는 데 초점을 둔다.[1] 이를 성취하기 위해서 작업치료사는 수행기술, 수행패턴, 맥락과 환경요소와 그것이 작업 참여와 활동 수행에 대한 클라이언트의 생각에 어떤 영향을 미치는지를 고려해야 한다.

평가과정은 (1) 작업 프로파일 작성, (2) 작업 수행 분석의 2단계로 나뉜다. 클라이언트 중심 접근을 사용하는 작업치료사는 클라이언트에게 무엇이 중요하고 의미가 있는지를 명료화하는 프로파일을 만들기 위해 클라이언트의 작업적 역사, 경험, 일상생활 패턴, 흥미, 가치, 욕구에 초점을 맞춘 정보를 모은다.[1] 클라이언트의 작업 프로파일을 만드는 과정은 클라이언트와 환경에 의해 다양하게 좌우되지만 초점은 같아야 한다. 작업 참여에 연관된 클라이언트의 현재 우선순위와 문제점은 무엇인가? 작업 프로파일의 정보는 우리를 평가과정의 다음 단계인 작업적인 수행의 분석으로 안내한다. 여기에는 클라이언트가 활동과 작업에 참여하는 것이 포함되며, 클라이언트의 수행기술과 패턴, 작업을 수행하는 맥락과 환경, 작업의 요건, 클라이언트 요소의 복합적이고 역동적인 상호작용에 대한 이해가 필요하다. 클라이언트의 수행을 분석하기 위해서 특별한 활동(그리고 그것이 이루어지는 맥락과 환경)이 정해지고, 클라이언트의 활동을 관찰하게 된다. 이 과정 동안 작업치료사는 클라이언트의 수행기술과 패턴의 효율성에 대해 적어야 한다. 작업치료사는 클라이언트의 작업 수행을 지지 또는 방해하는 요소가 무엇인지를 확인하기 위해 평가과정 동안 모은 정보를 해석한다. 작업치료사에게는 중재 계획을 시작하고 완성할 최종적인 책임이 있다. 보조작업치료사는 작업치료사에 의해 감독을 받으며, 기술 수준에 맞추어 평가과정을 돕는다(표 8.2).[1]

두 번째 요소인 중재는 (1)중재 계획 개발, (2)계획의 이행, (3)중재 재검토의 3단계로 구성된다. 중재 계획 개발의 궁극적인 책임은 작업치료사에게 있다고 해도, 보조작업치료사는 계획 개발을 도와야 한다. 클라이언트(그리고 다른 전문가)와의 협력으로 개발된 중재 계획은 클라이언트의 작업 참여를 창조하고, 장려하고, 수립하고, 복구하고, 유지 혹은 수정하거나, 작업 참여에 있어서 발생할 수도 있는 문제를 예방하기 위해 작업치료 접근에 초점을 맞춘다. 중재 계획의 필수적인 요소는 클라이언트의

표 8.2 보조작업치료사와 작업치료사의 작업치료서비스 과정의 임무

	보조작업치료사	체계	작업치료사
평가	• 평가과정에 참여 • 작업치료사와 평가 정보 교환 • 서비스 유능성 확립 후 특정 평가 수행	• 작업 프로파일 • 작업 수행 분석	• 보조작업치료사와 협력하여 평가과정 책임 • 평가 시작과 완수 • 보조작업치료사가 제공한 자료 해석
중재	• 중재 계획에 대한 투입	• 중재 계획	• 클라이언트, 보조작업치료사와 다른 전문가와 함께 공동으로 중재 계획을 개발하는 책임
	• 보여지는 능력에 적절한 중재 제공	• 중재 실행	• 보조작업치료사와 협력하여 중재에 대한 책임
	• 중재 검토에 도움을 줄 수 있는 정보 제공	• 중재 검토	• 보조작업치료사와 협력하여 중재 재검토와 문서화에 대한 책임
결과	• 성과와 관련된 정보를 작업치료사에게 제공함	• 결과 평가	• 보조작업치료사와 협력하여 결과 평가의 책임을 맡음

출처: American Occupational Therapy Association (AOTA). (2009c). Standards of practice. Bethesda, MD: American Occupational Therapy Association; and American Occupational Therapy Association (AOTA). (2008). Occupational therapy practice framework: Domain and practice American Journal of Occupational Therapy, 62(6), 625-683.

작업 가운데 중재 과정 동안 향상되거나 유지될 수 있는 특수한 면에 초점을 맞춘 중재의 목표를 확인하고 수립하기 위한 클라이언트와 작업치료사 간의 협력이다.

그러고 나서 클라이언트가 원하는 활동과 작업의 참여를 방해하는 클라이언트 요소, 활동요건, 수행기술, 수행패턴, 맥락, 환경을 밝히기 위한 중재가 실행된다. 이는 클라이언트와 작업치료사 간의 협력적인 과정이며, 활동요건, 맥락과 환경, 클라이언트 요소의 변화와 클라이언트 작업의 향상이나 유지에 직접적으로 기여하는 수행의 기술과 패턴을 촉진하는 데 초점을 맞춘다. 전체 중재 실행과정이 효율적으로, 그리고 정해진 목표를 이룰 수 있도록 진행되고 있는지 점검하고 그때그때 상황에 맞추어 수정해야 한다.[7]

마지막 요소인 결과는 중재의 성공을 확인하는 것에 초점을 맞춘다.[1] 중재가 클라이언트의 작업 참여를 촉진했는가? 앞으로 클라이언트의 참여를 방해할 수 있는 문제를 예방했는가? 평가 및 전체 중재과정 동안, 클라이언트가 작업치료 중재를 시작할 때 세운 목표와 우선순위에 맞게 발전하였는지를 측정하기 위해 평가수단을 사용해야 한다. 또한 보조작업치료사와 작업치료사는 중재의 결과를 검토하기 위해 협력해야 한다.

평가, 중재, 결과 과정에서 보조작업치료사와 작업치료사의 능력

작업치료사에게 있어 능력을 계속 개발한다는 것은 "지식, 수행 기술, 대인관계 능력, 비판적 추론, 현재와 미래의 역할과 책임을 수행하는 데 꼭 필요한 도덕적 · 윤리적 추론 기술의 개발과 유지"의 과정이다.[12] 능력을 꾸준히 개발하는 것은 대부분의 규제 위원회, 고용자, 승인기관이 요구하는 사항이다. AOTA[12]는 작업치료사들이 최신의 지식과 기술에 기반을 두고 서비스를 제공하는지 확인한다. 지속적인 능력의 개발은 (a) 전문적 서비스(예: 자원봉사, 동료 피드백, 멘토링), (b) 워크숍, 코스 참여 및 개인적인 학습(예: 세미나, 강의, 학회 참여, 동료 피드백과 교과서 다시 보기), (c) 발표[주(state), 국내, 국제학회 참석, 겸임 교원으로 일하기], (d) 현장 업무 슈퍼비전(I, II 수준), (e) 출판(학회지 논문이나 책의 일부 장)과 같은 다양한 수단을 통해 이루어진다.[14] 예를 들어, Rachel은 보조작업치료사를 위해 특별히 마련한 연수회에 참가하였다. 그 연수회는 노인 뇌혈관사고 환자에게 작업치료 서비스를 제공할 때의 신경발달적인 접근에 초점을 맞추었다. 재활센터로 돌아온 그녀는 연수회에서 배운 지식과 기술을 뇌혈관사고 노인에게 직접 적용시켰다(9장 참조). Elmer라는 노인은 오래된 차를 수리하는 것을 좋아했다. Rachel은 그의 부인에게 그의 차 한 대를 재활센터로 가져다주기를 요청했다. Elmer는 그의 아내, Rachel과 함께 차를 닦았고, 정상적인 움직임 패턴(수행기술)을 익히고 근육긴장(클라이언트 요소)을 막는 방법을 배울 수 있었다.

보조작업치료사는 작업치료 프로그램 과정을 이수한 후 임상으로 진출하고 국가적으로 공인된 보조작업치료 시험을 통과해야 한다.[15] 미국에서는 작업치료 국가시험 인증위원회(National Board of Certification in Occupational Therapy, NBCOT)에서 인증을 받는다.[14] 이 최초의 인증은 3년 동안 유효하다. 보조작업치료사는 3년 후 재인증을 받을 수 있고, 보조작업치료사라는 이름을 계속 사용할 수 있다. 재인증 과정은 전문적인 개발활동의 참여가 필요하다.[14]

보조작업치료사와 작업치료사의 협력관계에서 보조작업치료사의 서비스 능력이 만들어져야 한다. 서비스 능력은 작업치료사로서 동일한 방법으로 작업을 수행하고 결과를 성취하는 것을 설명하기 위한, 보조작업치료사와 작업치료사가 협력하는 과정이다.[4,7] 예를 들면, 서비스 능력을 확립하기 위해 작업치료사는 보조작업치료사가 캐나다작업수행평가(Canadian Occupational Performance Measure, COPM)[16]를 다른 노인들에게 적용하는 것을 여러 시간 동안 관찰할 것이다. 보조작업치료사가 계속 COPM을 설명서의 지시에 따라 집행하고, 작업치료사는 각각의 집행결과의 정확성에 동의하면 보조작업치료사는 특정 평가도구를 수행하는 서비스 능력을 시범 보인다. 그때부터 보조작업치료사가 그 결과를 해석할 수는 없어도 평가를 독립적으로 수행하고, 그 결과에 대해 작업치료사와 의견을 나눌 것이다.[7] 본질적으로 서비스 능력의 확립은 직접적인 관리를 덜 필요하게 한다. 문서화의 서비스 유능성은 요구되고 많은 정책기관에서 필요로 한다.

재취업하거나 수행영역의 변화가 있을 때 지속되는 능력의 시범은 중요하다.[17] 예를 들면, Drew는 1년 동안 학교환경에서 일했다. 그는 항상 노인을 위해 일하는 것에 관심이 있었고 전문요양시설의 입사 요청을 받아들였다. 일을 시작하기 전에 그는 노인의료법과 포괄수가제에 대해 익숙해지기 위해 연수회에 참석하였다(6장 참조). 그는 또 전문요양시설에서 일하는 3명의 보조작업치료사와 함께 이동기술, 보조도구 사용, ADL 시 예방책 적용과 같은 특별한 기술에 중점을 둔 연구모임에도 참석하였다. 이것을 하는 동안 Drew는 자신의 새로운 수행영역과 연관한 지속되는 능력의 능동적인 시범을 보였다.

보조작업치료사 실행과 연관된 논쟁점

직장에서 보조작업치료사에게 일을 과도하게 시키거나 반대로 충분히 활용하지 못하는 2가지 문제가 나타날 수 있다. 보조작업치료사의 기술과 지식의 등급을 이해하지 못하는 작업치료사가 관리를 하면 보조작업치료사를 충분히 이용하지 못할 것이다. 조수처럼 보조작업치료사의 수행을 수준 이하로 제한하면, 보조작업치료사는 최선의 일을 하지 못한다. 계획을 짜고, 수송하고, 목욕도구를 발명하고, 환자가 식사하는 것을 도울 수 있는 그들의 지식과 기술을 반영할 수 없다. 보조작업치료사가 평가절하된다면 작업치료서비스가 전달될 때 충분히 허용되지 않을 것이다. 보조작업치료사는 작업치료사와의 공동체 관계 안에서 감독을 받으며 평가, 관찰기록, 수집, 수행과 치료적 중재 수정, 이동/퇴원과정에서 작업치료서비스를 안전하고 효율적으로 수행할 수 있다.[15]

남용은 보조작업치료사가 그들의 교육과 자격의 범위를 넘어서는 일을 해야 할 때 발생한다. 일단 의뢰를 받으면 처음에 작업치료 평가를 하고 자료를 해석하는 것은 작업치료사가 수행하도록 정해져 있다.[15] 남용은 가끔 보조작업치료사가 법적 · 윤리적인 실행의 범위를 넘도록 지시받을 때 발생한다. 예를 들면, 작업치료사가 보조작업치료사에게 "저는 클라이언트를 볼 시간이 없습니다. 당신이 평가를 시작하지 않겠습니까?"하고 말하는 경우이다. 또 작업치료사가 서비스를 제공할 만한 능력이 충분하지 않거나, 관리자로서 부적당할 때 이러한 작업을 수행하도록 요청받을지 모른다.[18] 예를 들면, 기관의 관리자가 작업치료사를 한 주에 4시간만 고용하기를 원하기 때문에 보조작업치료사에게 퇴원 요약지를 작성하도록 요구할 수 있다. 이러한 경우 작업치료사는 보조작업치료사의 역할을 변호하고, 법적 · 윤리적인 문제를 이해할 수 있는 사람들과 토의하고, 보조작업치료사와 작업치료사의 협력관계에 대한 전문적인 책임감을 가져야 한다.

다양한 환경에서 노인을 위해 일하는 보조작업치료사

수업이 다시 시작되었을 때, 보조작업치료학과 졸업생들은 작업치료 학생들에게 임상경험을 알려 주기 위해 성인과 노화교육 과정의 보조작업치료 강사인 Chris Henson을 초대하였다. 그녀는 특히 전통적인 환경과 새로운 수행환경에서 일하는 졸업생들에게 흥미를 보였다. 발표는 실행체계 개념을 통합하고 소개하는 내용이었다.[1]

노인정신병원

Marta는 7년 동안 작은 도시에 있는 15병상의 노인정신병원에서 일해 왔다. 그녀는 치매, 양극성 장애, 정신분열증과 같은 다양한 정신병적 진단을 받은 노인들을 위해 일하면서 매일 도전에 직면하는 것을 즐긴다. 대부분의 노인들이 폭력성이나 혼란과 같은 가족들이 더 이상 감당할 수 없는 전형적인 행동 때문에 의뢰되었지만, Marta는 실행의 초점을 이들의 행동에 두지 않는다. 대신에 그녀는 노인과 가족들이 관심 있는 ADL과 작업에 초점을 두고 유일한 작업적인 존재로 각각의 노인을 본다. Marta는 최근 조발성 치매로 의심되어 의뢰된 62세의 Jose라는 노인을 담당하게 되었는데 그는 멕시코에서 태어난 이민자 농부였다. 그녀와 작업치료사인 Noel이 Jose의 작업프로파일을 가지고 토의한 결과, Jose에게 가장 의미 있는 일과 중 하나였던 히스패닉계 친구에게 걸어서 방문하는 일을 더 이상 하지 못하는 것을 알았다. Jose의 가족들은 그가 기억력 감소와 혼돈 때문에 길을 잃거나 사고를 당할 것을 걱정하고 있었다. 무엇보다도 그들은 Jose의 품위를 유지하기를 원했고 친구와 아는 사람들이 그의 혼란과 기억력 손실이 더해지고 있다는 것을 알게 되기를 원하지 않았다. 비록 Jose가 조발성 치매로 의심되어 병원에 의뢰되었지만, Marta는 Jose를 그의 가족들에게 걱정을 끼치는 혼란스러운 노인보다는 의미 있는 작업의 손실을 경험하고 있는 작업적인 존재로서 보았다.

Marta는 9년 동안 보조작업치료사로 일하였고 직원들은 노인 환자들에 대한 그녀의 판단에 의지하고 있었다. Marta는 노인들에게 "종종 괜찮아 보이고 아무 문제가 없다고 말하지만, 실제로 무언가 하려고 하면 일상의 간단한 일에서도 문제가 발생할 수 있습니다."라고 말한다. ADL에 성공적으로 참여하도록 촉진하기 위해 Marta는 활동과 작업에 노인들이 성공적으로 참여하는 것을 방해하거나 지지하는 요소를 식별하는 노인의 활동과 작업의 수행을 분석하는 기술에 의존한다. 아침에 일하는 Noel과 달리, Marta는 일주일 내내 오후 2시 30분부터 오후 8시까지 일하기 때문에 노인들이 저녁의 일과로 저녁을 먹고, 옷을 벗고, 목욕하고, 용변을 보고 잠자리를 준비하는 것을 관찰할 수 있는 기회가 있었다.[19–21] Marta는 혼란을 감소시키고 성공을 보장하는 물리적 · 사회적인 환경을 만드는 것에 중점을 두고, 노인의 일과와 습관 확립을 위해 가족 및 직원들과 지속적으로 가깝게 일했다. 그녀와 Noel은 Jose의 언어적인 문제와 혼란을 감소시키기 위해 그의 가족과 함께 하루 일과와 의미 있는 작업을 계획했다.

Marta가 오후 2시 30분에 일을 시작하고 Noel은 오후 4시 30분에 마치기 때문에 그들이 상담과 관리를 위해 쓸 수 있는 시간은 조금뿐이었다. 그러나 이러한 시간이 주의 법규를 지키기 위해서뿐만 아니라 환자를 위한 질 높은 작업치료 중재의 확립을 위해 필수적이라는 데 두 사람 모두 동의했다. Noel의 만남 후 Marta는 오후 3시 30분에 집단활동을 시작했다. Marta는 수공예, 요리와 같은 일상기술에 초점을 맞춘 집단을 노인집단의 필요에 맞게 이끌 것이다. 노인들은 2주 이내의 짧은 기간 동안 머물기 때문에, Marta는 그들에게 익숙한 활동에 참여하도록 하고, 그들을 너무 많이 도와주어 병원을 그들의 삶의 공간으로 이해하도록 하지 않는다. Marta는 특히 개인적인 이야기를 나눌 수 있고, 상호교환을 장려하기 위해 익숙한 냄새, 사진, 물건을 사용하여 노인들을 참여하도록 하는 회상 집단활동을 이끄는 것을 즐긴다. 원예활동 집단은 Marta가 노인 각각의 능력에 따라 활동을 장려할 수 있기 때문에 특별히 더 즐긴다. 화분에 식물을 심는 일에 어려움을 겪는 노인들을 위해 Marta는 다른 노인들이 흙을 퍼내는 동안 화분을 들고 있거나 봉투에서 흙은 퍼내는 것을 도움을 받도록 요청하는 것과 같이 활동 요건을 감소시킬 수 있다. 어떤 사람들에게는 단지 탁자에 앉아서 꽃의 냄새를 맡고만 있는 것도 도전이 될 수 있다. 식물 심기를 좋아하고 더욱 독립적으로 과정을 수행할 수 있는 노인들은 종종 다른 노인이나 Marta와 함께 원예에 대한 전문적인 의견을 나누기도 한다. 노인 각각의 능력이 다 다를지라도, Marta는 항상 집단활동의 마무리로 모든 노인이 가족과 친지의 저녁 방문 때 선물할 수 있도록 직접 식물을 심은 화분을 가지고 가도록 한다.

오후에 집단을 이끌고 노인들 각각의 참여에 대해 기록한 다음, Marta는 저녁식사 시간 동안 병원의 직원들과 함께 노인 개개인의 식사능력을 관찰한다. Marta가 먹이기, 먹기, 삼키기[28]에 대한 특별 작업치료사 자격을 성공적으로 따낸 것과 Marta와 Noel이 Marta가 노인의 먹는 것과 식사의 문제를 관리하는 서비스를 제공하도록 결정한 것에 기반해, Marta는 모든 식사와 간식시간 동안 모든 직원들에게 전략을 전달하고, 음식 먹기를 촉진하는 성공적인 전략의 확인을 책임지고 있다. 필요하다면 그녀는 적용도구의 사용을 제안하고 관리한다. 때때로 이것이 어려울지라도, Marta는 노인이 방문한 가족과 성공적으로 상호작용할 수 있도록 저녁시간 동안 지지적이고 즐거운 환경을 창조하기 위해서도 일한다.

Marta는 늦게 교대하기 때문에 그녀는 노인의 질환뿐만 아니라 현재 필요한 수준의 관리에 대해 가족들을 만나서 교육할 책임이 있다. 그녀는 노인 각자가 어떤 활동을 할 수 있는지와 어떤 도움이 필요한지 식별하는 것에 특히 능숙하였다. 종종 가족들이 노인을 너무 많이 돕고 보호하기를 원하면, Marta는 적당한 도움을 제공하도록 가족들을 교육하여 노인이 독립성과 권위를 가지도록 한다.

Marta가 노인에 대한 중요한 정보를 얻기 위해 우선적으로 비공식적인 관찰에 의존할지라도, 그녀는 서비스 유능성을 확립하기 위해 종종 Allen 인지 수준 판별검사[19]를 사용한다. Noel이 정보를 분석하기는 하지만, 다른 모든 팀원들과 함께 그 결과를 나눈다. 이 정보는 노인의 인지능력과 특별한 수행이나 집단에서의 가능성에 대한 통찰을 제공하기 때문에 유용하다. 그러나 대부분의 경우 Marta는 노인들의 저녁의 일과와 집단의 활동 수행을 분석하기 위해 자신의 기술에 의지한다. 비공식적인 관찰에서 얻은 정보는 노인에게 필요한 도움과 집으로 돌아가기 위해 가족이 계획을 세우는 것에 유용한 정보를 제공한다.

입원환자의 재활

블루레이크 지역 전문대학을 5년 전에 졸업한 Rachel은 더 큰 대도시로 이사해 입원환자 재활기관에서 전임으로 일하기 시작했다. 그녀는 Beth라는 작업치료사와 함께 대부분 12명의 뇌혈관사고 노인 환자를 나누어 담당하게 되었다. Rachel은 그녀 스스로 '아침형 인간'이라고 생각하지 않았지만, 월요일부터 금요일까지 오전 7시 30분에 도착하였다. 그녀는 환자들의 방에서 식사하기, 몸단장하기, 옷 입기, 화장실 가기, 목욕하기와 같은 개인적인 ADL의 만족감과 독립성의 향상을 위해 그들을 도와주면서 하루 일과를 시작했다(그림 8.1). 그녀가 좋아하는 노인 중 한 명인 Glen은 뇌혈관사고 후에 그녀와 함께하게 되었다. Rachel이 아침에 몸단장하는 Glen을 도와줄 때, Glen은 그의 보청기를 찾지 못해 당황해하는 일이 많았다. 보청기가 어떤 날에는 서랍 안 그의 옷 아래에 있고, 다음날에는 침대 시트 아래에 있는 식이었다. Rachel은 저녁시간을 담당하는 간호사와 이야기하여 Glen이 잠

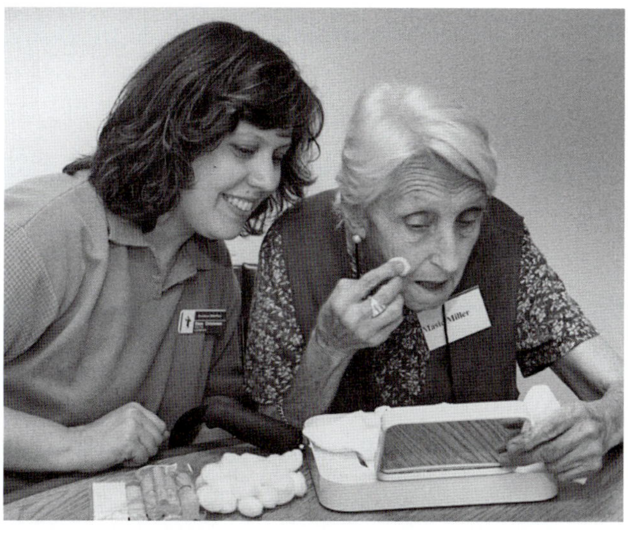

그림 8.1 보조작업치료사는 노인에게 중요한 개인적인 활동을 하도록 한다.

자리에 들기 전에 보청기를 항상 오른쪽 서랍 맨 위 칸에 두기로 했다. 이것은 매우 사소한 일처럼 보일 수 있지만, 이로 인해 Glen이 그의 보청기를 쉽게 찾을 수 있어 매일 아침마다 아주 행복해했다. Rachel은 익숙한 가정환경에서 떠나 있는 병동의 노인들에게 수행패턴을 확립하는 것이 매우 중요하다는 것을 인식하고, 노인들의 일과를 짜는 데 특별한 노력을 기울였다.

처음 작업치료평가 동안 Glen은 집으로 돌아갔을 때 자신이 부인에게 짐이 될까 봐 걱정하였다. Rachel은 Glen의 의뢰기간 12일 동안 집에서 Glen의 부인이 안전하고 편안하게 Glen을 도울 수 있도록 부지런히 일했다. Rachel과 Beth는 화장실 가기, 옷 입기, 목욕하기의 '독립'이 궁극적인 목표는 아닐지라도, Glen이 집으로 돌아갔을 때 아침 일과 동안 Glen과 그의 부인이 더욱 쉽게 적응할 수 있도록 수행기술의 발달에 초점을 맞추었다. Glen은 퇴원할 때에도 그의 바지를 올리지 못했지만, 대신 Rachel은 Glen이 아내가 그의 바지를 올리고 벨트를 매는 동안 스스로 서서 안정을 유지하는 방법을 훈련시켰다.

아침 ADL과 남은 하루 동안 Rachel과 Beth는 함께 노인들이 그들의 목표에 도달하도록 도와주기 위해 초기의 평가자료, 중재수행, 결과평가에 대한 책임을 나누어 협력하며 일한다. 그녀의 2단계 현장실습 동안, Rachel은 그녀의 관리자가 그녀가 해 본 적 없는 COPM을 수행하는 것을 관찰하였다.[16] COPM은 작업치료사가 클라이언트에게 작업적인 수행 문제에 대한 관심을 구하는 개방형 면접이기 때문에, Rachel과 Beth는 COPM과 다른 표준화된 평가도구의 수행자로서 서비스를 유능하고 편안하게 제공할 수 있도록 계획을 세웠다.

Rachel이 COPM을 사용해서 Glen을 면담할 때,[16] Glen은 예전에 아내와 함께 일주일에 3일씩 맡아 주었던 5세 된 손자 Brandon을 계속 돌봐줄 수 있기를 원했다. 이것이 Glen에게 최우선이었기 때문에, 일주일에 몇 시간인 작업치료 시간에 Brandon과 함께 이야기책을 읽고 공 잡기 놀이를 할 때 필요한 수행기술 발달에 몰입했다. Rachel은 Glen과 공놀이에 필요한 구부리고, 바닥의 공을 잡기 위해 뻗고, 손상된 팔과 손으로 공을 잡고 옮기는 것과 같은 특정한 운동기술을 향상시키는 활동을 하였다. Rachel은 또한 Glen이 이야기책을 읽기 위해 필요한 기술인 책장 넘기기, 다른 팔이 책을 잡고 있는 동안 손상된 팔로 조절하기 등을 교육시켰다. 초기 평가 동안 완성한 작업적인 윤곽의 기초에 의존하여, Rachel은 Glen이 스스로 자신을 스포츠맨이라고 여기고 신체적인 활동 참여를 즐긴다는 것을 알았다. 그녀는 특히 Glen이 개인적인 목표에 도달하게 하기 위해 작업치료실과 병원 밖에서 운동기술을 향상시키는 다양한 신체적인 활동을 하도록 하였다. Rachel은 Glen의 장점인 의사소통 기술, 상호관계 기술, 인지 기술을 이끌어내 Glen의 일상생활 수행능력을 향상시켰다.

Rachel의 일에서 중요한 면은 그녀가 좋아하는 업무는 아니지만 문서를 작성하는 것이다. Rachel과 Beth는 그들의 문서화 기술을 발전시켜 작업치료 중재에 필요한 것을 설명하기 위해 함께 작업하였다. 그들은 보험 감독관에게 작업치료의 방향을 설명하고, 그의 관점을 알기 위해 워크숍에 참석했다. Rachel과 Beth는 환자의 경과 노트를 작성해야 하는 책임을 나눈다. 초기의 평가와 퇴원 사이의 변화를 문서화하는 책임은 작업치료사에게 있지만,[15] Rachel은 환자의 결과에 대한 그녀의 지식을 나누었고 그 향상에 기여하였다. Rachel과 Beth는 클라이언트가 그들의 진보에 대해 견해를 표현하는 것의 중요성에 대해 동의하기 때문에, Rachel은 환자가 퇴원하기 전에 종종 COPM을 재실시한다. 아침 ADL의 신체적인 독립성 면에서 Glen이 많은 진전을 보이지는 않았지만, COPM 결과 그가 더 이상 자신이 부인에게 큰 짐이 된다고 생각하지 않아 수행에 대한 만족감이 더해졌다는 것이 드러났다. 그의 손자를 도움 없이 돌볼 수 있다고 생각하지는 않아도, 그는 처음 재활병원에 입원했을 때보다 훨씬 더 나아졌다고 믿는다. Rachel과 Beth는 COPM과 같은 표준화된 평가도구를 사용하여 노인의 진전을 문서화할 때 사용할 수 있는 명백한 증거를 확보할 수 있고, 노인들이 목표를 성취할 수 있도록 도와주는 작업치료의 결과와 이점을 교환할 수 있다.

성인위탁가정

Arianna는 2년 전에 졸업하면서 자신이 작업치료에서 좋아하는 면을 되새겨 보았다. 그녀는 노인을 위해 일하는 것을 좋아했고, 특히 집단활동을 좋아했다. Arianna는 전문적인 교육을 받는 동안 일반적이지 않은 환경을 접할 기회가 있었기 때문에, 자신이 비전통적인 환경을 더 선호한다는 것도 알고 있었다. 그녀는 '성인과 노화'라는 교육과정 동안 지역의 노인센터에서 관절염 환자를 위한 운동 프로그램을 도왔다. 이 경험을 통해 그녀는 운동과 수중운동 지도자 자격을 갖게 되어 운동반과 수중운동반을 지도할 수 있었다.[20] 그리고 그녀는 활동 지도자로서 보조거주센터에 가서 달리기 그룹을 돕는 일도 하였다. 그녀는 작업치료 수업에서 배웠던 집단의 조직화, 지도자 전략, 집단의 역동성, 집단작업의 단계, 집단 참여자의 개인적인 필요와 같은 분야에 대한 기술과 지식을 통합할 수 있었다.[21]

그녀는 이웃인 성인위탁가정을 눈여겨보았고, 집주인인 Elizabeth와 Danny에게 노인을 위한 집단활동을 제공하겠다고 제안했다. Arianna는 그녀가 살았던 주의 규정에 따라 성인위탁가정이 각각의 거주자에게 일주일에 TV나 영화 시청을 제외한 6시간의 활동을 제공해야 한다는 것을 알고 있었다. 주 정부에서는 노인의 능력에 맞는 흥미로운 활동을 제공할 것을 요구하기 때문에, 노인을 위한 적절한 활동을 찾아내어 적용할 수 있는 그녀의 보조작업치료 기술은 바로 집주인이 필요로 하는 것이었다. Arianna는 노인을 위해 일한 경험과 집단의 활동을 주도하고 발전시킬 수 있는 자신의 능력에 대해 말하였다. 그녀는 집주인에게 자신이 보조작업치료사이긴 하지만 작업치료사의 감독 없이도 제공할 수 있는 서비스가 있다고 설명했다. 그녀는 전체관절범위 증진 활동을 사용하고 바닥에 발을 편평하게 하여 안전하게 앉도록 하는, 작업치료사의 감독이 필요하지 않은 자신의 전문기술을 사용할 수 있다는 점을 강조하였다. Elizabeth와 Danny는 외부의 도움 없이 활동을 제공할 수 있다는 것에 흥미를 가졌다. Arianna는 주 면허가 확정된 후에 일주일마다 상담을 하고, 활동 프로그램을 반나절 동안 2번씩 제공하는 일을 하기 시작했다.

성인위탁가정에 있는 7명의 노인 대부분은 이동이 가능하며, 오직 한 명만 휠체어를 사용한다. Anthony와 Flonence는 맹인이고, Maria는 심한 청각 손실이 있으며, Alfred는 만성폐쇄성폐질환 때문에 24시간 내내 산소마스크를 사용한다. 그리고 Herbert는 파킨슨병을, Leona와 Alfonso는 치매를 앓고 있다. Arianna는 노인들 각각의 활동에 대한 흥미를 식별하기 위해 그들을 개인적으로 만났다. 그녀는 그녀의 보조작업치료사 기술을 식이조절, 알레르기, '소생 불능' 상태와 같은 의학적인 필요와 연관된 정보뿐만 아니라 노인들이 흥미가 있거나 싫어하는 것이 기록된 작업적인 윤곽을 개발하는 것에 사용한다. 그녀는 집단의 활동 유형과 노인 각각의 참여 시간, 참여 정도, 활동하는 동안 반응하는 방법, 참여를 거절하는지 여부를 문서화하기 위한 양식을 개발해야 한다. 이러한 문서는 작업치료 서비스 내용뿐만 아니라 서비스 제공 시간을 명시하는 목적으로 월말에 성인위탁가정의 집주인에게 주었다. Elizabeth와 Danny는 이미 다른 사람들을 고용했었기 때문에 지금 급여세 시스템은 이미 갖춰져 있었다. Arianna 남편의 직장에서 배우자를 위한 건강보험적용을 제공해 주었기 때문에, 그녀는 이것에 대해 걱정하지 않아도 되었다.

Arianna는 각각의 집단활동을 고안하는 확실한 기초를 제공하기 위해 집단과정을 위한 Howe와 Schuartzberg[25]의 안내서에 따라 다양한 활동을 조직화하고 실행하였다. Arianna는 노인들이 최근의 일에 대해 대화하는 것을 장려하기 위해 각 회기를 일상적인 이야기로 시작하였다. 그다음 Arianna는 동작을 곁들인 이야기를 하는 것과 같은 움직임을 장려하기 위한 준비활동을 했다. 행진이나 풍선배구 게임과 같은 활동은 노인에게 인기가 많다. 그런 뒤 새로운 카드게임을 배우거나, 명절 음식을 놓을 매트를 만들거나, 화분에 허브를 심거나, 저녁에 먹을 샐러드를 준비하는 것과 같이 흥미로운 활동에 초점을 맞추어 주된 활동을 하게 한다. 각 집단의 활동은 노인들에게 다음 활동의 계획을 도와줄 것을 청하는 것으로 끝마친다.

잘 고안된 집단에서는 종종 노인들이 스스로 활동을 꾸려간다. 예를 들면, 딸기 케이크를 만드는 동안 Leona

는 딸기농장이 많이 있던 고장에서 자라던 시절에 대한 추억에 잠겼다. 그녀는 딸기밭에 집과 대학이 새로 들어선 것을 애석해했다. 다른 참가자들은 교복 살 돈을 벌기 위해 딸기 따는 일을 해야 했던 이야기를 했다. Leona는 기억력 손실이 심한데도 가장 좋아하는 어머니의 잼 만드는 법에 대해 말했고, 모임 구성원들에게 다음 만남 때 그 잼을 만들어도 되는지 물었다. 다른 활동 시간에는 Florens가 예전에는 빙고게임을 즐겼으나 요즘은 게임을 하러 나갈 수도 없고 카드를 잘 볼 수도 없어서 게임을 할 수가 없다는 이야기를 털어놓았다. 그 이야기를 듣고 Arianna는 모든 노인이 참여할 수 있도록 크고 검은 글자로 쓴 빙고카드를 만드는 활동을 고안했다. 또한 Arianna는 숫자를 가리는 작은 원반을 집기 어려워하는 Herbert가 게임에 참여할 수 있게 하기 위해 포커 칩을 샀다. 그러나 모임의 노인들이 가장 좋아한 활동은 요리였다. 그들은 가족들이 방문할 때 식사를 준비할 수 있다는 것을 자랑스러워했다. '평생 한 번도 요리를 해 보지 않은' Alfred조차도 (비록 도움은 필요했지만) 옥수수빵을 만드는 데 참여했고, 딸에게 그 경험에 대해 자랑스럽게 이야기했다. Arianna는 모두가 참여할 수 있는 활동을 계획하는 데 대부분의 시간을 보냈다. 그녀는 또한 집단활동에 참여하기를 원하지 않는 노인이 있을 때를 대비하여 혼자 할 수 있는 대안활동을 항상 준비했다.

모든 활동이 위탁가정의 범위 내에서 이루어지는 것은 아니다. 노인들이 외출해서 그들이 좋아하는 음식을 먹는 것을 즐겼기 때문에, Elizabeth와 Danny는 노인들과 함께 밴을 가지고 정기적으로 근처의 식당에 갔다. Arianna가 그들과 함께 나갔을 때, 그녀는 맹인인 Florens와 Anthony에게 가까운 자리에 앉아 음식이 있는 위치를 시계 방향으로 안내해 주었다(예: "6시 방향에 감자가 있어요"). 이것을 Elizabeth가 눈여겨보았다가 집에서 노인들과 있을 때 따라했다. 그녀는 Florens와 Anthony가 식사 시간에 누군가 자신들을 지켜보며 서 있지 않아도 되어서 아주 행복해한다고 Arianna에게 알려 주었다. Arianna는 Herbert에게 손이 떨려도 잘 넘어지지 않는 무거운 컵을 권했고, 그 컵을 파는 가까운 상점의 전화번호를 가르쳐 주었다. Arianna는 노인들과 점점 친해지면서 지역사회와 연관된 야외활동, 즉 라일락 정원으로 소풍을 가거나, 크리스마스 전등을 보기 위해 차를 몰고 나가거나, 공원으로 소풍을 가거나, 노인센터의 음악회에 참석하는 것과 같은 활동을 지도할 수 있었다.

3개월 후, Arianna는 다른 성인위탁가정에서도 일하게 되었다. Elizabeth와 Danny는 그녀의 서비스에 기뻐했고,[26] Arianna의 업무 카드를 다른 성인위탁가정의 주인들과도 공유했다. 그녀는 지금 위탁가정 다섯 군데에서 집단활동을 지도하고 있고, 그녀의 일을 확장시키기 위해 이 일에 흥미가 있는 다른 보조작업치료사를 찾고 있다.

전문요양시설

Drew는 1년 전에 졸업하여 인구 3만 명의 지방 도시로 이사했고, 지금은 전문요양시설에서 전임으로 일하고 있다. 동창회에서 그는 가끔 시설의 규칙이나 보험규정 때문에 좌절감을 느낄 때가 있어도 노인들이 가능한 한 빨리 집으로 돌아가는 것을 돕기 위해 가족들과 함께 일하는 것을 즐긴다고 말했다. 그는 "퇴원에 대처하는 일이 처음에는 힘들지만, 곧 대부분의 사람들은 가능한 한 빨리 집으로 돌아가고 싶어한다는 것을 알게 됩니다."라고 말했다. Drew는 뇌혈관사고 노인들과 주로 일하고, 엉덩이가 골절되었거나 최근에 수술을 받은 노인들과도 자주 일한다. 많은 노인들이 고혈압, 당뇨병, 폐렴과 같은 2차적인 합병증을 가지고 있다.

Drew는 특히 노인을 위해 일하는 것과 그들의 가족들이 적응도구의 필요를 포함해서 집에서 개인적인 ADL을 하기 위한 최상의 방법을 이해시키는 것을 좋아했다. 전문요양시설에서 사는 노인들의 가장 주된 과제 중 하나는 집에서 화장실 가기와 목욕하기다. Drew는 특히 노인들의 개인적인 ADL 수행을 분석하는 자신의 능력을 자랑스럽게 여겼다. 노인들을 관찰할 때 Drew는 노인들의 집의 환경이 잘 적응되고 받아들이기 쉬운 전문요양시설과 매우 다르다는 것을 알아냈다. 예를 들어, 그는 최근에 Clarence라는 노인을 위해 일했는데, 그는 장기간의 관절염과 심한 폐렴으로 입원한 노인이었다. Clarence와 그의 부인은 Clarence가 관절염의 통증을 감소시키기 위해 따뜻한 물에 담그고 욕조에 들어갔다가 나오는 것을 계속할 수 있을지에 대해 걱정하고 있었다. Drew는 Clarence가 가장 잘 수행할 수 있는 작업치료실 목욕탕처럼 Clarence의 집 목욕탕 배치를 다시 바꿨다. 그는 Clarence의 부인이 욕조에 들어가고 나오는 Clarence를 돕는 것을 관찰했다. 몇 가지 방법을 시도해 본 다음에 Drew는 제일 안전하고 통증을 최소화하는 이동방법을 확인하고, 그들이 안심할 때까지 연습했다. 그는 부부를 위해 집에서 필요한 특별한 도구도 선별해 주었다. 이것은 많은 노인이 전문요양시설에서 퇴원한 후에 바로 가정건강관리를 시작할 수 없기 때문에 특히 중요하며 그들이 떠나기 전에 그곳에 있어야 할 모든 필수적인 도구를 필요로 한다.

전문요양시설의 주된 초점은 개인의 독립적인 ADL을 증진시키는 것이지만, Drew는 노인에게 작업적인 역할의 중요성도 전했다(그림 8.2). Clarence는 수의사로 퇴직했고 자신이 더 이상 집에서 새들을 돌볼 수 없을까봐 걱정했다. Clarence와 함께 Drew는 치료하면서, 그의 부인은 Clarence가 새장을 청소하고 새들에게 물과 먹이를 주는 동안 얼마나 쉽게 손을 뻗고 안전하게 서 있을 수 있는지에 대해 보고했다. Drew는 Clarence를 위해 직원들과 협력하여 그가 치료에 참여하지 않을 때 가능한 한 자주 다른 사람들의 개나 고양이와 함께 놀도록 지원했다. Clarence는 교회에서 노래를 부르는데, Drew는 Clarence가 일주일에 2번씩 교회에 갈 수 있을 만큼의 에너지를 보전하도록 Clarence 부부와 함께 계획을 세웠다.

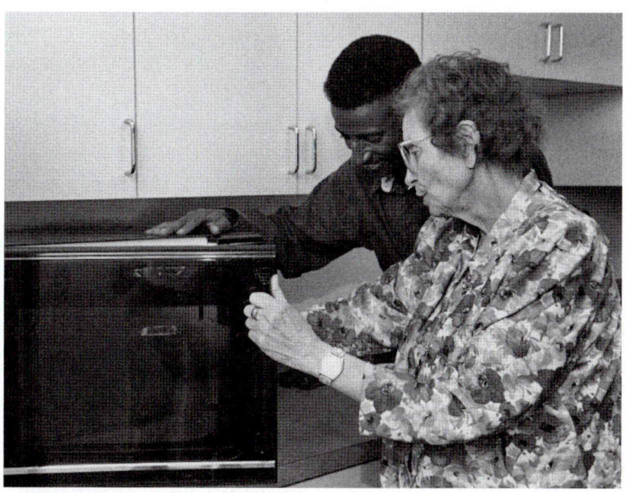

그림 8.2 수단적 일상생활활동은 노인이 집으로 돌아갔을 때 중요하다.

노인들과 함께하는 직접적인 업무 이외에도 Drew는 추가적인 책임이 있다. 그는 매주 회의에 참석하고, Sheryl에게 보고서를 공유해야 한다. Drew와 Sheryl은 주말에 근무하는 보조작업치료사인 Brooke을 위해 명확한 지시를 남기기 위해 협력했다. Drew는 중재 계획을 그들이 따를 수 있는지 확인하고 회복을 돕기 위해 노력했다. Drew와 Sheryl은 그가 우선 전문요양시설과 연관된 현재의 법규와 상환의 논점을 알도록 하기 위해(6장 참조) 우선적으로 책임을 맡기고 Sheryl과 정보를 나누는 것에 동의했다.

보조생활시설

Jean은 졸업 후 17년 동안 보조작업치료사로 일했다. 그녀는 지역 재활병원에 취업하여 주로 신경학적인 장애를 가진 성인을 치료했다. 그녀는 그 일을 즐겼지만 예산 문제 때문에 자리를 잃게 되었다. 그러나 그 후 책임감이 더 많이 필요한 장기요양시설에서 일했다. 작업치료 평가와 중재방법을 기관에서 사용하면서 서비스의 유능성을 확립했고, 그녀는 가끔 작업치료사의 관리에서도 자율적으로 일했다. 4년 전에 Jean은 관리기술을 배우고 작업치료 분야의 관리자가 되기로 결심했다. 보조작업치료사로서 유능성, 그녀의 현재 흥미와 관리기술로 그 자리에 오르게 되었다. 이제 치료 시간표를 짜고, 고용자의 관리와 훈련을 조절하고, 다른 서비스 제공자와 작업치료사 간의 의사소통을 유지하는 부분에서 새로운 책임을 맡게 되었다.

그녀는 업무 수행과 졸업 후의 미래에 대해 심각하게 고민하기 시작했다. 그러던 중 자신의 흥미를 조사했고 노인과 그의 가족들과 함께 상호작용하는 것을 좋아한다는 것을 알아냈다. 또한 자신이 배웠던 관리기술을 좋아했고 지난 몇 년 동안 작업치료 관리자로서 발전하였다. 그러나 그녀는 지금의 위치에 남아 있을 것이라고 확신하지 않았고 다른 가능성을 조사하여 나은 미래를 얻기를 원했다. 먼저 자신의 강점과 약점에 대해 알아야 했다. 우선 현실적인 방법으로 그녀를 잘 아는 남편, 부모, 친구들에게 물어보았다. 그 결과 자신이 좋은 관리자이고 대인관계에 관련해 언어적 · 문서적인 의사소통 기술이 훌륭하다는 것을 알았다. 마지막으로 그녀는 재활기관과 건강관리에 특히 익숙했다. 그러나 그녀의 약점은 작업치료를 넘어 예산안, 운영관리, 경영의 경험이 부족하다는 것이었다.

Jean은 먼저 작업치료, 재활, 건강관리와 연관된 직업을 조사했지만, 아무 것도 찾을 수 없어 실망하였다. 그때, 그녀의 이웃이 자신의 어머니가 살고 있는 보조생활 복합시설에 대해 대화하는 것을 듣고 조사의 폭을 더 넓혔다. 인터넷으로 보조생활에 대한 정보를 찾아 한 보조생활 지역사회의 협력 회사와 접촉하였고 그녀의 분야가 유용하게 사용될 자리에 요청되었다. 그녀는 활동 조정자, 실무 수행자, 거주자 서비스 조정자 이 3개의분야가 있다는 것을 알게 되었다 .

세 가지 일에 대한 설명을 다운로드받은 Jean은 자신의 기술을 분석하여 그것과 비교하였다. 처음 일에 대한 설명은 활동 조정자에 대한 재고찰이었다(표 8.3). Jean은 그 일이 충분히 도전적이지 않다고 생각했다. 게다가 그 일이 직접적인 작업치료서비스를 제공하는 것으로 간주하는 경우 주의 법에 따라 작업치료사의 감독이 필요하다는 것을 알고 있었다. 또한 장기간 관리 기관의 위치에서 떠난 그녀에게는 그다지 흥미를 끌지 못하는 일이었다.

다음 위치는 실무 수행자였다(표 8.4). 그녀의 강점과 약점을 그 일에 대입하였고, 자신이 많은 부분에서 부족하다는 것을 알았다. 그녀에게 관리경험이 조금 있다 해도 이 자리에 필요한 경영, 예산안 및 운영 관리 경험이 부족했다.

마지막 일은 서비스 조정자였다(표 8.5). Jean은 그 일에 대한 설명을 읽어보고 그녀의 장점 및 약점과 비교하였다. 그 자리가 적당하다고 생각하고 보조생활시설에 연락하여 지원서를 요청하였다. 지원하고 나서 면접을 보았다. 면접을 보기 전에, Jean은 그 서비스가 보조작업치료사가 작업치료사의 감독이 필요한 것이 아닌지 정확하게 알기를 원했다. 그녀는 주 정부의 면허위원회에 자문을 구하였고, 그녀의 업무범위를 심사한 위원회는 다음과 같이 통보하였다. (1) 보조작업치료사로서 그녀가 그 직업에 종사하는 것은 주의 법이나 규정을 어기는 것이 아니다. (2) 작업치료가 포함된 프로그램의 조절을 감독하는 위치일지라도 Jean은 작업치료의 간섭이 필요 없

표 8.3 활동 조정자 직업 설명

직업 위치	활동 조정자
우선적인 목적	환자 각각의 활동 프로그램을 짜는 것을 조절하고 개발하는 책임을 맡고 있다. 계획, 환자 활동의 적절한 조절, 매일 시행, 관리 직원, 프로그램 질 확립 등의 책임이 있다.
필요한 면허/기술	최소 2년의 노인 관련 경험을 선호한다. 알츠하이머병 관련 환자의 경험은 필수이다. 매일의 시행을 관리하고 직원 경험이 있어야 한다. 좋은 대인관계 기술은 필수이고 훌륭한 작문 실력과 대화기술이 필요하다. 환자 서비스 조정자에게 보고한다.

표 8.4 실무 수행자 직업 설명

직업 위치	실무 수행자
우선적인 목적	환자 중심의 활동으로 가족을 협력자로서 도움을 이끄는 책임이 있다. 직원, 훈련, 프로그램 실행, 예산, 매상, 경영, 지역사회 관계의 책임이 있다.
필요한 면허/기술	노인 환자 서비스 관리를 위해 학사학위가 있어야 한다. 경영, 시행 관리, 예산안의 경험은 필수적이다. 강한 통솔력과 조직화, 상호관계 기술이 반드시 필요하다. 훌륭한 작문, 대화기술과 컴퓨터 능력도 필요하다. 가끔 출장을 가야 한다.

표 8.5 환자 서비스 조정자 직업 설명

직업 위치	환자 서비스 조정자
우선적인 목적	환자 서비스 전달을 관리하고 직원을 감독하는 책임이 있다. 관리 팀의 일원으로 속하고, 직원 개발, 채용, 환자 서비스의 질적인 감독을 해야 한다. 실행 수행자에게 보고한다.
필요한 면허/기술	건강과 연관된 분야의 학위가 필요하다. 노인 환자 서비스의 경험이나 직원 관리직으로 5년 정도 경험이 있어야 한다. 훌륭한 조직화 기술과 상호작용 기술이 필수이다. 확고한 언어, 작문의 의사소통 기술이 필요하다. 컴퓨터 실력이 우수하면 유리하다.

다. (3) Jean은 작업치료사의 관리없이 작업치료를 할 수 없다는 것을 아는 한 그녀의 이름 뒤에 '보조작업치료사'라는 호칭을 사용할 수 있다.

그녀는 자신이 전하고자 하는 주된 요점을 강조하기 위한 면접을 준비했다. 첫 번째로 그녀는 노인의 신체적·사회적·가정적·인지적·영적 필요성 전달의 중요성과 어떻게 이러한 믿음을 신규 직원에게 지도하고 발전시킬 것인지에 대해 강조하기를 원했다. 두 번째로 그녀는 노인의 가족들과 동지가 되는 작업치료의 철학을 지지하는 서비스 방법을 어떻게 실행할지 설명하고 싶어 했다. 세 번째로 노인의 질적인 삶의 견지에서 보조작업치료사로서의 배경을 보여 주기를 원했다. 그녀는 노인의 삶의 만족은 여러 측면에서 접근해야 하며, 시간을 어떻게 활용하느냐가 노인의 건강, 복지, 삶의 질에 기여한다는 것을 작업치료 문헌을 통해 알게 되었다.

면접을 하는 동안 Jean은 잘 해냈고 고용 제안을 받았다. 그때부터 그녀는 거주자 서비스 팀을 채용하고 교육하는 것을 돕는 실무 수행자로 일하게 되었다. 우선적인 일 중 하나는 거주자에게 필요한 신체적·사회적·감정적·인지적·영적인 면을 구별하기 위한 판별도구를 개발하는 것이었다. 그녀의 목표는 확인된 요구와 서비스를 조화롭게 하고 어떻게 거주자의 전반적인 필요를 만족시키는지를 설명하는 것이다.

가정의료기관

Manisha는 9년 동안 급성환자 전문병원에서 일했고 최근 대도시의 가정의료기관(home health agency)에 일자리를 얻게 되어 이직하였다. Manisha는 그 전에 공공교통수단을 이용했기 때문에, 우선 필요한 도구와 물품을 충분히 실을 수 있는 차를 사야 했다. 무엇보다도 Manisha는 하루에 평균적으로 약 130km나 이동하기 때문에 지도를 읽는 것을 배워야 했다. 최근 그 기관은 컴퓨터 문서 방식으로 교체했기 때문에, Manisha는 지방의 지역사회 대학의 컴퓨터 학과에 등록하였다. 면접 때 가장 강조하는 문제는 클라이언트의 비밀 보장이다. Manisha는 급성관리기관에서 비밀 보장의 중요성을 배웠지만 이제부터는 하루에도 많은 노인들의 집을 방문해야 하고,

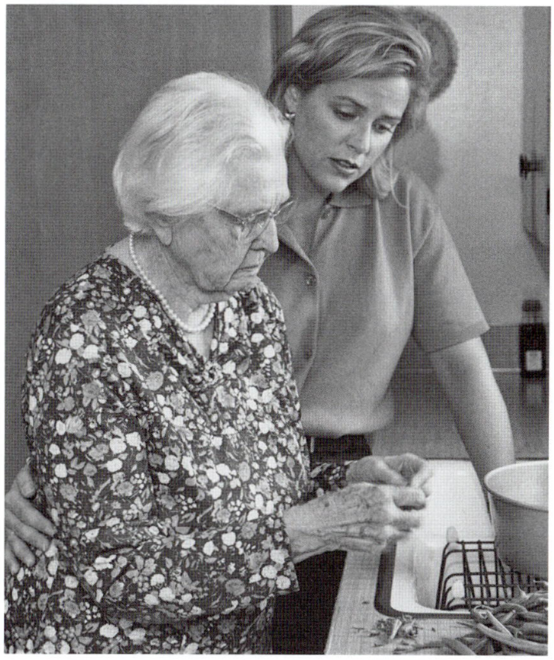

그림 8.3 노인의 가정에서 실질적인 해결책을 바탕으로 많은 기회를 제공할 수 있다.

집집마다 필요한 문서를 가지고 다니기 때문에 방문 동안 확인하는 정보에 대해 대단히 조심해서 비밀을 지켜야 한다.

처음 몇 주 동안 그녀는 간호사, 물리치료사, 보조물리치료사, 사회사업가, 영양학자, 가정보호 도우미와 같은 다른 팀 직원들과 함께 다녔다. 방문 동안 Manisha는 그녀가 급성관리기관에서 '상상했던' 것과 노인의 가정환경이 너무나 다른 것에 놀랐다. 가끔 병원에서 제안한 해결책은(Manisha가 일했던 곳과 유사하게) 비현실적이거나 노인이 원하지 않았다. 이것을 고려해 볼 때, Manisha는 해결책의 초점을 실제적인 환경에 두고, 익숙한 집 안 환경에서 목표를 성취하도록 도울 수 있는 장소인 클라이언트의 집에서 함께 치료하는 것에 기뻐했다(그림 8.3). Manisha는 노인들이 뒤뜰에 나가고, 쓰레기통을 비우고, 우편물을 가지고 오고, 라디오를 틀고, 처방약을 녹음하기 위해 핸드폰을 사용하는 것과 같은 목표를 보호자와 노인이 함께 성취하기를 기대했다.

Irene이라는 노인은 원룸 아파트에 혼자 살고 있었고, 맹인임에도 불구하고 상당히 잘 적응하고 있었다. Irene은 최근 부엌의 높은 계단에서 넘어져 발이 부러졌

다. 의사의 의뢰 후에 작업치료사인 Antonio와 Manisha는 함께 초기 평가를 수행했다. Antonio는 Manisha와 함께 초기 평가 결과에 대해 이야기하고, Manisha의 개입이 계획의 효율성을 관리하기 위해 중요하다는 것을 강조하면서 Manisha와 함께 중재 계획을 세웠다. Manisha는 그때 중재 계획을 실행하고 결과를 성취하는 것을 관리하는 우선적인 책임을 지고 있었다. Manisha가 다음 달에 Irene의 집을 방문할지라도, Manisha는 Antonio와 함께 아침시간에 회사에서 미리 상담을 할 필요가 있다. 무엇보다도 그녀는 사회사업가 및 물리치료사와 전화를 통해서라도 자주 의사소통을 해야 한다.

Irene에게 가장 우선적인 과제는 무료 급식배달에 의존하지 않고 그녀 스스로 음식을 준비하는 것이었다. 그러나 Irene은 그 일이 중요하다고 해서 그 일에 너무 많은 시간을 소비하는 것은 원하지 않았다. Manisha가 처음 방문한 후에 Irene은 준비하기 쉬운 음식의 요리법을 찾았고, 필요한 재료는 이웃에게 사다 달라고 부탁했다. 다음 방문 때 Manisha와 Irene은 부엌에서 안전하게 조리기구를 다루고 간단한 음식을 준비하는 것에 대한 문제를 해결했다. Manisha는 Irene이 워커(walker)를 가지고 재활용품과 쓰레기를 입구까지 안전하게 운반할 수 있도록 바구니를 사게 했다.

Irene은 맹인위원회(blind commision)의 자원봉사자이기 때문에, 그녀가 매달 열리는 모임에서 돌아오기 위해 대중교통수단을 이용하는 것은 중요했다. Irene의 집을 방문하는 것은 그녀가 더 잘 이동하게 되면서 끝났지만, 그녀와 Manisha는 버스를 타는 동안 워커를 다루는 문제를 해결해야 했다. 그들은 워커를 사용하여 높이가 다른 계단을 오르내리고, 앉을 때 워커를 접는 기술을 연습했다. Irene의 다른 우선적인 과제는 응급상황이 발생하면 3층 아파트에서 출구까지 가는 계획을 짜는 것이었다. 그녀와 Manisha는 여러 가지 상황을 가정하고 이웃에게 도움을 청하는 계획을 세웠다.

Irene의 발이 부러졌기 때문에 그녀의 아파트에서 안전하게 움직이는 것이 다시 문제가 되어, 그녀와 Irene은 컴퓨터 사용과 라디오 및 책 낭독 녹음 테이프 듣기를 안전하고 쉽게 하기 위해 거실과 부엌의 가구 및 집기를 재배치하였다. Manisha는 대부분의 시간을 Irene과 같은 노인들과 보내지만, 가끔 성인위탁가정에 환경수정에 대해 자문해 주기도 한다. 예를 들면, 그녀는 적당한 목욕, 화장실 도구와 넘어지는 것을 방지하기 위해 적절하게 가구를 배치하는 방법에 대해 추천한다.

Manisha는 다양한 서비스를 제공할 수 있기 때문에 가정의료기관에서 일하는 것을 즐긴다. 그녀는 하루에 네다섯 사람을 방문하는 데 대부분이 노인이다. Manisha는 노인들의 집을 방문하기 때문에 그들의 사생활을 존중하는 손님으로서의 마음을 가지고 있다. 노인과 가족/보호자의 협력은 우선적인 과제를 성취하기 위한 최상의 접근이다. 많은 시간 가족들에게 교육과 훈련을 제공하기 위해 가족과 가깝게 일해야 하고, 노인뿐만 아니라 보호자의 안전까지 생각해야 한다(11장 참조). Manisha는 신체역학과 안전의 문제에 숙달되었기 때문에 가정 보호 도우미에게 노인들을 안전하게 돕는 기술과 정보를 제공하고 훈련하는 책임을 맡고 있다(예: 화장실 가기, 옷 입기, 목욕하기).

Manisha가 수행하는 일 중 특히 중요한 것 하나는 관찰이다. Manisha는 노인에게 작업치료를 가장 먼저 실행하는 사람이기 때문에 작업치료사에게 정확한 정보를 제공해야 한다. 세밀한 정보는 규정과 기관의 안내서를 따라야 한다. Antonio가 보게 될 Irene의 퇴원 요약지를 작성하는 경우, Manisha는 Antonio에게 Irene의 ADL뿐만 아니라 Irene이 자신의 의사를 분명하게 밝힐 수 있는지, 집에 위생상의 위험은 없는지, 사회적인 도움에 지속적으로 의존할 것인지, 그녀가 스스로 안전하게 결정을 내릴 수 있을지에 대한 정보를 주어야 한다.

독립형 호스피스

Amanda는 그녀의 자녀가 유아였던 14년 전에 블루레이크 전문대학을 졸업하였다. 그녀는 일과 가정의 균형을 잡기 위해 다양한 지역의 전문요양시설에서 일주일에 2~3일 정도 일을 했다. 지난 10년 동안 그녀는 리버뷰하우스(Riverview House)라는 시설에서 가정에서는 더 이상 서비스를 받지 못하는, 생을 마감하는 사람들을 돌보는 호스피스 자원봉사를 해 왔다. 그녀는 리버뷰하우스에서 일하는 직원과 자원봉사자들이 삶의 질에 초점을 맞추고, 삶의 영적 · 감정적 · 물리적인 면에 공평하게 관심을 두는 점을 좋아했다. 리버뷰하우스는 죽음에 이를 때까지 삶의 질적인 면에 있어 신중했다. Amanda는 자원봉사를 하면서 개인적으로 매우 만족감을 느꼈다.

Amanda는 2년 전에 가족의 죽음을 경험했다. 그녀가 좋아하는 Paula 고모가 난소암을 진단받았고, 남은 시간을 집에서 보내고 싶어 했다. Amanda는 고모의 바람을 들어주기로 결심했다. 그녀는 리버뷰하우스에서의 자원봉사와 전문요양시설의 보조작업치료사로서의 경험을 통해 상실감에 대처하는 능력과 병든 사람들이 편안하게 마지막을 맞이할 수 있도록 하는 능력을 갖게 되었다. 리버뷰하우스의 서비스에서 무엇보다도 중요시하는 것은 호스피스 자신을 다 소모하지 않도록 하는 것이다. Amanda는 자신의 신체적 건강, 흥미와 취미에 몰두하는 것, 호스피스 활동을 하지 않는 시간을 만드는 것, 다른 사람과 이야기하는 것, 의미 있는 활동을 유지하는 것이 중요하다는 것을 알았다. Amanda는 그녀의 딸과 조카에게 일주일에 몇 번씩 자신의 일을 도와줄 것을 부탁하여, 남는 시간을 남편, 친구와 보내고 체육관에도 다녔다. 그녀와 그녀의 남편은 매주 함께 교회에 가서 기도를 하고, 가까운 절에 가서 산책을 하는 상반되는 활동을 하는 시간도 가졌다.

Amanda는 죽어가는 사람들을 돌보면서 책임감과 도전감을 느꼈지만 곧 스스로 신체적 · 감정적으로 소진되어 가는 것을 알았다. 그녀는 고모가 점차 통제력을 잃고, 일상적인 일들을 잘 수행하지 못하며, 육체적 · 정신적 고통을 겪는 것을 보고 혼란을 느꼈다. 고모의 상태는 악화되었고 가정호스피스서비스가 공식적으로 시작되었다. Amanda는 고모의 보호자로 가정호스피스서비스를 제공하고자 결심했다. 그녀는 감정적인 지지를 받기 위해 지역 병원의 보호자지지단체에 등록하였다. Paula 고모는 손자의 대학 졸업식에 갈 수 있었고, 그녀의 가족이 지켜보는 가운데 집에서 사망했다.

고모가 사망한 이후에 Amanda는 약 8개월 동안 쉬던 일을 다시 시작하였고, 가까운 친구와 약 1달 정도 휴가를 다녀왔다. 그녀는 돌아와서 리버뷰하우스의 작업치료서비스 여부에 대해 관리자와 함께 논의했다. 관리자는 Amanda에게 매우 호의적이었기 때문에 그녀의 의견을 경청하고 의논하기를 원했다. Amanda는 호스피스의 접근과 철학이 작업치료와 매우 밀접하다는 점을 밝혔다. 그녀는 작업치료서비스가 호스피스 활동을 촉진시킬 수 있는 방법에 대한 그녀의 비전도 이야기했다.

Amanda는 간단한 요리를 하는 것, 예술 작품을 만드는 것, 일기를 쓰는 것과 같은 작업에서 사람들이 의미를 찾고 ADL에 참여하도록 촉진하는 것이 작업치료의 기술적인 부분이라고 강조했다. Amanda는 자원봉사 때의 경험을 이야기했다. Joe라는 노인은 예전에 낚시와 캠핑을 즐겼는데 이제는 할 수 없다고 낙심하였다. Amanda는 Joe에게 리버뷰하우스 직원들을 위해 송어 바비큐를 준비하자고 제안했다. 그는 수락했고, 아내에게 연락하여 그의 송어 바비큐 비법 양념을 가져다 달라고 부탁했다. Amanda는 직원들과 함께 Joe가 쉽고 안전하게 송어 바비큐를 만들 수 있도록 준비했다. Joe는 간단한 송어 바비큐를 준비하면서 그가 좋아했던 낚시와 캠핑을 떠올렸고, 본인의 과거와 현재를 연결하며 자존감이 향상되었다.

Amanda는 삶의 주기 중 삶과 죽음에 있어 작업치료사의 역할에 대해 설명하였다. Amanda는 유머와 재치가 있는 Vivian 할머니에 대해 이야기했다. Vivian은 다른 사람들, 특히 그녀의 가족과 함께 있는 것을 즐거워했다. 그녀는 유방암 말기로 진단받은 후 그녀는 다른 주에서 4대가 모여 사는 가족들 근처로 이사하기로 결정했다. 그녀는 무엇보다도 가족들에게 짐이 되고 싶지 않았기 때문에 리버뷰하우스에 있기로 했다. Vivian은 특히 3세 된 증손자에게 애착을 가지고 있었고, 그 아이와 함께 있는 것을 매우 좋아했다(그림 8.4). 그녀는 매일 증손자가 보고 싶었지만, 증손자가 병실에 도착할 즈음에는 피로해졌고, 오후 3~4시 정도에는 통증이 매우 심해졌다. Amanda는 Vivian의 가족들과 증손자가 점심시간에 방문해서 함께 점심을 먹고 서로를 안아 준 다음 낮잠을 자도록 권유했다. 거기에 덧붙여 Amanda는 증손자가 방문하기 전에 통증을 감소시키기 위해 점심시간 전에 이완요법 테이프 듣기를 제안했다. Amanda는 휴식시간을 정하

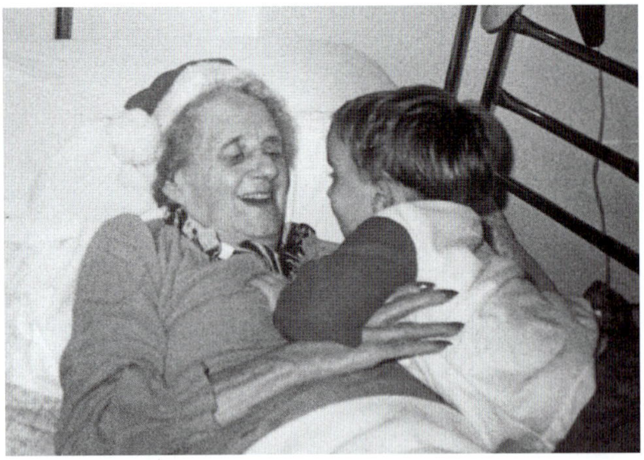

그림 8.4 Vivian과 3세 된 증손자는 특별한 관계였다.

는 것만 중요한 것이 아니라 하루 중 언제 가치 있는 활동을 계획하는지도 중요하다고 설명했다.

Amanda는 개인 삶의 질을 강화하고 환자가 원하는 활동에 참여하도록 하기 위해 환자의 수행을 수정하는 일에 대해 설명했다. 그녀는 Cora에 대해 이야기했는데, Cora는 울혈성 심장병 말기였고 손가락에 신경통이 있어서 식사도구를 쥐기가 불편했다. Amanda는 식사도구를 바꾸면 Cora가 식사하는 것이 쉬워질 것임을 알았지만, 다른 사람들과 식사하는 즐거움에 대해서도 생각했다. 다음 주에 그녀는 잡기 쉬운 손잡이가 있는 특수한 (보기에는 평범한) 식사도구를 가지고 왔고 Cora에게 그녀의 방에서 자신과 함께 식사하자고 청했다. 그녀는 Cora에게 식사도구를 보여 주고 시험해 보고 싶은지를 물어보았다. Cora는 승낙했고 그것을 사용하면 먹기 쉽다는 것을 알게 되었지만 여전히 식사는 자신의 방에서 하고 싶어 했다. 몇 주 후에 Amanda는 Cora에게 식당에 가서 함께 점심을 먹자고 부드럽게 권했다. Cora는 동의했고, 식사 후에 Amanda에게 다음 주에도 와 주기를 부탁했다. 다음 주에 시설에 온 Amanda는 Cora가 계속 식당에서 식사한 것을 알 수 있었다. Amanda가 점차적으로 Cora의 행동을 수정해 주었기 때문에 Cora는 식당에서 다른 거주자, 가족들과 함께 즐겁게 식사를 할 수 있었다.

관리자는 Amanda가 설명한 작업치료사의 호스피스 업무에 대해 잘 이해하였고, 다른 전문가들이 이를 지지해 줄 수 있다는 것을 알았다. Amanda와 관리자는 리버뷰하우스에서 작업치료의 가능성에 대해 회의를 계속하기로 했다. 삶의 마지막에 있는 노인들을 위한 작업치료 서비스에는 작업치료사와 보조작업치료사의 협력이 반드시 필요하다.

성인주간보호

Carlos는 4년 전에 학교를 졸업하고 도시의 성인주간보호센터에서 일하고 있다. 이곳은 단순한 주간보호센터가 아니라 보조생활, 독립 아파트 거주, 성인위탁가정을 포함한 연속적인 보호를 하는 특별한 환경이다. 노인들은 일주일에 5일 동안, 오전 9시부터 오후 3시까지 시설에서 점심을 먹고 건강서비스를 받으며, 참여 가능한 활동을 한다. Carlos는 이곳에서 2가지 역할을 맡고 있다. 그의 우선적인 역할은 활동 관리자와 비슷한데, 그는 개개인을 확인하고, 일주일 동안 참여를 위한 집단활동과 개인활동을 계획한다. 다른 역할은 작업치료서비스를 제공하는 작업치료사인 Sydney와 함께 일하는 것이다.

작업치료 중재에 필요한 것과 노인에게 중요하고 의미 있는 작업이 무엇인지 확인하기 위해 Sydney는 초기 평가를 실시하였다. 새로 들어온 Kirov 씨는 최근 위팔뼈가 골절되었고 한쪽 팔과 손으로 활동을 하는 데 어려움을 겪고 있었다. Sydney가 초기 평가를 한 결과, 작업치료 중재는 수행하는 활동 중 그의 어려움에 접근하는 것으로 시작했다. Carlos는 주간치료센터에 방문하는 노인들의 개인 및 집단활동을 도왔다. Carlos를 만났을 때 Kirov 씨는 손으로 무언가를 만드는 것과 사람들과 이야기하는 것을 좋아한다고 밝혔다. Carlos는 그에게 지금의 일과 예전의 추억에 대해 다른 사람들과 이야기할 수 있는 활동과 수공활동에 참여하도록 제안했다(Carlos는 여기에서는 작업치료서비스를 제공하지 않고 활동 지도자 일을 담당하고 있다).

Carlos는 팀 회의에 참석하는 것으로 하루를 시작한다. 이 센터에서 일하는 팀의 전형적 일원인 간호사, 사회사업가, 내과의사, 물리치료사, 작업치료사뿐만 아니라 버스 운전사, 목사, 대표 보호자, 가정보호 도우미도 모두 참석한다. 최근 버스 운전사는 Chang 부인이 버스에 오를 때 호흡이 가빠진다고 보고했고, 가정보호 도우미는 Millie가 그녀의 고양이에게 스스로 먹이를 주는 향상된 모습을 보였다고 보고했다. Carlos는 Sydney의 관리하에 시간을 나누어 작업치료 중재를 일대일로 제공하고, 개인 및 집단활동을 고안하고 실행한다. Carlos는 문화적으로 풍부하고, 세심하며, 노인들이 즐거움과 의미를 찾을 수 있는 사회적인 활동을 경험할 수 있도록 작업치료서비스를 계획하고 실행하기 위해 보조작업치료사로서의 능력을 최대한 발휘한다. 가장 인기 있는 집단 중 하나는 '원조의 손길' 집단이다. 이 집단은 노인들에게 지역사회에 기여하고 있다는 느낌을 주겠다는 목표를 갖고 있다. 그들은 함께 이민 노동자들에게 선물 바구니를 주고, 군인들을 위한 위생용품을 확충하기 위해 모금활동을 하고, 유치원에서 아동들을 위해 책을 읽어 주고, 지역 학교의 이사회 선거를 위해 우편물을 발송했다. 그들이 다른 사람들을 돕는 이타적인 활동에 참여하여 즐거움을 얻는 것을 알기 때문에 Carlos도 이 집단이 좋았다. Carlos가 주 또는 달 단위로 계획하고 지원하는 다른 집단으로는 정원 가꾸기 집단, 음악 듣기 집단, 회상하기 집단, 움직이기 집단, 수공하기 집단이 있었다. 덧붙여 Carlos는 노인들이 집에서 성공적으로 참여하고 즐길 수 있는 활동에 대해 가족들과 의논하는 데 많은 노력을 기울였다.

일대일 작업치료 중재 동안 Carlos는 ADL과 작업의 수행에 특히 관심을 둔다. 최근 Carlos는 만성기관지염 때문에 호흡곤란이 심해지는 경험을 한 Chang 부인을 위해 일하였다. Chang 부인의 가족들은 그녀가 주말에 딸과 사위를 돕기 위해 집안의 허드렛일을 하고 스스로를 무리하게 몰아붙여 호흡곤란이 생겼다고 했다. Chang 부인에게는 가족의 일원으로서 작업적인 역할이 가치가 있기 때문에, Carlos는 그녀가 중요하다고 생각하는 활동을 그녀와 가족들이 알아내고, 어떤 활동을 가족들이 편안하게 느끼는지 알아내었다. 그런 다음 Carlos는 Chang 부인이 숨이 차거나 피곤해지는 일 없이 활동을 완수할 수 있도록 하는 에너지 보존 방법을 통합한 일과를 만들어 주기 위해 Chang 부인과 그녀의 가족들과 협력했다. 한 달이 못 되어 Chang 부인의 가족들은 그녀가 피곤해하거나 숨이 차는 일 없이 집안일을 도와주었다고 전하였다. 가장 중요한 것은 그녀가 가족들에게 가치 있는 일을 할 수 있어 대단히 행복해하였으며, 그녀의 건강, 복지, 삶의 만족이 이전보다 더 나아졌다고 느꼈다는 것이다. 건강증진이 가장 근본적인 목적이기 때문에 Carlos는 노인 소그룹을 대상으로 7주 동안 낙상 방지 프로그램을 운영했다. Carlos는 특히 그들이 안전전략을 잘 수행하는지 살펴보기 위해 가정을 방문하는 책임을 맡은 것을 자랑스럽게 생각하였다. 그 과정에서 Carlos는 보조작업치료사의 최우선 역할이 노인의 건강을 증진시키는 것임을 알 수 있었다.

지역사회 웰니스

6년 전에 졸업한 Margo는 시장실에서 건강증진활동을 위한 컨설턴트로 일하고 있다. 건강과 웰빙에 대한 시의회의 부서에서 Margo는 지역사회 노인들을 위한 웰니스 계획에 특히 관여되어 있다. 그녀는 접근이 쉬운 지역사회의 발달을 위해 일하고 있으며, 노년까지 노인의 지속적인 작업참여에 기여할 수 있는 프로그램을 지원하고 있다. 예를 들면, 그녀는 활동적 노년층을 위한 은퇴 이후 자원봉사자 기회, 여가, 모험을 특색으로 하는 도시 전역에 걸친 웰니스 축제를 만드는 것을 도와주고 있다. 게다가 그녀는 도시에서 신체적 활동을 증진시키기 위한 대책위원회에도 참여하고 있으며, 자전거 도로를 밝게 칠해 길이 명확하게 식별되도록 하며 노인들이 큰 언덕을 피할 수 있도록 하고 안전하고 지나친 피로감 없이 다닐 수 있도록 한다. 또한, 그녀는 쿠폰을 제공하여 헬멧이나 다른 보호장비에 대한 비용을 줄일 수 있는 공공자전거 검사대를 지지하였다. 마지막으로 그녀는 해마다 도시를 가로지르는 다세대 자전거 달리기 대회를 개최하는 것을 도왔다.

결론

30~40년 후에는 노인인구가 현저하게 증가할 것이고, 그중에도 장애를 가진 인구는 급속하게 증가할 것이며, (특히 85세 이상) 전문요양시설 노인 거주율은 매우 증가할 것이다. 이런 경향은 보조작업치료사가 전형적인 환

경과 새로 만들어진 실행환경 모두에서 노인들이 할 수 있는 기회를 줄 것임을 의미한다.

블루레이크 지역 전문대학의 소개 후에 작업치료 학생들은 흥분하였고 졸업 후에 그들을 기다리고 있는 다양한 기회에 대해 열광하였다. 강사인 Chris Henson은 전문요양시설, 재활센터, 노인정신병원, 가정건강관리 기관과 같은 일반적인 환경에서 노인들과 일하기 위해 보조작업치료사의 독특한 기술과 지식을 익혀야 한다는 것을 강조했다. 또한 그녀는 구직 기회가 거기에서 멈추지 않는다고 말했다. Arianna, Jean, Amanda와 같이 보조작업치료사라는 배경을 사용하여 새로운 분야에서 취업의 기회를 만들 수 있다. Chris Henson은 “성인주간보호센터에서 일하는 Carlos의 경우, 작업치료사와 협력하여 작업치료서비스를 제공하는 동시에 작업치료사의 직접적인 관리가 필요하지 않은 의미 있는 활동에 노인들이 참여하도록 보조작업치료사의 배경을 사용하여 도울 수 있는 좋은 예입니다.”라고 말하고 수업을 끝냈다. 일반적인 환경에서든 새로 생긴 수행 환경에서든, 블루레이크 지역 전문대학 졸업생들은 그들 스스로 만족스러운 작업에 참여하고 노인을 위한 질적인 서비스를 제공할 수 있다.

복습문제

1. 보조작업치료사의 서비스 유능성과 지속적인 유능성 개념 및 각각을 확립하는 방법을 설명하시오.
2. 보조작업치료사와 작업치료사는 함께 재활환경에서 일하지만 노인을 위한 중재에 대한 생각에는 차이가 있을 수 있다. 그들이 서로 배울 수 있는 3가지 방법과 협력관계 형태를 설명하시오.
3. 최근 졸업한 보조작업치료사와 다른 주에서 이사 온 작업치료사가 관리계획을 개발하고 있다. 그들을 도울 수 있고 계획을 개발할 수 있는 3가지 방법을 찾으시오. 그리고 어떻게 그 방법을 찾을 수 있는지 설명하시오.
4. 당신이 의미 있다고 생각하는 3가지 활동(작업)과 그저 그런 활동이라고 생각하는 3가지를 열거하고 그 차이점을 설명하시오.
5. 노인의 건강, 복지, 삶의 만족을 강화하기 위한 작업과 활동이 왜 중요한지 설명하시오.
6. 노인을 위한 중재 계획을 개발할 때 왜 보조작업치료사가 보호자/배우자/가족/다른 중요한 사람의 협력을 고려해야 하는가?
7. 3명의 보조작업치료사가 전문요양시설에 고용되었다. 한 사람은 최근 졸업했고, 다른 한 사람은 재활센터에서 5년 동안 일한 경력이 있으며, 다른 한 사람은 외래 성인정신병원에 근무했다. 3명의 보조작업치료사가 능력을 지속시키기 위한 계획을 세우시오.
8. 보조작업치료사가 일할 수 있는 3가지 치료환경을 확인하시오. 각각의 환경에서 사용할 수 있는 교육의 5가지 기술에 대해 설명하시오.
9. 호스피스에서 일하고 싶은 보조작업치료사는 어떤 경력이 있어야 하는가?
10. 노인의 지속적인 작업 참여를 지원하기 위한 지역사회 웰니스 프로그램을 알려주기 위해서 보조작업치료사는 어떤 지식이 필요한가?

참고문헌

1. American Occupational Therapy Association. Occupational therapy practice framework: Domain and practice, 3rd ed. Am J Occup Ther. 2014;68(suppl 1):S1-S48. doi:10.5014/ajot.2014.682006.
2. National Certification Board for Certification in Occupational Therapy. Executive Summary for the Practice Analysis Study: Certified Occupational Therapy Assistant, COTA. Gaithersburg, MD: Author; 2012.
3. Leland N, Elliot S, Johnson K. Occupational Therapy Practice Guidelines for Productive Aging for Community-Dwelling Older Adults. Bethesda, MD: Author; 2012.
4. American Occupational Therapy Association. Guidelines for supervision, roles, and responsibilities during the delivery of occupational therapy services. Am J Occup Ther. 2014;68:S16-S22. doi:10.5014/ajot.2014.686S03.
5. American Occupational Therapy Association. Occupational therapy code of ethics. Am J Occup Ther. 2015;69:6913410030p1-6913410030p8. doi:10.5014/ajot.2015.696S03.
6. American Occupational Therapy Association. Scope of practice. Am J Occup Ther. 2014;68:S34-S40. doi:10.5014/ajot.2014.686S04.
7. Schell B, Gillen G, Scaffa M. Contemporary occupational therapy practice. In: Schell B, Gillen G, Scaffa M, eds. Willard and Spackman's Occupational Therapy. 12th ed. Philadelphia: Lippincott Williams & Wilkins; 2014:47-58.
8. Turnosa N, Lach H, Orr L, et al. Intradisciplinary and interdisciplinary processes in gereontological care. In: Barney K, Perkinson M, eds. Occupational Therapy with Aging Adults: Promoting Quality of Life Through Collaborative Practice. St Louis, MO: Elsevier; 2014.
9. Christiansen C, Townsend E. An introduction to occupation. In: Christiansen CH, Townsend EA, eds. Introduction to Occupation: The Art and Science of Living. 2nd ed. Upper Saddle River, NJ: Prentice Hall; 2009.
10. Pierce D. Untangling occupation and activity. American Journal of Occupational Therapy. 2001;55(2):138-146.
11. American Occupational Therapy Association. Standards for continuing competence. Am J Occup Ther. 2015;69:6913410055p1-6913410055p3.doi:10.5014/ajot.2015.696S16.
12. National Board for Certification in Occupational Therapy. Certification Renewal Handbook. Gaithersburg, MD: Author; 2016.
13. Black T. COTAs and OTRs as partners and teams. OT Pract. 1996;1(3):42-47.
14. Law M, Baptiste S, Carswell A, et al. Canadian Occupational Performance Measure; 2016. Retrieved from http://www.thecopm.ca/about/.
15. Schraber P. Occupational Therapy Practice Guidelines for Adults With Alzheimer's Disease and Related Disorder. Bethesda, MD: American Occupational Therapy Association; 2010.
16. Rogers J. Habits: Do we practice what we preach? OTJR. 2000;20(suppl 1):119S-122S.
17. Rowles GD. Habituation and being in place. OTJR. 2000;20(suppl 1):52S-67S.
18. American Occupational Therapy Association. Board and specialty certification; 2016. Retrieved from http://www.aota.org/EducationCare
19. Allen CK, Austin SL, David SK, et al, 2007. Allen Cognitive Level Screen-5 (ACLS-5) and Large Allen Cognitive Level Screen-5 (LACLS-5). Camarillo, CA: ACLS and LACLS Committee.
20. Arthritis Foundation. Helping others enjoy a more active lifestyle: Program instructors/leaders; 2016. Retrieved from https://www.aeawave.com/Portals/2/GENERAL%20FILES/Program%20Leader%20Course%20Promo_pdf.
21. Howe MC, Schwartzberg SL. A Functional Approach to Group Work in Occupational Therapy. Philadelphia: Lippincott Williams & Wilkins; 2001.
22. American Occupational Therapy Association. Occupational Therapy's Role in Senior Centers. Bethesda, MD: American Occupational Therapy Association; 2016.
23. McPhee SD, Johnson T. Program planning for an assisted living community. Occup Ther Health Care. 2000;12(2-3):1-17.
24. Horowitz BP, Vanner E. Relationships among active engagement in life activities and quality of life for assisted-living residents. J Hous Elderly. 2010;24(2):130-150.
25. Pega F, Kvixhinadze G, Blakeley T, et al. Home safety assessment and modification reduces injurious falls in community-dwelling older adults: Cost utility and equity analysis. Injury Prevention. 2016;24(6):420-426. doi:10.1136/injuryprev-2016-041999.
26. Tanner B, Tilse C, de Jonge D. Restoring and sustaining home: The impact of home modifications on the meaning of home for older people. J Hous Elderly. 2008;22(3):195-215.
27. Swetz KM, Harrington SE, Matsuyama RK, et al. Strategies for avoiding burnout in hospice and palliative medicine: Peer advice for physicians on achieving longevity and fulfillment. J Palliat Med. 2009;12(9):773-777
28. Sleight A, Stein L. Toward a broader role for occupational therapy in supportive oncology care. Am J Occup Ther. 2016;70:7004360030p1-7004360030p8.doi:10.5014/ajot.2016.018101.
29. Cushing D, van Vliet W. Intergenerational communities as healthy places for meaningful engagement and interaction. In: Punch S, Vanderbeck R, Skelton T, et al, eds. Families, Intergenerationality, and Peer Group Relations. Singapore: Springer Science+Business Media; 2016:1-27.
30. McDonald K, Coles M. Conditional independence: Development of a grounded theory to enable productive aging. Am J Occup Ther. 2016;70:7011515250p1.doi:10.5014/ajot.2016.70S1-PO1100.
31. Cipriani J. Altruistic activities of older adults living in long-term care facilities: A literature review. Phys Occup Ther Geriatr. 2007;26(1):19-28.
32. Williams AL, Haber D, Weaver GD, et al. Altruistic activity: Does it make a difference in the senior center? Act Adapt Aging. 1997;22(4):31-39.
33. American Occupational Therapy Association. The role of occupational therapy in chronic disease management; 2015. Retrieved from http://www.aota.org/~/media/Corporate/Files/AboutOT/Professionals/WhatIsOT/HW/Facts/FactSheet_ChronicDiseaseManagement.pdf.
34. Hu Y, Vance K, Strak S. Elements of effective fall prevention programs: Perspectives from medically underserved older adult. Am J Occup Ther. 2016;70:7011515247p1.doi:10.5014/ajot.2016.70S1-PO1064.
35. Administration on Aging. Aging into the 21st century; 2014. Retrieved from https://aoa.acl.gov/Aging_Statistics/future_growth/aging21/preface.aspx.

CHAPTER 9

노령인구의 문화적 다양성

Cultural Diversity of the Aging Population

RENÉ PADILLA

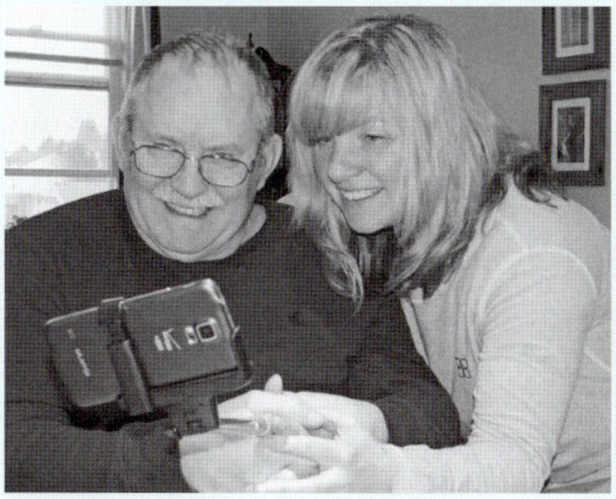
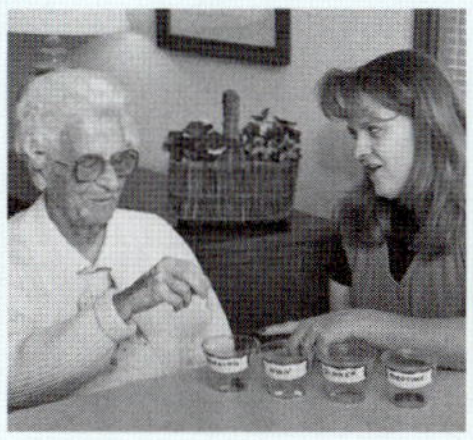
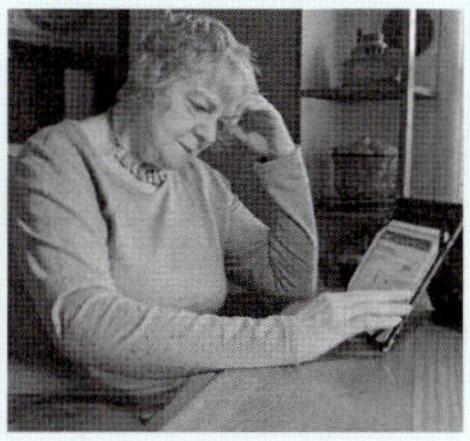

핵심용어

다양성 Diversity
문화 Culture
가치 Values
신념 Beliefs
인종 Race
성 Sex
연령 Age
민족성 Ethnicity
성적 취향 Sexual orientation
종교 Religion
민족중심주의 Ethnocentrism
동화 Assimilation
수행 배경 Performance context
용광로 Melting pot
적합 Conformity
선입견 Bias
편견 Prejudice
차별 Discrimination
소수자, 소수집단 Minority
인지방법 Cognitive style
연상적 Associative
추상적 Abstractive
진실 Truth
평등 Equality

학습목표

1. 다양성과 관련된 용어의 의미를 설명한다.
2. 다양성과 관련된 개인적인 경험, 신념, 가치, 태도에 대해 조사한다.
3. 노인을 실제 치료하는 데 있어 개개인의 특성을 받아들일 필요성과 다양성에 대한 이슈를 민감하게 다루어야 하는 중요성을 논의한다.
4. 다양한 배경을 가진 노인들과 상호교류를 촉진하기 위한 전략을 제시한다.

오늘은 Susan이 보조작업치료사로 일하는 첫날이다. 그녀는 자신이 자란 마을에 있는 작은 요양원에 재활치료 팀원으로 고용되었다. 그녀는 직장이 가족과 가깝게 있을 수 있는 곳에 위치할 뿐만 아니라 노인들과 함께 일할 수 있게 되어 들떠 있다. 그녀는 요양원에 도착하여 작업치료사와 재활 프로그램에 참여하고 있는 노인들에 대해 논의하였다. 그녀는 뇌혈관사고로 쓰러진 경험이 있고 침대에서 일어나는 것을 자주 거부하는 중국인 Chu와 늘 가족에게 둘러싸여 있어 결과적으로 아무것도 할 수 없는 필리핀 여성 Pardo에 대해 이야기를 들었다. 또한 작업치료사는 나이가 많고 후천성면역결핍증(AIDS)으로 죽어 가는 Cooper, 사지마비 환자로 은퇴한 대학교수인 Blanche, 4주 전에 사고로 왼쪽 팔을 잃은 이주민 농부 Perez에 대해 이야기했다. Susan은 각 노인의 독특한 특징에 대해 기록하였다.

문화적 다양성의 개요

환자의 문화적 다양성은 작업치료에 흥미롭고 도전적인 요소를 더한다. 각 환자는 독특한 가치와 신념으로 얽힌 문화에 속해 있다. 이러한 특이성은 환자 삶의 모든 면, 그중 작업치료에 관련된 측면에도 영향을 준다. 개인이 어떠한 일을 하거나, 가족 구성원과 상호교류하거나, 지역사회에서 활동하거나, 미래를 내다보거나, 건강을 돌보는 등에 있어 선택하는 방식은 많은 측면에 있어 과거 경험의 결과이자 사람들과의 만남에서 오는 기대라고 할 수 있다.[1] 결과적으로 보조작업치료사는 인종, 성, 연령, 민족성, 신체적 능력, 성적 취향, 가족 구성, 출생지, 종교, 교육수준 및 업무경력(은퇴상태를 포함), 전문적인 지위 등의 부분에서 자신과 다른 사람들과의 상호교류로 발생하는 많은 이슈를 다루어야 한다.[2,3]

문화, 민족중심주의, 동화, 다양성은 노인을 대상으로 할 때 이론의 틀을 적용하여 세심하게 논의되어야 한다. 이 장에서는 평가와 중재의 일반적인 지침을 제공해 줄 것이다. 보조작업치료사는 노인들을 위해 다양성과 차이의 가치를 인정하는 치료적 환경을 만들어 주고, 그들의 목표를 이룰 수 있도록 해야 한다.

문화란 무엇인가

작업치료에 있어 문화라는 개념은 오랫동안 중요한 고려 대상이었다. 예를 들어, 작업치료에 대한 공식적인 정의는 다음과 같다. "작업치료는 신체적인 상해나 질병, 정신사회적인 기능장애, 발달 혹은 학습장애, 가난이나 문화적 차이를 가진 사람 또는 나이를 먹는 과정에 있는 사람의 독립성을 높이고, 장애를 피하고, 건강을 유지하는 데 목적성이 있는 행위를 사용하는 것이다".[4] 마찬가지로 작업치료사를 위한 공인 교육 프로그램,[5] 윤리강령[6] 및 실행체계는 모두 치료할 때 문화에 대해 고려할 것을 지지한다. 그러나 문화라는 용어는 작업치료 전문용어로 명확하게 정의되거나 설명된 적이 없으며, 평가와 치료과정에서 시종일관 고려된 적이 없었다.[7,8] 이러한 실수가 발생한 이유의 일부는 문화라는 용어를 둘러싸는 복잡한 개념의 넓은 범위 때문일 것이다. 작업치료 실행체계에서는 작업기술과 패턴(작업에 대한 주목할 만한 행동)에 영향을 주는 배경 중에서 문화에 대해 인지하고 있다. 문화는 특정한 맥락과 환경에서 작업에 영향을 주는 물리적 · 사회적 · 개인적 · 시간적 · 가상적인 요소와 관련이 있다. 그리고 가치, 믿음, 영성(spirituality)은 이러한 맥락에서 형성되는 클라이언트 요소로 구분된다. 작업치료 실행체계에서는 문화적 맥락에 대해 "관습, 신념, 활동 패턴, 행동기준 그리고 대상자가 속한 사회에서 용인하는 기대다. 이는 개인의 권리를 지키고 자원에 접근하는 데 영향을 주는 법과 같은 정치적 측면을 포함한다. 또한 경제적인 지원과 고용, 교육에 대한 기회도 들어간다."(p.S4)라고 설명하고 있다.[1] 또한 '체계'는 문화를 "외면적인 부분이지만 개인이 받아들여 자기의 것으로 만든 것이며, 또한 서비스가 어떻게 그리고 언제 전달될 것인지에 영향을 줄 수 있는 기대, 신념 그리고 관습을 설정하는 것"(p.S6)으로 설명한다.[1] Kielhofner는[9] 문화를 어떤 사회 또는 집단이 공유하고 있는 신념과 인지, 가치와 기준, 관습과 행동이며, 형식적 · 비형식적인 교육을 통해 한 세대가 다음 세대에게 전달하는 것으로 정의하는 광범위한 시각을 제시하였다.

문화에 대한 이러한 광범위하고 막연한 정의는 작업치료라는 분야에 있어서는 특별한 것이 아니다. 여러 분야의 전문가들이 문화에 대해 설명하기 위해 수많은 책을 출간했지만, 결국 그들은 문화에 대한 하나의 정의에 이르지 못했다. 대부분은 행동을 지배하는 규칙과 눈에 띄는 행동패턴에 관계된 개념을 포함한다. 또한 사람들이 역학적으로 공유하는 문화의 의식적이고 잠재의식적인 특성을 강조한다. 문화는 사람들과 함께 배우고 공유하는 것임을 포함해 이러한 정의에서 공통적인 부분은 문화를 이해하기 위한 기본 원리로 이용할 수 있다.[7,8]

문화는 사회화를 통해 배우고 익히게 된다. 문화는 유전학적으로 얻는 것이 아니고 생애에 걸쳐 배우는 것이다. 분명히 어떤 사람이 사는 맥락과 환경은 그 사람이 속한 문화에 큰 영향을 받는다. 개인의 환경은 특정한 유형의 행동을 하도록 요구할 수도 있지만 또 다른 유형의 기회를 제한할 수도 있다. 예를 들어, 미국에 사는 개인은 옷 색깔을 선택할 수 있는 기회를 갖고 있지만, 일반적으로 여성들은 문화적으로 제한된 방식으로 옷을 입기 마련이다. 미국에서 사람들은 운전을 할 때 일반적으로 도로의 오른편으로 주행하고, 세금을 내고, 일정에 따라 업무를 시작한다. 개인은 환경과 상호작용하면서 다양한 가치와 신념을 배우고, 결국 그들 자신에게 내재화한다. 사람들은 내재화된 가치에 맞추어 타인 및 환경과 상호작용한다. 결과적으로 사람들은 다른 사람들도 자신과 같은 가치와 신념을 내재화했으며, 결국 자신과 같은 방식으로 행동할 것이라고 가정한다.[10,11] 하지만 문화는 개인이 속해 있는 환경에서의 독특한 경험으로 인한 결과물이며 지속적인 학습과정이다.

문화에 대한 다양한 정의의 또 다른 공통점은 타인에게서 문화를 배우고 또 서로 공유한다는 것이다. 문화를 공유한다는 것은 매우 역학적인 것이다. 왜냐하면 문화는 생애에 걸쳐 배우는 것이기 때문에, 개개인은 문화를 각각 다른 관점으로 배운다. 개개인이 문화를 배우는 방식의 기초는, 사람은 타인에게 무언가를 배우고, 타인의 배움에 공헌하고 싶어 한다는 점이다. 이런 식으로 개개인은 개별적으로 문화에 대해 배우고 가르친다. 공유했던 신념과 가치는 시간의 흐름에 따라 변한다. 이러한 문화적 신념과 가치의 변화는 쉽게 발견하기 어렵다. 왜냐하면 그것을 표현하는 사람들의 실제 행동은 똑같아 보이기 때문이다. 하지만 신념과 가치의 역학적인 전달은 주기적으로 발생한다.[12] 예를 들어, 아랍 반도 일부 지역 여성들의 옷차림은 지난 200년 동안 거의 변하지 않았다. 원래 검은색 가운, 예복, 면사포는 여성들의 단정함을 나타내기 위한 것이었다. 그러나 현재 이 여성들의 대부분은 옷차림을 단정하게 하기 위한 것뿐만 아니라 서구화에 상징적으로 저항하기 위해 이러한 복장을 추구한다. 하지만 200년 전에는 그러한 저항이 별로 중요하지 않은 일이었을 수도 있다.[13,14]

마지막으로 문화는 종종 잠재의식적이다.[15,16] 왜냐하면 문화를 학습하는 것은 형식적이거나 비형식적인 형태로 이루어지기 때문이다. 사람은 보통 문화를 배우고 있다는 것을 인식하지 못하며, 특히 어릴 적에는 더욱 그렇다. 대신 사람은 특정한 환경에 의한 행동의 요구와 제한을 쉽게 따르며, 허용된 행동 중에서 자신이 취할 행동을 선택한다. 일례로 가족끼리 여행을 하는 동안 아이가 연못의 개구리를 만지지 못하도록 했다면, 그 아이는 형식적으로 '개구리는 더러운 것이다.'라고 학습하며, 따라서 만져서는 안 된다고 생각한다. 그리고 그 가치는 내재화되어 다른 동물들에 대해서도 적용된다. 이러한 가치는 다른 사람들이 어떤 동물을 볼 때 거부감을 보이거나 움츠리는 것을 보게 될 때, 자연스럽게 강요되는 것이다. 앞의 아이가 동생이 개구리를 만지려는 것을 본다면 개구리를 만지는 것은 '나쁘기' 때문에 만지지 말라고 말할 것이다. 따라서 그 아이는 가족에게서 배운 문화를 내재화하고 특정 행동을 하는 것이 '나쁘다'고 재해석하여 형제에게 전달하는 것이다. 사람들은 문화를 그들이 놓인 물리적 · 사회적 환경에서 지속적으로, 비슷한 방식을 통하여 배우게 된다. 잠깐이든 오랫동안이든 노인들이 요양원에 들어가게 되면 어떤 행동규칙에 대해서는 공식적으로 설명을 듣는 반면, 식사시간이나 면회시간, 방문객실 규칙, 소등 시간에 대한 것은 넌지시 알게 된다. 또한, 노인들은 비공식적으로 전혀 다른 규칙을 배운다. 그들은 요양시설에서 일상생활을 하면서 직원들에게 질문하는 것이 받아들여질 것인지, 집단활동 참여를 줄여도 되는지, 그들의 생각, 감정, 소망과 걱정을 표현해도 되는지를 배운다. 직원들이 공식적으로 "여기서는 여러분의 감정을 말할 수 없습니다."라고 말하지는 않을 것이다. 하지만 노인들이 감정을 표현할 때 말을 막거나, 평소에 감정을 표현하지 못하도록 한다면 그들은 저절로 배우게 될 것이다. 이런 식으로 가치와 신념은 환경과 사람들 간의 상호작용에서 은연중에 나타나게 된다.[17]

문화는 특정한 집단의 사람들이 공유하고, 환경과의 상호작용을 지속적으로 유지하고 재창조하며 배우는 일련의 신념과 가치다. 이러한 신념과 가치는 의식적일 수도 있고 잠재적일 수도 있으며, 특정한 집단의 구성원으로 존재하기 위해 필요한 기회와 요구 그리고 행동규범을 담고 있다. 본질적으로 인간이 사회 구성원으로서 습득하는 모든 신념과 가치는 그들의 문화에 포함되어 있으며, 문화의 광범위한 개념을 설명해 준다. 따라서 노인들의 행동, 행동에 대한 규범, 그에 대한 우리 이해의 기본이 되는 신념과 가치 역시 사회적으로 구성되었으며, 우리 문화의 일부분을 형성하고 있음을 알 수 있다.

문화의 단계

어떠한 신념과 가치를 공유하느냐에 따라 문화의 단계는 다양하다. 많은 학자는[18-20] 문화에 대한 다차원적인 관점을 적용할 수 있음을 제시했다. 이러한 관점에서 문화는 개인적 · 가족적 · 지역적인 수준으로 정의할 수 있다. 개인적인 수준에서는 사람들이 문화에 대한 독특한 대표성을 배우고 표현하는 과정 속에서 관계성 내지 직접적인 상호교류를 한다. 예로는 개개인이 사용하는 유머, 사적 공간에 대한 정의, 대응방식, 역할 선택 등이 있다. 가족적인 수준의 신념과 가치는 대부분의 사람이 처음 사회화를 겪는 집단에서 공유한다. 이 단계에 속한 이슈로는 성역할, 가족 구성 그리고 신앙의 유형이 있다. 각 가정은 경제적 요인이나 민족성, 주거 조건과 같은 지역 혹은 이웃 수준에서 공유하는 요소의 문화적 변형으로 볼 수 있다. 공동체는 언어, 지리적 환경 그리고 산업과 같은 더 큰 범위에서 공유하는 문화의 변형으로 볼 수 있다. Erez와 Gati는[68] 각각의 집단 안에서 그리고 각 수준마다 문화의 차이를 보인다고 했다.

좀 더 관계적인 방법론을 적용하면 문화를 민족성과 같은 개념으로 볼 때 생기는 어려움을 극복하는 데 도움이 된다. 민족성은 개인의 정체성의 단면으로 인종적 · 종교적 · 국가적 · 언어적으로 동질적인 집단이 갖는 소속감에서 파생한다.[21] 문화를 민족성과 동일시하는 관점은 특정 집단에 속한 사람들에 대한 일반론에 근거하지만, 개인의 성격과 신념에 대해서 잘못된 가정에 이르게 할 수 있다. 예를 들어, 히스패닉계 민족에 속한 사람은 모두 갈색 피부와 검은 머리를 하고 있다는 가정은 사실이 아니다. 왜냐하면 히스패닉계 사람들은 아주 다양한 인종적인 배경을 가지고 있기 때문이다. 마찬가지로 모든 백인이 교육을 받았을 것이라거나, 모든 유대인이 유대교의 관습을 준수한다거나, 영어를 쓰는 모든 사람이 'gay'라는 단어에 같은 의미를 부여한다고 가정할 수 없다.

민족성을 문화와 동일시하면 해석의 오류를 범할 위험이 커진다.[22] 게다가 이러한 관점은 종종 한 집단이 다른 집단보다 우월하다는 것을 정당화하는 데 사용되기도 한다. 민족중심주의는 자신들이 표현하는 가치와 신념이 다른 집단의 것보다 더 우월하고, 결론적으로 다른 모든 집단이 그들의 가치와 신념을 무조건 따라야 한다는 특정 민족집단의 믿음을 뜻한다. 민족중심주의의 극단적인 예로 나치 독일, 보스니아, 수단에서 특정 민족집단이 다른 민족집단을 파괴하려 시도했던 것을 들 수 있다. 민족중심주의는 종종 개인의 행동을 강력하게 이끄는 근원적이고 잠재의식적인 믿음이 될 수 있다. 보조작업치료사가 자신의 민족중심주의적인 태도를 성찰하지 않으면, 재활치료의 특정 부분만을 강조하거나, 노인들이 치료에 필수적이라고 여기는 것을 무시할 수 있다. 그리고 이는 작업치료 자체가 독립성, 생산성, 여가, 목적 있는 활동 및 개성을 규정하는 신념과 가치체계를 가진 하나의 하위문화로 비춰질 수 있다. 치료사들이 이러한 편견 때문에 환자가 바라는 것을 무시하거나, 치료사의 가치가 더 중요하고 의미 있다는 믿음을 가지고 강요할 우려가 있다.

다양성의 이슈

이 장의 처음에 소개한 보조작업치료사 Susan이 만난 다양한 환자들은 미국이 이민자의 나라이며, 다양한 민족이 혼합된 나라라는 것을 보여 준다. 이렇게 다채로운 사람들이 함께 산다는 것이 어떻게 가능할까? '용광로(melting pot)'라는 은유적 표현은 미국 내 서로 다른 문화집단이 함께 녹아드는 과정에서 집단 간 차이가 사라져 가는 것을 설명하기 위해 사용한다. 이러한 과정은 집단 간 지속적인 노출의 결과다.[23] Kimbro[24]는 개인 혹은 문화적 집단이 문화적 차이를 없애기 위해 가치와 신념, 관습을 버리는 과정을 융화(melt down) 과정으로 설명한다. 미국에서 융화라는 개념은 자신의 이름을 미국화시키고, 영어만을 쓰며, 종교적 · 사회적 관습을 포기하거나, 민족 고유의 의상을 입지 않고, 야간학교에 다니며, '아메리칸 드림(American dream)'을 성취하기 위해 열심히 일하는 사람들을 예로 들어 설명할 수 있다. 융화와 용광로라는 개념은 모두 미국에 스며들기 위한 새로운 민족집단이 미국적 문화와의 신념과 가치와의 차이를 얼마나 없앴는지의 정도를 판단하는 데 사용될 것이다. 어떤 사람들은 문화적 정체성을 포기하는 것을 불가피한 일로, 심지어는 매력적인 일로 여길 수 있다. 반면에 문화적 정체성을 포기하는 것을 회피하는 사람들도 있는데, 이들이 치러야 하는 대가는 크다.[23] 이러한 기대는 개인에 대한 편견과 선입견 그리고 차별을 야기할 수 있다. '소수집단(minority)'이라는 용어는 이러한 시각에서 나왔다. 이 용어는 작은 집단을 지칭할 때뿐만 아니라, 규모와 관계없이 이미 형성되어 있는 문화 속에서 힘과 대표성을 갖지 못한 집단을 가리킬 때 사용한다.

연령, 인종, 성 그리고 성적 취향처럼 노력과 교육을 통해서도 없앨 수 없는 차이점이 있다는 것을 깨달은 많은 사람들은 문화적 유산이나 종교적 관습과 같은 특징에 가치를 두어야 한다는 것을 깨달았다. 문화다원론은 이러한 열망을 깨닫게 하는 가치체계이며, 사람들 사이에 존재하는 차이를 없애는 동화과정이 아니라 오히려 그것을 알리고 받아들이는 데 초점을 둔다.[9] 문화다원론에 가치를 두는 사람들은 이러한 차이점이 사회의 통합성을 손상시키기보다는 오히려 사회를 더 풍부하게 만든다고 믿는다.

다양성의 가치

미국에 사는 사람들은 확실히 다양하다. 다양성은 인종, 성별, 연령, 민족성, 성적 취향, 가족구성, 출생지, 종교 및 교육수준에서 나타난다. 또한 사람들은 신체적 능력 또는 장애, 지능, 사회경제적 계층, 외모 그리고 성격유형에 따라서도 차이가 난다. 정리하면 삶의 어떤 측면을 기준으로 하든 뚜렷한 혹은 뚜렷하지 않은 정체성을 가진 집단이 형성될 수 있다. 대부분의 사람은 어떤 특징이 그들에게 특히 의미가 있는지를 안다.[25]

모순적이게도 다양성은 우리가 다른 사람들과 차이가 나는 것을 포함한 개념이 되었다. 다양성을 바라보는 방식은 모든 사람에게 해당된다. 왜냐하면 모든 사람은 어떤 측면에서든 서로 다르기 때문이다. 하지만 어떤 측면에서는 다른 사람과 비슷하기도 하다. 이러한 관점은 우리가 노인들과 일할 때 다양성에 접근하는 방법론을 제공한다. 보조작업치료사는 자신이 노인과 어떤 차이가 나거나 비슷한지를 인식할 수 있다. 이러한 차이점과 유사성은 노인들의 삶을 풍요롭게 하는 치료에 활용될 수 있다. 이러한 접근법의 또 다른 긍정적인 효과는 이로 인해 보조작업치료사의 삶 또한 풍요로워질 수 있다는 것이다.

노년계층의 다양성

노인인구에 대한 통계자료는 1장에서 다루었다. 이러한 보고서는 다양성의 단면을 보여 준다. 다음에 제시하는 요소 또한 빠르게 늘어나는 노인계층의 다양성을 연구할 때 고려해야 한다.

65세 이상 인구는 약 4천만 명으로 전체 미국인구의 14.8%를 차지한다.[26] 2010년에는 노인인구의 20%가 소수집단에 속했으며 아프리카계 미국인은 8.4%, 히스패닉계 미국인(인종과 관계없이)이 7%를 차지하고 있다. 아시아인과 태평양 반도인이 3.5%이고, 미국계 인디언, 에스키모인이 합쳐서 1% 미만이다. 게다가 자신이 두 가지 이상의 인종에 속해 있다고 생각하는 65세 이상 노인이 0.8%다. 소수집단에 속하는 노인의 비율은 2030년까지 25%에 이를 것으로 예상된다. 비(非) 히스패닉계 백인 노인 인구는 81% 증가할 것으로 예상된다.[27] 히스패닉계 노인들의 수가 가장 많이 증가(328%)할 것으로 예상되며, 그다음이 아시아와 태평양 반도 지역(285%), 미국계 인디언, 에스키모, 알루칸 족(알래스카에 거주하는 민족) 노인들(147%) 그리고 아프리카계 미국인 노인들(131%) 순이다.[27] 미국인구에 대한 인종별, 민족별 분류는 그림

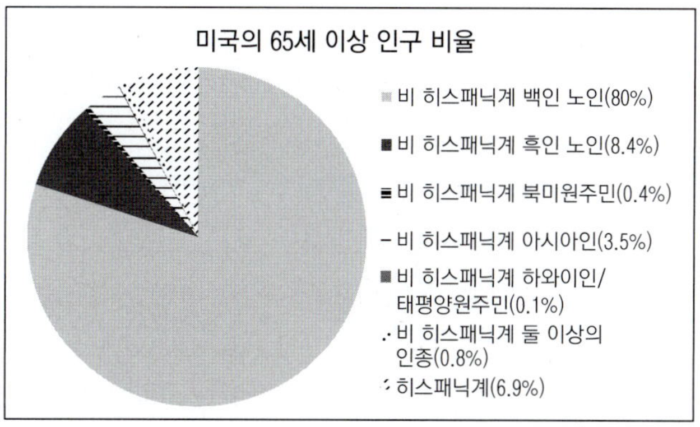

그림 9.1 인종과 민족 기원에 의한 인구 분류

출처: American Community Survey: 2014 Data Release. *Washington, DC: United state Census Bureau;2014.*

9.1에서 보여 준다. 주목할 만한 점은 이러한 수치는 넓은 분류에 속한 노인들의 숫자를 보여 주는 것이지, 문화적 차별성을 의미하지는 않는다는 것이다. 각각의 분류 항목은 다양한 문화와 하위문화를 포함할 수 있다. 이러한 숫자는 작업치료사가 담당하는 노인들의 배경이 점점 다양해지고 있다는 점을 강조하기 위해 활용한다.

미국에 사는 65세 이상 인구의 성적 취향에 관해서는 신뢰할 수 있는 자료가 없다. Herdt와 Polen−Petit는[28] 전체 인구 중 3%의 남성과 여성이 동성애자 또는 양성애자라고 보고했다. 이전에 보고된 10%는 살면서 1번 동성애를 경험한 인구가 포함되어 부풀려진 것으로 보인다. 연구 결과 65세 이상 노인들에게 공통적으로 비슷한 수치가 나타났다.[29-31] 이러한 수치가 사실을 제대로 반영한다고 가정하면 대략 150만 명의 노인이 동성애자다.

미국은 세계에서 종교 분포가 가장 다양한 나라이다. 대략적으로 미국인구의 70%는 확실한 종교적 선호를 갖고 있다고 주장한다.[32] 이처럼 종교가 다양해지는 추세는 늘어난 개종과 이민에 의한 것이다. 1957년 이래로 미국의 기독교 인구(가톨릭 및 신교)는 전체 인구 대비 92%에서 70.6%로 감소했다. 반면 불교, 힌두교, 이슬람교를 포함한 타 종교 신자의 수는 1%에서 5.9%로 증가했다. 미국인구의 종교 분포는 그림 9.2와 같다.

2014년에 미국의 빈곤층은 2007년 12.5%에서 14.8%(약 4,370만 명)로 증가하였다.[33] 가장 큰 증가폭을 보인 연령대는 22~64세였다. 노인인구의 10%, 즉 370만 명은 최저생활수준보다 못한 생활수준을 보였고, 6.6%인 250만 명의 노인은 최저 수준의 소득을 보이는 '거의 빈곤'(수입이 빈곤 수준의 100~125% 사이) 수준으로 분류되었다. 이 수치는 5년 전에 비해 통계적으로 큰 차이가 없으며, 미국의 65세 이상 노인 비율은 점차 증가하고 있다. 그러나 이 수치는 소수집단을 개별적으로 보면 큰 차이가 난다. 예를 들어, 아프리카계 미국 노인의 경우 26.2%, 히스패닉계 노인의 경우 23.6%의 빈곤율을 보이고 있다. 또한 혼자 살거나 친척이 없는 히스패닉계 여성 노인은 절반 이상이 빈곤층에 속한다(이들은 51.3%의 가장 높은 빈곤율을 보인다).[27]

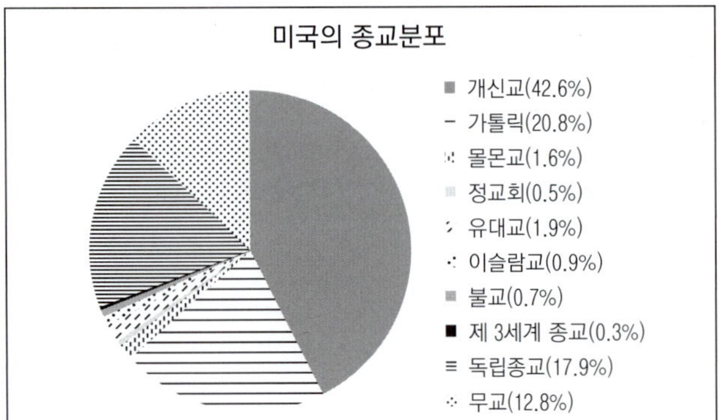

그림 9.2 외부적인 환경층

출처: *Pew Forum on Religion and Public Life.* America's Changing Religious Landscape. *Pew Research Center: Washington, DC; 2015.*

치료에 있어 문화와 다양성에 대한 민감도

문화적으로 민감해지려면 자신이 가지고 있는 편견과 선입견을 인정해야 한다. 보조작업치료사는 편견이 학습되는 것이며, 다양한 문화집단 사람들과 교류를 늘리고 그들을 이해하는 과정에서 편견을 고칠 수 있다는 것을 알아야 한다. 게다가 의사소통은 개인 간에 하는 것이지 문화와 하는 것이 아니다. Gropper는 치료사와 환자 둘 모두의 문화에 대한 임상적인 접근이 성공적인 치료에 중요한 역할을 한다고 주장했다. Perez와 Luquis는 환자와 치료사 간의 오해와 잘못된 의사소통은 문화적 차이에서 기인하고, 치료사는 환자의 문화를 이해해야 하며 치료사의 문화를 환자에게 강요하면 안 된다고 주장했다. Ofahengaue Vakalshi, Giunta, Simpson은 환자와 치료사의 문화뿐만 아니라, 상호교류가 다양한 방식으로 발생하는 기관의 문화가 환자와 치료사 간의 상호교류 방향성을 결정짓는다고 주장했다. 의료제도에 있어서 병원의 문화는 환자보다는 의사에게 모든 권한을 제공하는 생물의학적 접근 방법에 높은 가치를 두었다. 게다가 미국의 의학 시스템은 문화적으로 다양한 집단에 속한 노인들의 요구에 부응하는 구체적인 프로그램 개발을 크게 강조하지 않았다.

문화와 다양성은 상당히 광범위하고 복잡한 개념이다. 그러므로 다양한 집단을 일반화하려는 시도는 무의미할 것이다. 왜냐하면 보조작업치료사는 일반화된 틀에 들어맞지 않는 노인들도 이해해야 하기 때문이다. 자신이 속한 문화를 완벽하게 대표하는 사람은 없다. 일반화는 각각의 환자를 독특한 개인으로 바라보는 작업치료사의 능력을 제한하기도 한다. 따라서 작업치료사는 문화에 대한 일반적인 이슈를 인식해야 하며, 작업치료 프로그램의 매 단계에서 이를 평가하고 기억해야 한다. 보조작업치료사는 문화적 민감성이 지속적인 과정임을 깨달아야 한다. 또한 다음 절에서 제시되는 가이드라인을 이용해서 문화적으로 적합한 작업치료서비스를 완벽하게 제공할 수 있다고 가정해서는 안 된다. 작업치료사의 책임은 환자 개인으로서의 통합성을 지속적으로 유지하고 존중하면서 치료할 수 있는 전략을 개발하는 것이다.

작업치료사가 활용할 수 있는 가장 중요한 두 가지 전략은 질문하는 것과 행동을 주의 깊게 관찰하는 것이다. 문화를 포함하는 가치와 신념에 따라 노인들은 특정한 방식으로 ADL 기능을 수행하고, 일하며, 여가를 누린다. 따라서 보조작업치료사는 적절하고 의미 있는 치료를 위해 노인들의 문화에 따라야 한다. 이러한 문화적인 적응은 다음의 사항을 포함해야 한다. (1) 노인들의 인지방식, (2) 노인들이 증거로 받아들이는 것, (3) 노인들의 행동 근거를 형성하는 가치체계, 마지막으로 의사소통 방식이다. 만일 노인들이 이러한 영역에 관련된 질문에 스스로 대답할 수 없는 상황이라면, 보조작업치료사는 노인의 친구나 가족에게서 정보를 얻으려 시도해야 한다. 만일 그렇게 할 수 없다면 보조작업치료사는 노인과 같은 나라 출신인 직장동료나 도서관 자료와 같은 다른 정보를 통해 노인의 문화에 대한 자료를 수집해야 한다. 하지만 노인에게서 정보를 얻지 못한다면 그 노인을 치료할 때 적용할 수 있는 정보도 적다는 것을 염두에 두어야 한다.

Susan의 사례로 돌아가 보자. Susan이 맡고 있는 노인들 중 한 명인 중국인 Chu 씨는 침대에서 일어나기를 거부하였다. 작업치료사는 Susan에게 Chu 씨가 시설에 들어온 이후로, 알츠하이머병 때문에 지남력에 문제가 있으며 제2차 세계대전에 참전했던 몇몇 노인 환자가 그를 보면 전쟁의 경험을 떠올리며 불안해한다고 알려주었다. 요양원 직원은 그러한 일로 Chu 씨가 감정이 상하는 것을 원치 않았기 때문에 그를 독방으로 옮겼다. Susan은 Chu 씨의 방에 도착하자마자 "안녕하세요! 전 작업치료사예요. 침대에서 일어나시는 걸 도와드리러 왔어요. ADL을 하자고요."라고 말했다. 예상했던 대로 그는 고개를 돌리고 눈을 감으며 협조를 거부했다. Susan이 그에게 말할 때마다 그는 침묵했다. Susan이 Chu 씨를 일으키기 위해 어깨에 손을 올리려 하자, 그는 그녀의 손목을 뿌리쳤다. Susan은 당황했다. 그녀는 한 주 전 오리엔테이션에서 만났던 일본계 치료사인 Jon을 불러 Chu 씨의 행동에 대해 어떻게 대응해야 할지 도움을 요청했다. Jon은 Susan에게 일반적으로 동양인은 매우 신중하고 같은 집단에 속한 사람들끼리 있는 것을 선호하기 때문에, 아마 Susan이 동양인이 아니라서 Chu 씨가 그렇게 반응한 것 같다고 말했다. Jon은 Chu 씨의 협조를 얻기 위해 가족을 부르자고 제안했다. Susan은 Chu 씨의 아들인 Edwin에게 연락했고, 그날 늦은 오후에 Chu 씨의 병실에서 그를 만날 수 있었다. 아버지와 잠시 이야기를 나눈 뒤에, Edwin은 아버지가 자신이 중국인이라는 이유로 독방에서 혼자 있게 된 것이라고 믿고 있어 침대에서 일어나기를 거부하는 것이라고 Susan에게 알려주었다. 그는 작업치료 중재를 받는 것 또한 자신이 다른 방식으로 취급되고 있는 증거라고 생각했다. Susan은 Chu 씨가 다른 노인들이 말하고 행동하는 것을 불쾌하게 여길까 직원들이 걱정한다는 것을 설명했다. Chu 씨는 그러한 행동이 병 때문이라는 것을 이해하고 있다고 말했다. Susan은 Chu 씨가 다른 노인 세 명이 있는 방으로 갈 수 있도록 도왔고, 그는 작업치료 프로그램에 매일 참가하기 시작했다. Susan은 Chu 씨에게 각각의 단계에서 무엇을 성취하고 싶은지 조심스럽게 물어보았다. Jon이 말한 대로 동양인들은 같은 집단의 사람들과 함께 있고 싶어 한다는 것은 어느 정도 사실이었다. Chu 씨는 다른 노인들과 함께 있고 싶어 했지만, 특별히 중국계 노인들을 원한 것은 아니었다. Susan은 Chu 씨와 매우 가까운 사람의 도움으로 문제를 해결할 수 있었다.

인지방식

보조작업치료사들은 노인들이 어떻게 정보를 구성하는지 이해할 필요가 있다. 이 과정은 뇌에 기능장애가 있는지 말해 주는 인지기능평가를 말하는 것은 아니다.[35,36] 인지

방식은 사람이 일상에서 받아들이고 무시하는 정보의 유형을 뜻한다. 왜냐하면 인지방식은 습관의 결과이며, 자동적이거나 잠재의식적인 경향이 있기 때문이다. 인지방식에 대한 연구에 따르면 사람은 개방성과 폐쇄성의 연속선상에서 다양하게 변하며, 그래서 문화적 패턴이 인지방식에 반영된다고 한다. 상황에 따라 사람들은 이러한 연속선상에서 가지각색이며, 어느 누구도 항상 양극단을 오가지는 않는다. 또한 의사결정을 내리기 전에 추가적인 정보를 찾아보고, 그들이 모든 해답을 가진 것이 아니라고 믿으며, 올바른 결론에 이르기 위해서는 더 많이 알아야 한다고 생각한다. 개방적인 사람들은 늘 질문을 많이 하며, 대안에 대해 듣기를 원하고, 종종 보조작업치료사가 개인적으로 대안을 추천해 주기를 요구한다. 하지만 폐쇄적인 사람들은 좁은 범위의 정보만을 보며, 추가적인 정보를 무시한다. 이러한 사람들은 항상 엄격한 규칙 아래에서만 행동하기 때문에 이런 접근방법을 취하는 것이다. 예를 들어, 독실한 힌두교 신자인 노인은 식사 때 소고기가 나오면 놀랄 것이며, 소고기가 영양가 있다고 생각하려 하지 않을 것이다. 마찬가지로 음식을 제공하는 영양사는 폐쇄적인 인지방식에 따라 소고기가 노인에게 영양소를 공급하기 위한 최선의 유일한 대안이라고 가정할 것이다. 즉, 두 사람 모두 자신의 규칙하에 행동하고 있는 것이다. 힌두교도 노인은 종교적인 관습에, 영양사는 전문적인 훈련에 지배되고 있다. 폐쇄적인 인지방식의 또 다른 예로 옷 입기 훈련을 하는 동안에는 남성 보조작업치료사와 함께 있는 것이 옳지 않다고 생각해서 거부하는 여성노인, 안전을 위해서임에도 불구하고 지팡이를 짚으며 걷기를 원치 않는다고 강하게 주장하는 퇴직한 임원을 들 수 있다. 이러한 예에서 보는 사람들은 그들의 행동규칙에 반하는 정보의 일부분만 받아들인다. 그들의 인지방식은 대안의 이점에 대해 고려할 수 있는 능력을 제한한다. 연구결과에 따르면 대부분의 문화가 폐쇄적인 시민을 양산한다.[37]

인지방식의 또 다른 측면은 사람들이 정보를 처리하는 방식에 있다. 이러한 방식은 연상적 · 추상적인 방식으로 구분한다. 개방적이거나 폐쇄적인 사람들은 이 연속선상에서 다양하게 반응한다. 그리고 어느 누구도 항상 한 가지 방식으로만 대응하지는 않는다. 사람들은 개인적인 경험에서 얻은 정보를 조합한다. 즉, 이러한 사람들은 새로운 정보에 대해 지난 경험 중 비슷한 것에 견주어 이해하는 경향이 있다. 반대로 추상적인 방식으로 생각하는 사람들은 새로운 정보를 상상력이나 가설적인 상황을 고려해 대응한다. 연상적으로 생각하는 사람의 예를 들어보자. 발작을 일으켰던 어떤 노인은 보조작업치료사에게 무거운 물건을 달라고 요구한다. 왜냐하면, 그가 젊었을 때 무거운 물건을 활용해서 복부 근육을 단련했기 때문이다. 추상적으로 생각하는 사람의 예로, 보조작업치료사에게 관절 보호에 대한 주의 방침을 써달라고 요구하며, 그 정보가 자신이 처할 모든 상황에 적용될 수 있다고 믿는 할머니를 들 수 있다. 연상적으로 생각하는 노인과 새로운 작업에 접근할 때, 작업치료사들은 그 노인이 성취했던 다른 작업과 유사한 방식을 사용해야 한다. 연상적으로 생각하는 노인들은 종종 작업에 대해 한 가지 이상의 설명을 요구하며, 난이도 있는 작업에 있어서는 점진적으로 노력한다. 반대로, 추상적으로 생각하는 사람들이 새로운 작업에 접근할 때, 작업치료사들은 희망하는 결과를 강조하고 노인들이 목표에 다다르는 방식을 생각하도록 해야 한다. 예를 들어, 연상적으로 생각하는 노인에게 화장실로 이동하는 것을 가르치는 경우, 작업치료사들은 이 활동이 휠체어에서 침대로 이동하는 것과 유사하다는 것을 지적해야 한다. 그리고 추상적으로 생각하는 노인에게는 서서 두 다리에 중심을 잡고 무릎을 구부리면서 동선을 유지하는 것임을 설명해야 한다.

진실로 받아들여야 하는 것

보조작업치료사가 사람들을 치료할 때, 개개인은 그들 자신의 최고 관심에 따라 행동할 것이라 가정한다. 보조작업치료사는 이런 가정에 근거하여 다음과 같은 질문을 할 수 있다. 환자들은 그들이 제안받은 작업을 배우는 것이 최선인지 아닌지를 결정할 수 있을까? 그렇지 않다면 좀 더 넓은 의미로 진실은 무엇인가? 다양한 문화에 속해 있는 사람들은 서로 다른 방식으로 진실에 접근한다. 진실에 접근하는 방법은 신념, 사실, 느낌으로 분류될 수 있다. 진실을 측정하는 과정은 좀 더 의식적인 경향이 있으며, 이전에 논의되었던 자동적인 인지방식과는 대조적이다. 게다가 대부분의 사람은 복합적인 방법을 사용하지만, 이 장에서는 이들 방법에 대해 구분해서 설명한다.

신념에 근거해서 행동하는 사람은 좋고 나쁜 것을 구분하기 위해 종교나 정치적 사상과 같은 신념 시스템을 사용한다. 예를 들어, 많은 사람이 스스로에게 활동할 힘이 충분하다고 믿으며, 휠체어처럼 피로감을 줄여주는 데 명백히 도움이 되는 보조기구를 사용하길 거부한다. 자신이 매우 건강하다는 믿음과 너무 피로해서 한 시간 이상 깨어 있을 수 없다는 사실은 별개로 작용한다. 또 다른 예로 종교적으로 금기시되기 때문에 수혈받기를 거부하는 노인 그리고 건강에 관련한 의사결정 전에 신부나 랍비, 목사 또는 다른 영적 조언자를 부르는 노인들이 있다. 작업치료가 시작되기 전에 보조작업치료사는 노인이 어떤 특정한 규칙을 지키고 싶은지 항상 물어보아야 하며, 치료행위를 선택할 때 노인의 대답을 고려해야 한다.

분명한 것은 사실에 근거하여 행동하는 사람들은 보조작업치료사가 추천하는 사항을 지지하는 증거를 원한다는 사실이다. 이런 사람들은 종종 과거에 입증된 간섭의 이득에 대해 알기를 원한다. 이러한 사람들은 종종 미래를 계획하기 위해서 작업치료서비스의 기간과 비용에 대해 알기를 원하기도 한다. 사실에 근거하여 행동하는 사람들은 그들이 기대하는 결과를 얻지 못하면 특정 활동 참가를 중단하기도 한다. 보조작업치료사는 이러한 노인들이 다른 노인들과 함께 작업치료 조정의 결과를 직접적으로 확인하도록 허락하는 집단치료 형태에 참여하게 하는 것이 도움이 되는 것을 알 수 있다. 또한 이러한 노인들의 컨디션과 자원을 문서화하면 유용할 수 있다.

대부분의 사람은 느낌에 근거해서 진실에 도달한다. 그러한 사람들은 '본능에 의존'한다.[37] 그들은 어려운 결정에 직면하면 종종 가장 논리적으로 보이는 것보다는 '옳다고 느껴지는' 선택을 한다. 느낌에 의존하는 사람들은 보조작업치료사와 진심을 다해 함께 작업을 하기 이전에 보조작업치료사와 친밀한 관계를 형성할 필요가 있다. 이러한 개인들과 관계를 형성하는 데는 오랜 시간이 걸릴 수 있다. 하지만 한번 형성된 관계는 매우 강하게 작용한다. 느낌에 의존하는 사람들은 아마도 치료시설에서 퇴원한 이후에도 좀 더 서비스가 필요한 경우와 같이 보조작업치료사가 치료를 지속해 주길 원할 것이다. 그들은 비용보다 관계에 더욱 무게를 둔다. 보조작업치료사들은 모든 환자에게 주기적으로 그들이 처한 상황에 대해 어떻게 느끼는지 물어보고, 이러한 느낌을 처리할 수 있는 시간을 허용해야 한다.

가치체계

모든 문화는 옳은 것과 다른 것 혹은 좋은 것과 나쁜 것을 구분하는 시스템을 갖고 있다. 어떤 사람의 인지방식과 진실을 측정하는 방식은 그 사람의 문화의 가치에 대한 일반적인 실마리를 제공한다. 하지만 좀 더 구체적인 가치체계는 행동에 대한 근거를 형성하는 데 존재한다. Althen[38]은 개인주의와 프라이버시(privacy)의 중요성, 모든 사람이 평등하다는 믿음 그리고 다른 사람과 상호교류할 때의 비형식성을 포함하여 미국의 지배적인 문화를 특징 짓는 8개의 가치와 전제를 확인했다. 또한 Althen은 미국의 두드러진 가치로 미래, 변화, 진보, 정확성, 물질주의 그리고 성취에 대해 강조했다. 이 장에서는 의사결정의 중심(locus of decision making), 불안 감소의 근원(sources of anxiety reduction), 평등과 불평등의 이슈(issues of equality/inequality) 그리고 시간의 사용(use of time)에 대해 논의한다. 수많은 다른 가치체계 또한 행동을 규정짓지만, 작업치료에 있어 다른 체계보다는 관계가 높은 4가지 체계에 대해서 논의한다.

의사결정의 중심

의사결정의 중심은 문화가 집단주의와 반대되는 개인주의를 존중하는 정도와 관계가 있다. 개인주의는 개인이 스스로 결정할 수 있는 정도를 말한다. 집단주의는 어떤 사람이 결정을 할 때 자신이 속한 집단과의 합의를 얼마나 이루어야 하는지의 정도를 말한다. 완전한 개인주의와 집단주의는 드물다. 대부분의 나라에서 사람들은 의사결정을 할 때 다른 사람들을 고려한다. 하지만 그들은 집단의 바람에 제한받지 않는다. 이 장에서 먼저 논의했던 문화의 단계 개념으로 돌아가면 개인주의와 집단주의를 이해하는 데 도움이 된다. 의사결정의 중심개념은 일

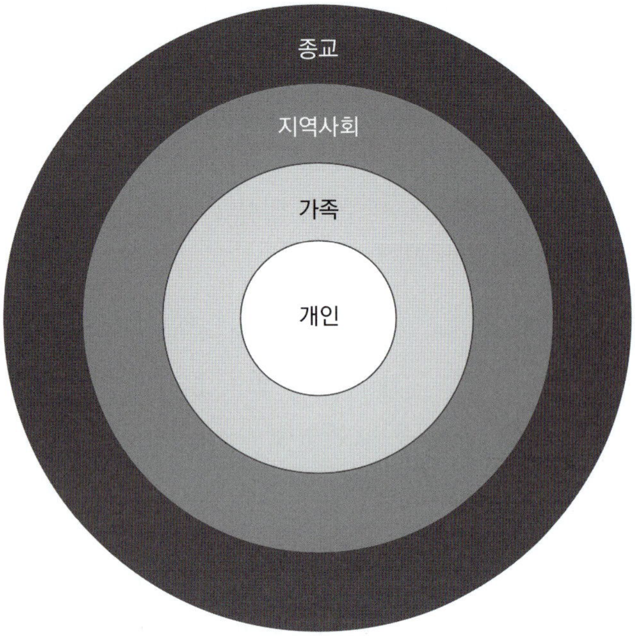

그림 9.3 문화의 단계

련의 동심원으로 도식화할 수 있다(그림 9.3). 중심에 있는 가장 작은 원이 바로 개인이다. 개인의 단계에서는 의사결정을 할 때 주로 자기 자신을 고려한다. 그 다음 원은 약간 큰 집단을 나타내는데, 주로 가족을 의미한다. 많은 문화에서 개인 의사결정을 할 때 가족을 가장 중요하게 여긴다. 그 다음의 원은 더 큰 집단인 공동체를 의미한다. 이 공동체는 종교집단 또는 한 개인이 속한 나라까지 확장될 수 있다. 어떤 문화는 사람들이 전체 집단의 이익을 생각하게 한다.

이처럼 사람들이 의사결정을 할 때 다른 단계를 고려하는 예를 작업치료에서 쉽게 찾을 수 있다. 어떤 개인주의적인 노인이 가족이나 배우자와 의논 없이 그가 언제, 어떻게 퇴원할지 결정을 내린다. 이러한 노인들은 그들의 가족이나 배우자가 그들을 보호할 책임을 갖고 있다고 믿는다. 이 가치는 반드시 공유되는 것은 아니다. 의사결정을 할 때 가족이나 배우자를 고려하는 또 다른 노인은 성장한 자녀가 노인의 필요에 맞춰 살면서 그들의 생활방식을 바꾸어야 하기 때문에 퇴원하기를 거부할 수도 있다. 그런가 하면 전형적인, 즉 의존적인 노인이 되지 않기 위해 계속 독립적으로 살고자 하는 노인도 있을 것이다.

개인주의와 집단주의에 대한 또 다른 생각은 개인이 추구하는 프라이버시의 정도다. 프라이버시를 중요시하는 문화에 속한 노인들은 시설에서 그들의 문제를 알고 있는 것처럼 보이는 의료 전문가들이 많은 것에 당황할 수 있다. 반대로 엄격한 프라이버시 기준이 없는 문화에 속한 노인들은 가족이나 친구들과 지속적인 관계를 유지하지 못하게 되면 외로움을 느낄 것이다. 작업치료 문화는 독립, 프라이버시 그리고 개인주의를 존중해야 한다. 하지만 이러한 가치는 주의 깊게 고려하지 않으면 노인들의 요구와 충돌할 수 있다. 미국 의료의 역설 중 하나는 헌법상으로 프라이버시 권리를 존중함과 동시에, 개인은 현실적으로 모든 것을 벗었을 때 완전히 편안할 것으로 가정한다는 것이다. 그리고 우리는 노인들이 이러한 경험으로 수치심을 느낄 가능성에 대해서는 생각하지 않는다.

불안 감소의 근원

모든 사람은 스트레스를 받는다. 개인은 어떻게 스트레스를 풀고, 불안을 누그러뜨릴 수 있을까? 많은 사람이 보안과 안정성에 관한 4가지 근원, 즉 상호관계, 종교, 기술 그리고 법에 대해 말한다.[37,39–41] 건강과 관련된 중요한 의사결정을 해야 하거나, 깊은 정신적 외상을 입은 상황에 적응해야 하는 사람은 스트레스를 받고 있다. 보조작업치료사는 노인들이 어디에서 혹은 누구에게서 도움을 얻는지 알고 있는 것이 좋다. 만일 어떤 노인이 가족이나 배우자에게 조언을 얻고자 한다면, 보조작업치료사는 처음부터 치료에 가족이나 배우자를 참여하게 하여 그들과 관련된 이슈를 명확히 이해시킬 수 있다.

불안을 줄이기 위해 종교에 의존하는 노인들은 종종 보조작업치료사가 종교적인 행위를 포함하여 자신의 종교를 특별히 배려해 주기를 원한다. 노인들의 종교상 모든 미묘한 차이를 이해하는 것은 노인들이 종교적 규범에서 편안함을 느끼는 것의 필요성을 알고 인정하는 것만큼이나 중요하다.

불안을 줄이기 위해 기술에 의존하는 것은 노인들이 진단에 이의를 제기하거나 순응하지 못하고 또 다른 의학적인 검사를 할 때 분명히 나타난다. 이러한 환자는 약물치료에 의존하기도 하고, 적응을 돕는 장비나 '도구'를 무수히 많이 수집하기도 한다. 작업치료사는 노인들이 적응을 돕는 장치를 정말로 원하는지를 고려하지 않은 채 불안을 줄이기 위해 장치 사용의 처방을 내리는 실수를 하기도 하다.

평등과 불평등의 이슈

모든 문화의 핵심은 힘의 분배다. 가족 내에서 재정 그리고 의사결정을 통제하는 사람이 누구인가? 미국의 신성한 교의는 "모든 사람은 평등하게 태어났다."라는 것이다. 그럼에도 불구하고 여전히 많은 집단에 대한 편견이 존재한다. 모든 문화권에는 소외된 집단이 있다. 불평등한 상태는 경제적 상황, 인종, 연령, 성 또는 다른 요소로 규정될 수 있다. 사회적 · 경제적으로 유리한 계층의 구성원들은 의료서비스를 당연한 권리로 생각하며 보조작업치료사 및 다른 직원들을 노예처럼 다룰 수 있다. 반대로 가난한 하위 계층의 구성원들은 보조작업치료사를 의심하거나, 아니면 그들이 필요한 서비스를 철회할지도 모른다는 두려움 때문에 불리한 결정에도 따를 수 있다.

보조작업치료사는 남녀평등 이슈 또한 분석해야 한다. 특히 여성 보조작업치료사의 경우 노인 문화에서 여성을 이해하는 방식을 알고 있으면 유용하다. 대부분의 문화에서 남성들은 권위 있는 지위를 차지하게 되면 복종이나 신임을 얻고 싶어 한다. 하지만 이러한 전제는 여성에게 있어서 항상 적용되지 않는다.[42,43] 보조작업치료사는 노인의 성 역할에 관한 문화의 가치에 근거했을 때 누가 돌보는 것이 가장 적합한지를 알아야 한다. 노인과 이성인 보조작업치료사가 친밀한 관계가 형성되기 전까지는 프라이버시나 권한과 관련하여 충돌이 발생하지 않는 방식의 작업치료를 시작하기로 했다. 그러면 그 노인은 복지 차원에서 보조작업치료사의 진실한 관심에 감사해 할 수 있다.

고려해야 할 또 다른 요인은 연령 때문에 처하게 되는 상황이다. 연령차별은 어떤 연령집단이 다른 집단보다 우월하다는 믿음을 말한다. 젊은 세대는 자주 높게 평가된다. 사람들은 연령을 드러내는 외모의 특징을 수술과 화장으로 감추곤 한다. 어떤 사람들은 좀 더 건강한 생활방식을 도입하거나, 다이어트, 휴식으로 자연적인 노화과정을 늦추기 위한 시도를 한다. 연령에 걸맞은 외모를 거부하는 것은 노인들을 폄하하는 또 하나의 원인이 된다. '노쇠한', '의존적인' 또는 '병든'과 같은 전형적인 서술어는 노인을 도움이 필요한 사람들처럼 표현하고 있다. 연령에 대한 이러한 관점 때문에 보조작업치료사들이 노인들에 대한 힘을 가지는 것이 쉬울 수 있으며, 노인들을 열세한 위치로 깎아내리며, 자신들이 존재하여 서비스를 제공할 수 있다고 정당화하기도 한다.[44] McKnight[45]는 '연령 차별'이 연령이 피해야 할 문제라는 관점에 어떻게 귀착하는지를 설명했다. 그는 정상적인 성장의 결과를 포함한, 우리가 가진 가정과 전형적인 이야기들이 연령 차별에 기여한다고 주장했다. 노인들에 대한 이러한 고정관념이 그들을 시각, 청각, 기억, 운동성, 건강, 학습 심지어 사회의 생산성 있는 구성원 역할에 있어서까지 부족한 사람들로 만든 것이다. McKnight는 그가 '노부인'이라 부르는 장모가 '늙음'에 대해 어떻게 말하는지 묘사하였다.

> *……마침내 중요한 것을 알게 되고……어떤 사람이 될 것이냐보다는, 지금의 자신이 중요하고……고통을 두려워하기보다는 그것에 대해 알게 되고……예측이나 전망보다는 기억에서 좀 더 즐거움을 얻게 되고……의사가 필요하지 않게 되며……소비하며 만족을 얻는 데서 점점 벗어나게 되고……건전한 생활로 쌓아온 힘을 사용하며……존경을 즐기며……부적절함을 걱정하게 되지(p.27).*[45]

보조작업치료사는 노인들에게 문화적으로 세심한 치료를 제공하기 위해 나이 들어가는 것과 관련된 편견을 비판하고 극복할 준비가 되어 있어야 한다.

시간의 사용

시간은 의식적이거나 무의식적으로나 분명히 흐르는 것이며, 모든 문화에서 통용되는 개념이다. 시간은 종종 언어나 우선순위를 다루는 방식, 사람들이 서로에 대해 어떻게 느끼는지를 보여 주는 방식으로 다뤄진다. 문화는 시간을 단일 시간형으로 사용하기를 선호하는 방식과 다중 시간형으로 사용하기를 선호하는 방식으로 구분한다. 단일 시간형 문화에 속한 노인들은 '한 번에 하나씩' 삶을 만들어가기를 좋아할 것이며, "시간은 돈이다."라는 사고

방식을 갖고 있을 것이다. 이러한 노인들에게 시간을 지키는 것은 매우 중요한 일이다. 그들은 보조작업치료사가 약속시간에 늦거나, 한번에 너무 많은 이슈를 내놓는다고 느끼면 화를 낼 가능성이 높다. 단일 시간형 문화에 속한 사람들은 보조작업치료사가 작업에 전념하여 시간을 효율적으로 활용하기를 바란다. 이러한 사람들이 반드시 불친절한 것은 아니며, 특정한 기술적인 서비스에 대해 지불한다면 최소한의 이야기를 나누길 선호한다. 반대로 다중 시간형 문화에 속한 노인들은 사회관계에 둘러싸여 살고 싶어 한다. 사람들과 함께 시간을 보내는 것은 그들의 개인적인 가치에 직접적으로 영향을 주는 일이다. 이러한 노인들은 종종 일정에 치인다고 느끼기도 한다. 치료시간을 지키기 위해 서두르다가 우연히 지인을 만났을 때, 그의 기분을 상하게 하고 싶지 않아 약속시간에 늦을 수도 있다. 보조작업치료사는 이러한 노인의 경우 많은 대화를 하는 것이 가장 효과적이라는 것을 알게 될 것이다. 또한, 다중 시간형 문화에 속한 사람은 보조작업치료사라는 직업의 가치를 높게 평가함을 보여 주는 방식으로 보조작업치료사의 삶에 대해 자세히 알기를 원할 수 있다. 그리고 약속시간에 늦게 도착했을 때 보조작업치료사가 일정 도중에 끼워주기를 거부한다면 불쾌해할 것이다.

의사소통 방식

사람이 다른 사람들과의 상호교류 속에서 얻은 정보를 주는 의미는 정보가 전달되는 방식에 의존한다. 문화는 언어적 · 비언어적으로 전달되는 정보의 양에 따라 차이가 난다. 또한, 상황의 맥락을 통해 전달되는 정보의 양에 따라 다르다. 맥락은 어떤 사람과 의사소통하는 개인에 대한 관계를 포함한다. 예를 들어, 어떤 부부가 50년 이상을 함께 산 이후에는 서로의 느낌을 항상 설명할 필요가 없다. 그들은 서로 간에 움직이는 방식이나 목소리의 톤으로도 쉽게 감정상태를 알 수 있다. 그들이 공유한 50년 이상의 경험은 깊은 이해의 문해력을 심어 주었고, 따라서 말로 표현하지 않아도 의미는 남아 있는 것이다.

Hall은 높은 수준의 문해력을 갖고 있는 문화는 언어로 의사소통하는 것보다 공유한 경험이나 역사를 통해 이해하는 것에 더 의존한다고 주장했다. 이러한 문화에서는 적게 말하고 비언어적인 힌트와 메시지를 더 강조한다. 높은 수준의 문해력을 가진 문화는 형식적이고, 위계에 순응하는 경향이 있으며, 과거에서 교훈을 얻는다. 그래서 그들은 천천히 변화하며, 그들의 구성원들에게 더 많은 안정성을 제공한다. 높은 수준의 문해력을 가진 문화에서는 말을 하면 의사소통은 더 우회적으로 빠진다. 이런 문화에 있는 사람들은 보통 암시를 통해 자신의 의견을 드러낸다.

반면에 낮은 수준의 문해력을 가진 문화의 사람들은, 대부분 직접적이고 간결하며 논리적인 언어를 통해 의사소통하는 것에 초점을 둔다. 이러한 사람들은 높은 문해력을 가진 문화에서 소통하기 위해 핵심적으로 사용하는 제스처나 주위의 힌트 그리고 모호한 분위기를 이용하지 않는다. 낮은 문해력을 가진 문화는 변화에 더 잘 적응하지만, 종종 과거와 연결되지 못하기도 한다.

보조작업치료사와 노인, 가족 구성원이 의사소통할 때 다른 수준의 문해력을 사용한다면 금세 오해가 발생할 것이다. 높은 문해력을 가진 문화에 속한 사람들은 자세한 지시가 무감각하고 기계적이라고 생각할 것이다. 그리고 명령받는다고 여길 것이다. 낮은 문해력을 가진 문화에 속한 사람들은 긴 침묵을 불편해할 것이며, 이야기를 말하는 것처럼 직접적이지 않은 의사소통을 참지 못할 것이다. 보조작업치료사의 임무는 노인과 가족 구성원, 보호자들의 의사소통방식을 인지하고, 그 방식에 적응하는 것이다. 보조작업치료사들은 표정, 눈 맞춤, 접촉과 같은 비언어적 의사소통이 문화 간에 전혀 다른 의미를 가질 수 있음을 명심해야 한다. 보조작업치료사들은 사려 깊게 이야기를 듣고, 가족들이 어떻게 교류하는지를 관찰함으로써 배울 수 있으며, 배운 것을 작업치료에 적용하면서 노인들의 문화에 대한 새로운 안목을 얻게 될 것이다.

사례연구

Pardo 부인은 70세의 필리핀 여성이다. 그녀는 오른쪽 엉덩이에 감염이 생긴 이후 전문요양시설에 수용되었다. 그녀는 시설에 들어오기 3주 전에 고관절을 3번 완전히 교체했다. 감염 때문에 Pardo 부인은 치료를 거의 받지 못했다. 일주일 전에 작업치료사는 마침내

작업치료 평가를 완전히 마칠 수 있었다. 새로 고용된 보조작업치료사인 Melissa는 작업치료 프로그램을 계속하고 있다. 작업치료사는 Melissa와 토론하는 중에 Pardo 부인이 누워 있는 자세에서 앉는 자세로 일어나는 훈련을 받았음에도 불구하고 가족이 계속 그녀의 시중을 들고 있다고 말했다. 작업치료사에 따르면, Melissa의 책임 중 하나는 '가족에게 Pardo 부인을 너무 들볶지 않아도 된다는 확신을 주는 것'이라고 했다.

Melissa는 Pardo 부인을 만나기 전에 그녀의 의료기록을 살펴보았다. 그녀는 Pardo 부인의 컨디션이 안정되어 있으며, 감염 역시 통제 가능하다는 걸 알았다. 몇몇 전문가가 그녀가 오래 입원했기 때문에 매우 약하고 컨디션이 좋지 않다고 적어 놓았다. Melissa는 작업치료 평가 결과와 치료목표를 살펴보았다. Pardo 부인의 치료목표는 일상활동을 혼자 하고, 최소 6주 이상 엉덩이를 조심하는 것이었다. 이러한 예방책은 오른쪽 엉덩이가 60° 이상 굽혀지거나, 오른쪽 다리가 안쪽으로 돌림되지 않게 하는 것뿐만 아니라, 오른쪽 다리는 발가락만 살짝 대는 체중지지를 포함한다. 또 Melissa는 Pardo 부인이 미망인이며, 그녀의 장성한 5명의 딸 중 1명과 함께 살았다는 사실에 주목했다.

Melissa는 Pardo 부인을 만날 때 Pardo 부인의 딸들 중 1명과 그녀의 어린 조카 2명도 함께 보았다. Melissa가 자신을 소개할 때 Pardo 부인은 웃으며 그녀의 친척들을 소개했다. 그녀는 또한 Melissa를 보니 몇 년 전 미국 회사에서 영업 대표로 일하면서 만났던 어떤 사람이 떠오른다고 이야기했다. Pardo 부인은 일단 Melissa가 어디 출신인지 알게 되자, Melissa와 같은 동네에 사는 그녀가 아는 사람의 친척을 아는지 물어보았다. 결국 Melissa는 그녀가 온 것은 이동과 옷 입기에 관한 활동을 하기 위해서라고 말했다. Melissa는 Pardo 부인이 얼마나 일상생활을 독립적으로 할 수 있는지 알기 위해 가족들에게 잠시만 자리를 비켜달라고 말했다. 그들이 나가자 Melissa는 Pardo 부인의 변화를 감지했다. Pardo 부인은 Melissa가 시키는 모든 사항을 빠르게 따라 했지만, 눈 마주치기를 피하는 것 같았다. Melissa는 그녀에게 모든 것이 괜찮은지 물어보았고 그녀는 긍정적으로 대답했다. Melissa는 그녀가 엉덩이를 조심하면서 침대에서 일어나고, 변기용 의자에 앉고, 혼자 가운을 입을 때 최소한의 도움만이 필요한 것을 관찰했다. Pardo 부인이 피로해진 듯 보여서, Melissa는 오후 3시에 Pardo 부인이 스스로 목욕할 수 있는지 보기 위해 돌아오겠다고 말했다. Melissa는 Pardo 부인의 일정에 문제가 없는지 물어보았고, Pardo 부인은 없다고 대답했다. Melissa는 방을 나올 때 Pardo 부인의 딸에게 오후에 그녀가 목욕하는 것을 보러 올 수 있는지 물어보았다. 그녀는 반드시 지켜보겠다고 했다.

그날 오후 Melissa가 Pardo 부인의 방에 들어갔을 때, 그녀의 또 다른 딸이 Pardo 부인이 침대에 눕도록 도와주고 있었다. Melissa는 엉덩이를 조심하지 않는 데 놀랐으며, 딸에게 침대로 데려가는 적절한 방법을 설명해 주었다. 그러자 그 딸은 화를 내며 Pardo 부인은 치료에 너무 지쳤다고 말했고, Melissa의 도움 없이 하던 일을 계속 했다. Melissa는 놀라서 Pardo 부인에게 아침에 목욕을 다시 하는 것이 좋을 것 같다고 말했다.

Melissa는 그 날 오후에 일어났던 사건을 잊을 수 없었다. 그녀는 Pardo 부인의 딸이 기분 나빠한 것을 알고 있었고, 왜 Pardo 부인이 Melissa가 3시에 올 것을 알면서도 침대에 누워 있었는지 궁금했다. Melissa는 무슨 일이 있었던 것인지 자세히 분석해 보기로 했다. 처음에 Pardo 부인이 얼마나 친절하고 얘기를 많이 했는지 기억해냈고, 이는 곧 그녀가 관계를 매우 중시하며, Melissa를 좋아한다는 것을 알아주기를 원한다는 뜻이 아닐까 생각했다. 그리고 Melissa는 Pardo 부인이 자신을 도울 가족 없이 혼자 남겨지면 변하는지를 생각했다. 왜 Pardo 부인은 모든 것이 괜찮은데 눈 마주치기를 피했을까? 과제를 하고 싶지 않다는 것을 Melissa에게 프로그램 계획에 직접적으로 반대하지 않으면서 알리려고 한 걸까? Melissa는 Pardo 부인이 예전에 다른 사람 앞에서 침대에서 일어나거나, 변기용 의자에 앉거나, 병원 가운을 입도록 요구받은 적이 있는지 궁금해졌다. 이러한 과제가 그녀의 실생활과 관련이 있을까? 결국 Melissa는 Pardo 부인의 딸이 침대에 눕는 어머니를 도와줄 때 자신이 방에 들어갔다는 점을 상기해냈다. Melissa는 자기소개도 하지 않고 무심결에 명령을 내렸다는 것을 깨달았다. Melissa 때문에 Pardo 부인의 딸이 당황하고 비적격자로 느끼게 했을까? 그녀가 화를 낸 것은 통제감을 되찾는 방법이었을까?

상황에 대한 평가가 끝난 후, Melissa는 Pardo 부인이 아마 그녀에게 제시된 부자연스러운 일상생활과제를 관련지을 수 없었다고 결론을 내렸다. 또한 Pardo 부인이 의사결정을 할 때 불안을 줄이기 위해 가족 구성원들에게 의존하는 것이 아닌지 생각했다. Pardo 부인은 다른 사람들의 감정을 중시하는 것처럼 보였고 직접적인 대립을 피했다. Pardo 부인의 딸은 Melissa가 그녀에게 직접적으로 도전했기 때문에 화를 냈던 것이 틀림없었다. 다음 날 Melissa는 Pardo 부인에게 다른 방식으로 접근하기로 했다. 먼저 그녀의 가족이 참석할 수 있도록 일정을 잡을 것이다. 또한 그녀와 그녀의 가족들과 이야기하는 데 좀 더 많은 시간을 쓰고, 프로그램을 진행하는 동안에도 대화에 시간을 좀 더 할애하기로 했다. Melissa는 재활학과에 실제 아파트처럼 꾸며 놓은 방으로 Pardo 부인을 데려가기로 했다. 그 방에는 진짜 침대와 의자가 있다. 다시 한 번 Pardo 부인은 그곳에서 자신의 옷을 입는 과업을 수행할 수 있다.

다음날, Melissa는 계획한 대로 훌륭하게 성공했다. Pardo 부인은 과업을 좀 더 친숙한 방식으로 연계할 필요가 있는 사람이었다. Melissa는 Pardo 부인이 가족과 사회관계를 매우 중시하기 때문에 직접적인 거절로 타인을 언짢게 하지 않는다는 것과 그녀가 불안을 해소하기 위해서 가족에게 의존한다는 것을 알았다. 마침내 Melissa는 Pardo 부인이 규정적인 접근방식보다는 사회적인 관계를 좀 더 중시하는 문화에 속한 사람이라는 걸 깨닫게 되었다.

결론

일반화는 고정관념이나 억측을 만들 가능성이 있기 때문에, 이 장에서는 연령 간 특정 문화의 가치관이나 믿음에 대해 자세히 설명하지 않았다.[50] 긍정적인 고정관념도 의사소통을 단절시키기 때문에 치료사는 개개인의 고유한 성격을 발견하도록 노력해야 한다. 예를 들어, 히스패닉계 사람들은 흔히 가족과 매우 긴밀하게 연결되어 있고, 그들을 가장 중요하게 여긴다. 가족(familia)이라는 말은 부모나 자식뿐만 아니라 확장된 가족까지를 의미한다. 가족 구성원들은 도덕적인 책임감을 가지고 재정, 취업, 건강 등 여러 가지 삶의 문제를 서로 도와 해결하려고 한다. 만일 보조작업치료사가 이러한 일반적인 가정이 모든 히스패닉계 노인에게 적용된다고 가정한다면, 혼자 독립적으로 살기를 선호하는 환자에게도 가족훈련이 필요하다고 바로 결론지어 버릴지도 모른다. 가족들이 조부모를 돌보기를 원하는 가치관과 할아버지가 가족들에게 짐이 되고 싶어 하지 않는 가치관이 같을 수도 있다. 마찬가지로 일본인 노인들은 구조화되어 있고 예측 가능한 일과를 매우 선호한다는 가정과 몇몇 학자가 묘사한 일본의 문화적 특징이[52] 보조작업치료사들의 즉흥적인 활동 제시를 제한할 수도 있다. 또한, 수단의 여성 난민 노인들은 이슬람교의 문화적 특성에[13] 따라 남편의 결정을 따른다는 가정은 서로 지지하고 의견을 나누는 특정 부부만의 관례를 무시하게 만들 수도 있다. 보조작업치료사는 세계의 다양한 문화에 대해 알고 있는 것이 좋지만, 그러한 지식은 잠정적인 것이며 치료적 과정에서 노인에게 질문을 하여 중재방법과 목표를 정하게 하는 것을 잊어서는 안 된다.

이 장은 보조작업치료사가 다양한 배경을 갖고 있는 노인들에게 접근하기 위해 사용할 수 있는 방법론을 제공한다. 문화와 다양성의 개념을 논의하였고, 이러한 차이점에 각별히 관심을 기울여야 노인들이 치료에서 의미를 찾는 데 공헌할 수 있다는 점을 밝혔다. 또한, 문화와 다양성 모두 매우 광범위하고 복잡한 개념이라는 사실을 강조하고 있다. 결론적으로, 보조작업치료사가 노인 개개인을 위한 작업치료 서비스를 설계하는 데 도움이 될 문화 모델을 제시한 것이다. 보조작업치료사는 이러한 정보를 문화적으로 세심한 치료를 하고, 노인들을 만나 새로운 경험을 하는 데 개방적인 태도를 갖는 방법에 대한 지침으로 사용할 수 있다. 다양한 배경의 노인들을 치료하기 전에, 보조작업치료사는 다양성을 나타내는 삶의 차원에 대한 편견과 선입견을 분석하며 인지하고 있어야 한다(박스 9.1). 또한 이러한 작업에는 대상자의 가치관, 믿음, 선호에 대한 연구가 항상 수반되어야 한다(박스 9.2).

복습문제

1. 문화라는 용어를 왜 정의하기 어려운지 설명하시오.
2. 당신이 특별한 가치를 배우고 공유할 수 있는 방법의 예를 드시오.
3. 가족, 지역사회, 나라를 포함한 문화의 다양한 면을 가진 개인과 연관된 가치와 믿음의 예를 드시오.
4. 다양성이 노인의 작업치료 중재에 어떤 영향을 미치는지 설명하시오.
5. 당신의 인지방식을 설명하고 당신의 믿음, 사실, 느낌에 의존한 행동이 어떤지 설명하시오. 그리고 당신이 어떻게 불안을 해결하는지, 건강 관련 행동에 대한 결심을 어떻게 하는지를 설명하시오.
6. 노인의 작업치료 중재에 영향을 줄 만한 공평한 관점의 방식과 불공평한 관점의 방식을 최소한 3가지 이상 설명하시오.
7. 단시적(monochronic) 행동방식과 복시적(poly-chronic) 행동방식 중에 당신에게 행동의 기본이 되는 방식을 설명하시오. 그러한 경향이 노인들을 치료할 때 능력을 발휘하는 것을 어떻게 방해하는지 설명하시오.
8. 사례연구에서 Melissa가 Pardo 부인의 문화적인 환경을 고려하여 사용할 수 있는 전략을 최소 3가지 이상 설명하시오.

박스 9.1 자기 태도 분석

- 나는 노인을 대할 때 문화적인 면이 중요하다고 믿는가?
- 나는 기꺼이 자기방어를 낮추고 위험을 감수하는가?
- 나는 나와 일하는 노인들의 이득을 위해 불편하고 익숙하지 않은 행동도 기꺼이 수행하는가?
- 나는 잘 알지 못하는 다른 노인들의 믿음을 위해 기꺼이 나의 소중한 믿음을 제쳐 두는가?
- 나는 기꺼이 내 생각과 행동방식을 바꾸는가?
- 나는 나 자신의 유산, 즉 가족의 원래 고향과 언어, 이민 온 시기, 이유 등을 충분히 알고 있는가?
- 나의 문화적인 유산을 정의할 수 있는 가치, 믿음, 관습은 무엇인가?
- 내가 다른 사람들을 이해하는 데 방해가 되는 나의 가치, 믿음, 관습은 무엇인가?
- 나는 노인들의 문화적인 믿음, 가족의 역동성, 건강의 관점을 이해할 수 있는가?
- 나는 노인들이 중요하게 여기는 문화적 자원을 사용하도록 격려하는가?

박스 9.2 노인의 가치관, 믿음, 선호 알기

관찰

- 가능하다면 중재를 시작하기 전에 멀리서 관찰하는 시간을 가져라. 다른 사람들과 어떻게 지내는가? 가족과 친구들과는 어떻게 지내는가? 대화는 어느 정도인가? 눈 맞춤을 얼마나 하는가? 보조작업치료사가 노인의 몸짓을 단순히 따라 하는 데서 그치지 않고 더 노력한다면 노인이 선호하는 의사소통 방식에 대해 많은 정보를 얻을 수 있을 것이다.
- 노인이 시설에 올 때 특별히 가지고 온 물건이 있는가? 노인의 집에 특히 눈에 띄는 물건이 있는가? 노인이 그것을 가져온 이유를 처음에 이해하지 못해도 그 물건의 가치에 대해 신중하게 생각하고 치료시간에 활용하도록 노력해야 한다.

상호작용

- 항상 노인에게 정중하게 인사하라. 노인에게 어떻게 인사하는 것을 좋아 하는지 질문하라. 노인의 이름(first name)을 함부로 부르면 안 된다.
- 노인에게 치료의 이유를 이해하는지 물어보아라. 질문을 통해 노인이 원하는 건강 모델을 찾아라.
  - 치료받으러 오기 전에 무슨 일이 있었나요?
  - 회복을 위해 당신의 몸이 어떻게 되면 좋을까요?
  - 회복을 위해 노력해 본 것은 무엇인가요?
- 노인에게 치료시간에 누군가가 함께 하는 것이 좋은지 항상 물어보아라. 혹시 방에 친척이나 친구들이 있으면 솔직하게 말하는 것이 불편한지 물어보아라. 노인의 사생활을 보호해 주어야 한다.
- 시작하기 전에 항상 노인에게 활동계획에 대해 물어보라. 노인의 일상생활에 가장 의미 있고 유용한, 선호하는 활동이 무엇인지 물어보고 목표에 대해 설명하라.
- 천천히 신뢰를 쌓아라. 치료활동 시간에 노인의 삶에 대해 이야기하도록 북돋워라. 노인이 이끄는 대로 따라가라. 만일 노인이 작업에 조용히 집중하고 있다면 대화를 중단하라.
- 노인이 당신에 대해 물어보면 조심스럽게 당신의 개인적인 이야기를 해라. 상호작용은 노인에게 집중되어야 하며 당신 자신에 관한 의미 없는 이야기로는 신뢰감을 쌓을 수 없다.
- 질문을 할 때 횟수를 고려하라. 노인이 대답을 다 할 수 있도록 다른 질문을 하기 전에 멈춰라. 답을 편안하게 할 수 있는 횟수와 속도를 알아내어 그 수준으로 질문하라.
- 노인의 문화적인 유산과 인종에 대해 흥미와 개방성을 표현하고 노인이 편하게 이야기할 수 있는 정도를 알아보아라. 노인의 유산에 대해 당신이 더 잘 이해할 수 있도록 해달라고 부탁하라. 당신의 몸짓이 불쾌하게 보이지 않도록 조심하라. 노인이 자신에게 친숙한 정보, 즉 정체성의 근원에 대한 정보를 전달하고 있다는 것을 기억하라. 문화에 대해 겸손한 태도를 취하고 노인에게 배우고 싶다는 뜻을 전달하라.
- 특히 노인치료와 관련된 결정의 경우, 노인이 말한 것을 잘 해석하라. 당신의 이해를 점검할 수 있고 노인에게 당신이 자신을 돌보고 있다는 확신을 줄 수 있다.

참고문헌

1. American Occupational Therapy Association. Occupational therapy practice framework: Domain and processes, 3rd ed. Am J Occup Ther. 2014;68:S1 - S48.
2. Healey J. Diversity and Society: Race, Ethnicity, and Gender. Los Angeles, CA: SAGE Publications, Inc; 2013.
3. Ofahengaue Vakalahi H, Giunta N, Simpson G, eds. The Collective Spirit of Aging Across Culture. New York, NY: Springer; 2014.
4. American Occupational Therapy Association. Definition of occupational therapy practice for the AOTA model practice act; 2007. Retrieved from https://www.aota.org/-/media/Corporate/Files/Advocacy/State/Resources/PracticeAct/MODEL%20 PRACTICE%20ACT%20FINAL%202007.pdf.
5. Accreditation Council for Occupational Therapy Education. Standards and Interpretive Guide: Accreditation Standards for an Associate-Degree-Level Educational Program for the Occupational Therapy Assistant; 2011. Retrieved from http://www.aota.org/-/media/Corporate/Files/EducationCareers/Accredit/Standards/2011-Standards-and-Interpretive-Guide.pdf.
6. American Occupational Therapy Association. Occupational therapy code of ethics. Am J Occup Ther. 2015;69:6913410030p1 - 6913410030p8.
7. Black R, Wells S. Culture and Occupation: A Model of Empowerment in Occupational Therapy. Bethesda, MD: AOTA Press; 2007.
8. Bonder BR, Martin L, Miracle AW. Culture emergent in occupation. Am J Occup Ther. 2004;58:159 - 168.
9. Kielhofner G. A Model of Human Occupation: Theory and Application. 4th ed. Baltimore: Lippincott Williams & Wilkins; 2008.
10. Peters-Golden H. Culture Sketches: Case Studies in Anthropology. 6th ed. New York: McGraw-Hill; 2011.
11. Edberg M. Essentials of Health, Culture, and Diversity: Understanding People, Reducing Disparities. Burlington, MA: Jones & Bartlett; 2013.
12. Baumesiter R. The Cultural Animal: Human Nature, Meaning, and Social Life. New York: Oxford University Press; 2005.
13. Gregg G. Culture and Identity in a Muslim Society. Oxford University Press, Oxford, England; 2008.
14. Ross HC. The Art of Arabian Costume: A Saudi Arabian Profile. San Francisco, CA: Players Press; 1993.
15. Arnett J. Human Development: A Cultural Approach. 2nd ed. Boston, MA: Pearson; 2015.
16. Haviland W, Prims H, McBride B, et al. Cultural Anthropology: The Human Challenge. 14th ed. Belmont, CA: Wadsworth Publishing; 2013.
17. Kim G, Chiriboga D, Jang Y. Cultural equivalence in depressive symptoms in older white, black, and Mexican-American adults. J Am Geriatr Soc. 2009;57(5):790 - 796.
18. Erez M, Gati E. A dynamic, multi-level model of culture: From the micro level of the individual to the macro level of a global culture. Appl Psychol Int Rev. 2004;53(4):583 - 598.
19. Gatewood J. Reflections on the nature of cultural distributions and the units of culture problem. Cross-Cultural Research: The Journal of Comparative Social Science. 2001;35(2):227 - 241.
20. Eakman A. Person factors: Meaning, sensemaking, and spirituality. In: Christiansen C, Baum C, Bass J, eds. Occupational Therapy: Performance, Participation and Well-Being. 4th ed. Thorofare, NJ: Slack; 2015:313 - 331.
21. Padilla R. Environment factors: Culture. In: Christiansen C, Baum C, Bass J, eds. Occupational Therapy: Performance, Participation and Well-Being. 4th ed. Thorofare, NJ: Slack; 2015:335 - 358.
22. Anagnostou Y. A critique of symbolic ethnicity: The ideology of choice? Ethnicities. 2009;9(1):94 - 122.
23. Bucher R. Diversity Consciousness: Opening Our Minds to People, Cultures, and Opportunities. 4th ed. Englewood Cliffs, NJ: Prentice Hall; 2014.
24. Kimbro R. Acculturation in context: gender, age at migration, neighborhood ethnicity, and health behaviors. Soc Sci Q. 2009;90(5):1145 - 1166.
25. Johnson A. Privilege, Power, and Difference. 2nd ed. New York: McGraw-Hill; 2005.
26. United States Census Bureau. American Community Survey: 2014 Data Release; 2014. Retrieved from https://www.census.gov/programs-surveys/acs/news/data-releases.html.
27. Administration on Aging. A Profile of Older Americans: 2014. Washington, DC: U.S. Department of Health and Human Services; 2015.
28. Herdt G, Polen-Petit N. Human Sexuality: Self, Society, and Culture. New York, NY: McGraw-Hill; 2013.
29. Orel N, Frauhauf C. The Intersection of Culture, Family, and Individual Aspects: A Guiding Model for LGBT Older Adults. Washington, DC: American Psychological Association; 2015.
30. Hostetler A. Single by choice? Assessing and understanding voluntary singlehood among mature gay men. J Homosex. 2009;56(4):499 - 531.
31. Starks T, Gilbert B, Fischer A, et al. Gendered sexuality: A new model and measure of attraction and intimacy. J Homosex. 2009;56(1):14 - 30.
32. Pew Forum on Religion and Public Life. America's Changing Religious Landscape. Pew Research Center, Washington, DC; 2015. Retrieved from http://www.pewforum.org/religiouslandscape-study/.
33. DeNavas-Walt C, Proctor B. Current Population Reports, P60-252: Income, Poverty, and Health Insurance Coverage in the United States: 2014. Washington, DC: U.S. Census Bureau; 2014.
34. Pérez M, Luquis R. Cultural Competence in Health Education and Health Promotion. 2nd ed. San Francisco, CA: Jossey-Bass; 2014.
35. Allen C. Occupational Therapy for Psychiatric Diseases: Measurement and Management of Cognitive Disabilities. Boston: Little Brown; 1985.
36. Allen C, Earhart C, Blue T. Occupational Therapy Goals for the Physically and Cognitively Disabled. Rockville, MD: American Occupational Therapy Association; 1992.
37. Hofstede G, Hofstede G. Cultures and Organizations: Software of the Mind. 3rd ed. New York: McGraw-Hill; 2010.
38. Datesman M, Crandall J. American Ways: An Introduction to American Culture. 4th ed. New York, NY: Pearson; 2014.
39. Hall E. Beyond Culture. New York: Anchor; 1981.
40. Harris M. Theories of Culture in Postmodern Times. Pueblo, CO: AltaMira Press; 1998.
41. Gesteland R. Cross-cultural Business Behavior: A Guide for Global Management. 5th ed. Copenhagen, Denmark: Copenhagen Business School Press; 2012.
42. Bateson MC. Full Circles, Overlapping Lives: Culture and Generation in Transition. New York: Ballantine; 2001.
43. Johnson N. Leadership through policy development: Collaboration, equity, empowerment, and multiculturalism. In: Chin J, Lott B, Rice J, et al, eds. Women and Leadership: Transforming Visions and Diverse Voices. Malden Boston: Blackwell; 2007:141 - 156.

44. Hasselkus BR. The Meaning of Everyday Occupation. 2nd ed. Thorofare, NJ: Slack; 2011.
45. McKnight J. The Careless Society: Community and Its Counterfeits. New York: Basic; 1995.
46. Hall E. The Dance of Life: The Other Dimensions of Time. New York: Anchor; 1984.
47. Wittmann M. Felt Time: The Psychology of How We Perceive Time. Cambridge, MA: Massachusetts Institute of Technology; 2016.
48. Deachslin J, Gilbert M, Malone B. Diversity and Cultural Competence in Health Care: A Systems Approach. San Francisco, CA: Jossey–Bass; 2013.
49. Luquis R. Health education theoretical models and multicultural populations. In: Pérez M, Luquis R, eds. Cultural Competence in Health Education and Health Promotion. 2nd ed. San Francisco: Jossey–Bass; 2014:145–170.
50. Cruikshank M. Learning to Be Old: Gender, Culture and Aging. 3rd ed. Lanham, MD: Rowan & Littlefield; 2013.
51. De Meante B. Why Mexicans Think & Behave the Way They Do!: The Cultural Factors that Created the Character & Personality of the Mexican People. Blaine, WA: Phoenix; 2009.
52. Meng Y, Rahman T, Pickett M, et al. Health and Health Behaviors of Japanese Americans in California: A Sign of Things to Come for Aging Americans? Los Angeles, CA: UCLA Center for Health Policy Research; 2015.

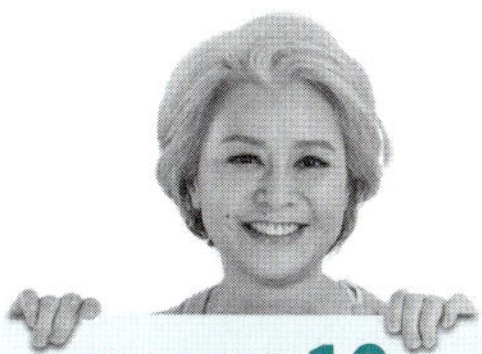

CHAPTER 10

노인 대상 치료의 윤리적 측면

Ethical Aspects in the Work with Elders

LEA C. BRANDT

(PREVIOUS CONTRIBUTIONS FROM KATE BROWN AND CAROL SCHWOPE)

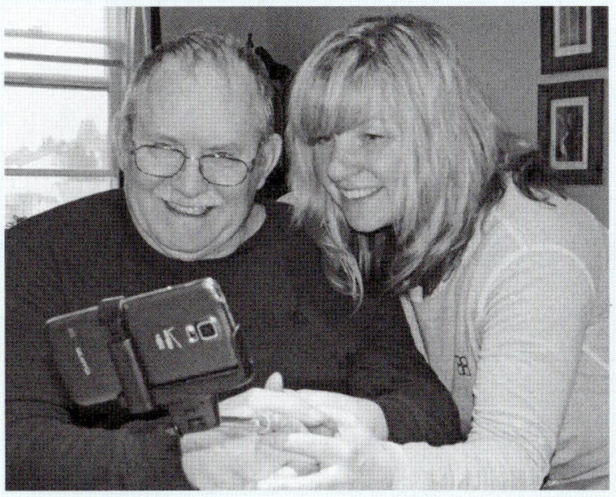

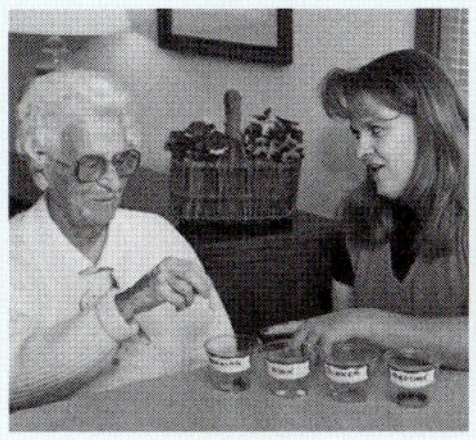

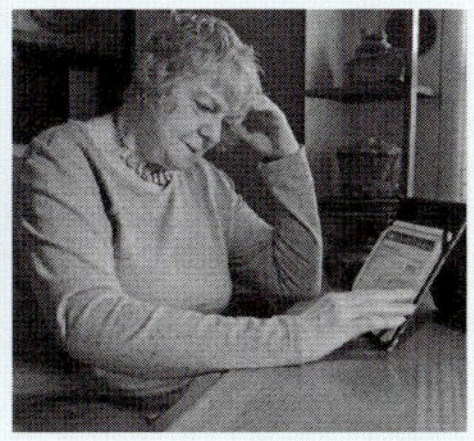

핵심용어

자율성 존중 Respect for autonomy

정보에 입각한 동의 Informed consent

윤리적 딜레마 Ethical dilemma

윤리적 고민 Ethical distress

분배 정의 Distributive justice

최소제한환경 Least restrictive environment

이익 Benefits

고민 Burdens

윤리위원회 Ethics committee

비밀보장 Confidentiality

공감적 관계 Empathetic relationships

의료정보보호법 Health Insurance Portability and Accountability (HIPAA)

사전 지시서 Advance directives

호각 불기(내부고발) Whistle-blowing

미국작업치료협회윤리위원회 American Occupational Therapy Association (AOTA) Ethics Commission (EC)

작업치료인증국가위원회 National Board for Certification in Occupational Therapy (NBCOT)

국가조정위원회 State regulatory boards

학습목표

1. 윤리적 고찰단계를 토의한다.
2. 윤리적 언어에 익숙해진다.
3. 윤리적 기준과 법적 기준의 차이를 구분한다.
4. 개인적 · 전문적인 윤리적 수행을 재확인하고 설명한다.

Alysia, Kelli, Marc는 몇 년 전에 같은 작업치료 과정을 이수한 친구들이다. 그들은 각자의 일터에서 겪었던 윤리적 갈등에 대해 의논하기 위해 모였다. Kelli는 장기요양시설에서 일하고 있고, Alysia는 정신병원에서 일하고 있으며, Marc는 재활클리닉에서 일하고 있다. 최근 Marc의 업무는 가정관리로 확대되어 클리닉뿐만 아니라 집에서도 클라이언트를 만나기 시작했다.

이 장에서는 3명의 보조작업치료사가 복잡한 업무환경에서 나타나는 다양한 윤리적 문제에 대해 토의한다. 이 토론에는 학생과 임상가들이 도덕적인 문제에 대처할 수 있는 윤리적 고찰의 여러 단계가 포함되어 있다. 이러한 윤리적 고찰의 일부는 윤리와 윤리기준에 대한 작업치료규정(Occupational Therapy Code of Ethics and Ethics Standards)에 나타나 있다.[1] 전문적인 실행을 돕는 다른 윤리적 논의도 이 장에 소개되어 있다. 저자는 보조작업치료사들이 노인과 일할 때의 윤리적 의무를 재확인하고 설명하며, 작업치료의 모든 분야에서 윤리적 갈등에 부딪히는 것은 피할 수 없는 일이라는 사실을 이해하기를 희망한다. 그러므로 윤리적인 결정을 내리는 기술을 익히는 것은 임상적인 추론기술을 계속해서 개발하는 것만큼이나 중요하다.

개요: 윤리와 노인 치료

건강관리 환경은 과도한 지출에 대한 우려 및 치료비용과 건강의 상관관계 부족 등의 이유로 큰 변화를 겪고 있다. 작업치료는 특히 적은 자원으로 더 많은 일을 해야 한다는 압박을 받고 있다. 어떻게 보면 이러한 압박은 작업치료 수행에 긍정적인 공헌을 하고 있다. 예를 들면, 건강관리 예산 집행에 주의가 쏠리기 때문에 작업치료사는 어떤 치료법을 무슨 근거로 적용할 것인지에 대해 더욱 숙고하게 되었다. 다른 보건전문직과 마찬가지로 작업치료 중재도 진화하는 의료기술에 영향을 받는다. 관절 대체와 같은 새로운 기술이 의학적 결과를 향상시키고, 생명을 유지시킬 수 있는 다른 기술도 등장하면서 클라이언트, 임상가, 사회는 미처 답을 준비하지 못한 복잡한 질문에 맞닥뜨리게 되었다. 영구적인 식물인간 상태의 환자에게 인공적으로 식사를 제공하는 것이 윤리적인가 하는 것이 그 대표적인 예이다. 또 다른 윤리에 관련된 질문은 모든 사람이 평등하게 건강관리시스템에 접근할 수 있느냐이다.

비용 조절 전략은 치료사에게 윤리적인 도전이 된다. 전통적으로 보조관리 전문가는 클라이언트의 필요에 기반한 서비스를 제공하였다. 그러나 점차 재정적인 제한이 전문가들의 이러한 수행에 부담을 주고 있다. 예를 들면, 종종 환자가 방문하는 횟수를 세어서 지불하는 제삼자 지불 방식은 특정 상태에서 받게 되는데, 그 횟수가 항상 임상적으로 필요한 양은 아니다. 만일 실행자가 할당된 양보다 더 많은 방문을 요구한다면, 클라이언트가 부가적으로 발생하는 비용을 직접 지불해야 하고, 재정적인 부담이 증가할 수 있다. 또 다른 비용 관련 윤리 문제는 보험 청구를 위해 불필요한 문서를 만들고 조작하여 불필요한 치료를 하는 경우이다. 조작된 문서는 문제를 과장하고, 진단을 바꾸고, 클라이언트가 할 수 있는 것 이상의 진전을 언급한다. 실제로는 사기임이 드러나면 그런 행위에는 법적 · 윤리적 처벌이 따르게 된다.

종종 비용 조절 문제 때문에 많은 클라이언트를 적은 수의 직원이 치료하는 일이 생긴다. 이것은 충분히 숙련되지 못한 부적절한 관리나 치료방법을 사용하는 보조작업치료사를 양산하고, 보조작업치료사는 전문적인 수행 기준에서 윤리적인 의혹을 사게 된다.

수행의 임상적 · 재정적 환경에 더해, 특별한 윤리적 문제는 노인을 치료하는 보조작업치료사에게 나타나게 되었다. 노인들은 넓은 범위의 건강관리가 필요하고, 그들의 작업적인 목표는 다양하다. 그러므로 노인들에게는 개별적인 중재 계획이 필요하고 치료사는 자원, 실행환경의 제한, 클라이언트의 배경에 맞춘 특별한 도덕적 민감성을 갖추어야 한다.

건강관리에서 윤리적 결정을 하게 되는 경우를 생각하면 미국에서는 일반적으로 클라이언트의 자율성을 매우 중요시하기 때문에, 대부분의 사람은 성인이면 건강관리에 대한 최우선적인 결정권자는 자신이어야 한다고 믿는다. 건강관리 환경에서 자율권은 자신의 치료계획과 중재에 대해 스스로 결정하는 성인의 권리다. 클라이언트는 임상적으로 최상의 회복에 대해 결정할 수 있는 정보를 지속적으로 제공받아야 하고, 치료사는 중재의 효율 면에서 장점과 단점에 대해 효과적으로 의사소통해야 한다. 진정한 정보에 입각한 동의는 전적으로 클라이언트의 자율권에 대한 존중과 나타날 수 있는 결과에 대해 효과적으로 소통하는 임상가의 능력에 달려 있다.

실무자들이 고지에 입각한 동의서의 서명에만 집중하는 경우, 법적 기준을 유지할 수는 있지만 자율성에 대한 윤리적 의도를 준수하지 않을 수도 있다. 클라이언트의 자율적 선택을 지원하기 위해 보건관리 전문가는 고객이 동의하거나 거절하는 절차를 이해하는 데 도움이 되는 공유 의사결정 과정에 참여해야 한다. 공유 의사결정은 클라이언트와 임상의가 모두 필수적인 역할을 한다는 생각을 기반으로 한다. 클라이언트는 자신의 가치와 선호도를 알고 있고 실무자는 임상 지식을 갖추고 있다.[2] 특히 치료 과정에 부정적인 요소나 위험이 있을 경우에는 더욱 이러한 절차가 필요하다. 그 과정은 위험과 장점을 전달하는 것 이상의 의미가 있다. 위험과 장점을 전달하는 것 외에도, 실무자와 고객은 고객의 개인적 가치에 따라 최선의 결정을 내리는 것에 대해 대화에 참여해야 한다. 클라이언트는 자율권이 있기 때문에 이러한 정보를 얻고 나서 치료를 수락하거나 거절할 자유가 있다. 그러나 임상적으로 표시되지 않는 개입 제공은 클라이언트의 자율성에 대한 존중에 포함되지 않는다. 의학적 정보가 제공되지 않은 중재도 실행되어서는 안 된다. 클라이언트가 근거 기반 실행에 기반을 두지 않은 중재를 요구할 때 왜 그 중재를 제공할 수 없는지, 중재의 단점이 장점에 비해 큰 이유가 무엇인지 설명하는 것도 치료사의 의무다.

클라이언트의 자율권은 노인에게 어떤 변화를 주는가? 기능과 생각 면에서 노인의 독립성 수준은 다양하며, 그것은 자율적인 의사결정 능력 수준도 다양하다는 것을 의미한다. 어떤 노인들은 자신의 이익을 위한 결정을 더 이상 내릴 수 없다. 많은 경우, 그들이 문제를 가지고 있는 영역과 의사결정 결과도 불명확하다. 이처럼 결정을 내리는 능력이 불분명한 상태를 보통 '감소한 능력(diminished capacity)'이라고 한다. 물론 신체적 독립의 감소가 항상 정신적 의존을 의미하지는 않는다. 보조작업치료사는 신체적 독립성을 대부분 잃어버린 클라이언트라고 할지라도 여전히 결정할 수 있는 능력을 가지고 있을 수 있다는 것을 명심해야 한다.

그리고 노인들은 어떤 상황에서는 스스로 결정을 내릴 능력이 있지만 다른 상황에서는 그렇지 못할 수도 있다. 이렇게 의사결정 능력이 상황에 따라 다르므로 치료 중에 계속 재평가해야 한다. 보호자는 노인들이 신체적·정신적 상태 때문에 의사결정 능력에 변화가 생겨도 이를 존중할 필요가 있다. 알츠하이머병, 파킨슨병, 뇌혈관사고 환자도 정신이 완전히 명료한 시간이 하루에 1번은 있을 것이다. 노인들이 다른 종류의 의사결정 수행에 반응하는 능력도 다양하다. 예를 들면, 요양시설에서 무엇을 먹을지 결정할 수 있는 정신적 능력이 있는 거주자가 의료 절차의 위험과 장점을 독립적으로 평가하고 균형을 맞출 능력은 없을 수 있다. 반대로, 거주자가 독립적으로 의학적 결정을 내릴 능력이 없다고 해서 일상생활이나 활동에 관한 일상적인 결정을 내릴 권리를 빼앗겨서는 안 된다. 의사결정 능력 수준은 의사결정 과제, 환경 그리고 클라이언트의 정신적·감정적인 상태에 따라 달라진다.

박스 10.1 윤리적 고려 단계

> **인식:** 무슨 일이 일어나고 있는가?
>
> **반영:** 무슨 일이 일어날 것이라고 생각하는가?
>
> **지지:** 나는 누구에게 도움을 청해야 하는가?
>
> **행동:** 나는 무엇을 할 수 있는가?

클라이언트의 의사결정은 보조작업치료사가 알아야 할 많은 윤리적 문제 중 하나일 뿐이다. Marc, Alizia, Kelli까지 3명의 보조작업치료사가 설명하는 상황을 통해, 이 장에서는 다른 많은 문제가 제시될 것이다. 또한 윤리적 문제를 해결하는 4단계를 조직화할 것이다(박스 10.1). 각 단계는 3명의 친구들이 경험한 특별한 환자의 사례를 이용하여 설명하였다.

인식: 무슨 일이 일어나고 있는가

윤리적 문제에 접근하는 첫 번째 단계는 무슨 일이 일어나고 있는지 이해하는 것이다. 이것은 처음에는 명확하게 보이지만, 실제로 그 상황은 제법 복잡하기 때문에 보조작업치료사는 행동을 취하기 전에 많은 요소를 고려해야 한다. 종종 실무자들은 본질을 임상적인 문제로 보고, 처음에는 근본적인 윤리 문제를 묻거나 이해하지 않는다. 다른 의료기관과 마찬가지로 보조작업치료사가 윤리적 질문을 하지 않을 경우 작업치료가 임상적으로 실행될 수는 있지만, 윤리적으로 문제가 있는 결정에 도달할 수 있다.

어떤 종류의 윤리적 문제가 있는가

보조작업치료사에게는 그들이 직면한 문제가 무엇인지를 이해하는 것이 도움이 될 것이다. 임상윤리학자들은 흔히 윤리적 문제를 윤리적 딜레마와 고민, 2가지 문제로 구별한다.[3] 윤리적 딜레마는 활동 시 윤리적으로 정당한 선택사항이 2가지 이상 존재하는 상황을 말한다. 그러나 실상 보조작업치료사는 선택을 할 때마다 어떤 가치와 타협해야 한다. 윤리적 고민은 보조작업치료사가 클라이언트의 이익을 위해 취할 수 있는 활동 과정을 알고 있지만 무언가 부자연스러워 그렇게 할 수 없는 경우이다. 장애물은 종종 보조작업치료사보다 제도적인 권위를 가진 사람들에 의해 생기며 어떤 상황은 윤리적 딜레마와 고충을 만든다. 부족한 자원을 분배하는 문제가 종종 이 2가지 유형의 윤리적 문제를 초래한다. 분배 정의 문제는 가치 있는 무언가가 충분치 않을 때 나타난다. 보조작업치료사는 정당한 방법이나 윤리적인 언어로, 즉 '공정한' 방법으로 일이나 서비스를 분배해야 한다(박스 10.2).

박스 10.2 윤리적 문제의 예

윤리적 딜레마

Kelli는 장기요양시설에서 일하고 있다. 뇌혈관사고를 겪은 대상자가 Kelli에게 손의 미세운동 기능이 회복될 것인지 여부에 대해 물어보았다. 만일 Kelli가 그녀에게 그 기능이 모두 회복되지 않을 것이라고 말하면, 대상자는 심한 우울증에 빠질 것이다. 만일 Kelli가 대상자의 예후에 대해 충분히 이야기하지 않는다면 아마도 어떻게든 알아낼 방법을 찾을 것이고, Kelli에 대한 신뢰는 떨어질 것이다.

- Kelli가 취할 수 있는 행동 2가지는 무엇인가?
- 각각의 행동을 취할 때 절충해야 하는 가치는 무엇인가?

윤리적 고민

Alysia는 정신병원에서 근무하고 있다. 그녀는 방금 대상자가 내일 퇴원한다는 것을 알았다. 그녀는 그가 혼자 살고 있으며 약물복용을 적절하게 조절할 수 없을 것임을 알고 있다. Alysia는 이의를 제기했지만, 그녀의 관리자는 대상자의 보험이 종결되었기 때문에 퇴원하는 방법밖에는 없다고 말한다.

- 대상자를 퇴원시키는 것이 윤리적으로 잘못된 것인가? 그 이유는 무엇인가?
- Alysia가 퇴원에 이의를 제기할 때 직면한 장벽은 무엇인가?

윤리적 딜레마와 윤리적 고민: 정의의 분배

Marc는 재활클리닉에서 근무하고 있지만 대상자의 가정에서도 그들을 만나기 시작했다. Marc의 대상자 중 한 명은 보험회사의 명확한 지불 지침서를 동반한 재활 프로그램 대상자로 의뢰되었다. 이 보험에는 어떤 종류의 도구에도 지불상환이 없다. 이 대상자는 손목 지지 보조기(부목)가 필요하지만, 그것은 보험회사에서 상환해 주지 않는 도구이다.

- Marc는 지불제한지침 때문에 그 보조기(부목)의 필요성을 무시해야 하는가?
- 보조작업치료사로서 당신은 분배 정의 측면에서 문제를 제기할 수 있는 건강관리의 단점을 최소한 3가지 이상 지적할 수 있는가?

누가 포함되는가

포함되는 개인에 대한 질문은 윤리적 문제에 접근할 때 고려해야 한다. 보통 보조작업치료사 그리고 더 흔하게는 클라이언트가 포함된다. 그리고 보조작업치료사가 직면하는 윤리적 문제의 이해관계에 포함되는 또 다른 사람들이 있다. 클라이언트의 가족들이 종종 의학적인 결정에 참여하고 그러한 경우 보조작업치료사는 윤리적 딜레마에 빠질 수 있다. 누가 포함되는지를 아는 것만으로는 충분하지 않다. 보조작업치료사는 제안되는 과정의 활동에 대한 일치와 불일치의 영역을 예견하기 위해 그들의 믿음과 가치 및 성향을 연구해야 한다.

예를 들면, Marc는 가정관리를 받고 있는 클라이언트 중 한 명인 Ted의 가족에게서 장기요양시설로 옮기는 것에 대한 도움을 요청받았다. 이 클라이언트는 집을 나가 헤매고 돌아다녀서 몇 시간씩 길을 잃기도 했다. 클라이언트는 스스로의 독립에 가치를 두고 있기 때문에 기관으로 옮기는 것에 저항할 것을 알고 있다. 그러나 Marc는 그 클라이언트가 위험에 빠질 수 있다는 것을 알고 있다. Marc는 우선 클라이언트의 의사결정 능력에 대해 자문해 보아야 한다. 클라이언트가 길을 헤매고 다니는 것이 그의 능력이 부족함을 시사하는가? Marc와 가족들이 그것이 잘못된 혹은 안전하지 못한 선택이라고 생각해도 클라이언트에게는 자신의 집에 머무를 권리가 있을까? 클라이언트의 결정을 존중하는 것이 위험한 결과를 초래할 수 있기 때문에 이 질문에 답하기가 어려운 것이다. 그러나 우리가 동의하지 않아도 클라이언트의 의견을 존중해야 한다. 클라이언트의 바람을 존중해야 할 만한 사례가 되는가? 결정할 때 필요하고 중요한 질문은 무엇인가? 클라이언트의 가족들은 그들이 사랑하는 사람을 위해 결정할 권리가 있는가? 클라이언트의 자율권을 제외한다면 Marc는 무엇에 가치를 두어야 하는가? Marc와 함께 가족, 클라이언트 등 누가 결정에 참여할 것인가?

어떠한 법률과 제도적인 규정이 적용되는가

법률과 도덕 간에는 뚜렷한 차이가 존재한다. 도덕적으로 최선인 선택을 하기 위해 윤리가 있는 데 비해, 법률은 정의의 원리로서 옳고 그름에 대해 가치를 둔다.[4] 도덕성은 법률보다 더 고차원적인 기준을 제공한다. 분명히 인류 역사에는 도덕적으로 문제가 있는 법률이 있거나, 도덕적인 기준이 법에 의해 인정받지 못하는 경우가 있었다. 또한, 도덕적 요구사항이 아닌 사회적 과정에 초점을 맞춘 법률도 있다. 예를 들면, 누군가에게 신호등이 빨간불일 때 멈추도록 요구하는 것은 그 자체가 윤리적으로 의무적인 것이 아니라, 시민들을 안전하게 지키기 위한 것이다. 종종 법률과 관례적인 규정 모두가 윤리적 문제에 직면한 보조작업치료사의 역할을 명료화하도록 도와주기도 한다. 미국의 경우 몇몇 법률은 연방법으로서 모든 주에서 적용될 수 있지만, 어떤 법률은 특정 주의 관할권 내에서만 적용된다. 많은 기관에서는 특수한 법적인 문제에 대답할 수 있는 법률 상담가를 두고 있다. 보통 기관은 스태프, 클라이언트, 관리자들에게 적용되는 역할에 대한 지침과 규정을 가지고 있다. 보조작업치료사는 치료 시 법과 규정에 대해 알고 전문가 윤리규정에 맞춰 적용할 책임이 있다.[1]

윤리적인 실행을 좌우하는 법의 영향력은 Alysia가 일하는 정신병원에서 환자에게 제지를 가한 사례로 설명할 수 있다. Alysia의 클라이언트는 68세의 여성노인으로 조절되지 않는 충동성 행동 때문에 긴급 관리를 위해 정신병원에 입원하였다. 그 클라이언트의 차트 진단명은 '축 I 정신분열정동 양극성 타입, 축 III 신경과민, 고혈압, 퇴행성관절질환, 만성폐쇄성폐질환, 만성변비, 두부손상(9단계: 더 이상 자세한 사항 없음)'으로 기록되어 있다. 직원들은 이 클라이언트를 좋아하지 않았다. 그들은 주로 그녀의 행동을 난폭한 성격 때문인 것으로 생각했다. 그녀는 다른 환자와 직원들을 모욕적인 이름으로 불렀다. 그녀는 그들이 자신을 함부로 대한다는 거짓말을 하기도 했다. 가끔 자신이 걸을 수 없기 때문에 휠체어를 사용해야 한다고 주장하거나 일부러 휠체어에서 떨어지기도 했다. 한 직원은 그녀의 안전을 위해 의자에만 앉아 있게 할 것을 제안했다.

이 경우를 Alysia가 친구들과 함께 의논했을 때 Kelli는 그 클라이언트가 메디케어의 대상이 된다는 것을 지적했다. 정신병원 직원들은 법적으로 요양원 직원과 같이 1987년에 제정된 포괄예산조정법(Omnibus Budget Reconciliation Act, OBRA)을 따라야 한다는 점도 이야기했다. Kelli는 연방정부의 법령이 건강관리 제공자들에게 최소한으로 제한된 환경 내에서 클라이언트의 안전을 보장할 것을 요구한다고 설명했다. Alysia는 환자에게 주어진 제한은 안전을 보장하기 위해서라기보다는 처벌로 사용된 것이 아니냐는 의문을 제기했지만 OBRA가 정신과에도 적용되는지는 확신하지 못했다. 그러자 Marc가 "어떤 법이 적용되든지 간에 가장 윤리적인 선택을 해야 하지 않을까?"라고 물었다. 나머지 2명은 최소한으로 제한된 환경이 가장 윤리적인 선택임에 동의했지만, OBRA가 정신병원에 어떻게 적용되는지를 알고 싶어 했다. 3명의 친구들은 이 환자를 위해 최소의 제한적 환경을 구성하는 데 작업치료가 어떤 도움이 될 수 있을 것인지, OBRA 지침에 따르면 누구에게 연락을 취해야 할 것인지 생각했다. "결국은 말이야." Marc가 말했다. "클라이언트가 다른 사람을 해치지 않는 한, 별로 달갑지 않은 클라이언트한테도 선택의 권리와 자유는 있어."라고 말했다. 이러한 사례는 법과 윤리가 어떻게 특정 행동을 지지하는지를 보여 주는 동시에 법과 윤리적인 기준을 적용하는 데는 차이가 있음을 보여 준다. 어떤 것이 올바른 결정인지 의심스러울 때는 전문가가 신중하게 선택한 것이 가장 윤리적인 방법이다. 작업치료사는 항상 윤리적인 치료를 제공해야 한다. 이러한 치료는 법적인 요구보다도 높은 기준이 적용되는 경우가 많다. Marc, Alysia, Kelli는 윤리적인 기준과 법적인 기준 사이에 갈등이 생기는 상황이 있는지 생각해 보았다. 이러한 갈등에 직면했을 때 보조작업치료사는 어떻게 해야 할까?

많은 규제와 의료법들은 환자의 사생활을 보호하고 환자의 자기 결정권을 지원하기 위해 제정되었다. 특히 환자의 권리를 침해한 사례에 대해서는 비밀유지 및 사전지시 관련 법률이 채택되었다. 이러한 건강관리 치료 제공의 법적 측면은 노인들과 일할 때 특히 복잡하다.

1976년 뉴저지 대법원은 'Karen Anne Quinlan 사건'을 판결했다. Quinlan 부인은 신경안정제를 먹고 알코올 음료를 마신 저녁 이후 혼수상태에 빠졌다. 그녀의 부모는 그녀가 회복될 가능성이 적기 때문에 인공호흡기를 뗄 것을 요청했다. 군검찰은 생명유지 조치가 제거될 경우 살인혐의를 적용하겠다며 위협했다. 결국 뉴저지 대법원은 부모들의 손을 들어주었고, Quinlan의 아버지가 그녀를 대신해서 의사결정을 내리도록 허락했다. 처음에는 이 사건이 작업치료와 관련이 있는 것으로 보이지 않았지만, 법원의 판결은 의료 결정을 내리는 방식을 형성했다. 이 선례에 따라 환자 대신 발언할 수 있는 유효한 대리 의사결정자의 능력뿐만 아니라 최초로 살아있는 의사결정자가 법률을 제정할 수 있게 되었다. 캘리포니아는 "회생의 희망이 없다면 생명을 연장하기 위해 숭고한 조치를 취할 필요가 없다는 성명서에 서명하는 것을 허용하는 법률"을 제정했다(p.68).[4] 이러한 유형의 법률은 죽어가는 과정을 연장하기 위해 의료 기술을 활용하는 법적 사례(종종 죽을 권리 사례라고도 함)에 대응하여 계속 확산되었다. 1990년에는 사전 지시서를 작성할 권리를 포함한 의사결정권에 대한 환자의 이해를 증진하기 위해 환자자기결정법이 제정되었다.

"사전 지시서"는 의료에 대한 생계 의지, 의료 지침 및 강력한 위임장(Durable Powers of Attorney, DPOA)과 같은 임상 결정 전에 작성된 문서에 적용되는 일반적인 용어이다. 사전 지시는 의사결정 능력을 상실하기 전에 환자가 작성한 문서화된 구두 지시에도 적용될 수 있다. 일반적으로 사전 지시는 환자가 의사결정 능력 및/또는 의사소통 능력을 상실하기 전에 의료 의사결정과 관련된 바람을 전달할 수 있도록 한다. 의료지침은 어떤 중재나 치료가 너무 부담스러운지에 대한 구체적인 지침을 제공하는 경우가 많다. DPOA를 지정하면 환자가 더 이상 자신을 대변할 수 없을 때 자신의 의사를 가장 잘 전달할 수 있는 사람을 식별할 수 있다.

사전 지시서를 지지하는 법안이 수십 년 동안 시행되어 왔지만, 이 법을 제정한 것은 소수의 미국인들이다. 공식적인 문서화가 부족한 것 외에도, 임상 실무에서 사전 서면 지침을 따르려고 할 때 많은 장벽이 존재한다. 이는 종종 사람들이 법적 기준만 따라서 이러한 문서를 만들고 그들의 의도에 관해 잠재적인 의료 의사결정권자와 대화하지 않기 때문이다.

Kelli의 클라이언트인 Betty는 넘어져서 엉덩관절이 부러진 후 독립심을 기르기 위해 노력하고 있다. Betty의 치료가 처음 시작될 때, 딸 Irina는 엄마와 약 8마일(13km) 거리에 매우 가깝게 살고 있었다. Irina는 작업치료에 쉽게 참여할 수 있으며, 가족 훈련을 위해 요청되었을 때 제공된 중재 조치를 돕는다. Janice는 Betty의 장녀로 그 나라의 반대편에 살고 있다. Betty는 Janice를 높이 평가하지만, 그들의 연락은 지리적 거리로 인해 매월 2번의 전화 통화로 제한된다. Betty는 종종 Janice를 "자신의 직업을 현명하게 선택한 아이"라고 말하며, 건강관리는 정말 훌륭한 분야이고 마사지 치료사로서 그녀가 인간의 몸을 정말 잘 이해하고 있다고 말한다. 병원에 입원하고 며칠 후, Janice가 Betty의 상태를 확인하기 위해 비행기를 타고 방문한다. Kelli가 작업치료를 위해 Betty의 방에 들어갔을 때 Janice는 말했다. "작업치료는 너무 시끄러워요. 엄마가 퇴원하기만 하면 Irina의 집에서 가족들이 엄마를 돌볼 수 있어요. 저는 엄마의 지속적인 위임권을 가지고 있기 때문에 작업치료와 이 시설에서 퇴원시키는 것이 저의 결정입니다. 월요일에 열리는 팀 회의에서 이 같은 결정을 전달할게요." 그러자 Betty는 고개를 가로저으며 이렇게 말했다. "Janice, 네가 건강관리 경험이 있기 때문에 너를 DPOA로 만들었지만, 네 여동생 Irina가 결정을 내려야 할 사람이야."

Kelli는 너무 불편해서 방을 비운 뒤 Marc, Alysia와 교대하고 월요일에 팀을 후속 조치할 계획이다. Marc는 동료들에게 "Betty가 치료를 받고 나아지고 있다면, 그녀의 DPOA가 해로운 결정을 내릴 수 있을까?"라고 물었다. Alysia는 "Betty가 여전히 의사결정 능력을 가지고 있는 한, 나는 Janice가 어떤 결정을 내릴 권한이 있다고 생각하지 않아."라고 대답했다. Kelli는 "Betty가 의사결정 능력을 가지고 있다고 생각하지만, 미래에 능력을 잃는다면 Janice가 결정을 내릴 법적 권한을 갖게 될 것이고, 그녀가 최고의 대리 의사결정권자가 될 것 같지는 않기 때문에 가장 걱정돼."라고 대답했다. 그러고 나서 Alysia는 Kelli에게 앞으로 어떻게 할 것인지 물었다. Kelli는 "나는 이 사건과 관련된 모든 법적 문제를 해결하기는 힘들지만, 월요일 아침 팀 회의 전에 사회복지사와 행정관들에게 무엇을 해야 할지에 대해 반드시 먼저 말할 거야. 내가 보조작업치료사로서 Betty의 권리와 DPOA 절차가 어떻게 작동하는지에 대해 이야기할 최적의 인물은 아니지만, Betty가 최상의 관리, 특히 지속적인 작업치료서비스의 혜택을 받지 못하게 하는 조건을 해결하는 것이 내 윤리적 의무야."

이상의 사례에서 설명한 바와 같이, 보조작업치료사를 포함한 의료전문가는 클라이언트의 최선의 이익이나 가치에 부합하지 않는 것으로 보이는 결정을 위해 법률 문서를 임의로 준수해서는 안 된다. 이해 상충이 있을 때는 질문을 하는 것이 윤리적으로 뒷받침된다. 경우에 따라서는 대리인이나 서류의 법적 권한에 의문을 제기하는 것을 의미할 수도 있다. 질문을 하면 절차가 지연될 수 있지만, 고객의 바람과 의사결정 간의 일치성을 최적화하기 위한 실사 또한 촉진된다.

어느 시점에서 의사결정 능력을 보유하고 있는 노인 클라이언트에 대한 최선의 관심은 대체 판정 기준을 적용하는 것이다. 이것은 일반적으로 최근에 의사결정 능력을 잃었거나 감소된 것으로 보이는 노인들과 함께 일하는 경우에 해당된다. 사전 지시가 있든 없든, 건강관리 제공자는 의사결정 능력을 상실한 환자에 대한 결정을 이행하려고 할 때 대체 판정 기준을 준수하도록 노력해야 한다. 이 기준에는 수용능력이 저하된 경우 노인을 최대한 참여시키고, 가족과 대화를 나누거나, 노인이 스스로 원하는 것을 결정하기 위해 자신의 삶을 되돌아보는 것이 포함된다. 가족과의 대화는 또한 건강관리 팀에게 가족의 동기부여에 대한 통찰력을 줄 것이다.

보조작업치료사로서 법적 제약 때문에 노인에게 옳은 일을 할 수 없다고 느끼는 임상의 상황을 탐색하는 것은 어려울 수 있다. 그러한 제약은 종종 법에 대한 이해 부족으로 인한 것이다. 다른 팀 구성원, 연장자 및/또는 가족과의 대화를 통해 갈등이 해결될 수도 있다. 대화의 목적이 노인을 위한 최상의 치료 과정을 식별하는 것이라면, 실무자들은 최선의 치료 계획을 정의하는 데 도움을 줄 수 있는 이해 당사자를 데려오는 데 윤리적 지지를 받는다. 물론 기밀은 존중되어야 하지만, 그것이 노인들을 돌보는 데 장해물이 되어서는 안 된다.

의료 종사자들은 기밀성 관련 법률, 특히 의료정보보호법(Health Insurance Portability and Accountability Act, HIPAA)을 의사소통의 장애물로 꼽기도 한다. HIPAA는 환자의 사생활정보, 기밀 및 비밀보호를 보장하기 위해 1996년에 제정되었다.[4] 실제로 HIPAA는 기밀 유지와 관련된 절차를 크게 개선했다. HIPAA의 산물로 언급된 이러한 통신 장벽은 제공자가 절차를 명확히 하고 고객의 요구를 해결하기 위해 진정으로 노력한다면 종종 해결될 수 있다. HIPAA에 따르면, 환자를 효과적으로 치료하기 위해 정보가 필요할 때 보호되는 건강 정보(PHI)를 공유할 수 있다. 치료 결정을 내리는 데 있어 고객 중심 상태를 유지하는 것이 윤리적으로 요구된다. 작업치료 실무자는 법률의 매개 변수를 이해하면서 고객을 위해 해야 할 올바른 일에 집중함으로써 최소한의 법적 위험을 감수하고 모범적으로 사례에 참여할 수 있다.

그들의 토론에서, Marc는 처음에 노인의 급성 병원 체류를 통해 작업치료 기록을 볼 수 없었던 경험이 있었다고 말했다. 노인이 병원에서 치료를 받으면 외래환자 클리닉에서 그의 치료 계획을 알려줄 것이지만, 병원은 처음에 HIPAA 위반이 될 수 있다는 이유로 수술 기록지를 보내는 것을 거부했다. Marc는 이것이 정확하지 않을 수 있다는 것을 알았고, 병원 관리자와 함께 일하는 법률 고문에게 연락하면서 이 노인을 효과적으로 치료하기 위해 필요한 기록에 접근할 수 있었다. 그는 또한 자신의 경험으로 볼 때, 노인을 위해 옳은 일을 하는 것은 대개 법에 위배되는 것이 아니며, 옳은 일을 하는 것이 업무와 관련된 소송 상황에서는 최고의 법적 보호를 받을 수 있는 선택이라고 말했다.

미국 작업치료협회가 제시하는 윤리규정은 무엇인가

1966년에 Eleanor Clarke Slagle 강의에서 Elizabeth Yerxa[5]는 "여러분이 전문가라는 개념에 대하여 생각할 때 떠올리는 그림은 무엇입니까? 항상 하얗고 깨끗한 신발을 신은 사람의 모습이나, 인체 근육에 대해 거침없이 말할 수 있는 사람, 정신과 의사와 함께 프로이트의 이론에 대해 토론할 수 있는 사람의 모습을 생각합니까? 아닙니다. 전문가 의식은 외형이나 지식보다 더 중요한 것을 필요로 합니다. 우리는 이 현실적인 필요 요건을 충족시킬 수 있어야 합니다. 이는 자신의 길을 걷는 것을 의미

합니다. 즉, 철학을 가지고 그것을 기반으로 행동하는 것입니다."라고 강연회에서 말하였다(p.1).

작업치료 윤리규정은 치료 시 전문 의식을 유지하기 위해 필요한 철학과 실행을 제공한다.[1] 예를 들면, 윤리규정에서 작업치료사는 클라이언트의 권리와 기대와 복지를 고려해야 한다. 작업치료사는 유능해야 하고, 작업치료사에게 법과 규정을 제공하는 것을 동의해야 하고, 그들이 제공하는 서비스에 대해 정확한 정보를 제공해야 한다. 마지막으로 작업치료사는 공정해야 하고, 분별력이 있어야 하며, 다른 전문가와 동료들에게 성실해야 한다.

작업치료 윤리규정은 행동의 기준선만 안내하는 것이 아니라 규정을 따르지 않았을 때 가해지는 제재도 제시한다. 이러한 제재는 윤리규정의 실행 부문에 명시되어 있다.[6] 윤리규정의 원리는 흔히 지역(local) 법, 주(state) 법, 연방(federal) 법에서도 찾아볼 수 있다.

작업치료 윤리규정과 관련된 윤리적인 기준은 작업치료의 모든 영역에서 도덕적인 기준선을 제공한다. 그러나 이러한 실행의 기준선은 윤리적인 추론을 이해하고 적용하는 데 있어 하나의 지침일 뿐이다. 치료사는 법과 규정을 따라야 한다. 그들은 도덕적으로 행동하고 환자들에게 연민 어린 존중을 보이도록 노력해야 한다. 사실상 도덕적 실행, 전문가적 판단, 경제적 압박에 대한 인식, 증거 기반 실행은 모두 작업치료 과정과 연관되어 있다.[7] 윤리규정을 개발하는 기관인 AOTA 윤리위원회(ethics commission, EC)는 대중, 실무자 그리고 특히 AOTA의 회원들을 위해 많은 윤리 자료를 제공한다. 특히 EC는 AOTA의 웹사이트에서 이용할 수 있는 다중 윤리 자문 의견(AO)을 개발했다. 이 문서들은 윤리 규정을 다양한 사례와 삽화에 적용할 때 사용되는 체계적 과정에 초점을 맞춘 내용으로 실제로 일반적인 윤리적 문제를 검토한다. AO에 대한 검토는 일반적인 딜레마에 대응하여 윤리적 추론 기술을 개발하는 실무자들에게 도움이 될 수 있다. 또한, 윤리 자원[9]을 검토하여 AOTA에서 제공하는 지원에 대해 숙지할 수 있다.

나의 의견은 무엇인가

작업치료사는 주어진 사례에 대한 실무를 수행하기 전에 그들이 선택할 수 있는 도덕적 문제에 대한 대안을 알 필요가 있다. 일부 대안은 윤리적 · 법률적 또는 경우에 따라 논리적으로 지원되지 않을 수 있다. 작업치료사는 불법적이거나 윤리적으로 문제가 있는 동료, 노인 및/또는 가족에게 선택권을 주어서는 안 된다. 보조작업치료사와 작업치료사가 동의하지 않을 경우, 보조작업치료사는 또한 자신들이 타협된 위치에 있음을 발견할 수 있다. 적절한 대안을 식별하려면 보조작업치료사가 특정 작업 방식 설정 및 역할에서 사용 가능한 제약 조건 및 자원을 이해해야 한다. Marc, Alysia, Kelli는 그들 모두가 경험한 가장 어려운 윤리적 딜레마 중 하나는 노인을 위한 올바른 행동 방침에 대한 그들의 생각이 감독하는 작업치료사의 권고에 반할 때라는 데 동의한다. Alysia는 AOTA의 웹사이트[8]에서 제공되는 AO 중 하나가 작업치료사 및 보조작업치료사 제휴와 관련된 윤리적 문제를 전담하고 있음을 다른 사람들에게 알렸다.[10]

Alysia는 말했다. "저는 이런 의견들을 검토하는 것이 매우 도움이 된다는 것을 알았습니다. 이러한 사례는 매우 현실적이며, 윤리 규정을 사용하여 어떤 대안이 존재하는지와 어떤 행동 방침이 윤리적으로 지지되며 어떤 것이 지지되지 않는지를 결정하고 어떻게 사용될 수 있는지 보는 데 도움이 되었습니다."

의견: 나는 어떻게 되어야 한다고 생각하는가

보조작업치료사는 반드시 주어진 사례의 모든 사실 관계와 선택 사항을 인식한 후에 사례가 어떻게 진행되기를 원하는지 결정해야 하고, 자신의 입장을 설명할 수 있어야 한다. 첫 번째로, 보조작업치료사는 어떤 행동이 가장 잘못된 것처럼 보이는지, 혹은 옳은 것처럼 보이는지 결정해야 한다. 이 과정은 아마 강한 직감으로 시작될 것이다. 이러한 느낌에 대한 민감함은 반영적인 윤리적 실행의 중요한 요소다. 덧붙여 법적으로 정의된 보조작업치료사의 역할 또는 개인이 가진 종교의 교의가 치료사의 윤리적인 성향에 영향을 미칠 수 있다. 윤리적 반영은 감정과 가치에 대한 주의 깊고 비판적인 점검, 이득과 손해에 관한 합리적인 평가, 전문가로서의 책무에 대한 자각과 관련된다. 이러한 반영은 보조작업치료사가 클라이언트, 가족들과 함께 클라이언트의 바람과 동기에 대해 대화를 나눌 때 아주 효과적이다.

윤리적 고려에 있어 이 단계에서 보조작업치료사는 종종 문제에서 한 발 물러나 그들의 윤리적 의견과 수행을 반영해 보는 감정적, 심지어 물리적인 분리를 필요로 한다. 가끔 응급상황에서는 재빠른 반응이 요구된다. 그럼에도 임상윤리학자들은 응급상황에서 취할 행동을 선택하기 전에 동기와 선호에 대해 심각하게 고려해 보는 시간을 갖도록 충고한다. 치료사 각자는 자신의 추론방식에 가장 잘 맞는 개인적인 반영 수단을 찾아야 한다.

몇몇 건강관리 전문가는 신뢰할 만한 조언자 집단과 함께 문제에 대해 의논하여 해답을 찾는다. 다른 건강관리 전문가 동료들과 더불어 보조작업치료사가 어려운 갈등을 풀어 가는 데 있어 정식적인 치료 팀 협력자로서 작업치료사 감독이 포함되어야 한다. 그러한 집단은 이 장의 중심이 되는 보조작업치료사와 같은 비공식적인 집단이 될 수도 있고, 제도적 윤리위원회와 같은 공식적인 집단이 될 수도 있다. 윤리위원회는 전형적으로 건강관리 전문가, 생명윤리학자, 관리자, 법률 자문, 지역사회 대표자와 같은 다학문적(multidisciplinary) 집단으로 구성된다. 비공식 동료집단은 특별한 도덕적 딜레마에 접근하거나 이미 결정이 내려진 도덕적인 문제를 고찰하여 주의깊게 선택하는 데 도움을 줄 수 있다. 대부분의 경우에 이러한 단체에서 해결을 위한 권고를 해 주고, 이를 바탕으로 어떤 결정을 내릴지는 건강관리 팀에게 달려 있다.

도덕적인 문제에 대해 다른 사람들과 의논할 때, 보조작업치료사는 반드시 관련된 사람들의 비밀을 존중해야 한다. 보조작업치료사는 클라이언트에게 효과적인 중재를 제공하기 위한 불가피한 상황을 제외하고는 항상 클라이언트, 동료, 기관에 대한 정보가 드러나지 않도록 최선의 노력을 기울여야 한다. 클라이언트의 관리에 직접 상관이 없는 사람에게는 클라이언트의 이름을 노출시켜서는 안 된다. 기관이나 동료의 방침이나 행동에 관해 토론할 때도 그러한 신중함이 적용되어야 한다.

자유로운 글쓰기(free writing)는 윤리적인 반영에 사용되는 다른 도구다.[11] 자유로운 글쓰기는 언어, 철자, 문법에 신경 쓰지 않고 마음에 떠오르는 것을 무엇이든지 쓰는 것이다. 대개 그 연습은 10분으로 제한되어 있고 그 시간 동안 쓰는 것을 멈추어서는 안 된다. 핵심은 보통 글을 쓸 때 쉬는 시간 없이 자신이 갖는 미처 감지하지 못한 생각을 종이 위에 쏟아 붓는 것이다. 이 기법은 깊은 도덕적 감정을 일깨우는 데 유용하다. 이 기법을 사용하면 이전에 깨닫지 못한 의견이나 자신이 특정한 입장을 취하는 이유를 깨닫게 될 수도 있다. 자유로운 글쓰기 기법에 필요한 것은 보조작업치료사 자신이 스스로를 나타낼 수 있다는 믿음뿐이다.

2주 전에 Kelli는 그녀가 가장 좋아하는 클라이언트 중 한 명인 Henry 부인 때문에 곤란을 겪었다. Henry 부인은 뇌혈관사고를 겪은 후 기관에 온 지 3개월이 되었다. Kelli가 Henry 부인의 지구력과 앉은 자세에서 균형을 잡는 능력을 회복시키기 위해 최선을 다했음에도 Kelli의 관리자인 작업치료사는 더 이상 회복 가능성이 낮으므로 치료를 중단할 것을 권고했다. 그러나 Henry 부인의 가족은 Kelli에게 치료를 계속하기를 요청했다. 그들은 어머니가 자신에게 주어진 관심에 즐거워하고 있다고 확신했다. 또 작업치료를 받지 않으면 어머니가 희망을 잃고 건강이 이전보다 악화될 것을 걱정했다. Kelli는 그들에게 증명 가능한 치료상의 진전이 없으면 메디케어가 기관에 치료비를 상환하지 않을 것이라는 점을 설명했다. 그러자 가족들은 그들의 어머니에 대한 Kelli의 책임감에 호소하였고, 그녀에게 거짓으로 치료의 효과를 문서화할 수는 없는지 물었다. Kelli는 작업치료 중재에 대해 사실대로 문서화해야 하는 책임과 그녀가 치료하는 사람에 대한 성실성 사이에서 윤리적 딜레마에 직면했다. 그녀는 더 나은 결정을 위해 10분간의 자유로운 글쓰기를 하기로 결정했다(박스 10.3). 이후 놀랍게도 그녀는 자신의 윤리적 선호에 맞는 본인의 답을 찾아낼 수 있었다.

복지 전문가들은 종종 클라이언트와의 공감적인 관계에 있어 한계에 부딪히게 된다. 특히 장기 치료에서, 전문가와 작업대상자로서 심리적 거리의 두꺼운 벽을 뚫고 클라이언트와 관계를 맺는 것이 비현실적이고 불편하다고 느낄 수 있다. 반대로 클라이언트는 극단적으로 예를

박스 10.3 Kelli의 글

어디 보자. 1시 48분이니까 1시 58분까지 글을 쓰면 된다. 이 글을 쓰고 있다니 믿을 수가 없다. 내가 정말 바보 같이 느껴진다. 좋아, 좋아. 그러니까, 나는 H 부인을 위해 무엇을 해야 할지 모르겠다. 그녀는 정말 좋은 노부인이다. 그녀는 말을 할 수 없지만, 눈으로 말한다. 우리가 함께 있을 때 그녀의 눈은 감사로 빛난다. 그녀가 나에게 고마워하는 게 느껴진다. 그렇지만 그녀의 가족들이 없는 내용을 경과 노트에 쓰도록 압력을 가할 때는 미칠 것 같다. 내가 상환을 받게 해주는 사람 중에 하나이지만 좋은 결정은 아니다. 나는 다른 사람들이 내 가족을 돈으로 생각하기를 바라지 않는다. 오직 돈 때문에 중재를 중지하는 게 아니라, 나는 전문가로서 책임감을 가지고 임상적인 치료 제공에 대해 그리고 회복이 없는 환자를 계속 치료하는 것이 도덕적으로 불가능한 이유에 대해 가족들에게 말해야 한다. 중요한 점은, 사실 나는 그녀를 정말 치료하고 싶기 때문에 무엇이든 도움이 되고 싶다는 것이다. 그렇지만 작업치료에서 효과를 보자면 대상자에게 전문가와의 시간이 필요하다는 것을 그들은 이해할 것이다. 나는 정말 H 부인과 친밀하고 그녀를 돕고 싶지만 그녀가 치료 효과를 볼 것이라는 것은 거짓이다. 그렇지만 나는 희망을 버리지 않는다. 나는 쓰기 시작할 때보다 훨씬 생각이 명확해졌다. 지금 이 몇 시지? 다시 읽어 보려고 하지 말자. 계속 쓰자. 좋아. 내가 무엇을 하고 싶어 하지? 코드 1번에 따르면 우리는 환자의 복지를 위해 일하도록 되어 있는데 나는 개인에게 적합한 치료를 제공하고 있다고 말할 수 있는지……. 혼란스럽다. 윤리 규정은 사실에 대해 명확하다. 무엇을 도울 수 있는가? 나는 나의 작업치료사가 적어도 2주 동안 차트에 약간의 과다청구를 한 것을 알고 있다. 그렇지만 그것은 사기다. 전제가 뭘까? 그 환자에게 맞지 않는 진실을 말해야 하는 이유가 있는가? 보험적용이 되지 않아도 그녀를 격려해 주기 위해 그 환자를 계속 만나야 하는가? 나는 업무시간 외이기 때문에 치료를 하거나 고용자와 나의 책임에 대해 의논하지 않아도 된다. 나는 그녀의 친구로 남을 것이다. 내가 하고 싶은 것을 해야겠다. 나는 그녀의 가족들에게 치료는 끝났지만 나는 그녀를 버리지 않을 것이라고 말할 것이다. 나는 그들이 그녀의 주의력이 좋아지도록 도와줄 수 있는 방법을 가르쳐 줄 것이다. 물론 그녀가 향상을 보이면 나와 함께 일하는 작업치료사가 재평가를 할 것이고 이후 치료에 들어갈 것이라는 사실을 가족들에게 말할 것이다. 그게 나의 바람이다. 나는 기분이 훨씬 좋아졌다. 10분도 끝이 났다!

들자면, 성적 관계와 같은 보호자의 과도한 개입이나 차별 등의 주관적인 편향으로부터 보호되어야 한다. 클라이언트를 진심으로 위하는 것과 전문가로서의 현실적인 경계 사이에서 균형을 찾는 것은 모든 건강관리 전문가에게 지속적인 윤리적 자기반성이 필요한 평생의 목표이다. 보조작업치료사는 반영적인 윤리적 적용에 있어 윤리적 이슈에 반응하기 전에 가능한 한 급한 문제로부터 멀리 떨어져 자신의 책임에 대한 넓은 시각을 얻는 것이 좋다.

지지: 나는 누구에게 도움을 청해야 하는가

윤리적 문제에 있어 내적 반영이 중요한 것을 인정할지라도 다른 사람들과 동떨어져서 생각해서는 안 된다. 윤리적 수행은 교육, 전문적인 신조, 주어진 상황이나 환경과 같은 사회적 영향에 의해 형성된다. 마찬가지로, 대부분의 윤리적 결정의 결과 또한 사회적으로 영향을 미친다. 윤리적 확신에 따라 행동하기 전에, 보조작업치료사는 그 문제에 영향을 받을 수 있는 사람들의 지지를 얻어야 한다. 건강관리에서 윤리에 관련된 거의 대부분의 사례에 있어 클라이언트, 클라이언트의 가족, 다른 직원과 의사소통을 해야 한다는 뜻이다.

기관의 윤리위원회가 보조작업치료사를 위해 제도적인 지지를 해 줄 수 있는 경우도 있다. 주어진 문제에 직접 관련되는 사람들이 자신들의 윤리적인 위치에 관련해 목소리를 내면 보조작업치료사보다 더 영향력이 클 수도 있다. 그리고 특정한 상황을 고려하여 다른 사람들에게 더 큰 결정권이 주어지는 경우도 있다. 성인 클라이언트의 요구가 전문가의 의견에 반할지라도, 다른 누구보다 그들의 요구를 우선으로 하는 것은 미국에서 일반적인 일이다. 건강관리 팀의 다른 전문가들도 상황이나 훈련, 전통을 이유로 결정에 있어 권위를 주장할 수 있다. 다만 결정을 내리는 권위는 도덕적 권위와 대체되지 않으며, 보조작업치료사는 도덕적인 갈등 가능성에 대한 인식을 높이고 대화를 쉽게 하도록 하는 전문가적인 책임을 가지고 있다는 것을 알고 있어야 한다.

보조작업치료사는 영향력의 한계에 부딪히면, 그들의 입장과 그러한 입장을 취하는 이유를 알려 다른 사람들이 그들의 통찰을 통해 이익을 얻을 수 있도록 해야 한다. 또한 자신들의 입장을 알림으로써, 보조작업치료사는 그들의 윤리적 견해와 다른 내용의 중재에 참여할 때 윤리적 고민을 피할 수 있다. 스스로를 뒷받침하는 합리적인 반박은 상황이 바뀌지 않을지라도 보조작업치료사가 더욱 설득력 있게 그들의 반론을 방어할 수 있게 할 것이다. 도덕적인 갈등상황에서 대화는 부정적인 결과를 감소시키는 우선적인 전략으로 많이 사용되어 왔다. 게다가 대화를 하면서 보조작업치료사는 자신이 반대하는 결정을 뒷받침해 주는 증거에 대한 중요한 정보를 얻을 수 있다.

보조작업치료사가 윤리적으로 논쟁이 생길 가능성이 있는 직무를 수행하도록 요청받은 경우 상급자에게 알려야 할 책임이 있다. 보조작업치료사는 이와 같은 소통을 문서화해야 한다. 특히 법에 관련된 파문이 발생하거나 업무 기밀이 위협받을 경우에는 더욱 그렇다. 다음 사례는 이러한 종류의 딜레마를 보여 주고 있다.

작년에 Marc의 재활클리닉에 관리된 의료 모델이 도입되며, Marc는 이전에 작업치료사가 했던 치료를 대신할 것을 요구받았다. Marc는 대부분 더 많은 책임과 기회가 주어지는 것에 대해 감사하게 생각했고, 지시된 일에 대해 문제를 느끼지 않았다. 그러나 최근에 의사는 그에게 관절염 환자의 손가락에 파라핀 치료를 하도록 지시했다. Marc는 그 상황을 설명했고 친구들은 그 문제에 대해 논의하였다.

"절대로 안 돼! 너는 그 치료방법을 훈련받지도 않았어. 클라이언트에게 화상을 입힐 수도 있어."라고 Alysia가 말했다.

"그 일을 Marc 네가 하도록 의뢰된 것이 부당하기도 하지만 무엇보다 그건 불법 아니니? 나는 네가 일하는 기관이 주(state)의 경계에 있는 것으로 알아. 내가 일하는 주에서는 작업치료사의 감독하에 물리치료 자격을 받아야 하는 것으로 알고 있어. 그 사람들이 작업치료사에게 의뢰하지 않고 너에게 한 것은 단지 돈을 더 벌려고 하는 거야." Kelli가 말했다.

"그럴지도 몰라." Marc가 말했다. "그렇지만 나는 둘 중 하나를 택해야 해."

"그러면 이제 어떻게 해야 해?" Kelli가 물었다.

"글쎄, 나는 내 일을 좋아하고, 상사하고 법적인 문제에 대해 상의하지도 않고서 이 정도 일로 직장을 그만둘 필요는 없다고 생각해. Kelli, 너의 말처럼 나는 내 부주의로 누군가를 다치게 할까 봐 걱정하고 있어. 그건 전문가로서 나의 의무와 반대되는 일이야. 이 경우엔 법률적인 책임 문제가 있기 때문에 나와 클리닉의 관리자는 자격을 잃을 수도 있어. 내가 이 새로운 기술을 배우는 것에 반대한다는 것이 아니라, 필요한 지속적인 교육을 받기 전까지는 이러한 개입을 제안할 수 없을 거야. 내가 느끼는 갈등에 대해서 관리자에게 이야기하고 이것이 채용에 장기적으로 부정적인 영향을 미칠 수도 있다는 점을 지적하면 관리자는 나를 지지해 줄 거야. 심지어 내가 물리요법 모달리티 인증을 취득하는 데 있어서도 나를 지원할 것이라고 생각해. 결국 우리가 작업치료 윤리규정을 준수하지 못해서 쫓겨난다면 병원에도 손해일 테니까."

"우리는 항상 너를 믿어, Marc. 다른 작업치료사들도 그 클리닉에 있어. 만일 네가 AOTA EC에 메일을 보낸다면 그곳 관계자들은 틀림없이 너를 도와줄 거야." Alysia가 말했다.

"그렇지만 네가 무엇을 하든지, 나는 네가 치료를 거부한 이유와 타협하기 위해 노력을 기울인 과정에서 말하고 행동한 것을 모두 꼼꼼하게 문서로 남겨야 된다고 생각해." Kelli가 충고했다.

행동: 나는 어떻게 할 것인가

가장 복잡한 윤리적인 갈등에도 보조작업치료사는 행동을 취할 필요가 있다. 아무것도 하지 않는 것 역시 행동의 하나로 받아들일 수 있다. 만일 이전 단계를 주의 깊게 고려하였고 임상적 이익이 우선되었다면, 보조작업치료사는 윤리적 행동의 기반을 다진 셈이 된다. 보조작업치료사는 여전히 확신을 가지지 못할 수 있지만, 적어도 그들의 위치에서 행동의 기본을 명확히 표현하는 것에 대해 제대로 아는 것에 위안을 가질 것이다. 일반적으로 보조작업치료사는 다른 사람으로부터 받는 영향 때문에 단독으로 행동하지 않을 것이다. 게다가 보조작업치료사는 작업치료사의 감독하에 일해야 하기 때문에, 그들의 행동은 작업치료사에게도 영향을 미칠 것이다. 반대로 보조작업치료사가 작업치료사와 긴밀하게 일을 한다고 해도 여전히 개인의 도덕적 책임감은 존재한다.

누군가가 잘못했을 때 받아들이는 것은 어려울 수 있지만 간혹 보고되지 않은 실수가 더 큰 문제가 될 수도 있다. 보고되지 않은 실수로 인해 발생한 문제 사례를 보자. Alysia는 Marc와 Kelli에게 최근 정신병원에서 발생한 사건에 대해 이야기했다.

"내가 일하는 곳에 대해 너희들이 좋지 않게 생각하게 될까 봐 오늘 이야기를 꺼내고 싶지 않았어. 그렇지만 매우 불편한 사건이 있었고 나는 매우 당황스러워. 나는 내가 비슷한 실수를 할 수도 있다고 생각해. 최근에 내 동료가 규정을 어겼고 환자가 사망해서 병원을 사직했어."

"뭐라고! 작업치료 시간에 환자가 사망했다고?" Kelli가 말했다.

Alysia가 대답했다. "작업치료 시간에 사망한 것은 아니지만, 그 환자는 정신과 약물을 복용한 상태였어. 노인들은 정신과 약물에 젊은 사람들과는 다른 반응이 나타날 수도 있어. 어쨌든 그 환자는 하의를 입다가 균형을 잃고 탁자에 머리를 부딪치고 말았어. 보조작업치료사는 매우 미안해했고 감독자인 작업치료사에게 가서 의논을 했어. 그녀는 작업치료사에게 환자를 의사나 간호사에게 데려가야 하느냐고 물었지만, 그 당시 그 환자는 매우 좋아 보였고 거기다 그때 가족들이 그녀를 보려고 도착했어. 그래서 그들은 환자가 괜찮다고 생각하고, 가족들에게 환자가 메스꺼워하거나 어지러워하면 간호사를 부르라고만 말했어. 불행히도 그 환자는 잠이 든 뒤 그날 밤에 뇌출혈로 사망했어. 작업치료사와 보조작업치료사는 규정을 따르지 않았다는 이유로 해고당했고, 민법상 고소를 당했고, 주 정부의 자격위원회에 의해 2년 동안 자격이 정지되고, AOTA EC에서 공식적인 비난을 받았어."

"이런, 나는 집에서 치료받던 환자가 넘어졌을 때 우리에게 해당하는 규정이 뭔지도 잘 몰라. 정확하게 알아봐야겠어." Marc가 억울해하며 말했다.

Alysia가 말했다. "나는 이 이야기를 듣고 나서야 행동하지 않는 것이 어떻게 비윤리적일 수 있는지 깨달은 것이 슬퍼. 행동이 치료 동안에 실제적으로 어떻게 발생할 수 있는지 알려주는 것 같아. 나는 항상 좋은 의도만 있으면 충분하다고 생각했어. 언뜻 보기엔 작아 보이는 실수가 끔찍한 결과를 낳을 수 있는 것 같아. 만약에 그들이 환자가 넘어졌다고 의사나 간호사에게 말하기만 했다면 어땠을까."

치료 시간의 실수는 당황스럽거나 창피한 결과를 낳기 때문에 보고되지 않을 때가 많다. 다른 모든 건강 전문가들과 마찬가지로, 작업치료사에게 가장 중요한 것은 자신의 행동에 책임을 지고 실수를 통해 배우는 것이다. 공개는 실수를 통해 배우기 위한 중요한 처음 단계다. 이것은 종종 클라이언트, 작업치료사, 치료의 미래에 긍정적인 영향을 미친다.[12]

자기공개가 어려울 때 클라이언트의 가족, 직장동료, 기관의 비도덕적일 수 있는 행동을 보고하는 것은 가장 어려운 일이 된다. 그러나 만일 비도덕적인 행동이 발각된 경우, 보조작업치료사는 이러한 행동을 상관에게 보고할 의무가 있다. 몇몇 주에서는 이 의무가 법으로 규정되어 있다. 그러므로 보조작업치료사가 잘못을 알고도 보고하지 않았다면 법적으로 유죄가 되는 것이다.

이 사건은 노인학대로 보고될 것이다. 자신의 환자에게 피해가 가는 것을 막아야 하는 도덕적인 책임뿐만 아니라 보조작업치료사와 다른 건강 전문가들에게는 노인학대를 보고할 법적인 의무가 있다. 거의 모든 주에서 작업치료에 이 법률을 의무적으로 적용하고 있다. 이 법은 1965년 OAA로 제정되어 40년 동안 유지되고 있음에도 불구하고, 노인학대는 계속해서 실제보다 적게 보고되고 있다. 노인학대의 범위는 재정적인 착취부터 가족이나 보호자, 심지어 기관에서 벌어지는 폭행, 구타까지 포함된다. 약자를 보호하는 것, 특히 노인환자의 학대상황을 보고하는 것은 보조작업치료사의 도덕적인 책임이다.

다른 사람의 비윤리적인 행동에 대해 보고하는 것은 가끔 '호각 불기(whistle-blowing)'로 언급된다. 특히 보조작업치료사의 업무가 위협받을 때 그러한 보고를 하는 일에는 용기가 필요할 수 있다. 가능하면 보조작업치료사는 다른 사람들, 특히 관리자의 도움을 받아야 한다. 관리자가 보고의 대상이라면 당연히 이것은 더욱 어렵다. 주변 환경과 상관없이, 특히 보조작업치료사가 보고 대상보다 권력이 약한 위치에 있다면, 보조작업치료사는 문제의 명료화를 위한 체계적인 노력으로서 그들의 행동에 대한 확실한 문서를 남겨야 한다. 가끔 비틀린 논리에 의해 내부 고발자는 희생양이 되거나, 다른 사람들의 비윤리적인 행동에 대한 비난을 대신 받게 된다. 만일 보조작업치료사가 상황을 바로잡거나 해결하기 위한 시도를 잘 기록해 놓는다면, 그러한 비난에 대해 쉽게 해명할 수 있다.

함께 일하는 사람의 비윤리적인 행동을 관찰했을 때도 마찬가지로 무력감을 느낄 수 있다. 보조작업치료사는 때때로 다른 사람들과 함께 일한다면 응답의 효과를 높일 수 있다. 보조작업치료사는 자신의 행동에 대한 지지를 얻기 위해 다른 사람과 정보를 나눌 때 공정하고 적절하게 정보를 제공하여 개인과 기관의 기밀을 보장해야 한다. 만약 정당하다면, 권위자가 조사 후 위법 행위에 대한 적절한 처벌을 내릴 것이다.

관련된 권위자는 누구인가? 이것은 사건에 따라 달라진다. 노인학대의 경우 각각의 주에 미국 노인관리국(U.S. Administration on Aging)의 공공 서비스인 국가 노인의료계획 설정에서 찾아볼 수 있는 보호서비스기관과 의뢰기관이 있다. 또한 많은 주에서는 신고할 수 있는 지역 전화번호를 온라인상에 정리해 놓고 있다. 보고서를 만드는 과정이 조직의 정책에 맞는지 확인하기 위해서는 관리자 및 행정관과 함께 일하는 것이 중요하다.

다른 건강관리 전문가들에 대해 보고할 때는 주 정부 조정 위원회와 반드시 연락해야 한다. 많은 경우에, 주 입법부 내 위원회는 치료자가 무능력하거나, 자격에 미달되거나, 비합법적인 행동으로 인해 대중이 위험에 처했다고 판단할 때 개입할 권한을 가진다. 정부는 치료사를 공식적으로 질책할 수 있고, 심지어 법에 저촉되지 않는다면 해당 주에서의 활동을 금지할 수도 있다.

작업치료의 실행을 위해, AOTA EC는 비윤리적인 행동을 보고하는 데 대한 지침을 찾을 때 사용할 수 있는 자세한 자료를 준비해 놓았다. 이것을 전문적인 행동을 재판하는 3가지 주요 법인이라고 한다.[13] 보조작업치료사는 EC에 전화를 하거나 편지를 보낼 수 있다. 윤리적 기준의 위반 가능성을 논의한 후에, 보조작업치료사는 EC에 공식적인 이의를 제기할 것인지에 대해 결정한다. EC는 전문가 윤리규정을 기록하고, 이를 준수하지 않은 AOTA 회원 중에 제재를 가해야 할 책임이 있다. 비윤리적인 행동의 심각성 정도에 따라, EC는 공식적인 견책, 회원 자격의 일시적인 중지, 영구적인 자격 박탈이나 철회 등을 제안할 수 있다.[6]

작업치료국가시험인증위원회(NBCOT)는 작업치료사와 보조작업치료사의 면허증을 발부하는 책임이 있다. 보고된 비윤리적인 행동의 심각성에 따라서 철저하게 비밀이 보장되는 조사를 마친 후에, NBCOT는 문제의 치료사에 대해 행동을 취할 수 있다. NBCOT의 가장 심한 처벌은 면허 취소나 영구적인 제명, 자격 박탈이다[NBCOT는 웹페이지(http://www.nbcot.org)에 꾸준히 최신 정보를 올리고 있다].

마지막으로 보조작업치료사는 자신이 활동하는 지역의 면허 교부 관련법, 보조작업치료사 윤리규정,[1] 자문의견,[8] 그 밖에 윤리적 문제 해명에 도움을 주는 여러 자료를 모아 두어야 한다. 작업치료 실행규정[14] 및 관리 지침, 작업치료 서비스 제공 시 역할과 책임감[15]과 같은 문서는 보조작업치료사가 윤리적인 논의를 위한 기초로 이용할 수 있다.

결론

노인을 위해 일하는 것에는 특별한 보상과 함께 책임감이 수반된다. 작업치료 클라이언트의 능력과 자율적인 의사결정에 필요한 자존감과 자기 가치감을 최대한 끌어올리기 위해서는 임상적 · 윤리적인 능력이 반드시 필요하다. 보조작업치료사는 전문적인 중재와 윤리성이 확고한 치료를 통해 클라이언트의 대리인이 됨으로써 클라이언트를 편안하게 만들어 주어야 한다. 치유력을 높이는 믿음과 유대감은 보조작업치료사가 클라이언트의 요구를 최대한 만족시켜 주기 위해 윤리적으로 최선을 다하는 것을 클라이언트가 직접 지켜봄으로써 강화된다.

이 장에서는 노인을 위한 치료환경에서의 윤리적인 어려움을 살펴보고, 이런 어려움을 양심적이고 안전하게 해결하기 위해 사용할 수 있는 단계적인 방법을 소개했다. 도덕적 추론과정에 덧붙여, 이 장에서는 도덕적인 생각과 적용을 도울 수 있는 여러 가지 정보를 독자에게 제공하고 있다(박스 10.4). 보조작업치료사에게는 클라이언트와 클라이언트를 위하는 사람들의 목소리를 전할 윤

박스 10.4 윤리적 결정을 할 때의 주의사항

- 관련된 사람들의 말을 모두 경청했는지 확인한다.
- 윤리적 딜레마가 법적인 문제로 축소되어서는 안 된다.
- 임상적 추론은 윤리적 분석을 동반해야 한다.
- 임상적 전문지식을 윤리적 문제를 일반화하는 데 사용해서는 안 된다.
- 개인의 도덕적 신념과 성향을 알고 밝힐 수 있어야 한다.

리적 책임이 있다.

이것은 현재는 가끔씩 판단력이 저하되는 것으로 보이지만 평생 독립적인 결정 패턴을 보였던, 즉 자율적인 사람이었던 노인을 대상으로 한 작업치료에서 특히 중요하다. 윤리적 의사결정에 있어 법의 한계를 이해하는 것 그리고 보조작업치료사가 실무에서 자신의 전문지식을 믿기보다는 윤리적 추론을 해 보는 것은 매우 중요하다. 윤리적 딜레마는 법적인 질문으로 격하될 수 없다. 그러므로 훌륭한 도덕적인 결정과 강한 임상적인 실행 간의 연관성에 대해 이해하는 것이 매우 중요하다. 많은 경우, 윤리와 관련된 개인적 딜레마는 임상적인 정보를 통해 지침을 얻을 수 있다. 보조작업치료사의 도덕적인 책임에는 임상적인 지침이 중재에 계속 반영되고 있는지에 대한 확인이 포함되어 있다. 보조작업치료사의 상황은 치료 팀원 간 힘의 차이에 영향을 받을 수도 있다. 그러나 보조작업치료사는 임상적인 권위가 항상 의사결정에서의 권위를 의미하지 않는다는 것을 알고 있어야 하며, 임상에서의 전문성을 윤리로 일반화시켜서도 안 된다. 마지막으로 보조작업치료사는 개인적인 믿음이 치료에 영향을 미친다는 것을 인식해야 한다. 그러므로 개인적 취향이나 편향을 검토하는 일은 도덕적인 측면에서 필요하다. 보조작업치료사를 포함한 건강관리 전문가들은 도덕이란 우리가 다른 사람들을 고려하여 어떻게 행동을 해야 하는지에 관한 것이지 자신이 믿거나 느끼는 것과는 관련이 없다는 점을 기억할 필요가 있다. 중재 도중 생긴 사건에 도덕적으로 옳은 결과를 만들기를 희망한다면, 여기에 설명된 전략을 따르기를 권한다.

복습문제

1. 윤리적으로 클라이언트의 자율적 선택을 제한하는 변수는 무엇인가?
2. 노인과 함께 일할 때 의사결정 능력을 어떻게 평가해야 하는가?
3. 윤리적 딜레마와 윤리적 고민은 어떻게 다른가?
4. 윤리적 및 법적 실천기준은 어떻게 다른가?
5. 비용 조절 전략이 어떻게 치료사에게 도덕적인 문제를 일으키는지 설명하시오.
6. 작업치료 윤리 규정과 관련된 실질적인 제한 사항은 무엇인가?

참고문헌

1. American Occupational Therapy Association. Occupational therapy code of ethics (2015). Am J Occup Ther. 2015;69(suppl 3):6912310030p1 - 6912310030p8.
2. Lo B. Resolving Ethical Dilemmas: A Guide for Clinicians. 5th ed. Philadelphia: Wolters Kluwer; 2013.
3. Purtilo R; Doherty R. Ethical Dimensions in the Health Professions. 5th ed. Philadelphia: WB Saunders; 2011.
4. Pozgar G. Legal and Ethical Issues for Health Professionals, 3rd ed. Burlington, MA: Jones and Bartlett Learning; 2013.
5. Yerxa E. 1966 Eleanor Clarke Slagle Lecture: Authentic occupational therapy. Am J Occup Ther. 1967;21:1 - 9.
6. American Occupational Therapy Association. Enforcement procedures for the Occupational Therapy Code of Ethics. Am J Occup Ther. 2015;69:6913410012p1 - 6913410012p13.
7. Lopez A, Vanner EA, Cowan AM, et al. Intervention planning facets—Four facets of occupational therapy intervention planning: Economics, ethics, professional judgment, and evidence-based practice. Am J Occup Ther. 2008;62:87 - 96.
8. American Occupational Therapy Advisory Advisory Opinions. Retrieved from http://www.aota.org/Practice/Ethics/Advisory.aspx.
9. American Occupational Therapy Advisory Ethics Resources. Retrieved from http://www.aota.org/Practice/Ethics/Resources.aspx.
10. Foster L, Smith R. OT/OTA Partnerships: Achieving High Ethical Standards in a Challenging Health Care Environment. Bethesda: American Occupational Therapy Association, Inc.; 2010. Retrieved from http://www.aota.org/-/media/Corporate/Files/Practice/Ethics/Advisory/OT-OTA-Partnership.pdf.
11. Goldberg N. Thunder and Lightning: Cracking Open the Writer's Craft. New York: Doubleday; 2001.
12. Mu K, Lohman H, Scheirton L, et al. Improving client safety: Strategies to prevent and reduce practice errors in occupational therapy. Am J Occup Ther. 2011;65:e69 - e76.
13. American Occupational Therapy Association. Reference Guide to the Occupational Therapy Ethics Standards: 2010 Edition. Bethesda, MD: AOTA Press; 2010.
14. American Occupational Therapy Association. Standards of practice for occupational therapy. Am J Occup Ther. 2010;64:S106 - S111.
15. American Occupational Therapy Association. Guidelines for supervision, roles and responsibilities during the delivery of occupational therapy services. Am J Occup Ther. 2014;68:S16 - S22.

CHAPTER 11

노인의 가족 및 간병인과 협력하기

Working with Families and Caregivers of Elders

LEA C. BRANDT
(PREVIOUS CONTRIBUTIONS FROM KATE BROWN AND CAROL SCHWOPE)

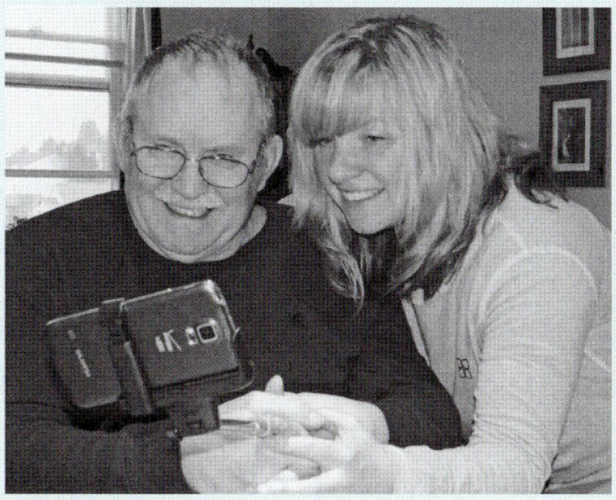

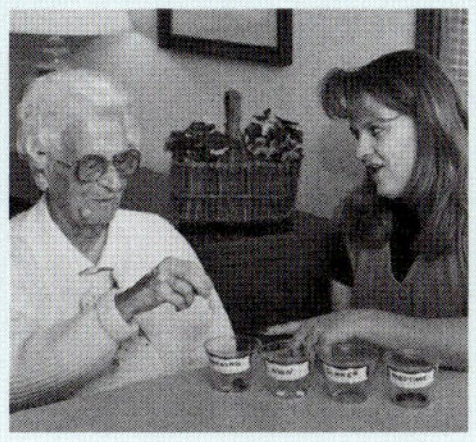

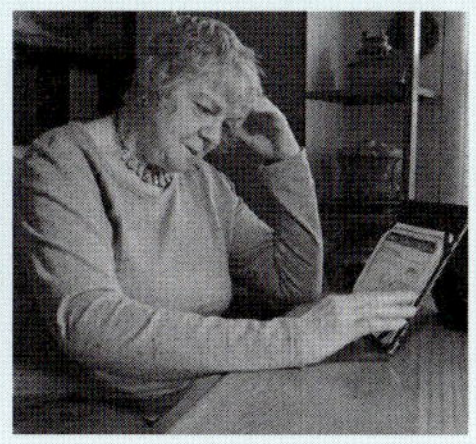

핵심용어

사회적 지지체계 Social support system
가족 Family
간병인 Caregivers
교육 Education
역할 변화 Role changes
스트레스 Stress
지역사회 Community
자원 Resources
학대 Abuse
방치(무시) Neglect

학습목표

1. 가족과 간병인 훈련 시 작업치료사의 역할을 정의한다.
2. 노인이 쇠약해지는 시점에 생기는 가족 내 역할 변화를 이해한다.
3. 노인, 가족, 간병인 교육 동안 이해력을 최대한 높이기 위한 의사소통 전략을 논의한다.
4. 노인-간병인 관계에서 보호의 질적 수준, 대처능력, 정서적 대응에 영향을 미치는 스트레스 요인을 확인한다.
5. 간병인의 스트레스를 최소화할 수 있는 방법을 확인한다.
6. 노인 학대와 방치 징후를 규정하고 확인하며, 보고할 때의 필수 조건을 토의한다.

Barbara는 다른 방에서 나는 소음 때문에 깜짝 놀라 잠에서 깼다. 그녀는 재빨리 일어나 겉옷을 입고 서둘러 그 방으로 걸어가면서 남편을 깨우지 않으려 노력했다. 그녀는 자신의 어머니 Dottie가 또 다시 넘어졌을지도 모른다는 불안감을 느꼈다. 그녀는 어머니가 이사 온 후로 3개월 이상 밤에 충분한 숙면을 취하지 못했다. 뇌혈관사고 후에 Dottie는 재활훈련을 위해 요양원(nursing home)에서 지냈고, 치료사는 더 이상 그녀가 혼자 지낼 수 없다는 결론을 내렸다. Dottie는 매우 우울해 했고 Barbara가 방문할 때마다 눈물로 호소했다. "나를 제발 양로원으로 보내지 말아라. 난 그걸 견딜 수 없단다." Barbara는 매우 걱정했다. 세 아이의 엄마이며 초등학교의 전일제 교사인 그녀는 이미 너무 바빴다. 그러나 자신의 어머니를 보조생활시설로 보낸다는 것에 죄책감을 느꼈다. 자신의 어머니가 그런 시설로 옮겨 가는 것을 견딜 수 없다는 걸 알고 있었다. Barbara는 다른 주에 살고 있는 두 자녀에게 상황을 말했고, 만약 그녀가 Dottie와 함께 산다면 그 비용을 함께 부담할 것을 약속했다. Barbara는 가족들과 상의했고 그들은 모두 Dottie가 집으로 와 자신들과 함께 사는 것에 동의했다. "우리는 부엌 공간을 장모님을 위해 쓸 수 있도록 임시벽을 만들 수 있어요." 라고 Barbara의 남편인 Mike가 말했다. "그래요, 할머니가 부엌과 거실에 가깝게 있으시도록 해요."라고 치어리더 팀에 속해 있고, 고등학교 2학년생인 막내딸 Kelsey가 말했다. "난 일주일에 2번씩 할머니를 치료실에 모셔다 드릴 수 있어요."라고 고등학교 상급생이며, 풋볼팀에서 주전 쿼터백인 Grant가 봉사를 자원했다. "난 필요하다면 주말에 집으로 올 수 있어요."라고 가까운 도시의 대학 기숙사에서 지내고 있는 대학 신입생인 Kylee가 말했다. 사례 관리자는 Barbara가 일하고 있는 낮 동안 간병해 줄 기관과 연계할 수 있도록 도와주었다. 물리치료와 작업치료는 가정 평가 이후 일정을 정했다. Barbara는 안도했다. 모든 것이 잘 풀리고 있는 것처럼 느껴졌다.

Dottie가 이사 온 지 약 2주 후 이른 아침에 Barbara가 일할 준비를 하는 동안 전화벨이 울렸다. "미안해요. 오늘 갈 수 없을 것 같아요. 제 아이가 아파요."라고 간병인이 말했다. 그 기관에는 대체 인력이 없었다. Barbara의 남편이 말했다. "난 학교에 아이들을 데려다줄게요. 당신은 학교에 오늘 갈 수 없다고 말하도록 해요. 필요하면 내가 내일 집을 볼 수 있도록 일정을 조정할게요." Barbara는 대체할 수 있는 교사를 부르기 위해 학교로 전화했다. 그녀는 남겨진 유급휴가를 사용했고, 학생들과 계획한 특별한 활동이 하루 지연되는 일이 나쁜 일은 아닐 것이라고 생각했다. "이 시간은 엄마와 오랜 사진들을 정리하는 기회가 될거야."라고 Barbara는 말했고, 나머지 가족들은 하루 일과를 시작했다.

Dottie가 아침식사를 하고, 목욕을 하고, 옷을 입는 것을 도와준 후, Barbara는 오래된 사진첩을 꺼냈고, 부엌 식탁에 그것을 펼쳐 놓았다. Dottie는 결혼식 사진에서 어린 여성 중 한 명을 가리키며 말했다. "이 날이 네가 결혼한 날이구나. 넌 참 예뻤지." Barbara는 사진을 들고 말했다. "이건 제가 아니에요, 엄마. 그건 엄마와 아빠라고요!" 몇 개의 사진을 본 후에 Barbara는 Dottie가 사진 속에 있는 사람들을 구분하는 데 매우 큰 혼란을 겪는다는 것을 알았다. "저 사람은 엄마의 아들 Peter이고, 이쪽은 엄마의 다른 아들 John이에요." Barbara가 가리키며 덧붙였다. "엄마는 두 아들의 아내 이름을 기억하세요?"

"물론이지."라고 Dottie는 대답했다. Barbara는 "그녀들의 이름이 뭐예요?"라고 물었다. Dottie는 잠깐 우두커니 있다가 "너는 왜 내게 이런 질문을 하니? 너는 그 이름을 알고 있잖니."라고 대답했다. 그녀는 일어서서 거실로 걸어가 소파에 앉았다. 하루 동안 Barbara는 인지적 혼란이 의심되는 Dottei의 다른 여러 증상을 눈치 챘다. 오후가 끝날 무렵, Dottie는 매우 피곤해 보였고 잠자리에 들기 위해 도움을 요청했다. 나머지 가족들이 집에 왔을 때, Dottie는 개조한 방에서 자고 있었고 저녁 내내 그곳에 머물렀다.

그날 밤, Barbara가 잠을 자러 가다가 다른 방에서 나는 소리에 깜짝 놀랐다. 그녀는 부엌으로 갔고 침대 곁 마루에 앉아 있는 Dottie를 발견했다. Barbara는 Mike에게 도움을 요청했고 함께 Dottie를 침대로 다시 눕힐 수 있었다. 비록 통증이 있는 것처럼 보이지는 않았지만 Dottie는 멍한 것처럼 보였고, 다른 사람의 이름을 부르는 등 Barbara를 인식하지 못하는 것처럼 보였다. Mike와 Barbara는 Dottie의 의사에게 전화하는 것이 낫겠다고 결정했고, 의사는 Dottie를 지금 당장 응급실로 데려갈 것을 권유했다.

병원에서 골절증상이 없다는 것을 확인했지만, Dottie에게 또 다른 가벼운 뇌혈관사고가 발생한 것을 알게 되었다. 그녀는 다시 한번 요양원으로 이송되었고 며칠 동안 집중 재활훈련을 받았다. 치료사는 이전 재활과정과 비교했을 때 인지적 혼란이 좀 더 심해졌음을 깨달았지만, Dottie가 이전처럼 집으로 돌아갈 수 있다고 생각했다. Dottie가 집으로 돌아왔을 때 인지적 혼란은 더 두드러졌다. 그녀는 종종 집 근처에서 집으로 가는 길을 찾지 못했고, 지속적인 언어적 지시 없이는 간단한 과제도 혼자 할 수 없는 것처럼 보였다. 종종 의자에서 일어나 뚜렷한 목적 없이 집 안을 배회했다. 간병인은 Dottie가 낮 동안 몇 번이나 집을 나가려는 시도를 한다고 하였다.

Barbara는 매우 걱정하였고, 의사는 안전을 최대화하고 하루 일과를 일정하게 하여 환경을 구조화하는 것 외에는 Dottie를 위해 할 수 있는 것이 없다고 확인시켜 주었다. 거주환경 평가가 한 번 더 시행되었고 작업치료사와 보조작업치료사 팀은 가족들과 함께 넘어질 만한 방해

요인을 제거하고 Dottie의 방을 새롭게 만들어 그녀가 필요로 하는 모든 것을 쉽게 찾을 수 있도록 했다. Dottie가 돌아왔을 때 얼마간은 혼자 있을 수 없음이 분명했다. 그래서 그녀의 가족들은 누군가는 저녁에 항상 집에 있을 수 있도록 일정을 조정하기 위해 모여 앉았다. 아이들은 많은 스포츠 활동으로 인해 Dottie를 자주 돌볼 수 없다는 것이 곧 드러났다. 따라서 Barbara와 Mike가 매일 저녁 집에 있어야 할 책임이 생겼다. 이것은 자주 있는 아이들의 시합에 1명의 부모만이 참석할 수 있다는 것을 의미했다. Barbara는 고등학교 후원자 클럽의 대표를 사임하고 다른 정기 활동과 독서 동호회를 중단해야 자신의 어머니와 집에 있을 수 있다고 생각했다.

몇 주가 지나고 Dottie는 밤중에 화장실에 가려고 일어나다가 2번 더 넘어졌다. Barbara와 Mike의 생각에 날이 갈수록 점점 더 인지적인 혼란이 심해지는 것 같았다. 밤에 그녀는 Barbara의 도움만을 원해서 Barbara는 자신의 어머니가 화장실에 갔다가 다시 침대에 눕는 것을 도와주기 위해 새벽 2시에 알람을 맞추기 시작했다. Barbara는 그날 가족들이 출근 준비를 하기 위해 일어나려는 시간이 되기 전에 몇 시간 동안만이라도 잠을 자려고 애썼다. Dottie는 아침에 Barbara가 출근하기 전에 인사할 때마다 불안해했고 간병인은 Dottie가 자기관리와 다른 일상적인 일과에 초점을 맞추기 위해서는 몇 시간씩 걸린다고 하였다. Barbara는 간병을 해 줄 수 있는 누군가의 도움을 얻어 몇 주 후에 Dottie를 떠나 매년 가는 가족여행을 갈 수 있을지 궁금했다. 그녀는 휴식을 원한다는 것에 죄책감을 느꼈다.

매년 5천만 명 이상의 사람이 만성질환 혹은 장애를 가진 또는 노인 가족이나 친구를 위해 도움을 제공한다.[1] 간병인(caregiver)이라는 용어는 도움을 필요로 하며, 능력이 어느 정도 소실된 누군가에게 도움을 제공하는 사람을 말한다. 비공식적 간병인(informal caregiver)과 가족 간병인(family caregiver)은 도움을 제공하는 가족 구성원이나 친구들, 이웃들과 같이 돈을 받지 않는 사람들을 일컫는 용어다. 이런 사람들은 전일제 혹은 시간제로 1차 혹은 2차적인 간병인이 될 수 있으며, 따로 살거나 함께 살 수도 있다. 공식적 간병인은 자원봉사자나 서비스체계와 연계되어 있는 간병 제공자로서 돈을 지급받는다.[2]

가족은 장기간 간병의 주된 제공자인데 연구에서는 간병에 막대한 정서적 · 신체적 · 재정적 비용이 든다는 점을 지적하였다.[3] 일을 하고 간병을 제공하는 많은 간병인들은 이러한 책임감 사이에서 갈등을 겪게 된다. 간병인의 22%가 2명에게 도움을 제공하고 있는 반면, 8%는 3명 이상을 돌보고 있었다.[2] 간병인의 거의 절반 정도는 50세 이상이었고, 그들의 건강도 점점 쇠약해지고 있었으며, 3분의 1은 자신의 건강상태가 좋지 않거나 보통 정도라고 설명하였다.[1]

최선의 보살핌(care)을 제공하기 위해 보조작업치료사는 노인의 작업 수행에 영향을 미치는 수많은 요소를 고려해야만 한다. 중재 계획을 세울 때 작업치료사와 보조작업치료사 팀은 클라이언트의 요소와 수행기술뿐만 아니라 노인의 잠재적인 작업 수행에 영향을 주는 배경과 환경적 요소도 고려해야 한다.[4] 배우자나 가족과 같은 사회적 지지체계는 작업치료 중재의 결과에 커다란 영향을 미칠 수 있다.[5] 보조작업치료사는 노인과 그들의 사회적 지지체계, 특히 가족과 상호작용하며 치료의 한 구성단위로서 노인과 그의 가족을 대할 수 있어야만 한다.

보조작업치료사의 역할

가족 간 상호작용을 촉진하기 위한 보조작업치료사의 역할을 정의하기 위해서는, 먼저 가족 간병인의 역할을 이해해야만 한다. 가족 구성원들은 간병(caregiving)하는 것에 숙련되어 있지 않으며 가능하다면 피하고 싶어 한다. 간병인들은 노인들의 안전을 지키고 청결을 유지해 주어야 하며 신체적 요구를 충족하도록 도와주는 것 이상을 해야 한다. 그들은 노인들이 존엄성과 사회성을 유지하도록 도와주어야 한다. 이러한 과제는 만성질환과 퇴행질환을 겪어본 경험이 없는 가족 구성원들에게는 당혹스러운 것일 수 있다. 그러므로 간병인과 노인들이 효과적으로 협력하도록 하는 것이 매우 중요하다.[6] 보조작업치료사는 촉진자, 교육자, 자원 제공자로서의 역할을 수행해야 한다.

노인과 간병인의 기술 발달은 보조작업치료사가 단계

별 성공을 하도록 촉진하는 선택된 활동을 통해 이뤄진다. 가족 구성원과 간병인을 포함하는 활동은 보조작업치료사에 대한 의존도를 최소화하기 위해 작업치료 프로그램에서 가능한 한 먼저 소개되어야 한다. 노인과 그들의 가족, 간병인 간에 상호의존성을 촉진하는 것은 간병의 한 수준에서 다음 단계로 전이가 쉽도록 한다.

효과적인 노인, 가족, 간병인 교육은 간병의 중요 핵심 요소다.[7] 지식은 노인, 가족 구성원, 간병인이 책임감을 갖도록 격려하며 그런 능력을 제공한다. 초기 치료 중재 단계 동안 선택한 활동은 복잡할 필요가 없다. 여기에는 문제 해결, 전문적인 기술, 지원, 가정 개조, 지역사회 의뢰 및 보조 기술에 대한 구상이 포함될 수 있다.[8,9] 노인, 가족 구성원, 간병인 간의 관계에서 단지 노인의 기능적 제한점뿐만 아니라 현재 남아 있는 기술, 관심사, 목표에 대해서도 초점을 맞추는 일이 중요하다. 가족 구성원이 노인의 기능적 변화를 비극적인 감퇴과정으로 보기보다는 오히려 정상적인 노화과정의 일부분으로 수용하도록 돕는 것이 관계를 유지하는 데 도움이 될 수 있다.[10,11] 퇴원 계획이 진행됨에 따라 더 많은 훈련이 뒤따를 수 있고 간병인의 역할이 더욱 명확하게 정의된다.[12]

노인, 가족, 간병인 교육은 종종 작업치료 실행체계에서 설명한 것처럼 모든 작업치료 수행 영역에서 필요할 수도 있다(7장 참조).[4] 노인, 가족 구성원, 간병인을 돕기 위해 의미 있는 작업환경 속에서(감각, 운동, 인지 혹은 의사소통 기술과 같은) 수행 기술에 초점을 맞춘 작업치료 중재 전략을 고려하는 것이 가장 효과적이다. 노인 혹은 가족들의 일상적인 일과와 습관에서 필요로 하는 변화는 그들의 가치관, 신념, 영성과 일치할 때 좀 더 쉽게 이뤄질 수 있다. 그러므로 작업치료사와 보조작업치료사 팀은 노인의 현재 선호도, 지난 과거 속 작업에의 참여, 미래의 목표에 대해 반드시 잘 파악하고 있어야 할 필요가 있다. 보조작업치료사는 노인, 가족 구성원, 간병인이 의사의 진단, 의학적 예후, 질환의 기능적인 의미를 이해할 수 있도록 도와준다. 특정한 신체적 · 인지적 · 정신사회적 손상에 대한 통찰력은 간병인이 안전과 적절한 도움을 제공하는 데 도움이 된다. 때로는 어떤 과제를 하는 이유를 이해하는 것이 그 일을 잘하는 것보다 더 중요하다.[13] 예를 들어, 모든 상황에 적용될 수 있는 손목 보호의 원칙을 이해하는 것이 매번 문을 열기 위해 손목의 노측 편향을 사용하는 노인을 올바르게 감독하는 것보다 더 중요하다. 교육의 효과를 최대화하기 위해 보조작업치료사는 의사소통 전략을 개발할 필요가 있다(박스 11.1).

보조작업치료사는 또한 노인, 가족 구성원, 간병인에게 자원의 역할을 한다. 기관 역할 기술(facility role delineation)에 따라 보조작업치료사는 지역사회와 지지 서비스에 대한 정보를 제공할 뿐만 아니라 의학적 보조도구 판매상, 간병인 고용, 휴식 프로그램에 대한 정보를 제공한다. 작업치료사와 협력 시 보조작업치료사는 또한 다른 서비스와의 연계성을 제공한다(일부 자원은 부록에 목록으로 제시되어 있다).

박스 11.1 효과적인 의사소통을 하기 위한 고려사항

- 초기에 관계를 발전시키기 위해 자주 짧은 만남을 갖는다. 이를 통해 보조작업치료사와 목적에 맞게 노인, 가족 구성원, 간병인이 친숙해질 것이다.
- 의사소통이 일어날 수 있는 환경을 만든다. 산만함과 방해요인을 최소화한다.
- 반응하면서 경청하는 방법을 사용한다. 적절한 눈 맞춤을 유지하고, 때때로 수긍하는 말을 하고 모든 부분에 듣고 반응하도록 신체 다언어(제스처)를 사용한다. 능동적으로 경청하는 사람이 된다.
- 사람들이 이해할 수 있는 비의학적이고, 일반적인 용어를 사용한다. 만약 공통된 단어가 있다면 그것을 사용한다. 예를 들면, 견갑골 대신에 어깨뼈라는 단어를 쓴다. 마찬가지로 간단한 용어로 개념을 정의하고 설명한다.
- 항상 클라이언트의 비밀을 존중한다. 만약 할 수 있다면 다른 사람과 자세한 것을 논의하기 전에 클라이언트로부터 허락을 확실히 얻도록 한다.
- 자기표현을 격려하기 위해 개방형 질문을 사용한다. 잠깐 동안의 침묵으로 편안하게 만든다.
- 당신의 생각을 조직화하고 주제를 건너뛰는 것을 피한다. 한 번에 한 가지 주제에 초점을 맞추고 당신이 이해하지 못한 것을 명확히 하도록 한다.
- 노인과 그의 가족들이 정보를 근거로 선택할 수 있도록 교육한다. 당신의 개인적인 의견을 내세우거나 충고하지 않는다. 항상 선택의 권리를 인정한다.
- 온화함과 존경심을 가지고 의사소통을 한다. 지지적인 사람이 된다. 의사소통할 때 피드백에 반응한다.
- 당신이 할 수 없는 일은 약속하지 않는다.

보조작업치료사는 긴밀한 상호작용을 통해 노인, 가족 구성원, 간병인의 가치, 요구, 통찰력에 대해 많이 학습할 수 있다. 노인들은 수많은 이유로 자신을 표현할 수 없다. 일부 제한점은 질병 발생 전일 수 있지만, 반대로 실어증과 같은 부분은 질병의 결과이다. 보조작업치료사는 노인들에게 조언자 역할을 하며, 인식하지 못하는 요구를 충족할 수 있도록 돕는 역할을 수행한다. 또한 가족 구성원과 간병인에게도 조언자 역할을 한다.

노인과 마찬가지로 노인의 가족과 간병인은 밀접하고 빈번한 상호작용을 한 후에만 근거 있는 요구를 하게 된다. 각 개인의 간병능력은 다르기 때문에 기관 퇴원과 가족 훈련을 계획할 때 작업치료사와 보조작업치료사 팀은 모든 사람의 능력을 고려해야만 한다.

보조작업치료사를 포함해서 모든 치료 팀의 구성원들은 팀의 치료권고에 대해 노인, 가족 구성원, 간병인을 교육해야 한다. 권고되는 치료에는 퇴원, 감독, 추적치료, 가정/지역사회 프로그램에 대한 계획이 포함되어 있으며, 이것은 명확하게 문서화되어 있어야 한다. 노인, 가족 구성원, 간병인이 팀의 권고를 따르지 않으려고 할 때 누군가 다치게 되는 경우 법적 기록을 제공하기 위해 모든 반응과 행동을 문서화하는 것이 중요하다. 노인, 가족 구성원, 간병인이 치료계획에 더 많이 포함될수록 점점 더 가정 프로그램과 다른 퇴원 권고를 따를 가능성이 높다.[12]

가족 내의 역할 변화

더 개선된 치료적 결과는 치료가 노인뿐만 아니라 간병인을 포함하여 그의 가족에게 초점을 맞출 때 성취된다.[3,14] 이것은 특히 노인의 기능적 감퇴로 인해 가족의 생활방식 변화가 필요할 때 중요하다.[15]

노인들은 간병이 꼭 필요할 때 가족 구성원과 상의하게 될 것이다. 그런데 수많은 변수가 노인의 요구를 충족할 수 있는 가족체계에 영향을 미친다. 이러한 변수 중 일부는 치료환경 자체 혹은 인지적 결손, 심리적 문제, 가족관계의 우선하는 질적 특성, 문화적 · 사회적 영향, 지형학적 거리, 스케줄의 불일치, 재정자원 등을 포함한다. 보조작업치료사는 협력적으로 치료계획을 세우는 동안 이러한 모든 요소를 고려해야만 한다.[12,16]

보조작업치료사는 질병의 진행과정 동안 노인과 가족 모두에게 일어나는 역할 변화를 고려하고, 노인과 가족 구성원의 기술 수준(skill level)에 따라 중재를 계획해야 한다. 이것을 토대로 보조작업치료사는 장애에 대한 적응을 촉진할 수 있다. 질병 또는 장애의 시작점에서 노인들은 가족 안에서 자신의 역할과 통제능력에 중요한 변화를 의미하는 독립성이 소실됨을 느낀다.[17]

역할 변화는 또한 노인이 질환을 앓는 동안 가족 안에서 일어난다.[18] 배우자는 반려자에 대한 깊은 상실감을 느끼고 이전에 공유했던 과제에 대해 혼자 책임을 져야 하는 것을 원망한다. 상실감과 더불어 자녀들은 자신의 부모에 대해 보호자 역할을 행해야만 한다. 노인 간병의 필요성은 삶에서 처음으로 가족에 대한 책임감으로부터 자유로워져 은퇴를 계획하고 있을 때에 대두된다. 가족 구성원은 대개 급성질환으로 인한 갑작스러운 변화에 미리 준비되어 있지 않다.[19]

가족 안에서의 역할은 노인들이 만성 혹은 퇴행성 질환일 때 점차 조정되고 적응되는 경향이 있다. 그러나 중요한 활동을 제한하는 주요 장애로 인해 기능적 손상이 누적될 때 역할 변화가 필요하다.[20,21] 질병이 언제까지 지속될지를 알지 못하는 것은 종종 좌절감을 더하는 원인이 된다. 더욱이 만성질환은 노인과 간병인의 책임감과 신변처리에 대한 더 큰 요구가 있는 장기간 적응과 관련 있다.[22]

간병인의 스트레스

모든 세대가 나이든 부모를 간병하는 역할로 옮겨가고 있다.[1,7] 간병인은 질병 과정에 따라 부모를 돕기 위해 자신의 삶을 변화시킨다. 또한 부모에 대해 마음 아파하면서 자신의 독립성, 사생활, 재정적 보안, 안전, 본인 집에서의 편안함에 대한 상실을 경험하게 된다. 이러한 상실은 간병인이 쇠약해진 노인에 대한 분노나 부족함에 대해 죄책감을 느끼게 한다.[10]

간병인과 가족의 삶은 변화한다. 이러한 변화과정은 점진적이며 노인들이 가벼운 혼돈을 경험하고 재정에 대한 도움을 요구하는 것에서 시작된다. 이러한 변화는 또한 갑작스럽게 뇌혈관사고로 쓰러져 전신에 걸친 간병을 필요로 하는 노인에게 발생하기도 한다. 간병은 일시적일 수도 있고, 재활에 대한 희망이 없는 경우에는 영구적일 수도 있다. 어떤 상황이든, 이 삶의 변화는 관련된 모든 사람들에게 스트레스를 준다.[3,15]

의사, 간호사, 치료사로부터 듣는 조언과 익숙지 않은 질병에 대한 독학 또한 스트레스를 더할 수 있다. 특히 영어가 모국어가 아니거나 문맹인 간병인에게는 의료 종사자의 언어를 배워야 하는 스트레스를 줄 수 있다.

또한, 노인을 부양해야 하는 가족 구성원의 경우 스트레스가 더 증가한다. 몇몇 친지에 의해 결정이 이루어지지만 1명의 가족 구성원 혹은 간병인이 집단의 결정에 따라야 하는 책임이 있을 때 간병인은 쉽게 중압감을 느끼거나 화를 잘 내게 될 수 있다.

간병이 필요한 노인은 다양한 수준의 도움을 필요로 하며, 그들의 상태는 자주 변화한다. 때때로 아주 약간의 도움이 필요하지만 훨씬 긴 시간 동안 도움을 필요로 할 수도 있다(그림 11.1). 나머지 가족 구성원은 노인이 필요한 도움의 변화 수준을 이해하지 못하며, 집에서 노인을 부양하기 위해 필요로 하는 일에 대한 자각이 정확하지 않을지도 모른다.[14,23]

가족 구성원들은 자신의 감정이나 주 간병인의 감정을 이해하지 못하며, 죄책감, 좌절, 분노, 슬픔을 부정한다. 또한, 필요한 간병 수준에 대해 부정하며 도울 준비가 되어 있지 않다. 자신의 감정이나 노인의 질병, 요구에 대해 이해할 수 없는 가족 구성원들은 노인에게 독립성을 좀 더 허용하지 않는 간병인에게 화를 내게 된다.[18] 그들은 간병인의 동기나 의도에 대해 의심하고 분개하며 간병인을 곤혹스럽게 하고 간병의 수준을 떨어트린다.

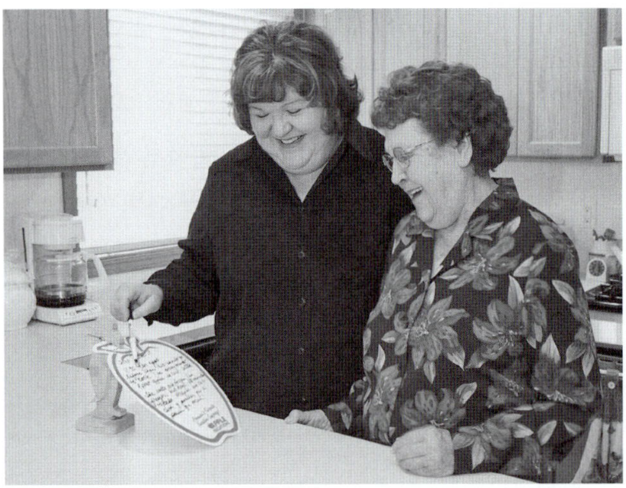

그림 11.1 간병은 다양한 수준의 도움을 필요로 할 수 있다. 여기 90세 노인은 딸이 직장에 있는 동안 자신의 기능을 수행하기 위해 상기물(reminder)을 필요로 한다.

간병에 대한 요구와 제한은 매우 심해질 수 있다. 간병인의 40~70% 정도가 임상적 우울증을 앓고 있으며, 특히 알츠하이머병에 걸려 사회적 고립을 초래할 수 있다.[9] 간병인들은 고립감을 느끼며 자신만이 유일한 간병 제공자여야만 한다고 생각한다. 스트레스를 받는 간병인들은 종종 그들의 일과 사회생활에 영향을 받고 우울증에 걸릴 위험이 크다.[9] 그들은 친구를 만나거나 지지체계를 가질 시간이 없다고 생각한다. 책임감은 짐이 될 수 있고, 간병인들은 필요한 도움을 제공하기 어려우며 노인에 대한 자신의 책임을 다하지 못한다고 느낀다.[24] 간병인들은 다른 사람의 도움을 거절한다. 왜냐하면 그들은 다른 사람이 방문하기에는 집이 깨끗하지 않다거나 노인에게 적절한 간병을 할 수 있는 사람은 단지 그들뿐이라고 생각하기 때문이다. 간병인들은 그들이 지금 제공하는 간병의 수준이 시행착오를 통해 학습하고 수행한 수개월간의 결과라는 것을 잊는다. 보조작업치료사는 노인의 요구가 충족되고 있다는 점을 확실히 하기 위해 간병인의 스트레스에 대한 징후를 확인하는 데 숙련되어야 한다(박스 11.2).

가족 자원

보조작업치료사는 가족 구성원이 고립감과 단절감 또는 도움 요청에 대한 거절을 느낄지도 모른다는 점을 명심하면서 가능한 한 제일 적합한 의뢰를 권유하고, 지속적으로 가족의 요구와 자원을 평가해야만 한다. 우선 기꺼이 도움을 수용하고 가족 구성원의 요구를 확인하면서 그들을 도울 필요가 있다. 그들은 간병인에 대한 책을 읽거나 간병인 지원집단에 참석하라는 제안에 반대할지도 모른다. 그러나 보조작업치료사는 가족 구성원이 자신의 요구를 깨닫는 과정을 경험하는 동안 지지와 안내 역할

박스 11.2 간병인 스트레스 징후

너무 많은 스트레스는 간병인과 노인 모두에게 해롭다. 자주 혹은 동시에 경험하게 되는 다음과 같은 스트레스 징후는 더 심각한 건강상의 문제를 가져올 수 있다.

- 간병인은 진단받은 사람에 대한 결과와 질병을 부정한다. : "나는 엄마가 더 나아질 거라는 걸 알고 있어."
- 간병인은 알츠하이머병과 같은 만성질환에 대한 현재의 치료방법이 효과적이지 않은 것에 분노를 느끼고, 계속 일어나는 상황을 사람들이 이해하지 못한다는 것에 화를 낸다. : "만약 그가 한 번 더 질문하면 나는 소리쳐 버릴 거야."
- 간병인은 이전에 좋아했었던 활동과 친구들로부터 사회적으로 고립된다. : "난 더 이상 이웃을 만나는 것에 신경 쓰지 않아."
- 간병인은 미래가 붙들려 있는 것과 또 다른 날을 직면하게 되는 것에 분노를 표현한다. : "내가 할 수 있는 것보다 그에게 더 많은 도움이 필요하게 되면 무슨 일이 일어날까?"
- 간병인은 우울감을 경험하고 결과적으로 정신이 황폐해지며 대처능력에 영향을 받는다. : "나는 더 이상 신경 쓰고 싶지 않아."
- 간병인은 지친 나머지 필요한 과제를 완전히 수행하는 것이 거의 불가능하다.: "이걸 하기엔 난 너무 피곤해."
- 간병인은 근심과 걱정으로 불면증을 경험한다. : "만약 그녀가 집 밖으로 나가 헤매거나 넘어지고 자해하면 어떻게 하지?"
- 간병인은 변덕스러워지고 부정적인 반응을 보이며 과민함을 표출한다. : "날 좀 혼자 내버려 둬!"
- 간병으로 인한 집중력 부족으로 익숙한 과제를 수행하는 데 어려움을 느끼게 된다. : "너무 바빠서 우리가 한 약속을 잊어버렸어."
- 간병인은 정신적 · 신체적 건강의 문제를 경험한다. : "난 내가 좋다고 느꼈던 마지막 순간이 언제였는지 기억할 수 없어."

출처: the Alzheimer's Association. (1995). *Ten signs of caregiver stress.* Chicago: The Alzheimer's Association.

을 제공해야만 한다. 가족 구성원이 도움을 요청할 준비가 되었을 때 보조작업치료사는 신뢰할 만한 자원과 의뢰를 준비하고 있어야 한다. 성공적인 경험은 가족이 이용할 수 있는 지역사회 자원을 사용하도록 격려한다. 보조작업치료사는 가족 구성원과 간병인들이 자신에 대한 보호와 도움을 수용하는 것이 궁극적으로 노인에 대한 간병에 도움이 된다는 것을 이해하도록 도와야 한다. 자신에 대한 보호와 도움에 대한 수용은 또한 오랜 기간 동안

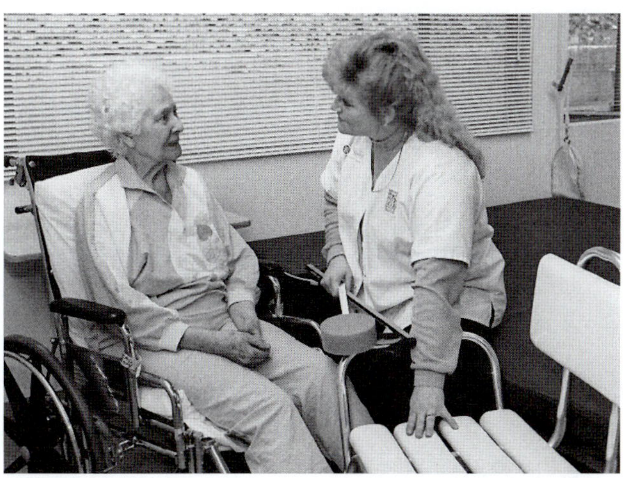

그림 11.2 주의 깊은 퇴원계획은 노인을 돕고 간병인이 변화에 대한 당혹감을 덜 느끼게 할 수 있다.

집에서 간병하는 것을 가능하게 만든다(그림 11.2, 박스 11.3).

가족과 간병인은 수많은 지역사회 기관과 국립기관을 이용할 수 있다. 지지집단, 출판물, 비디오, 수많은 자원은 실제로 모든 큰 규모의 지역사회에서 찾을 수 있다. 시골지역에서는 전화, 편지 혹은 컴퓨터를 이용하여 단체나 기관과 연결될 수 있다.

노인 학대 혹은 방치의 징후를 인식하고 보고하기

불행하게도 노인 학대와 방치는 계속 발생하고 있다.[25] 60세 이상의 약 10명 중 1명은 신체적 손상을 입거나, 착취당하거나, 보호 혹은 치료의 도움을 받지 못하고 있다. 노인인구가 증가함에 따라, 매년 미국의 노인학대 피해자는 약 500만 명에 이른다.[26] 노인과 함께 일하는 모든 전문가는 자신의 책임을 알아야 하며 학대와 방치에 대한 의심이 들 때 노인의 편에서 행동할 준비를 해야 한다. 노인학대는 매우 과소 집계되고 있으며, 23.5건 중 1건은 어떤 기관이든 보고되고 있다.[27] OAA를 포함하여 연방 규정은 1987년 이래로 시행되어 왔다. 또한 각 주 정부에서는 성인보호서비스법을 통해 노인학대에 대한 규

박스 11.3 간병인의 스트레스를 줄이기 위한 방법

가능한 한 빨리 진단을 받는다.

- 증상이 점진적으로 나타나고 신체적으로 건강해 보일 경우, 특이한 행동을 무시하거나 어떤 것을 대신 탓하기 쉽다. 경고성 증상이 있을 때는 의사를 찾아간다. 일부 치매증상은 치료될 수 있다. 당신이 대처하려는 것이 무엇인지 알게 되면 현재를 잘 관리하고 미래에 대한 계획을 더 잘 세울 수 있을 것이다.

어떤 자원을 이용할 수 있을지 알아둔다.

- 당신이 간병하는 사람과 당신 자신의 행복을 위해 지역사회에서 이용할 수 있는 간병자원과 친숙해져야 한다. 성인주간보호센터, 가정활동 보조인, 가정방문 간호사, 급식배달서비스(Meals on Wheels)는 도움받을 수 있는 지역사회서비스 중 하나다.

교육받는 간병인이 된다.

- 질병이 진행됨에 따라 다른 간병기술과 능력이 필요하다. 간병기술과 제안방법은 인격과 행동변화로 인해 부딪치게 되는 수많은 일을 더 잘 이해하고 대처하도록 도울 수 있다.

도움을 받는다.

- 혼자 모든 일을 하려고 하면 지치게 될 것이다. 가족, 친구들, 지역사회의 지지는 커다란 도움이 될 수 있다. 그러므로 주변에 도움을 요청한다. 만약 도움을 요청하기 어렵다면 당신에게 조언해 줄 수 있는 가까운 누군가를 사귄다. 만약 스트레스가 과도하다면 전문가의 도움을 구하는 것을 두려워하지 마라. 지지집단 모임과 조력자 모임은 편안함을 얻고 재충전을 할 수 있게 하는 좋은 자원이다.

자신을 돌본다.

- 간병인들은 자주 간병받는 사람들에게 전적으로 자신을 바친다. 그 과정에서 자신의 요구를 무시하게 된다. 자신에게 관심을 기울여라. 당신의 식단, 운동을 살피고, 충분히 휴식을 취하라. 쇼핑, 영화 혹은 친구 집을 방문하기 위한 시간을 갖기 위해 휴식서비스를 이용하라. 당신이 간병하고 있는 사람을 포함해서, 당신과 가까운 사람들은 당신이 스스로를 돌보길 원한다.

자신의 스트레스를 관리한다.

- 스트레스는 신체적 문제(흐릿한 시야, 과민성 복통, 높은 혈압)의 원인이 되고 행동의 변화(예민함, 집중력 저하, 식욕 저하)의 문제를 가져온다. 자신의 증상을 기록하라. 자신을 위해 이완 기법을 사용하고 의사와 상담한다.

변화가 일어날 때 이를 수용한다.

- 노인들은 변화하고 요구도 따라서 변화한다. 그들이 당신이 집에서 제공할 수 있는 것 이상의 간병을 요구할 수도 있다. 이용할 수 있는 간병 형태를 철저히 조사하는 것은 쉽게 전이할 수 있도록 만들고 당신과 당신이 사랑하는 사람을 돌보는 사람들로부터 도움과 지지를 받게 될 것이다.

법적 · 재정적 계획을 세운다.

- 사망 선택 유언(living wills)과 신탁재산, 미래의 의료보호, 주택, 다른 중요한 고려사항, 변호사의 영구적인 능력과 관련된 문제를 논의하고 변호사와 상담하라. 지금 계획하는 것이 나중에 스트레스를 감소시킬 것이다. 적절하다면 노인과 다른 가족 구성원이 계획 활동과 결정에 참여하게 하라.

현실적으로 생각한다.

- 당신이 제공하는 간병은 차이를 만들고 있다. 당신과 노인은 둘 다 모두 수많은 환경과 일어날 행동을 통제할 수 없다. 당신이 경험하게 되는 상실감에 대해 슬퍼하는 것을 스스로 허용하라. 그러나 그런 일이 일어날 때 긍정적인 순간에 초점을 두고 좋은 추억을 즐겨라.

죄책감을 갖지 말고 스스로를 칭찬한다.

- 당신은 단지 사람일 뿐이다. 때때로 인내심을 잃거나 당신이 하고 싶은 만큼 간병을 잘 할 수 없을 수도 있다. 당신은 최선을 다하고 있다는 것을 기억하라. 그리고 자신을 칭찬하라. 자신을 헌신한 간병인은 죄책감을 느낄 필요가 없게 된다. 당신의 사랑을 받는 사람들은 당신을 필요로 하며 당신은 그들을 위해 당신의 자리를 지킨다. 그것은 자랑스러운 일이다.

출처: the Alzheimer's Association. (1995). *Ten signs of caregiver stress.* Chicago: Alzheimer's Association.

정을 만들었다. 보조작업치료사는 좀 더 세세하고 구체적인 지침을 알기 위해서 자신이 속한 주 정부의 고충처리원 혹은 성인보호서비스 사무실과 연계되어 있어야 한다. 이 장에는 단지 일반적인 정의와 지침만 제시되어 있다. 노인들은 자신에 대한 간병을 지시할 권리, 거부할 권리, 다른 사람의 위협이나 착취로부터 보호받을 권리를 가지고 있다.

미국노인학대센터(National Center on Elder Abuse, NCEA)는 노인학대에 대한 7가지 유형을 제시하였다.[28] 신체적 학대는 신체적 손상, 통증 혹은 상해라는 결과를 가져오는 물리적 힘의 사용으로 정의한다. 이것은 때리는 것, 밀치는 것, 잡고 흔드는 것, 손바닥으로 때리는 것, 발로 걷어차는 것, 꼬집는 것, 화상을 입히는 것과 같은 폭력 형태를 포함한다. 부적절한 약물사용과 신체적 제약, 강제로 음식을 먹이는 것, 모든 형태의 신체적 처벌 또한 신체적 학대에 포함될 수 있다. 성적 학대는 합

의하에 이루어지지 않은 노인과의 성적 접촉으로 정의된다. 원치 않은 신체적 접촉, 모든 형태의 성폭행이나 구타, 강제적으로 벌거벗김, 신체를 노출한 채 사진 찍기를 포함한다. 정서적 · 심리적 학대는 위협, 굴욕 또는 다른 언어적이나 비언어적 학대 행위에 의해 정신적 · 정서적 고통을 가하는 것이다. 이는 언어적 폭행, 무례하게 대하기, 위협, 협박, 수치감 주기, 괴롭힘과 같은 것을 포함한다. NCEA는 또한 정서적 · 심리적 학대에 가족과 친구들로부터 노인을 격리시키는 치료를 포함시킨다. 방치(neglect)는 부양인으로서 의무나 책임을 다하지 않는 간병인에 의한 고의적 혹은 비고의적 태만을 말한다. 유기(abandonment)는 노인들에게 보호를 제공할 책임이 있는 사람들이 노인을 버리는 것이다. 경제적 혹은 물질적 착취는 위임받지 않은 노인의 자금, 재산, 혹은 자원을 사용하는 것이다. 이것은 허락 없이 돈을 사용하는 것, 노인의 서명을 위조하는 것, 노인의 돈이나 소유물을 훔치거나 사용하는 것, 어떤 서류에 서명하도록 노인을 속이거나 강압하는 것, 위임 권한 혹은 후견인 권한 보호자의 권한 남용을 포함한다. 자기 학대와 방치는 음식이나 물을 먹는 것을 거부하거나, 적절한 옷을 입지 않고 집, 개인 위생 또는 약물을 적절히 제공하지 않는 것과 같이 건강과 안전을 위협하는 자신의 행동을 무시하거나 학대하는 방법을 말한다.

학대는 집이나 지역사회 환경뿐만 아니라 거주 지역 보호시설, 전문요양시설 혹은 주간건강프로그램에서도 일어난다. 노인을 보호하기 위해 모든 보건 관계자는 학대의 조짐이나 징후를 자각해야만 한다. 학대 징후는 노인 관련 기관을 통해 열람할 수 있는 여러 문서에 제시되어 있다(표 11.1).[29]

수많은 주 정부에서는 보조작업치료사 법률 사무소, 봉사서비스인과 같은 보건 관련 근무자들을 포함해 노인과 함께 주기적으로 일하는 전문가들에게 학대에 대한 보고를 하도록 위임보고법률을 법제화했다. 학대에 대한 위험이 있을 때 희생자, 가족, 노인들을 위한 의뢰서비스를 제공하기 위해 주 정부기관과 지역기관을 만들었으며, 성인보호서비스기관(Adult Protective Services Agency), 장기간병고충처리프로그램(long-term care ombudsman programs), 사법기관 혹은 지방사회복지기관, 노인요양기관, 노인을 위한 봉사자 집단, 노인옹호집단도 관련되어 있다. 만약 노인학대가 의심된다면 이런 기관에서 보조작업치료사를 도와줄 수 있다.

보조작업치료사는 만약 의심스러운 상태, 위치 혹은 반복적인 신체적 상처를 보거나 이야기를 듣는 경우 또는 신체적 학대로 보이는 사건을 목격한 경우, 학대를 보고해야만 한다. 즉각적인 비상전화와 보고서 작성이 필요하다. 이러한 보고서는 보고서를 작성한 사람, 희생자, 간병인에 대한 정보를 포함하고 있어야 한다. 또한 보고자로 하여금 학대를 의심케 하는 희생자의 사건과 상황, 또 다른 정보가 포함되어 있어야 한다. 비록 수많은 기관이 보고를 이행하기 위해 만들어졌지만 학대가 의심되는 상황을 보고하는 것은 각 개인의 의무다. 보고하지 않는 것은 법적으로 위임법률보고에 의해 주 정부에서 경범죄로 처벌받게 된다. 더욱이 보조작업치료사는 서비스를 받는 사람들의 안전과 웰빙을 위해 관심을 보여야 하는 윤리적 책임감을 가지고 있으며,[30] 그렇게 하지 않을 때 전문가 조직의 징계 처분이 있을 수 있다.[31]

보조작업치료사의 책임은 이러한 보고로 끝나지 않는다. 지역사회 자원과 노인, 가족들과 연계하는 것은 외상에 대처하고, 갈등을 해결하는 데 도움이 된다.[32] 의뢰는 노인이 수용할 수 있는 방식으로 행해져야 한다. 수많은 교회, 지역사회센터, 노인을 위한 지역기관과 같은 단체는 노인이 지역사회에서 안전하게 살아갈 수 있도록 해주는 자원을 확인하는 데 도움을 줄 수 있다.

사례연구

지난 가을 이후 Barbara는 Dottie의 의사에게 전화를 걸어 가정 방문 작업치료서비스를 의뢰했다. 작업치료사인 Paul은 초기 방문을 위해 Barbara에게 전화했다. Barbara는 "유감스럽게도 나는 근무일에 시간을 낼 수가 없어요. 토요일에 오실 수는 없나요?"라고 물었다. Paul이 기관은 주중에만 서비스를 제공한다고 설명하자 Barbara는 "좋아요. 내가 포기해야겠네요. 나는 입씨름하기에도 너무 지쳐 있어요. 하지만 아침에 제일 처음으로 해야만 해요. 나는 일을 뺄 수 없어요."라고 대답했다. Paul은 실제로 서비스가 필요하다고 그들이 결정하면 치료를 실시해야 하기 때문에 최근 고용된 보조작업치료사인 Diana에게 가정방문을 함께하도록 일정을 알려주었다.

표 11.1 학대의 증상과 징후

학대의 종류	증상과 징후
신체적 학대	• 타박상, 매질 자국, 찢긴 상처 • 뼈 골절 • 개방형 상처, 베인 상처, 바늘로 찔린 상처, 다양한 치유단계의 치료되지 않은 상처 • 접질림(삠), 탈구, 내적 손상/출혈 • 깨진 안경 • 약물 과복용으로 인한 증상 혹은 처방받은 약물을 사용하지 않음 • 맞았거나 치료받지 못했다는 노인의 보고 • 노인의 갑작스러운 행동 변화 • 혼자 있는 노인을 방문객이 보지 못하도록 하는 간병인의 거부
성적 학대	• 회음부나 유방 근처의 타박상 • 생식기 감염이나 설명할 수 없는 성병 • 항문이나 질 부위의 설명할 수 없는 출혈 • 속옷이 찢김, 더러워지거나 출혈 흔적이 있음 • 성적으로 폭행당했다는 노인의 보고
정서적/심리적 학대	• 정서적으로 당황하거나 동요됨 • 비의사소통적이거나 비반응적이며, 심하게 위축되어 있음 • 대개 치매로 인한 특이한 행동(예: 빨기, 물기, 몸 흔들기) • 언어적 · 정서적으로 학대받았다는 노인의 보고
방치	• 탈수, 영양실조, 치료받지 않은 욕창, 나쁜 개인 위생 상태 • 치료받지 못한 건강상 문제 • 위험한 혹은 안전하지 않은 주거환경/배치(예: 부적절한 전선 상태, 난방 안 됨, 수도 끊김) • 비위생적이거나 깨끗하지 않은 주거 상태(예: 더러움, 벼룩, 기생충, 침대 위의 오물, 대소변 냄새, 부적절한 의복) • 치료받지 않았다는 노인의 보고
유기	• 병원, 간호시설 등에 노인을 버림 • 쇼핑센터나 다른 공공장소에서 노인을 버림 • 버려졌다고 노인 스스로 보고함
재정적/물질적 착취	• 은행계좌 혹은 금융관행의 갑작스러운 변화, 노인을 동반한 사람에 의해 아주 많은 돈이 불분명하게 인출됨 • 노인의 은행서명 카드에 추가적인 이름이 포함되어 있음 • 노인의 자동현금인출기 카드를 이용하여 노인의 자금에서 공인되지 않은 현금이 인출됨 • 다른 재정 관련 서류나 유언장에 뜻밖의 변화 • 값비싼 소유물이나 자금의 이유를 알 수 없는 분실 • 적절한 재원의 이용에도 불구하고 돈이 지불되지 않거나 표준 이하의 보살핌을 제공받음 • 자신의 소유물에 대한 권리 혹은 재정적 거래를 위조한 노인의 서명 발견 • 이전에 관련 없던 친인척이 노인의 소유물에 대한 권리를 주장하며 갑자기 나타남 • 이유를 알 수 없이 가족 외의 누군가 혹은 가족 구성원에게 재산을 갑작스럽게 양도함 • 필요하지 않은 서비스 제공 • 재정적 착취에 대한 노인의 보고
자기-방치	• 탈수, 영양실조, 치료받지 못했거나 부적절하게 치료받은 의학적 상태, 나쁜 개인 위생 상태 • 위험하거나 안전하지 않은 주거환경/배치(예: 부적절한 전선 상태, 실내 배관공사가 되어 있지 않음, 난방 안 됨, 수도 끊김) • 비위생적이거나 깨끗하지 않은 주거지역(예: 동물/벌레 출몰, 변기가 작동되지 않음, 대소변 냄새) • 부적절한 의복, 필요로 하는 의학적 도움의 부족(예: 안경, 보청기, 틀니) • 매우 부적절한 주택시설 혹은 집 없음

출처: National Center on Elder Abuse. *Major Types of Elder Abuse.* Washington, DC: U.S. Administration on Aging; 2007.

지정된 날짜에 Paul과 Diana는 집에 도착했고 Dottie의 간병인이 문을 열었다. "미안하지만 저는 오늘 누가 온다는 말을 듣지 못했어요."라고 간병인이 말했다. "Barbara에게 전화를 해야만 할 것 같아요." 1시간 내에 Barbara가 집에 도착했고 늦은 것에 대해 사과했다. "너무 미안해요, 제가 약속을 완전히 잊어버렸어요."

그들이 Barbara를 기다리는 동안 Paul과 Diana는 Dottie와 함께 거실에 앉아 있었고 초기 면담을 시작했다. "Dottie, 어떻게 작업치료 서비스를 요청하게 되었는지 얘기해 줄래요? 어떻게 지내셨나요?" Paul이 질문했다. "난 잘 몰라요. 난 잘 지내고 있고 내가 해야 할 필요가 있는 모든 일을 잘 하고 있어요." 간병인인 Clarice는 "몇 번 넘어졌던 걸 잊지 마세요. 그것에 대해 얘기해요, Dottie."라고 Dottie에게 실마리를 주었다. Dottie는 처음에 혼란스러워하는 것 같았지만 곧 "아, 예……. 난 누군가 바닥에 놓아둔 물건 때문에 침대 밖으로 나올 때 걸려 넘어졌어요. 그러나 그건 그냥 사고였어요. 다신 그런 일이 일어나지 않을 거예요."라고 말했다. Paul은 Dottie에게 일상적인 하루를 설명해 보라고 요구했고, 그녀는 큰 뇌혈관사고를 경험했었다고 했다. "난 아침에 일어나 아이들이 학교를 가기 전에 아침 식사를 도우려고 해요. 그런 후에 샤워를 하고 옷을 입고 아침 TV쇼를 봐요. 때때로 친구 집을 방문하고요. 그런 다음 점심 식사를 요리하고 집 안을 청소하기 시작해요. 아시다시피 내 딸은 너무 바빠요. 내 딸은 나를 여기로 데려왔고 난 내 딸을 도울 수 있어요. 그들은 모두 항상 바빠요." Paul과 Diana는 Dottie가 자신의 일과를 얘기할 때 Dottie 뒤에 앉아 있는 Clarice가 머리를 몇 번 흔들었다는 것을 알아차렸다. Diana는 "샤워할 때나 옷을 입을 때 도움이 필요한 적이 있나요?"라고 물었다. Dottie는 자신의 머리를 몇 번 흔들었고 "글쎄요, 나는 정말 도움이 필요하지 않지만 내 딸은 Clarice를 내 곁에 있도록 해서 난 때때로 그녀가 나를 도와주도록 내버려 두지요."라고 대답했다.

Barbara가 도착할 때까지 Dottie는 Paul과 Diana에게 뇌혈관사고 전 자신의 삶에 대해 얘기했다. 혼자 살던 때 교회에서 그녀는 매우 활동적이었다. 손자들의 운동경기 중 하나도 놓치지 않았다. 뇌혈관사고가 발병하기 전에 약 한 달간 운전을 했지만 시력에 문제가 있다고 느껴 운전을 포기했다. 요리하는 것과 바느질, 정원 가꾸기를 즐겼다. 뇌혈관사고 이후로 진료 약속을 제외하고 집 밖으로 나가지 않았으나, 최근 자신의 집에서 바느질거리를 가져와 바느질을 해보려고 시도했었다.

Barbara가 도착했을 때 Paul은 Dottie가 옷을 입는 방법, 욕실에 가는 방법, 간단한 간식을 준비하는 방법을 보여주도록 말할 수 있는지를 물었다. Barbara는 "그것이 Clarice가 여기에 있는 이유예요. 엄마는 그런 일을 할 필요가 없죠. 우리는 단지 그녀가 좀 더 잘 걸어서 넘어지지 않기를 바라요. 이것이 내 걱정이에요. 넘어지는 것 때문에 그녀는 혼자 있을 수 없어요."라고 대답했다. Paul과 Diana는 Dottie에게 잠자는 곳을 보여 주도록 요구했고 그녀가 어떻게 침대 안으로 들어가고 나오는지를 보여 달라고 말했다. Dottie는 동의했지만 그녀가 침대에서 일어나기 시작할 때 Barbara는 뛰어 들어와 도움을 주었다. Paul은 Barbara에게 Dottie가 혼자서 하도록 내버려 두도록 조언하였고 결국 Dottie는 침대 가장자리에 혼자 앉을 수 있었다. Paul의 유사한 요구로 인해 Dottie는 한 가지 기술을 보여 주었으며, Barbara는 Dottie가 옷을 입을 때와 욕실로 갈 때 다시 도움을 주기 위해 뛰어 들어왔다.

부엌으로 자리를 옮겼을 때 Barbara는 다시 "우리는 엄마가 요리를 하도록 내버려두지 않아요. 그녀는 인지적으로 혼란스러워 하고 결국에는 나에게 더 많은 일이 되어 버려요."라고 말했다. Paul은 Diana를 한쪽으로 데리고 가서 Barbara가 자신과 거실에서 얘기하느라 정신이 팔렸을 때, Diana가 Dottie의 곁에서 Dottie가 땅콩버터와 젤리 샌드위치를 만드는 것을 관찰하라고 말했다. 거실에서 Paul은 Barbara에게 Dottie의 기능적 변화를 어떻게 대해 왔는지를 물었다. Barbara는 눈물을 보이며 인정했다. "난 지쳤어요. 난 엄마가 다칠까 봐 너무 걱정스러워요. 엄마는 혼자 있을 수 없어요. 우리는 간병인에게 항상 돈을 지불할 여유가 없고, 난 일을 계속 놓치고 있어요. 엄마가 욕실로 가기 위해 밤에 일어나야 하기 때문에 난 잠을 자지 못하고 그녀는 너무 완고해요. 그녀는 침대변기를 사용하지 않을 거예요. 그저 나 또는 Clarice가 목욕하거나 옷을 입는 것을 돕도록 내버려두지요. 난 전문요양시설에 그녀를 보내고 싶지 않아요. 그렇지만 난 내가 잘할 수 있을지 모르겠어요!"

Diana는 Dottie가 부엌에서 냉장고로 걸어가 문을 열고 공간을 응시하는 것을 관찰했다. Diana는 그녀가 샌드위치를 만들기 위해 몇 단계가 필요한지를 물었고 Dottie는 혼란스러운 것처럼 보였다. "땅콩버터와 젤리 샌드위치를 만들기 위해 필요한 것을 가져오세요." Diana가 격려했다. 여전히 Dottie는 혼란스러워 했고, 그래서 Diana는 그녀가 필요한 재료를 하나하나 찾도록 지시했다. 모든 재료를 그녀 앞 조리대 위에 모은 다음, Dottie는 별다른 문제없이 샌드위치를 만들 수 있었다. Diana는 그녀가 평소에 요리하던 것을 요구했고 Dottie는 "더 이상 없어요. 우리 딸은 내가 더 이상 어떤 것을 하게 내버려두지 않아요."라고 대답했다.

사례연구 질문

1. Dottie와 그녀의 가족들에게 가장 주된 문제는 무엇인가?
2. 치료팀이 Dottie와 그녀의 가족들의 서로 다른 관점을 통합하기 위해 사용할 수 있는 의사소통 전략은 무엇인가?
3. Dottie뿐만 아니라 그녀의 가족들의 요구까지 충족시키기 위해 어떤 중재 전략이 시행되어야만 하는가?

복습문제

1. 전문요양시설에서 보조작업치료사로서 일하는 동안 당신은 "내 남편은 여기에 나만 남겨두고 떠났어요. 제발 저를 도와주세요. 난 집에 가고 싶어요."라고 말하는 새로운 노인을 만났다. 당신은 어떻게 반응해야 하는가?
2. 당신은 재활시설에서 일한다. 당신은 편마비인 노인환자를 위해 욕조 이동의자를 제안했다. 메디케어에서는 이 장비에 대한 비용을 지원하지 않을 것이다. 가족들이 "우리가 집에 있을 때 어떤 장비를 갖추어야 할 것 같아요."라고 말했다. 당신은 어떻게 반응해야만 하는가?
3. 당신은 알츠하이머병 전문센터에서 일한다. 노인이 와서 당신의 팔을 잡고 "엄마, 그동안 어디 있었어요? 난 너무 두려워요."라고 말한다. 노인이 계속 팔에 매달릴 때 노인의 가족들이 보고 있다는 것을 알아차렸다. 노인의 행동이 가족 구성원이 가까이 올 때마다 더 심해진다. 당신은 어떻게 반응해야 하는가?
4. 노인의 성인이 된 딸이 당신에게 와서 "나의 아버지는 알코올중독자였어요. 그는 나의 어머니에게 정말 못되게 굴었죠. 병원에 있는 동안 그녀는 몇 년간 처음으로 평화로웠어요. 아버지가 집으로 오지 않게 해 주세요."라고 말했다. 당신은 어떻게 반응해야만 하는가?
5. 당신은 2주 동안 한 노인과 가깝게 일했다. 일주일의 휴가가 끝나고 되돌아와 당신이 자리를 비운 그 주에 그 노인이 대부분의 치료를 거절했다는 것을 알게 되었다. 노인은 다음과 같이 말했다. "난 새로운 사람은 원치 않아요! 나의 가족은 나를 어떻게 도와야 하는지 몰라요." 당신에 대한 노인의 의존도를 최소화하기 위해 어떤 행동을 취해야만 할까?
6. 87세의 홀로 사는 아버지가 급성기 병원에 입원한 것에 대해 성인이 된 세 자녀는 퇴원할 준비가 되었을 때 간병에 대한 책임을 공동으로 나누고 그를 자신들의 집에 데려가기를 원한다고 말했다. 3주간 병원에 있는 동안 직원들은 그의 자녀들이 단지 1번만 방문했다고 말했다. 그들은 또한 사회복지사가 여러 번 전화했음에도 불구하고 응답하지 않았다. 보조작업치료사는 퇴원을 준비하기 위해 치료 팀에게 어떤 정보를 주어야만 하는가?

근거 요약: 간병인을 위한 중재의 효과

Aldehaim, A., Alotaibi, F., Uphold, C., Dang, S. (2016) The impact of technology-based interventions on informal caregivers of stroke survivors: A systematic review. *Telemedicine & e-Health.* 22(3), 223-231. doi: 10.1089/tmj.2015.0062.

기술 기반 중재(웹 사이트, 이메일, 원격 화상 회의)는 간병인의 우울증 증상에 상당한 감소를 제공했지만, 간병인 부담, 문제해결능력, 건강 상태 및 개입 이후의 사회적 지원에는 큰 차이가 없었다. 오직 한 연구만이 간병인의 준비 상태를 평가했고 평가 후 점수가 향상되었음을 보여주었다.

Bøttcher, C., Kristensson, J. (2015) The content, dissemination and effects of case management interventions for informal caregivers of older adults: A systematic review. *International Journal of Nursing Studies.* 52(5), 988-1002. doi: 10.1016/j.ijnurstu.2015.01.006.

사례관리 중재에서 비공식 간병인이 개입했을 때 환자의 입원 시간, 지자체 치료비용, 정서적 건강에 미치는 상당한 영향이 관찰되었다. 또한 비공식 간병인의 우울증 증상 감소에도 상당한 영향이 발견되었다.

Bull, M., Boaz, L., Jerme, M. (2016) Educating family caregivers for older adults about delirium: A systematic review. *Worldviews on Evidence-Based Nursing.* 13(3), 232-240. doi: 10.1111/wvn.12154.

연구에서 가족 간병인의 망상에 대한 지식이 증가했고, 노인의 망상 발병률이 감소했으며, 간병인은 교육 후 정신적 고통을 덜 받는다고 보고했다.

Dam, A., de Vugt, M., Klinkenberg, I. et al. (2016) A systematic review of social support interventions for caregivers of people with dementia: Are they doing what they promise? *Maturitas*. 85, 117-130. doi: 10.1016/j.maturitas.2015.12.008.

다중 요소 사회 지원 개입이 가장 효과적이었다. 원격 개입으로 인한 간병인 혜택도 제안되었다. 다중 요소 사회 지원 개입이 간병인 복지를 개선할 수 있지만, 사회 지원의 변화가 주요 근본 중재 요소인지 여부를 결론 짓기에는 근거가 불충분하다.

Riddle, J., Smith, H., Jones, C. (2016) Does written emotional disclosure improve the psychological and physical health of caregivers? A systematic review and meta-analysis. *Behavior Research & Therapy.* 80, 23-32. doi: 10.1016/j.brat.2016.03.004.

서면으로 작성된 정서적 노출(WED)은 간병인의 일반적인 심리적 건강을 향상시키지만, WED가 우울증, 불안, 신체적 증상, 삶의 질, 부담을 향상시킨다는 증거는 없었다. 관찰 결과 WED가 5년 미만의 간병인에게 더 효과적일 수 있다.

Thinnes, A., Padilla, R. (2011) Effect of educational and supportive strategies on the ability of caregivers of people with dementia to maintain participation in that role. *American Journal of Occupational Therapy.* 65(5), 541-549. doi:10.5014/ajot.2011.002634.

가정환경에서 교육과 훈련에 AD와 그들의 간병인을 공동으로 참여시키는 개입은 AD를 가진 사람들에게만 초점을 맞춘 전략보다 더 성공적이었다. 간병인이 우려사항을 파악하는 시점에 교육과 훈련이 시행될 때 효과가 더 높았다. 중재는 간병인에게 문제해결, 전문적인 기술, 지원, 간단한 가정개조 전략 및 지역사회 자원에 대한 추천을 제공해야 한다. 기술에 의해 조정되는 개입은 간병인에게 긍정적인 영향을 미치며 특히 시골에 사는 사람들에게 중요하다.

참고문헌

1. Feinberg L, Reinhard SC, Houser A, et al. Valuing the invaluable: 2011 update. The growing contributions and costs of family caregiving. Retrieved from http://assets.aarp.org/rgcenter/ppi/ltc/i51-caregiving.pdf.
2. National Alliance for Caregiving & American Association of Retired Persons. Caregiving in the U.S.; 2008. Retrieved from http://www.caregiving.org/data/04finalreport.pdf.
3. O'Sullivan A. Collaborating with family caregivers in the home setting. OT Pract. 2015;20(11):CE1 - CE8.
4. American Occupational Therapy Association. Occupational therapy practice framework: Domain and process. 3nd ed. Am J Occup Ther. 2014;68:S1 - S48. doi:10.5014/ajot.2014.682005.
5. American Occupational Therapy Association. AOTA's statement on family caregivers. Am J Occup Ther. 2007;61:710. doi:10.5014/ajot.61.6.710.
6. Christie J, Smith G, Williamson G, et al. Quality of informal care is multidimensional. Rehabil Psychol. 2009;54:173 - 181. doi:10.1037/a0015705.
7. Bookman A, Harrington M. Family caregivers: A shadow workforce in the geriatric health care system? J Health Polit Policy Law. 2007;32:1005 - 1041. doi:10.1215/03616878-2007-040.
8. Thinnes A, Padilla R. Effect of education and supportive strategies on the ability of caregivers of people with dementia to maintain participation in that role. Am J Occup Ther. 2011;65:541 - 549. doi:10.5014/ajot.2011.002634.
9. Pizzi MA. Promoting health and occupational participation with caregivers. In: Scaffa ME, Reitz SM, Pizzi MA, eds. Occupational Therapy in the Promotion of Health and Wellness. Philadelphia, PA: F.A. Davis; 2010.
10. Eloranta S, Routasalo P, Ave S. Personal resources supporting living at home as described by older home care clients. Int J Nurs Pract. 2008;14:308 - 314. doi:10.1111/j.1440-172X.2008.00698.x.
11. Stewart M, Barnfather A, Neufeld A, et al. Accessible support for family caregivers of seniors with chronic conditions: From isolation to inclusion. Can J Aging. 2006;25:179 - 192. doi:10.1353/cja.2006.0041.
12. Bauer M, Fitzgerald L, Haesler E, et al. Hospital discharge planning for frail older people and their family. Are we delivering best practice? A review of the evidence. J Clin Nurs. 2009;18(18):2539 - 2546. doi:10.1111/j.1365-2702.2008.02685.x.
13. Wilkins V, Bruce M, Sirey J. Caregiving tasks and training interest of family caregivers of medically ill homebound older adults. J Aging Health. 2009;21(3):528 - 542. doi:10.1177/0898264309332838.
14. Brown J, Sintzel J, Arnault D, et al. Confidence to foster across cultures: Caregiver perspectives. J Child Fam Stud. 2009;18(6):633 - 642. doi:10.1007/s10826-009-9264-z.
15. Evercare and National Alliance for Caregiving. Study of caregivers in decline: Findings from a national survey; 2006. Retrieved from http://www.caregiving.org/data/Caregivers%20in%20Decline%20Study-FINAL-lowres.pdf.
16. Dedhia P, Kravet S, Bulger J, et al. A quality improvement intervention to facilitate the transition of older adults from three hospitals back to their homes. J Am Geriatr Soc. 2009;57(9):1540 - 1546. doi:10.1111/j.1532-5415.2009.02430.x.
17. Kuba C. Navigating the Journey of Aging Parents: What Care Receivers Want. New York: Routledge; 2006.
18. Koerner S, Kenyon D, Shirai Y. Caregiving for elder relatives: Which caregivers experience personal benefits/gains? Arch Gerontol Geriatr. 2009;48:238 - 245. doi:10.1016/j.archger.2008.01.015.
19. Stephens M, Franks M. All in the family: Providing care to chronically ill and disabled older adults. In: Qualls S, Zarit S, eds. Aging Families and Caregiving. Hoboken, NJ: John Wiley & Sons; 2009:61 - 84.
20. Giunta N, Scharlach A. Caregiver services: Resources, trends, and best practices. In: Qualls S, Zarit S, eds. Aging Families and Caregiving. Hoboken, NJ: John Wiley & Sons; 2009:241 - 268.
21. McCabe M, Firth L, O'Connor E. A comparison of mood and quality of life among people with progressive neurological illnesses and their caregivers. J Clin Psychol Med Settings. 2009;16(4):355 - 362. doi:10.1007/s10880-009-9168-5.
22. Cohen-Mansfield J, Wirtz P. The reasons for nursing home entry in an adult day care population: Caregiver reports versus regression results. J Geriatr Psychiatry Neurol. 2009;22(4):274 - 281. doi:10.1177/0891988709335799.
23. Gitlin L, Corcoran M. Occupational Therapy and Dementia care: The Home Environmental Skills-building Program for Individuals and Families. Bethesda, MD: AOTA Press; 2005.
24. Jacinto G. The self-forgiveness process of caregivers after the death of care-receivers diagnosed with Alzheimer's disease. J Soc Serv Res. 2010;36(1):24 - 36. doi:10.1080/01488370903333538.
25. Abbey L. Elder abuse and neglect: When home is not safe. Clin Geriatr Med. 2009;25(1):47 - 60. doi:10.1016/j.cger.2008.10.003.
26. Acierno RE. Prevalence and correlates of the emotional, physical, sexual, and financial abuse and potential neglect in the United States: The national elder mistreatment study. Am J Public Health. 2010;100(2):292 - 297. doi:10.2105/AJPH.2009. 163089.
27. Lifespan of Greater Rochester, Inc., Weill Cornell Medical Center of Cornell University and New York City Department for the Aging. Under the radar: New York state elder abuse prevalence study final report; 2011. Retrieved from http://ocfs.ny.gov/main/reports/Under%20the%20Radar%2005%2012%2011%20final%20report.pdf.
28. National Center on Elder Abuse. Types of abuse; 2007. Retrieved from http://www.ncea.aoa.gov/FAQ/Type_Abuse/index.aspx.
29. Ploeg J, Fear J, Hutchison B, et al. A systematic review of interventions for elder abuse. J Eld Abuse Negl. 2008;21(3):187 - 210. doi:10.1080/08946560902997181.
30. American Occupational Therapy Association. Occupational therapy code of ethics. Am J Occup Ther. 2015;69:6913410030p1 - 6913410030p8. doi:10.5014/ajot.2015.696S03.
31. American Occupational Therapy Association. Enforcement procedures for the Occupational Therapy Code of Ethics. Am J Occup Ther. 2014;68:S3 - S15. doi:10.5014/ajot.2014.686S02.
32. Dong XQ. Elder abuse: Systematic review and implications for practice. J Am Geriatr Soc. 2015;63(6):1214 - 1238. doi:10.1111/jgs.13454.

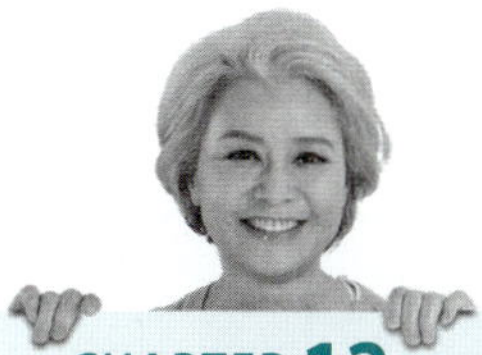

CHAPTER **12**

노인의 성생활 다루기

Addressing Sexual Activity of Elders

HELENE L. LOHMAN AND ALEXANDRIA KOBRIN
(PREVIOUS CONTRIBUTIONS FROM DAVID PLUTSCHACK)

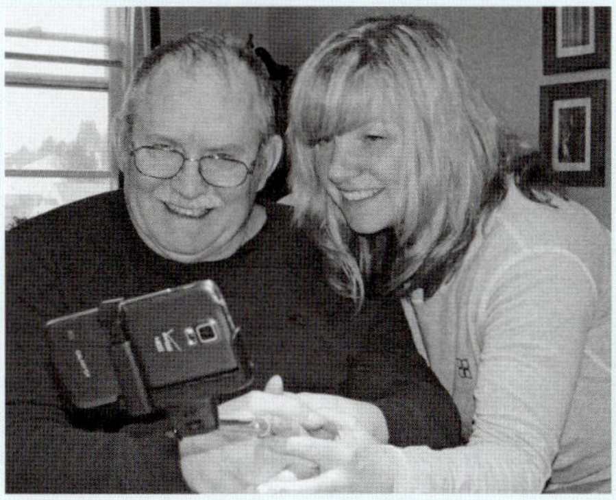

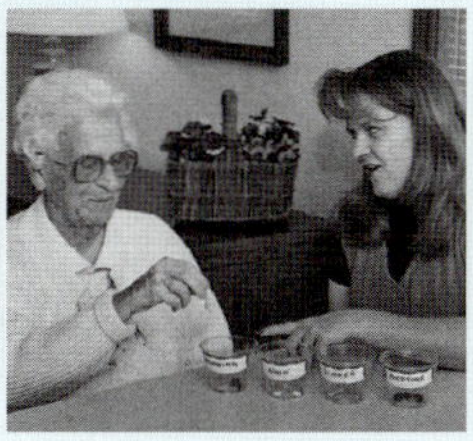

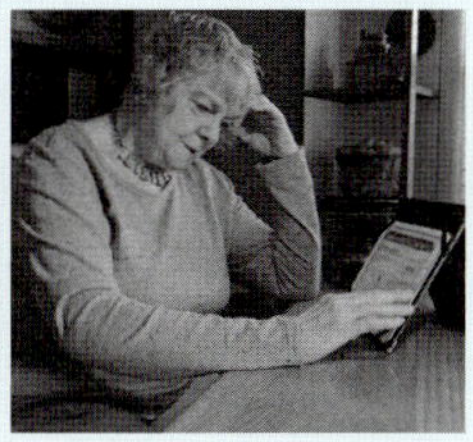

핵심용어

성생활 Sexual activity
가치관 Values
사회적 통념 Myths
레즈비언, 게이, 양성애자, 트랜스젠더 LGBT
성병 Sexually transmitted diseases
생리학적 변화 Physiological changes
요양기관 Nursing facilities
동의 Permission
제한된 정보 Limited information
특별한 제안 Specific suggestions
집중치료 모델 Intensive therapy model

학습목표

1. 가치관이 노인의 성생활 태도에 영향을 미칠 수 있는 방법을 토의한다.
2. 노인의 성생활에 대한 사회적 통념을 확인한다.
3. 레즈비언, 게이, 양성애자, 트랜스젠더(LGBT) 노인에 대한 사회적 경시를 토의한다.
4. 연령에 따른 정상적인 성적 · 생리학적 변화를 설명한다.
5. 성병과 노인집단에 대해 설명한다.
6. 노인의 성적 관심을 언급할 때 치료팀 구성원의 역할을 토의한다.
7. 장기요양시설에서 노인의 성생활을 다루는 일반적인 방법에 대해 토의한다.
8. PLISSIT 모델의 요소를 목록화하고 보조작업치료사가 이 모델을 적용할 수 있는 방법을 토의한다.
9. 노인의 성교육 방법을 확인한다.
10. 뇌졸중, 심장질환, 관절염을 겪은 노인의 성적 문제를 다루기 위한 치료개념을 목록화한다.
11. 노인의 성적 문제를 토의하는 것에 대한 거부감을 없앤다.

Ashley는 장기요양시설에 고용된 보조작업치료사이다. 그녀의 담당사례 대부분은 엉덩관절 대치술을 받은 노인들이다. 엉덩관절 대치술을 받은 사람들에게 일반적으로 언급되는 중재 접근법은 일과, 옮겨 앉기, 가정상황, 안전 주의사항이다. 어느 날 Ashley가 치료적 접근법을 변화시켜야 할 상황이 일어났다. Ashley는 오른쪽 엉덩관절 대치술을 받은 노인인 Howard를 치료했다. Ashley는 엉덩관절 대치술에 대한 계획을 상세히 말해 준 다음 질문이 있는지를 물었다. "네." 그는 대답했다. "아내와 내가 관계를 가질 수 있는 때를 알고 싶어요."라고 했다. Ashley는 수많은 감정을 느꼈고 대답할 방법을 알지 못해 난감했다. 그녀는 얼굴을 붉히고 더듬거리며 나중에 말해 주겠다고 하고 황급히 방을 나왔다. Ashley는 후에 그 상황을 곰곰이 돌이켜 보았다. 왜 그렇게 당혹해했는지, 무엇을 다르게 할 수 있었는지를 생각했다. 노인이 성적으로 적극적이지 않다는 생각을 숨겨야 하는 건지 아닌지를 자문해 보았다. 이후에 Ashley는 성생활에 대해 좀 더 학습하고 치료에 이러한 지식을 통합시키기 시작했다.

치료 전반에 걸쳐 보조작업치료사는 일상생활에 대한 이해를 증진시키고 한 명의 인간으로서 노인을 알아가기 시작했다. 많은 노인의 일상생활은 성적 기능과 연관되어 있다. 성생활은 개정된『작업치료 실행체계 3판』에 따라 ADL의 한 범주이며 '성적 만족감을 초래하거나 또는 생식적 요구를 충족하는 활동에 참여'로 정의된다.[1] 성적 표현은 어떤 연령이든 삶의 중요한 부분이 될 수 있고 자신의 '자아개념, 자존감, 신체이미지'와 연관되어 있다(그림 12.1).[2] 성생활이 인간의 기본적인 욕구에 포함됨에도 불구하고 노인 혹은 장애가 있는 사람들이 성적으로 적극적이라는 점을 불편하게 느끼는 것을 포함한 수많은 이유로 임상적 치료에서는 무시되어 왔다. 또 다른 이유는 노화에 따른 정상적인 성적 변화 및 연령과 장애에 따른 성적 기능에 대한 지식이 부족하기 때문이다. 노인의 성적 기능에 대한 문제를 다루는 것은 임상적 치료의 한 부분이 되어야 한다(그림 12.2). 이 장에서는 일상생활훈련에서 중요하지만 무시되어온 것을 보조작업치료사가 학습하도록 도움을 제공하고, 사회적 통념과 잘못된 개념을 명확히하는 데 도움을 줄 것이다.

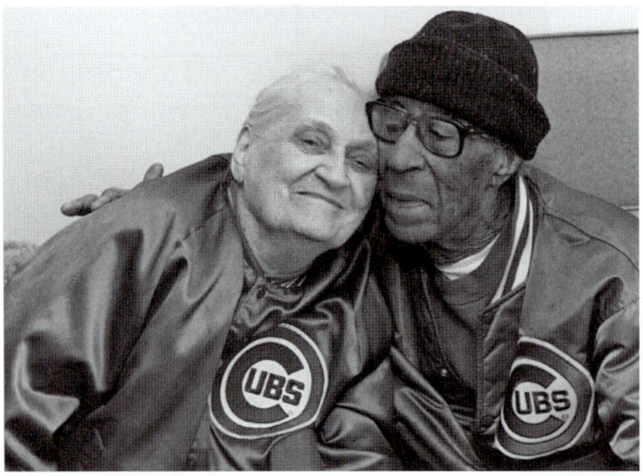

그림 12.1 성은 스킨십, 포옹, 기타 여러 형태의 표현과 관련이 있다.

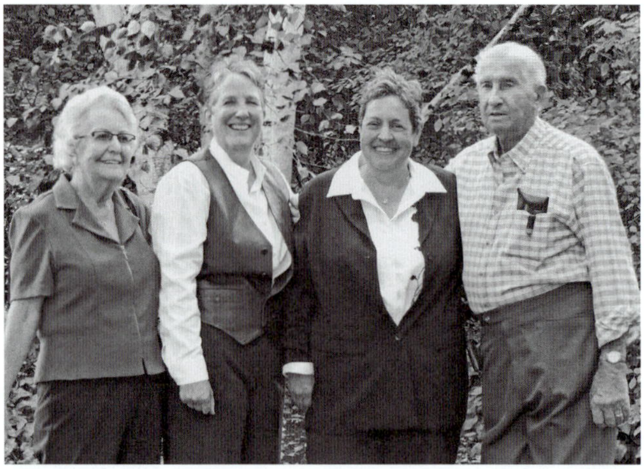

그림 12.2 이 노부부는 딸과 그녀의 배우자의 결혼을 받아들이고 있다.

성생활에 대한 가치관

비록 사회의 가치가 반드시 그 세대의 전 구성원들에게 똑같은 영향을 미치지 않는다고 할지라도, 각 세대는 사회의 가치를 어느 정도 반영하게 된다. 더욱이 모든 사람은 자신의 가치체계를 가지고 있다.[1] 1922~1945년 사이에 태어난 전통주의자들은[3] 일반적으로 그 전 세대로부터 성에 대해 잘 교육받지 못했으며 자유롭게 성에 대해 논의할 수 없었다.[4] 성행위는 즐거움의 원천이 아닌 출산을 위한 의무였다. 이는 임상중재 시 성적인 감정을 논할 때 노인의 편안함에 영향을 줄 수 있는 깊이 있는 가치들이다. 더군다나 성생활은 일반적으로 공개적인 주제가 아니기 때문에 이들은 보조작업치료사와 성적 문제에 대해 논의하는 것에 불편함을 느낀다. 그러나 세대적인 가치관은 변했고, 베이비붐 세대는 이전 세대보다 성생활에 개방적이고 진보적인 사고방식을 수용할 것으로 예측된다.[5] 노인과 성생활에 대한 가치관을 탐색하기 위해서 참고도서를 읽기 전에 연습 12.1과 연습 12.2를 먼저 살펴보아야 한다.

연습 12.1 세대의 성적 태도/가치관 질문지

(1946~1964년 사이에 태어난) 베이비붐 세대, (1922~1945년 사이에 태어난) 전통주의 세대와 당신 세대를 고려해서 다음 질문에 대답하시오. 각 질문에 대해 "예"(허용 가능) 혹은 "아니요"(허용 불가능)로 답한 후 결과를 토의하고 깊이 생각해 보시오(세대 집단에 대한 더 자세한 정보는 1장 참조).

	당신 세대	기존 노인 세대
1. 성적 요구와 관심에 대해 공개적으로 토의하는 것은 적절하다.	예(수용적) ______ 아니요(비수용적) ______	예(수용적) ______ 아니요(비수용적) ______
2. 미혼자의 성생활을 받아들일 수 있다.	예(수용적) ______ 아니요(비수용적) ______	예(수용적) ______ 아니요(비수용적) ______
3. 성생활은 그 목적이 신체적 즐거움일 경우 적절하다.	예(수용적) ______ 아니요(비수용적) ______	예(수용적) ______ 아니요(비수용적) ______
4. 성생활은 단순히 출산을 위한 것이다.	예(수용적) ______ 아니요(비수용적) ______	예(수용적) ______ 아니요(비수용적) ______
5. 나체는 매우 개인적이며, 받아들일 수 없다.	예(수용적) ______ 아니요(비수용적) ______	예(수용적) ______ 아니요(비수용적) ______
6. 여성은 자신의 성적 요구를 배우자와 논의해야 한다.	예(수용적) ______ 아니요(비수용적) ______	예(수용적) ______ 아니요(비수용적) ______
7. 여성이 성관계를 시작하는 것은 적절하다.	예(수용적) ______ 아니요(비수용적) ______	예(수용적) ______ 아니요(비수용적) ______
8. 자위행위는 정상적인 성적 활동이다.	예(수용적) ______ 아니요(비수용적) ______	예(수용적) ______ 아니요(비수용적) ______
9. 동성 간의 성생활은 수용 가능하다.	예(수용적) ______ 아니요(비수용적) ______	예(수용적) ______ 아니요(비수용적) ______
10. 서로 다른 세대인 성인들 간의 성생활은 수용할 수 없다.	예(수용적) ______ 아니요(비수용적) ______	예(수용적) ______ 아니요(비수용적) ______

출처: Goldstein, H., & Runyon, C. (1993). An Occupational therapy module to increase sensitivity about geriatric sexuality. *Phys Occup Ther Geriatr.* 11(2), 57–75.

연습 12.2 개인적 가치관 평가

이 연습은 개인의 가치관과 태도를 확인하는 데 도움이 된다. 이 설문을 완성하면서 느끼는 불편한 감정은 노화로 인한 정상적인 생리학적 변화를 명확히 하고 잘못된 개념과 사회적 통념을 없애는 것을 돕기 위한 교육적 도구로 이 장에서 논의되어야 한다. 이 장을 읽은 후에 보조작업치료사는 불편한 감정이 감소되었는지 아닌지를 결정하기 위해 개인의 가치관 평가를 재시행할 수 있다.

1. 간호기관에서 노인들은 성적으로 적극적이 되어서는 안 된다.	동의함	동의하지 않음
2. 나의 조부모(혹은 부모)는 성적으로 적극적이 되어서는 안 된다.	동의함	동의하지 않음
3. 남성노인이 성적으로 적극적인 것은 수용될 수 있다.	동의함	동의하지 않음
4. 여성노인이 성적으로 적극적인 것은 수용될 수 있다.	동의함	동의하지 않음
5. 노인이 즐거움을 위한 성활동에 참여하는 것은 비도덕적이다.	동의함	동의하지 않음
6. 성교육은 노인에게 필요하지 않다.	동의함	동의하지 않음
7. 성교육은 요양시설의 직원에게는 필요하지 않다.	동의함	동의하지 않음
8. 요양시설은 부부가 함께 잠을 잘 수 있는 충분히 큰 침대를 제공해야 한다.	동의함	동의하지 않음
9. 요양시설은 성생활을 원하는 사람들을 위해 사생활을 제공해야 한다.	동의함	동의하지 않음
10. 간호시설은 그곳에 거주하는 노인들이 공개적으로 자신을 LGBT로 밝히는 것을 금지해야 한다.	동의함	동의하지 않음

노인의 성적 기능에 대한 사회적 통념

대중매체는 노인의 성적 기능에 대한 잘못된 정보와 사회적 통념을 사람들에게 제공해 왔다. TV와 잡지, 인터넷 광고는 사람들이 노화과정을 감추거나 무시하도록 부추긴다. 새해 연하장은 나이 먹는 것을 조롱하는 문구를 포함하고 있으며, 나이는 속여도 된다는 잘못된 인식을 심어 준다. 일부 대중매체는 '더러운 노인 증후군'과 같은 성생활에 대한 사회적 통념을 부추긴다. 이러한 사회적 통념은 가족 구성원, 친구 혹은 노인 스스로에 의해 더욱 굳어질 수 있다. 이러한 잘못된 정보의 범람은 수많은 사람이 노인의 성기능에 대한 진실 대신에 사회적 통념을 믿게 한다. 연습 12.3은 노인과 성생활에 대한 개인의 사회적 통념을 알아보는 데 도움이 된다.

사회적 통념에 대한 논의

미국 은퇴자협회(AARP)에 의한 조사(n=1,670) 결과는 노인의 성생활에 대한 일부 사회적 통념과 견해를 제시하였다.[6] 이 조사연구 결과 중 중요한 것은 45세 이상의 사람들 중 72%가 성생활과 그에 수반되는 관계를 삶의 질에 기여하는 것으로 고려한다는 것이다. 여성보다 남성 노인과 젊은 남성들의 성생활이 더 높은 비율로 삶의 질에 기여하는 것으로 간주됐고, 더 많은 노인이 여전히 성생활을 하고 있다.[6,7] 성생활은 피해야 할 것이 아니라 삶의 일부로 받아들여진다.[6] 또한 70세 이상의 남성노인 중 51%, 동일 연령의 여성노인 중 48%가 자신의 배우자가 매력적이라고 하였다.[6] 따라서, 이러한 결과는 고령층을 매력 없음 또는 로맨스의 부족과 동일시하는 사회적 통념과는 반대된다. 물론 개인의 건강, 증가된 스트레스, 배우자의 건강 저하 그리고 재정적 이유들이 성적 활동 감소에 기여하는 것으로 보고되었다.[6] 또한, 특히 제도적 환경에서 성행위를 할 수 있는 기회 감소는 노인층의 성적인 성취를 가로막는 주요 장벽이다.[8] 예를 들어, 죽음이나 질병 등으로 인한 정상생활 불능상태 · 배우자의 상실은 흔한 문제이다.[8] 노인인구에서 여성 비율이 남성보다 많다.[9] 나이가 많은 집단에서 여성은 남성보다 결혼할 확률이 낮고(남성 72%, 여성 46%) 미망인의 비율은 높

연습 12.3 노인의 성생활에 대한 사회적 통념

다음의 각 질문이 사회적 통념을 반영한 것이라면 진실(T), 반영하지 않은 것이라면 거짓(F)으로 대답하시오.

1. 노인들은 더 이상 성생활에 관심이 없다.	T	F
2. 노인들은 더 이상 성생활에 참여하지 않는다.	T	F
3. 노인들은 성관계, 포옹, 애무, 상호 간 자극, 구강성교를 포함한 폭넓은 성생활에 참여한다.	T	F
4. 요양시설에서 노인들은 성별에 따라 분리되어야 하며 성적 기능은 금기시되어야 한다.	T	F
5. 여성노인은 매력적이지 않다.	T	F
6. 남성노인이 성적으로 여성노인보다 좀 더 적극적이다.	T	F
7. 노인들은 너무 약해서 성생활에 참여할 수 없다.	T	F
8. 발기를 유지하지 못하는 무능력(발기부전)은 모든 남성의 자연스러운 노화 결과이다.	T	F
9. 모든 노인은 이성애자다.	T	F
10. 노인들은 성병에 걸리지 않는다.	T	F

연습 12.3의 답은 다음과 같다: 1. T; 2. T; 3. F; 4. T; 5. T; 6. F; 7. T; 8. T; 9. T; 10. T

이러한 사회적 통념에 대한 자세한 내용은 이 장을 참고하시오.

출처: White, CB. (1982). The aging sexuality knowledge and attitudes scale(ASKAS): A scale for the assessment of attitudes and knowledge regarding sexuality in the aged. *Arch Sex Behav*, 11(6), 491–502.

다. 게다가, 일부 나이든 여성들은 자신들이 매력적이지 않기 때문에 성관계를 자제해야 한다고 믿고 있다.

AARP는 1999~2009년까지 성관계에 대한 노인들의 태도를 추가로 연구·조사했다. 조사결과 45세 이상의 사람들 중 22%가 미혼자들은 성관계를 가져서는 안 된다는 것에 동의했다.[6] 이것은 2005년에 비해 12% 감소하고, 1999년에 비해 19% 감소한 수치이다. 45세 이상의 사람들 중 8%만이 성생활이 출산을 위한 행위라는 것에 동의했다.[6] 연구결과는 노인들이 다양한 성생활을 한다는 것이 확인되었다.[6] 12만 명 이상의 성인을 대상으로 한 갤럽 여론조사에서 3.4%는 레즈비언, 게이, 양성애자, 트랜스젠더(LGBT)라고 답했지만, 노인들은 1.9%만이 LGBT로 밝혀졌다. 연구원들은 노인들에서 수치가 낮은 이유는 LGBT로 밝혀지기를 주저하기 때문일 것이라고 추측했다.[10]

요양시설에서의 성생활과 관련하여, 여성노인과 남성노인 모두 성적 금욕에 대한 자녀의 압박을 경험한다. 일부 성인 자녀들은 특히 부모가 요양시설에 있는 경우에 자신의 부모가 자연스러운 성적 욕구를 갖고 있다는 점을 생각하기 어려운 것으로 나타났다.[4] 그러나 이 장의 뒷부분에서 논의할 바와 같이, 요양시설에서 거주한다고 무성애자는 아니다.

발기장애의 사회적 통념에서, 대부분의 성인 남성은 때때로 발기불능 또는 발기장애를 경험하며, 남성의 75%는 70세 이전에 발기불능을 경험한다.[8] AAPR 연구에서 45세 이상의 남성노인 중 30%가 발기장애 진단을 받았다고 했다.[6] 그런데 발기장애는 정상적인 노화의 한 부분으로 간주되지 않는다. 정상적인 노화에 따르면 노인들은 성 기능을 완전히 상실하지 않는다.[11] 발기장애는 많은 요인과 관련이 있다. 심리적 이유는 불안, 우울증 그리고 관계 문제일 수 있다.[8] 생활습관 요인들은 운동과 흡연을 포함한다.[12] 발기장애의 가장 흔한 신체적 원인은 당뇨와 관련된 혈관 질환이며,[11,12] 고지혈증과 고혈압이다.[8,11,12] 발기장애의 두 번째로 흔한 원인은 파킨슨병과 같은 신경학적 요인이다.[11,12] 의약품 부작용은 일반적으로 발기장애와 관련 있다.[8,11,12] 남성들은 발기장애의 발생률이 높아지더라도 자신의 전 생애에 걸쳐 정상적인 성활동을 계속할 수 있다. 작은 생리학적 변화는 성기능에 약간의 영향을 미친다. 예를 들면, 생리학적 노령화로 지연된 발기는 배우자에게 성적 즐거움을 증가시킬 수 있다.[12,13]

발기장애가 있는 노년 남성들에게 생식기의 혈액 흐름을 증진시키는 비아그라와 같은 새로운 약물이[11] 도움이 될 수 있다. 그런데 발기장애는 복잡한 신체적·심리학적 요소와 관련되어 있기 때문에 처방할 때 주의해야 한다. 더욱이 비아그라는 다른 약물과 상호작용하거나 부작용을 일으킬 수 있다.[11] 노인들은 발기장애를 치료하기 위해 비아그라 혹은 다른 약물을 복용하는 것과 관련한 위험요소뿐만 아니라 이점도 의사와 논의해야 한다.

대부분의 노인, 특히 젊은 노년층(65~75세 사이)은 성생활이 중요한 요소일 수 있는 적극적인 생활을 한다.[6,7] 거의 대부분의 부부가 성적으로 적극적이면 그들이 더 나이가 들어도 마찬가지일 것이다. 의사소통은 어떤 연령집단이든 긍정적인 성적 관계를 갖기 위해 중요하다. 비록 AAPR 연구에서 장애나 건강상의 문제가 성활동의 감소에 기여한다는 결과를 제시했다고 할지라도 쇠약함과 장애는 자동적으로 노인들을 금욕하게 만드는 요소가 아니다.[6]

노인 레즈비언, 게이, 양성애자, 트랜스젠더

사회는 노인들의 동성애를 무시해 왔다. 따라서, LGBT 노인들은 종종 보이지 않는 집단으로 여겨진다. 하지만 사회는 최근 몇 년 동안 그들을 더 인정하기 시작했다.[15] 전반적으로 사회는 '이성애' 관점 혹은 '세상의 유일하고 중요한 관점으로 이성 간의 경험을 인정하는 일반적 견해'를 환영해 왔다.[14,16] 확실히 노인집단은 소득, 인종, 건강상태, 성정체성에 있어 다양하다. 이런 집단 안에서 LGBT 집단은 다양한 배경을 가지고 있다.[15] LGBT 노인집단을 연구할 필요성은 매우 크고,[15] 대부분의 작업치료 문헌에서는 노인들의 성적 성향 차이를 고려하지 않는다.[14,16]

수많은 LGBT 노인은 동성애에 대해 공공연히 편견을 표현했던 시대에 성장했기 때문에 자신의 성생활에 대해 공유하는 것을 불편하게 느낀다.[15,16] 동성애는 1970년대 초까지 미국정신의학회(American Psychiatric Association, APA)에서 정신질환으로 규정되어 왔다.[15] 오늘날 사회에서도 차별에 대한 우려가 여전하다. LGBT 노인과 다른 사람들을 대상으로 한 전국 설문조사(n=739)에서 응답자들은 직원차별(89%), 학대 또는 무시(53%)에 대해 우려를 나타냈다. 노인의 높은 비율(43%)에서 직원 괴롭힘이나 기본 관리를 받지 못하는 등의 실제 학대를 보고했다.[17] 차별에 대한 두려움은 LGBT 노인들이 보살핌을 요구하지 못하게 할 수 있으며,[18] 특히 나이가 많은 LGBT들 사이에서 더하다.[19] 그러나 베이비붐 세대의 LGBT들을 대상으로 한 전국 설문조사(n=1,200)에서는 응답자의 절반 이상이 수명이 다했을 때 건강 전문가들로부터 "존엄과 존경"을 받을 것이라고 자신했다.[20]

장기요양시설에서 근무하는 보조작업치료사는 LGBT 노인과의 직업적 관계에 영향을 미칠 수 있는 특정 요인에 대해 인식하고 민감해야 한다. 논의한 바와 같이, 이들 노인 중 일부는 안전과 학대에 대해 실질적인 우려를 가지고 있을 수 있으며, 그들의 성적 성향에 대해 개방적이지 않을 수도 있다.[15,17–19] 또한, 이러한 노인들은 부양을 위해 생물학적 가족이 아니라 오히려 "선택된 가족"을 가질 수 있으며, 간병서비스가 필요할 가능성이 더 높다.[15,18–20] 몇몇 LGBT 노인은 지지자들의 방문권 한계에 대해 걱정한다. 또는 지지자들의 지원이 관리에 관여하지 못하거나 의사결정에 개입하는 것이 허용되지 않을 것을 우려할 수 있다.[17,19] 일부 노인들은 장기요양시설로 이전할 때 그들의 성생활을 숨기고 이전 파트너들을 친한 친구로 부를 수도 있다.[21] 보조작업치료사는 성 중립적인 언어를 사용하고, 수용하는 태도를 가지며, 포용적인 환경을 조성하는 데 도움을 주고, 차별에 대한 표현에 민감하게 반응하는 것과 같은 간단한 행동으로 LGBT 노인에게 존경을 보여 줄 수 있다.[19] 장기요양시설에서 차별이 발견될 경우, 보조작업치료사는 노인이 옴부즈맨에게 연락하거나 국가조사위원회에 정식으로 불만을 제기할 것을 제안할 수 있다.[17]

동성 커플이 미국의 50개 주 모두에서 결혼할 수 있는 권리를 허용하는 대법원의 결정(Obergefell v. Hodges) 이후 시대가 변하고 있다(그림 12.3). 따라서 사회보장혜택 또는 "추가 보장 소득(SSI) 지급자격"을 결정하는 데 있어 더 많은 동성애 커플이 기혼으로 인정된다.[22] 게다가, 또 다른 대법원 판결(United States 대 Windsor) 때문에, 결혼방어법(DOMA)의 3항은 위헌으로 간주되었고, 메디케어는 동성결혼을 혜택으로 인정할 수 있다.[23] 인권위(HRC)와 같은 옹호단체들은 LGBT 노인들에 대한 보살핌을 개선하고 있다. HRC는 정책에 대한 연구와 교육에 의한 환자 중심의 관리를 촉진함으로써 의료시설에서의 차별에 대해 연구한다.[24]

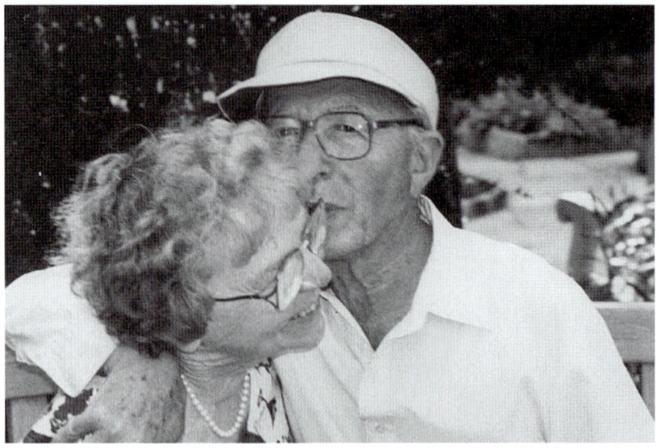

그림 12.3 성적 표현은 어떠한 연령층이든 그 사람의 삶에 중요한 부분이다.

남성과 여성의 연령에 따른 정상적인 생리학적 변화

정상적인 노화로 인한 생리학적 변화는 성기능에도 영향을 미친다. 이러한 변화에 대한 지식은 보조작업치료사가 노인과 상담할 때 유용하다(박스 12.1). 이러한 변화가 모든 노인에게 일어나지 않으며 그 정도는 개별적으로 다양하다. 여성의 경우 호르몬 변화와 의학적 질환으로 오르가즘이 약해지거나 감소할 수 있다.[8,25] 노화는 질 건조와 조직이 얇아지는 결과를 초래할 수 있으며, 이는 성관계 중 통증과 염증을 유발할 수 있다.[8] 질 건조증을 극복하기 위한 방법으로는 수성 윤활유를 사용하는 것이 있다.[8] 남성들은 성욕상실을 경험할 수 있는데, 이것은 의학적인 문제, 우울증 또는 잠재적으로 발기장애의 원인이 될 수 있는 약의 부작용에 의해 발생할 수 있다.[8,11,12]

박스 12.1 연령에 따른 생리학적 변화와 성적 반응

여성

1. 질 윤활액 양과 비율 감소로 인해 성관계 시 통증이 있을 수 있다.[8,12,71]
2. 여성노인에게서 오르가즘 반응 감소가 일어날 수 있다.[8,11,12,13,71]
3. 질 입구의 너비와 폭 확장이 감소되며 음순이나 자궁의 구조적 변화 혹은 위축이 있을 수 있다.[13,71,72]
4. 질 안쪽이 얇아져 성관계 시 통증과 불편함이 있을 수 있다.[8,13,71]
5. 젖꼭지, 음핵, 음문의 성적 자극은 감각 감소로 인해 연령에 따라 감소한다.[72]

남성

1. 충분한 발기가 일어나지 않으며 발기가 느려지고 오르가즘 이후에 빨리 사라진다. 발기 시 무반응 시간이 더 길어진다.[12,13]
2. 노인들은 생식기의 단단함이 감소되는 것을 경험한다.[12,13]
3. 정자의 수량이 감소하나 비록 수정률이 감소된다고 할지라도 남성은 불임되지 않는다.[13,71]
4. 생식기의 민감도가 감소되어 시각 혹은 심리적인 것과 같은 다른 형태의 자극을 넘어서는 직접적인 생식기 자극의 필요성이 증가된다.[73]
5. 사정 통제가 증가한다.[12,13,73]
6. 사정이 덜 강해지고 오르가즘 강도 또한 덜하다.[13,73]
7. 사정 시 정액이 감소한다.[73]

출처: Goldstein, H., & Runyon, C. (1993). An occupational therapy module to increase sensitivity about geriatric sexuality. *Phys Occup Ther Geriatr*. 11(2), 57–75.

Lindau와 동료들이[7] 57~85세까지 3,005명을 대상으로 조사한 결과 여성노인의 39%는 질 윤활액의 문제를 보고하였고, 34%는 오르가즘에 도달할 수 없었으며, 남성노인들의 경우 발기장애(37%)가 가장 높은 순위에 있었다. 게다가 보조작업치료사는 "사용하지 않으면 잃어버리게 된다."라는 개념을 자각하고 있어야만 한다. 성적으로 적극적인 노인들은 이러한 생리학적 변화를 경험하지 않았거나 성적으로 적극적이지 않은 노인들과 동일한 경험을 하지 않는다. 그러나 이러한 생리학적 변화는 성생활의 단면일 뿐이다. 성생활은 복잡하며 인간의 심리학적 · 영적 · 사회적 · 문화적 차원과 모두 관련되어 있다.[26,27] 이러한 생리학적 변화를 사람들이 수용하고 반응하는 방식은 결국 성기능에 영향을 미친다. 보조작업치료사는 이러한 지식을 노인에게 교육할 때 활용할 수 있다. 예를 들어, 시중에서 구입할 수 있는 윤활제는 질 분비액 감소를 보완할 수 있고, 질의 안쪽이 얇아져 생기는 찰과상을 감소시키는 데 도움을 줄 수 있다. 즉, 윤활제는 성교통을 예방한다.[13] 케겔운동(골반 바닥운동)은 여성노인의 질 긴장도를 유지하고 남성노인의 경우 발기장애 치료에 도움이 되며, 실변 증상을 감소시키는 데 도움이 된다.[28,29] 보조작업치료사는 노인들이 3~4초간 근육을 꽉 조여 주며 10번 단위로 운동을 하루 3회 이상 하는 등 여러 번 이 운동을 실시하게 할 수 있다.[29]

노인의 성병

노인들의 성생활에서 종종 간과되는 것은 성병(sexually transmitted diseases, STDs)의 발병과 예방이다. 질병통제예방센터(the Centers for Disease Control and Prevention, CDC)의 연구[30]에서는 HIV/AIDS로 진단받은 사람들 중 21%가 50세 이상의 인구라고 나타났다.[6] AARP 연구에 따르면, 노인들과 관련된 가장 흔한 성병은 질염이며, 이것은 여성의 35%에 영향을 미친다.[6] 또한 남성과 여성의 5%가 임질과 인유두종 바이러스 진단을 받았다.[6] AARP 연구에 따르면, 45세 이상의 활발한 데이트를 갖는 싱글들 5명 중 1명만이 피임도구를 사용한다고 보고되었다.[6] 노인들은 성병에 대한 정보 부족 때문에 피임도구를 사용할 가능성이 낮다.[31]

많은 보건관리 전문가는 노인들에게 그들의 성생활에 대해 물어보는 것을 꺼려한다. 그러나 그들이 물어보지 않는다면, 환자들은 쇠약해질 때까지 그들의 증상에 대한 정보를 공유하지 않는다.[31,32] 노인들에 대한 성병 예방과 교육이 치료와 함께 통합적으로 이루어져야 한다. 콘돔 사용에 대한 격려와 다른 안전한 성교 방법 교육이 중요하다. 장기요양시설에서 근무하는 보조작업치료사는 안전한 성교 방법뿐만 아니라 적절한 콘돔의 사용에 대한 중요성을 교육할 수 있다. 보조작업치료사는 또한 노인 집단의 안전한 성교육을 위하여 다른 보건전문가와 함께 협력할 수 있다.

성교육 중재의 역할

보조작업치료사, 작업치료사, 노인은 성생활에 대한 문제를 언급하기 위해 서로 협력해야만 한다. 더욱이 보조작업치료사는 다른 팀 구성원들의 영역을 자각하고 있어야

한다. 발기 문제, 사정의 어려움, 성불감증(오르가즘 부족), 성교통과 같은 성기능장애는 약물의 부작용과 다른 생리학적 이유가 원인일 수 있다.[11,12] 의사와 약사는 이러한 문제에 대해 알려 주어야 한다. 성기능장애에는 심리학적 요인이 있을 수 있다.[12,33] 그러므로 클라이언트를 성기능 문제나 장애를 갖고 있는 노인을 대상으로 하는 전문 사회복지사 또는 심리학자와의 상담에 의뢰해야 한다. 물리치료사와 간호사는 작업치료사와 보조작업치료사 팀과 더불어 성적 체위에 대해 교육한다. 언어치료사는 의사소통에 어려움이 있는 노인을 도와준다.

요양시설에서 노인의 성생활

최근 국가정책과 전문 문헌은 요양시설에서의 성활동에 대해 좀 더 수용적인 태도를 제안하고 있다(그림 12.4). 1987년에 통과된 미국 포괄예산조정법(OBRA)에는 공공시설에 거주하는 사람들의 사생활을 위한 규정이 있다.[17,34] 생활보조시설은 주 정부의 규제 하에 있으므로, 다양한 거주자 보호를 할 수 있다. 이러한 많은 시설은 거주자 보호 방식은 다르더라도 동일한 권리를 가지고 있다.[17] 기관에서 거주자의 성적 행동에 대한 관점을 다루는 문헌을 체계적으로 검토한 결과, 동성애를 제외한 주민의 태도가 전반적으로 긍정적이었다. 게다가 거주자들은 성적 행동을 생각하고 논의하기를 원한다. 가장 주요한 발견은 기관의 노인들이 때때로 묘사되는 것처럼 무성애자가 아니며 다양한 성적 관행에 관여한다는 것이다.[35]

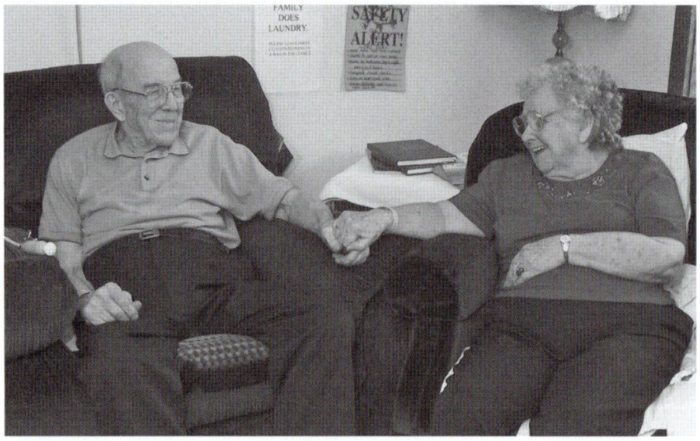

그림 12.4 장기요양시설에서 방을 공유함으로써 노인들은 자신의 인생 반려자와의 동료애를 즐길 수 있다.

그런데 이러한 긍정적인 경향에도 불구하고 여전히 성생활은 요양시설에서 어려운 문제다. 이러한 과제 중 하나는 개인 정보 보호의 효용이다.[36] 사적인 친밀한 순간을 수용하도록 고안된 시설은 거의 없으며, 거주자들은 선의의 직원이나 일정에 의한 중단을 예상할 수 있다. 때로는 일정이 너무 표준화되어 개인 활동을 허용하지 않을 수 있다.[36] 개인병실을 사용하더라도 직원이나 다른 거주자가 가까이 있으면 개인적인 대화를 엿듣고 행동을 관찰할 수 있어 거주자는 제약을 받을 수 있다.[8]

또 다른 과제는 치매와 같은 인지장애가 있는 거주자들의 성적인 행동을 다루는 것이다. 성적 관심은 치매 발병과 함께 사라지지 않는다. 예를 들어, 알츠하이머병의 첫 단계에서는 성적 욕구가 높아지는 것을 경험할 수 있다.[37] 때때로 치매에 걸린 사람은 부적절한 성적 행동을 보일 수 있다(예: 공공장소에서 자위행위). 이러한 행동이 발생하면 직원들은 상황을 신중하게 평가하여 행동의 이유와 최선의 관리 방법을 결정해야 한다.[38] 그들은 또한 두 노인 모두 참여할 수 있는 정신적 능력이 있는 한 거주자들은 성을 표현할 권리가 있다는 것을 명심해야 한다.[39] 부적절한 성적 행동은 때때로 지루함이나 외로움 때문에 일어날 수 있고,[8] 그 경우 보조작업치료사는 그 사람에게 계속 관여하기 위해 의미 있는 활동에 대한 제안을 제공할 수 있다. 치매환자의 의사결정 능력과 성생활에 대한 이해를 고려하는 것이 중요하다. 이해도가 낮은 거주자는 성적 착취로부터 보호되어야 한다.[8,40]

또한 직원은 성생활과 노화에 대해 오해와 부정적 태도를 가질 수 있으며, 이는 장기요양 거주자에게 성 충족에 대한 장해물이 될 수 있다.[8,36] 기관 종사자는 여러 방식으로 자신들의 반대 의견을 표현할 수 있다. 일부 요양시설에서 노인들이 성적으로 무능력해지게 만드는 수단으로 이용하는 교묘한 방식 중 하나는 성생활을 농담거리로 만들어 버리는 것이다.

일부 요양시설에서는 성에 관심 있는 노인을 상상하기 어려우며 노인들 스스로 성행동에 대한 타인의 관여를 견디기 어려워한다.[35,36] 세대의 신념이나 사회적 기대는 이러한 태도에 영향을 준다.[35,36] 성생활은 단순히 성적 관계만을 말하지 않는다. 그것은 서로 만지고 안아주는 것,

자위, 성적인 인간으로서 자신을 표현하는 것을 모두 포함한다.[35] 프로그램 계획에 참여하는 보조작업치료사는 인간적인 신체 접촉, 연애를 격려하기 위해 춤과 같은 사회적 활동을 제안할 수 있다. 또한 노인들이 잘 입고 꾸밀 수 있도록 격려할 수 있다. 보조작업치료사는 항상 클라이언트의 사생활을 존중해야 한다는 점을 자각하고 있어야 한다. 침대 사이에 커튼을 달거나 ADL을 위해 다른 방으로 가는 것은 사생활 권리를 보호하는 데 도움이 된다. 노인들은 성생활에 참여하도록 격려하는 지지적인 환경에서 거주해야 한다. 요양원은 성적인 행동을 허용하는 정책을 수립해야 하며, 거주자는 요양원 기준 설정에 대한 의견을 가져야 한다.[35,40]

결과적으로 교육은 노인의 성생활에 대한 잘못된 개념, 사회적 통념을 없애는 데 도움이 된다.[41] 노인과 성생활에 대해 교육을 받았으며 지지적 태도를 가진 보조작업치료사는 간호기관 종사자, 가족 구성원 혹은 노인들 스스로 가지고 있던 고령자에 대한 차별을 없애는 데 도움이 될 수 있다.

박스 12.2 PLISSIT 모델

P = 동의(Permission)

- 이 단계는 성적 문제를 토의할 때 비판단적이고 해박하며 편안한 형태로 경청하는 것과 연관이 있다. 일반적인 질문은 선별 평가 혹은 면담 시 질문 받을 수 있다(예를 들면, “성기능에 자신의 질환이 미치는 영향을 걱정하고 있나요?”)

LI = 제한된 정보(Limited Information)

- 이 단계에서 노인들은 연령에 따른 정상적인 생리학적 변화, 노인에 대한 사회적 통념과 고정관념, 성생활, 노인을 억압하거나 스트레스를 주는 심리학적 요소에 대해 교육을 받을 수 있다.

SS = 특별한 제안(Specific Suggestions)

- 이 단계에서 보조작업치료사는 성기능 향상을 위한 적절한 대안을 제안한다. 노인들은 또한 사회복지사, 심리학자, 물리치료사, 작업치료사와 같은 전문가의 도움을 받을 필요가 있다.

IT = 집중치료(Intensive Therapy)

- 이 단계에서 상담은 숙련된 사회복지사, 심리학자, 정신과 상담가의 견해와 연관된다.

출처: Annon, J. S. (1974). *The behavioral treatment of sexual problems: Brief therapy* [brochure]. Honolulu, HI: Kapiolani Health Services; Annon, J. S. (1976). *The Behavioral Treatment of Sexual Problems: Brief Therapy*. New York: Harer & Row; and Lohman,H., & Runyon, C. (1995). Counseling the Geriatric Client about Sexuality. *Issues in Counseling and Therapy: Lesson 5*. New York: Hatherleigh.

노인상담과 교육

동의, 제한된 정보, 특별한 제안, 집중치료 모델

중재모델은 노인들에게 성교육을 제공하는 데 도움을 준다. 동의, 제한된 정보, 특별한 제안, 집중치료(Permission, Limited Information, Specific Suggestions, Intensive Therapy, PLISSIT) 모델은 Annon[42,43]에 의해 개발되었으며, 성교육 정보를 제공하는 유용한 형식이다(박스 12.2).

보조작업치료사는 중재 동안 이 모델의 1, 2, 3단계를 사용할 수 있다. 노인들은 교육과정 전반에 걸쳐 비밀을 보장받아야 한다. PLISSIT 모델의 첫 단계인 동의에서는 보조작업치료사가 치료적 경청기술을 활용한다. 보조작업치료사의 언어적 · 비언어적 신체언어를 통해 주제에 대한 편안함을 보여 주어야만 한다. 보조작업치료사는 일상생활 평가 동안 성기능에 대한 의사소통을 격려하기 위해 덜 위협적인 방식으로 명확하고 직접적인 언어를 사용하여 질문할 수 있다.[4] 더욱이 보조작업치료사는 성이 생활의 정상적인 부분이자 일생에 걸쳐 모든 인간이 갖고 있는 욕구임을 전달할 수 있다. 성생활에 대해 논의하는 데 관심을 갖고 있는 노인들은 노화로 인한 정상적인 성적 변화나 사회적 통념에 대해 일반적인 질문을 한다. 이 경우 배우자가 토의에 참여하도록 격려해야 한다.

이 모델의 두 번째 단계에서 보조작업치료사는 이 장에서 제시된 성생활에 대한 관련 지식과 또 다른 관련 지식을 통해 제한된 정보를 활용할 수 있다. 보조작업치료사는 세 번째 단계로 특별한 제안을 할 수 있다. 장애를 갖고 있는 노인과 성기능을 유지하고 있는 배우자를 돕기 위한 수많은 대안이 이 장에서 논의된다. 보조작업치료사는 교육과정의 한 지점에서 심리학적 지지를 필요로 하는 노인을 적절한 상담가에게 의뢰해야 한다. 이 모델의 네 번째 단계인 집중치료는 숙련된 상담가의 능력과 연관이 있으며, 특히 성기능장애를 경험한 노인들에게 중요하다.

성교육에서 보조작업치료사의 역할

적절한 성교육을 노인에게 제공하기 위해 보조작업치료사는 의학 상태에 대한 일반적인 지식, 심리학적 주제에 대한 자각, 적절한 의사소통의 중요성을 이해해야만 한다. 성행위에 대한 질병 혹은 장애의 영향을 이해하는 것은 필수적이다. 보조작업치료사는 각 사람마다 질병이나 상태의 증상이 다르며 종종 성기능은 변화된 삶에 적응하는 방식과 밀접한 관련이 있음을 기억해야만 한다. 다음은 일반적인 교육 제안 방법이다.

1. 단순히 성생활뿐만 아니라 자신의 삶 모든 측면에 대해 배우자와 적절한 의사소통을 할 수 있도록 격려한다.[13]
2. 편안하게 느낄 수 있는 성적 체위에 대해 시험하도록 격려한다.[13]
3. 에너지 보존법에 대해 알려준다. 성생활 이전에 충분히 쉬도록 한다.[2,13]
4. 에너지가 감소한 노인에게 애무, 구강성교, 자위와 같은 다른 형태의 성적 표현을 탐색하도록 격려한다.[13,44]
5. 의사는 성생활을 다시 할 수 있는지를 평가하며 의학적으로 안정된 상태인지를 확인하도록 한다.[45,46]
6. 성기능을 다시 회복하는 것에 관해 그들이 갖고 있는 두려움을 노인과 함께 이야기한다.[44]

뇌졸중, 심장질환, 관절염을 경험한 노인들의 특별한 성적 문제는 다음 절에서 논의할 것이다.

안전한 성생활을 위한 주의사항

- 약물치료, 약, 알코올, 흡연은 성기능장애의 원인이 될 수 있다. 보조작업치료사는 노인이 성기능장애를 의사 또는 약사와 의논하고 상담하도록 격려해야 한다.
- 뇌졸중인 노인은 운동·감각·심리학적 장애를 가지고 있다. 보조작업치료사는 성생활과 성적 체위에 대하여 제안할 시 노인의 감각과 운동장애를 고려해야 한다.
- 심장질환이 있는 노인은 성생활로 복귀하기 전에 의사와 상담하도록 격려한다. 보조작업치료사는 성관계 후 15분 이상 지속되는 심계항진 혹은 가슴 통증, 짧은 호흡, 과도한 피로감, 지속적인 혈압 상승과 같은 심장질환 노인의 성생활 주의사항을 교육해야만 한다.[44,46,47] 만약 노인이 이러한 증상을 경험한다면, 즉시 의학적 도움을 구해야 한다.
- 관절염은 성생활 동안 통증, 피로감, 관절 염증의 원인이 될 수 있다. 노인들에게 이러한 위험요인을 감소시키는 체위에 대해 교육해야 한다.
- 엉덩관절 대치술 이후에 성생활 시 안전에 대한 중요성과 다른 여러 활동을 노인이 따르도록 할 필요가 있다. 후측 수술 접근법을 가진 노인들은 엉덩관절이 90° 이상 굽힘, 모음 혹은 안쪽돌림하지 않도록 성생활과 일상생활을 재검토한다.[48–50] 엉덩관절 대치술을 위한 성생활에서 가장 안전한 자세가 반듯이 누운 자세 또는 정상위 체위임을 시사하고 있다.[51] 예방조치는 수술방법(전외측 또는 후외측)에 따라 다르며, 보조작업치료사는 모든 지침을 위해 의사와 상의해야 한다.
- 보조작업치료사는 부가적인 서비스를 통해 도움을 줄 수 있는 성적 문제가 있는 노인들을 언제 의뢰할지 알아야 한다(박스 12.3).

노인의 성생활에 건강상태가 미치는 영향

뇌졸중

보조작업치료사는 대부분 뇌졸중(뇌혈관사고)을 경험한 노인들을 치료한다. 그러나 뇌졸중 이후의 성적 문제를 다루는 것은 무시되어 왔다.[52] 성생활을 언급하는 것은 평가의 수많은 측면 중 한 부분이 되어야 한다. 뇌졸중의 결과가 각 사람마다 다르고 복잡한 것과 마찬가지로, 성생활에 나쁜 영향을 미친다. 뇌졸중 이후에 사람들은 성생활에 대한 욕구와 만족감이 감소하는 것을 경험하는데 이는 당연하다.[52] 뇌졸중 이후의 변화는 성생활에 대한 그 사람의 태도와 발기장애를 갖는 것에 대한 두려움 혹은 또 다른 뇌졸중 재발에 대한 두려움과 연관되어 있다.[53,54] 신체상과 대처기술의 변화는 심리학적 표현이 될 수 있다.[53,54] 실어증, 기능적 변화, 각성상태의 어려움,

박스 12.3 노인의 성생활과 치료 중재 핵심

- 성생활은 『작업치료 실행체계 3판』에서 목록화된 일상생활이다.[1] 이것은 노화의 일부분이며 노인이 원하는 경우 치료에 통합되어야만 한다.
- 개인의 가치관뿐만 아니라 세대의 가치관 또한 성에 대한 태도와 신념에 영향을 미친다.
- 현재 노인 세대, 즉 전통주의자들은 성에 대해 개방적으로 논의하지 않는 시대에서 성장해 왔다. 일부 베이비붐 세대의 구성원들은 치료 중재 시 성에 대해 좀 더 개방적으로 논의할 수도 있다.
- 성과 성생활에 대해 논의하는 것은 민감한 주제이며, 일부 보건 전문가들을 불편하게 만들 수 있다. 보조작업치료사들은 치료에 성적 체위, 성에 대한 인식, 성에 대한 심리학적 측면을 포함하여 성에 대해 토의하는 것을 편안하게 만들어야 한다.
- 성생활에 대해 논의하기 전에 노인들과 관계 형성을 해야 하고, PLISSIT 모델을 기반으로 성에 대해 토의해야 한다.
- 노인들은 발병 후 성생활에 대한 충분한 정보를 가지고 있지 않으므로 교육은 치료의 중요한 부분이다. 자세, 에너지 보존, 성적으로 전이되는 질환, 안전한 성기술에 대한 교육은 노인의 치료에 통합될 수 있다.
- 보조작업치료사는 또한 노인을 위한 치료 중재 계획안에 성을 통합시키는 것에 대한 중요성을 치료팀원들에게 교육할 수 있을 뿐만 아니라 협력할 수 있다.
- 뇌졸중의 영향으로 운동, 감각, 심리학적 문제가 생길 수 있고, 이것은 노인들이 성생활에 참여하는 능력에 영향을 미칠 수 있다. 성관계를 위한 일반적인 보상전략은 비손상측 팔이 자유롭도록 손상측으로 눕고, 손상측 아래에 베개를 대며, 실어증인 경우 신체적 접촉을 이용하는 것이다. 또한 인지손상이 있는 사람들은 덜 산만한 환경을 만들도록 한다.
- 심장질환이 있는 노인은 성관계 동안 심장발작이 재발될 것에 대한 두려움을 가지고 있을 수도 있다. 심장질환이 있는 노인들은 성생활을 시작하기 이전에 의사와 상담해야만 한다. 만약 성생활을 다시 시작한다면 보조작업치료사는 성관계 동안 이완 기법과 에너지 보존법의 적용방법을 가르칠 수 있다.
- 통증, 피로, 관절염, 불안은 관절염이 있는 노인들의 성생활을 방해할 수 있다. 보조작업치료사는 에너지 보존법의 적용방법을 가르치고 성생활 동안 통증을 감소시키기 위한 휴식에 대해 교육할 수 있다. 핫팩이나 따뜻한 목욕은 성관계 동안에 통증을 줄이기 위한 효과적인 사전 준비 방법이 될 수 있다.
- 엉덩관절 대치술을 한 노인은 성관계 동안 엉덩관절에 대한 주의사항을 지키도록 교육해야만 한다.
- 무릎관절 대치술을 한 노인은 종종 편안함을 위해 옆으로 누운 자세를 선호한다. 또한 안전과 편안함을 유지하기 위해 베개가 사용될 수도 있다.

특정 약물은 성생활에 영향을 미칠 수 있다.[2,52,53] 이런 수많은 변화는 성생활에 대한 치료를 필요로 한다. 보조작업치료사는 뇌졸중을 경험한 사람들을 대상으로 하는 자신들의 배경으로 인해 중요한 역할을 할 수 있다. 그러나 보조작업치료사는 뇌졸중 이후 성기능장애가 다양한 원인으로 인해 일어날 가능성이 있을 수도 있다는 점을 명심해야만 한다.[52,53] 그러므로 임상추론기술의 사용과 팀을 기반으로 한 접근이 중요하다.

보조작업치료사는 편마비, 지각, 인지적 결함, 언어적 문제, 정서적 표현, 감각결손을 포함하여 성기능에 영향을 줄 수 있는 운동능력의 비정상화와 다른 증상을 관찰해야만 한다. 예를 들면, 노인들은 우울할 때 성에 관심을 갖지 않는다. 근심은 성관계 시 여성의 윤활액을 감소시켜 통증을 일으키고, 남성의 경우 발기불능과 같은 성 수행능력에 문제를 일으키는 원인이 된다.[53] 만약 노인이 편측무시를 보인다면 성관계 시 신체의 한 측은 무시하게 된다. 표현성 실어증은 성적 요구를 언급하기 어렵게 만든다. 감각결손[53]과 통증[52]은 성 수행능력에 영향을 미칠 수 있다. 근육약화, 관절가동범위(ROM), 균형, 협응 또는 지구력 문제와 같은 운동장애는 성 수행능력을 어색하게 만들 수 있다.[52,53] 방광기능 저하, 고혈압, 심지어 심장질환과 같은 다른 기저질환도 성 수행능력에 영향을 미칠 수 있다.[53] 따라서 보조작업치료사는 성기능을 다룰 때 의학적인 전체 상황을 고려해야 한다(뇌졸중에 대한 자세한 논의는 19장, 심혈관 상태에 대한 자세한 논의는 23장 참조).

성 수행능력에 영향을 주는 증상을 확인한 후에 작업치료사와 보조작업치료사는 특별한 치료적 제안을 하기 위해 노인과 협력해야 한다. 예를 들면, 노인의 증상이 편마비인 경우에는 때때로 정상 측의 팔이 배우자를 자유롭게 애무할 수 있도록 손상측으로 눕거나[41,72] 편안한 자세를 취하도록 충고한다.[13,53] 손상측 아래에 베개를 놓고 진동기를 사용하는 것과 같은 적응은 뇌졸중의 운동 발현에 도움이 될 수 있다.[53] 뇌졸중 후 경련을 경험하는 클라이언트들은 성생활 전에 따뜻한 목욕을 하는 것이 근육을 이완시키는 데 도움이 된다.[55] 수신호 또는 소리와 같은 대체 통신 신호는 실어증이 있는 사람들에게 유용하다. 단서는 즐거운 감각, 고통스러운 감각 또는 방향을 전달하는 데 도움이 될 수 있다.[55] 시야범위의 결손이 있는 노인의 경우엔 그의 배우자가 손상측 방향에서 접근하고 신체 양측에 대한 신체적 접촉을 사용하도록 격려한다. 성적 활동을 하는 동안 환경적으로 산만함을 최소화하는 것은 집중력과 관련한 인지적 결손이 있는 노인에게 도움이 된다.[53,56] 감각에 변화가 있는 클라이언트들은 집에서 신체지도를 사용하는 것을 고려해봐야 한다. 신체지도는 손상을 받은 배우자를 천천히 부드럽게 접촉하여 저감각, 과감각 및 가장 성적으로 충전된 부위를 식별하는 것으로 구성된다.[55]

뇌졸중 환자 중 일부 노인들은 신체적 문제를 넘어서 낮은 자존감과 우울감을 경험하게 된다. 이러한 증상은 성적 욕구나 활동에 영향을 미친다.[53,54] 어떤 방식으로든 배우자에게 의존하게 된 노인은 역할 변화로 인해 성관계를 다시 시작하는 것에 대해 복잡한 감정을 느끼게 된다.[54]

심장질환

심장질환은 노인에게 일반적인 만성질환 중 하나다.[9] 노인들은 심근경색증(myocardial infarction, MI)과 같은 급성심장질환 혹은 고혈압과 같은 만성심장질환을 겪을 수 있다. 어떤 형태의 심장질환이든 성생활에 영향을 줄 수 있다면 간과해서는 안 된다. 노인들은 성생활과 심장상태에 대한 권고를 듣기 위해 의사와 상담해야 한다. Debusk와 동료들은[45] 심장질환이 있는 환자의 성생활을 다루기 위해 의사들의 권고사항에 대한 지침과 서로 사용할 수 있는 분류체계를 개발했다. 이러한 분류체계에 따라 환자의 심장을 낮은 위험도, 중간 위험도, 높은 위험도로 나눈다. 잘 조절된 상태의 고혈압 혹은 어느 정도 안정 상태에 있는 협심증과 같은 낮은 위험도를 갖는 경우 성생활을 안전하게 다시 시작할 것을 권고한다. 최근에 심근경색증을 겪었거나 중간 정도의 협심증 증상과 같은 중간 정도의 위험도를 갖는 경우에는 심장에 대한 세심한 평가가 필요하다. 불안정한 협심증 혹은 고혈압과 같은 높은 위험도를 갖는 경우는 성생활을 다시 시작하기 전에 안정화 상태가 되도록 권고한다. 미국심장협회(American Heart Association)에서 발표한 과학성명은 관상동맥질환, 심부전, 판막심장질환, 부정맥, 심장박동조절기 등 다양한 질환에 대한 성생활 지침을 확립했다.[46]

일단 안정화되면 심장질환이 있는 노인들은 점진적인 방법으로 성생활을 다시 시작하도록 한다.[57] 점차적으로 성생활을 다시 시작하는 노인들 중 심장 증상이나 심부전의 악화를 경험할 때는 성관계 외의 다른 대체방식을 제안할 수도 있다.[44,57] 성생활을 다시 시작하기 전에 노인들은 의료팀에 의해 자신의 의사에게 알려야 할 때와 주의사항에 대해 지도해야 한다. 또는 특정 조건에 대한 예방책에 대해 의사가 노인들에게 직접 지시할 수 있다.

성생활에 대한 주의사항의 예로 가슴통증, 가쁜 호흡, 성생활 다음날까지 지속되는 과도한 피로감, 불면증, 빠르거나 불규칙한 심박수, 성관계 이후 혈압의 계속적인 증가 혹은 15분 이상 지속되는 심장 떨림 등이 있다.[44,46,47] 의료진은 또한 성기능을 유지하는 데 도움이 되는 약물의 긍정적인 효과와[44,58] 성욕에 영향을 미치거나 성기능장애를 초래할 수 있는 특정 약물의 부작용을 알고 있어야 한다.[44,58]

심장질환을 겪는 것은 심리학적으로 성생활을 다시 시작하는 것에 두려움을 느끼는 결과를 가져올 수 있다. 심장발작 이후에 성적 활동을 다시 시작하는 것은 앞으로 심장발작 혹은 심장사를 일으키는 원인이 된다고 믿는다.[59] 미국의학협회저널(Journal of the American Medical Association)에 게재된 연구결과(n=1,774)는 정보를 명확히하는 데 도움을 준다.[60] 성생활은 아주 적은 클라이언트(0.9%)만이 심근경색을 일으키는 데 관여하고, 규칙적인 운동은 위험요소를 감소시키는 것과 연관이 있었다.[60] 성행위의 신체적 요구는 가벼운 운동에서 중간 정도 운동과 같다. "심박률이 분당 130번 이상 증가되는 것은 드문 일이며, 수축기 혈압이 170mmHg 이상인 경우도 거의 없다."[45] 예를 들어, 성관계는 평탄한 표면에서 약 1마일(약 1.6km)을 걷는 것보다 더 많은 신진대사 에너지를 필요로 하지 않는다.[61] 그러나 몇몇 연구결과는 성생활의 신체적 요구를 젊은 중년의 건강한 남성들로 평

가했고, 그로 인해 연장자들에게는 적용되지 않을 수 있다.[46]

심장발작 이후에 공통적으로 나타나는 성관계를 다시 시작하는 것에 대한 두려움과 불안은 신체적 · 정신적 이완이 중요하다.[59] 우울감이 생기는 것은 당연하다.[62] 이러한 불안으로 인해 성기능장애가 생길 수 있다.[62,63] 발기부전과 같은 성기능장애[64]는 또한 동맥경화(혈관벽의 딱딱해짐)와 같은 신체적 이유에 의해 일어날 수 있다.[11,12] 익숙한 환경에서 성생활을 장려하는 것, 에너지 소비가 적은 자세를 취하고 성생활 시 이완하도록 하는 것이 유용하다.[65] 보조작업치료사는 노인들에게 스트레스 감소 방법을 가르칠 수 있다. 에너지 보존 방법은 또한 점진적으로 지구력을 키워야 하는 사람들에게 유용하다. 또한, 심장이 혈액을 펌프질하여 소화과정에 도움이 되도록 식후 1~3시간을 기다리는 것과 시원한 방에서 성관계를 할 수 있도록 하는 것이 도움이 된다.[64] 보조작업치료사는 PLISSIT 모델[42,43]에 따라 성기능장애를 치료하기 위해 전문가에게 노인들을 의뢰한다(심장질환에 대한 자세한 논의는 23장 참조).

관절염

관절염은 노인들 사이에 흔한 만성질환 중 하나다.[9] 뼈관절염과 류마티스관절염을 포함한 모든 유형의 관절염은 성기능에 신체적 · 심리적 영향을 미친다. 신체적 문제는 통증, 기능적 제한, 피로감, 약물의 부작용, 관절염으로 인한 생식기 손상이 있을 수 있다. 특히 류마티스관절염은 심리적 문제, 즉 우울감과 불안이 포함되어 있지만 그렇다고 이에 국한되지는 않는다.[66]

관절염과 통증이 있는 노인은 특히 성 수행능력에 문제가 있는 경향이 있다. 류마티스관절염인 사람들의 일반적인 중재 목표는 성기능을 포함해서 삶의 모든 영역에서[67,68] 기능적인 능력을 유지 혹은 증가시키는 것이다. 보조작업치료사는 관절통증과 불편함을 감소하고 에너지를 보존할 수 있도록 도와주기 위해 특별한 제안을 할 수 있다. 근력을 유지 혹은 증진하기 위한 운동은 성 수행능력의 운동능력 측면에 영향을 미친다. 노인들은 통증을 감소시키고 ROM을 증가시키기 위해 성생활 전에 따뜻한 샤워나 목욕을 하도록 권장되어야 한다.[69] 노인들과 배우자는 또한 관절 압박을 감소시키는 다양한 성적 체위를 시험해야 한다. 휴식과 에너지 보존 법칙은 성 수행능력에서 피로감을 줄이는 데 도움이 된다. 노인이 성생활을 하기에 가장 적당한 피로하지 않은 시간을 찾고 에너지 보존법칙을 바탕으로 하루 일정을 관리하는 것이 성 수행능력에 도움이 된다.[48,67,69]

관절 대치술

관절염 병력이 있는 노인들은 공통적으로 관절 대치술을 받게 된다. 엉덩관절 대치술 이후에 노인들은 성생활을 포함한 모든 생활에서의 주의사항을 따르도록 상담 받는다. 엉덩관절 대치술(후외측 접근)을 받은 노인들을 위해 성생활 혹은 일상생활을 재검토하는 것이 중요하며, 노인들은 수술받은 엉덩관절을 90° 이상으로 구부리지 말아야 한다.[48–50] 그리고 수술받은 엉덩관절은 모음 혹은 바깥돌림 되어서도 안 된다.[49,50] 수술 시 전외측 접근의 경우, 노인은 특히 엉덩관절 굽힘을 통해 바깥돌림을 피하는 것과 같은 예방 조치를 따라야 한다.[50] 보조작업치료사는 노인의 의사와 상의하여 예방조치에 대한 설명을 해야 한다. 관례상 거의 6주 정도의 치유 기간이 지난 후에 주의사항을 따르는 한 의사의 승인하에 성생활을 다시 시작할 수 있다.

성생활 동안 어떤 성별이든 엉덩관절 대치술을 받은 노인은 엉덩관절 벌림 상태에서 반듯이 눕히거나 정상위 체위로 앉히고 무릎관절을 편 상태(직선)로 다리가 바깥돌림(발가락이 바깥쪽으로)되지 않고 중립적인 위치(발가락이 위쪽으로)에[51] 있는 상태로 눕는 자세를 취하는 것이 바람직하다.[48] 수술받은 여성노인의 경우, 옆으로 누운 자세에서 성생활을 하기 위해 다리가 벌림 상태를 유지하도록 다리 사이에 최소한 베개 2개를 대고 정상측으로 눕는다. 수술받은 남성노인의 경우, 옆으로 누운 자세는 정상측으로 누워야만 하며 배우자의 다리를 자신의 손상측 다리를 지지하기 위해 이용해야만 한다.[48] 이렇게 남성의 손상측 다리는 성관계 동안 배우자의 다리 위에 있어야 한다. 남성노인의 배우자는 남성노인이 주의사항을 따르는 것을 돕고 지지하기 위해 자신의 다리 사이에 최소한 2개의 베개를 대고 있어야만 한다.[48] 또 다른 제안으로는 엉덩관절이 벌림 상태가[70] 되도록 무릎 사이에 베개를 대고 눕는 자세가 있다. 누운 자세로 있는 동안 무릎 아래에 베개는 최대한 바깥돌림을 예방할 수 있다.[70]

무릎관절 대치술 후에 노인들은 성생활을 하기 위한 가장 편안한 자세를 찾도록 교육받아야 한다. 수술받은 사람은 누운 자세로 있을 때 베개를 무릎 아래에 놓을 수 있으며 편안한 범위 내에서 무릎을 구부릴 수 있다.[48] 옆으로 누운 자세는 수술 후 가장 편안한 자세가 될 수 있으며 무릎 아래 베개를 대는 것이 도움이 된다.[48]

사례연구

Rita와 Mac은 친구이고 둘 다 치매를 앓고 있다. 그들은 요양시설에 있는 기억력치료 병동에 거주한다. 그들은 서로의 친구와 어울리고 하루의 대부분을 함께 보낸다. 아침에 커피로 하루를 시작하고, 식사를 하고, 사회 활동을 한다. 특히 춤을 즐겨서 서로 껴안고 있는 모습을 자주 볼 수 있다. 손을 잡고, 서로 껴안고 앉으며, 키스와 포옹을 자주 한다. 다른 거주자들은 그들이 포옹하는 모습을 보고 즐거워하는데, 이것이 추억을 되살리기 때문인 것처럼 보인다. 때때로 그들이 조용히 손을 잡고 앉아 허공을 응시하고 있는 것을 볼 수 있다. 함께 있을 때 동요가 줄어들 뿐만 아니라 그들에게 오는 침착함이 있다.

처음에 직원들은 그 관계에 대해 농담과 부적절한 발언을 하면서 어떻게 반응해야 할지 불확실해 했다. 그들은 Rita와 Mac의 관계가 시간이 지나면서 사라질 일시적인 상황이라고 설명했다. 그러나 시간이 흐르면서 직원들은 그 관계가 Rita와 Mac에게 평온함을 가져다준다는 것을 깨닫고 받아들이기 시작했다.

Rita는 미망인으로, 근처에 사는 성인 딸 2명과 아들 1명이 있다. Mac은 Donna와 결혼한 지 50년이 넘었고 그들에게는 성인 아들 Mike가 있다. Donna와 Mike는 요양시설에 있는 Mac을 자주 방문한다. Mac의 본명은 Robert이지만 Mac으로 불릴 때 반응한다. (Rita의 남편 별명도 Mac이었다.) 처음에 Donna는 남편과 Rita가 함께 시간을 보낼 때 동요가 줄어드는 것이 편했고, 그녀가 방문했을 때 자신을 알아보지 못한다는 것을 알아채지 못했다. Mike는 이 관계에 동의하지 않고 직원들이 그들을 떼어놓아야 한다고 생각하며 주로 자신의 종교적 신념을 바탕으로 어머니에 대한 우려를 표했다. Mike는 또한 어머니가 아버지를 다른 시설로 옮기도록 권유하고 있다. Rita의 가족은 어머니의 행동에 당황하지만, Rita가 Mac과 가까이 지낼 때 그녀의 행동 차이를 분명히 알고 있다.

최근, 직원들은 Rita가 Mac의 방에서 밤을 보내고 있다고 언급했다. 그들이 Rita를 그녀의 방으로 옮기려고 여러 번 시도했을 때, Rita와 Mac은 동요했다. 일부 직원들은 그녀가 방으로 돌아가야 한다고 주장하고, 다른 직원들은 Rita와 Mac이 하룻밤을 보내는 것에 오히려 편안함을 느낀다. 각 노인 가족에 대한 가족회의가 예정되어 있으며, 직원들은 이들과 수면제에 대해 논의할 계획이다.

사례연구 질문

1. 이 사례에 대한 개인적인 생각은 무엇인가?
2. 처음에 직원들은 왜 Mac과 Rita의 관계에 대해 농담을 하는 것으로 반응을 보였는가? 그들의 반응이 노인차별을 암시했는가? 아니라면 왜 그렇지 않은지 설명하시오.
3. Rita와 Mac은 인지적으로 그들의 관계를 의식하고 있는가?
4. 본인 외에 가족회의에 참석하기에 적합한 직원은 누구이며 그 이유는 무엇인가?
5. Mac을 다른 시설로 이전하기로 결정한 경우, 이는 가족과 노인에게 어떤 영향을 미치는가?
6. 보조작업치료사는 어떻게 직원과 가족 구성원들에게 성과 관련된 개인의 권리와 중요성에 대해 교육할 수 있는가?

복습문제

1. 노인의 성생활과 관련하여 일반화된 잘못된 믿음에 대해 논의하시오.
2. LGBT 노인에 대한 사회적 관점에 대해 논의하시오.
3. 노인의 성병 문제를 논의하시오.
4. 여성의 연령에 따른 생리학적 변화에 대해 알아보고, 간단한 중재를 제안하시오.
5. 남성의 연령에 따른 생리학적 변화에 대해 알아보시오.
6. 치료팀의 구성원을 쓰고, 노인의 성 문제를 다루기 위해 함께 팀이 일할 수 있는 방식에 대해 논의하시오.
7. 요양시설에서 근무하는 보건관리 전문가의 태도가 노인의 성생활에 영향을 미치는 방식에 대해 논의하시오.
8. 보조작업치료사가 요양시설에서 노인의 성적 표현을 도와줄 수 있는 방법에 대해 논의하시오.
9. 보조작업치료사가 적용할 수 있는 중재 모델을 예로 들어 PLISSIT 모델의 목록을 나열하고 설명하시오.
10. 보조작업치료사가 뇌졸중, 엉덩관절 대치술 및 심장질환을 가진 사람들에 대해 성적 표현으로 제안할 수 있는 예방책을 논의하시오.

근거 요약: 노인의 성생활을 다루는 중재의 효과

Gedin, T., & Resnick, B., (2014) Increasing risk awareness and facilitating safe sexual activity among older adults in senior housing. *Journal of Community Health Nursing.* 31(4), 187-197. doi: 10.1080/07370016.2014.958390.

노인들에게 HIV의 유병률이 증가하고 있다. 이러한 증가는 일관성 없는 콘돔 사용, 낮은 질병 감수성, 그리고 노년층에서 발견되는 성 건강 지식 격차 때문일 수 있다. 이 연구는 노인주거환경에서 집단기반 교육프로그램의 타당성을 확인하고, 노인주택에 거주하는 노인을 대상으로 질병위험지식 및 예방기법에 대한 자기효능 기반 집단교육 프로그램의 활용성을 고려하였다.

MacDonald, J., Lorimer, K., Knussen, C., Flowers, P. (2016) Interventions to increase condom use among middle-aged and older adults: A systematic review of theoretical bases, behavior change techniques, modes of delivery and treatment fidelity. *Journal of Health Psychology.* 21, 2477-2492. doi:10.1177/1359105315580462.

전화관리 중재는 행동변화기법인 치료 충실도 전략을 많이 사용하는 것으로 나타났는데, 이는 이 집단들 사이에서 콘돔 사용을 증가시키는 데 더 효과적이었다.

Negin, J., Rozea, A., Martiniuk, A. (2014) HIV behavioral interventions targeted toward older adults: A systematic review. *BMC Public Health.* 14, 977-996. doi: 10.1186/1471-2458-14-507.

전화기반 중재는 노인들의 위험한 성적 행동을 줄일 수 있다. 그러나 전반적으로 예방, 준수 및 검사를 지원하기 위해 노인들 사이에서 어떤 중재가 효과가 있는지에 대한 더 많은 근거가 필요하다.

Wittmann, D., Chang, H., Mitchell, S., et al. (2013) A 1-day couple group intervention to enhance sexual recovery for surgically treated elderly men with prostate cancer and their partners: A pilot study. *Urological Nursing.* 33, 140-147. doi:10.7257/1053-816X.2013.33.3.140.

연구자들은 전립선 절제술 후 성적 회복과 부부에 대한 또래 지원 교육을 제공하는 집단 중재의 수용도와 효과를 평가했다. 부부들은 중재를 중요시하고 그 정보를 유지했다. 배우자들은 발기부전을 받아들이게 되었고 민감한 주제에 대해 좀 더 공개적으로 의사소통을 했다.

참고문헌

1. American Occupational Therapy Association. Occupational therapy practice framework: Domain and process. 3rd ed. Am J Occup Ther. 2014;68:S1-S51. doi:10.5014/ajot.2014.682006.
2. Tipton-Burton M, Burton GU. Sexuality and physical dysfunction. In: Pendleton H, Schultz-Krohn W, eds. Pedretti's Occupational Therapy Practice Skills For Physical Dysfunction. 7th ed. St Louis: Elsevier; 2013:295-312.
3. Beekman T. Fill in the generation gap. Strategic Finance. 2011;93(3):15. doi:10.1109/AINA.2007.72.
4. Langer N. Late life love and intimacy. Educ Gerontol. 2009;35(8):752-764. doi:10.1080/03601270802708459.
5. Rowntree MR. "Comfortable in my own skin": A new form of sexual freedom for ageing baby boomers. J Aging Stud. 2014;31:150-158. doi:10.1016/j.jaging.2014.09.006.
6. Fisher LL. Sex, romance, and relationships: AARP survey of midlife and older adults; 2010. AARP, Knowledge Management. Retrieved from http://assets.aarp.org/rgcenter/general/srr_09.pdf.
7. Lindau S, Schumm P, Laumann E, et al. A study of sexuality and health among older adults in the United States. N Engl J Med. 2007;357(8):762-774. doi:10.1056/NEJMoa067423.
8. Rheaume C, Mitty E. Sexuality and intimacy in older adults. Geriatr Nurs (Minneap). 2008;29(5):342-349. doi:10.1016/j.gerinurse.2008.08.004.
9. Department of Health and Human Services. A profile of older Americans: 2014; 2014. Retrieved from http://www.aoa.acl.gov/aging_statistics/profile/2014/docs/2014-Profile.pdf.
10. Gates GJ, Newport F. Special report: 3.4% of U.S. adults identify as LGBT; 2012. Retrieved from http://www.gallup.com/poll/158066/special-report-adults-identify-lgbt.aspx.
11. Mulligan T, Feloney MP. Sexual health. In: Ham RJ, Sloane PD, Warshaw GA, et al, eds. Ham's Primary Care Geriatrics: A Case-Based Approach. Philadelphia: Elsevier/Saunders; 2014: 352-359.
12. Gentili A, Godschalk M. Sexual health & dysfunction. In: Williams BA, Chang A, Ahalt C, et al, eds. Current Diagnosis & Treatment: Geriatrics. 2nd ed. New York: McGraw-Hill Education; 2014:340-346.
13. Laflin M. Sexuality and the elderly individuals. In: Lewis CB, ed. Aging: The Health-Care Challenge. 4th ed. Philadelphia: FA Davis; 2002.
14. Harrison J. "It's none of my business": Gay and lesbian invisibility in aged care. Aust Occup Ther J. 2001;48:142-145. doi:10.1046/j.0045-0766.2001.00262.x.
15. Kimmel D. Lesbian, gay, bisexual and transgender aging concerns. Clin Gerontol. 2014;37:49-63. doi:10.1080/07317115.2014.847310.
16. Twinley R. Sexual orientation and occupation: Some issues to consider when working with older gay people to meet their occupational needs. Br J Occup Ther. 2014;77(4):623-625. doi: 10.4276/030802214X14176260335381.
17. National Senior Citizens Law Center. LGBT older adults in long-term care facilities: Stories from the field; 2011. Retrieved from http://www.lgbtagingcenter.org/resources/pdfs/NSCLC_LGBT_report.pdf.
18. Adams M. LGBT advocate sees hurdles ahead. Retrieved from http://www.aarp.org/relationships/family/info-04-2011/biggest-issues-facing-older-lgbt-americans.html.

19. Schwinn SV, Dinkel SA. Changing the culture of long-term care: Combating heterosexism. Online J Issues Nurs. 2015;20(2):7. doi:10.1080/03601277.2012.682953.
20. MetLife Study. Still out, still aging: The MetLife study of lesbian, gay, bisexual, and transgender baby boomers; 2010. Retrieved from https://www.metlife.com/assets/cao/mmi/publications/studies/2010/mmi-still-out-still-aging.pdf.
21. Serafin J, Smith GB, Keltz T. GAPNA Section. Lesbian, gay, bisexual, and transgender (LGBT) elders in nursing homes: It's time to clean out the closet. Geriatr Nurs (Minneap). 2013;34(1):81-83 3p. doi:10.1016/j.gerinurse.2012.12.003.
22. Social Security Administration. Same-sex couples; 2015. Retrieved from https://www.ssa.gov/people/same-sexcouples/.
23. Medicare.gov. Important information for individuals in same-sex marriages; 2013. Retrieved from https://www.medicare.gov/sign-up-change-plans/same-sex-marriage.html.
24. Human Rights Campaign. Human equality index 2014; 2014. Retrieved from http://hrc-assets.s3-website-us-east.amazonaws.com//files/assets/resources/HEI_2014_high_interactive.pdf#__utma=149406063.1385.
25. HealthinAging.org. Sexual health: basic facts & information; 2012. Retrieved from http://www.healthinaging.org/aging-and-health-a-to-z/topic:sexual-health/.
26. Doubova SV, Infante-Castañeda C, Martinez-Vega I, et al. Toward healthy aging through empowering self-care during the climacteric stage. Climacteric. 2012;15(6):563-572. doi:10.3109/13697137.2011.635824.
27. DeLamater J, Karraker A. Sexual functioning in older adults. Curr Psychiatry Rep. 2009;11(1):6-11. doi:10.1007/s11920-009-0002-4.
28. Lo CC, Goldman R. Exercises to eliminate erectile dysfunction; 2015. Retrieved from http://www.healthline.com/health/erectile-dysfunction/exercises#Overviewl.
29. United States National Library of Medicine. Kegel exercises-self-care; 2016. Retrieved from https://www.nlm.nih.gov/medlineplus/ency/patientinstructions/000141.htm.
30. Centers for Disease Control and Prevention. HIV/AIDS among persons aged 50 and older; 2015. Retrieved from http://www.cdc.gov/hiv/group/age/olderamericans/index.html.
31. Benjamin Rose Institute on Aging. Sexually transmitted diseases in older adults; 2015. Retrieved from http://www.benrose.org/Resources/article-stds-older-adults.cfm.
32. Somes J, Donatelli NS. Sex and the older adult. J Emerg Nurs. 2012;38(2):168-170.
33. Zhao PT, Su D, Seftel AD. Geriatric sexuality. In: Guzzo TJ, Drach GW, Wein AJ, eds. Primer of Geriatric Urology. New York: Springer; 2013:143-200.
34. Omnibus Budget Reconciliation Act; 1987. Baltimore: Health Care Financing Administration.
35. Mahieu L, Gastmans C. Older residents' perspectives on aged sexuality in institutionalized elder care: A systematic literature review. Int J Nurs Stud. 2015;52(12):1891-1905. doi:10.1016/j.ijnurstu.2015.07.007.
36. Villar F, Celdrán M, Fabà J, et al. Barriers to sexual expression in residential aged care facilities (RACFs): Comparison of staff and resident's views. J Adv Nurs. 2014;70(11):2518-2527. doi:10.1111/jan.12398.
37. Tabak N, Shemesh-Kigli R. Sexuality and Alzheimer's disease: Can the two go together? Nurs Forum. 2006;41(4):158-166. doi:10.1111/j.1744-6198.2006.00054.x.
38. Wilkins JM. More than capacity: Alternatives for sexual decision making for individuals with dementia. Gerontologist. 2015;55(5):716-723. doi:10.1093/geront/gnv098.
39. Mendes A. Companionship, intimacy and sexual expression in dementia. Nursing & Residential Care. 2015;17(7):390, 392. doi:10.12968/nrec.2015.17.7.390.
40. Heath H. Older people in care homes: Sexuality and intimate relationships. Nurs Older People. 2011;23(6): 14-20.
41. Katz A. Sexuality in nursing home facilities. Am J Nurs. 2013;113(3):53-55. doi:10.3109/07380577.2013.865858.
42. Annon JS. The Behavioral Treatment of Sexual Problems: Brief Therapy [brochure]. Honolulu, HI: Kapiolani Health Services; 1974.
43. Annon JS. The Behavioral Treatment of Sexual Problems: Brief Therapy. New York: Harper & Row; 1976.
44. Steinke EE, Jaarsma T. Sexual counseling and cardiovascular disease: Practical approaches. Asian J Androl. 2015;17:32-39. doi:10.4103/1008-682X.135982.
45. DeBusk R, Drory Y, Goldstein I, et al. Management of sexual dysfunction in patients with cardiovascular disease: Recommendations of the Princeton Consensus Panel. Am J Cardiol. 2000;86(2):175-181. doi:10.1016/j.mayocp.2012.06.01.
46. Levine GN, Steinke EE, Bakaeen FG, et al. Sexual activity and cardiovascular disease: A scientific statement from the American Heart Association. Circulation. 2012;125(8):1058-1072. doi:10.1161/CIR.0b013e3182447787.
47. Cambre S. The Sensuous Heart: Guidelines for Sex After a Heart Attack or Heart Surgery. Atlanta: Pritchett & Hull Associates Inc; 2010.
48. Whittington C, Mansour S, Sloan SL. Sex After Total Joint Replacement: A Guide for You and Your Partner. Atlanta: Media Partners; 2001.
49. Coleman-Lawon S, Murphy LF. Hip fractures and lower extremity joint replacement. In: Pendleton HM, Schultz-Krohn W, eds. Occupational Therapy: Practice Skills for Physical Dysfunction. 7th ed. St Louis: Mosby; 2013:1074-1090.
50. Pratt E, Gray PA. Total hip arthroplasty. In: Maxey L, Magnusson J, eds. Rehabilitation for the Postsurgical Orthopedic Patient. 3rd ed. St Louis: Elsevier/Mosby; 2013:362-375.
51. McFadden B. Is there a safe coital position after a total hip arthroplasty? Orthop Nurs. 2013;32(4):223-226. doi:10.1097/NOR.0b013e31829b0349.
52. Rosenbaum T, Vadas D, Kalichman L. Sexual function in post-stroke patients: Considerations for rehabilitation. J Sex Med. 2014;11(1):15-21. doi:10.1111/jsm.
53. Farman J, Friedman JD. Sexual function and intimacy. In: Gillen G, ed. Stroke Rehabilitation: A Function-Based Approach. 3rd ed. St Louis: Mosby; 2010:648-664.
54. Thompson HS, Ryan A. The impact of stroke consequence on spousal relationships from the perspective of the person with a stroke. J Clin Nurs. 2009;18:1803-1811. doi:10.1111/j.1365-2702.2008.02694.x.
55. Mioduszewski M. Stroke and sexuality. In: Hattjar B, ed. Sexuality and Occupational Therapy: Strategies for Persons With Disabilities. Bethesda, MD: American Occupational Therapy Association, Inc; 2012:163-185.
56. Neistadt ME, Freda M. Choices: A Guide to Sexual Counseling With Physically Disabled Adults. Malabar, FL: Robert E. Krieger; 1987.
57. Steinke EE, Jaarsma T, Barnason SA, et al. Sexual counselling

for individuals with cardiovascular disease and their partners: A consensus document from the American Heart Association and the ESC Council on Cardiovascular Nursing and Allied Professions (CCNAP). Circulation. 2013;128:2075-2096. doi:10.1161/CIR.0b013e31829c2e53.

58. Steinke EE, Mosack V, Hill TJ. Changes in sexual activity after a cardiac event: The role of medications, comorbidity, and psychosocial factors. Appl Nurs Res. 2015;28:244-250. doi:10.1016/j.apnr.2015.04.011.
59. Bispo GS, de Lima Lopes J, de Barros ALBL. Sexuality and chronically ill clients. J Clin Nurs. 2013;22:3522-3531. doi:10.1111/jocn.12143.
60. Muller J, Mittleman M, Maclure M, et al. Triggering myocardial infarction by sexual activity. Low absolute risk and prevention by regular physical exertion. Determinants of myocardial infarction onset study investigators. JAMA. 1996;275(18):1405-1409.
61. Jackson G. Sexual response in cardiovascular disease. J Sex Res. 2009;46(2-3):233-236. doi:10.1136/heart.86.4.387.
62. Jaarsma TT, Fridlund B, Martensson J. Sexual dysfunction in heart failure patients. Curr Heart Fail Rep. 2014;11:330-336. doi:10.1007/s11897-014-0202-z.
63. Hoekstra T, Lesman-Leegte I, Luttik ML, et al. Sexual problems in elderly male and female patients with heart failure. Heart. 2012;98(22):1647-1652. doi:10.1136/heartjnl-2012-302305.
64. Steinke EE, Jaarsma T, Barnason SA, et al. Sexual counselling for individuals with cardiovascular disease and their partners. Eur Heart J. 2013;34(41):3217-3235. doi:10.1093/eurheartj/eht270.
65. Hattjar B. Cardiovascular disease and sexuality. In: Hattjar B, ed. Sexuality and Occupational Therapy: Strategies for Persons With Disabilities. Bethesda, MD: American Occupational Therapy Association, Inc; 2012:109-133.
66. Isik A, Koca SS, Ozturk A, et al. Anxiety and depression in patients with rheumatoid arthritis. Clin Rheumatol. 2007;26(6):872-878. doi:10.1186/1471-244X-12-6.
67. Helewa A. Management of persons with rheumatoid arthritis and other inflammatory conditions. In: Walker JM, Helewa A, eds. Physical Rehabilitation in Arthritis. 2nd ed. St Louis: WB Saunders; 2004:191-212.
68. Hammond A. Rheumatoid arthritis, osteoarthritis, and fibromyalgia. In: Radomski MV, Latham CAT, eds. Occupational Therapy for Physical Dysfunction. 7th ed. Philadelphia: Wolters Kluwer Health/Lippincott Williams & Wilkins; 2014:1215-1243.
69. Hattjar B. Arthritis. In: Hattjar B, ed. Sexuality and Occupational Therapy: Strategies for Persons With Disabilities. Bethesda, MD: The American Occupational Therapy Association, Inc; 2012: 11-33.
70. Lawson S, Murphy LF. Hip fractures and lower extremity joint replacement. In: Pendleton H, Schultz-Krohn W, eds. Pedretti's Occupational Therapy Practice Skills for Physical Dysfunction. 7th ed. St Louis: Elsevier; 2013:1074-1090.
71. Zhao PT, Su D, Seftel AD. Geriatric sexuality. In: Guzzo TJ, Drach GW, Wein AJ, eds. Primer of Geriatric Urology. New York: Springer; 2013:143-200.
72. Basson R, Wierman ME, van Lankveld J, et al. Summary of the recommendations on sexual dysfunctions in women. J Sex Med. 2010;7:314-326. doi:10.1111/j.1743-6109.2009.01617.x.
73. Hillman J. Men's issues in sexuality and aging. In: Hillman J, ed. Sexuality and Aging: Clinical Perspectives. Boston: Springer US; 2012:199-227. doi:10.1007/978-1-4614-3399-6_8.

CHAPTER 13

노인의 약물 사용

Use of Medications by Elders

BRENDA M. COPPARD, KELLI COOVER, AND MICHELE A. FAULKNER
(PREVIOUS CONTRIBUTIONS FROM BARBARA FLYNN)

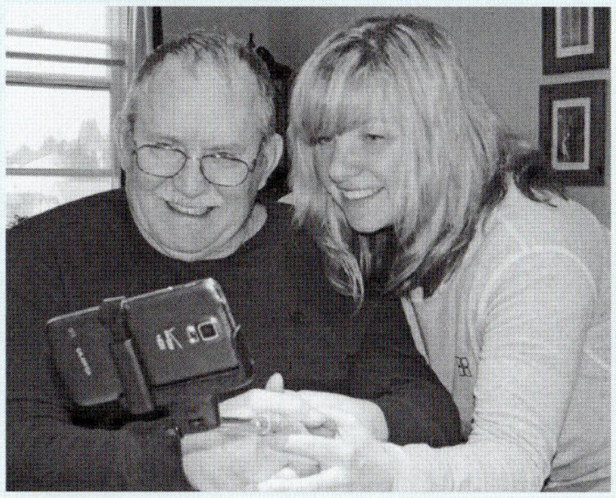

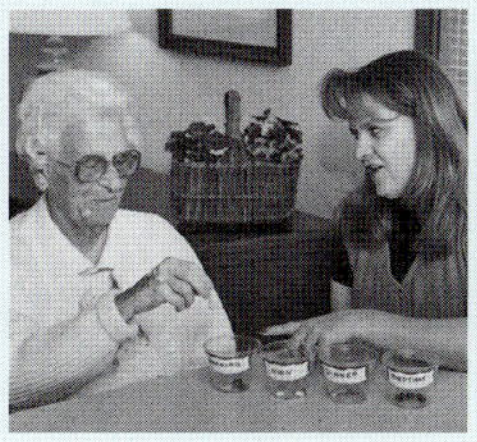

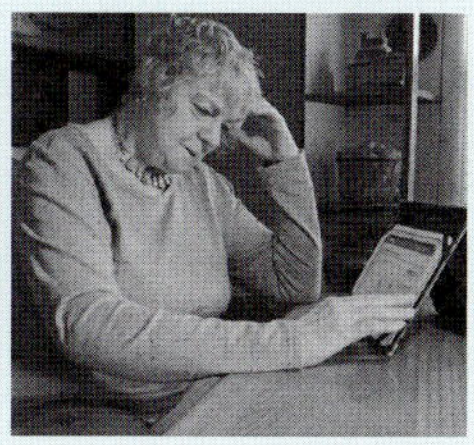

핵심용어

자가약물복용 Self-medication

일반의약품 Over-the-counter

다중약물처방 Polypharmacy

약물 이상반응 Adverse drug reactions

부작용 Side effects

약물의 상호작용 Drug interactions

약물치료관리 Medication therapy management

학습목표

1. 노인에게 약물 이상반응을 유발하는 요인을 식별하고 약물의 문제점을 발견하기 위한 방법을 논의한다.
2. 다중약물처방을 정의하고 이에 관련된 문제점을 줄이기 위해 노인에게 권고할 수 있는 중재방법을 확인한다.
3. 노인들의 약물 이상반응과 관련된 약물 종류를 확인한다.
4. 안전한 자가약물복용을 위해 필요한 기술을 확인하고 설명한다.
5. 다양한 질환이 있는 사람들의 자가약물복용을 분석하기 위해 『작업치료 실행체계 3판』을 적용한다.
6. 안전한 자가약물복용 기술에 필요한 보조도구의 보상방법을 설명한다.
7. 자가약물복용에 필요한 노인 · 보호자 교육을 설명한다.

Kate는 전문요양시설에서 주 3일을 근무하는 보조작업치료사이다. 거주자를 돌보는 시간은 기관의 요구에 따라 달라진다. 그녀가 돌보는 거주자 중 한 명인 Esther는 79세의 여성노인으로 최근 뇌혈관사고가 발병하였으며, 고혈압, 우울증, 불면증이 있다. Kate는 Esther가 치료받는 낮 동안에 그녀의 의식 수준과 행동이 변화했음을 인식했다. 아침에 Esther를 보면 매우 피곤하고 잘 집중하지 못하는 것처럼 보였고, 종종 어지러움을 호소하였다. Kate는 Esther가 중재 목표를 충족시킬 만큼 생산적으로 활동하지 못했다는 것을 알게 됐다. 반면 오후에 Esther를 볼 때는 너무 에너지 넘치고 중재 과제를 수행하는 데 열성적이어서 완전히 다른 사람처럼 보였다. Kate는 Esther의 비일관적인 행동에 의문을 갖기 시작했다. Esther는 잠이 부족해서 아침에 피로한 걸까? 그러면 왜 어지러울까? Esther는 우울한가? 만약 그런 경우라면 오후에 기분이 더 나아지는 것처럼 보이는 것은 왜일까? Kate는 또한 행동의 차이가 Esther가 복용하고 있는 약물과 관련이 있는지에 대해서도 의심했다. Kate는 Esther의 비일관적인 행동과 어지럼증에 대해 치료 팀과 상의하기로 결정했다.

치료 팀의 다른 건강관리 전문가로는 물리치료사, 간호사, 언어치료사, 약사가 있다. 치료 팀의 다른 구성원들도 Esther의 비일관적인 행동에 대해서 인식하고 있었기 때문에 많은 논의가 이루어졌다. 일부 구성원은 검사 수치를 재검토하기 위해 검사실에 그녀의 검사를 요청할 것을 제안했다. 약사인 Juan은 Esther의 약물을 보고 약물복용량과 시간 사이에 Esther가 보이는 행동과 상호관련성이 있을 수 있다고 지적하였다. 그는 Esther가 일반적인 약물 부작용을 나타내는 것인지 의문을 갖고, 의사와 함께 Esther의 약물복용에 대해 상담할 계획임을 치료팀에 알렸다. 다음 주, Kate가 오전에 Esther를 치료할 때 집중을 더 잘하는 모습을 보였다. Kate는 치료 팀 회의 결과에 따라 Esther의 약물이 재조정되었다는 것을 알았다.

보조작업치료사는 다양한 치료 환경에서 노인을 매일 치료하는 경우가 많다. 보조작업치료사는 노인들과 상당히 많은 시간을 보내기 때문에 약물복용 일과를 다루는 것은 가치 있는 부분이다. 또한, 보조작업치료사는 약물 및 약물의 부작용과 관련하여 중요한 정보를 건강관리 팀에게 전달할 수도 있다. 특정 약물에 대한 정보가 필요할 때는 약사나 다른 약물 전문가로부터 조언을 구해야만 한다. 이 장에서는 노인들이 겪는 일반적인 약물복용 및 약물 관련 문제 그리고 노인과 간병인을 위한 자가약물복용 기술과 중재 프로그램을 논의할 것이다.

노인의 약물복용 위험성에 영향을 미치는 요인

미국의 노인들은 처방된 약 또는 일반의약품(over-the-counter, OTC)의 대부분을 소비한다. 수명이 증가하여 고령화가 진행됨에 따라 약물치료가 필요한 만성질환도 많아지기 때문에, 지역사회 노인의 40% 이상이 최소 5가지 처방약을 복용하고 있다는 것은 그리 놀랄 일이 아니다.[1] OTC까지 포함하면 적어도 하루 10개가 넘는 약물을 복용하는 것이다. 천연 제품(예: 건강 식품, 보충제, 비타민)도 이 집단에 의해 소비될 수 있다는 점을 유의해야 한다. 그러나 일부는 천연 제품을 약물로 고려하지 않기 때문에, 노인이 약물복용에 대해 질문받았을 때 그것을 포함하지 않고 대답할 수도 있다.

다중약물처방

다중약물처방(polypharmacy, 한 사람에게 여러 가지 약을 사용하는 것)은 연령 증가, 여러 질병, 장애와 명확하게 연관되어 있다. 복수의 약물 사용은 요양원 배치, 보행의 어려움, 입원, 사망률을 증가시키는 것으로 나타났다.[1] 몇 가지 요소가 다중약물처방 발생에 기여한다. 때때로 여러 약물의 복용이 환자의 질병을 관리하고 더 나은 삶의 질을 보장하기 위해 옳은 방법일 수 있다. 그러나 다중약물복용과 관련된 위험이 있다. 개인이 더 많은 약물을 복용할 때, 약물 간 상호작용이 더 자주 일어난다. 이러한 상호작용에는 한 약물의 효과 증가 또는 감소가 포함될 수 있다. 효과의 변화는 노인이 유사한 부작용을 야기하는 2가지 약물을 복용함에 따라 또 다른 이상반응 또는 더 확연한 이상반응의 발현에 의해 발생한다. 게다가 때로는 다른 약물에 의해 야기된 골치 아픈 효과를 상쇄하고자 하는 이유로 새로운 약물이 도입되기도 한다. 새로운 약을 제공하는 것이 적절할 수 있으나 이러한 상황은 종종 그 문제를 약물에 의한 것으로 인식하지 않기 때문에 발생한다. 다중약물처방의 위험요인은 유사한 약물을 처방하는 서로 다른 분야의 전문의에게 처방받는 것, 여러 약국을 가는 것, 노인들이 약물치료를 필요로 하는 여러 질환을 가지고 있는 것 등이 포함된다. 또한 퇴원 시 부적절한 약물 조정도 위험요인이다. 퇴원 시의 다중약물처방 유병률은 입원 당시보다 더 높은 것으로 나타났다.[2]

생리학과 노화과정

노인의 약물 이상반응 발생률 증가에는 많은 요인이 관련되어 있다. 노화와 더불어 신장과 간의 기능이 점차 쇠퇴한다. 많은 약물이 신장에서 분비되고 간에서 대사되거나 분해된다. 그러므로 장기기능의 변화는 종종 신체 내 약물 축적의 결과를 가져올 수 있다. 이러한 약물 축적은 독성을 유발할 수 있다. 노인의 경우, 이러한 약물 축적을 피하기 위해 복용량 변경을 고려하는 것이 필수적이다.

이유가 명확하지 않지만, 노인들은 특정 약물의 효과에 더 민감해지는 경향이 있다.[3] 체성분(body composition, 조직이 지방으로 편중되는 비율)은 나이가 들어감에 따라 변화한다. 체성분의 변화는 신체가 약물을 분배하는 방식에 변화를 가져올 수 있으며, 약물이 좀 더 효과적으로 작용하거나 덜 작용하도록 하는 변화를 가져온다. 이러한 현상은 희망하는 효과와 희망하지 않는 부작용 모두에 해당된다. "낮게 시작해서 천천히 가라."라는 속담은 일반적으로 노인들에게 새로운 약물을 처방할 때 사용되어야 한다.

보조작업치료사를 위한 노인의 약물복용과 영향

의료기록을 이용할 수 있는 경우, 보조작업치료사는 노인이 어떤 약물을 복용하는지 파악하기 위해 의료기록지의 약물 부분을 항상 점검해야 한다. 이러한 정보는 보조작업치료사가 임상치료에서 관찰할 수 있는 약물의 상호작용과 가능성 있는 약물 부작용을 자각하는 데 도움을 준다. 보조작업치료사는 노인들을 담당하는 의사와 약사에게 약물 관련 문제나 질문이 있으면 연락해야 한다(일반적인 약물 관련 약어와 정의는 표 13.1에 목록으로 제시되어 있다. 표 13.2에는 노인들이 일반적으로 복용하는 약물을 목록화하였다. 이것이 노인들이 복용하는 약물과 그에 따른 부작용을 모두 나열한 것은 아니라는 점을 기억해야 한다. 단지 일반적인 것들만 목록화되어 있으며, 필요에 따라 약물의 상표명을 상호 참조해야만 한다).

표 13.1 일반적인 약물 관련 용어

약어	정의
PO	경구투약
IM	근육 내(근육주사)
IV	정맥 내(정맥주사)
Sub Q(SC 또는 SQ 사용 안 함)	피하(피하주사)
PR	직장 내
SL	설하(혀밑)
Daily 또는 Q Day(QD 사용 안 함)	하루 1번
BID	하루 2번
TID	하루 3번
QID	하루 4번
Every other day(QOD 사용 안 함)	격일
HS	취침 전
PRN	필요할 때
AC	식전
PC	식후

심혈관계 질환(고혈압, 울혈성 심부전, 부정맥, 흉통, 심장마비, 뇌혈관사고)은 노인에게서 흔히 볼 수 있는 질환이다.[4] 이러한 질병을 치료하기 위해 사용하는 약물은 환자의 혈압과 심박률을 변화시켜 어지럼증과 잠재적인 낙상 위험을 가져올 수도 있다. 약물의 한 종류인 이뇨제는 과도한 배뇨를 유발할 수도 있다. 야간 투약은 낙상의 위험이 있고 휴식을 방해하기 때문에 피하는 것이 권장된다. 보조작업치료사는 노인이 화장실 사용을 위해 치료 중에 휴식을 취해야 하거나 요실금이 있을 수 있음을 인지하고, 이것을 피하기 위해서는 약물복용 시간이 바뀔 필요가 있다는 것을 알아야 한다. 앞서 언급한 약물 유형 중 하나 이상을 복용하는 사람은 치료 동안 부작용 발생에 대해 면밀히 관찰해야 하며, 보조작업치료사가 혈압과 심박수를 주기적으로 관찰하는 것을 고려해야 한다. 더욱이 이러한 노인 중 대다수는 높은 콜레스테롤을 치료하기 위해 약물을 사용하게 될 것이다. 이때 사용되는 약물 중 일부는 투여를 시작할 때, 투여량이 증가할 때 또는 다른 약물을 함께 복용할 때 근육통을 유발할 수 있으며, 이전의 혈중 농도를 증가시킬 수 있다. 보조작업치료사는 이러한 형태의 약물로 인한 근육뼈대계의 통증을 확인하고 도움을 줄 수 있다. 일반적으로 심각하지는 않지만, 경우에 따라서 부작용의 결과가 심각할 수 있고 심지어는 생명을 위협할 수도 있다.

혈액이 응고되는 데 영향을 미치는 약물 또한 심혈관 질환이 있는 사람에게 자주 사용된다. 보조작업치료사는 클라이언트의 심한 출혈 위험이 증가할 때 이러한 약물 중 하나를 복용하고 있는지 알고 있어야 하고, 치료를 변경해야 할 수도 있다. 이러한 약물사용과 관련된 한 가지 증상은 잦은 타박상이다. 만약 보조작업치료사가 타박상이 심하다고 생각한다면, 환자의 약물치료에 대한 평가를 하도록 의뢰하는 것이 바람직할 수도 있다. 특히 내부

출혈이 발생할 수 있으므로 노인이 넘어지지 않도록 하는 것이 중요하다. 또한 보조작업치료사는 균형 문제 또는 낙상 위험 문제를 처방자에게 지체 없이 보고해야 한다.

노인의 또 다른 일반적인 주 호소는 통증이며, 이는 만성(예: 관절염 통증)이거나 갑작스러운 손상으로 인한 단기적인 통증일 수 있다. OTC 통증 약물을 사용하는 것은 노인들이 자가치료를 위해 일반적으로 선택하는 방법이다. 이러한 약물에는 acetaminophen, aspirin,

표 13.2 질병에 따른 약물의 부작용

질병 상태	약물	일반적인 부작용
심혈관 (고혈압, 울혈성 심부전증, 고콜레스테롤, 불규칙한 심장박동, 가슴 통증, 심장마비, 뇌졸중)	• ACE 억제제(예: lisinopril, enalapril, captopril, benazepril, ramipril, fosinopril) • 안지오텐신 수용체 차단제(ARBs)(예: losartan, valsartan, irbesartan, candesartan, olmesartan) • 레닌억제제(예: aliskiren) • 베타 차단제(예: metoprolol, carvedilol, atenolol, propranolol) • 칼슘채널 차단제(예: amlodipne, felodipine, nifedipine, diltiazem, verapamil) • 콜레스테롤 약물(예: atorvastatin, simvastatin, lovastatin, rosuvastatin, pravastatin, gemfibrozil, fenofibrate, niacin, ezetimibe, evolocumab, alirocumab) • 이뇨제(예: hydrochlorothiazide, triamterene, furosemide, bumetanide, chlrothalidone, torsemide, spironolactone) • 다방면의 약물(예: clonidine, doxazosin, prazosin, terazosin, minoxidil)	저혈압, 어지러움, 관절통 또는 근육통, 심박수 저하, 불규칙한 심박률, 졸음, 잦은 배뇨(빈뇨) 혹은 요실금, 낙상 위험 증가, 팔과 다리에서 부종, 기침, 혈중 칼륨 수치 증가
혈전 용해제	• Warfarin, clopidogrel, aspirin, ticlopidine, prasugrel, ticagrelor, enoxaparin, heparin, dalteparin, dabigatran, apixaban, rivaroxaban, edoxaban	출혈, 타박상
진통제	• 비스테로이드성 약물(예: aspirin, ibuprofen, naproxen, celecoxib, meloxicam, diclofenac, ketorolac) • 마약류(예: codeine, hydrocodone, oxycodone, morphine, hydromorphone, fentanyl, methadone) • 신경통 약물(예: gabapentin, pregabalin, amitriptyline, sodium valproate, venlafaxine, duloxetine, lidocaine patch, capsaicin topical) • 다방면의 약물(예: acetaminophen, tramadol)	출혈, 타박상, 위장 통증, 팔다리의 부종, 어지러움, 졸음, 낙상 위험 증가, 혼돈, 메스꺼움, 변비, 환각, 체중 증가, 안구 건조, 구강 건조
정신과 약물	• 항우울제(예: sertraline, fluoxetine, venlafaxine, desvenlafaxine, mirtazapine, bupropion, citalopram, escitalopram, amitriptyline, trazodone, duloxetine, levomilnacipran, vortioxetine) • 항정신병 약물(예: quetiapine, risperidone, haloperidol, olanzapine, aripiprazole, ziprasidone, brexpiprazole) • 항불안제(예: diazepam, alprazolam, lorazepam, buspirone) • 인지장애 약물(예: donepezil, rivastigmine, galantamine, memantine)	졸음, 어지러움, 혼돈, 발작, 추체외로 부작용, 메스꺼움, 설사, 체중 감소 또는 증가, 불면증, 발기부전
수면 장애	• Diazepam, alprazolam, temazepam, lorazepam, trazodone, doxepin, zolpidem, eszopiclone, zaleplon, ramelteon, diphenhydramine	졸음, 어지러움, 낙상 위험 증가, 수면보행증, 기억 상실, 환각
당뇨	• Metformin, glipizide, glyburide, pioglitazone, rosiglitazone, insulin, exenatide, sitagliptin, saxagliptin, linagliptin, liraglutide, canagliflozin, dapagliflozin, empagliflozin	혈당 저하, 어지러움, 떨림, 발한, 두통, 혼돈, 메스꺼움, 체중 감소, 요로감염
절박성 요실금	• Tolterodine, oxybutynin, dicyclomine, solifenacin, darifenacin, fesoterodine, trospium, mirabegron	구강건조, 안구건조, 요정체, 변비, 심박률 상승, 무발한증, 혈압 상승
양성 전립선 비대증	• Dutasteride, finasteride, tadalafil, terazosin, alfuzosin, tamsulosin, doxazosin, silodosin	발기부전, 저혈압

ibuprofen, naproxen이 있다. 이러한 약물과 관련하여 일반적으로 관찰되는 부작용에는 위장 장애(위궤양 같은 심각한 상태의 증상일 수 있음)와 혈액 저류로 인한 혈압의 증가가 포함된다. 좀 더 심한 통증이 있는 경우에는 약물을 처방한다. 대부분의 처방 진통제(주로 codeine, hydrocodone, oxycodone, morphine과 같은 마약성 진통제)는 중추신경계(central nervous system, CNS)에서 작용하므로 어지러움, 졸음, 혼돈을 유발할 수 있다. 이러한 증상은 낙상의 위험을 증가시키고 인지 손상으로 인해 클라이언트가 완전히 치료에 참여할 수 없게 만들어 보조작업치료사의 성공적인 중재에 문제를 일으킬 수도 있다. 모든 마약은 변비를 일으킬 가능성이 있기 때문에, 보조작업치료사는 자극성 하제가 마약 진통제와 동시에 처방되는지를 알아야 한다. 이러한 약물의 사용은 변실금의 원인이 될 수 있다.

수많은 노인이 다양한 심리사회적 · 정신적 · 인지적 장애를 경험한다. 이러한 진단을 치료하는 데 사용할 수 있는 약으로는 항정신병 약물, 항우울제, 항불안제, 알츠하이머병 치료에 사용되는 약물 등 인지장애의 진행을 늦추는 약물이 있다. 이러한 약물은 모두 CNS에서 작용하기 때문에 감각중추, 의식상태 그리고 균형에 영향을 미칠 수 있다.[5,6] 더욱이 이 중에는 다른 신체체계에 영향을 미쳐[7] 수면 및 신체기능의 장애(예: 안구건조, 구강건조, 요정체, 변비, 심박률 상승, 무발한증)를 일으킬 수 있다. 정신병을 치료하기 위해 사용되는 일부 약물 또한 추체외로 증상을 일으켜[7] 팔과 다리, 머리, 목, 혀의 비정상적인 움직임과 같은 문제가 발생할 수도 있다. 때때로 이러한 증상은 다른 약물에 의해 조절되거나 부작용을 일으키는 약물을 중단함으로써 조절될 수 있다. 반면에 약물치료를 계속함으로써 얻을 수 있는 이득이 부작용으로 인해 발생하는 위험보다 가치 있는 경우, 클라이언트와 보조작업치료사는 증상을 해결할 방법을 찾아야 할 수도 있다. 더욱이 이러한 장애증상이 조절될 경우 약물의 사용은 보조작업치료사가 노인을 치료하는 데 도움이 될 가능성이 있다.

수면장애는 노인에게 빈번히 나타난다. 이러한 장애는 잠이 들기 어렵고, 아침 일찍 깨며, 낮 동안에는 졸린 상태를 말한다. 수면유도제는 노인들의 수면을 돕기 위해 종종 사용된다. 다만 나이가 들수록 수면 패턴이 변하고 노인들이 밤중에 더 자주 일어나는 경향이 있다는 점에 유의해야 한다. 이것은 낮 동안 졸음을 유발할 수 있다. 불면증 및 수면과 관련된 정상적인 노화과정을 구분할 수 있도록 노인 교육이 필요하다. 일부 수면제는 노인을 아침 시간에 졸리게 만들어 치료에 방해가 될 수도 있다. 적절한 수면(매일 동일한 시간에 취침과 기상, 낮잠 최소화, 잠과 성생활을 위해서만 침대 사용, 카페인 섭취 및 늦은 시간 운동 피하기)은 치료에 온전히 참여할 수 있도록 하는 노인의 능력에 큰 차이를 만들 수 있다. 만약 낮 시간 동안의 피로가 문제가 된다면 보조작업치료사는 변화가 필요한지 결정하기 위해 수면제(처방전을 받는 것과 받지 않는 것 모두 포함)의 사용에 대한 자문을 얻는 것이 바람직하다.

사람이 나이가 들어감에 따라 제2형 당뇨병 진단은 더 흔해진다. 높아진 혈당치료를 위해 사용하는 약물은 보조작업치료사가 관찰할 수 있는 몇 가지 부작용을 일으킨다. 대부분의 공통적인 부작용은 저혈당증, 즉 낮은 혈당이다. 저혈당과 연관이 있는 증상은 발한, 어지러움, 쇠약, 떨림, 심박률 증가, 혼돈이 있다. 이러한 증상이 클라이언트가 치료를 받기 이전에 정상적인 양의 음식을 섭취하지 않았다면 더 일반적으로 나타날 수 있다. 더욱이 당뇨는 신경장애(neuropathy)로 알려진 팔과 다리의 감각손상의 원인이 될 수 있다. 이는 무감각 또는 극심한 통증을 초래할 수 있으며, 보조작업치료사에게 상당한 어려움을 초래할 수 있다. 치료 중에는 물론 생활 환경에서도 안전하게 지낼 수 있도록 감각손상이 있는 노인을 위한 맞춤 치료를 하는 것이 중요하다. 신경장애로 인한 통증을 해소하기 위해 약물을 사용할 수 있으며, 통증이 삶의 질에 지장을 줄 경우 보조작업치료사가 환자를 치료에 의뢰하는 것이 바람직하다. 신경통 치료에 사용되는 많은 약물은 주로 다른 질환(예: 우울증, 간질)을 치료하는 데 사용된다. 보조작업치료사는 이러한 약물 사용에 대한 진단을 확인하는 것이 중요하다.

비록 정상적인 노화과정의 일부는 아니지만 실금은 노인이 빈번히 부딪히는 문제이다.[8] 실금은 사회적 고립,

잦은 화장실 가기, 습기에 과하게 노출되어 나타나는 피부 손상과 같은 자체적인 문제를 나타낸다. 과민성 방광 또는 절박성 요실금을 치료하기 위해 사용되는 약들은 정신병 약물과 관련하여 언급된 것과 유사한 여러 가지 부작용(안구건조, 구강건조, 요정체, 변비, 심박수 증가, 무발한증)을 일으킬 수 있다.[9] 남성들은 양성 전립선 비대증(benign prostatic hyperplasia, BPH)으로 인해 요실금을 경험할 수 있다. 이러한 유형의 요실금은 전립선의 비암성 팽창에 기인한다. 이 질환을 가진 남성은 범람성 요실금이 있어 불완전한 방광 비우기, 배뇨 시작 곤란, 배뇨 흐름 중단, 잦은 배뇨 등을 일으킨다. 보조작업치료사는 치료를 시작하기 전에 화장실에 갔는지 확인하고, 안전하게 화장실을 갈 수 있도록 보조하여 낙상 및 요실금 사고를 예방함으로써 이러한 질환을 가진 사람을 도울 수 있다.

노인의 약물 문제 최소화를 위한 전략

젊은 사람에 비해 노인이 약물 문제에 대한 위험이 더 높은 이유는 여러 가지가 있다. 의료서비스 제공자는 노인이 약물을 안전하게 관리할 수 있도록 해야 한다. 치매, 우울증 같은 정신과 진단은 이 집단에서 흔히 볼 수 있으며, 노인이 도움 없이 약물치료를 관리하는 능력에 영향을 미칠 수 있다. 흔히 이러한 영역에 문제가 있을 수 있음을 나타내는 첫 번째 징후는 재정 상태를 유지하거나 기본적인 집안일을 처리하는 것과 같은 일상과제를 관리하지 못하는 것이다.

노인들은 의료서비스 제공자에게 의문을 제기할 때 종종 불안해하며, 이로 인해 자신의 치료에 대한 적극적인 참여가 부족해질 수 있다. 많은 경우 약물요법을 단순화할 수 있지만, 의료진에게 이를 요청하지 않으면 일어날 가능성이 낮다. 더욱이 만약 약물이나 부작용에 대한 정보가 사전에 제공되지 않은 경우 노인들은 직접적으로 그런 것에 대해 질문하지 않을 가능성이 크고, 이것은 부작용에 대한 인지 저하로 이어진다. 그러므로 노인이 자신이 각 약물을 복용하는 이유와 의도된 목적을 이해하여, 문제를 자기 모니터링하는 것이 중요하다.

노인이 처방된 대로 약물복용을 하지 않는 데는 여러 이유가 있다. 노인이 이미 약물을 복용했는지 기억하지 못하거나 "약간의 약물이 몸에 좋다면 더 많은 양은 더 도움이 될 거야."라고 생각하기 때문에 실수로 과도한 약물복용이 일어날 수도 있다. 반면에, 약물복용을 준수하지 않는 일도 여러 가지 이유로 발생한다. 부작용을 회피하기 위해 노인은 약물복용을 건너뛸 수 있다. 또한, 돈이 문제가 된다면 노인은 일부러 권장 횟수보다 적은 양을 복용할 수 있다. 알약을 반으로 자르고 부분적으로 복용하는 것도 돈을 절약하는 것이 목적일 때 흔하게 발생한다.

OTC 약물로 부작용이나 증상을 자가 치료하는 것도 문제를 일으킬 수 있다. 비록 OTC 약물이 처방전 없이 이용할 수 있다고 해도 그것이 위험요인이 없다고 믿는 것은 잘못된 것이다. 약물 간 상호작용은 이전에 처방된 약물과 일어날 수도 있다. 천연 제품도 다른 약물과 상호작용이 있을 수 있고, 규제와 표준화의 부족으로 인해 인식하기 어려운 부작용을 일으킬 수 있기 때문에 온전히 안전하다고 믿는 것도 잘못된 것이다.

보조작업치료사는 노인이 약물복용관리에 어려움이 있다고 의심되거나 인지하는 경우 약물치료관리(medication therapy management, MTM) 서비스를 의뢰하는 것을 고려할 수 있다. MTM은 환자가 약사와 다른 의료진과 협력하여 약물치료를 최적화하고 긍정적인 치료 결과를 보장하기 위한 정식 과정이다.[11]

자가약물복용을 위한 작업치료의 적용

환자의 일상적인 약물복용은 작업치료에서 간과하기 쉬운 부분이다.[12] 이는 자가약물 프로그램과 약물복용 일과의 작업치료 중재에 대한 문헌이 부족하다는 점에서 명백하다. 일상적인 약물복용은 IADL이다. 『작업치료 실행체계 3판』에 따르면 일상적인 약물복용은 건강관리 및 유지에 관련된 IADL로 분류한다.[13] 따라서 ADL의 일부로서 약물의 적절한 사용에 대한 지시 및 일과 평가가 이루어져야 한다.[13] 일상적인 약물복용은 약물 수령, 약통 열고 닫기, 처방 일정 따르기, 적절한 양 복용하기, 문제점과 부작용 보고하기, 처방된 방법을 사용한 정확한 수량 관리가 포함된다.

클라이언트 요소

클라이언트 내부에 존재하며 일상적인 약물복용에 영향을 미칠 수 있는 클라이언트의 가치, 신념, 영성, 신체기능, 신체구조는 작업치료사와 보조작업치료사에 의해 분석되어야 한다. 여기에서는 이러한 각 클라이언트 요소가 잠재적으로 약물복용에 어떻게 영향을 미치는지를 대략적으로 살펴보고자 한다.

가치, 신념, 영성

약물복용에 대한 순응도와 관련하여 사람들의 가치관과 신념을 포함해 다양한 요소에 대한 연구가 이루어져 왔다. 자기조절이론(self-regulation theory)은[14,15] 순응도에 영향을 미치는 그러한 요소에 대한 환자 중심의 이해다. 이 이론은 사람들이 자신의 질병 증상, 원인, 결과, 병의 지속 시간 그리고 질병이 치료되거나 조절될 수 있는지 등 자신의 질병을 이해하려는 시도를 한다고 제시하고 있다. 이러한 관점에서 사람들은 자신의 건강과 관련된 위험요인을 줄이려는 동기를 갖게 되고, 자신이 지각한 것에 부합하는 방법으로 위험요인을 감소하기 위해 행동할 것으로 생각된다.

질병에 대한 인식을 형성하는 것 외에도, 노인은 자신의 치료법에 대한 인식도 형성한다고 가정한다.[16] 연구자들은 가치관과 행동의 상관관계를 증명했다.[17-19] 약물복용에 대한 결정은 약물, 질병, 치료 제공자에 대한 신념에 의해 영향을 받을 수 있다.[20] 가치관은 종종 행동의 토대가 된다. 사람들은 일반적으로 그들에게 무엇이 중요한지를 결정하고 난 뒤 그 결정에 맞추어 행동한다. 비록 약물복용에 대한 영성의 영향에 관한 문헌이 부족하다고 해도 질병 말기로 진단받은 사람들은 매우 높은 수준의 영성(spirituality)을 보였다(그리고 그들의 건강과 심리적인 적응 간에 매우 높은 상관관계가 있었다).[21-23]

신체기능

신체기능(bodily functions)은 신체의 (심리적 기능을 포함한) 생리학적 기능이다(p.S22).[13] 신체기능은 작업에 대한 참여와 수행능력에 영향을 미친다. 약물치료 일과는 아래에 제시된 기능을 포함하여 여러 신체기능의 수행을 요구한다.

- 정신기능
- 감각기능 및 통증
- 신경근육뼈대계와 움직임 관련 기능
- 심혈관계, 혈액계, 면역계, 호흡계 기능
- 목소리 및 언어 기능
- 소화기계, 대사기계, 내분비계 기능
- 비뇨기계, 생식기계 기능
- 피부 및 관련 구조 기능

정신기능

약물복용 순응도는 복잡한 인지 기능을 포함하므로 다양한 유형의 기억이 약물복용과 관련이 있다.[24] 언어기억, 작업기억, 처리 속도 및 추론이(p.166)[17] 구성 요소이다. 언어기억은 약의 이름을 이해하기 위해 중요하고, 추론은 약의 목적을 이해하기 위해 필요하다. 정보의 동시 저장 및 처리를 포함하는 작업기억은 약의 과다복용 또는 그 반대의 경우를 피하기 위해 필요하다. 이런 일은 종종 노인들이 약물을 복용했는지를 기억하지 못할 때 일어난다. 장기기억은[25] 독립적인 자가약물복용을 위해 필요하다. 장기기억은 노인이 어떤 증상이 치료되고 있는지 이해하기 위해 필요하며, 추론과 함께 복용하는 약의 목적을 이해하는 데 도움이 된다. 자가약물복용을 위해서는 요법의 성격을 이해하고 기억하는 것도 필요하다. 노인은 약물을 보관해 놓은 장소를 기억하기 위해서도 장기기억을 사용한다. 미리 예약된 알람이나 "약 먹을 시각입니다."라고 말해 주는 보조도구, 알약 보관 상자와 같은 다양한 상품들이 자가약물복용을 도와줄 수 있다. 가정건강 관리자와 약사는 자가약물복용 상자를 채우는 것을 도와줄 수 있는데, 이런 서비스에는 수수료가 부과될 수 있다. 가정건강 관리자 혹은 약사를 연계하는 이점 중 하나는 약통을 채울 때 실제로 노인들이 약물을 처방대로 복용했는지를 확인할 수 있다는 점이다.

적절한 자가약물복용을 위해서는 상당한 문제해결능력이 필요하다. 노인들은 건강상태가 변화할 때 의사를 만나야 하는지를 결정해야 한다. 예를 들면, Ken은 잦은 두통이 혈압약이 효과를 보이지 않기 때문에 나타나는 것인지, 아니면 안경 도수가 맞지 않기 때문인지 확인하기 위해 의사를 만나러 간다. 약물을 다시 채우고 안전하게 보관하는 방법이 무엇인지를 결정하기 위해서도 문제해결능력은 필요하다. 메디케어 처방 계획에 대한 선택사항을 결정해야 할 필요가 있을 때는 좀 더 복잡한 문제해결이 필요하다.[26] 일부 약국과 보건기관은 그러한 계획을 이해하고 선택할 때 도움을 필요로 하는 노인들을 위해 개인상담서비스를 제공한다.

노인들이 약물복용지침에 따르기 위해서는 동기 부여가 되어야 한다. 우울감, 불확실성, 오해, 비용에 대한 근심, 신뢰감 부족, 부작용, 사회적 혹은 문화적 거부감은 모두 동기를 감소시키는 요소다. 예를 들면, 심부전증과 고혈압 병력이 있는 74세 여성인 Hazel은 캡토프릴(captopril)이라는 약을 하루에 3번 복용해야 하지만 때때로 하루에 1번만 복용한다. Hazel은 돈을 절약하는 것이 더 중요하다고 느낄 때 이렇게 한다. 또한 일부 노인들은 우울증 혹은 다른 정서장애와 같은 정신과적 문제를 진단받을 때 당황하고, 치료를 위해 처방한 항우울제나 다른 약물을 복용하는 것을 거부한다.

감각기능 및 통증

시지각 기술은 다양한 약물을 복용하는 노인들에게 요구될 수 있다. 시지각 기술은 색 구별, 깊이 지각, 전경-배경 지각을 포함한다. 시력과 지각은 서로 다른 약통을 구분하고 지시사항을 읽기 위해 필요하다. 필요하다면 자가약물복용을 위해 안경을 써야 한다. 시각 손상이 있는 노인들을 돕기 위해서는 보조도구가 사용된다(그림 13.1). 돋보기와 큰 형태의 글자 혹은 대조색으로 된 활자가 유용하다. 심한 시각 손상이 있는 경우는 약 보관 시 서로 다른 크기, 모양 혹은 다양한 색깔의 약통을 사용할 수 있다. 약물복용을 위한 지시사항을 읽을 수 없는 경우 정보를 제공하기 위해 녹음한 테이프를 사용할 수 있다. 여러 칸으로 나뉜 약통에서 알약을 집기 위해서는 깊이 지각 기술이 필요하다. 또한 전경-배경 지각은 흰색 약통의 흰색 알약을 구별하기 위해 필요하다. 보조작업치료사는 노인들이 흰색 알약을 색깔이 있는 약통에 넣도록 제안해야 한다.

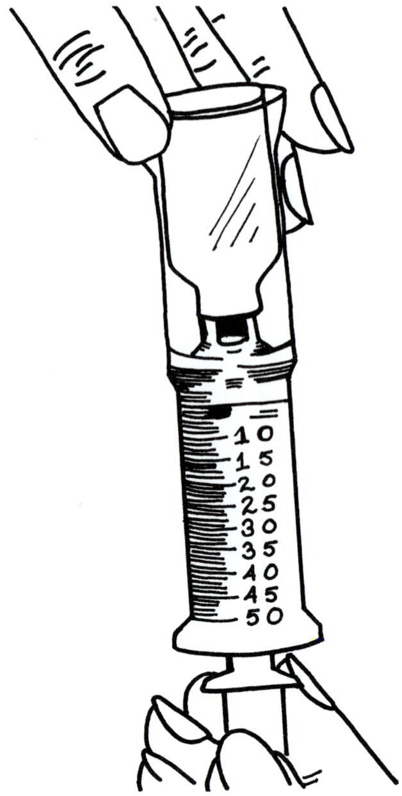

그림 13.1 이 보조도구는 플라스틱 실린더로 구성되어 있으며, 약물과 주사기 각 끝에 표시가 있어 시각손상이 있는 노인들이 쉽게 복용량을 볼 수 있도록 해 준다.

미국국립난청과대화장애연구소(National Institute on Deafness and other Communication Disorders)에 따르면 연령과 청각의 소실 간에는 관련성이 있다. 예를 들면, 65~74세 노인 중 25%와 75세 이상의 노인 중 50%가 청각 손상을 가지고 있다.[27] 보조작업치료사는 노인, 가족, 간병인을 교육할 때 이것을 기억해야 한다. 청력은 환자교육, 약물복용량과 변화를 이해하는 데 중요하다. 보조작업치료사가 노인을 교육할 때는 구두 지시사항과 문자로 쓴 지시사항을 모두 제공해야 한다. 예를 들면, 보조작업치료사인 Kathy는 퇴원 프로그램을 재검토하기 위해 청각 손상이 있는 Vladimir를 만났다. 그녀는 처음에 Vladimir가 보청기를 착용했는지를 확인한 후 환자교육 자료에서 정보를 재검토했다. Kathy는 Vladimir의 눈높이에 맞춰 마주 앉아 천천히 그리고 명료하게 말을 했다. 또한 Vladimir에게 질문이 있는지 자주 물어보고 그가 이해한 것을 다시 반복해 말하도록 격려했다(16장 참조).

신경근육뼈대계와 움직임 관련 기능

대개 약통을 열고 닫고 주사기를 사용하기 위해서는 상당한 소근육 협응력, 손가락 민첩성 그리고 어느 정도의 근력이 필요하다. 알약을 집을 때는 세밀한 쥐기 기술이 요구된다. 그러므로 류마티스관절염이나 파킨슨병이 있는 노인들은 유아용 안전장치가 된 약통을 열기 어렵다. 안전장치가 없는 뚜껑이 필요하다면 약사가 제공할 수 있다. 만약 안전장치가 없는 용기에 약물을 보관한다면, 어린아이의 손이 닿지 않는 곳에 약물을 보관해야 한다.

약통을 다루기 위해서는 근력이 필요하다. 때때로 약물복용 일과는 알약을 으깨거나 반으로 나누는 것이 포함된다. 알약 분쇄기와 같은 보조도구는 손의 근력이 약한 노인에게 도움을 될 수 있다. 알약을 조각내기 위해 절대로 면도날을 사용해서는 안 된다. 많은 약물이 시간이 지난 후에 방출되며(연장 방출 또는 지연 방출) 으깨서는 안 된다. 알약을 분쇄해도 되는지를 알기 위해서는 약사에게 문의해야 한다. 때때로 액체 형태의 약물은 (이용가능하다면) 약물을 분쇄할 필요가 있는 노인들에게 더 나은 선택일 수 있다.

약물을 복용하는 노인들은 규칙적으로 약물처방을 받을 필요가 있다. 운전을 하지 않거나 휠체어를 타고 다니는 노인은 진료 예약과 약국에 가기 위해 교통편을 마련하고자 지역자원을 찾아야 할 수도 있다. 일부 약국은 요금을 받고 약물을 배달한다. 또한 일부 지역사회에서는 무료로 이러한 서비스를 제공하는 자원봉사 프로그램을 시행하고 있다. 예를 들면, Antonio는 시력이 나빠 운전할 수 없지만, 교회에서 제공하는 무료 교통수단을 이용하여 새로운 처방을 다시 받을 수 있다. 수많은 약국에서 자동화된 시스템을 이용할 수 있는데, 이것은 전화로 처방전을 갱신할 수 있게 해준다. 일부 약국에서는 처방약 자동리필서비스도 제공한다.

삼킴장애는 뇌졸중 환자의 30% 이상, 파킨슨병 노인의 52~82%, 알츠하이머병 환자의 84%, 65세 이상 노인의 거의 40%, 시설에 있는 노인이 60% 이상에 영향을 미치는 것으로 추정된다.[28] 환자와 간병인(n=477)을 대상으로 삼킴장애약에 대해 조사하였다. 조사 결과 68%의 사람들이 약 캡슐을 열거나 알약을 분쇄한다고 보고한 반면, 64%는 삼킴 문제 때문에 약물복용을 하지 않는다고 하였다.[29] 건강 전문가들은 치료를 검토하고, 불필요한 약물을 생략하고, 필요할 때 대체 형태의 약물을 결정함으로써 약을 제대로 삼킬 수 없는 환자들의 약물치료를 도와주어야 한다.

심혈관계, 혈액계, 면역계, 호흡계 기능

분무기와 흡입기를 포함한 일부 약물은 입이나 콧구멍으로 약물을 흡입하는 능력이 필요하다. 흡입기는 직접적으로 폐로 약물을 전달하기 위해 사용된다. 분무기는 마스크 사용을 통해 미세한 약물을 분사하기 위해 사용되는 흡입기의 한 유형이다. 마우스피스는 종종 약물을 복용하기 위한 기계와 플라스틱 튜브에 연결하여 사용한다. 들숨은 약물을 받아들일 만큼 충분히 이뤄져야만 한다.

목소리 및 언어 기능

노인은 약물 훈련 프로그램에 대해 보건 의료진, 간병인과 함께 의사소통해야만 한다. 보건 의료진은 효과적인 방법으로 서로 의사소통해야 한다. 시범, 인터넷을 기반으로 한 방법, 구두 및 서면 형식은 의사소통을 위해 사용될 수 있다. 노인은 응급상황에 대비할 수 있도록 의료서비스 제공자와 기관의 이름, 전화번호, 주소를 정기적인 장소에 보관하는 것이 도움이 될 수 있다. 이러한 정보를 냉장고에 붙여 놓는 것 또한 도움이 된다. 예를 들면, Greta는 태어날 때부터 청각장애가 있었지만, 과거와 현재의 의학적 상태에 대한 정보를 기록한 수첩을 이용하여 의사소통을 할 수 있다. 그녀는 이 수첩을 자신의 침대 옆 서랍에 보관한다. 또한 응급상황에 대비해 이 수첩이 있는 곳을 가족들에게 알렸다.

피부 및 관련 구조 기능

일부 약물의 작용이 개방형 상처의 회복에 방해가 될 수 있기 때문에 피부 상태를 확인한 후 그렇지 않은 약물을 적용해야 한다. 따라서 피부에는 상처, 찰과상, 베인 상처가 없어야 한다.

활동요구

규칙적인 약물복용은 활동요구(activity demands)를 포함한다(이전에는 『작업치료 실행체계 2판』에서 인용됨). 표 13.3은 규칙적인 약물복용과 관련된 일반적인 활동요구의 예시를 제공한다.

수행기술

수행기술(performance skills)에는 일상생활에서 작은 참여 단위로 관찰할 수 있는 목표 지향적 행동이 포함된다(p.S7).[13] 수행기술은 운동과 실행, 감각 지각, 감정 조절, 인지, 의사소통 및 사회적 기술을 포함한다. 규칙적인 약물복용을 위해 필요로 하는 수행기술에 대한 예시는 표 13.4에 제시되어 있다.

표 13.4 규칙적인 약물복용을 위해 필요한 능력의 예시

능력	예시
운동 및 실행 능력	성공적으로 약통을 여닫기 위해 움직임을 계획하고 시행하기, 약물을 복용하는 동안 균형 유지하기, 자세 조절하기(예: 눈에 안약을 떨어뜨리는 동안 목을 뒤로 젖힌 상태로 있기)
감각 지각 능력	혀 위에 알약이 있다는 것을 감지하고 삼킬 준비하기, 가려움 방지 연고를 가렵고 염증이 난 부위에 바른 후 증상 감소 느끼기, 주사기의 용량 표시 보기
인지 능력	처방전 재발급이 필요한 것을 인식하는 능력, 약물복용에 대해 기억하는 능력, 지각했던 증상들이 더 나아졌는지, 악화되었는지, 그대로인지 판단하기
의사소통 및 사회적 능력	자신의 약물복용에 대해 가족, 간병인, 약사, 의사와 의사소통하는 능력, 간병인과 건강관리 전문가가 하는 약물복용 관련 질문에 답을 하는 능력

작업치료 과정

『작업치료 실행체계 3판』에[13] 따르면 작업치료 과정은 평가, 중재와 그 결과로 구성되어 있다. 평가는 작업 프로파일과 작업수행 분석을 포함한다. 중재는 계획을 세우고 시행하고 재검토하는 것으로 구성되어 있다. 마지막으로 결과는 원하는 목표를 달성했는지 결정하는 것이다. 다음은 규칙적인 약물복용에 적용되는 작업치료 과정에 대해 간략한 개요를 제시한 것이다.

작업 프로파일은 클라이언트의 작업 이력과 경험, 일상생활 패턴, 관심사, 가치 및 요구에 대한 이해를 제공하는 평가 과정의 첫 단계다. 작업 수행 및 일상 활동에 대한 클라이언트의 문제와 우려를 확인하고 고객의 우선순위를 결정한다(p.S10).[13] 보조작업치료사는 프로파일을

표 13.3 규칙적인 약물복용과 관련한 활동요구와 예시

활동요구	규칙적인 약물복용과 관련된 예시
물품과 그 물품의 특성	규칙적인 약물복용 시 사용되는 일반적인 물품은 약병, 약통, 주사기, 흡입기, 튜브, 장갑 등을 포함한다.
공간 요구	일반적으로 규칙적인 약물복용을 위해 필요한 것은 자신이 하는 행동을 볼 수 있을 정도로 적절한 조명, 사용하는 기구나 물품을 조작할 수 있을 정도의 공간, 약물보관을 위한 적절한 공간이다. 종종 약물은 특별한 환경에 저장되어야 한다. 예를 들어, 적정 온도 범위를 유지해야 하는 환경과 햇빛에 노출을 제한해야 하는 환경이 있다.
사회적 요구	규칙적인 약물복용에는 처방된 약을 보충하거나 결과 또는 문제를 의사에게 보고하기 위해 의사소통 능력이 필요하다.
순서와 타이밍	규칙적인 약물복용은 종종 약물복용 타이밍을 필요로 한다. 때때로 약물은 낮 동안 적절하게 복용해야 한다. 예를 들면, 규칙적인 약물복용 순서는 약통을 선택하고, 열고, 약물을 확인하고, 그 약물을 삼키는 것이 포함된다.
필요한 동작과 수행기술	규칙적인 약물복용을 위해 사용되는 기술은 약통을 열고 닫기, 약물복용에 필요한 물건을 다루는 것 등을 포함한다.
필요한 신체기능	신체기능은 정신기능, 신경근골격계기능, 언어기능이 필요하다.
필요한 신체구조	약물복용을 위해 손, 눈 등의 신체기관이 사용된다.

작성하는 동안 클라이언트로부터 정보를 수집하는 것을 도와주는 경우가 많다. 규칙적인 약물복용과 관련된 작업 프로파일의 한 부분으로 사용되는 질문지와 항목은 다음과 같다.

- 지금 복용하시는 약물을 말씀해 주세요. 처방받은 약물을 포함해서 처방전 없이 복용하는 일반의약품과 보충제, 천연 제품에 대해 모두 잊지 말고 말씀해 주세요.
- 지금 복용하시는 비타민이나 영양 보충제를 말씀해 주세요.
- 약물복용 일정을 설명해 주세요.
- 약물복용 일정에 대해 갖고 계신 우려를 말씀해 주세요.

작업 프로파일로부터 알게 된 문제에 따라 치료사는 규칙적인 약물복용과 연관이 있는 그 사람의 작업 수행 분석을 결정한다. 작업 수행 분석은 클라이언트의 장점, 문제점 또는 잠재적인 문제점을 좀 더 구체적으로 확인하는 평가 과정의 한 단계이다. 수행을 방해하는 요소나 지지하는 요소를 확인하기 위해 종종 그 환경에서 실제 수행을 관찰하기도 한다. 수행 기술, 수행 패턴, 배경 또는 환경, 활동 요구, 클라이언트 요소를 모두 고려하지만 특별히 선택한 측면을 평가한다. 목표로 한 치료 결과를 확인한다(p.S10).[13] 예를 들면, 치료사는 노인의 악력이 약상자를 열기에 충분하지 않다고 의심될 경우 악력기(dynamometer)를 이용하거나 약통을 열어보도록 요구하여 악력을 검사한다. 작업 수행 분석을 근거로 치료사는 중재 계획을 세울 수 있다.

중재 계획은 클라이언트와 협력하여 세워지며 치료 행동을 가이드하는 계획으로 구성된다. 이러한 중재 계획은 특정 이론, 이론적 틀, 근거를 기반으로 한다. 목표로 한 치료결과를 확인한다(p.S10).[13] 예를 들면, 치료사는 재활적 이론의 틀을 사용하여 그 사람의 능력과 장애에 대한 보상전략에 초점을 맞출 수 있다. 이렇게 치료사는 그 사람의 악력이 유아용 안전장치가 있는 약통을 열기에는 불충분하다고 결정하고, 클라이언트가 유아용 안전장치가 없는 약통을 여는 연습을 하도록 할 수 있다. 치료사는 그런 약통을 요구하는 방법에 대해 정보를 제공할 수 있다. 이러한 행동은 중재 시행 또는 클라이언트의 수행 향상에 영향을 미치고 지지하기 위한 지속적 조치이다. 중재는 확인된 결과를 얻기 위한 방향으로 이뤄진다. 클라이언트의 반응은 관찰되며 문서화된다(p.S10).[13] 이후 치료사는 시행계획과 과정뿐만 아니라 목표에 대한 결과로 나아가는 과정을 재검토할 것이다(p.S10).[13] 다음 절에는 노인들의 약물치료를 위한 아이디어에 대해 언급하였다.

자가약물복용을 위한 보조도구

상용화된 많은 보조도구 혹은 집에서 만든 보조도구가 자가약물복용을 하는 사람들에게 도움이 될 수 있다.[30] 각 보조도구는 단점과 장점이 있다.

상용화된 보조도구

달력

달력(calendars)은 복용일정을 맞추는 데 유용하다. 약을 복용하는 장소 근처에 걸어둔 달력 또는 주머니 달력을 사용하여 약을 복용할 때마다 표시할 수 있다. 하루 일과가 끝날 때 복용 일정을 잘 따랐는지 확인하기 위해 그 표시를 센다. 달력 사용의 이점은 약물에 라벨이 붙여져 있고 원래 상자에 보관되어 있다는 점이다. 또한 달력은 값싸고 바로 이용할 수 있다. 달력 사용의 단점은 매 시간 복용하는 약물을 달력에 표시하기 위해 기본적인 읽기 능력, 이해능력, 기억력이 필요하다는 것이다.[30]

약통/보관상자

규칙적으로 약물을 복용하는 사람들에게 약통 혹은 약물 리마인더(reminder)는 매우 유용한 물품이다. 약통은 약물을 넣는 칸막이로 나뉘어져 있는 상자다(그림 13.2). 약통은 사용하기 쉽고, 집에 있든 여행 중이든 상관없이 복용 일정을 지키는 데 유용할 수 있다. 약통은 하루, 한 주 혹은 한 달 동안 복용하는 약물 칸막이로 구성되어 있다. 일부 약통은 하루 동안 복용하는 약물을 보관할 수 있게 되어 있다(예: 아침, 점심, 저녁). 인지적으로 기억 보조도구가 필요한 경우나 안전이 문제가 될 때 알람이나 타이머 혹은 잠금장치가 있는 것과 같은 추가 장치를 하는

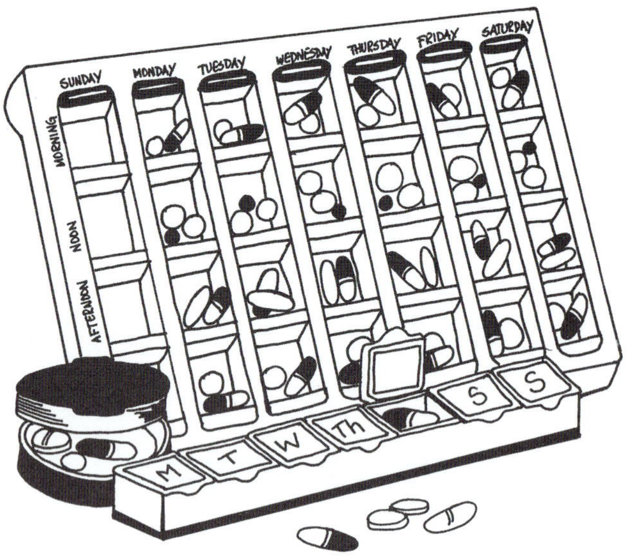

그림 13.2 한 개 혹은 하루 중 여러 개, 일주일 단위의 칸이 나뉘어 있는 다양한 알약 상자를 이용할 수 있다.

것이 적절하다. 일부 약통은 보석함처럼 보이도록 만들어져 자신의 필요와 취향에 맞춰 사용할 수 있다.

약통을 열고 닫거나 알약을 다루기 위해 손의 기민성이 필요하다. 시각 구별 또한 알약을 구별하는 데 필요하다. 대개 니트로글리세린과 같은 밀폐되는 약통을 필요로 하는 약물을 보관하기 위해서는 이러한 약통이 사용되지 않는다. 또한 알약은 라벨이 있거나 어린이 보호 용기에 들어있지 않다.

일일 혹은 일주일용 약통을 사용하는 것은 장단점이 있다.[30] 일일용 약통은 모든 약물을 매일 복용해야 하는 경우 좋다. 이 약통을 준비하면서 생긴 실수는 단 하루만 경험하면 된다. 이 상자의 단점은 각 칸막이에 이름이 쓰여 있지 않은 알약을 보관할 수 있다는 것이다. 노인들은 겉모양으로 약물을 확인해야만 한다. 이는 알약의 크기, 모양 혹은 색깔이 비슷하거나, 시각 손상이나 인지적 혼돈이 있는 경우에 큰 안전상의 문제가 된다.

일주일용 약통에는 7일 동안의 약물을 보관한다. 일부 알약 상자의 디자인은 매일 복용해야 하는 약물을 나누어 놓을 수 있도록 되어 있다. 대개 이런 상자는 4개의 가로줄과 7개의 세로줄로 구성되어 있다. 4개의 가로줄은 하루 중 약물복용 시간대(아침, 점심, 저녁, 밤)로 표시되어 있고, 7개의 세로줄은 요일로 이루어져 있다. 일주일용 약통의 장점은 일주일에 1번만 준비하면 된다는 것이다. 단점은 약물을 넣을 때 좀 더 정확성을 요구한다는 것이다.[30] 만약 실수하면 7번의 실수가 일어나기 때문이다.

알람이 있는 약통은 특정 시간에 약물을 복용해야 하는 노인의 선택 사항이다. 이 약통의 이점은 복용 일정을 노인에게 알려준다는 것이다. 단점은 노인들이 자세한 지시사항을 읽고, 이해하고 따를 수 있어야 한다는 것이다. 이러한 보조도구는 종종 프로그래밍이 필요하며, 시계나 알람을 설정하기 위해 매우 세밀한 조작능력이 필요할 수 있다. 만약 보조도구가 고장 나면 수리가 어렵고 수리비도 비싸다. 또 다른 단점은 소리가 날 때 알람소리를 듣지 못할 위험이 있다는 것이다.

인슐린 홀더

인슐린 홀더(insulin holders)는 한 손으로 사용할 수 있도록 만들어졌다. 이 보조도구는 적절한 양의 주사액을 넣기 위해 주사기를 조작할 수 있도록 인슐린 병을 고정한다. 종종 탁자에서 미끄러지는 것을 방지하기 위해 흡착식 컵이나 미끄럼 방지 표면을 사용한다.

알약 스플리터

알약 스플리터(pill splitters)는 알약을 적절한 용량으로 쪼개거나 삼키기 쉽도록 크기를 줄여야 할 때 사용하기 유용한 도구이다. 알약 스플리터는 대개 가벼우며 사용하는 데 필요한 근력을 줄이기 위해 지렛대의 원리를 이용한다. 앞서 언급했듯이 절대 면도날을 이용하여 알약을 잘라서는 안 된다.

알약 분쇄기

알약 분쇄기(pill crushers)는 알약을 가루로 만드는 데 사용하는 도구다. 알약 스플리터와 유사한 디자인으로 큰 근력이 필요하지 않은 지렛대의 원리를 이용한다. 알약 분쇄기는 알약을 통째로 삼키기 어려운 사람들에게 도움이 된다(모든 알약을 으깨거나 쪼갤 수 있는 것은 아님을 기억하라).

소리 및 진동 알람, 시계, 처방 약병

복용일정을 기억하기 어려운 노인들을 위한 보조도구로 소리 나는 알람 혹은 진동 알람과 말하는 처방 약병이 도움이 된다. 소리 나는 알람은 약물복용 시간에 "삑"하는 소리, 목소리 메시지 혹은 시각적 단서를 미리 예약할 수 있는 보조도구이다. 진동 알람은 약물복용 시간에 노인을 깨우기 위해 침대에 고정시킬 수 있다. 이 도구는 공공장소에서는 주머니에 휴대할 수 있으며 복용 시간을 조용한 진동으로 알려줄 수 있다. 말하는 약병은 약병에 부착하는 보조도구이다. 약사나 의사가 보조도구에 처방 정보를 녹음한다. 약물복용량, 시간, 복용 목적과 주의사항과 같은 내용에 대한 메시지를 작동하기 위해 보조도구의 버튼을 누른다. 말하는 처방 약병은 시력이 나쁘거나 청각 손상이 있는 사람들을 위해 만들어졌다. 영어가 모국어가 아니거나 읽기 어려운 경우에도 도움이 된다.

집에서 만든 보조도구

투약일지

투약일지(medication diary)는 약물복용 일정을 따를 수 있는 또 다른 보조도구이다(표 13.5).

보조작업치료사는 노인들이 수첩에 기록할 수 있는 일지를 만들도록 도울 수 있다. 이러한 정보는 필요하다면 다른 보건 의료진들과 함께 공유할 수 있다.

수납용 컵

수납용 컵(storage cups)은 집에서 하루 동안 복용하는 약물 횟수에 따라 작은 플라스틱 혹은 종이컵을 순서대로 쌓아 만들 수 있다. 컵은 복용하는 시기에 따라 표시해야 한다(예: 아침, 점심, 저녁, 밤)(그림 13.3). 아침에 약물을 복용한 후에 아침용 컵을 쌓아 올린 컵의 맨 아래로 옮겨 놓는다. 이렇게 해서 다음에 복용하는 약물이 맨 위에 있도록 한다. 이러한 방법은 노인들에게 충분한 손의 기민성, 시지각 능력, 기억력을 요구한다. 달걀 용기를 사용하여 비슷한 도구를 만들 수 있다. 액체 혹은 가루 약물의 경우에는 작고 라벨이 붙여진 밀폐용기를 사용하여 만들 수 있다. 집에서 만든 보조도구를 사용하는 것은 간단하고 저렴하다. 그러나 약물이 부적합한 보관 환경에 노출되는 원인이 되기도 한다.[30] 또한 눈에 보이는

표 13.5 투약일지의 내용

단계	정보
1: 인구통계특성	■ 이름 ■ 날짜 ■ 주소 ■ 전화번호 ■ 생년월일 ■ 알레르기 반응 약물: 발생 날짜와 반응 형태 ■ 백신(연도, 날짜) ■ 독감 예방접종(연도, 날짜)
2: 보건의료진	■ 보건의료진의 이름과 전화번호를 나열함(이곳에 그들의 명함을 붙임)
3: 과거 약물복용력	■ 몇 년간 약물치료를 필요로 했던 모든 의학적 상태를 나열함 ■ 현재 약물치료를 필요로 하는 모든 의학적 상태를 나열함
4: 특수 장비	■ 필요로 하는 모든 보조도구 혹은 특수 장비를 나열함(예: 의료용 분무기, 개구수술 제품, 실금 제품), 브랜드, 크기, 모델명, 공급업체의 이름 및 전화번호를 포함함
5: 최근 약물복용	■ 새로 처방된 약물의 이름, 날짜, 약물을 사용하는 이유, 약물의 장점, 하루 동안 복용해야 하는 약물 횟수를 기록함 ■ 약물복용량의 변화, 약물 중단, 날짜, 약물 변화 혹은 중단의 이유에 대한 진행사항을 기록함
6: 처방전 없이 사용한 약물	■ 눈, 귀, 피부, 다른 기관 및 조직을 위해 처방전 없이 사용한 약물의 목록을 적음 ■ 얼마나 자주 약물을 복용했는지 횟수를 적음
7: 보건의료진에게 질문	■ 의사 혹은 약사에게 묻고 싶은 질문 목록을 적음

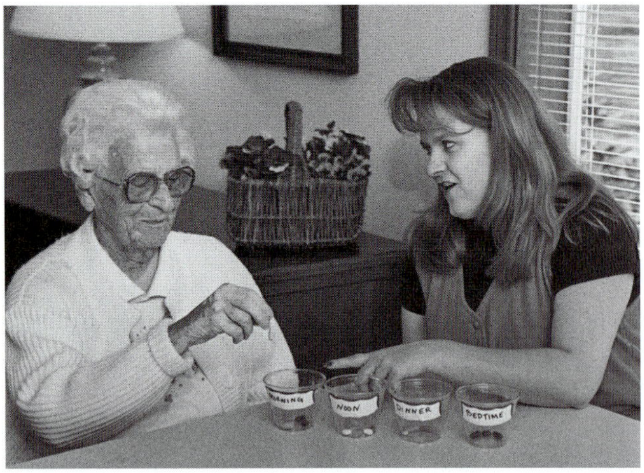

그림 13.3 수납용 컵은 집에서 작은 플라스틱 혹은 종이컵으로 간단히 만들 수 있다.

곳에 약이 있다면 노인의 집에 살고 있거나 방문한 아이들이 장난을 칠 우려가 있다. 이러한 위험은 시야에서 보이지 않으며 손이 닿지 않는 곳에 약물을 보관하여 줄일 수 있다.

자가약물복용 프로그램

공식적인 자가약물복용 프로그램은 다중약물처방에 대한 문제를 예방할 수 있다.[2] 이 프로그램은 (1) 다학제간 팀 접근법을 사용하며, (2) 약물에 대해 노인을 교육시키고, (3) 적절한 약물복용을 위한 노인들의 운동능력을 발달시키며, (4) 연습 기회를 제공하고, (5) 노인들에게 유용한 보조도구를 평가하고, (6) 퇴원 전에 노인의 약물 시행 능력을 평가한다.

노인의 치료계획에는 자가약물복용의 독립성을 최대화하기 위한 중재 방법이 포함되어야 한다. 노인의 제한점과 결손에 따라 보조작업치료사는 모의 약물복용 과제를 참여하도록 한다. 그러한 과제의 예시로는 색 구별과 섬세한 손의 패턴을 연습하기 위해 작은 색깔이 있는 캔디를 사용하는 것이 있다. 일반적인 라벨을 읽고 이해하는 것은 약물의 라벨을 읽는 데 도움을 준다. 약통을 열고 닫는 것도 연습해야 한다. 또한 노인들은 작업치료를 종결하기 전에 보조도구 사용법을 숙지해야 한다.

의약품을 전달해 주는 친척, 친구, 가정간호 인력은 의약품에 대한 논의에 포함되지 않는 경우가 많다.[31] 가족과 간병인은 노인의 약물 이름을 알고 각 약물을 복용하는 목적을 설명하고 약물과 관련된 주의사항을 설명할 수 있어야 한다. 보조작업치료사는 가족과 기타 간병인 교육을 돕기 위해 박스 13.1을 참조할 수 있다. 박스 13.2는 보조작업치료사가 고려해야 할 안전 문제가 언급되어 있다.

사례연구

Eric은 아파트 1층에서 혼자 살고 있는 74세 남성이다. 다리에 혈전이 생겨 치료를 받은 후 최근에 퇴원했다. 그는 밤에 소변을 보기 위해 자주 일어난다. 최근에 화장실을 가려고 하다가 침대에서 넘어졌다. 13년째 당뇨병을 앓고 있으며 양쪽 발에 감각 상실을 호소하고 있다. 그는 퇴원 후 체력을 회복하기 위해 치료를 받고 있다.

질병 상태	약물	용량
심부정맥혈전증(혈전)	다비가트란	150mg 1일 2회 복용
양성 전립성 비대증	탐스로신	0.4mg 1일 1회 복용
당뇨병	메트포르민	1,000mg 1일 2회 복용
	지속방출형 글리피지드	10mg 1일 1회 복용
	아스피린	81mg 1일 1회 복용
신경병증	아미트리프틸린	25mg 취침 전 복용
고혈압	리시노프릴	10mg 1일 1회 복용
	클로르탈리돈	50mg 취침 전 복용

사례연구 질문

1. 보조작업치료사가 우려할 수 있는 약물 관련 문제로 어떤 것이 있는가?
2. Eric의 현재 의학적 문제가 복용 중인 약물로 인해 발생할 수 있는가? 그렇다면 어떤 약물이 어떤 부작용을 유발하는가?(표 13.2)
3. Eric을 다중약물처방 및 약물 관련 문제의 위험에 빠뜨릴 수 있는 다른 요인은 무엇인가?
4. 보조작업치료사는 Eric의 낙상과 출혈 위험에 대해 우려하고 있지만 어떤 약물이 낙상의 원인이 되는지는 확실하지 않다. 이러한 가능성이 있는 약물 관련 문제를 해결하기 위한 합리적인 조치는 무엇인가?
5. Eric의 경우, 안전한 자가약물복용을 위해 어떤 능력이 영향을 미치는가?
6. 일상적인 약물복용에 어떤 보조도구가 도움을 주는가? 그 이유는 무엇인가?
7. Eric의 약물복용을 돕기 위해 누가 자가약물복용 프로그램에 포함되어야 하는가?

박스 13.1 의약품을 투여하는 간병인을 위한 지침

약물로 인한 문제점을 경험하게 될 위험이 높은 노인들은 다음과 같다.

- 1명 이상의 의사를 만나는 경우
- 수많은 약물을 복용하는 경우
- 1개 이상의 약국을 이용하는 경우

간병하고 있는 노인에 대해서 다음과 같은 정보를 기억해야 한다.

- 노인이 복용하고 있는 처방받은 모든 약물
- 노인이 복용하고 있는 OTC
- 건강식품 회사 혹은 슈퍼마켓에서 노인이 사용하는 기타 모든 의료 관련 제품
- 약물을 복용하는 시기와 양
- 약물로 인해 기대되는 결과
- 노인의 신체적 혹은 의식적 변화(의사에게 보고)
- 약물복용을 놓쳤을 때 할 일

처방

- 약물처방은 최소한 3~6개월마다 재평가되어야 한다.
- 의사의 승인 없이 나중에 사용할 것을 대비해 사용하지 않은 약물을 보관하지 않는다. 처방된 항생제는 모두 복용한다.
- 어느 누구와도 약물을 공유하지 않는다. 유통기한 날짜를 점검하고 기한이 지난 약물은 처분한다.
- 만약 처방받은 약물에 대한 지시사항이 무엇을 의미하는지 명확히 모른다면 약사나 처방한 의사에게 확인한다. 이 경우, 다음 지침을 참조하라.
  - 지시대로 복용하기
  - 식사 전 복용하기
  - 필요에 따라 복용하기
  - 하루 4번 복용하기

위의 질문은 환자나 간병인이 숙지해야 한다.

- 하루에 4번 복용한다는 것은 무엇을 의미하는가?
- 6시간마다인가? 아니면 식사 때와 취침 시간을 말하는가?
- 식사 전이라는 것은 매 식사 전을 의미하는가? 아니면 공복을 의미하는가?
- "필요한 경우"라는 처방을 받은 약물을 복용할 때 얼마나 자주 복용하는 것이 안전한가?

서면 지시를 항상 제공해야 하고, 서면 지시와 약물의 원래 복용법이 다른 경우도 있으므로 "지시대로 복용하시오."를 항상 적절한 지시사항으로는 생각하지 말아야 한다.

흡인과 삼킴 문제의 위험을 감소시키기 위해 노인이 누워 있을 때는 절대 알약 혹은 캡슐 약물을 제공하지 않는다. 특별한 지시가 없다면 불쾌감을 감소시키기 위해 항상 액체형으로 약물을 제공한다.

약물 보관

적절한 곳에 약물을 보관한다. 직사광선을 피하고 어린아이들과 떨어진 곳, 서늘하고 건조한 장소에 둔다. 모든 약물을 다 사용하거나 못 쓰게 될 때까지 약물 상자에 이름표를 붙인다. 만약 여행을 떠난다면 응급상황에 대비하여 약물 상자를 가지고 다닌다.

약물 처리

라벨이나 지시사항에 특별히 언급이 없다면 변기에 약물을 흘려보내지 않는다. 공공기관에 전화를 걸어 지역사회에서 약물 수거 프로그램이 있는지를 파악한다. 만약 그런 프로그램이 없다면 다음과 같이 폐기한다.

약통에서 약을 꺼낸다. 꺼낸 약을 재사용하지 않을 물질(고양이 모래, 사용한 커피 찌꺼기)과 함께 섞는다. 섞은 것을 일회용 용기에 밀봉하고 쓰레기에 넣는다. 개인 정보와 처방전 번호를 지우고 약통은 폐기한다.

다음 사항을 주의한다.

- 씹어 먹는 약: 노인들은 종종 틀니가 방해되기 때문에 씹어 먹는 약을 좋아하지 않는다. 이에 대한 대처 방법 중 한 가지는 약을 빨아서 녹여 먹는 것이다. 씹어 먹는 약은 통째로 삼켜서는 안 된다.
- 알약 분쇄 또는 캡슐 열기: 많은 알약은 긴 시간 후에 작용하도록 설계되었기 때문에 으깨어서는 안 된다. 일부 약물은 그 내용물이 위의 불쾌감이나 염증을 일으키는 원인이 되기 때문에 분쇄해서는 안 된다.

항상 약사와 함께 점검한다. 종종 액체형 약물을 이용할 수 있다.

- 액체형 약물: 액체형 약물은 용량을 정확히 측정하기 어렵기 때문에 약사에게 정확한 양을 측정하는 데 사용하는 보조도구를 물어본다.
- 연고 사용: 노인의 피부에 약물을 바르면 약을 바른 이의 피부에도 영향을 미칠 수 있으므로 사용한 후에 매번 손을 씻는다. 연고를 바를 때 거즈나 장갑을 사용한다.
- 패치 사용: 오래된 패치는 제거한다. 패치를 어떤 부위에 얼마나 자주 붙이는지 안다. 노인들의 피부는 연약하기 때문에 패치는 조심스럽게 제거한다. 만약 피부에 자극이 있거나 패치가 붙지 않는다면 약사에게 말한다.
- 주사: 간호사 혹은 약사와 함께 연습한다.
- 튜브를 이용한 섭취: 튜브를 이용한 약물 섭취는 특별한 지시사항을 필요로 한다. 튜브를 사용해서 약물을 섭취할 때는 가능하다면 액체 약물을 사용하는 것이 가장 좋다. 일부 약물은 실제로 직접 넣을 수 있는 보충제와 상호작용할 수도 있다. 약사에게 연락하여 정확한 약물투여 방법에 대한 지침을 받는다.

요양시설이나 병원에서의 퇴원계획

이때는 매우 혼란스러운 시기가 될 수 있다. 노인들이 병원에 있는 동안에 약물이 자주 바뀐다. 모든 관련자는 복용하는 약물과 복용하지 않는 약물을 알고 있어야 한다.

- 일반적인 약물에 대해 알고 있어야 한다. 약정 혹은 캡슐은 서로 달라 보이며 서로 다른 이름을 가지고 있지만 약물은 동일한 양의 동일한 성분을 가지고 있다. 복용 약물의 정확한 리스트를 작성하거나 의사를 방문할 때 모든 약을 가져간다. 약물이 중복되는 것을 예방하기 위해 한 약국에서만 구매한다. 다른 지역으로 이사한다면 새로운 약사를 위해 이전 처방 기록을 기존 약사에게 요구한다.
- 노인의 영양상태, 식이, 음료를 관찰한다. 노인의 식욕을 주의 깊게 살피고 만약 체중의 증가나 감소와 같이 어떤 문제가 있다면 의사에게 알린다. 많이 섭취해야 하거나 피해야 하는 음식/음료를 포함해서 노인에게 특별한 식이요법이 필요한지를 알고 있어야 한다. 지시사항이 없다면 음료의 양을 충분히 제공하여 약물을 복용하도록 한다.

박스 13.2 노인에 대한 안전한 약물 공급을 위해 보조작업치료사가 고려해야 할 중요사항

- 노인에게서 나타나는 증상에 따라 일반적인 약물 부작용의 가능성에 대해 사전에 관심을 가지고 주의한다.
- 인지손상이나 낙상과 같은 안전 문제를 일으킬 수 있는 증상의 원인이 되는 약물 부작용 가능성을 인식한다(표 13.2).
- 안전하게 약물을 관리하고 자가복용을 하기 위한 노인의 능력에 대해 다른 사람들에게 정보를 알리는 데 도움이 되도록 치료 팀의 구성원들과 평가 결과(특히 인지, 의사소통, 신경근과 움직임, 감각 평가 결과)를 공유한다.
- 돈을 절약하기 위한 약물 대체 또는 특별한 약물 형태(예를 들면, 삼켜야만 하는 약물)로 인한 어려움과 같은 약물 문제에 대해 적절한 치료 팀 구성원과 의사소통한다.
- 노인들이 안전하게 약물을 복용할 수 있도록 적절히 적응 · 변형하도록 한다.

근거 요약: 노인의 안전 및 약물 사용 준수 개선을 위한 중재 효과

Alemagno S, Niles S, Treiber E. Using computers to reduce medication misuse of community-based seniors: Results of a pilot intervention program. *Geriatr Nurs.* 2004;25(5): 281–285. doi:10.1016/ j.gerinurse.2004.08.017.

약물 오남용 방지를 위한 전산화된 간단한 선별, 잠재적인 오남용과 관련된 짧은 비디오 클립, 약물 주의사항 체크리스트, 일주일치 알약 분배 상자는 체크리스트를 사용하는 참가자가 55% 이상이었다. 거의 모든 참가자가 전산화로 진행되는 중재 관리가 쉽고 도움이 된다는 것을 알게 되었다.

Goldstein C, Gathright E, Dolansky M, et al. Randomized controlled feasibility trial of two telemedicine medication reminder systems for older adults with heart failure. *J Telemed Telecare.* 2014:20(6):293–299. doi:10.1177/135763 3X14541039.

심부전이 있는 노인의 약물 순응도를 개선하기 위한 원격 건강 개입(전자 약통)과 M-건강 개입(스마트폰의 앱)이 4가지 약물 준수에 대해 검사했다. 원격 기기를 사용하는 사람의 80%, 스마트폰을 사용하는 사람의 76%가 순응했다. 리마인더를 받은 사람의 79%, 수동적인 약물 리마인더를 받은 사람의 78%가 순응도가 개선되지 않은 것으로 나타났다. 환자들은 M-건강 접근법을 선호했다.

Kamimura T. Medication reminder device for the elderly patients with mild cognitive impairment. *Am J Alzheimers Dis Other Demen.* 2012:27(4):238–242. doi:10.1177/ 1533317512450066.

리마인더 장치는 경증 치매 노인 환자의 약물 순응도를 향상시켰지만 경도인지장애에서는 아직 이러한 장치의 효과가 연구되지 않았다.

Park L, Howie-Esquivel J, Chung M, et al. A text messaging intervention to promote medication adherence for patients with coronary heart disease: A randomized controlled trial. *Patient Educ Couns.* 2014;94(2):261–268. doi:10.1016/ j.pec .2013.10.027.

약물 리마인더 및 교육을 위해 문자메시지를 사용한 약물 순응도를 비교했으며, 결과는 문자메시지를 받은 환자가 일정에 따라 올바른 용량을 복용할 비율이 더 높다는 것을 보여주었다.

Parker R, Frampton C, Blackwood A, et al. An electronic medication reminder, supported by a monitoring service, to improve medication compliance for elderly people living independently. *J Telemed Telecare.* 2012;18(3):156–158. doi:10.1258/jtt. 2012.SFT108.

모니터링서비스를 지원을 받는 개인 의약품 리마인더 장치는 자체 평가 의약품 순응도를 크게 향상시켰다. 또한, 집에서 자신을 돌볼 수 있다고 인식하는 능력(자기 관리 능력)이 크게 향상되었다.

Sterns A. Curriculum design and program to train older adults to use personal digital assistants. *Gerontologist.* 2005;45(6):828–834. doi:10.1093/geront/45.6.828.

노인을 위해 특별히 설계된 교육과정이 개발되어 개인 디지털 기기 기술의 사용에 필요한 정보와 실습을 제공했다. 참가자들은 이 기술을 성공적으로 사용했으며 약물복용에 대한 만족을 표시했다. 잘 설계된 소프트웨어와 잘 수행된 훈련을 통해 보고된 PDA는 노인들에게 특유의 혜택을 제공할 수 있다.

복습문제

1. 이 장의 정보를 참고하여 보조작업치료사가 노인들의 약물 문제를 다루는 보건의료 팀에서 왜 중요한 역할을 하는지 설명하시오.
2. 노인들이 다중약물처방을 받게 되는 이유는 무엇인가?
3. 이뇨제, 처방전이 필요 없는/처방전이 필요한 진통제, 항우울제/항정신제, 인슐린의 각각의 부작용은 무엇인가?(표 13.2)
4. 약물과 관련하여 보조작업치료사의 우려 혹은 질문을 다룰 수 있는 자원과 인적 자원은 무엇인가?
5. 안전한 자가약물복용을 위해 필요한 기술은 무엇인가?
6. 저하된 시력, 기억력, 청력을 가지고 있거나 교통수단이 부족한 노인들의 경우 어떤 보조도구를 이용할 수 있는가?
7. 약물일지에는 어떤 내용이 포함되어야 하는가?
8. 자가약물복용 프로그램의 필수 요소에는 무엇이 있는가?
9. 보조작업치료사가 보호자를 교육하기 위해 제공해야 하는 정보는 무엇인가?

참고문헌

1. Garfinkel D, Mangin D. Feasibility study of a systematic approach for discontinuation of multiple medications in older adults. Arch Intern Med. 2010;170(18):1648-1654. doi:10.1001/archinternmed.2010.355.
2. Nobili A, Licata G, Salerno F, et al. Polypharmacy, length of hospital stay, and in-hospital mortality among elderly patients in internal medicine wards. The REPOSI study. Eur J Clin Pharmacol. 2011;67(5):507-519 13p. doi:10.1007/s00228-010-0977-0.
3. Delafuente JC. Pharmacokinetic and pharmacodynamic alterations in the geriatric patient. Consult Pharm. 2008;23(4): 324-334. doi:10.4140/TCP.n.2008.324.
4. Administration on Aging. A profile of older Americans: 2014. U.S. Department of Health and Human Services, Washington, DC; 2015. Retrieved from http://www.aoa.acl.gov/aging_statistics/profile/2014/docs/2014-Profile.pdf.
5. Chimirri S, Aiello R, Mazzitello C, et al. Vertigo/dizziness as a drugs' adverse reaction. J Pharmacol Pharmacother. 2013;4(suppl 1):S104-S109.
6. Gray SL, Lai KV, Larson EB. Drug-induced cognition disorders in the elderly: Incidence, prevention and management. Drug Saf. 1999;21(2):101-122.
7. Divac N, Prostran M, Jakovcevski I, et al. Second-generation antipsychotics and extrapyramidal adverse effects. Biomed Res Int. 2014;2014(65):63-70. doi:10.1155/2014/656370.
8. Nitti VW. The prevalence of urinary incontinence. Rev Urol. 2001;3(suppl 1):S2-S6. doi:10.2460/javma.242.7.959.
9. Lieberman J. Managing anticholinergic side effects. Prim Care Companion J Clin Psychiatry. 2004;6(suppl 2):20-23. doi:10.1111/j.1532-5415.2012.03923.x.
10. Speakman M, Kirby R, Doyle S, et al. Burden of male lower urinary tract symptoms (LUTS) suggestive of benign prostatic hyperplasia (BPH)—focus on the UK. BJU Int. 2015;115(4): 508-519. doi:10.1111/bju.12745.
11. American Pharmacist Association Medication Therapy Management Central. What is medication therapy management?; 2016. Retrieved from http://www.pharmacist.com/MTM.
12. Guariglia S, Smallfield S. The role of occupational therapy in medication management in acute care. Gerontologist. 2015;38:1-3. doi:10.1093/geront/gns103.
13. American Occupational Therapy Association. Occupational therapy practice framework: Domain and process. 3rd ed. Am J Occup Ther. 2014;68(suppl 1). doi:10.5014/ajot.2014. 682006.
14. Diefenbach MA, Leventhal H. The common-sense model of illness representation: Theoretical and practical considerations. J Soc Distress Homeless. 1996;5:11-38. doi:10.1007/BF02090456.
15. Leventhal H, Benyamini Y, Brownlee S, et al. Illness representations: Theoretical foundations. In: Petrie KJ, Weinman JA, eds. Perceptions of Health and Illness: Current Research and Applications. Singapore: Harwood Academic; 1997: 19-45.
16. Gauchet A, Tarquinio C, Fischer G. Psychosocial predictors of medication adherence among persons living with HIV. Int J Behav Med. 2007;14(3):141-150. doi:10.1007/BF03000185.
17. Church RM. Pharmacy practice in the Indian Health Service. Am J Hosp Pharm. 1987;44(4):771-775. doi:10.1016/S0003-0465(15)32840-8.
18. Lefley HP. Culture and chronic mental illness. Hosp Community Psychiatry. 1990;41(3):277-286. doi:10.1176/ps.41.3.277.
19. Whetstone WR, Reid JC. Health promotion of older adults: Perceived barriers. J Adv Nurs. 1991;16(11):1343-1349. doi:10.1111/j.1365-2648.1991.tb01563.x.
20. Horne R. Representations of medication and treatment: Advances in theory and measurement. In: Petrie KJ, Weinman J, eds. Perceptions of Health and Illness: Current Research and Applications. London: Harwood Academic; 1997:155-187.
21. Margolin A, Schuman-Olivier Z, Beitel M, et al. A preliminary study of spiritual self-schema (3-S[+]) therapy for reducing impulsivity of HIV-positive drug users. J Clin Psychol. 2007;63(10):979-999. doi:10.1002/jclp.20407.
22. Ironson G, Stuetzle R, Fletcher MA. An increase in religiousness/spirituality occurs after HIV diagnosis and predicts slower disease progression over 4 years in people with HIV. J Gen Intern Med. 2006;21(suppl 5):S62-S68. doi:10.1111/j.1525-1497.2006. 00648.x.
23. Leach CR, Schoenbery NE. Striving for control: Cognitive, self-care, and faith strategies employed by vulnerable black and white older adults with multiple chronic conditions. J Cross Cult Gerontol. 2008;23(4):377-399. doi:10.1007/s10823-008-9086-2.
24. Campbell NL, Boustani MA, Skopelja EN, et al. Medication adherence in older adults with cognitive impairment: A systematic evidence-based review. Am J Geriatr Pharmacother. 2012;10(3):

165 - 177. doi:10.1016/j.amjopharm.2012.04.004.
25. Andiel C, Liu L. Working memory and older adults: Implications for occupational therapy. Am J Occup Ther. 1995;49:681 - 686. doi:10.5014/ajot.49.7.681.
26. Aruru MV, Salmon JW. Development of a medicare beneficiary comprehension test: Assessing medicare part d beneficiaries' comprehension of their benefits. Am Health Drug Benefits. 2013;6:453 - 460. doi:10.1053/j.ajkd.2012.10.009.
27. National Institute on Deafness and Other Communication Disorders, N.D. Quick statistics about hearing. Retrieved from http://www.nidcd.nih.gov/health/statistics/pages/quick.aspx.
28. Schiele JT, Penner H, Schnneider H, et al. Swallowing tablets and capsules increase the risk of penetration and aspiration in patients with stroke-induced dysphagia. Dysphagia. 2015;30:570 - 582. doi:10.1007/s00455-015-9639-9.
29. Kelly J, D'Cruz G, Wright D. A qualitative study of the problems surrounding medication administration to patients with dysphagia. Dysphagia. 2009;24:49 - 56. doi:10.1007/s00455-008-9170-3.
30. Meyer ME. Coping With Medications. San Diego, CA: Singular; 1993.
31. Wieder AJ, Wolf-Klein GP. When medications change, tell the caregiver, too. Geriatrics. 1994;49:48. doi:10.1093/geronb/gbp033.

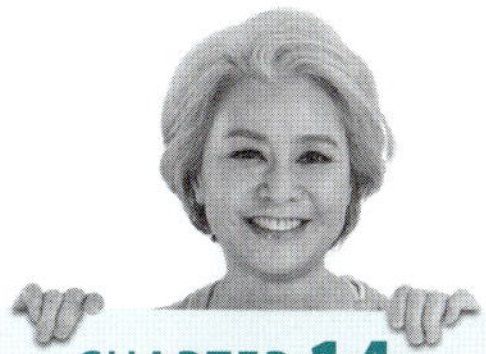

CHAPTER 14

이동에 대한 고려사항

Considerations of Mobility

TRACY MILIUS, CANDICE MULLENDORE, IVELISSE LAZZARINI, CYNTHIA GOODMAN, LOU JENSEN, SANDRA HATTORI OKADA, PENNI JEAN LAVOOT, MICHELE LUTHER-KRUG, MARY ELLEN KEITH, AND HELENE L. LOHMAN

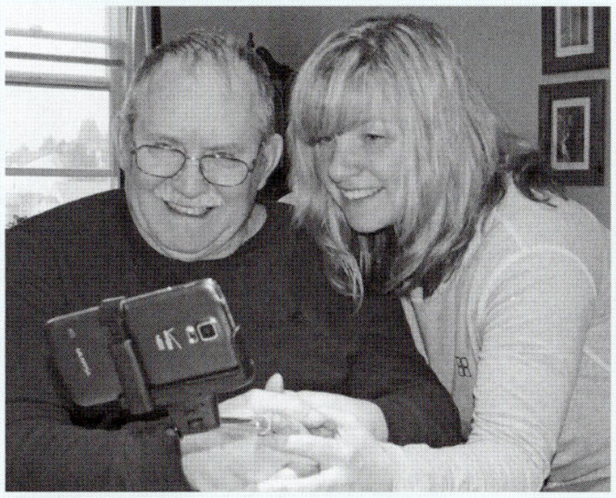

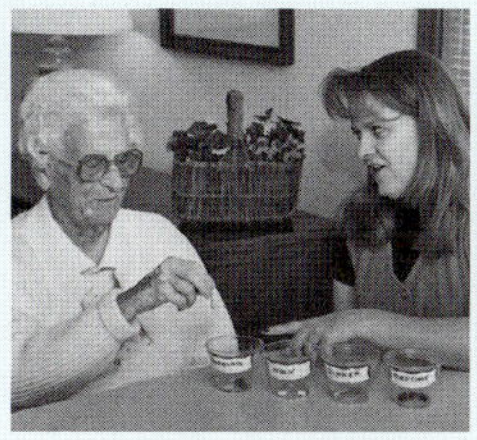

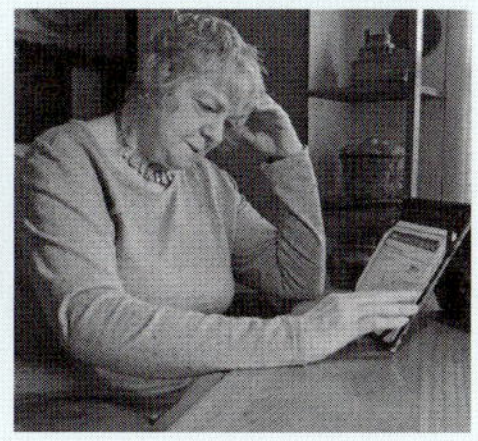

핵심용어

구속 Restraints
구속 완화 Restraints reduction
환경적 적응 Environmental adaptations
심리사회적 접근 Psychosocial approaches
대체활동 Activity alternatives
낙상방지 Fall prevention
재택노화 Aging in place
환경적 위험요소 Environmental hazards
이동성 Mobility
교통수단 Transit
운전 Driving
보행 Pedestrian
보조교통수단 Paratransit
휠체어 평가 Wheelchair assessment
휠체어 선택 Wheelchair selection
비만 환자용 휠체어 평가 Bariatric wheelchair assessment

학습목표

1. 신체 구속의 사용과 관련된 포괄예산조정법 규정에 대해 논의한다.
2. 구속 완화 프로그램의 수립 단계를 설명한다.
3. 구속 완화에서 보조작업치료사의 역할을 설명한다.
4. 휠체어 적합성을 평가하기 위한 기본적인 단계들을 간략히 설명한다.
5. 노인이 휠체어를 사용해야 할 때 고려해야 할 주요 고려사항을 설명한다.
6. 비만인 사람들의 휠체어 적합성을 평가할 때 필수적인 고려사항을 설명한다.
7. 노인이 젊은 사람보다 낙상 위험이 더 큰 3가지 이유를 확인한다.
8. 낙상의 환경적 · 생물학적 · 심리사회적 · 기능적 원인을 확인한다.
9. 낙상 위험이 있는 노인에 대한 평가 과정 시 주요 고려사항을 설명한다.
10. 낙상 예방을 위해 권장하는 근거 기반 중재방법을 설명한다.
11. 낙상 예방 중재의 바람직한 잠재적 결과에 대해 논의한다.
12. 노인이 대중교통에 접근할 수 있는 방법에 대해 논의한다.
13. 노인이 더 안전한 보행자가 되는 방법을 설명한다.
14. 운전평가를 설명하고 이 평가를 위한 기준을 확인한다.
15. 운전능력에 영향을 미치는 노인들의 시각적 · 신체적 변화를 설명한다.

TRACY MILIUS, CANDICE MULLENDORE, IVELISSE LAZZARINI, AND HELENE L. LOHMAN
(PREVIOUS CONTRIBUTIONS FROM KAI GALYEN)

PART 1

구속 완화 Restraint Reduction

보건의료 분야에서 신체 구속을 사용하는 것은 수년간 일반적이었다.[1] 미국 의료 시스템의 경우 병원 응급실, 정신과 병동, 병원 수술실부터 요양원을 비롯한 다른 시설 범위에서까지 관리 차원에서 신체 구속이 이루어져 왔다. 그러나 신체 구속 사용과 관련된 환자의 안전 위험 또한 지속적으로 증가되어 왔다.[2]

1987년에 포괄예산조정법(OBRA)이[3] 시행되었고, 요양원에서 직원의 편의를 목적으로 신체 구속을 사용하는 것을 금지하였다. 그러나 OBRA에도 불구하고 요양원의 구속 사용을 줄이는 데는 수년이 걸렸다. 이러한 사용 감소는 2006년 미국 메디케어 및 메디케이드 서비스 센터(Centers for Medicare & Medicaid Services, CMS)가 환자의 안전을 보장하기 위해 의료 종사자들에게 적절한 구속 사용에 대한 보다 광범위한 교육을 받도록 요구함으로써 구속 사용에 관한 규제를 강화하며 가속화되었다.[4] 상해의 위험이 높은 요양원의 구속 사용을 줄이기 위해 CMS 규제는 2년 캠페인을 시작했다.[5] 2013년 자료에 따르면 요양원의 신체 구속 사용은 2.2%로[6], 2007년 5%, 2000년 10.4%에 비해 감소했다.[7] 박스 14.1에는 구속 사용의 부정적 영향 중 일부가 나열되어 있다.

박스 14.1 구속의 부정적 영향

심리사회적 영향	신체적 영향
우울감	부동성(immobility)의 위험
무기력	실금
위축	변비
불안	휴식 방해
상심	균형능력 소실
공포	낙상
공황	욕창
분노	뼈의 탈무기화
흥분	근긴장도와 근질량 감소
공격성 증가	호흡곤란
사회적 접촉 기회 감소	폐렴
정체성에 대한 위협	감염
당혹감	혈전성 정맥염
굴욕	탈수
사기 저하	혈액순환 장애
존엄성 감소	호흡의 문제
자존감 저하	기립성 저혈압
자주성 감소	식욕 감소
무력감	자조기술 저하
의존성	찰과상
퇴행	베인 상처
혼란의 증가	멍
혼미	기능적 상태 저하
	자율성 감소
	질식이나 혈관 압박으로 인한 사망
	영적 분열

포괄예산조정법 규정

OBRA는 노인을 학대로부터 보호하고 노인들의 선택과 존엄성을 증진시키기 위해 제안되었다. OBRA의 궁극적인 목표는 각각의 사람들이 자신의 가장 높은 수준의 실제적인 행복에 도달하는 것이다. 구속 사용을 완화하는 것은 단지 이러한 내용의 작은 일부분일 뿐이다. OBRA는 간병인이 가장 제한이 적은 환경에서 노인을 가능한 한 각각으로 지원하는 개별화된 관리 계획을 개발할 것을 요구한다.[4,8,9] 보조작업치료사는 구속에 대한 OBRA의 지침을 숙지해야 한다.

OBRA는 구속을 화학적 구속과 물리적 구속의 2가지 형태로 정의한다. 물리적 구속은 자유로운 움직임을 제한하는 물리적 혹은 기계적 도구 사용과 같은 수동적 방법이 될 수 있다.[4] 노인들의 물리적 구속에 대한 예로는 이동성을 제한하는 작은 휠체어 바퀴, 큰 책상판이 부착된 제한된 의자, 의자나 침대에 묶기 위해 사용되는 조끼, 손목이나 발목의 구속장치 또는 침대난간이 포함될 수 있다. 화학적 구속은 행동을 관리하거나 이동 자유를 제한하는 약물, 즉 질환에 대한 표준 치료법 또는 복용량

이 아닌 약물을 사용하는 것을 말한다.[10]

구속은 기능의 독립성을 높이거나, 노인의 행동이 생명 유지 치료 제공에 방해가 되거나, 덜 제한적인 장치가 실패했을 경우에만 허용되며, 문서화된 의학적 요구와 구속에 대한 의사의 지시가 있어야 한다. 환자는 적어도 2시간마다 구속에서 해제되어야 하며, 구속은 단지 일시적인 방법으로만 사용될 수 있다.[4]

논의된 바와 같이, OBRA 지침과 다른 노력들을 통해, 미국에서 구속의 부적절한 사용이 감소하였다. 보조작업치료사는 환자를 처벌하기 위한 구속 또는 직원의 편의를 위한 구속을 포함하여 노인 학대를 신고할 윤리적 · 법적 의무가 있다. 보조작업치료사는 또한 구속에 대해 다른 사람을 교육하는 데 참여해야 하며, 자신의 시설에서 구속 완화 프로그램을 시작하고 구속 대안을 제안할 수 있다.

구속 완화 프로그램의 확립

구속 완화는 복잡한 문제다. 보조작업치료사는 구속의 사용에 대한 윤리적인 고려사항, 규정과 전문가의 기준, 법적인 책임 문제와 보건의료 팀 구성원 교육을 적절히 다루고 평가해야 한다. 또한 환자관리에 대해 적절한 결정을 내릴 수 있도록 보건의료 팀의 다른 구성원들과 간호사가 신체 구속에 대한 연구, 참여 등 그 영역에 대한 연구 자료를 확인하는 것이 중요하다.

철학

구속 완화를 목표로 한 교육 프로그램의 철학적 전제는 치료의 질적 수준에 대한 신념, 행동이 갖는 의미를 이해하려는 노력, 행동 통제에서 치료에 대한 개별화된 접근으로 치료를 바꾸려는 바람을 포함한다. 변화가 일어나려면 구속 완화를 목표로 한 교육 프로그램은 모든 구성원들의 잠재적인 기여도를 인식하고 상호 교수법을 사용하며 논의와 문제해결을 장려해야 한다. 구속 교육 프로그램을 평가한 결과 구성원들의 신념이 변화하고 지식이 늘면 구속을 사용할 때의 변화가 단기간에 나타난다고 제시하였다.[12]

노인 간병에서 기본적인 철학은 노인과 직원 모두에게 권한을 부여하는 것이다. 이러한 권한 부여는 문제에 대한 협력적인 해결로 나타난다. 문제해결에 기여하는 능력은 노인들의 존엄성을 돌려주고 그들에게 삶의 질과 의미를 더하도록 만든다.[13] 위험을 감수하는 선택을 포함하여, 선택하는 일은 삶의 필요한 한 부분이며 자존감을 유지하는 데 기여한다.

또한, 가족 구성원에게 구속 사용의 잠재적인 유해 영향과 구속 사용에 대한 규제 제한 및 감독에 대해 가르치는 것이 가장 중요하다. 가족 구성원들은 구속이 부상을 예방한다는 부적절한 믿음이 있을 수도 있는데, 이때 보조작업치료사나 다른 보건의료 전문가는 환자의 자율성과 움직임에 대한 자유의 측면을 가족 구성원에게 교육하는 데 중요한 역할을 한다.

정책

보건의료 전문가의 서면 정책(policy)과 절차는 규정에 나열된 각 요건과 일치해야 한다. 매년 의무적으로 직원을 위한 훈련이 제공되어야 하며, 모든 훈련과 교육 프로그램은 문서화되어야 한다. 구속 사용에 대한 문서화는 필수 규정을 충족해야 한다.[11]

시설에서 구속 사용을 줄이기 위한 철학적 결정을 했다면 조직화된 문화를 바꾸고 구속을 성공적으로 제거하기 위한 전략을 제공하는 데 도움이 되는 교육을 반드시 포함해야만 한다.[14]

교육

의료 종사자는 이러한 개념들이 연방 규정에 따라 의무화되었기 때문만이 아니라, Brungardt가[15] 언급한 것처럼, 노인의 기능은 "묶여 있거나 약물에 중독된다면" 향상될 수 없기 때문이란 것을 알아야 한다. 물리적 구속은 일반적으로 요양원 거주자의 보행 능력, 음식 섭취 능력, 체액 공급 능력, 자세 변경, 화장실 및 사회성을 포함하여 정상적인 기능을 방해하고 여러 신체 체계에 부정적인 영향을 미치기 때문에 거주자에게 해롭다. 물리적 구속의 악영향은 수없이 많은데 사망, 손상, 낙상, 신체기능 악화, 요실금, 영양실조, 탈수, 뼈의 탈무기화 등이 포함될 수 있다. 근육 위축, 피부 벗겨짐, 욕창, 구축, 심장 부정맥, 감염 또한 구속으로 인한 결과일 수 있다.[16]

효과적인 교육 프로그램은 대상자에게 다양한 구속을 적용하는 것과 같은 실습 요소를 포함한다. 사람들은 구속을 자신을 위한 적절한 개입으로 잘 선택하지 않는다. 구속당하는 것에 대한 무력감과 수치감은 직원들이 노인들에게 구속을 사용하는 것에 대해 민감하게 만든다. 교육은 대상자의 삶의 경험을 인정하고 사용해야 한다. 이 교육 프로그램에 이사회 구성원, 자원봉사자, 모든 시설 직원(주방 직원, 장부 관리원, 관리자, 목사, 시설과 직원)을 포함하는 것이 구속에 대한 의존도를 낮추는 요인으로 확인되었다.[17,18] CMS 연방 관보(CMS federal register)[19]는 의료 시설 직원은 구속 사용과 규정에 대해 훈련받아야 하며, 모든 훈련은 문서화되어야 한다고 언급하였다.

성공을 위한 단계

구속 사용을 줄이기 위한 핵심은 개별화된 치료이며, 이는 직원이 대상자를 한 명의 사람으로 인식하는 것에 달려 있다. 직원-대상자 간 관계를 조성하기 위한 전략은 대상자에 대한 일관된 인력 배치로, 이러한 개별화된 치료를 향상시키는 데 도움이 될 수 있다. 치료 계획에 책임이 있는 직원은 구속 사용을 피하기 위해 다양한 선택지를 시도하고 문서화해야 한다(박스 14.2).[16]

가족, 각 교대조 직원 위원, 자문, 계약 직원, 행정감찰관, 주 평가관, 의사 및 노인을 포함한 모든 팀 구성원이 프로그램의 모든 단계에 포함되어야 한다. 이러한 참여자들 간의 대화가 구속 없는 진료로의 전환을 훨씬 더 원활하게 만들어 준다. 모든 팀 구성원이 중요한 역할을 한다. 예를 들어, 가족 구성원은 노인의 이전 일과와 선호도를 설명할 수 있다. Kari와 Michels는[13] 간호조무사(certified nursing assistant, CNA)가 노인에 대한 필수적인 지식을 가지고 있으며, 의사결정에 미치는 영향력 부족은 치료의 질에 부정적인 영향을 미친다고 주장한다.

CNA는 노인의 행동 변화와 구속 해제의 필요성을 처음 인지하는 팀 구성원일 수 있다.[17] Strumpf와 동료들은[12] CNA라는 직업의 존엄성을 존중하는 것이 구속 사용의 현저한 감소에 필수적이라고 말한다. 구속의 필요성에 대한 학제간 팀 평가는 구속의 의존도를 감소시키는 데 도움이 된다.[18,20]

가장 성공적인 구속 없는 프로그램은 담당 직원을 두는 것이다.[21] 이 모델은 매일 각 노인에게 "주요" CNA(간호사, 가사도우미, 치료사 등)를 배치한다. 이 직원들이 일을 하지 않을 때는 정기적으로 교체해야 한다. 직원의 영속성은 연계성과 안전성에 기여해 노인, 가족, 직원 간의 관계를 발전시킨다. 이는 특히 인지 손상이 있는 노인에게 중요하다. 초기의 성공은 직원이 지속적인 구속의 완화에 대한 자신감을 느끼도록 하는 데 도움이 될 것이다. 단순히 구속 완화에 대한 통보를 받는 것에서부터 공식적인 가족 교육 프로그램에 이르기까지 가족 참여가 완화 프로그램에서 효과적인 것으로 입증되었다.[14]

Rader는[22] 구속을 제거하는 데 가장 큰 장애물은 두려움, 편견 그리고 변화에 대한 거부감이라는 것을 발견했다. 그녀는 간병인, 클라이언트, 지지자, 규제기관이 함

박스 14.2 구속 없는 환경을 성공적으로 조성하기 위한 제안 사항

- 시설의 모든 분야와 부서가 참여하는 구속 위원회를 만든다.
- 구속 완화 프로그램을 위한 목표를 정한다. 구속을 최소화할 것인가, 완전히 금지할 것인가?
- 특정 구속 상황에 대한 프로토콜을 포함하여 전략적인 계획을 개발한다.
- 자문을 위한 전문인력(노인전문간호사, 작업치료사 등)을 모집한다.
- 의사에게 구속을 처방받는 방법에 대한 프로토콜을 결정한다.
- 구속 사용을 24시간으로 제한한다. 만약 구속 사용이 24시간을 초과한 경우 의사와 상담한다.
- 의사의 처방을 요청할 때 구속 사용에 대한 근거와 대안을 모두 문서로 제공한다.
- 구속 완화 프로그램을 시작할 때 점진적인 변화 과정을 실행한다.
- 가장 쉬운 사례부터 시작해서 성공하면 더 어려운 사례로 넘어간다.
- 지속적으로 대상자 평가를 시행한다. 구속에 대한 대안과 개별화된 대상자-특정 접근법을 제공한다. 가족의 참여를 포함시킨다. 성공적으로 구속 완화 프로그램을 이수한 다른 사람들로부터 학습한다.

출처: Joanna Briggs Institute. Physical restraint—Part 2: Minimization in acute and residential care facilities. Best Pract. 2002;6(4):1-6. Asia: Blackwell Publishing Asia.

께 협력하여 노인의 관점과 희망에 따라 새로운 중재를 만들 것을 제안한다. 구속을 완화하는 것은 노인의 능력을 향상시키고 존엄성을 보장하는 덜 강압적인 환경에서 안전한 치료를 제공하는 시작에 불과하다.[23,24]

보조작업치료사의 역할

보조작업치료사는 작업치료사와 협력하에 구속의 필요성을 평가하고 구속에 대한 대체방법을 직원들과 상담하며, 구속 사용을 제거하기 위한 중재 방법을 제공한다. 사용된 구속의 형태나 방법은 환자, 직원 또는 다른 사람들을 다칠 위험으로부터 보호하는 데 효과적인 최소한의 구속이어야 한다.[4]

평가

중재의 필요성이 문서화되고 작업치료 처방이 접수되면 작업치료사와 보조작업치료사 팀은 평가를 수행한다. 자세, 신체정렬, 균형, 근력, 시력에 대한 특정 평가는 필수적이다. 머리 조절 능력, 몸통의 안정성, 상체 지지 능력, 스스로 휠체어를 미는 능력에 대한 평가는 앉는 자세에 대한 요구를 평가하기 위해 추가로 이뤄진다.[25,26] 지각 및 인지 평가는 필요한 경우에만 포함되어야 한다. 평가자는 이미 문제가 있는 것으로 기록된 영역을 평가하여 인지 장애가 있는 노인을 당황하게 하거나 혼란스럽게 하지 말아야 한다.

상담

평가를 통해 최소한의 중재 요구가 드러날 수 있으며, 어쩌면 상담만 필요할 수도 있다. Patterson과 동료들은[27] 상담(consultation)의 정의 안에 지지자, 관찰자, 선생님, 정보 전문가, 팀 문제 해결자, 자원과 대체 방법 확인자의 역할을 포함시킨다. 그들은 또한 공식적인 구속 완화 훈련과 상담의 결합은 구속 사용을 현저히 감소시킨다고 보고하였다. 보조작업치료사는 특히 구속 완화 원리, OBRA 규정 및 올바른 자세 취하기의 원칙에 익숙한 경우 구속에 대한 대안을 개발하는 상담가로서의 고유한 자격을 부여받는다. 예를 들면, 팔꿈치 에어스플린트(elbow air splint)는 회복되고 있는 절개 부분의 봉합을 긁어 지속적인 상처를 내는 노인에게 필요할 수 있다. 비록 에어스플린트가 제약이 있긴 하지만 최소한의 구속 환경에 대한 기준을 충족시키며 손목 지지대보다 좀 더 움직임을 허용한다. 상처 회복이 일시적이기 때문에 에어스플린트도 일시적으로 착용하며, 에어스플린트 사용에 대한 프로토콜도 함께 제공되어야 한다. 치료계획에서 스플린트가 사용되는 이유, 사용 방법, 간호사가 재평가하는 방법을 문서화해야 한다.

보조작업치료사는 다른 환경적 · 심리사회적 활동 관련 대안을 추천할 수 있다(표 14.1). 개략적으로 설명된 대안은 완전한 목록이 아니다. 보조작업치료사의 창의성에 따라 선택권은 무한하다. 각 평가기준은 노인에게 가능한 한 자유로운 선택과 통제가 가능하도록 제공해야 한다. Eigsti와 Vrooman은[28] 구속 사용을 줄이는 기본 요소는 대체방법이 존재한다는 것을 이해시키기 위한 직원교육을 시행하는 것이라고 주장했다.

환경적 적응

구속이 없는 방향을 위해 환경을 수정하는 데 사용할 수 있는 몇 가지 전략이 있다. 예를 들면, 적절한 의자 높이, 깊이, 각 대상자에게 맞는 등받이 높이가 있는 의자를 사용하는 것은 안락하고 안전한 착석이 가능하도록 하며, 위험을 줄이고 구속의 필요성을 감소시킬 수 있다. 게다가 각 대상자가 식당이나 다른 공공장소에서 사용하는 의자를 개별화하는 것은 대상자의 요구에 맞추는 데 도움을 줄 수 있다.[16]

자꾸 의자에서 일어나려는 인지적 혼란이 있는 노인에게는 비싸지 않고 덜 구속적인 대안으로 개인용 알람이 있다. 몇몇 알람은 시중에 이미 나와 있다. 알람은 노인이 일어나는 것을 막지 못하지만 직원에게 위험을 알려준다. 대개 노인들이 일어나려는 시도는 이유가 있으며 간병인의 주의를 끌려고 할 때가 많다. 그러나 개인용 알람은 노인 혹은 주변 거주자들을 혼란스럽게 하거나 두렵게 만든다. 그러므로 알람 사용은 주의를 기울여야 하며 환경, 노인, 다른 거주자들을 배려해야 한다.

많은 기관에서는 배회하는 보행자의 안전을 관찰하기

표 14.1 구속의 대안

환경적 변형	구체적인 예	
의자	• 좌석이 깊은 의자 • 기울어진 의자 • 뒤로 눕는 의자 • 흔들의자	• 글라이더 의자 • 빈백 의자 • 아디론댁 의자 • 맞춤형 의자
침대	• 물 매트리스 또는 오목한 형태의 매트리스 • 시트나 바디 베개로 만든 침대 경계선 • 자세 유지 쿠션	• 바닥 매트리스를 포함한 맞춤형 높이의 매트리스 • 침대 이동성을 위한 트래피즈
모니터링 시스템	• 텔레비전 관찰 • 안마당 잠금장치 • 알람 • 출구 알람 • 초인종 • 간호용 인터콤	• 침대 혹은 의자에 개인용 알람 • 출구나 비상구에 배회용 알람 • 압력에 민감한 패드 • 위치에 따른 알람 • 손목, 발목용 팔찌 알람
표지	• 방향 표시등 • "정지" 혹은 "출입 금지" 표시	• 명찰(노인의 이름)
안전 적응	• 미끄럼 방지 표면 • 낮은 침대 • 바닥용 매트리스나 요 • (전체 길이의 난간 대신) 3/4~1/2 길이의 침대 난간 • 침대 난간을 낮게 하거나 없앰 • 접근하기 쉬운 호출등 • 보행로의 방해물이나 가구를 옮김	• 접근하기 쉬운 전등 스위치 • 안전 보행로 • 손잡이 난간 • 침대용 변기나 소변기 • 팔을 뻗어 도달할 수 있는 곳에 물품 놓기 • 침대에서 미끄러지지 않는 양말이나 신발 신기
개인침실	• 익숙한 가구 • 붙잡을 수 있는 익숙한 물건	• 의미 있는 그림과 사진
다른 보조도구	• 조명(접근성이 용이하고 스위치의 조작이 용이해야 함) • 비상구 잠금 • 벨크로가 부착된 출입구의 천으로 된 막 • 복도 끝의 활동 영역 • 콩주머니 쿠션(서로 다른 크기) • 베개	• 폼 매트 • 미끄럼 방지 매트 • 단단한 휠체어 시트 • 에어스플린트 • "앞을 둘러싸는" 좌석이 있는 워커
심리사회적 대안	**구체적인 예**	
행동전략	• 동기부여 • (도움이 된다면) 현실지남력 교육 • 잦은 메모 사용	• 자발적인 경청 • 문제 행동에 대한 반응
감소 혹은 증가	• 상호작용 • 방문	• 원치 않는 행동에 대한 선행 요인의 식별 및 해결을 위한 조치 • 감각 자극(특히 침대 위 호출, TV, 라디오, 다른 사람들의 대화 소리)
활동	• 토너먼트 • 거주자/직원 간 상호작용 격려 • 친숙함을 위한 일관성 있는 직원 • 감각자극의 감소 • 시끄러움 감소 • 구조화된 일상생활 • 자조기술 • 배회 및 서행 허용 또는 장려 • 운동 • 볼링 • 자연스러운 산책 • 휠체어 에어로빅, 댄스, 공 게임	• 보행 프로그램 • 매 2시간 용변훈련 • 야간 활동 • 자원봉사와 가족 지원 • 버디 시스템 • 활동 키트 • 다양한 기회 • 이완 요법 • 마사지 • 치료적 접촉 • 따뜻한 목욕 • 노인 취향의 음악

위해 시설 내 인터콤이 효과적이고 저렴한 방법이라는 것을 알게 됐다. 방향 표지판은 이러한 노인들이 자신의 방을 찾고 그들이 다른 사람의 방에 들어가는 것을 막는 데 도움을 줄 수 있다. 방향 표지판의 대안으로는 단어 대신에 익숙한 그림으로 된 표지판이 있다.

배회하는 대상자의 방향을 정하는 데 도움이 되는 단서를 제공하는 것도 도움이 될 수 있다. 단서는 출입문 옆의 기억 상자, 대상자가 인식할 수 있는 개인 가구 또는 욕실 및 기타 자주 찾는 구역에 대한 큰 시각적 표지판이나 그림이 포함될 수 있다.[16] 간단한 벨크로 표시는 배회하는 대상자들이 들어가지 말아야 하는 문(예: 비상구)에 설치될 수 있다. 이러한 표시는 일반적으로 빨간색이나 노란색으로 하며, '정지'라는 문구를 쓴다(그림 14.1). 이러한 시각적 단서는 배회하는 대상자가 건물의 다른 공간으로 돌아갈 수 있도록 돕는다.

시설 내에서 낙상 발생률을 감소시키고 침대 레일의 사용을 감소시키도록 하는 여러 다양한 형태의 새로운 침대가 시중에 나와 있다. 낙상 위험이 높은 대상자의 경우, 침대는 바닥에서 17.5cm까지 높이에서 조정할 수 있어 낙상 시 심각한 부상을 입지 않도록 한다. 안전 알람, 특별한 매트리스와 베개, 두꺼운 고무로 된 침대 옆 매트 또한 설치될 수 있다. 매트리스와 시트 사이에 소리가 나는 장난감을 놓아 대상자가 침대 가장자리에 너무 가까이 있다는 것을 알려 준다. 침대 측면에 레일을 사용해야만 한다면 직원은 대상자가 침대 레일에 걸려 일어나는 것을 줄이기 위해 매트리스와 측면 레일 사이에 폼으로 된 누들 튜브(swim noodles, 폼 재질의 수영 보조도구)를 설치할 수 있다.[29]

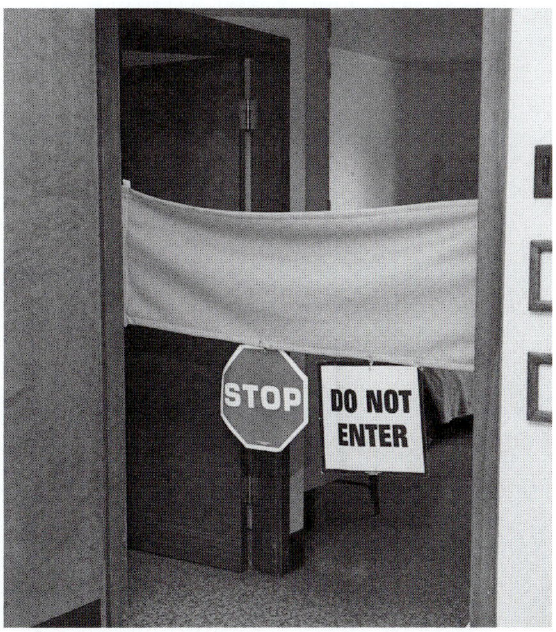

그림 14.1 환경적 적응은 알츠하이머병을 앓고 있는 노인에게 복도에 대한 접근을 제한하지 않으면서 다른 사람들의 방으로 들어가는 것을 제한하는 데 도움이 될 것이다.

심리사회적 접근법

질적 연구와[1] 다른 문헌에서는[16] 정서적 고통, 존엄성과 독립성의 상실, 비인간화, 혼돈의 증가, 우울을 포함해 구속의 부정적 경험을 나타낸다. 대상자는 구속을 당했을 때 좌절과 분노에서 화, 공포의 정서를 경험할 수 있다. 그러므로 구속을 줄이기 위한 심리사회적 접근법이 중요하다.

목적 없는 배회나 의자에서 일어나려는 시도는 노인의 문제 행동의 일부일 수 있으며 노인은 구속되면 동요로 이어질 수 있다. Evans와 동료들은[30] 문제 행동에 성공적으로 대응하는 핵심은 노인이 자신의 계획을 시행하도록 하고, 제안이나 지침을 받아들일 수 있는 시점을 확인하고, 내내 존엄성을 유지할 수 있도록 하는 것이라고 말한다. 다른 사람들과 비교한 이러한 접근법에 대한 결과에서 중요한 차이점은 노인이 행동하도록 허용하는 것이 정체성에 대한 생각을 제공하고 소속감, 안전성, 연계성을 증진한다는 것이다. 이것은 노인이 다른 곳에서 그러한 감정을 찾아야 할 필요성을 줄여준다. 배회의 추가적인 발생은 이후에 감소하거나 제거된다.[31] Brungardt는[15] 이러한 방법이 기관의 필요나 일상생활 이전에 노인의 복지가 고려되는 경우 효과적이라고 덧붙여 설명했다.

대체활동

다감각 주제 상자와 같은 레크리에이션 활동을 하는 활동 영역(activity zone)과 댄스, 운동 혹은 흔들기와 같은 대상자의 흥미를 끄는 대체 신체활동을 제공하는 것은 대상자들을 흥미로운 활동에 참여시키고 배회를 감소시킬 수 있는 방법이 된다. 배회하는 대상자에게 방향을 제시하기 위한 단서를 제공하는 것 또한 유용하다. 앞서 설명한 것처럼 대상자의 방문 앞 기억 상자나 신호는 대상자에 초점을 맞추는 적절한 단서의 예이다.[16]

의미 있는 대체활동을 제공하는 것은 전형적으로 구속을 하게 만드는 끊임없이 분주한 행동을 감소시킬 수 있다. 반짇고리, 서류가방, 전대(작은 주머니), 낚시도구 상자 형태의 활동 키트가 도움이 될 수 있다. 이러한 활동은 노인의 취미를 잘 아는 가족들이 구성할 수 있다.[22,32] 이 활동의 목적은 노인의 집중력을 이끌어내는 친숙하고, 편안하며, 안전한 작업을 제공하는 것이다.

중재

모든 의뢰가 상담 이상의 중재를 필요로 하지 않는다고 하더라도 평가를 통해 지속적인 중재 요구를 확인할 수 있다. 구속의 필요성을 없애기 위한 중재의 예로는 자조기술 향상, 상체의 올바른 자세 취하기, 앉은 자세의 적응이 있다.

구속 사용은 자조기술 수행의 불가능함과 연관되어 있기 때문에, 노인과 간병인은 이러한 목표를 달성하기 위한 전략을 배워야 한다. 지속성과 예측성을 유지하기 위해 노인이 과거에 따라 했던 일과를 결정하는 것이 특히 중요하다. 불안과 동요를 줄이는 것이 목적의 한 부분이기 때문에, 자조기술은 노인의 일정과 일과에 따라 이루어져야 한다.

편마비 노인들은 상체의 적절한 자세를 유지하도록 도와주는 절반 크기의 랩보드(half-tray style lapboard)를 제공받게 된다. 상체에 최대한의 지지를 필요로 하는 노인은 가장 구속적인 보조도구인 전체랩보드(full lapboard)를 사용하는 것이 좋다. 만약 전체랩보드가 인지적 혼돈을 일으키거나 너무 구속적이라면(노인이 독립적으로 소변기를 사용할 수 없게 되는 경우), 회전형반랩보드를 사용한다. 또 다른 해결 방법은 랩보드 없이 안전한 자세를 취하도록 팔걸이의 폭을 넓힐 수 있는 삼각지지대나 원통형 콩주머니를 제공하는 것이다. 그러나 모든 구속 도구와 마찬가지로 노인의 선택을 수용하기 위해서는 완벽한 자세 취하기가 필요할 수 있다.

구속의 필요성을 줄이기 위한 또 다른 특정 작업치료 중재는 휠체어에 사용하는 노인의 자세 평가이다. 잘 맞지 않는 휠체어는 구속의 사용으로 쓰여지고, 비정상적인 앉는 자세와 기능에서의 뚜렷한 손실을 가져오게 된다.[33] 예를 들면, 대개 시설에서 볼 수 있는 휠체어는 독립적인 이동성이나 장기간 앉는 자세를 고려하여 고안되지 않았다. 편안함을 위해 필요한 변형과 기능은 노인들이 발을 바닥에 댈 수 있도록 의자를 낮추고, 슬링(sling) 좌석을 편평하고 단단한 좌석과 쿠션으로 대체하며, 슬링 등받이를 단단한 등받이로 대체한다. 좁은 좌석은 노인이 스스로 편안하게 휠체어를 미는 데 도움이 될 수 있다.[34] 올바른 자세에 대한 원리를 아는 것은 필수적이다(노인에게 적용할 수 있는 기본적인 정렬 원칙은 19장 참조). 개조를 계획하고 시행한 후에는 노인의 언어, 행동, 자세 반응을 관찰해야 한다. 이 체계는 자세를 취하는 목표가 충족될 때까지 필요에 따라 재평가되고 변형되어야만 한다. 특히, 노인이 중재를 거부할 때 이런 과정의 모든 단계에 대해 기록해야 한다. 너무 어려운 경우에는 좌석에 대한 전문가와 상담하는 것이 유용하다. 그렇지만 비전문가도 수많은 '로우 테크(low-tech)' 스티로폼 지지대를 만들어 낼 수 있다. 휠체어에서 올바른 자세를 취하는 것에 대한 좀 더 자세한 정보는 이 장의 PART 2에 포함되어 있다.

비교적 비싸지 않은 큰 스티로폼은 지역 가게 혹은 수공예 용품점에서 구할 수 있으며, 전기칼을 이용해 쉽게 자르고 형태를 만들 수 있다. 이런 형태의 스티로폼은 부종이 있는 상지를 거상하기 위한 아래팔 지지대를 제작하거나 가벼운 외측 몸통 지지대를 준비하기 위해 팔걸이 폭에 덧대는 데 적합하다. 달걀판은 제한된 목적에 적합한 비싸지 않은 또 다른 재료이다. 이런 낮은 밀도의 스티로폼은 앉아 있거나, 혹은 경직이 있는 노인의 전신을 지지하기에 적합하지 않다. 장기간 올바른 자세를 취하기 위해서 좀 더 내구성이 있으며 편안함과 피부의 온전함을 유지하기에 적합한 혼합형 밀도의 스티로폼, 겔, 공기쿠션과 같은 제품 사용을 권장한다. 적절한 신체 위치, 균형 및 정렬을 달성하고 구속 사용의 잠재적인 부정적 영향 없이 전반적인 기능적 능력을 개선하는 보조도구의 치료적 역할은 CMS에 의해 인정되었다.[8,9] 이러한 인정은 인지적으로 온전한 노인일지라도 구속으로써 지지대, 뒤로 기울어지는 의자 혹은 안전 벨트의 사용을 허용하지 않는다. 다만, 기능을 향상시키기 위해 자세 보조도구를 사용하는 것은 허용된다. 모든 도구는 삶의 질을 높이고 노인의 존엄성을 유지하기 위해 사용되어야 한다.

사례연구

치매로 진단받은 79세의 Patty는 장기요양시설에 거주하고 있다. 다른 병력으로는 일과성 허혈 발작(multiple ischemic attacks, TIA)과 엉덩이 부분 욕창이 있다. Patty는 침대에서 휠체어로 옮겨 앉을 때 전적으로 도움을 받아야 한다. 현재 휠체어에 앉아 있기 위해 압박 감소를 위한 쿠션과 휠체어에서 몸이 앞으로 미끄러지지 않도록 하는 자가해제용(self-release) 골반 벨트를 사용하고 있다. Patty는 골반 벨트를 스스로 풀 수 있으므로 벨트를 구속으로 생각하지 않는다. 그러나 욕실에 가려고 하거나 또는 인지적 혼돈 때문에 벨트를 풀 때 의자에서 앞으로 미끄러지는 경향이 있어 낙상의 위험이 있다. 이런 일이 일어나는 것을 막기 위해 간호사는 골반 벨트를 다른 것으로 대체하여 Patty가 스스로 벨트를 풀 수 없도록 하기를 요청하였다. 그러면 새로운 골반벨트는 구속 도구가 된다. 간호사는 Jerad와 Kelly의 작업치료사와 보조작업치료사 팀에 의뢰하였다.

Jerad와 Kelly는 구속 완화 가이드라인에 대해 인식하고 있었기 때문에 그들은 최소한의 구속 방법을 사용하여 최적의 자세 유지를 향상시킬 수 있는 중재 방법을 제시하였다. 그들은 골반의 위치 벨트를 제거하고 앞으로 미끄러지는 것을 막기 위해 휠체어에 손으로 다룰 수 있는 경사팩(manual tilt pack)을 설치하였다. 또한 Patty의 발이 바닥에 닿고 스스로 시설 내에서 휠체어를 밀 수 있도록 하기 위해 경첩으로 된 좌석(drop seat)을 설치하였으며, 올바른 자세 유지를 위한 쐐기형 쿠션(wedge cushion)을 제공하였다. 또한, 그들은 적절한 자세 유지 보조도구와 방법에 대해 간호사들을 교육하였다.

결과적으로 그들은 대상자에게 중점을 두고 Patty가 스스로 휠체어를 밀 수 있도록 하여 독립성을 증가시켰다. 그들은 낮과 저녁 동안 다양한 활동에 Patty를 참여시키는 것에 대해 직원들과 이야기를 나누었고, 낮 동안 다양한 흥미로운 지역(교통량이 많은 지역, 간호 스테이션이나 활동실 또는 밖을 볼 수 있는 창문 근처)으로 데려다줄 것을 제안한다. Patty는 간호 스테이션 근처에 있으면서 자신의 요구를 알릴 수 있고 이동에 대한 독립성이 증가된 것을 즐거워했다. 골반 벨트는 뒤로 기울어지는 등받이, 경첩으로 된 좌석, 쐐기형 쿠션으로 대체되었다. 이러한 중재는 전체적으로 Patty가 올바르게 자세를 취하도록 하며 앞으로 미끄러지는 것을 막아 낙상의 위험을 줄였다. 가장 중요한 것은 Patty가 구속을 받지 않았다는 것이다.

사례연구 질문

1. 이 사례에서 구속 완화와 관련하여 Patty의 휠체어 자세 유지를 어떻게 다루었는가?
2. Jerad와 Kelly는 Patty의 존엄성과 삶의 질을 유지하기 위해 어떻게 도왔는가?
3. 작업치료사와 보조작업치료사 팀은 Patty의 구속을 없애고 기능적인 능력을 향상시키기 위하여 다학제간 팀의 일원으로서 어떻게 일을 하였는가?

결론

보조작업치료사는 구속 완화에 대하여 자신의 전문가적 의견과 권고를 명확하게 설명할 책임이 있다. 그 조언을 받아들이는 것은 전적으로 클라이언트의 선택이다. 진정한 구속 완화를 위해서는 노인, 특히 인지적 손상이 있는 노인이 선택을 하고 위험을 감수할 수 있는 권리에 대한 태도 검사가 필요하다. 보조작업치료사는 노인의 입장을 옹호해야만 한다. OBRA 규정과 올바른 자세를 취하기 위한 원칙을 이해하고 이론의 틀 내에서 유연하고 창의적인 보조도구 사용 능력을 통해 보조작업치료사는 구속 제거 프로그램에 효과적으로 기여한다. 만약 보조작업치료사가 정직하게 노인의 명예와 존엄성, 기능을 증진시키기 위해 시도했다면 그들은 단지 규칙을 따르는 것뿐만 아니라 인권을 존중한 것이다.

PART 2

CANDICE MULLENDORE AND CYNTHIA GOODMAN

휠체어 착석과 올바른 자세: 노인을 위한 고려사항 Wheelchair Seating and Positioning: Considerations for Elders

국가건강 및 노화 트렌드 연구(National Health and Aging Trends Study)에 따르면 2011년 미국의 65세 이상 노인 213만 5,000명이 휠체어를 사용하고 있었으며, 그 중 여성 비율이 높았다.[35] 1990~2005년까지 휠체어 인구 통계 데이터를 분석한 국가 연구에서는 매년 노인 휠체어 사용자가 5% 증가하는 것으로 나타났다.[36] 베이비붐 세대가 노령층에 진입하고 미국 내 기대수명이 계속 높아지면서 이동성을 휠체어에 의존하는 노인들의 수도 늘어날 것으로 전망된다.[37] 노인들은 전동휠체어보다 수동휠체어를 더 많이 사용하는 편이지만,[38] 기술이 발전함에 따라 표준 휠체어는 더 좋은 품질의 소재와 개인의 필요에 맞게 조절 가능한 기능을 갖춰 만들어지고 있다.[39] 가정과 지역사회에서 이동성을 위해 휠체어를 사용하는 것은 개인의 독립성과 작업에 참여할 수 있는 능력 향상에 중요하다.

건강 전문가들은 종종 휠체어 착석 및 올바른 자세에 대해 프리사이즈 접근방식을 취한다. 메디케어는 휠체어 대여와 구입에 대한 엄격한 지침을 제시하기 때문에, 이러한 접근방식은 종종 현실적이다. 그러나 노인은 부적절한 휠체어 착석과 자세로 인해 합병증의 가능성이 증가되는 많은 노화 관련 질병에 걸린다. 관절 치환, 골관절염, 골다공증, 척추후만증, 척추측만증 등 근육뼈대계 변화가 이에 해당한다. 또한 뇌혈관사고, 알츠하이머병, 근위축성 축삭경화증, 파킨슨병, 치매, 만성폐쇄성 폐질환, 당뇨병, 울혈성 심부전, 고혈압 등도 있다.[39-41]

휠체어는 개인의 상황과 요구에 따라 선택해야 한다. 휠체어에 올바른 자세로 앉는 노인이 얻는 전반적인 결과로는 독립성 증가, 욕창 예방, 간병인의 도움 감소, 장기요양 기간 감소, 전반적인 삶의 질 향상이 있다.[40] 휠체어에 부적절하게 앉는 노인은 관절변형, 통증, 욕창, 피로뿐만 아니라 전반적인 기능의 감소를 가져 온다.[40]

적절한 휠체어 착석과 자세 평가는 작업치료사에 의해 시행되고, 보조작업치료사는 이 과정에 협력해야 한다. 평가 시 고려되는 사항은 진단, 예후, 나이, 인지, 지각, 일상생활에서의 독립성, 작업이다. 또한 기능적인 이동성, 체중분산, 자세, 감각, 부종의 유무, 피부의 온전함, 휠체어에서 보내는 시간도 포함된다. 휠체어에 대한 결정에 노인이 관여해야 한다는 점은 중요하다.

최근까지 휠체어 사용에 대한 만족도 결과 자료가 많이 존재하지 않았다. 바퀴 달린 이동 장치의 활용은 클라이언트의 요구와 선호도, 장치가 사용되는 물리적 환경, 장치의 기능과 특징 간의 일치에 달려 있는 것으로 밝혀졌다.[42,43] 이동 보조도구에 대한 만족도와 선택 과정에서 사용자의 참여는 보조도구 사용 또는 포기에 중요한 역할을 한다.[44]

휠체어의 적절한 평가와 선택은 보조도구의 만족도와 활용에 가장 중요하다. 적절한 평가를 위해서는 수많은 핵심요소를 고려해야 한다.[45,46] 이러한 요소에는 사전 평가와 면담, 매트 신체 평가(mat physical assessment)가 있으며, 선택 매개변수의 범위(임상적 추론)가 있다. 다른 요소로는 가능한 선택사항, 도구의 시험 사용, 처방전과 필요성에 대한 문서, 전달체계와 맞춤, 추적조사 방식이 있다.[45-47] 노인, 보호자와의 면담과 배경정보를 수집하는 것은 임상환경의 자세한 상황을 파악하고, 이미 휠체어를 가지고 있는지 아닌지와 휠체어 사용목적을 아는 데 도움이 된다.[47] 연령과 체격에 따라 향후 고려해야 할 사항으로는 경사형 휠체어 대 뒤로 기울어지는 휠체어, 노인의 혼란 또는 인지장애, 임상적 지침/의학적 주의사항 및 비만노인의 고려사항이 포함된다.[46]

비만노인의 휠체어를 평가하고 선택할 때 해결해야 할 핵심 문제는 대상자의 무게중심(center of gravity)과 추가 평가 측정이다. 고려해야 할 구체적인 문제는 안정성 및 이동성, 전체 폭, 변화하는 모양에 대한 조정성이다.[46] 프리사이즈 접근방식은 비만노인에게 적용되지 않는다. 비만상담과위원회의 비만 전문의인 Kevin Huffman 박사는 일반적으로 비만 여성이 허리 아래로 물체를 운반하며, 반면에 남성은 허리 위로 물체를 운반한다는 점을 지적하였다.[48]

비만인 사람의 무게중심은 비만이 아닌 사람보다 더 앞으로 향하는 경향이 있다.[48] 대부분 휠체어의 중심축은 뒷바퀴에 있다. 비만노인이 휠체어를 탈 때 노인의 중력중심을 조정하기 위해 무게중심이 앞으로 향하도록 축을 움직이는 것이 중요하다.[46]

의자 뒤쪽으로 앉는 것을 어렵게 만드는 불필요한 지방조직 때문에 좌석의 깊이 또한 중요하다. 의자의 뒤쪽에 닿도록 하기 위해 종종 등을 뒤로 기울이기 때문에 신체가 뒤로 기울어진 모습을 보인다. 뒤쪽의 불필요한 조직과 클라이언트의 뒤쪽 공간을 조정하기 위해 특별히 측정해야 한다.[49] 작업치료 임상가는 등받이 지지대를 보고 엉덩이 모양과 공간을 조정하는 방법을 결정할 필요가 있다.[49]

또한 환경 접근 문제를 해결하기 위해서는 휠체어를 어떻게, 어디서 사용할 것인지 묻는 것이 중요하다.[49] 작업치료 임상가는 노인이 사는 환경 속에서 휠체어의 접근성을 확인하기 위해 환경을 평가해야 한다. 휠체어 사용 포기는 개인의 요구가 해결되지 않을 때 발생할 가능성이 높다.[45] 적절한 휠체어가 결정되면 보조작업치료사는 이전에 평가된 모든 영역에서 환자를 모니터링하도록 도와야 한다.

휠체어 착석과 자세 유지는 노인들에게 특히 중요하다. 근육뼈대계의 변화로 인해 노인의 자세는 지속적으로 관찰할 필요가 있기 때문이다. 게다가 노인들은 욕창이 생길 위험이 더 많다. 그러므로 보조작업치료사는 이것을 관찰하고 노인들을 규칙적인 일정에 따라 압력 감소에 대한 필요성을 교육하는 데 도움을 주어야만 한다. 보조작업치료사는 또한 휠체어의 각 부분이 적절히 작동하는지를 확인할 의무가 있다. 만약 수리가 필요하다고 확인되면, 보조작업치료사는 휠체어 공급업체가 추후 방문을 하도록 도와줄 수 있다.

노인은 피부가 얇고 연약하며 수분, 탄력, 민감성, 혈액공급이 떨어져 욕창이 빠르게 일어날 수 있다. 부적절한 자세와 관련된 여러 종류의 피부 손상이 있는데, 여기에는 찰과상, 압력 그리고 전단 등이 포함된다. 찰과상은 피부가 표면에 마찰되어 조직 손상을 일으킬 때 발생한다.[50] 예를 들어, 과체중인 사람이 표준 크기의 휠체어에 앉았을 때 엉덩이가 팔걸이에 마찰되는 경우를 들 수 있다. 또한 날카로운 부위와 마찰하면 찰과상이 발생할 수 있다. 노인들은 일반적으로 연약한 피부를 가지고 있으며, 아주 약한 마찰에도 발생 위험이 있다.[50] 보조작업치료사는 찰과상을 평가하고 이러한 위험요인을 자각해야 한다.

압력은 서로 맞닿은 두 면의 힘이 서로 반대로 작용될 때 일어난다. 최적의 휠체어 좌석은 사람과 앉는 좌석 간에 균등하게 압력이 분포되는 것이다. 불행히도, 이러한 균등한 분배는 유지하기 어렵기 때문에 욕창이 발생할 수 있다. 욕창은 한 신체 부분에 혈액순환이 감소될 때 일어난다. 결과적으로 산소가 세포로 공급되지 못해 세포가 죽게 된다. 세포가 죽은 후 괴사가 일어나며 욕창이 발생한다.

욕창은 안에서 밖으로 발전하며 일반적으로 뼈 돌출부에서 일어난다. 궁둥뼈 결절과 엉치뼈는 부적절한 앉은 자세에 의해 욕창이 자주 일어나는 부분이다. 보조작업치료사는 이러한 위험을 인지하고 노인이 욕창에 걸릴 위험이 있는지 여부를 지속적으로 모니터링해야 한다. 특히 마른 노인들은 욕창에 걸릴 위험이 더 클 수 있다. 모든 노인은 적절한 작업치료 평가 후에 휠체어 쿠션에 앉아야 한다.

전단은 피부손상을 일으키는 또 다른 원인이다. 두 표면이 서로 마찰할 때도 전단 현상이 발생한다. 슬링휠체어에 부적절하게 앉아 있는 경우, 일반적으로 피부 쓸림이 일어난다. 슬링이 골반을 적절히 지지하지 못하며, 노인이 의자에 구부정하게 앉게 되어 궁둥뼈 결절 부위와 엉치뼈 부위에 쓸림이 일어날 수 있다. 또한, 이와 더불어 척추 가시돌기에서의 피부 쓸림 위험은 의자가 뒤로 기울어질 때 증가한다.[51]

보조작업치료사는 잠재적인 피부손상이 있는지 관찰하는 방법을 노인이 배울 수 있도록 도와줄 수 있다. 빨갛게 된 신체 부분, 특히 뼈가 돌출된 곳은 빠르게 욕창이나 찰과상이 일어날 수 있다. 보조작업치료사는 노인과 간병인에게 피부검사를 하는 방법에 대해 조언할 수 있다. 또한, 노인이 자신의 피부를 보는 것을 돕도록 거울을 적용시키거나 바꾸도록 도와줄 수 있다.

또한, 보조작업치료사는 비만노인의 불필요한 지방조직이 틈에 집히거나 부딪히는지를 유심히 살펴야 한다. 그러므로 보조작업치료사는 잠재적인 영역을 점검하고 작업치료사에게 이것을 수정하는 방법을 상담할 필요가 있다. 때때로 비만노인은 다리 피부조직에 문제가 있을 수 있는데, 이때 패드로 된 조절 가능한 종아리 지지대가 도움이 될 수 있다.[48] 보조작업치료사는 의자에 패드를 추가하여 날카로운 부분으로부터 노인의 피부를 보호할 필요가 있다.

보조작업치료사는 최적의 앉은 자세를 알고 있어야 한다. 골반은 지지면을 제공하므로 적절한 앉은 자세의 가장 중요한 요소이다. 골반은 체중이 왼쪽과 오른쪽 궁둥뼈 결절 사이에 균등하게 분포되도록 중립 위치에 있어야 한다.[52] 척추는 자연스러운 S자 곡선을 유지해야 하며, 몸통은 허리뼈 부위에서 약간 앞굽이 되도록 하고, 가슴뼈 부위에서는 뒤굽이 되도록 하며, 목뼈 부분에서는 약간 폄되도록 해야 한다.[53,54]

노인의 넙다리뼈는 중립 위치에 있으며, 엉덩관절은 약간 벌리고, 엉덩관절, 무릎관절, 발목관절이 90° 굽힘되게 한다. 팔은 팔꿈치가 어깨보다 약간 앞쪽에 오게 하고, 팔걸이로 지지해야 한다.[55] 팔걸이는 팔을 지탱할 수 있는 적당한 높이여야 하지만, 어깨를 들어올리지 않아야 한다(그림 14.2).[52,55]

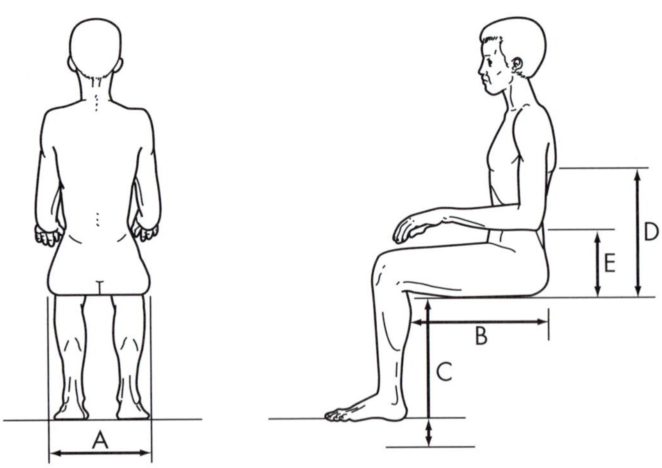

그림 14.2 휠체어 측정을 위한 일반적인 지침.
A: 좌석 폭, B: 좌석 깊이, C: 좌석 높이, D: 등받이 높이, E: 팔걸이 높이
출처: *Wilson Jr AB.* Wheelchairs: A Prescription Guide. *New York: Demos;1992.*

휠체어에서 자세의 향상은 호흡, 삼킴, 소화와 같은 생리학적 기능을 도와줄 수 있다.[40,51] 더욱이 자세를 조절하는 것은 환경과 더 잘 상호작용할 수 있도록 노인의 눈맞춤을 변화시켜 사회성을 향상시킬 수 있다. 편안함도 종종 적절한 앉은 자세에 의해 향상되며, 더 오랜 기간 동안 휠체어에 앉아 있기 위한 노인의 인내력과 지구력에 영향을 미친다.

보조작업치료사는 휠체어에 앉은 노인의 자세를 관찰하고 골반의 뒤쪽 기울어짐, 휠체어 앞부분으로 미끄러짐, 한쪽으로 기울어짐, 부적절한 팔 지지대, 휠체어를 스스로 밀지 못하는 것과 같은 비정상적인 문제를 기록한다. 보조작업치료사는 노인의 현재 휠체어의 문제점을 확인하고 작업치료사에게 의뢰하며 앉는 자세에 대한 재평가가 이뤄지게 한다. 쇠약한 노인들이 좋지 않은 자세로 앉아 있는 것의 부정적 영향은 표 14.2에 요약되어 있다.[40]

보험의 제한 때문에, 노인들은 슬링 덮개가 달린 휠체어를 대여하고자 한다. 슬링형 쿠션 휠체어는 기본적으로 장기간 착석 시스템용으로 개발된 것이 아니라 사람들이 단거리 이동을 위해 고안되었다.[40] 슬링형 쿠션 휠체어에 장시간 앉아 있는 사람은 등뼈 및 허리뼈 부위에 골반 뒤쪽 기울기와 척주뒤굽이증을 포함한 나쁜 자세가 나타난다. 이러한 자세 형태는 피부손상의 가능성을 증가시키고, 작업활동에 참여하려는 노인의 능력을 제한한다. 단단한 좌석이나 등받이를 삽입하는 것과 같은 간단한 중재가 이러한 상황을 상당히 개선시킬 수 있다. 보조작업치료사는 부적절한 휠체어 좌석 시스템과 자세와 연관 있는 문제점을 확인하는 데 도움을 줄 수 있으며, 독립성을 향상시키기 위한 변화를 권고할 수 있다.

통증과 인지적 혼돈은 휠체어를 타는 노인들이 부적절한 자세로 앉는 것과 연관이 있다.[55] 결과적으로 이러한 증상을 가지고 있는 노인들은 휠체어에 앉아 있는 것 자체가 구속이라고 생각한다. 불행하게도, 이러한 구속은 더 큰 동요를 일으킬 수 있고 노인의 각성 수준과 작

표 14.2 좋지 않은 앉은 자세가 노약자에게 미치는 부정적 영향

앉은 자세 문제	신체 결과	잠재적인 부정적 영향
의자 높이가 높은 휠체어	• 바닥에 발이 닿지 않음 • 혼자 움직일 능력이 없음 • 의자 앞으로 골반이 이동함	• 동요 • 순환 문제 • 다리 부종 • 활동의 감소 • 나쁜 앉은 자세 • 구속 사용 증가 • 통증
적절치 않은 등받이	• 몸통, 가슴, 복부 압박 • 의자 밖으로 미끄러짐 • 골반 뒤쪽 기울기 증가	• 등과 엉덩뼈에 피부 손상 • 소화, 배설, 씹고 삼키기, 숨 쉬기, 기침하는 데 문제 발생
너무 무거운 휠체어	• 휠체어를 움직일 능력이 없음 • 휠체어를 움직일 때 더 많은 에너지가 필요함	• 활동, 사회성의 감소 • 피로
폭이 너무 넓은 휠체어	• 골반이 좌우로 이동 • 휠체어에 기댐 • 바퀴손잡이에 손이 닿기 어려움	• 피부의 전단 • 자세 및 혈액순환 불량 • 구속 사용 증가 • 통증 • 동요
좌석의 그룹침대 효과	• 골반의 기울어짐 • 척추측만증 • 휠체어에서 미끄러짐 • 좌석에 앉은 상태를 유지하기 위해 더 많은 에너지를 필요로 함	• 자세 및 혈액순환 불량 • 구속 사용 증가 • 휠체어 내구성 감소 • 통증 • 피부의 전단 • 피로 • 동요
발받침이 너무 높은 경우	• 넙다리의 지지 부족 • 불균등한 압력분포 • 궁둥뼈 결절의 압력 증가	• 나쁜 자세 • 통증 • 피부 손상

출처: Rader J, Jones D, Miller L. The importance of individualized wheelchair seating for frail older adults. *J Gerontol Nurs.* 2000;26:24-32.

업에 참여하는 능력을 떨어뜨릴 수 있다. 어떤 노인들은 미끄러지거나 휠체어에 몸을 기댈 수도 있다. 간병인들은 자세 잡기를 돕기 위해 좌석에 구속장치를 사용한다.[39,40] 올바른 자세를 취하기 위한 구속의 사용은 나쁜 앉은 자세, 즉 잘못된 자세 정렬의 문제를 해결할 수 없다. 그러므로 보조작업치료사는 노인의 휠체어 자세를 세밀하게 관찰해야 한다. 적절한 제약에 대한 사용을 재검토하려면 이 장의 PART 1을 참조하고, 일반적인 앉은 자세에 대한 관찰은 박스 14.3을 참조한다.[40]

박스 14.3 앉은 자세 평가 시행의 계기가 되는 관찰사항

- 휠체어에 기대거나 미끄러짐
- 구속을 목적으로 끈 사용
- 구속을 목적으로 뒤로 눕는 의자나 노인의자(geri-chair) 사용
- 휠체어를 타는 노인의 울부짖고 소리를 지르는 행동
- 휠체어를 타는 노인의 동요와 들썩임
- 복부 또는 복부 위를 가로지르는 좌석 벨트
- 올바를 자세를 위한 휠체어용 책상, 무릎 베개, 삼각 받침대(wedge) 혹은 기둥 받침대(bolster)

출처: Rader J, Jones D, Miller L. The importance of individualized wheelchair seating for frail older adults. *J Gerontol Nurs.* 2000;26:24-32.

보조작업치료사는 현재 좌석 시스템에서 노인의 기능 수준을 결정하는 데 도움이 될 수 있다. 앞서 언급한 메디케어의 보험 제한 때문에, 노인은 활동에 참여하는 능력을 방해할 수 있는 무거운 표준 크기의 휠체어를 사용한다. 수동휠체어 사용자들은 휠체어를 조작하기 위해 상지에 의지하며 무거운 휠체어를 추진하기 위한 추가적인 부담은 상지의 통증과 부상, 손목 터널 증후군, 신경통과 관련이 있다. 상지의 통증과 부상은 기능적 이동에 영향을 줄 뿐만 아니라 ADL을 수행하고 독립성을 유지하는 노인의 능력에도 영향을 미친다.[56] 좌석에서 바닥까지의 높이를 수정하고, 후방 축 위치를 조정하고, 적절한 경우 경량 휠체어를 처방하는 것과 같은 간단한 수정은 부상의 위험을 줄이고, 참여와 삶의 질을 향상시킬 수 있다.[41,56] 보조작업치료사가 노인의 기능적 활동의 감소를 발견하면, 좌석 시스템이 특정 활동에 참여하는 능력을 손상시키고 있는지 확인하는 것이 중요하다. 특히 중요한 것은 노인의 근력이 떨어졌는지를 판단하는 것이다. 근력의 등급 감소는 휠체어로 이동하거나 활동을 스스로 추진하는 노인의 능력 감소를 의미할 수 있다. 보조작업치료사는 어떤 요인이 그들의 활동 참여를 방해하는지 노인들과 상의할 수 있다. 핸드 브레이크를 길게 만들거나 플립업 발판에 오일을 바르는 것과 같은 간단한 방법이 활동 참여를 촉진할 수 있다.

결론

적절한 휠체어의 좌석은 피부 손상을 예방하며 자세, 편안함, 독립성, 지구력 향상에 도움이 된다. 또한, 적절한 좌석 시스템은 노인들이 휠체어에 있는 인내력, 사회성을 증가시키고 간병인의 부담을 줄이는 데 도움을 줄 수 있다.[40] 보조작업치료사는 크기와 형태와 상관없이 노인 개개인을 위한 최적의 휠체어 좌석 시스템을 확인하기 위해 노인, 간병인, 작업치료사, 학제간 팀과 밀접하게 협력해야 한다.

PART 3

LOU JENSEN AND SANDRA HATTORI OKADA
(PREVIOUS CONTRIBUTIONS FROM CANDICE MULLENDORE)

낙상 예방 Fall Prevention

Jona는 최근 미망인이 된 74세의 여성노인이다. Jona는 기본적 일상생활의 대부분은 혼자 수행할 수 있지만 욕조에 들어가고 나올 때는 남편의 도움이 필요했다. 남편이 사망한 후, Jona는 이 과제를 혼자 시도했으나 몇 번이나 넘어질 뻔하였다. 그녀는 집안일, 마당 관리, 쇼핑하기, 운전하기와 같은 수많은 IADL은 그녀의 남편 Nathan에게 의존하는 것에 익숙해져 있었다. Jona는 훌륭한 음식을 만드는 것으로 친구들 사이에서 호평을 받았지만, 최근 몇 년간 그녀는 부엌에서 그녀의 눈이 되어 주는 남편에게 자신이 크게 의존해 왔음을 알게 되었다. Jona의 황반변성이 진행될수록 스토브의 다이얼을 읽는 등 식사를 준비하는 동안 무언가를 보는 것이 점차 어려워졌기 때문이다. 남편 사망 후, 그녀는 자신의 집안을 유지하고 관리하는 것이 점차 어려워졌다. 또한, 교통편을 이용할 시 친구들과 이웃들에게 부담 주기를 원하지 않았다. 그래서 진료 예약, 교회 활동, 다른 사회적 일과 같은 집 밖에서의 활동에 시간을 보내는 일을 과감히 줄였다. 상황적 우울과 결합된 이러한 신체활동 감소는 Jona에게 고립감, 무력감, 미래에 대한 두려움을 느끼게 했다.

최근 Jona는 다른 지역에 사는 딸과 함께 전화로 통화하다가 지난 주 자신의 집에서 2번 넘어졌다는 것을 이야기하였다. Jona의 딸은 크게 걱정하였고 의사에게 찾아가기를 권하였다. Jona는 주저하며 "너도 알다시피 다음에는 요양원으로 가야만 할 것 같구나. 나는 그걸 견딜 수 없을 것 같다. 여기를 떠난다면 Nathan에 대한 추억을 빨리 잊을까 봐 두렵구나."라고 말했다.

노인들 사이에서 낙상은 참여의 제한, 활동의 제약, 주거 환경의 변화(예: 조기 요양원 입소), 손상, 사망의 원인이 될 수 있는 복잡하고 중요한 건강상의 문제이다. 낙상은 사람이 땅, 바닥 또는 낮은 층에 부딪히게 되는 기대치 않은 사건이다.[57] 대체로 65세 이상 노인 3명 중 1명은 적어도 매년 1번 낙상을 경험한다.[58,59] 이 비율은 80세 이상 노인의 경우 절반으로 증가하게 된다.[60] 사고로 인한 낙상은 모든 성인 연령대의 비치명적 부상 중에서 병원 응급실에서 치료를 받게 되는 주요 원인이며, 병원 응급실에서 치료를 받게 되는 65세 이상 노인의 비치명적 부상 중 66%를 차지한다.[61] 이 노인들 중 낙상과 관련된 손상으로 입원한 사람의 절반가량은 요양원으로 퇴원하게 된다.[62] 낙상로 인해 엉덩관절이 골절된 노인들은 골절 후 1년 이내 사망률이 34%로 보고된다.[63] 낙상은 65세 이상 노인들에게서 손상으로 인한 사망의 원인이 된다.[61] 신체적 손상을 일으키지 않는 낙상은 종종 낙상에 대한 두려움의 원인이 되며, 작업의 참여와 독립성을 감소시키고,[64] 전반적인 활동 수준의 감소로 인한 근력 및 균형과 같은 클라이언트 요소의 손상 원인이 된다.[65]

낙상이 노인의 생명에 영향을 미치기 때문에 낙상 예방을 노인의 돌봄 계획에 포함시키는 것을 강조한다. 낙상이 의료시스템과 사회에 미치는 재정적 영향은 이 중요한 건강 문제를 해결하기 위한 추가적인 정당성을 더한다. 미국에서 노인의 낙상 관련 손상의 총 비용은 809억 달러로 추산된다.[66]

개인 차원의 낙상으로 인한 골절과 관련된 비용은 첫 해에 58,120달러, 평생 86,967달러이다.[67] 노인인구는 이후 30년간 증가하기 때문에 낙상의 발생률과 이와 관련된 비용 또한 증가할 것이다. 그러므로 보조작업치료사는 낙상과 관련된 위험요인과 원인에 대한 지식을 알고 있어야 할 뿐만 아니라 작업치료 과정을 통해 노인들의 낙상을 효과적으로 감소시키기 위해 사용할 수 있는 방법을 알고 있는 것이 중요하다.

낙상의 원인과 위험요인

낙상에는 많은 요인이 작용하며, 다양한 원인이 있을 수 있다(박스 14.4). 노인들은 중복 이환, 다종약물, 인지장애 및 노화와 관련된 생리학적 변화(예: 시력 감소와 근력 감소)와 같은 내적 위험요인으로 인해 특히 낙상에 취약하다.[60,68,69] 더 중요한 것은 내적 요인과 일반적인 환경적 위험요인 간의 세심한 균형으로 이러한 역동적 시스템에서의 작은 붕괴는 심한 낙상의 원인이 될 수 있다. 예를 들면, 새로운 작은 카펫 위에서 이른바 뜻밖의 헛디딤으로 작은 카펫(환경)이 원인이 되는 낙상이 일어날 수 있다. 하지만 노인들은 시각 손상, 하지의 근약화, 균형 능력의 손상(내적 위험요인) 때문에 넘어질 가능성이 더 높다. 노인인구의 낙상은 가정, 지역 사회, 병원 또는 요양원을 비롯한 다양한 환경에서 발생할 수 있다.[70]

박스 14.4 노인의 낙상 원인과 위험요인

원인	위험요인
▪ 사고 환경과 연관되어 있음	▪ 하지 근력 약화
▪ 하지 근력 약화	▪ 낙상에 대한 경험
▪ 어지럼과 현기증	▪ 보행 문제
▪ 갑작스럽게 넘어졌다 일어남	▪ 균형 문제
▪ 혼돈	▪ 보조도구 사용
▪ 체위 저혈압	▪ 시각 손상
▪ 시각장애	▪ 관절염
▪ 실신	▪ 일상생활활동 문제
	▪ 우울
	▪ 인지장애
	▪ 80세 이상의 나이

출처: Rubenstein LZ, Josephson, KR. Falls and their prevention in elderly people: What does the evidence show? *Medi Clin North Am.* 2006;90;807-824.

환경적 원인

환경과 관련된 사고는 노인들 사이에서 낙상의 주된 원인이며, 낙상의 31%를 차지하고 있다.[70] 낙상의 3분의 1은(39%) 거의 집에서 일어난다.[70] 노화와 연관된 질병의 진행 과정은 낙상의 주요 요인이지만, 집에서의 환경요인이 좀 더 일반적인 원인이 될 수도 있다.[60,68] 노인의 약 28%는 살아온 집에서 노후를 보내며, 이는 10년 전에 비해 30% 증가한 것이다.[71] 집이나 마당을 잘 관리하지 못하는 것은 연령에 따른 변화의 표시가 된다. 나이가 들어감에 따라 환경을 관리하고 과제를 구성하기 위한 지구력, 근력, 인지적 능력이 손상된다. 집에서 볼 수 있는 일반적인 환경적 위험요인에는 나쁜 조명 혹은 눈부신 빛, 균일하지 않은 계단, 난간 없는 계단, 울퉁불퉁하거나 안전하지 않은 지면(닳은 카펫 가장자리, 욕실이나 욕조의 미끄러운 바닥면, 광이 나는 마룻바닥, 시멘트의 균열, 높은 문턱 등)이 포함된다. 기타 위험에는 낡거나 불안정하거나 낮은 가구(의자, 침대 또는 화장실), 반려동물, 어린이, 보행로에 어지럽혀진 전기 코드, 접근할 수 없는 물품, 일상생활을 하기에 제한된 공간이 포함될 수 있다(그림 14.3). 새로운, 오래된 또는 부적절하게 설치된 장비와 익숙하지 않은 환경도 위험할 수 있다.

Carpenter와 동료들에 따르면[69] 노인들의 낙상 중 거의 55%가 집 밖에서 일어난다. 지역사회에서 낙상이 공통적으로 발생하는 곳은 공공시설, 도로, 인도, 대중교통을 이용하기 위한 환승 장소 또는 다른 사람의 집이다. 더욱이 반복적인 낙상이 가장 많이 일어나는 곳은 지역사회, 특히 도로와 인도이다. 노인들이 넘어질 때 가장 많이 연관되어 있는 활동에는 고르지 못한 지면 걷기(턱, 카펫, 물건 위), 발 걸림, 젖어 있는 지면에서 미끄러짐이 포함된다. 낙상과 연관되어 있는 또 다른 예로는 무거운 물건을 들기, 팔 뻗기, 불안정한 지지면에서 균형 잡기 혹은 빨리 회전하려는 것이 포함된다. 그러므로 보조작업치료사는 낙상 예방 계획을 결정할 때 낙상과 관련된 활동뿐만 아니라 환경과 배경을 고려해야 한다.[69]

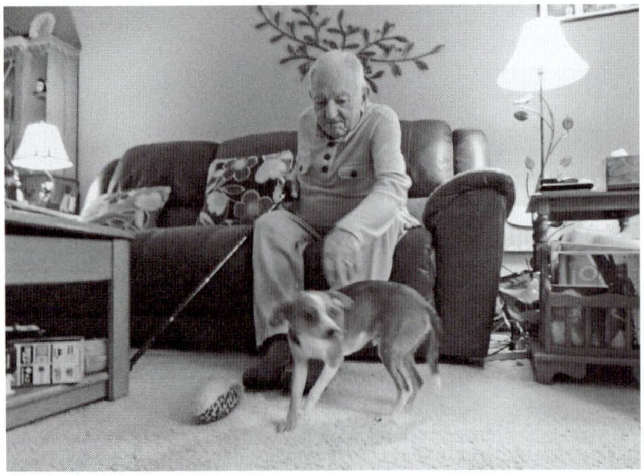

그림 14.3 일반적으로 낙상에 대한 잠재요인은 발 아래에 있는 카펫, 반려동물 등이다.

생물학적 원인

감각

낙상에 영향을 미치는 노화와 관련된 시각의 변화는 깊이 지각, 주변시, 색 구별, 시력, 시각 조절 능력의 감소이다. 65세 이상의 노인 중 약 30%는 시각 손상을 보이고 있다.[72,73] 노인인구가 증가함에 따라 시각 손상 인구도 증가할 것이다. 시각 손상은 집과 지역사회에서 기능적 이동에 참여하는 능력에 영향을 미친다.

계단은 연습시키기 더 어려울 수 있다. 다음 계단의 위치를 알고 높이를 판단하는 것은 커다란 과제가 될 수 있다. 모든 계단 사고의 75%는 내려올 때 발생하며, 대부분 계단의 중반부 이후에서 발생한다는 사실도 주목할 만하다.[26,74] 새로운 이중 초점 또는 삼중 초점 렌즈를 사용할 때에는 적응 시간이 필요할 수 있으며, 계단을 내려갈 때는 머리와 눈을 지속적으로 조절해야 한다.

시각에 영향을 미치는 의학적 질병에는 황반변성, 백내장, 당뇨성 망막증, 녹내장, 뇌졸중이 포함된다.[72,73] 이런 질환은 암점(scotoma)이 나타나며, 이동 시 안전성을 떨어뜨린다. 연필, 전화선과 같은 바닥에 있는 물체는 눈에 띄지 않을 수 있다. 시각 손상이 있는 노인들은 가구와 부딪치게 된다. 질병 진행으로 인한 시각적 입력 감소는 자세 안정성의 저하를 초래할 수 있다.[75] 다시 말하면, 이것은 노인의 균형에 영향을 미치며, 이 집단의 낙상 발생률이 높아지는 데 기여하게 된다.

공간 구성 혹은 전경-배경과 연관된 장애는 노인이 카펫의 색깔 변화나 바닥을 계단으로, 리놀륨의 반사를 엎지른 액체로 잘못 보는 원인이 된다. 어두운 계단은 경사로처럼 보인다. 이러한 정보를 잘못 해석하여 다음 발걸음을 잘못 판단하게 되고 넘어지게 된다(나이와 관련된 시각 변화 정보와 권고 사항은 15장 참조).

어지럼과 현기증의 원인이 되는 전정기능 장애 또한 낙상의 원인이 된다. 양성자세현훈(benign paroxysmal positional vertigo, BPPV)은 나이나 외상으로 인한 내이의 이석이 이탈되어 발생하는 기계적 전정기관의 장애이다.[76] BPPV는 특히 자세나 머리 움직임이 변화할 때 심한 어지럼과 현기증의 원인이 될 수 있다. 특히 낙상의 경험이 있는 노인은 이러한 장애에 취약할 수 있다. 실제

BPPV는 65세 이상의 노인에게서 현기증의 가장 공통적인 원인이 된다.[76]

신경근육뼈대계통

자세와 신체 정렬에 영향을 미치는 것은 무게중심, 걸음걸이, 보폭, 근력, 관절의 안정성에 변화를 일으키며, 이 모든 것은 낙상의 위험을 증가시킨다. 나이와 관련된 자세 조절의 변화는 고유 감각의 감소, 느린 정위반사, 근긴장도의 감소, 신체 흔들림의 증가를 포함한다.[75] 보행의 변화에는 보행 높이 감소가 포함된다. 남성은 구부정한 자세가 되고 넓고 짧은 보행패턴을 보이는 반면, 여성은 좁고 뒤뚱거리는 보행을 하게 되는 경향이 있다.[77] 불안정성에 영향을 미치는 의학적 질병은 퇴행성 관절 질병, 쇠약, 영양실조, 탈수 그리고 신경염, 뇌졸중, 파킨슨병, 치매와 같은 신경학적 질환을 포함한다.[26,74,76] 여성노인은 폐경 후 골다공증의 발병률이 증가해 뼈가 부러지기 더 쉽다. 부러진 뼈로 인해 넘어지는 경우가 반대의 경우보다 많을 것이다. 노인의 낙상은 엉덩관절 골절 발생률 중 90%의 원인이 된다.[78] 노인의 낙상에 기여하는 근육뼈대계 질환은 골다공증, 척추증, 관절가동범위(ROM)의 일반적 감소가 포함된다.[77]

보행 변화와 균형 감소에 대한 보상으로 걷는 동안 지지할 수 있는 가구를 붙잡고 가구를 따라 손을 미끄러트리는 "가구 활주(furniture glide)"가 일어난다(그림 14.4). 그들은 또한 발을 끌거나 약한 측의 균형이 소실되어 있으며(뇌졸중), 발을 질질 끄는 보행을 하고(알츠하이머병), 일상생활 훈련 시 앞으로 구부정한 자세를 취한다(파킨슨병). 노인들은 욕조에 들어가거나 샤워를 하기 위해 수도꼭지나 수건걸이를 잡거나 목욕하는 동안 안정성을 위해 샤워 벽에 기대기도 한다.

심혈관계

나이에 따른 변화에는 노인인구의 약 30% 정도에 영향을 미치는 기립성 저혈압이 포함된다.[74] 혈압 변화를 일으키는 다른 의학적 질병은 고혈압, 신경병증, 당뇨가 있다. 게다가 이러한 변화는 특정 약물의 부작용으로 발생할 수 있다. 부정맥은 노인이 실신하는 원인의 50%를 차지한다.[74] 노인들은 낮은 심박출량, 자율기능장애, 정맥환류 이상, 장기간의 침상 휴식과 함께 어지럼증이나 현기증을 경험할 수 있다. 심장질환은 낙상을 일으키는 실신의 가장 공통적인 원인이다.[60] 외적 혹은 환경적 요인과 더불어 이러한 생물학적 혹은 내적 요인은 노인들 사이에서 낙상의 1차적인 원인이 된다.[26,70,79]

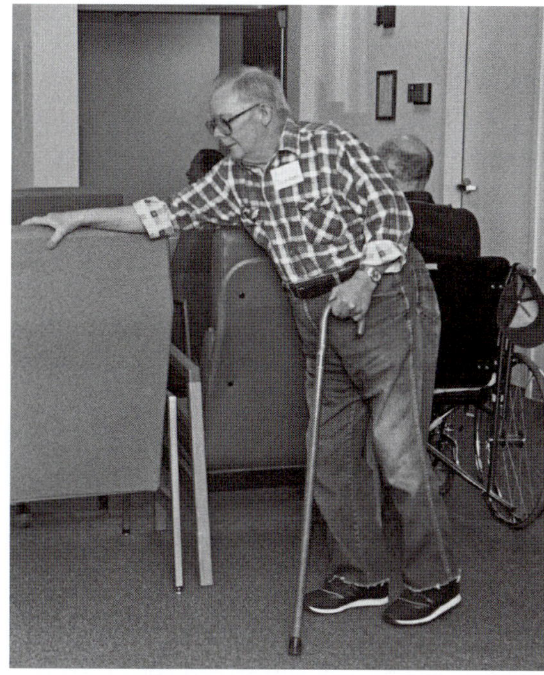

그림 14.4 노인들은 보통 걸음걸이의 변화와 균형감소를 보완하기 위해 가구를 잡는 "가구 활주"를 한다.

인지적/심리사회적 원인

낙상에 영향을 미치는 심리사회적 · 인지적 위험요인에는 낮은 판단력, 통찰력, 문제 해결 능력, 의식의 혼돈 그리고 피로, 우울, 치매로 인한 집중력 저하가 포함된다. 다른 요인으로는 향정신성 약물에 대한 반응, 낙상에 대한 두려움, 익숙하지 않은 새로운 환경이나 간병인, 강렬한 독립성에 대한 욕구가 있다. 노인들과 그의 가족들은 문화적 또는 개인적 선호, 미적 가치, 제한된 재정적 또는 사회적 자원 때문에 권장하는 안전에 대한 권고사항을 준수하지 않을 수 있다. 결과적으로 보호자와 환자 모두 낙상에 대한 더 큰 위험에 노출된다.

우울과 향정신성 약물은 모두 낙상 위험요인을 증가시킨다. 우울한 노인의 경우 환경에 대한 부주의와 안전에 대한 무관심 때문에 낙상의 위험이 2배가량 증가한다.[70] 메타분석가들은 우울증과 향정신성 약물로 인한 낙상 위험을 해결하기 위해 충분히 행해지지 않았다고 결론지었다.[79,80] 최근 연구에 따르면, 향정신성 약물 사용을 점진적으로 줄이면 노인의 낙상 위험이 현저히 감소하여[59] 노인 낙상 감소를 위한 추가적인 중재 선택권을 제공한다는 것을 보여 준다.

기능적 원인

ADL 기능을 수행하는 것은 노화에 따라 점차 도전적인 일이 된다. 지역사회 거주 노인인구의 약 33%가 1개 이상의 ADL에 어려움을 겪고 있으며, 12%는 1개 이상의 IADL에 어려움을 겪고 있다고 보고하였다. 반대로 시설에 있는 노인인구의 96%는 1개 이상의 ADL에 어려움을 겪고 있으며 83%는 3개 이상의 IADL에 어려움을 겪고 있다고 보고하였다.[71] 낙상의 원인이 되는 기능적 이동의 문제는 옮겨 앉는 것(안락의자, 침대, 변기, 욕조나 샤워, 휠체어, 자동차로 옮겨 앉거나 옮겨 가는 것), 옷 입고 벗기와 목욕하기(특히 하지를 이용할 때), 팔 뻗기, 앉기, 어딘가에 의지하지 않고 서고 걷기에 대한 어려움이 포함된다. 다른 요소로는 보행 시 보조도구의 부족 혹은 그것을 사용하는 능력의 부족이 있다. 치매에 걸린 노인들은 지팡이를 어디에 두었는지 잊어버리거나 지팡이를 지지용으로 사용하기보다는 들고 걷는다. 오래되거나 빌렸거나 혹은 얼룩이 있는 안경은 시각 손상을 일으킨다. 잘 맞지 않는 신발, 올이 풀려 끌리는 느슨한 바지, 나일론으로 된 얇은 샌들은 균형에 악영향을 미친다. 가장 많이 낙상이 일어나는 장소는 자조기술 활동을 수행하는 장소인 침실 안과 욕조 옆이다.[26,79]

낙상의 공통적인 위험요인과 원인에 대한 지식은『작업치료 실행체계 3판』에서 설명하고 있다.[81] 보조작업치료사는 과정의 모든 부분에서 중요한 팀원이기 때문에, 낙상에 대한 포괄적인 위험요인 평가, 낙상 예방 및 완화 중재, 노인의 낙상을 감소시키기 위해 고안된 중재결과를 측정하는 의미 있는 방식에 대한 요소를 이해해야 한다.

평가

노인의 낙상은 일반적으로 여러 내적 및 외적 위험요인, 여러 촉발요인, 다양한 환경의 결합으로 인한 것이기 때문에 낙상에 대한 예방은 전체 건강관리 팀에게 관심 주제다. 보조작업치료사를 포함하여 팀 구성원들은 클라이언트에 대한 정확한 평가를 수행하고, 낙상 예방 프로그램을 계획하기 전 낙상에 대한 자세한 경험 정보를 수집하기 위해 협력할 수 있다. Shumway-Cook와 동료들은[82] 낙상 경험이 있는 노인의 절반만이 건강관리 전문가에게 낙상에 대해 논의할 것을 요청했다는 점을 발견했다. 동일 연구에서 낙상에 대해 건강관리 전문가와 함께 논의를 했던 노인들의 4분의 3만이 낙상의 원인에 대해 질문했고, 3분의 2 이하만이 낙상 예방법에 대한 정보를 받았다. 이러한 의사소통 부족의 이유는 다양하다. 노인들은 자신이 넘어졌다는 것을 인정하기 부끄러울 수도 있고, 낙상했다는 사실을 알릴 경우 집을 떠나도록 강요당하거나, 독립성을 잃게 될지도 모른다는 것을 두려워할 수 있다. 또한, 손상이 생기지 않은 낙상을 보고하는 것이 중요하거나 적절하다고 생각하지 않을 수 있다. 그러나 정직하고 열린 의사소통은 낙상 예방을 성공적으로 다루는 데 매우 중요하다. 작업치료 팀은 낙상과 관련된 사건을 포함하여 완전한 작업 프로파일을 얻기 위해 협력할 수 있으며, 정보가 완전하고 정확한지 확인하기 위해 치료적 신뢰 관계 확립을 우선시해야 한다.

보조작업치료사는 작업치료사의 협력하에 노인의 낙상 위험 정도를 평가하고 낙상 예방전략을 교육하여 그 밖의 다른 자원을 제공한다. 신체 구조와 기능, 수행기술과 연관된 클라이언트의 위험요인을 평가하는 것과 더불어 낙상에 대한 정확한 정보를 수집하기 위한 면담이 필요하다. 클라이언트는 낙상과 관련된 활동과 사용하는 보조도구 또는 기구, 의학적 병력과 증상, 복용하는 약물과 약물의 부작용, 넘어지는 장소, 빈도, 시간을 설명하도록 요청받는다.[26,83] 클라이언트가 균형을 잃었지만 안전 손잡이 같은 환경적 물체를 잡음으로써 낙상을 멈춘 경험이 있었다면 그 부분도 기록해야 한다. 이러한 사건들은 낙상을 막을 수 있는 환경적 물체가 존재하지 않았다면 더 심각한 사건이 될 수 있었기 때문에 대처할 필요가 있다.[26] 만약 노인이 낙상 경험이 없다 하더라도 위험요인을 확인하기 위해 계속 관리해야 한다. 기능상태에 대한 질문을 할 때 보조작업치료사는 노인이 ADL 기능을 수행할 수 있는지 아닌지를 질문할 뿐만 아니라 이 활동을 수행하는 방법 또한 관찰해야만 한다. 다시 말해 작업치료 평가과정은 구체적인 작업 프로파일을 수집하고 작업수행을 분석하는 것을 포함해야 한다.[81] 예를 들어, 보조작업치료사가 Jona에게 혼자 변기에서 일어설 수 있는지 질문했을 때 그녀는 독립적으로 할 수 있다고 대답했다. 보조작업치료사가 변기에서 일어서는 과정을 보여달라고 했을 때 Jona는 변기에서 몸을 일으키기 위해 자신의 지팡이를 수건걸이에 걸어 잡아당겼다. 이 경우 보조작업치료사는 옮겨 앉는 것을 관찰했기 때문에 넘어질 위험이 높다고 판단할 수 있었다. 만약 보조작업치료사가 독립성에 대한 Jona의 설명을 단순히 받아들였다면 안전손잡이(grab bar)를 수건걸이로 대체하는 것을 알지 못해 좌석이 높은 변기, 변기 손잡이(toilet rail)를 권유할 수 없었을 것이다.

관련 팀 구성원들의 평가과정 확장은 계획한 낙상 예방전략에 따라 달라진다. 팀 접근은 낙상 예방을 위한 가장 유익한 방법이다. 예를 들면, 작업치료 임상가는 ADL 시 안전수행을 언급하는 것이 적절하다. 물리치료에 대한 의뢰는 근력 약화, 균형과 협응력의 문제, 전반적인 근지구력의 문제를 언급할 때 이뤄진다. 영양사는 클라이언트 식단의 적절성을 결정하고 전반적인 건강과 근력을 향상시키기 위해 필요한 변형이 있는지를 결정한다. 약사는 넘어질 위험을 증가하는 약물과 잠재적인 약물 부작용을 재검토할 수 있다. 넘어질 위험에 영향을 미칠 수 있는 의학적 상태에 관해서는 다른 의료진에게 의뢰할 수 있다. 필요한 의뢰가 이루어지고, 팀이 클라이언트와 함께 목표를 결정하면 중재를 시작할 수 있다.

낙상 예방 중재

Rubenstein과 Josephson은[70] 노인을 위한 낙상 예방 중재를 크게 다차원적 낙상 위험평가와 위험 감소, 운동 기반 중재, 환경적 평가와 수정, 제도적 접근 그리고 노인의 의료적 관리를 포함하여 다요인적 접근법의 5개 범주로 분류하였다. 보조작업치료사는 각각의 중재에 다양한 정도로 관여할 수 있다.

근거검토

노인의 낙상 예방을 위한 이용 가능한 근거에 대해 코크란(Cochrane)의 체계적 고찰이 여러 차례 실시되었다. 지역사회에 살고 있는 노인의 낙상 예방을 위한 코크란 고찰은 79,193명의 대상자를 가진 159건의 무작위 대조실험을 고려했다.[59] 이 고찰은 운동 기반 중재와 다요인적 시험을 대상으로 했다. 연구 결과는 다요소 그룹 운동을 통해 낙상의 비율과 위험을 유의하게 감소시켰다. 운동 접근법으로서의 태극권은 낙상 위험을 감소시키는 데 통계적 유의성을 보였고, 낙상 비율을 감소시키는 데 통계적 유의성의 경계선을 보였다. 또한, 낙상 예방을 위한 개별 위험 평가와 중재를 포함한 다요인적 개입은 낙상 비율은 감소시켰지만 위험은 감소시키지 않았다. 비타민 D 보충제는 낙상을 감소시키지 않았다. 주택 개조와 함께 주택 안전 평가는 특히 심각한 시각장애가 있는 사람과 위험이 높은 사람의 낙상 위험을 줄이는 데 통계적으로 효과적이었다. 이 코크란 고찰에서 흥미로운 사실은 작업치료 임상가가 주택 안전 중재를 완료했을 때 가장 효과적인 것으로 보인다는 것이다.

또 다른 코크란 고찰은[84] 치료 시설과 병원에서의 낙상 예방 개입에 초점을 맞췄다. 60,345명의 시설 참여자를 대상으로 한 연구 60건과 29,972명의 병원 참여자를 대상으로 한 연구 17건이 포함됐다. 연구 결과, 병원에서의 다요인적 중재가 낙상의 비율을 감소시켰지만 낙상 위험에 대한 연구 증거는 결정적이지 않았다. 시설에서는 비타민 D 수치가 낮았기 때문에 비타민 D가 낙상을 감소시키는 것으로 나타났다. 낙상 예방에 대한 운동이 미치는 영향에 대한 13개 연구로부터는 결과가 명확하지 않았고, 일부 연구들은 운동 프로그램이 유익하지 않다는 것을 발견하기도 했다. 이러한 효과가 없는 운동 프로그램이 노약자의 낙상 위험을 증가시켰을 것으로 추정되었다. 그러나 복합적인 낙상 위험을 목표로 한 다요인적 중재가 치료 시설에서 효과적인 것으로 확인되었지만, 더 많은 연구가 필요하다. 병원에서는 더 많은 물리치료로 아급성 재활치료실뿐만 아니라 여러 위험요인을 대상으로 하는 병원의 낙상 위험을 줄였다.

미국노인학회(American Geriatric Society, AGS)와 영국노인학회(British Geriatric Society, BGS)는 지역사회와 요양시설에 거주하는 노인들의 평가와 중재에 대한 연구 결과를 토대로 노인들과 함께 낙상 예방을 위한 임상 실무 지침을 발표했다.[85] 연구 결과에 기초한 평가 시스템은 노인들에게 도움이 되는 개입을 식별한다. 예를 들어, 권장사항이 높은 영역은 "모든 노인을 위한 균형, 보행 및 근력 훈련을 통합하는 운동 프로그램"이며[85] 지역사회 거주 노인에게 특화된 운동은 다요인적 중재의 일부이다. 그러나 시설에 거주 중인 쇠약하고 부상의 위험이 있는 노인들에게 운동 프로그램은 타당한 근거를 제공했다. 주거환경의 수정이 가장 높은 수준의 권고사항이었다.[85] 보조작업치료사는 평가 및 중재와 함께 논의된 코크란 고찰과 함께 이러한 지침을 고려할 것을 권장한다.

다차원적 낙상 위험 평가와 위험 감소

노인 집단의 낙상 예방에 대한 다차원적 접근의 목적은 낙상과 관련된 여러 위험요인을 대상으로 하여 추락 위험을 줄이는 것이다. 이 접근방식은 개인과 집단 모두에게 사용할 수 있다. 예를 들면, 다차원적 낙상 예방 프로그램은 낙상 예방법을 교육하고 낙상 위험 여부를 결정하기 위해 지역사회에 거주하는 노인들에게 제공할 수 있다. 건강박람회와 지역사회 교육 프로그램은 낙상 예방을 위한 집단을 기반으로 한 다차원적 접근방식의 2가지 예라고 볼 수 있다. 반대로 낙상 이력이 있거나 낙상 위험이 높은 노인에 대해서는 개별화된 다차원 낙상 예방 프로그램을 도입할 수 있다. 두 경우 모두 중재에 앞서 낙상 위험 평가를 실시하며 펴악에는 낙상 이력, 일반 의료 및 약물 이력, 클라이언트 요소 및 수행 기술 평가로 구성된다.

운동 기반 중재

이전에 언급했듯이, 운동을 기반으로 한 중재는 노인들, 특히 허약하지 않은 노인들의 낙상 감소에 효과적인 것으로 나타났다.[59,85,86] 노인의 일상생활에 통합된 일반적인 근력 강화 프로그램은 특히 정적인 생활방식에 의해 생기는 건강 약화를 예방하는 데 도움이 될 수 있다. 작업치료 임상가가 주도하는 운동 프로그램 외에도 보조작업치료사는 일반적인 하지 근력 강화와 균형 운동을 위해 물리치료를 권할 수 있다.[75] 댄스, 수중 에어로빅, 수영, 걷기 클럽과 같은 지역 운동 프로그램도 적절한 권장 사항이다.

균형을 목표로 하는 활동은 작업치료 계획안에 통합될 수 있다. 보상적 움직임이 있는 경우에는 균형능력 향상을 위해 고안된 세심한 활동을 고려할 필요가 있다. 논의한 바와 같이 태극권은 균형을 향상시키고 낙상을 감소시키는 데 효과적인 것으로 나타난 운동이다.[59,85,87,88]

활동의 점진적인 증가는 지구력에 영향을 주는(심장 질환이나 쇠약함과 같은) 질병을 가진 사람들에게 권유된다. 적절하게 배치한 튼튼한 의자는 방 사이를 이동할 때 휴식이 필요한 노인들에게 유용하다. 목욕하는 동안 앉아 있는 것과 뜨거운 욕조에 오래 있는 것을 피하는 것 또한 바람직하다. 침대 곁에 변기의자는 에너지를 절약할 수 있다. 힘을 주고 숨을 참는 활동(예: 화장실 사용, 노력을 필요로 하는 옮겨 앉기나 운동)은 현기증을 유발할 수 있으므로 관찰되어야 한다.

환경평가와 수정

연구 근거에 대한 여러 고찰에서 언급한 바와 같이 가정의 적응은 매우 유익한 것으로 입증되었으며 작업치료 임상가는 이 분야에서 강력한 역할을 한다.[59,85] 작업치료 임상가는 작업에 대한 환경의 중요성에 초점을 맞추어 가정 평가를 수행하고 안전을 개선하고 노인인구의 낙상 위험을 줄이기 위해 수정할 수 있는 충분한 기량을 갖추고 있다. 가정 안전 점검 목록(home safety checklists)은 노인들의 예방 측정도구로 사용할 수 있다. 종종 가정 안전 평가는 잠재적인 환경적 위험요소를 찾고 클라이언트의 안전을 향상하기 위한 개별화된 권고를 위해 좀 더 유용하다.

욕실 개조는 팔걸이와 등받이가 있는 욕조 혹은 샤워

의자, 손잡이가 있는 샤워호스, 안전 손잡이 혹은 높은 변기 좌석 설치가 포함된다. 깔려 있는 카펫은 제거하거나 미끄럼 방지 물품을 밑에 깔아야 한다. 또한, 미끄럼 방지 테이프나 고무 매트를 욕조나 샤워실 바닥에 붙여야 한다. 미닫이 유리문은 욕조로 가는 접근성을 넓히기 위해 제거되어야 한다. 만약 유리문이 제거되어 있는 경우 사생활을 제공하기 위해 샤워 커튼을 압력 부착형 막대에 건다. 열감지 안전 밸브 또한 화상을 방지하기 위해 설치해야 한다. 만약 노인들이 휠체어를 사용하고 욕실로 가는 문이 너무 좁다면 바퀴형 샤워 의자나 변기 의자가 유용하다. 침대에 변기의자를 놓으면 밤에 욕실로 이동할 필요가 없어 안전하다. 3가지 기능이 하나로 통합된 변기 의자는 비용이 적게 드는 해결방법이다. 이런 형태의 변기는 가볍고 침대, 변기 위 혹은 욕조나 샤워에서 사용할 수 있다. 보호자는 변기를 비우고 들어 올려 다시 제자리에 놓는 것이 노인들에게 어려울 수 있다는 점을 기억해야 한다. 노인들이 몸을 지탱하기 위해 비누 디스펜서, 수건 걸이, 화장지 걸이를 사용하는 것을 말려야 한다. 위생물품은 팔을 뻗을 수 있는 범위 안에 있어야 한다. ADL 중 더 잘 볼 수 있도록 거울을 기울이거나 내릴 수 있다. 싱크대 아래 문은 싱크대 앞에 앉아 있는 동안 다리를 공간에 넣을 수 있도록 제거해야 한다.

부엌에서도 이와 유사한 주의사항을 지켜야 한다. 계단식 발판은 피하고 자주 사용하는 식기류와 접시는 손이 닿는 안전한 곳에 배치해야 한다. 에너지 보존 방법을 식사 준비하는 동안 사용하는 것이 피로나 기립성 저혈압 때문에 일어날 수 있는 낙상의 위험을 감소시킨다. 간단한 즉석식품은 슈퍼마켓에서 손쉽게 구할 수 있다. 전자레인지를 사용하면 노인이 식사를 준비하기 위해 가스레인지에 서 있는 시간을 줄일 수 있다.

노인 낙상의 약 30%는 가정에서 발생한다.[58,59,69] 일상생활에서 넘어진 노인들 중 22%는 의자에 앉거나 침대에 올라가려고 시도하다가 사고를 당했다.[66] 좌석(침대, 소파, 의자)의 높이는 단단한 쿠션을 이용하여 높일 수 있다. 마모된 매트리스나 쿠션은 방향을 바꾸어 돌려놓아야 한다. 의자에서 일어나는 데는 팔걸이가 있는 의자가 유용하다. 바퀴가 있는 의자는 피해야 하며, 변기와 휠체어의 잠금장치는 노인이 옮겨 앉으려고 시도하기 전에 고정해야 한다. 노인은 두 발이 (발받침대가 아닌) 편평한 바닥에 닿을 때만 휠체어에서 몸을 앞으로 숙여야 한다. 전동 리프트 의자는 일반적으로 가구점에서 구입할 수 있다.

보호자는 계단이 눈부심이 없고 조명이 잘 켜져 있는지, 계단 전체 길이를 따라 양쪽 난간이 설치되어 있는지 확인해야 한다. 각 계단의 가장자리에 다양한 색깔의 테이프를 붙이면 계단을 구별할 수 있다. 또한, 각 계단에 안전 그립 스트립(grip strips)을 배치할 수 있다. 조명 스위치는 계단 위쪽과 아래쪽 모두 팔이 닿을 수 있는 범위에 있어야 한다. 보조작업치료사는 전구를 바꾸는 안전한 방법을 노인과 함께 논의해야 한다. 사용하기 쉬운 터치 인식 및 동작 센서 조명 스위치도 사용할 수 있다. 출입구, 차고, 베란다와 같은 이동 공간은 낙상 사고가 자주 발생하는 장소이다. 보조작업치료사는 낙상을 방지하기 위해 실외 환경, 이동 공간과 실내 환경을 관찰해야 한다.

시각 소실에 대한 보상적인 중재 방법에는 눈부신 빛을 제한하는 조명을 늘리고, 계단과 가구에 대비색을 강조하고, 복도의 난잡함을 정리하고 바닥재를 잘 유지하는 것이 있다. 보조작업치료사는 다양한 시간대에 다양한 환경과 실내 조명 상태에서 노인들의 수행을 평가해야 한다. 노인들이 적절한 안경을 착용하는지 확인하기 위해 안과 전문의에게 의뢰하는 것은 적절하다.

환경수정에는 노인이 ADL 중에 일반적으로 사용하는 물건의 수정도 포함될 수 있다. 보조작업치료사는 보다 안전한 발디딤을 위해 노인들이 튼튼하고 편안한 고무 밑창 신발(예: 운동화)을 착용하도록 권장해야 한다. 신발을 묶거나 고정하는 것이 어렵기 때문에 슬립온 신발을 신는 노인들도 있을 것이다. 신축성 있는 끈이나 벨크로 같은 보조도구는 이러한 어려움을 해결하고 노인이 넘어지지 않도록 보다 안정적인 신발을 제공할 수 있다. 옷을 입을 때, 노인들은 일어서기 전에 바짓단을 발목 위로 당겨야 한다. 바지는 휠체어에서 변기로 옮겨 앉은 후에 내려야 걸려 넘어지지 않는다.

팔 뻗기 거리가 약 15~18cm 미만인 노인들은 이동 능력을 포함한 ADL 기능 대부분이 제한된다는 것을 발견했다.[77] 팔 뻗기 거리가 제한되면 노인이 넘어질 위험이 더 높아지며 독립성이 감소될 수 있다. 이러한 경우 제한된 팔 뻗기 거리를 보상하기 위해 가정 안전과 가정 개조에 대해 평가받아야 한다.[59] 가능한 가정 개입에는 작업 완료를 위한 보조도구의 통합이 포함될 수 있다.[85] 리처, 길이가 긴 목욕용 브러시, 구둣주걱, 카트, 가방 혹은 정리함이 달린 보행 보조도구, 양말 보조도구가 적절하다. 보조작업치료사는 보조도구가 낙상의 위험요인이 되지 않도록 하기 위해 이러한 보조도구를 적절히 사용하게끔 노인들을 교육하는 데 중요한 역할을 한다. 또한, 보조작업치료사는 특수한 상황에 문제를 해결하는 데 도움이 된다. 예를 들면, 보행 보조도구에 리처를 부착하거나 팔 뻗는 범위 내에서 거주공간의 물품을 재배열하는 데 가장 좋은 방법을 결정할 수 있다. 높은 위치의 전기 콘센트는 허리를 구부리거나 팔을 뻗는 데 제한이 있는 경우 권유할 수 있다. 노인의 환경을 재배열하거나 재구성하는 것은 비용이 많이 들지 않는 효과적인 낙상 예방법이다. 그러나 가구의 재구성은 노인들의 지남력을 떨어뜨려 낙상의 가능성이 증가할 수 있다는 점을 고려하는 것이 중요하다. 환경의 재구성은 노인의 동의가 있어야 하며, 후속 방문을 통해 변화에 대한 적응을 평가할 것을 권장한다.

ADL 동안 이동이나 옮겨 앉는 것이 어려울 경우 지팡이, 워커 혹은 휠체어로 안전성 훈련을 해야 한다. 수많은 낙상이 이동하는 과정에서 일어나기 때문에 이는 특히 중요하다. 야뇨증인 노인들은 정상적인 연령 변화로 인해 밤에 실금 빈도가 증가하므로 적절한 조명과 깨끗이 정리한 화장실로 가는 통로가 요구된다. 폭이 넓은 복도를 제공하고자 가구를 재배치하기 전에, 보조작업치료사는 우선 노인들이 보행할 때 안정성을 확보하기 위해 가구에 의지해야 하지 않는지 확인해야 한다. 물리치료사와의 상담은 가장 적절하고 안전한 보행 보조도구를 결정하는 데 도움이 된다.

시설 중재

시설 중재(institutional interventions)란 병원, 요양원, 보조생활시설과 같은 시설에서 시행되는 낙상 예방 전략을 말한다. 낙상률은 지역사회보다 시설 내 노인에게서 더 높기 때문에 시설에 낙상 예방 전략을 통합하는 것이 필요하다.[60] 병원에는 환자를 위한 선별 절차가 있으며, 여기에는 낙상의 위험에 대한 환자평가가 포함된다. 이러한 선별은 보통 의사 및/또는 작업치료사에 의한 인지와 균형 평가를 포함한다. 낙상에 대한 위험이 높은 환자들의 경우 침대 또는 의자 알람, 감독 강화(간호인 또는 간호사실과 가까운 방 위치), 낮은 병원 침대, 바닥 매트는 환자가 낙상을 막고 안전을 유지하도록 하기 위한 실용적인 선택사항이다. 환자가 쉬고 있거나 침대에서 떨어질 우려가 있는 경우에만 낮은 침대를 고려한다.[89] 그 외에는 이동을 위해 침대를 적절한 높이로 올려야 한다.[89] 또한, 낙상 위험을 다루기 위해 초기 이동성과 친숙한 ADL 참여를 권고한다.

요양원과 보조생활시설은 낙상 위험요인을 줄이기 위해 이전에 언급한 것과 더불어 프로그램을 시행할 수 있다. 예로는 더 많은 감독 및 다요인적 낙상 감소 개입을 제공할 수 있는 전담 낙상 감소 직원,[90–92] 클라이언트 요소 개선을 위한 걷기 및 기타 운동 기반 프로그램, 낙상 감소 및 보고와 관련된 직원 교육 및 정책 등이 있다. PART 1에서는 구속 완화와 적절한 착석 및 자세 유지에 대해 논의하였다. 이러한 주제를 다루는 것은 시설환경에 있는 노인들의 낙상을 감소시킬 수 있다.

다요인적 중재

다요인적 중재(multifactorial interventions)는 적절한 낙상 예방 프로그램의 여러 전략을 통합한 것이다. 이것은 전체론적인 클라이언트 중심의 접근방식을 사용하기를 원하는 보조작업치료사들에게 유용한 접근방식이다. 작업치료 계획에는 복잡한 노인의 의학적 문제를 관리하는 교육을 받은 다른 건강 전문가에 대한 의뢰가 포함되어야 한다. 자세의 변화로 인한 어지럼을 호소하는 노인은 기절 혹은 기절하지 않은 상태에서 쓰러질 수 있는 혈압 감소를 경험하고 있을 수 있다. 담당 의사에게 의뢰하는 것은 이러한 문제를 의학적으로 관리하는 데 도움이 된다. 그동안 보조작업치료사는 혈압을 관찰하고 노인들이 누운 자세에서 앉은 자세 혹은 앉은 자세에서 선 자세로 천천히 자세를 바꾸도록 한다. 머리 위치 변화에 혈압이 적응하기 위해서는 몇 분의 시간이 필요하다. 옷 입고 벗기, 목욕하는 것에 대한 여러 가지 방법을 가르치고 손잡이가 긴 도구 사용 방법을 알려줌으로써 보조작업치료사는 노인들의 제한점과 구부리는 자세를 변경하는 데 도움이 될 수 있다. 노인들이 앉아 있는 동안 옷을 입도록 하는 것은 기립성 저혈압에 적응하는 데 도움이 되는 일반적인 방법이다. 다른 건강관리 팀에게도 어지럼과 혈압 변화에 대해 알려야 한다.

보조작업치료사, 노인, 가족, 간병인들은 낙상을 방지하기 위해 바꾸어야 하는 중요한 활동을 확인하고 함께 작업해야 한다. 보조와 준비를 위해 노인이 가족 구성원의 도움이 필요할 수 있기 때문에 가족 구성원을 포함해야 한다. 노인들은 화장실에 가는 활동을 독립적으로 수행하는 것을 선호하지만 식사 시 도움을 받는 것에는 신경 쓰지 않을 수 있다. 보조작업치료사는 노인들의 주거환경에서 공동공간과 개인공간을 확인해야 한다. 만약 가족이 하나뿐인 집 욕실에 높은 변기 좌석과 안전 손잡이를 설치하는 것을 원하지 않는다면 노인의 침대 곁에 변기의자를 두는 것이 적절할 수 있다. 보조작업치료사는 노인과 가족들이 안전 문제를 해결하고 안전한 환경에서 도움을 주는 것을 연습하도록 도와야 한다.

고려해야 할 또 다른 영역은 낙상의 빈도와 발생률이다. 만약 노인이 낙상을 반복적으로 경험했다면 자신감은 감소되고, 이는 ADL과 IADL 참여 감소로 이어질 수 있다.[64,93] 하루 중 낙상이 발생하는 시간에 대한 정보는 중요하다. 노인의 약 64%는 오후와 늦은 오후 시간대에 넘어졌다고 보고된 연구가 있다.[93] 일반적으로 오후는 노인의 활동이 증가하는 시간대이며, ADL과 IADL에 대한 평가는 시간 요인을 다루어야 한다.

보조작업치료사는 응급상황 시 사용하는 전략을 확실히 알고 있어야만 한다. 일반적으로 다음과 같은 것이 포함된다. 커튼이 쳐져 있지 않으면, 이웃은 이것이 문제의 징후일 수 있다는 것을 아는가? 노인이 넘어졌을 때, 부상이 없는 경우 바닥에서 일어나는 적절한 방법을 아는가? 전화기는 팔을 뻗는 범위 내에 있는가? 응급 전화번호 목록이 전화기 근처에 있는가? 노인들이 집에 혼자 있을 때 도움을 요청하기 위해 응급 경보 시스템을 이용할 수 있는가? 자원봉사자가 매일 전화하는 전화 안심 프로그램을 이용할 수 있는가? 변기로 옮겨 앉는 것보다 옷을 더럽히는 것이 차라리 더 안전한가? 이러한 모든 질문은 작업치료가 종결되기 전에 노인의 안전성을 확인하기 위해 다루어야 한다. 추가적인 안전에 대한 대책은 박스 14.5를 참조한다.

결과

클라이언트에게 중요하며 작업치료 중재의 효과를 입증하기 위해 측정할 수 있는 결과를 확인하는 것은 작업치료 과정의 중요한 단계다. 결과는 작업치료 과정 초기에 클라이언트와 작업치료 임상가가 상호동의하여 선택하는 것이 이상적이다. 보조작업치료사는 작업치료사의 지도에 따라 결과의 식별과 사용에 기여할 수 있다. 『작업치료 실행체계』에서는 9개의 포괄적인 작업치료 중재결과에 대해 설명하였으며, 이것은 어떤 낙상 예방 전략이 사용되었는가에 따라 달라진다.

낙상 예방 프로그램은 낙상을 방지하는 가장 효과적인 방법이다. 클라이언트의 낙상 경험은 특정 시간대 동

박스 14.5 안전에 대한 대책

- 건강관리 팀의 다른 사람에게 의뢰하는 것을 고려하라. 약사에 의한 정기적인 약물 검사와 의사의 건강 검진은 낙상에 대한 중요한 안전 장치가 된다.
- 어떤 연구는 운동이 노인의 낙상을 줄일 수 있다는 것을 보여 주었지만, 운동에 대한 연구는 결론을 내리지 못했다. 반드시 노인 개개인의 중복이환과 기능 상태를 고려한 운동 프로그램을 진행하라.
- 완전한 교정이 불가능할 때는 보조도구(예: 손잡이, 욕조 의자나 샤워 의자, 침대용 변기)에 대해 논의하거나 교육하는 것을 고려하라.
- 가정 안전 평가는 배경에 따라 작업을 다루고 조명 불량, 과도한 잡동사니 및 안전하지 않은 보행 표면과 같은 환경 위험을 줄이는 데 유용하다.
- 안전 조치를 설명하고, 낙상 위험이 있는 노인이 팔을 뻗으면 닿는 범위 내에(예: 보행 가방, 패니 팩) 휴대 전화 또는 무선 전화를 비치할 것을 권고한다.

안 횟수로 측정할 수 있고 중재 이전에 클라이언트가 넘어진 횟수와 비교될 수 있다. 이러한 자료는 낙상 예방 중재의 효과의 근거로 제공될 수 있다. 그러나 클라이언트가 넘어질 위험요인을 가지고 있다고 해서 작업치료 중재 이전에 낙상을 경험하는 것은 아니다. 그러므로 이러한 결과는 성공을 증명하는 적절한 측정이 될 수 없다.

적응(adaptation)과 건강 그리고 웰빙은 낙상 예방 프로그램의 측정 가능한 결과가 될 수 있다. 이러한 중재의 2차적 효과는 근력, 균형, 시력 혹은 근지구력과 같은 신체 기능과 수행기술에서 긍정적 변화 혹은 적응이다. 이러한 기능과 기술에서의 결손이 낙상에 대한 내적 위험요인이 된다면 그러한 기능과 기술의 향상은 낙상의 위험요인을 감소시키는 데 도움이 될 수도 있다. 예를 들면, 만약 클라이언트가 근력과 균형이 부족하다면 근력강화와 균형활동이 중재 계획에 포함되어야 하고, 적절한 결과 측정 방법은 맨손근력검사, 균형검사 또는 낙상 위험요인 평가가 될 수 있다. 타당도와 신뢰도가 높은 평가도구는 많이 있으며 쉽게 사용할 수 있다.

작업수행과 역할수행 능력은 일반적으로 작업치료 시행 결과 측정의 기준이 될 수 있으며 낙상 예방 중재에 대한 바람직한 결과이다. 예를 들면, 목욕이나 샤워를 할 때 환경 개조를 통해 안전이 확보된다면 클라이언트의 작업 수행은 이동을 위한 의자(transfer bench)를 사용해 욕조로 옮겨 앉는 것에서 독립적으로 수행하는 것으로 향상할 수 있다.

자기주장(self-advocacy)은 선택적인 결과일 수 있다. 클라이언트가 작업치료 임상가로부터 받은 지침을 통해 넘어질 위험요인이 크기 때문에 지역사회 내에서 보행이 더 이상 안전하지 않다는 것을 알게 된다면 지역사회 대중교통 수단 이용서비스에 대한 자기주장을 하는 능력은 적절한 중재 결과가 될 수 있다.

낙상 예방을 포함하여 어떤 중재든 삶의 질과 작업 참여는 항상 무엇보다도 중요한 결과가 되어야 한다. 단순히 클라이언트의 근지구력과 균형능력이 향상되도록 돕는 것이 그를 안전하게 자신이 바라는 삶에 참여하게 하며 삶의 질을 높여 준다고는 할 수 없다. 보조작업치료사는 자연스러운 환경에서 확실한 중재를 시행해야 하며, 클라이언트가 이러한 환경에 참여할 수 있도록 해야 한다. 참여와 삶의 질에 대한 수많은 표준화된 평가도구 또한 이용할 수 있다.

결과적으로, 작업적 정의는 "의미 있고 다양한 작업에 전체적으로 참여하고 접근할 수 있도록 다른 사람들에게 기회를 제공하는 것"이라고 정의된다(p.S35).[81] 치료 팀은 클라이언트가 낙상의 위험에서 자유로워지고 의미 있는 작업에 참여할 수 있도록 낙상 예방 중재를 고안해야 한다. 클라이언트에게 치매나 시각장애와 같이 회복이 어려운 위험요인이 있는 경우라면 낙상 예방은 매우 어려울 수 있다. 그러나 만약 낙상 예방에 대한 유일한 답이 신체활동을 인위적으로 감소시키는 것이라면 클라이언트는 잠재적으로 희생을 감수해야 하거나, 의미 있는 삶에 접근할 수 없게 될 수도 있다.

사례연구

Jona의 사례를 재검토해 보자. 그녀의 딸은 결국 Jona가 최근 넘어진 일에 대해 담당 의사가 방문하게끔 조치하도록 설득시켰다. 의사는 Jona를 위해 가정작업치료서비스와 물리치료서비스를 처방했다. 효과적인 낙상 예방에 대해 아는 것을 기반으로 다음 질문에 답하라.

사례연구 질문

1. Jona의 낙상 위험요인은 무엇인가?
2. 낙상 예방 중재를 계획하기 전에 추가로 알고 싶은 정보는 무엇인가? 특히 Jona에게 추가로 묻고 싶은 질문은 무엇이며, 어떤 평가 및/또는 기능적 관찰을 관찰하고 싶은가? 이 질문에 대한 답을 얻으려면 AGS 지침을 확인하시오.
3. Jona에게 가장 적합한 낙상 예방 방법은 무엇인가? 각 접근법에 대한 2가지 중재 활동을 설명하시오. 이 질문에 대한 답을 얻으려면 AGS 지침을 확인하시오.
4. 마지막으로, 어떤 결과가 Jona에게 가장 적합한지 생각해 보시오. 작업치료사와 클라이언트와 함께 구체적으로 어떤 측정 도구를 선택할 것인가?

PART 4

PENNI JEAN LAVOOT, MICHELE LUTHER-KRUG, AND MARY ELLEN KEITH
(PREVIOUS CONTRIBUTIONS FROM CANDICE MULLENDORE)

지역사회 이동 Community Mobility

대부분의 노인은 자동차로 이동하는 자유로움을 선호한다(그림 14.5). 운전은 독립과 정신건강에 중요한 요소다.[94] 2030년에는 5명의 미국 운전자 중 1명이 65세 이상의 노인이 될 것으로 예상한다.[95] 2013년 기준으로 미국 전체 면허 운전자의 17%가 노인이었으며, 교통사고 사망자의 17%를 차지했다.[96] 노인 운전자와 관련된 사망사고의 대부분은 낮(75%)과 평일(69%)에 발생하며, 다른 차량(65%)과 관련이 있었다.[96] 노인들은 대부분 외곽 지역 혹은 시골에 살기 때문에 점차 자동차에 의존하게 된다. 지역사회에 노인을 위한 교통수단이 제한되어 있거나 자원이 없는 경우도 많다. 보조작업치료사는 노인들의 지역사회 내에서 자원을 평가하는 데 도움을 줄 수 있다.[97]

노인들은 운전하는 능력에 부정적인 영향을 미칠 수 있는 시력, 색 구별, 깊이 지각, 전경 배경과 주변시야 감소 그리고 눈부신 빛에 대한 예민함의 증가를 포함해 연령에 따른 변화를 경험한다.[98] 운전과 이동성에 영향을 미칠 수 있는 또 다른 요소는 인식하지 못한 질병, 신체적 변화, 정신사회적 문제, 약물 사용의 영향, 인지적 변화, 청력의 감소, 글자가 너무 작은 표지판과 같은 환경적 문제가 있다. 노인의 운전 능력에 영향을 미치는 신체적 변화에는 감각과 ROM의 변화, 반응 시간과 결정 능력의 감소도 포함되어 있다.[99]

연령에 따른 변화는 보행자이든, 운전자 혹은 대중교통 이용자이든 노인들의 이동성에 영향을 미친다. 예를 들면, 보행자들은 턱을 오르내리거나 횡단보도에서 제한 시간 안에 길을 건너는 데 어려움이 있다(그림 14.6). 운전자들은 합류, 길 양보하기, 교차로 지나가기, 후진하기, 핸들 빨리 조정하기, 교통 표지판 읽기, 좌회전하기 등에 어려움이 있다.[100] 신체적 장애는 대중교통을 이용할 수 없게 만든다. 이러한 문제는 노인들에게 삶을 즐길 수 있는 자유와 독립성을 빼앗는다.

작업치료의 일반적인 목표는 노인들이 집과 지역사회에서 가능한 한 독립적일 수 있도록 돕는 것이다.[101] 대부분의 성인들처럼 노인들은 규칙적으로 병원, 식료품점, 종교적 예배의 장소, 은행, 미용실이나 이발소, 식당, 영화관, 약국에 간다. 이러한 장소는 노인의 집 바로 옆일 수도 있고, 꽤 떨어져 있을 수도 있다. 보조작업치료사의 역할은 노인을 위해 현실적인 목표와 치료 계획을 세우는

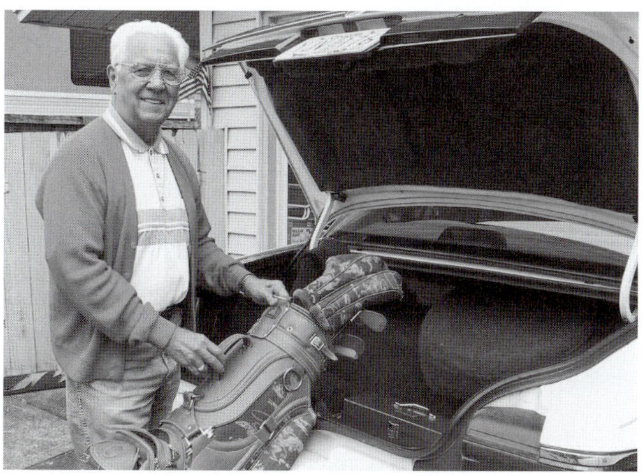

그림 14.5 대부분의 노인은 자동차로 이동하는 것을 선호한다.

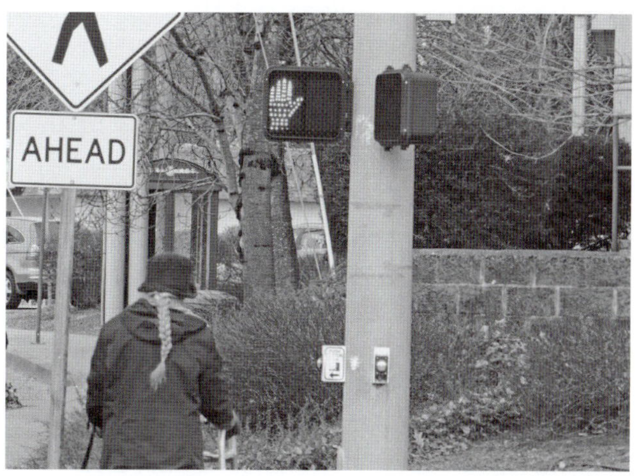

그림 14.6 노인보행자들은 횡단보도를 건너는 데 다른 사람들보다 좀 더 많은 시간을 필요로 한다.

것을 돕는 것이며, 여기에는 지역사회에서 이동할 수 있는 능력을 증가시키는 것을 포함한다. 이를 효율적으로 하기 위해서 보조작업치료사는 이용 가능한 지역사회의 수많은 교통수단을 탐색해야 한다(박스 14.6). 지역사회의 교통수단은 시골과 도시 간 차이가 매우 크다.

보행자 안전

안전하게 걷는 것은 지역사회 이동에서 중요한 요소다. 노인들은 전체 보행자 사고 피해자의 19%에 해당한다.[96] 보조작업치료사는 노인들이 실외에서 걷는 능력을 평가해야 한다. 박스 14.7은 노인들의 안전한 지역사회 보행을 위한 주의사항 목록이다.

휠체어, 워커, 스쿠터를 사용하는 노인들은 대개 횡단보도, 턱, 지면이 고르지 못한 도보를 이용하는 것이 좀 더 어려우며 더 많은 시간을 필요로 한다. 전동 스쿠터나 휠체어는 내려갈 때 전복되기 때문에 이런 노인들은 턱의 잘린 면을 잘 지나가기 위한 훈련을 필요로 한다. 3개의 바퀴로 된 전동 스쿠터는 4개의 바퀴로 된 것보다 좀 더 잘 전복되는 경향이 있다. 이동성에 대한 전문가는 필요한 도구 유형을 결정하기 위한 평가를 실시해야 한다. 이런 평가를 할 때는 노인의 인지적 · 신체적 손상, 가정환경, 올바른 자세를 취하는 능력의 부족, 질병의 진행과정을 참고해야 한다. 보조작업치료사는 노인들이 지역사회에서 사용하게 될 이동도구로 안전 훈련을 시켜야만 한다. 보조작업치료사는 노인이 지역사회에서 안전과 독립성을 확보하는 것을 돕기 위해 교차로 횡단시간을 늘리거나 턱의 잘린 면을 보수하도록 건의할 수 있다. 이러한 목적을 위해서는 도시의 교통위원회, 건축 및 교통 장벽 준수 위원회가 도움이 될 수 있다.

박스 14.6 정보 수집을 위한 질문

- 지역사회를 돌아다니기 위해 일반적으로 어떤 교통편을 이용하는가?
- 예전에 운전을 했었나? 그리고 현재 운전을 하고 있는가?
- 자가용을 가지고 있는가? 어떤 종류인가?
- 차를 운전하는 데 어떤 어려움을 느껴 왔나?
- 운전면허시험장에서 마지막으로 검사를 받은 게 언제인가?
- 시력검사를 마지막으로 받은 것은 언제였나?
- 자동차를 운전하는 능력에 영향을 미치는 증상을 가지고 있는가?
- 거주하는 지역사회의 지리에 익숙한가?
- 밤에 운전하거나 혹은 눈부심 때문에 운전하는 데 어려움을 갖고 있는가?
- 1년에 몇 킬로미터를 운전하는가?
- 지난 5년간 사고를 낸 적이 있는가? 교통위반을 한 적이 있는가? 자세히 묘사하라.
- 대중교통을 이용해 본 적이 있는가?
- 앞으로 대중교통을 이용할 예정인가? 아니라면 왜인가?
- 자동차나 대중교통수단에 타고 내릴 때 어떤 도움이 필요한가?
- 버스 일정표를 읽는 방법을 알고 있는가?
- 지역사회 대중교통수단에 익숙한가?

박스 14.7 보행자 안전을 위한 주의사항

- 항상 횡단보도를 사용한다.
- 보행자 누름 버튼을 사용하고 '보행'표시가 나타날 때까지 기다린다.
- 길을 건너기 전에 방향 전환 중인 자동차를 살피고, 차례로 좌측-우측-좌측을 보며, 건너는 동안에도 계속 주의한다.
- 낮에는 밝은색(형광)의 옷을, 밤에 걸을 때는 반사재 소재의 옷을 착용하고, 손전등을 들고 다녀야 한다.

출처: the American Automobile Association (AAA). Walking through the years. Heathrow, FL: AAA Traffic Safety and Engineering Department; 1993.

쉽게 피로하거나 장거리를 걸을 수 없는 노인들은 전동 스쿠터나 휠체어를 사용하는 것을 고려해야 한다(그림 14.7). 골프 카트는 특히 계획적인 은퇴자 공동체와 같은 소규모 지역에서 생활하는 노인들에게 유용하다. 이런 비싼 도구를 구매하기 전에 이것을 조작하기 위한 노인들의 능력을 평가하기 위해서 방해물 과정(obstacle course)을 시험해 볼 수 있다. 구매 전에 휠체어, 스쿠터 처방 등에 대한 전문의의 평가도 이루어져야 한다.

만약 노인이 휠체어 혹은 스쿠터를 필요로 한다면 지역사회 이동성 문제는 훨씬 더 복잡해진다. 전동 휠체어는 적절한 크기와 무게의 전동 리프트를 장착한 승합차로만 운반해야 한다. 운전 재활전문가는 호환되지 않는 장비를 사는 등의 값비싼 실수를 방지하기 위해 승합차나 리프트를 구입하기 전에 각각의 경우를 평가해야 한다. 운전재활 전문가는 수많은 요소를 고려해야 하는데, 그 요소에는 어떤 유형의 휠체어나 스쿠터가 필요한지, 이 기구를 필

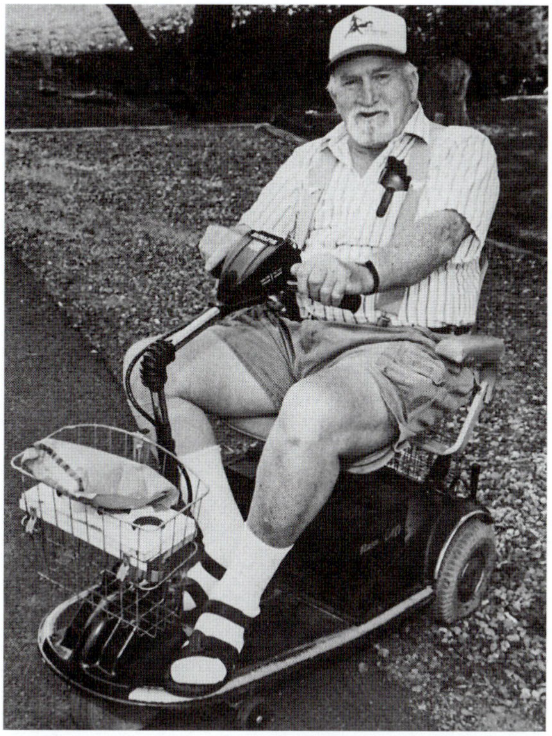

그림 14.7 노인들은 지역사회에서 자유롭게 이동하기 위하여 전동 스쿠터를 사용할 수 있다.

요로 하는 사람이 운전자가 될 것인지 승객이 될 것인지, 이 기구를 필요로 하는 시간이 어느 정도인지가 포함된다. 또한, 처방한 기구를 노인이 조작할 수 있는 능력을 가지고 있는지도 평가해야 한다. 노인의 진단명 또한 중요하다. 진행성 질환이 있는 노인은 그렇지 않은 노인과 다른 요구를 갖고 있기 때문이다. 운전재활 전문가는 미국 운전재활전문가협회(Association of Driver Rehabilitaion Specialists, ADED; http://driver-ed.org) 혹은 AOTA 노인운전자 발의와 연결하여 찾을 수 있다.

운전재활 전문가는 특정 지형에서 사용하는 교통수단에 변형도구를 설치하는 판매인에 대한 정보를 제공할 수 있다. 미국 이동수단판매자협회(The National Mobility Equipment Dealers Association)는 이러한 자격을 갖춘 교통수단 개조자/판매자에 대한 정보를 제공한다. 전동 리프트, 램프 또는 스쿠터 캐리어를 구입하기 전에 사용 예정자는 권유받은 장비를 사용하여 전체적인 과정을 수행할 수 있는지 능력을 확인해야 한다. 보조작업치료사는 그 지역의 운전 재활 전문가들에 대한 정보를 제공함으로써 노인을 도울 수 있다.

전동 휠체어와 대조적으로 전동 스쿠터는 다양한 방법으로 운반할 수 있으며, 차의 트렁크나 운반차 뒤에 보관할 수 있다. 보조작업치료사는 노인 클라이언트의 기능과 균형을 기반으로 가장 안전한 도구를 평가하기 위해 노인이나 보호자를 운전재활 전문가에게 의뢰할 수 있다. 노인과 보호자는 장비를 구입하기 전에 이런 모든 과정을 거쳐야 한다. 이동 장비와 개인 차량은 안전상의 이유로 호환되어야 한다. 스쿠터 캐리어의 여분 무게를 감당할 수 있는지 여부는 차량 제조업체에 문의하여 점검하는 것이 필요하다.

보조작업치료사는 대개 각 주의 운전면허시험장이 제공하는 장애인 주차 스티커를 차량에 부착하여 노인 운전자를 도울 수 있다. 이를 통해 자동차의 운전자에게 건물 근처에 주차할 권리가 생기며 주유소에서 도움을 받을 수 있게 된다. 일부 노인 운전자들은 적용과정을 이해하지 못하고, 사회적 낙인이라고 생각해 이런 스티커를 사용하지 않는다. 보조작업치료사는 노인이 장애인 주차 스티커에 대한 요구사항을 결정할 수 있도록 돕는 것이 중요하다. 많은 주에서 그 양식은 허가를 받은 의사가 작성하고 서명해야 한다.

대체교통수단

작업치료 계획 시 보조작업치료사는 그 개인의 생활방식과 요구를 고려해야 한다.[101] 이는 특히 한 번도 운전한 적이 없고 현재 손상 때문에 운전할 수 없는 노인, 자의로 운전하지 않는다고 결정하거나 개인교통수단과 더불어 지역사회 교통수단을 사용하려는 선택을 원하는 노인에게 중요하다. 이동하기 위해 다른 사람을 의지했던 노인들, 특히 그 사람들에게 더 이상 도움을 받을 수 없는 노인들은 운전을 배울 필요가 있다. 보조작업치료사는 현재 노인이 거주하거나 앞으로 살 계획이 있는 장소에서 이용할 수 있는 교통수단 자원을 조사하는 데 도움을 주어야 한다. 대체교통수단에 대한 정보는 시청, 지역 경로당, 지역 운전면허시험장, 지역 교통기관, 지역 노인회, 미국 은퇴자협회(AARP) 사무실을 통해 얻을 수 있다. 지역사회의 자활센터 또한 정보에 대한 중요한 자원이 된다. 이 기관에 전화할 때 보조작업치료사는 노인들이 적용하는 과정, 비용, 다녀야 하는 거리, 적합성 필요조건, 교통수단에서 이용할 수 있는 부가적인 도구 형태에 대한 정보를 얻는 데 도움을 주어야만 한다.

미국 장애인법(Americans with Disabilities Act, ADA) 2항에서는 장애를 갖고 있는 노인들의 수많은 요구를 언급하고 있다. 이 시행령은 장애인이 장애를 이유로 공공기관의 프로그램, 서비스 또는 활동에 참여하는 데 제외되지 말아야 한다는 점을 명시하고 있다. ADA에 따르면, 자격을 갖춘 개인은 공공기관이 제공하는 프로그램 및 활동에 참여하거나 서비스를 받기 위한 필수 자격 요건을 충족하는 장애인으로 정의된다. 개인은 법, 정책 혹은 관례에 대한 합리적인 개정이 있든 없든 이러한 자격조건을 충족해야 한다. 또한 건축상의 장벽 제거 또는 보조도구와 서비스의 제공 여부에 관계없이 자격을 얻을 수 있다. 공공단체는 지방자치단체 혹은 주 정부 대행기관을 말한다. 공공단체가 제공하는 보조교통수단은 승하차를 하기 위해 다른 사람의 도움을 필요로 하는 신체적·정신적인 장애인이 사용할 수 있도록 개발되었다. 고정적이고 접근 가능한 노선 교통수단(일반적으로 대중버스)을 이용할 수 없는 개인은 보조교통수단과 특별한 이동 서비스를 이용할 수 있다. 이러한 교통수단은 이용 가능하다면 사용해야 한다(그림 14.8).[102]

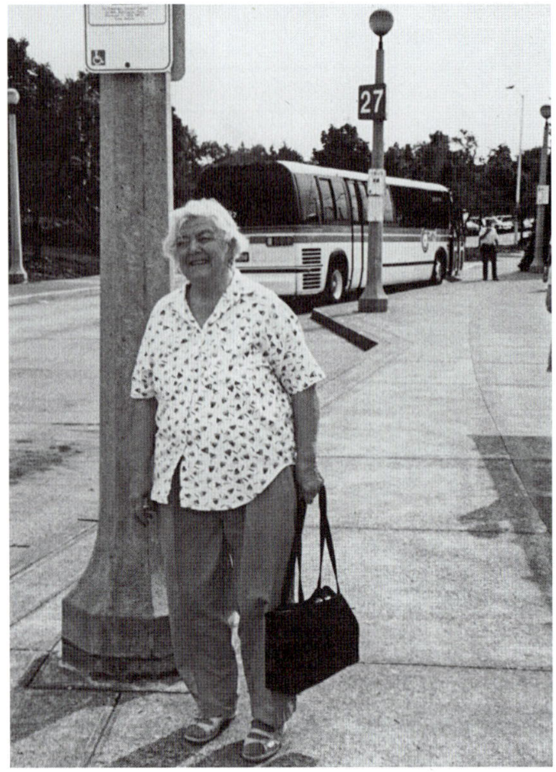

그림 14.8 노인은 개인교통수단뿐만 아니라 지역사회의 대중교통수단 사용법을 배울 필요가 있다.

정기적으로 운행하는 교통수단에 타는 것을 방해하는 장애가 있는 노인들은 특별서비스에 적합하다. 법에 따라 비장애인이 장애가 있는 사람들을 동반하는 경우 다른 장애인에게 피해를 주지 않는 범위에서 보조교통수단을 함께 이용할 수 있다(그림 14.9).[102] 이것은 장애가 있는 노인이 대중교통을 사용할 수 없다면 직접 집으로 찾아가는 다른 교통수단이 제공되어야 한다는 것을 의미한다. 장애가 있는 노인들과 함께하는 보조작업치료사는 접근성과 교통수단에 대한 ADA의 내용을 알아야 한다. 또한 지역사회의 보조교통수단에 대해 잘 이해하고 있어야 한다.

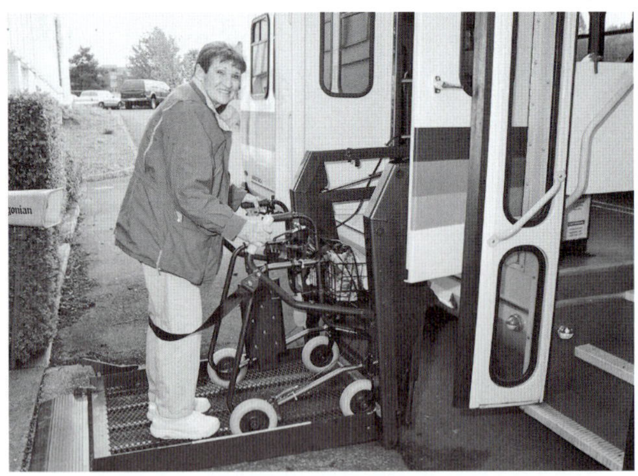

그림 14.9 대중교통수단은 운전을 할 수 없는 노인들을 위한 선택사항이 될 수 있다.

보조교통수단이 잘 갖춰져 있다면 노인들이 집을 나서는 것을 도와 줄 필요가 없다. 노인들이 버스, 보조교통수단 혹은 개인교통수단을 사용하는지 아닌지와는 무관하게 집을 안전하게 나서는 능력은 매우 큰 중요성을 가지므로 보조작업치료사는 이를 평가해야 한다. 이러한 문제와 관련한 정보는 이 장의 PART 2에서 찾아볼 수 있다. 노인들은 계단을 오르거나 문을 잠그고 열 수 없을 수도 있다. 보조작업치료사는 이러한 요소를 고려하고 교통수단서비스 사용을 훈련할 때 포함시켜야 한다.

일부 노인들은 특별교통수단서비스를 이용하는 과정이 너무 복잡하고 혼란스럽다고 느낀다. 보조작업치료사는 이럴 때 이용할 수 있는 서비스를 알아야 하며, 이러한 서비스에 대한 필요조건을 알고 있어야 한다. 가능하다면 보조작업치료사는 특별 서비스를 이용하기 위해 노인들과 함께 외출하는 일정을 계획하여 서비스 이용 중 발생하는 어려움을 해결하는 데 도움을 주어야 한다. 또한 노인들이 적극적으로 도움을 요청할 수 있도록 격려할 필요가 있다. 외출이 성공적이라면 노인들은 혼자서 또는 친구나 가족과 함께 서비스를 좀 더 잘 이용하게 된다.

안전한 차량운전

노화는 개인마다 굉장히 다양하게 나타나는 매우 복잡한 과정이다. 생활연령은 운전 수행 능력을 정확하게 예측하는 요인이 되지 못한다. 장애와 더불어 노화로 인한 신체적 변화는 안전 운전에 중요한 문제다. 많은 사람들이 운전을 하고 있기 때문에 운전이 간단해 보일수 있으나, 사실 이는 지속적인 주의력과 집중력을 필요로 하는 매우 복잡한 활동이다.[104] 운전은 수많은 능력과 관련이 있다. 감각, 의사결정, 시행능력 모두 자동차를 조작하는 데 중요하다. 운전자는 눈과 귀로부터 들어오는 정보를 사용하는 동시에 자신의 손과 발로 협응된 연속활동을 수행해야 한다. 운전자는 도로, 다른 운전자, 교통 표지판, 표식, 도면 상태에서 다른 자동차와 관련해서 그들이 보고 들은 것을 기초로 수많은 의사결정을 해야 한다. 이러한 결정은 도로에서 자동차의 위치를 유지하거나 조절하기 위해 브레이크를 밟거나, 핸들을 바꾸거나, 가속하거나 혹은 이 3가지를 결합한 동작을 하게 만든다. 도로에서 변화는 빠르게 일어나기 때문에 의사결정과 행동 간의 협응이 자연스러워야 한다. 운전이라는 작업활동이 복잡하고 빠른 속도로 이루진다는 것을 증명하듯이 약 1.5km를 운전하는 동안 운전자는 약 20번의 의사결정을 한다.[100,104] 게다가, 노인들은 휴대폰 사용, 문자 보내기, 식사하기와 같은 산만한 운전 활동을 할 수 있는 주변 환경과 다른 운전자들을 의식할 필요가 있다. 미국에서는 매일 8명 이상의 사람들이 사고에서 죽고 1,161명이 부상을 당하는데, 이는 주의 산만한 운전자와 관련이 있는 것으로 보고되고 있다.[105]

연령 혹은 장애와 관련된 감각운동기술의 감소는 노인들이 도로에서 감각정보를 수용하고, 의사결정하고, 시행할 수 있는 속도를 감소시켜 안전운행을 방해한다.

운전 시 감각 정보는 시력, 시각적 조절, 시야 범위, 어둠에 대한 적응, 색 지각, 시각적 검색, 청각을 포함한다. 눈부심과 조명뿐만 아니라 안과 관련 질환 또한 운전자가 환경 변화를 지각하는 데 영향을 미친다. 근육과 관절의 온전함과 반응시간은 운전과 밀접한 관련이 있다. 노인들은 젊은 사람들처럼 정확하고 빠르게 감각정보를 받아들이고, 해석하고, 반응하지 못한다. 거의 65세 이상의 노인 중 60%가 시각 손상을 보인다.[106] 노인인구가 늘어남에 따라 시각 손상 환자가 급격히 증가할 것이다. 시각 손상은 안전 운전에서 가장 중요한 고려 사항이기 때문에 평가되어야 한다.

시각은 대개 시력 혹은 작고 섬세한 부분을 보는 능력으로 정의된다. (시력차트를 보는 것과 같은) 정적시력은 운전면허 시험 시 검사된다. 동적 시력(물체나 움직이는 목표를 보는 것)은 교통사고와 좀 더 밀접한 관련이 있지만 좀처럼 검사되지 않는다. 40~50세까지 시력의 변화는 매우 적지만 50세 이상에서는 매우 크게 감소한다.[107] 70세가 되면 대부분의 노인은 교정하지 않으면 시력이 떨어진다. 운전 시 이런 감퇴의 영향으로 운전자는 점차 물체를 구별하는 것이 어려워지고 명확하게 보기 위해 물체와 가까워질 필요가 있다는 것을 알게 된다.[108] 이를 보상하기 위해, 즉 도로 위의 장애물을 제때에 구분하고 피하기 위해 노인들은 천천히 운전한다. 황반변성이나 당뇨병 망막병증과 같은 눈의 질병은 양안 망원렌즈와 같은 보조도구를 통해 개선될 수 있다. 양안 시스템은 안경의 처방과 작은 망원경 시스템을 결합한 것이다. 안경렌즈는 일반적인 시각을 제공하는 전달체로 생각되고, 반면 망원보조도구는 시각손상 환자를 위해 세밀한 부분에 빠르게 초점을 맞추도록 한다. 망원보조도구는 한쪽 또는 양쪽 눈을 위해 제작될 수 있다.[109] 일부 주 정부에서는 이러한 렌즈를 착용한 상태의 운전을 승인하지 않기도 하므로, 보조작업치료사는 주의 시각 기준에 대해 알고 있어야 한다.

조절능력(accomodation)은 가까운 물체에 눈의 초점을 맞추는 능력이다. 노인은 눈의 수정체와 이를 조절하는 근육의 노화에 따른 변화로 원근 조절능력이 감소한다. 이런 이유로 노인들은 흔히 양안 혹은 3중 초점 안경을 필요로 한다. 제어판에서 도로를 볼 때 혹은 그와는 반대의 경우와 같이 먼 물체와 가까워짐에 따라 초점을 변화시키는 데 더 많은 시간이 필요하기 때문에 운전에 영향을 미친다. 젊은 사람은 약 2초 정도로 초점을 변화할 수 있는 반면, 40세 이상의 성인들은 3초 이상이 걸린다. 이런 지연은 잠재적으로 위험한 요소다. 정상 안구의 망막은 20세 연령이 받아들이는 빛의 절반을 50세에 받아들이고, 60세의 경우에는 3분의 1을 받아들인다.[110] 이런 변화는 기본적으로 동공의 크기 감소 때문이다. 그러므로 야맹 문제를 호소하는 노인들은 빛의 양이 적은 밤에 운전하지 못하는 충분한 이유가 있다고 볼 수 있다. 조명이 잘 갖춰져 있는 고속도로를 선택하고, 전조등, 창, 안경을 청결하게 유지하는 것이 좋다. 운전재활 전문가는 주행 거리계에 다양한 속도를 점검하는 것 또는 돋보기가 있는 속도계를 수정하는 것과 같은 사용을 향상시키기 위한 계기판의 기능 개선을 권고할 수 있다.

시야 범위는 나이에 따라 감소되며 이런 감소는 자동차 충돌 사고의 가능성에 기여한다. 예를 들면, 단지 앞면을 볼 수 있는 사람들은 측면에서 다가오는 자동차를 볼 수 없기 때문에 교차로에서 충돌사고의 위험이 더 크다. 시야 범위의 감소를 보상하는 방법으로는 특수한 파노라마식 거울을 사용하고 도로에서 점검하기 위해 자주 좌우를 살피는 습관을 들이는 것이다. 수많은 노인은 자동차의 측면의 보이지 않는 사각지대를 깨닫지 못한다. 차선 변경 전에 항상 어깨 너머를 확인해야 한다.

눈부심은 빛이 너무 많거나 잘못된 방향에서 들어올 때 일어난다. 만약 과도한 빛이 고속도로 표지판에 비친다면 노인들은 그것을 볼 수 없다. 안전운전을 위해서는 마주 오는 전조등에서 들어오는 빛으로부터의 빠른 회복이 필요하다. 노인 운전자의 경우, 시력 회복이 더디고 눈부심에 대한 민감도가 높아진다. 차량의 앞유리는 눈부심을 발생시키며, 눈부심을 줄이는 한 가지 방법은 대시보드 위에 검은 천을 놓는 것이다.

어둠에 대한 적응은 조명이 낮은 경우에 더 잘 보기 위해 눈이 조절되는 과정이다. 노인들은 어둠 속에서 명확히 보기 어려울 뿐만 아니라 수정체를 조절하는 데 시간이 좀 더 많이 필요하다.[111] 이것은 운전 시 터널로 들어가고 나올 때 문제가 될 수 있다. 수많은 노인이 이런 이유로 밤에 운전하지 않으려고 한다.

노인들은 도로 표지판 혹은 표식의 색깔을, 특히 빛이 어둡거나 눈부심이 있는 때는, 젊은 사람들만큼 구분하지 못한다. 이것은 노인들이 도로와 운전에 집중력을 전환하여 도로 표지판을 읽는 데 더 많은 시간을 필요로 하기 때문에 문제가 될 수 있다.[107]

조절되지 않는 눈부심은 차량 통행을 잘 보이지 않게 하며, 교통 신호등 불빛, 표지판, 정지신호를 보는 능력을 제한하므로 운전에 있어서 위험하다. 일부 질환은 좀 더 명확한 빛의 조절과 눈부심에 대한 조절이 필요할 수 있다. 필터의 특성과 색깔은 중요하다. 저시력 전문가들과 운전재활 전문가는 눈부심 문제의 정도와 태양광 필터, 모자, 보조 챙, 다른 보조단계를 포함하여 적절한 치료를 결정하는 데 도움을 줄 수 있다. 운전재활 전문가는 낮게 뜬 햇빛이 중요한 눈부심 문제에 원인이 되기 때문에 일부 환자들에게 태양이 뜬 직후와 지기 직전에 운전을 피할 것을 권고한다.

AARP에 따르면[112] 노인들은 일부 시각적 제한점을 보상할 수 있다. 적어도 1년에 한 번은 시력 검사를 받아야 하고, 주변 시야를 방해하는 안경테를 피해야 한다. 모양과 색깔로 교통 표지판의 일반적인 의미를 배우고 가능한 한 야간 운전을 피하는 것이 좋다. 다양한 렌즈 색조는 색상 인지 향상 또는 물체, 표지판의 발견, 낮은 대비 영역에서의 도로 사용자를 위해 사용될 수 있다.

65세에서 74세 사이의 노인 약 3명 중 1명과 75세 이상의 노인 약 2분의 1이 청력 손실을 경험한다.[113] 이러한 경우 운전 동안 경적, 사이렌, 경보음을 듣기 어렵기 때문에 문제를 일으킬 수 있다. 또한, 노인들이 방향을 전환하지 않은 상태에서 방향 전환 표시등이 켜져 있다는 것을 깨닫기 어렵다. 노인들은 전문가에게 청각검사를 받아야 한다. 청력 보조도구를 조절할 때 노인들은 가능한 한 자동차의 라디오 소리를 낮게 유지하고 냉난방을 최소로 하며, 방향 지시등을 눈으로 확인해야 한다. 경보 시스템과 거울을 사용하여 인식을 개선할 수도 있다.

노화과정은 운전에 영향을 미치는 근육과 관절에 영향을 준다. 노인들은 허리 통증을 경험하기 때문에 장시간 앉은 자세를 유지하기 어렵다. 이럴 때는 특수 방석이 도움이 된다. 관절염은 운전 시 도로 상황을 점검하기 위해 좌우로 고개를 돌릴 때 목의 통증과 뻣뻣함으로 나타난다. 피로와 불편함 또한 노인들의 주의를 분산시키고 교통 상황에 대한 인식을 감소시킬 수 있는 문제이다. 파워 핸들과 파워 브레이크 장치는 큰 도움이 된다. 다양한 넓이의 거울은 목의 뻣뻣함을 보상하기 위해 이용한다. 경사진 핸들과 팔걸이를 사용하는 것 또한 유용하다. 운전재활 전문가는 차량 개조가 ROM이나 근력의 감소를 경험한 노인들에게 도움이 될지 아닌지를 결정하는 데 조언을 해 줄 수 있다. 반응시간은 안전운전에 매우 중요하다. 반응시간은 눈으로 보는 시간과 뇌에서 정보를 처리하고 무엇을 해야 할지 결정하고 적절한 신체부위에 정보를 전달하는 데 필요한 시간이다. 예를 들면, 앞 선 자동차가 정지된 것을 보게 되면 운전자가 오른쪽 다리를 뻗어 브레이크 페달을 밟는다. 빠르게 반응하는 능력은 나이에 따라 감소되지만 특수한 안전장치가 이런 소실을 보상하기 위해 사용된다. 한 가지 방법은 앞의 차량과 안전거리를 유지하는 것이다. 차를 멈추었을 때, 운전자는 앞 차의 타이어를 볼 수 있어야 한다. 다른 방법으로는 교통이 복잡한 시간을 피하고 새로운 목적지를 여행할 때는 누군가를 따라가면서 운전하는 것이 있다. 만약 노인들이 당황하거나 아프다면 반응시간이 좀 더 느려질 가능성이 있다. 보상방법에 대한 교육은 노인들의 안전하지 못한 습관을 변화시키는 데 도움을 줄 수 있다. AARP와 미국 자동차서비스협회(American Automobile Association, AAA)는 노인 운전자들을 위한 다양한 프로그램과 과정을 제시한다(그림 14.10). AARP가 AAA 및 AOTA와 함께 제공하는 운전자 안전 코스는 반응 시간 감소, 시각 및 청력 손실, 특정 약물의 영향, 위험한 상황 등 많은 문제를 다룬다.[114] 이러한 과정에 대한 비용은 명목상의 것이며, 많은 보험회사에서는 운전자 안전 과정을 성공적으로 이수한 후에 자동차 보험에 대해 리베이트를 제공할 것이다. 그런데 이러한 과정은 운전검사를 포함하지 않는다. 보조작업치료사는 작업치료사와 의사와 함께 노인의 안전 운전 능력에 대한 우려를 논의해야 한다.

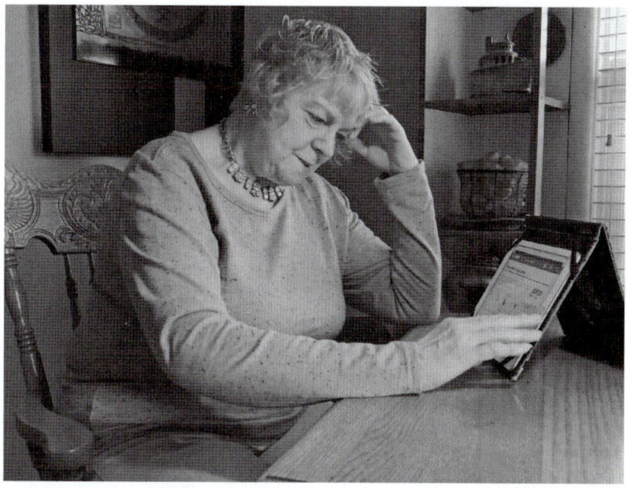

그림 14.10 이 노인은 집에서 편안하게 아이패드로 운전자 안전 과정을 듣고 있다.

운전평가는 운전자 안전을 결정하는 데 가장 훌륭한 방법이다. 운전평가 프로그램은 장애를 가지고 있는 사람들을 치료할 때 전문화된 안전성과 필요한 도구를 결정할 수 있다. AOTA 미국 노인운전자 발의와 운전자재활전문가협회는 보조작업치료사가 운전평가 프로그램을 알아내는 데 도움을 준다. 이런 프로그램은 작업치료사가 각 주 정부의 차량관리 부서에 대한 안전하지 않은 혹은 의심스러운 운전자를 적절한 과정을 거쳐 보고하도록 할 수 있다. 보조작업치료사는 노인들에게 한 모든 권유를 확실히 문서화해야 한다. 예를 들어, 만약 보조작업치료사가 노인의 운전 능력을 뇌졸중 후에 평가되어야 한다고 권유했다면 이런 권유는 확실하게 의료 기록지에 기록되어 있어야 한다. 전반적인 치료를 증명하기 위해 환자에게 제시되는 최소한 3가지 정도의 자원 이름을 문서화하는 것이 좋다.

폭넓은 범위의 다양한 도구는 노인들이 지속적으로 운전할 수 있도록 도와줄 때 이용한다. 이러한 기구는 잡지, 판매상, 자동차 제작회사 등 다양한 경로를 통해 얻을 수 있다(표 14.3).

표 14.3 보조도구 방안

어려움	운전에 미치는 영향	노인 운전자를 지원하는 자원
고개를 돌릴 때 목의 ROM 감소 혹은 통증이 있는 경우	자동차 주변의 교통에 대한 시야범위 제한	파노라마 거울(Brookstone) 또는 볼록 거울(판매처에서 설치할 수 있음) 설치. 평가를 위한 운전 프로그램 의뢰. 클라이언트에게 머리 지지대 사용을 지시
어깨 ROM 감소 혹은 통증이 있는 경우	핸들 조작, 좌석 벨트에 손 뻗기, 백미러 재조정의 어려움	차량에 부착된 팔 지지대 사용. 자동차 좌석 덮개를 할 때 환자의 어깨 통증을 감소시키기 위해 팔꿈치 지지를 위한 팔 지지대를 설치할 수 있음. 기어변속을 간소화할 필요가 있으며 운전 평가에 의해 결정될 수 있음(운전 프로그램은 이런 개조를 위해 적절한 판매자에게 의뢰할 수 있음). 노인에게 백미러를 재조정하고 핸들을 기울이기 위해 기어용 레버를 사용하도록 지시
손가락과 손에 ROM 감소 혹은 통증이 있는 경우	열쇠 돌리기, 문 열기, 라디오 조작하기, 냉난방 조절 등의 어려움. 안전하게 핸들을 잡고 유지하기 어려움	다양한 열쇠 보조도구와 자동차 문 보조도구는 의료기상에서 구매 가능. 손잡이 확장은 자동차 판매처에서 구매 가능. 기어 변속 보조도구 혹은 굵은 핸들이 필요한지를 결정하기 위해 운전평가에 의뢰
허리 통증	통증으로 인한 집중력 감소. 교통상황을 점검하기 위해 고개 돌리는 것이 어려움	의료기 회사와 판매처의 다양한 쿠션과 허리 지지대를 사용. 구입하기 전에 시착. 운전 프로그램을 통해 자원을 평가하고 제공할 수 있음
양 하지 절단 혹은 손상	브레이크 페달과 가속 페달을 조작하지 못함	핸드 컨트롤러를 사용하는 능력에 대한 평가를 위해 운전 프로그램에 의뢰함
오른쪽 하지 절단 혹은 손상	브레이크 페달과 가속 페달을 조작하기 어려움	왼발용 가속 페달을 사용하는 능력에 대한 평가를 위해 운전 프로그램에 의뢰함
왼쪽 상지의 절단 혹은 손상	방향 지시등과 방향 전환의 어려움	오른손용 방향 지시등과 스피너 핸들 손잡이를 사용하는 능력에 대한 평가를 위해 운전 프로그램에 의뢰함
오른쪽 상지의 절단 혹은 손상	핸들 조절, 전동기어 변속 혹은 수동기어 변속의 어려움	스피너 핸들 손잡이를 사용하는 능력에 대한 평가를 위해 운전 프로그램에 의뢰함
청력 손상	응급 사이렌 소리를 듣지 못함; 방향 지시등을 끄지 못함	깜박임 소리를 증폭하기 위한 장비 구입; 사이렌 소리를 더 잘 듣도록 도와주는 보청기
인지 손상	판단 및 의사 결정 감소; 반응 시간 지연; 안전하지 않은 운전	자세한 평가를 위해 운전 프로그램 의뢰; 작업치료사와 문제 논의; 권장 사항의 명확한 문서화
시각 손상	표지판 읽기가 어려움; 너무 느린 운전; 전반적으로 불안전한 운전기술	시각검사를 위해 검안사에게 의뢰; 저시력인 경우 저시력을 전문으로 하는 안과 의사에게 의뢰; 신경-검안 재활 연합회(Neuro-Optometric Rehabilitation Assosciation, NORA)는 이러한 전문영역에 대한 정보를 알기 위한 좋은 자원

출처: Lillie S. Evaluation for driving. In: Yoshikawa TT, Lipton E, eds. *Ambulatory Geriatric Care*. St. Louis: Mosby; 1993.

사례연구

Thomas는 62세 남성노인이다. 그는 1년 전에 오른쪽 뇌졸중을 겪었고 왼쪽 상지가 비기능적이다. 장거리는 수동 휠체어를 사용했고 오른쪽 하지를 이용해 휠체어를 밀었다. 단거리는 천천히 4점 지팡이(quad cane)을 사용해 걸었다. 다른 의학적 상태로 약물을 통해 조절되는 발작장애를 가지고 있었고 왼쪽 엉덩관절 전치환술을 하여 장시간 앉는 경우 통증과 불편함을 호소한다. 전직 체육 교사였던 Thomas는 고등학교에서 학생들과 함께 있는 것을 좋아하고 어느 정도 회복되면 다시 직장으로 돌아가기를 바랐다. 그의 아내는 전일 근무를 하고 그는 가끔 친구들로부터 교통수단을 보조받는다. Thomas는 운전할 준비가 되어 있다고 생각하지만 그의 아내는 안전에 대해 매우 걱정한다.

Thomas는 운전평가를 받았고 차선을 벗어나고 방향 지시등을 끄는 것을 잊어버리는 등의 어려움을 보였다. 20분 동안 운전한 후, 그는 2개의 차선에 걸쳐 있는 상태로 집중력을 잃었다. 운전 감독관은 운전대를 넘겨받아 길가에 차를 세웠다. Thomas는 "다리가 아프다."라고 말했다.

평가 후에 운전하는 동안 관찰된 문제점에 대해 논의했다. Thomas는 자신의 문제를 인식했고 자신의 운전기술을 향상시키기 위해 훈련을 시작하고 싶어 했다. 필요로 하는 도구는 한 손으로 운전대를 조절할 수 있도록 하는 스피너 손잡이와 오른손으로 방향 표시를 할 수 있는 오른손 방향 보조도구였다. 훈련방법은 Thomas

가 다리에 통증이 시작될 때 운전 감독관에게 차를 안전할 때 길가로 움직이도록 말하도록 요구하는 것도 포함된다. 그는 자신의 방향 표시등을 사용한 후 끄는 것을 기억하고 운전하는 동안 앞을 볼 것을 유념해야 한다. 세 번의 훈련과정 후에 Thomas는 안전한 운전기술을 증명해 보일 수 있었다. 그는 차량관리부서로부터 운전검사를 받고 통과했다. 그는 이제 시간 근무제로 직장에 복귀할 수 있으며 독립적인 삶을 살 수 있다.

사례연구 질문

1. Thomas의 사례를 고려하여 뇌졸중이 아닌 척수손상일 경우 제시할 수 있는 운전과 관련된 몇 가지 권장사항을 생각하시오.
2. 만약 운전평가를 실패했을 경우 Thomas에게 적합한 대중교통의 대체방법을 생각하시오.
3. 운전 보조도구와 운전재활 훈련을 위한 직업재활 서비스와 같은 가능한 자금 조달 자원을 확인하시오.

복습문제

1. 구속장치 사용과 관련된 포괄예산조정법 규정이 입안된 이유를 설명하고, 보건 제공자에 관한 요건을 논의하시오.
2. 구속 완화 프로그램을 확립하기 위한 단계를 설명하시오.
3. 구속의 사용에 대한 상담 시 보조작업치료사의 역할을 설명하시오.
4. 구속의 사용을 줄이는 데 도움이 되는 환경적 적응의 예를 최소 3가지 설명하시오.
5. 배회하는 노인에 대한 구속의 사용을 줄이기 위한 심리사회적 접근법을 확인하시오.
6. 활동이 구속을 줄이는 데 도움이 되는 방법을 설명하시오.
7. 노인이 휠체어에 앉을 때 이상적인 자세를 설명하시오.
8. 비만 환자에게 적합한 휠체어를 모니터링할 때 최소 3가지 추가적인 고려 사항을 설명하시오.
9. 노인에게 맞는 적절한 휠체어를 관찰할 때 고려해야 할 때 주의사항 5가지를 작성하시오.
10. 노인의 낙상이 잘 보고되지 않는 3가지 이유를 확인하시오.
11. 일부 노인과 그 가족이 개인의 안전과 낙상이 우려되는 상황에서 환경을 바꾸는 것을 꺼리는 이유를 설명하시오.
12. 노인의 야간 화장실 사용 능력 평가의 필요성을 설명하시오.
13. 시각이 손상되고 선 자세에서 균형을 잡기 어려운 노인의 낙상을 예방하기 위해 집을 개조할 수 있는 방법을 설명하시오.
14. 낙상 이력이 있는 혼자 살고 있는 노인을 위한 3가지 비상 전략을 확인하시오.
15. 지역사회 교통수단을 추천할 때 고려해야 할 사항을 나열하시오.
16. 교통수단을 이용하는 것에 대한 노인의 두려움을 완화하기 위한 전략을 설명하시오.
17. 클라이언트가 안전하게 운전할 수 있는 능력이 있는지 의심스러울 경우 보조작업치료사가 해야 할 일을 설명하시오.

근거 요약: 노인의 안전한 이동에 대한 중재의 효과

Ayalon L, Bornfeld H, Gum A, et al. The use of problem-solving therapy and restraint-free environment for the management of depression and agitation in long-term care. *Clin Gerontol.* 2009;32(1): 77-90. doi:10.1080/0731711 0802468728.

10주간의 구속 없는 환경은 요양원 노인 환자들의 동요를 상당히 감소시켰다.

Counsell S, Holder C, Liebenauer L, et al. Effects of a multicomponent intervention on functional outcomes and process of care in hospitalized older patients: A randomized controlled trial of acute care for elders (ACE) in a community hospital. *J Am Geriatr Soc.* 2000;48(12):1572-1581. doi:10.1111/j.1532-5415.2000.tb03866.x.

특별히 설계된 환경(예: 카펫과 깨끗한 복도), 환자 중심 치료(장애 예방 및 재활을 위한 간호 계획 포함), 환자 퇴원 계획, 의인성 질환 예방을 위한 의료 검토, 노인 급성기 치료(Acute Care for Elders, ACE)라는 다요인적 중재는 치료 프로세스 개선, 동요 및 구속 사용 감소, 입원기간이나 비용 증가 없는 환자 및 제공자의 만족도를 증가시킨다.

Huizing A, Hamers J, Gulpers M, et al. Preventing the use of physical restraints on residents newly admitted to psycho-geriatric nursing home wards: A cluster-randomized trial. *Int J Nurs St.* 2009;46(4):459-469. doi:10.1016/ j.ijnurstu.2008.03.005.

간호사를 위한 교육적 개입과 간호사 전문의 상담이 결합되어도 노인-정신과 병동에 새로 입원한 입소자들에 대한 물리적 구속의 사용을 막지 못했다. 다른 연구에서 구속 감소에 대한 중재의 효과에 대해 유의한 결과를 보여주긴 했지만 구속 사용을 방지하기 위한 추가 중재의 개발이 권장된다.

Kotynia-English R, McGowan H, Almeida O, et al. A randomized trial of early psychiatric intervention in resi- dential care: Impact on health outcomes. *Int Psychogeriatrics.* 20005;17(3):475-485. doi:10.1017/S1041610205001572.

주거요양시설에 입원한 노인을 대상으로 한 체계적인 정신건강검진과 조기 임상 개입으로 구속 사용이 줄었지만 12개월 건강 결과는 바뀌지 않았다. 주거요양시설에서 인정된 심리적, 행동적 장애를 가진 노인들의 건강 결과를 개선하기 위한 보다 효과적인 개입이 필요하다.

Kwok T, Bai X, Chui M, et al. Effect of physical restraint reduction on older patients' hospital length of stay. *J Am Med Dir Assoc.* 2012;13(7):645-650. doi:10.1016/j.jamda .2012.05.019.

본 연구는 구속 감소 프로그램 전후로 요양병동 환경에서 노인 환자의 평균 체류 기간을 비교하기 위해 수행되었다. 물리적 구속 감소는 특히 인지 장애가 있는 환자의 회복기 의료 병동에서의 평균 체류 기간의 현저한 감소와 관련이 있었다.

Kwok T, Mok F, Chien W, et al. Does access to bed-chair pressure sensors reduce physical restraint use in the rehabilitative care setting? J Clin Nurs. 2006;15(5):581-587. doi:10.1111/j.1365-2702.2006.01354.x

침대 의자 압력 센서의 접근은 물리적 구속의 사용을 줄이거나 낙상 위험이 감지된 노인 환자의 임상 결과를 개선하지도 않았다.

Mohler R, Richter T, Kopke S, et al. Interventions for preventing and reducing the use of physical restraints in long-term geriatric care-a Cochrane review. *J Clin Nurs.* 2012;21(21/22):3070-3081. doi:10.1002/14651858.

이 검토는 중재에 대한 체계적 고찰의 Cochrane Handbook의 방법을 따랐다. 결과는 일치하지 않았다. 노인 장기요양에서 물리적 구속의 사용을 예방하거나 줄이기 위해 간호 직원을 대상으로 한 교육적 개입의 효과를 뒷받침하는 증거가 불충분하다.

Testad I, Aasland A, Aarsland D. The effect of staff training on the use of restraint in dementia: A single-blind random- ized controlled trial. *Int J Geriatr Psychiatry.* 2005;20(6): 587-590. doi:10.1002/gps.1329.

개입은 하루 종일 진행되는 세미나로 구성되었고, 6개월에 걸쳐 매월 1시간씩 지도 시간이 이어졌다. 교육 프로그램의 내용은 전문적 관행과 품질관리와 일치하는 구속과 구속을 위한 대안 사용의 의사결정 과정에 초점을 맞췄다. 동요하는 행동 수위는 변동이 없거나 소폭 증가했지만, 교육 프로그램을 통해 치매가 있는 시설 노인의 구속 사용이 크게 줄어들었다.

참고문헌

1. Joanna Briggs Institute (JBI). Physical restraint—part 1: Use in acute and residential care facilities. Best Pract. 2002;6(3):1-6.
2. Mott S, Poole J, Kenrick M. Physical and chemical restraints in acute care: Their potential impact on the rehabilitation of older people. Int J Nurs Pract. 2005;11(3):95-101. doi:10.1111/j.1440-172X.2005.00510.x.
3. Omnibus Budget Reconciliation Act, 1987. Pub. L. No. 100-20, 101 Stat. 1330.
4. Centers for Medicare & Medicaid Services. CMS publishes final patients' rights rule on use of restraints and seclusion: Better, more extensive training of staff required; 2006. Retrieved from https://www.cms.gov/Newsroom/MediaReleaseDatabase/Pres s-releases/2006-Press-releases-items/2006-12-08.html.
5. U.S. Department of Health & Human Services, Centers for Medicare & Medicaid Services. Release of report: Freedom from unnecessary restraints: Two decades of national progress in nursing home care (Ref: S&C-09-11); 2008. Retrieved from https://www.cms.gov/Medicare/Provider-Enrollment-and -certification/SurveyCertificationGenInfo/downloads/SCLetter09-11.pdf.
6. U.S. Department of Health and Human Services. Nursing home data compendium, 2015 edition; 2015. Retrieved from https://www.cms.gov/Medicare/Provider-Enrollment-and-Certification/CertificationandComplianc/downloads/nursinghomedatacompendium_508.pdf.
7. U.S. Department of Health and Human Services, Agency for Healthcare Research and Quality. National Healthcare Quality Report; 2009. (AHRQ Publication No. 10-0003). Retrieved from http://archive.ahrq.gov/research/findings/nhqrdr/nhqr09/.
8. Center for Medicare and Medicaid Services (CMS). Medicare state operations manual provider certification: Transmittal 20; 2000. Retrieved from https://www.cms.gov/Regulations-and-Guidance/Guidance/Transmittals/downloads/R20SOM.pdf.
9. Center for Medicare and Medicaid Services (CMS). CMS manual system: Pub; 2016. 100-07 state operations provider certification: Transmittal 157. Retrieved from https://www.cms.gov/Regulations-and-Guidance/Guidance/Transmittals/Downloads/R157SOMA.pdf.
10. Morris K. Issues and answers: Restraint use. Ohio Nurses Rev. 2007;82(4):14-15.
11. Kleen K. Restraint regulation: The tie that binds: Break free of potential litigation by recognizing patient rights related to physical restraints. Nurs Manage. 2004;35(11):36-38.
12. Strumpf NE, Evans LK, Wagner J, et al. Reducing physical restraint: Developing an educational program. J Gerontol Nurs. 1992;18(11):21.
13. Kari N, Michels P. The Lazarus project: The politics of empowerment. Am J Occup Ther. 1991;45(8):719.
14. Joanna Briggs Institute (JBI). Physical restraint—part 2: Min-

imization in acute and residential care facilities. Best Pract. 2002;6(4):1-6.

15. Brungardt G. Patient restraints: New guidelines for a less restrictive approach. Geriatrics. 1994;49(6):43.
16. Reed P, Tilly J. Dementia care practice recommendations for nursing homes and assisted living, phase 2: Falls, wandering, and physical restraints. Alzheimers Care Today. 2008;9(1):51-59. doi:10.1097/01.ALCAT.0000309016.62587.
17. Janelli LM, Kanski GW, Neary MA. Physical restraints: Has OBRA made a difference? J Gerontol Nurs. 1994;20(6):17.
18. Strumpf N, Evans L, Bourbonniere M. Restraints. In: Mezey M, ed. The Encyclopedia of Elder Care. New York: Springer; 2001:567-569.
19. Medicare and Medicaid Programs. Hospital Conditions of Participation: Patient Rights; Final Rule. 71 Fed. Reg. 71294 (to be codified at 42 C.F.R. pt. 483.13); 2006.
20. Mion LC, Mercurio A. Methods to reduce restraints: Process, outcomes, and future directions. J Gerontol Nurs. 1992;18(11):5.
21. Rader J. Personal communication, 1996.
22. Rader J. Creating a supportive environment for eliminating restraints. In: Rader J, Tornquist E, eds. Individualized Dementia Care: Creative, Compassionate Approaches. New York: Springer; 1995:117-143.
23. Werner P, Koroknay V, Braun J, et al. Individualized care alternatives used in the process of removing restraints in the nursing home. J Am Geriatr Soc. 1994;42(3):321.
24. Neufeld RR, Libow LS, Foley WJ, et al. Restraint reduction reduces serious injuries among nursing home residents. J Am Geriatr Soc. 1999;47(10):1202-1207.
25. Ericson LL. Restraints in the nursing home environment. Occup Ther Forum. 1991;6(4):1.
26. Tideiksaar R. Falls. In: Bonder B, Wagner M, eds. Functional Performance in Older Adults. 3rd ed. Philadelphia: FA Davis; 2009.
27. Patterson JE, Strumpf NE, Evans LK. Nursing consultation to reduce restraints in a nursing home. Clin Nurse Spec. 1995;9(4):231.
28. Eigsti DG, Vrooman N. Releasing restraints in the nursing home: It can be done. J Gerontol Nurs. 1992;18(1):21.
29. O'Rourke K. Maine care center reduces use of bed rails. Health Prog. 2004;85(6):32.
30. Evans LK, Forceia MA, Yurkow J, et al. The geriatric day hospital. In: Katz P, Mezey M, Kane R, eds. Emerging Systems in Long-Term Care. New York: Springer; 1999.
31. Gallo JJ, Busby-Whitehead J, Rabins PV, et al. Reichel's Care of the Elderly: Clinical Aspects of Aging. 5th ed. Philadelphia: Lippincott Williams & Wilkins; 1999.
32. Plautz R, Camp C. Activities as agents for intervention and rehabilitation in long-term care. In: Bonder B, Wagner M, eds. Functional Performance in Older Adults. 2nd ed. Philadelphia: FA Davis; 2001.
33. Greenberg D. Geriatric seating and positioning: Definitely a therapy task. Gerontology Special Interest Section Newsletter. 1996;19(3):1.
34. Jones DA. Seating problems in long-term care. In: Tornquist EM, ed. Individualized Dementia Care: Creative Compassionate Approaches. New York: Springer; 1995.
35. Gell NM, Wallace RB, LaCroix AZ, et al. Mobility device use in older adults and incidence of falls and worry about falling: Findings from the 2011-2012 National Health and Aging Trends Study. J Am Geriatr Soc. 2015;63(5):853-859. doi:10. 1111/jgs.13393.
36. LaPlante MP, Kaye HS. Demographics and trends in wheeled mobility equipment use and accessibility in the community. Assist Technol. 2010;22:3-17. doi:10.1080/10400430903501413.
37. Koontz AM, Ding D, Jan Y, et al. Wheeled mobility. Biomed Res Int. 2015;2015. doi:10.1155/2015/138176.
38. Kaye HS, Kang T, LaPlante MP. Mobility Device Use in the United States. Disability Statistics Report 14. Washington, DC: U.S. Department of Education, National Institute on Disability and Rehabilitation Research; 2000.
39. Jones DA, Rader J. Seating and wheeled mobility for older adults living in nursing homes: What has changed clinically in the past 20 years? Top Geriatr Rehabil. 2015;31(1):10-18. doi:10.1097/TGR.0000000000000050.
40. Rader J, Jones D, Miller L. The importance of individualized wheelchair seating for frail older adults. J Gerontol Nurs. 2000;26:24-32. doi:10.3928/0098-9134-20001101-07.
41. Requejo PS, Furumasu J, Mulroy SJ. Evidence-based strategies for preserving mobility for elderly and aging manual wheelchair users. Top Geriatr Rehabil. 2015;31(1):26-41. doi:10.1097/TGR.0000000000000042.
42. Scherer MJ, Federici S. Why people use and don't use technologies: Introduction to the special issue on assistive technologies for cognition/cognitive support technologies. Neurorehabilitation. 2015;37(3):315-319. doi:10.3233/NRE-151264.
43. Karmarkar AM, Dicianno BE, Cooper R, et al. Demographic profile of older adults using wheeled mobility devices. J Aging Res. 2011;2011:1-11. doi:10.4061/2011/560358.
44. Martin JK, Martin LG, Stumbo NJ, et al. The impact of consumer involvement on satisfaction with and use of assistive technology. Disabil Rehabil Assist Technol. 2011;6(3):225-242. doi:10.3109/17483107.2010.522685.
45. Rehabilitation Engineering & Assistive Technology Society of North America. RESNA wheelchair service provision guide; 2011. Retrieved from https://www.resna.org/sites/default/files/legacy/resources/position-papers/RESNAWheelchairServiceProvisionGuide.pdf.
46. Fontein J, Mundy P. Wheelchair positioning for all ages and sizes. PowerPoint presentation at Care Medical Care Fair; November 2008. Retrieved from http://www.pdgmobility.com.
47. Batavia M. The Wheelchair Evaluation: A Clinician's Guide. 2nd ed. Sudbury: Jones & Bartlett; 2010.
48. Brackens L. All bariatric patients were not created equal. Mobility Management Newsletter (10/01/2008); 2008. Retrieved from http://www.mobilitymgmt.com.
49. Fontein J, Tanguay S. Measurement, positioning and mobility considerations for bariatric customers. PowerPoint presentation at Care Medical Care Fair; November 2009. Retrieved from http://www.pdgmobility.com and http://www.mobilitymgmt.com.
50. Dean J. Skin health: Prevention and treatment of skin breakdown. Transverse Myelitis Assoc J. 2011;5.
51. Watanabe L. Shear: Physics, risks, assessment & management of a long-time. Mobility Management Newsletter (4/01/2012); 2012. Retrieved from https://mobilitymgmt.com/articles/2012/04/01/shear.aspx.
52. Dudgeon BJ, Deitz JC, Dimpfel M. Wheelchair selection. In: Radomski MV, Trombly-Lantham CA, eds. Occupational Therapy for Physical Dysfunction. 7th ed. Philadelphia: Lippincott Williams & Wilkins; 2014:495-519.
53. Disabled World. Tips for perfect postures; n.d. Retrieved from http://www.disabled-world.com/artman/publish/posture.shtml.
54. Complete Rehab Solutions, Inc. Wheelchair seating [blog post];

2016. Retrieved from https://www.completerehabsolutions.com/blog/wheelchair-seating/.
55. Cook AM, Polar JM. Seating systems as extrinsic enablers for assistive technologies. In: Cook and Hussey's Assistive Technologies: Principles and Practice. 3rd ed. St. Louis: Mosby Elsevier; 2013:179-212.
56. Rice I. Manual wheelchair propulsion biomechanics and upper limb pain, exploring injury mechanisms and preventative strategies. National Registry of Rehabilitation Technology Suppliers DIRECTIONS Magazine. 2015;3:41-44.
57. Lamb SE, Jorstad-Stein EC, Hauer K, et al. Prevention of falls network Europe and outcomes consensus group. Development of a common outcome data set for fall injury prevention trials: The prevention of falls network of Europe consensus. J Am Geriatr Soc. 2005;53:1618-1622. doi:10.1111/j.1532-5415.2005.53455.x.
58. Centers for Disease Control and Prevention. Falls and fall injuries among adults with arthritis-United States, 2012. MMWR Morb Mortal Wkly Rep. 2014;63:379-383.
59. Gillespie LD, Robertson MC, Gillespie WJ, et al. Interventions for preventing falls in older people living in the community. Cochrane Database Syst Rev. 2012;(9):CD007146. doi:10.1002/14651858.CD007146.pub2.
60. Rubenstein LZ, Josephson KR. The epidemiology of falls and syncope. Clin Geriatr Med. 2002;18:141-158. doi:10.1016/S0749-0690(02)00002-2.
61. Centers for Disease Control and Prevention. National estimates of the 10 leading causes of nonfatal injuries treated in hospital emergency departments, United States-2013; 2013. Web-based Injury Statistics Query and Reporting System. Retrieved from http://www.cdc.gov/injury/wisqars/pdf/leading_causes_of_nonfatal_injury_2013-a.pdf.
62. Rubenstein LZ, Solomon DH, Roth CP, et al. Detection and management of falls and instability in vulnerable elders by community physicians. J Am Geriatr Soc. 2009;57(9):1527-1531. doi:10.1111/j.1532-5415.2004.52417.x.
63. Min L, Yoon W, Mariano J, et al. The vulnerable elders-13 survey predicts 5-year functional decline and mortality outcomes in older ambulatory care patients. J Am Geriatr Soc. 2009;57(11):2070-2076. doi:10.1111/j.1532-5415.2009.02497.x.
64. Jung D, Lee J, Lee S. A meta-analysis of fear of falling treatment programs for the elderly. West J Nurs Res. 2009;31(1):6-16. doi:10.1177/0193945908320466.
65. The National Institute on Aging. Falls and Older Adults. NIH Senior Health; January 2013. Retrieved from http://nihseniorhealth.gov/falls/aboutfalls/01.html.
66. Centers for Disease Control and Prevention. Preventing falls among older adults; 2009. National Center for Injury Prevention and Control. Retrieved from http://www.cdc.gov/injury/pdfs/Falls2009CDCFactSheet-FINAL-a.pdf.
67. Frick KD, Kung JY, Parrish JM, et al. Evaluation the cost-effectiveness of fall prevention programs that reduce fall-related hip fractures in older adults. J Am Geriatr Soc. 2010; 58:136-141. doi:10.1111/j.1532-5415.2009.02575.x.
68. Ambrose AF, Paul GP, Hausdorff JM. Risk factors for falls among older adults: A review of the literature. Maturitas. 2013;75:51-61. doi:10.1016/j.maturitas.2013.02.009.
69. Carpenter C, Scheatzle M, D'Antonio J, et al. Identification of fall risk factors in older adult emergency department patients. Acad Emerg Med. 2009;16(3):211-219. doi:10.1111/j.1553-2712.2009.00351.x.
70. Rubenstein LZ, Josephson KR. Falls and their prevention in elderly people: What does the evidence show? Med Clin North Am. 2006;90:807-824. doi:10.1016/j.mcna.2006.05.013.
71. Administration on Aging. A profile of older Americans: 2014. Washington, DC: U.S. Department of Health and Human Services; 2015. Retrieved from http://www.aoa.acl.gov/aging_statistics/profile/2014/docs/2014-Profile.pdf.
72. American Foundation of the Blind. Special Report on Aging and Vision Loss; 2013. American Foundation for the Blind. Retrieved from http://www.afb.org/info/blindness-statistics/adults/special-report-on-aging-and-vision-loss/235.
73. Pollock A, Hazelton C, Henderson CA, et al. Interventions for age-related visual problems in patients with stroke. Cochrane Database Syst Rev. 2012;(3):CD008390. doi:10.1002/14651858.CD008390.pub2.
74. Light K, Thigpen M. Geriatric Rehabilitation: Evidence and Clinical Application. New York: McGraw-Hill; 2010.
75. Naqvi F, Lee S, Fields L. Appraising a guideline for preventing acute care falls. Geriatrics. 2009;64(3):10-33. doi:10.1097/NCI.0b013e3181ac2628.
76. Nolte J. The Human Brain: An Introduction to Its Functional Anatomy. 6th ed. Philadelphia: Mosby Elsevier; 2009.
77. Costarella M, Monteleone L, Steindler R, et al. Decline of physical and cognitive conditions in the elderly measured through the functional reach test and the Mini-Mental State Examination. Arch Gerontol Geriatr. 2010;50(3):332-337. doi:10.1016/j.archger.2009.05.013.
78. Carter ND, Kannus P, Khan KM. Exercise in the prevention of falls in older people: A systematic literature review examining the rationale and the evidence. Sports Med. 2001;31:427-438.
79. Tideiksaar R. Fall prevention in the home. Top Geriatr Rehabil. 1987;3:1.
80. Woolcott J, Richardson K, Wiens M, et al. Meta-analysis of the impact of 9 medication classes on falls in elderly persons. Arch Intern Med. 2009;169(21):1952-1960.
81. American Occupational Therapy Association. Occupational therapy practice framework: Domain and process. 3rd ed. Am J Occup Ther. 2014;62:625-683. doi:10.5014/ajot.2014.682006.
82. Shumway-Cook A, Ciol MA, Hoffman J, et al. Falls in the Medicare population: Incidence, associated factors, and impact on health care. Phys Ther. 2009;89:324-332. doi:10.2522/ptj.20070107.
83. Tideiksaar R. Geriatric falls: Assessing the cause, preventing recurrence. Geriatrics. 1989;44(7):57. doi:10.1016/j.amepre.2012.03.008.
84. Cameron ID, Gillespie LD, Robertson MC, et al. Interventions for preventing falls in older people in care facilities and hospitals. Cochrane Database Syst Rev. 2012;(12):CD005465. doi:10.1002/14651858.CD005465.pub3.
85. American Geriatrics Society (AGS). AGS/BGS Clinical practice guideline: Prevention of falls in Older Persons; 2010. Retrieved from http://www.americangeriatrics.org/health_care_professionals/clinical_practice/clinical_guidelines_recommendations/prevention_of_falls_summary_of_recommendations.
86. Guo JL, Tsai YY, Liao JY, et al. Interventions to reduce the number of falls among older adults with/without cognitive impairment: An exploratory meta-analysis. Int J Geriatr Psychiatry. 2014;29:661-669. doi:10.1002/gps.4056.
87. Kim H, Han J, Cho Y. The effectiveness of community-based tai chi training on balance control during stair descent by older

adults. J Phys Ther Sci. 2009;21:317-323. doi:10.1589/jpts.21.317.

88. Logghe IHJ, Verhage AP, Rademaker ACHJ, et al. The effects of tai chi on fall prevention, fear of falling and balance in older people: A meta-anaylsis. Prev Med. 2010;51:222-227. doi:10.1016/j.ypmed.2010.06.003.

89. Quigley P. Tailoring falls-prevention intervention to each patient. Am Nurse Today. 2015;8-10. doi:10.1080/17483100903038576.

90. Miake-Lye IM, Hempel S, Ganz DA, et al. Inpatient fall prevention program as a patient safety strategy: A systematic review. Ann Intern Med. 2013;158:390-396. doi:10.1002/14651858.

91. Spolestra SL, Given BA, Given CW. Fall prevention in hospitals: An integrative review. Clin Nurs Res. 2011;1-21. doi:10.1177/1054773811418106.

92. Shimada H, Tiedeman A, Lord S, et al. The effect of enhanced supervision on fall rates in residential aged care. Am J Phys Med Rehabil. 2009;88:823-828. doi:10.1097/PHM.0b013e3181b71ec2.

93. Chang J, Ganz D. Quality indicators for falls and mobility problems in vulnerable elders. J Am Geriatr Soc. 2007;55(S2): S327-S334. doi:10.1111/j.1532-5415.2007.01339.x.

94. Bartley M, O'Neill D. Transportation and driving in longitudinal studies on ageing. Age Ageing. 2010;39:631-636. doi:10.1093/ageing/afq089.

95. Ortman JM, Velkoff VA, Hogan H. An aging nation: the older population in the United States. Washington, DC: US Census Bureau; 2014:25-1140.

96. National Highway Traffic Safety Administration. Traffic safety facts 2013 data: Older population (DOT HS 811 161); n.d. Author, Washington, DC. Retrieved from http://www-nrd.nhtsa.dot.gov/Pubs/812199.PDF.

97. American Occupational Therapy Association. Statement: Driving and community mobility. Am J Occup Ther. 2010;64:S113-S124. doi:10.5014/ajot.59.6.666.

98. National Institutes on Aging. Age page; 2015. Retrieved from https://www.nia.nih.gov/health/publication/older-drivers.

99. Borowsky A, Shinar D, Oron-Gilad T. Age, skill, and hazard perception in driving. Accid Anal Prev. 2010;42:1240-1249. doi:10.1016/j.aap.2010.02.001.

100. Stav WB. Updated systematic review on older adult community mobility and driver licensing policies. Am J Occup Ther. 2014;68(6):681-689. doi:10.5014/ajot.2014.011510.

101. American Occupational Therapy Association. Occupational therapy practice framework: Domain and process. 3rd ed. Am J Occup Ther. 2014;68:S1-S48. doi:10.5014/ajot.2014.682005.

102. Administration for Community Living. Transportation options for older adults; 2015. Retrieved from http://www.eldercare.gov/eldercare.net/public/Resources/Brochures/docs/Trans_Options_Panels.pdf.

103. Chia D. Policies and Practices for Effectively and Efficiently Meeting ADA Paratransit Demand: A Synthesis of Transit Practice. Washington, DC: Transit Cooperative Research Board/Transportation Research Board; 2008.

104. Hoggarth PA, Innes CR, Dalrymple-Alford JC, et al. Comparison of a linear and a non-linear model for using sensory-motor, cognitive, personality, and demographic data to predict driving ability in healthy older adults. Accid Anal Prev. 2010;42:1759-1768. doi:10.1016/j.aap.2010.04.017.

105. Federal Communications Commission. The dangers of distracted driving; 2017. Retrieved from https://www.fcc.gov/consumers/guides/dangers-texting-while-driving.

106. Centers for Disease Control and Prevention. The state of vision, aging, and public health in America; 2012. Retrieved from http://www.cdc.gov/visionhealth/pdf/vision_brief.pdf.

107. Ilett G. Functional vision assessment. Optician. 2010;240(6260): 24-25.

108. Esenwah EC, Azuamah YC, Okorie ME, et al. The aging eye and vision: a review. Int J Health Sci Res. 2014;4(7):218-226.

109. BiopticDrivingUSA.com. An introduction: Driving with bioptic glasses; 2010. Retrieved from http://www.biopticdrivingusa.com/.

110. Schleber F. Aging and the senses. In: Handbook of Mental Health and Aging. Cambridge, MA: Academic Press; 2013:251.

111. Lockhart TE, Shi W. Effects of age on dynamic accommodation. Ergonomics. 2010;53(7):892-903. doi:10.1080/00140139.2010.489968.

112. AARP. Vision and driving; 2017. Retrieved from http://www.aarp.org/auto/driver-safety/info-2013/vision-and-safe-driving-tips.html.

113. National Institute on Deafness and Other Communication Disorders. Age-related heating loss. Retrieved from http://www.nidcd.nih.gov/health/hearing/Pages/Age-Related-Hearing-Loss.aspx.

114. Carfit; 2017. Retrieved from https://www.car-fit.org/

CHAPTER 15

시각 손상 노인의 작업치료

Working with Elders Who Have Vision Impairments

EVELYN Z. KATZ
(PREVIOUS CONTRIBUTIONS FROM REBECCA BOTHWELL)

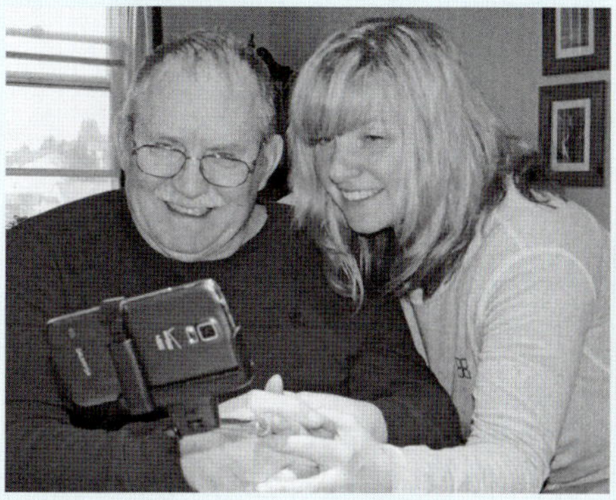

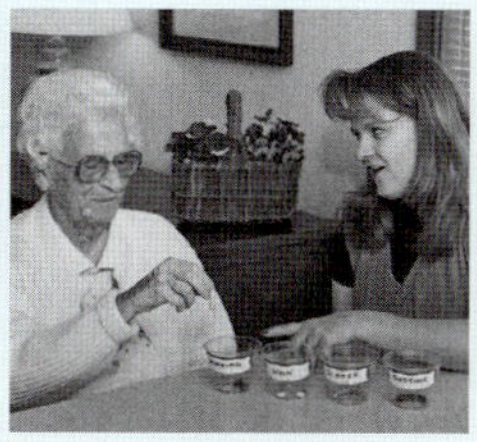

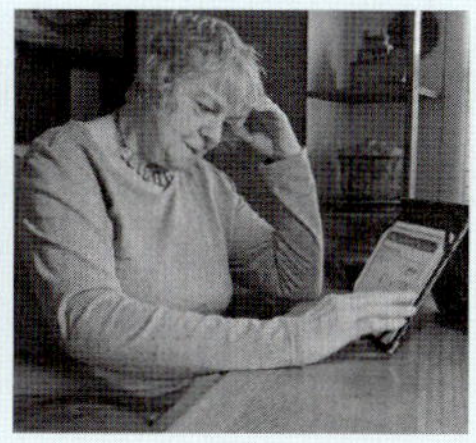

핵심용어

백내장 Cataracts
녹내장 Glaucoma
망막 Retina
수정체 Lens
황반변성 Macular degeneration
당뇨망막병증 Diabetic retinopathy
시력 Visual acuity
대비 민감도 Contrast sensitivity
시각인지 Visual cognition
시각기억 Visual memory
패턴 재인 Pattern recognition
시각적 집중력 Visual attention
안구운동조절 Oculomotor control
시야 Visual fields
중심외 보기 Eccentric viewing
암점 Scotoma
편측부주의 Hemi-inattention
복시 Diplopia
사시 Strabismus

학습목표

1. 노화로 인해 일어날 수 있는 시각에 영향을 미치는 전형적인 생리학적 변화를 설명한다.
2. 노인들의 시각에 영향을 미칠 수 있는 주된 안과질환을 명명하고 설명한다.
3. 노인들의 신경학적 손상으로 인한 공통적인 시각 결손을 설명한다.
4. 노인들의 시각 손상으로 인한 심리사회적 결과를 설명하고, 가능한 재활과 기능적 결과에 대한 치료효과를 설명한다.
5. 『작업치료 실행체계 3판』에서 시각 손상으로 인한 노인들의 기능적 손상을 언급하기 위해 사용되는 평가 과정, 중재와 결과에서의 역동적 상호작용 과정에 대해 설명한다.
6. 시각을 강화하기 위한 일반적인 원칙을 확인한다.
7. 저시력 노인의 독립성과 안전을 증가시키기 위한 환경적 · 배경적 고려사항과 중재방법을 확인한다.
8. 뇌 손상 후 시각장애 중재에 대한 일반적인 원리를 파악한다.
9. 저시력 노인들의 기능적 결과를 향상시키기 위해 작업치료사와 보조작업치료사가 협력해야 하는 팀 구성원과 지역사회 자원을 확인한다.

N부인은 82세의 미망인으로 50년 이상 남편과 함께 살았던 이층집에서 혼자 살고 있다. 안과 의사가 방문했을 때 그녀는 황반변성으로 인해 편지와 신문을 읽을 때 흐릿하게 보이고 새 안경은 도움이 되지 않는다고 호소하였다. 안과 의사는 그녀의 질환을 개선하기 위해 할 수 있는 것이 아무 것도 없다는 사실을 말해 주었다.

N부인은 최근 무릎관절치환술을 받았고 현재 아급성기 재활시설에 있으며, 작업치료사와 보조작업치료사 팀

은 그녀의 추후 검사를 의뢰받았다. 그녀는 혼자 집에 있는 것이 조금 두렵다고 말했다. 그녀는 가전제품의 제어 장치와 전화기의 키패드를 보는 데 어려움을 겪고 있었다. 무릎관절치환술과 시각 손상이 겹치면서 그녀는 집에서 계단을 이용할 일이 걱정되었다. 그녀는 땅의 턱을 보지 못하고 지면 상태의 변화를 보지 못하기 때문에, 특히 어둑하고 안개가 낀 날에 집 밖으로 나가는 것에 예민했다. 그녀는 혼자 고립되었다고 느꼈다. 그녀의 자녀들은 그녀가 집으로 돌아갈 수 있을지 궁금해하고 있다.

- N부인처럼 부분적인 시력만 있는 사람들이 독립적으로 기능할 수 있다고 생각하는가?
- 만약 N부인처럼 당신이 인쇄된 글씨, 거리 표지판을 읽거나 가전제품을 조작할 수 없다면 무엇을 할 것인가?

시각 손상은 노인집단에서는 흔하다. 65세 이상의 노인 6명 중 1명은 시각 손상을 보이며, 이러한 수치는 2030년까지 2배로 오를 것으로 보인다.[1] 시각 손상이 발생할 확률은 연령에 따라 높아지며 75세 이상의 노인 4명 중 1명이 중등도 혹은 중증의 시각 손상을 경험한다.[2] 안구질환으로 인한 시각 소실과 더불어 많은 성인이 머리의 뇌손상, 뇌졸중 혹은 신경학적 결손으로 인해 시각 손상 장애를 입는다. 뇌손상 혹은 뇌졸중 환자 40~75%는 재활을 필요로 하는 시각적 손상을 경험하는 것으로 추측된다.[3] 『직업치료 실행체계 3판』에 따르면,[4] 보는 것과 관련된 기능은 클라이언트 요소의 신체기능으로서 감각 기능과 통증 범주에 속하고, 시각은 수행 능력의 감각 지각 능력으로 나열된다.[4] 이러한 통계는 작업치료 실행체계에 비전을 포함시키는 것과 함께 보조작업치료사가 시력 상실의 원인과 적절한 중재 기법에 대한 철저한 이해를 가질 필요성을 보여 준다. 노인을 치료하는 보조작업치료사는 시각 손상이 있는 노인들과 수없이 많이 만날 수 있다.

이 장에서는 시각 손상으로 인한 심리사회적 결과, 정상적인 노화로 인한 시각의 변화, 노인 시각 손상의 원인이 되는 일반적인 질환, 신경학적 손상 후 시각장애에 대한 정보를 제공할 것이다. 또한 노인들이 기능적 목표를 이루도록 도움을 제공하기 위해 클라이언트의 작업 수행을 평가하는 과정과 치료계획 시 사용하는 일반적인 원칙 및 결과를 언급하고자 한다. 작업치료사와 보조작업치료사는 다른 보건 관련 전문가, 가족, 간병인, 노인, 의사를 포함한 팀의 한 일원으로서 그 역할을 수행한다. 이 장에서는 이러한 팀의 구성원이자 지역사회 자원으로서의 역할을 언급할 것이다.

시각 손상의 심리사회적 영향

시각 손상이 있는 성인의 약 25%는 우울 증상을 나타내며, 이는 시각 손상이 없는 사람들의 10%와 비교되는 수치이다.[5] 시력을 잃는다는 것은 상상할 수 있는 가장 충격적인 장애 중 하나이다. 시력이 없다면, 당연히 행하는 수많은 일생생활을 정상적으로 수행하는 능력을 잃게 된다. 시력을 잃게 되면 더 이상 눈을 마주치거나 미묘한 표정을 읽을 수 없기 때문에 사회적 연결의 수단이 상실되며, 시력을 잃은 사람의 16%는 사회적 참여가 제한된다.[5] 시각 손상을 생각하면 무서운 암흑의 세계를 떠올릴 것이다. 대부분의 사람이 시각 손상이 시력을 모두 잃은 것이라고 생각하지만 시각 손상인 사람들의 대부분은 전체 시력을 잃지 않는다. 사실 한 보고서에 따르면 법적으로 시각 손상으로 보고된 사람의 80%가 실제로는 어느 정도 '유효한 시력'을 가지고 있다.[6] 부분적인 시력을 가진 사람들의 한계와 능력을 가족, 친구 그리고 일반 대중이 이해하는 것은 보통 어렵다.[7] 부분적으로 시력이 남아 있는 사람이 어느 정도의 시력을 필요로 하는 과제를 수행하는 동시에 또 다른 과제는 수행하지 못하는 것을 보고, 그들을 '거짓말 하는 사람'으로 치부하는 것은 아주 흔한 일이다.[7] 부분적 시력이 있는 사람들의 능력에 대한 이런 오해는 그들에게 더 많은 심리적 고통을 야기할 수 있다.[7]

부분적으로 볼 수 있는 것과 관련된 이러한 애매모호함과 더불어 상태에 대한 불확실성 때문에 시각 손상을 조절하는 데 어려움이 있다. 많은 사람이 자신의 시력이 향상될 것인지, 동일한 상태로 있을지 혹은 점점 나빠질지에 대해 알기 어렵다. 종종 독립적이기를 원하면서도 한편으로는 누군가의 도움을 원하는 내적 갈등을 겪기도 한다. 어떤 경우에 그들은 도움을 원하지만 그것을 요청할 수 없다고 느낀다. Ball과 Nicolle은[8] 시각장애가 있는 사람의 경우 일상활동이 정상적인 방식으로 수행되지 않을 때 다르다고 간주되고 싶지 않기 때문에 활동을 피할 수 있다고 언급한다. 또한 이러한 태도는 이동 보조 장치 또는 기타 유익한 장비의 사용을 거부하는 경우 등 여러 가지 방법으로 나타날 수 있다.

시각 손상으로 어려움이 있는 노인은 정서적 변화와 변덕스러운 행동을 보일 수 있고, Kubler-Ross가 언급한 슬픔의 일부 단계(부정, 분노, 협상, 우울, 수용)를 겪을 수 있다.[9] 시각 손상을 경험하는 사람들의 대부분은 독립성의 상실로 인해 우울증에 걸릴 위험이 있다.[9] Casten과 Rovner에 따르면,[10] 우울증을 확인하고 치료하지 않는다면 일상생활을 방해할 수 있고 재활 과정에 영향을 줄 수 있다. Tuttle DW와 Tuttle NR이 확인한 시각장애에 적응하는 단계에는[11] (신체적 · 사회적) 외상, 충격과 부인, 애도와 침잠, 굴복과 우울, 재평가와 재확인, 대처와 동원, 자기 수용과 자존감이 포함된다.[11]

정상노화 과정이 시력에 미치는 영향

노인들은 특정 안구질환 및 신경학적 병리 때문에 시각장애를 경험할 가능성이 더 높지만, 시각 기능에 영향을 미치는 노화 관련 변화도 많이 경험한다. 보조작업치료사는 이런 일반적인 변화를 노인집단을 치료할 때 고려해야 한다.

망막은 눈의 가장 안쪽에 있는 여러 층으로 된 내층 신경조직이다(그림 15.1). 시각적 정보를 받고 그것을 시각신경을 통해 뇌로 전달한다.[12] 망막의 중심부, 즉 황반에는 색을 지각하고 미세한 사항을 구별할 수 있는 원추세포가 집중되어 있다. 간상세포는 빛에 매우 민감하고 주변시와 야간시를 제공한다.[12] 망막이 노화함에 따라 점차적으로 신경세포가 감소한다. 어떤 망막 신경이 죽느냐에 따라 중심 또는 주변 시력이 영향을 받을 수 있다. 망막 퇴행 비율과 악화 속도에 따른 시야 결손은 개인마다 다양하지만 일반적으로 노인들은 주변 시야의 수축 현상을 경험하고 명암 적응에 어려움을 겪는다. 노인은 가까운 물체에서 먼 물체(수정체 조절)로 시선을 전환하고 눈부심으로부터 회복하는 데 더 많은 시간이 필요하다.

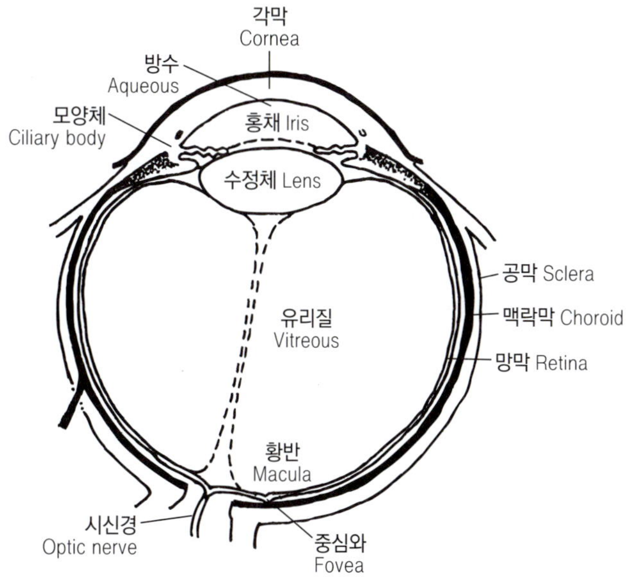

그림 15.1 해부학적 눈의 구조

동공 또한 나이에 따라 크기가 감소하기 때문에 세심한 과제에는 좀 더 많은 조명을 필요로 한다.[13] 많은 노인이 20대나 30대에서 필요로 하는 것보다 3배 이상의 조명을 필요로 한다.[14]

또한 나이에 따라 눈의 수정체에도 변화가 일어난다(그림 15.1). 수정체는 망막에 상이 적절하게 맺히도록 반응한다.[12] 이는 눈으로 보는 물체의 거리에 따라 수정체의 모양을 변화시킴으로써 가능하다.[15] 수정체는 노화됨에 따라 탄성력을 잃어 수정체 모양을 변화시키거나 조절하는 것이 좀 더 어려워진다. 이런 상태를 노안(presbyopia)이라 부르며, 이는 가까운 거리에서 초점을 맺히게 하는 능력에 영향을 미쳐 근접한 거리를 보는 과제를 수행하거나 책을 읽기가 곤란해진다.[16] 가장 큰 변화는 40~45세 사이에 일어난다.[16] 독서용 안경 혹은 이중초점 렌즈는 종종 이런 때 처방된다. 이러한 탄성의 소실과 더불어 수정체는 나이에 따라 점점 황색으로 변한다.[17] 이런 심한 황변현상은 색 대비가 작은 물체를 구분하고, 여러 색깔을 구별하는 능력에 영향을 미친다.[16]

특정 안구질환

특정한 병리학적 눈 상태는 기능적 시각 능력에 자연적인 노화 과정보다 더 깊은 영향을 미친다. 노인의 시각에 영향을 미치는 주된 4가지 질환으로는 백내장, 나이에 따른 황반변성(ARMD, 습성 또는 건성), 녹내장, 당뇨망막병증이 있다. 이러한 질환들은 각각 독립적으로 발생하여 시각장애를 일으킬 수 있지만, 일반적으로 노인들에게서 동시에 발생하며, 기능적으로 독립적인 상태를 유지하는 데 어려움을 증가시킨다(표 15.1). 안구질환 중재방법에 대한 자세한 내용은 뒷부분에 제시될 것이다.

백내장

백내장(cataracts)은 망막에 상이 맺히거나 빛의 초점을 맞추는 데 도움을 주는 눈의 가장 깨끗한 부위인 수정체가 흐릿해지는 질환이다. 이러한 현상은 수정체를 구성하는 물과 단백질의 변화 그리고 노화와 관련이 있다. 단백질은 수정체에 덩어리를 형성하여 백내장이 되며, 백내장은 적절한 양의 빛이 망막에 도달하는 것을 막아 시야를 흐릿하게 만든다.[18] 현재 백내장은 수술에 의해 성공적으로 치료할 수 있으며 선진국에선 더 이상 영구적인 시각 손상의 주된 원인이 되지 않는 것으로 간주된다. 가장 일반적인 치료 과정은 안구 내에 유착된 혼탁한 수정체를 제거하는 것이다.[19]

만약 수술 이전에 백내장 문제를 가지고 있거나 수술 대상자가 아닌 사람이라면 눈부심을 조절하고 조명을 밝게 하며 낮은 배율의 확대를 사용하는 중재가 도움이 될 수 있다.

황반변성 또는 노화와 관련된 황반변성

황반변성(macular degeneration)은 미국 노인들의 시각 손상을 일으키는 주된 원인이다.[20] 황반은 가장 뚜렷하게 볼 수 있는 망막의 가장 중앙에 있는 부위다. 황반변성에는 '건성'(비삼출성 혹은 위축성) 형태와 '습성'(삼출성 혹은 출혈성) 형태의 2가지 유형이 있다. 건성 황반변성은 황반 아래에 형성된 황색 퇴적물 또는 황색 침전물의 결과이다. 이것은 황반을 얇고 건조하게 만든다. 황반의 세포가 비기능적이 되면서 노인들은 시야 중앙에서 흐릿함, 어두움 혹은 흑점을 경험하게 된다. 습성 황반변성은 황반 아래 작은 혈관의 빠른 성장에 의해 발생한다. 이러한 혈관에선 피가 쉽게 새게 되고 시각 손상을 일으키는 반흔조직을 형성한다.[20] 습성 황반변성은 레이저 수술이나 광선응고술로 치료될 수 있다. 좀 더 최근에 개발한 효과적인 치료방법으로는 마쿠겐(Macugen), 루센티스(Lucentis) 혹은 아바스틴(Avastin, 누출된 혈관을 지혈하고 재성장을 느리게 하는 약물)을 주입하는 안구 내 주사가 있다. 나이에 따른 안구질환 연구(age-related eye disease studies, AREDS)에서는 건성 황반변성의 진행

표 15.1 나이에 따른 시각체계의 변화

구조적 요소	나이에 따른 변화	기능적 영향
각막	• 각막을 씻는 누액 감소 • 지질의 축적	• 건조함, 염증 발생 • 시야가 흐릿해지며 난시 증가
홍채	• 투과성 저하	• 녹내장의 원인이 될 수 있음
모양체근	• 근위축	• 효과적인 근육 움직임 감소로 수정체의 운동성 감소
동공	• 동공 크기 감소 • 동공 반사 감소	• 망막까지 닿는 빛 감소, 흐릿한 불빛에 있는 물건이나 어두운 물건을 보는 데 어려움이 있음 • 어둠에 대한 적응과 눈부심으로부터의 회복 감소
수정체	• 수정체 두꺼워짐 • 수정체의 굴절률 감소 • 황변	• 수정체 조절 능력 감소 • 고르지 않은 굴절 특성으로 인해 한쪽 눈에 복시가 나타날 수 있음 • 망막에 도달하는 빛의 양 감소, 광선의 변화로 색깔시각이 변함
유리체	• 감소	• 망막 박리 또는 망막 분리 가능성 증가

출처: Zoltan B. *Vision, Perception, and Cognition: A Manual for the Evaluation and Treatment of the Adult with Acquired Brain Injury.* 4th ed. Thorofare, NJ: Slack; 2006.

이 항산화 보충제 섭취에 의해 느려질 수 있다는 점을 제시하였다.[21] 현재의 중재는 시력 상실 속도를 늦출 수 있지만, 황반변성을 방지하거나 시력 손상을 되돌릴 수 있다고 알려진 중재는 없다.[21] 주변 시야는 보통 보존되기 때문에 황반변성은 완전한 실명을 초래하지 않는다.[20]

황반변성 노인들이 겪는 일반적인 문제로는 얼굴을 구별하는 것, 표지판을 읽는 것, 또는 교통 신호를 보는 것(원거리 과제)이 있다. 다른 문제로는 인쇄물 읽기, 쓰기 그리고 바느질하기(근거리 작업)가 있다. 습성 황반변성이 있는 노인들은 종종 곧은 선이 휘어진 선으로 보이는 중심 시야의 왜곡(변형시증)을 경험한다. 이러한 왜곡은 균형과 이동성에 문제를 일으킬 수 있다. 찰스보넷증후군(Charles Bonnet syndrome)의 결과로 인한 시각적 환각은 때때로 황반변성 노인이 경험하게 된다. 이러한 환각의 특징은 외부적 원인이 없는데도 자동적으로 일어났다가 사라진다는 것이다. 그리고 이 환각은 실존하지 않는 것으로 인식되며 비위협적이다.[22] 시각적 환각은 격자 모양의 분기 패턴과 유사한 단순한 환각에서 얼굴, 동물 또는 식물의 이미지를 포함하는 더 복잡한 환각까지 묘사되어 왔다.[22] 찰스보넷증후군을 경험한 노인들은 시각적 증상, 인지기능의 감소, 정신적 불안정성에 대한 두려움에 대해 논의하는 것을 꺼린다. 그들은 이것이 정신적 문제가 아니라는 점을 재확인할 필요가 있다. 찰스보넷증후군은 양쪽 눈의 대비 민감도에 심한 손상이 있는 황반변성 노인들에게 영향을 주는 것으로 나타났다.[23] 노인과 함께하는 보조작업치료사는 이러한 진단에 대한 특별한 중재 방법을 알아야 한다(박스 15.1).

녹내장

녹내장(glaucoma)은 안구 내부 압력이 과도하게 높아지는 심각한 안과질환이다. 이러한 압력의 증가는 안구에서 과도한 안구액이 형성되어 발생한다.[12] 안구 내부 압력 증가는 결과적으로 시각신경 혹은 시각신경에 영양을 공급하는 혈관에 손상을 일으키는 원인이 될 수 있다.[12] 시각신경 손상으로 인한 첫 번째 영향 중 하나는 주주변 시야의 시각소실이다(그림 15.2). 주변 시야의 시각소실은 초기에 개인이 알아차리기 어려우며 질병을 인식하기 전에 진행되는 경우가 많다.[24] 만약 이러한 손상을 치료하지 않은 채로 둔다면 시력이 완전히 소실될 수 있다. 녹내장을 초기에 진단하기 위해 노인들이 규칙적으로 안과 전문의를 방문하도록 격려해야 한다. 녹내장이 초기 단계일 때 약물에 더 잘 반응하며 필요한 경우에는 안구액의 균형을 향상하기 위한 수술을 할 수도 있다.[12]

녹내장에는 다양한 형태가 있지만 개방각 녹내장이 가장 일반적이다.[12] 다른 형태로는 폐쇄각 혹은 협전방각 녹내장, 외상형 녹내장, 저압 녹내장이 있다.[12] 개방각 녹내장은 알 수 없는 이유로 안구액을 효과적으로 배출할 수 없는 안구의 해부학적 문제로 인해 발병한다. 이것은

박스 15.1 황반변성 환자를 위한 중재 핵심

대개 황반변성이 있는 노인들은 시각 손상 초기에 세밀한 부분과 중심 시야를 잃는 문제를 경험한다. 주변 시각은 보통 유지되며, 더 발전된 단계에서도 유지된다.

- 조명－백열등, 형광등, 할로겐 및 LED와 같은 다양한 유형의 작업 조명에 대한 교육을 제공하고, 노인이 활동 시 어떤 것을 선호하는지 식별할 수 있도록 조명의 위치를 지정한다.
- 눈부심 감소－광택이 심하게 나거나 반사되는 표면, 노출된 조명구를 제거함으로써 눈부심을 감소시킨다. 빛을 분산하는 빛 가리개, 블라인드 혹은 커튼, 가구를 섬세하게 배치하고 사용한다.
- 대비색－일상환경에서 물체와 표면을 구별하도록 색깔과 대비색을 사용한다. 대비색 타월, 의자를 덮은 선명한 색의 천은 더 쉽게 볼 수 있도록 한다.
- 물체 크기－물체 크기를 키운다. 중심 또는 주변 시각이 감소된 경우 큰 숫자가 적힌 전화 · 부엌 타이머 · 약물 상자, 큰 인쇄 점검표의 사용은 일상생활을 더 쉽게 한다.
- 시각적 산만함 · 혼잡함을 감소－방과 방 사이, 가구 앞, 조리대와 가전제품을 이용하기 위해 통로를 깨끗이 한다. 탁자와 조리대에 놓는 물품의 수를 제한한다. 시각적 산만함을 야기하는 굵은 패턴의 사용을 제한한다.
- 확대－노인들에게 근거리, 중거리, 원거리 활동에 필요한 적절한 확대 보조도구를 처방하기 위해 저시력 안과의사나 검안사에게 의뢰한다. 확대경, 배율이 낮은 확대렌즈가 부착된 손톱깎이, 수공예와 바느질을 하기 위한 저배율의 저렴한 확대경은 시력 감소가 있는 노인들에게 활동을 수행할 수 있도록 도움을 준다.
- 교통 수단－대체 교통 수단을 사용하는 노인을 교육한다. 많은 지역사회에서는 운전을 할 수 없는 사람들을 위해 보조 교통 체계를 갖추어 대중교통수단을 안전하고 용이하게 사용할 수 있다. 일부 지역사회에서는 시각 손상 시 택시 요금 할인 프로그램을 제공한다.

시간이 지남에 따라 서서히 안압을 증가시킨다.[12]

폐쇄각 혹은 협전방각 녹내장은 덜 일반적이다. 이런 유형의 녹내장은 진행이 빠르며 증상은 즉각적이고 명확하게 나타난다. 메스꺼움, 두통, 눈의 심한 충혈, 통증이 협전방각 녹내장의 급성증상이다.[25] 이 경우 종종 안구내압을 감소시키기 위해 응급 수술이 필요하다.

녹내장의 기능적 영향은 질병의 심각성에 따라 크게 다르다. 초기 녹내장은 치료할 수 있으며 환자는 생활방식을 거의 조절하지 않아도 된다. 만약 질병이 진행되도록 내버려두면, 주변 시각 감소, 빛의 변화에 적응하기 어려움, 흔들리고 흐릿한 시야, 조명 주위의 그림자 같은 광채, 눈부심에 대한 민감도 증가를 경험할 수 있다.[26,27]

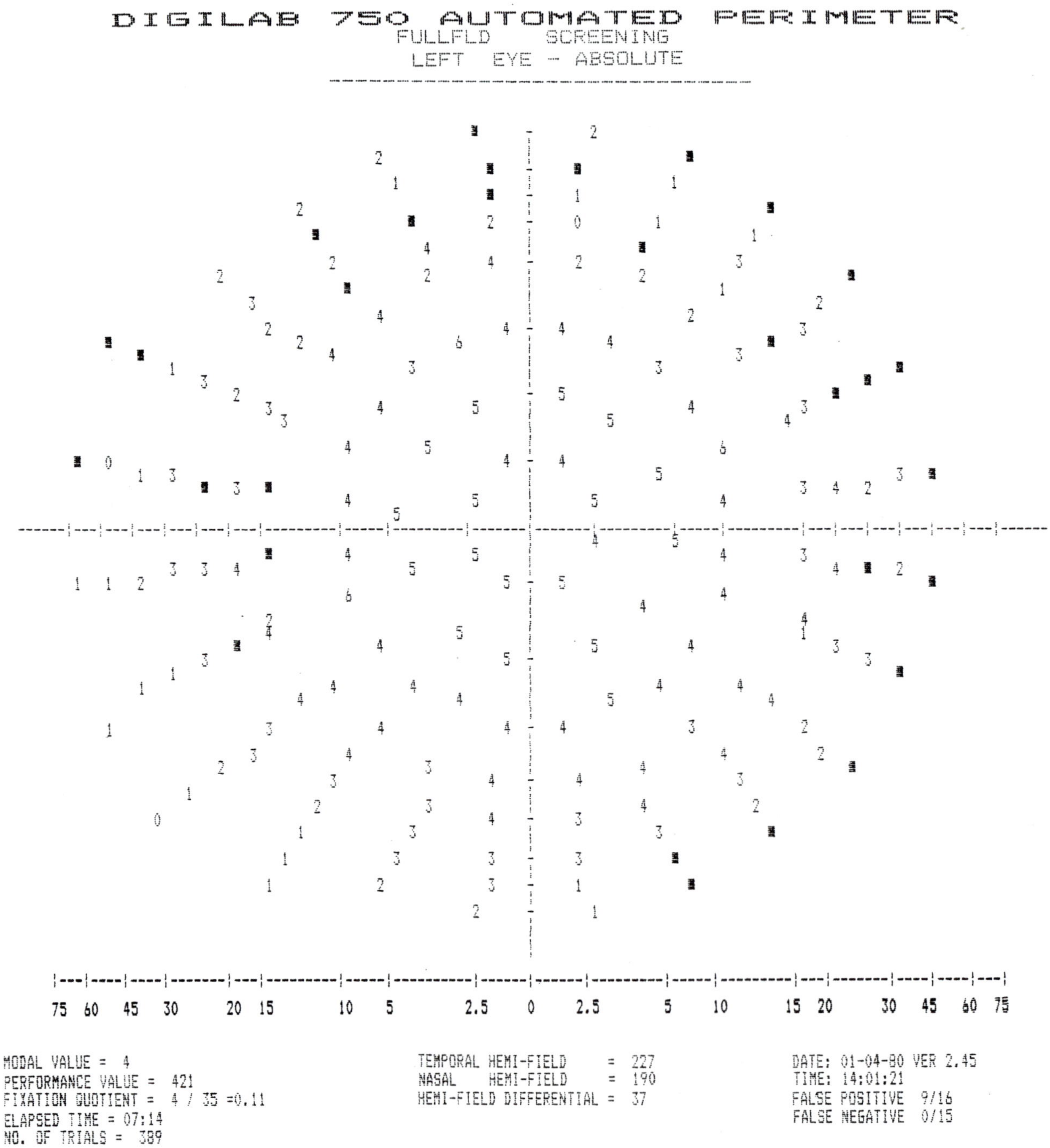

그림 15.2 자동 시야계 검사(automated perimeter test) 결과지에서는 검은 사각형으로 표시된 점이 시각 손상을 나타낸 것이다. 주변 분포에 유의한다.

녹내장이 진단되지 않고 진행되면, 주변 시각에서부터 시작해 결국에는 중심 시각까지 모든 시력을 잃을 수 있다. 녹내장이 진행된 노인들의 경우 이동성과 안전에 심각한 문제가 있을 수 있다. 이 단계에서 시각 손상으로 인해 이동성 감소를 경험한 노인에게는 이동성과 지남력 교사를 추천하는 것이 적절하다. 녹내장이 있는 노인들을 치료하는 보조작업치료사는 이 진단에 따른 중재방법을 알고 있어야 한다(박스 15.2).

당뇨망막병증

당뇨망막병증(diabetic retinopathy)은 당뇨 합병증 중 하나이며, 노인들에게 시각 손상을 일으키는 또 다른 원인이다. 당뇨망막병증은 다음의 4단계로 진행된다. (1) 경도 비증식성 망막병증: 망막의 작은 혈관이 풍선처럼 부푸는 미세동맥류가 시작되는 가장 초기 단계,[21] (2) 중등도 비증식성 망막병증: 망막에 영양분을 공급하는 일부 혈관이 막히는 단계, (3) 중증 비증식성 망막병증: 수많은 혈관이 막히며 망막 부위의 혈관 공급이 중단되는 단계(이는 망막에 영양을 공급하기 위한 새로운 혈관의 성장을 유발하여 다음 단계로 진행됨), (4) 증식성 망막병증: 질환이 가장 많이 진행된 단계로, 새로운 혈관은 망막 및 눈의 내부를 채우는 유리체겔의 표면을 따라 자란다. 새로운 혈관은 비정상적이며 혈관벽이 약해 누출이 일어나 시력 변화에 심각한 원인이 될 수 있다. 새로운 혈관망과 그에 수반되는 섬유조직은 수축하고, 유리체는 망막으로부터 떨어져 나가 유리체에 더 많은 출혈을 일으킬 수 있다. 이것은 또한 망막 박리를 일으킬 수 있는데, 이는 시력 상실을 막기 위해 즉각적인 주의와 수술이 필요한 심각한 상태이다.[21] 만약 체액이 황반 중심으로 누출된다면, 황반부가 부어오르고 시야가 흐려질 수 있다. 황반부종이라고 불리는 이러한 상태는 당뇨망막병증의 어느 단계에서도 일어날 수 있으며 시각 손상과 심각한 시각왜곡의 원인이 된다.[21]

박스 15.2 녹내장 환자를 위한 중재 핵심

대부분의 녹내장 환자는 질환이 어느 정도 진행될 때까지 시각 문제를 알지 못한다.

- 약물관리-약물관리가 매우 중요하다. 비시각적 기술, 라벨 부착, 조직화, 음성 라벨, 자동 경구약 및 안약을 투여하기 위한 음성 기억 장치 또는 알람에 대해 교육한다.
- (주변 시각의 감소로 인한) 이동성 문제-대비색을 사용하고, 산만함과 발을 헛디디게 하는 위험요인을 감소시키며, 경계선과 주변 환경의 모서리 인식 훈련, 긴 지팡이(흰색 지팡이)를 이용한 지남력 및 이동성 훈련을 실시하고 지역사회 이동성을 위한 비시각적인 방법을 전문가에게 의뢰한다.
- 대비 및 눈부심-노란색, 호박색 또는 연한 자두색 안경을 사용하여 대비도를 높이고 눈부심을 줄인다. 반사 표면(유리 테이블 상판, 거울, 고도로 광택이 나는 바닥 또는 카운터)을 줄이고 노출된 전구의 덮개, 창문 및 조명의 각도를 조절한다.
- 저전력 확대경-작은 인쇄체나 낮은 대비색 제품을 보는 데 도움이 된다.
- 확인하기 쉽도록 물체의 크기를 키운다.
- 대비 민감도가 감소된 경우 밝은색의 물체가 두드러지게 보인다.
- 조직화된 스캐닝 패턴-시야가 감소한 경우 수평으로 왼쪽에서 오른쪽, 지그재그(zig-zag) 및 원형 패턴으로 스캔하여 장애물, 가장자리 및 물체의 위치를 찾도록 훈련한다.

당뇨망막병증을 치료하기 위하여 광선응고술, 주사(습성 황반변성을 치료하기 위해 사용되는 과정과 유사함) 또는 바늘로 눈의 유리체에서 혈액을 제거하고 식염수로 대체하는 유리체절제술(vitrectomy)을 시행할 수도 있다. 이 치료 과정 이후에 많은 사람이 시력 향상을 경험하였으나 완전히 치료하지는 못했다. 새로운 출혈의 위험과 시각 손상은 여전히 남아 있다.[21]

녹내장처럼 당뇨망막병증의 기능적 영향은 초기 진단과 질환의 심각성에 따라 다양하다. 경도 망막병증이 있는 사람들은 수행패턴을 조정할 필요가 없는 반면, 다른 사람들은 일상생활을 안전하고 독립적으로 수행하기 위해 시각 손상에 대한 보상 방법으로 적응기술을 배워야 할 수 있다. 당뇨망막병증이 진행된 노인들 중에는 대비 민감도가 떨어지고, 야간 시력이 나쁘며, 시력이 요동치거나 흐릿하거나 시야에 반점이 나타나는 경우가 많다. 결과적으로 일부 노인들은 일상생활을 위한 비시각적인 기술을 배워야 할 수도 있다. 당뇨망막병증이 있는 노인들을 치료하는 보조작업치료사는 이러한 진단에 대한 특별한 중재방법을 알고 있어야 한다(박스 15.3).

박스 15.3 당뇨망막병증 환자를 위한 중재 핵심

당뇨망막병증은 흐릿함, 시각 변동의 원인이 되며 때때로 중심 또는 주변 시야가 소실되는 결과를 초래할 수도 있다.

- 약물관리는 당뇨 교육자에게 의뢰해야 한다. 음성 혈당 측정기, 미리 채워진 주사기, 주사기 확대기, 인슐린 '펜', 혈당수치 기록을 읽기 위한 큰 인쇄체 글씨, 인슐린 약물대, 다른 보조도구를 고려한다.
- 환경, 인쇄체, 글씨 도구, 컴퓨터 화면에 대비색을 증가한다.
- 노란색, 호박색 또는 자주색 선글라스로 눈부심을 조절하고 조명 배치 및 환경 내의 표면 반사를 제한한다(박스 15.8).
- 신경병증은 팔다리 감각 손상의 원인이 될 수 있다. 요리와 목욕 활동을 하는 동안 안전을 위한 특별한 주의를 기울이는 것이 훈련의 핵심요소다. 부엌에서의 과제 시 필요한 보조도구는 재료를 자를 때 손가락 위로 칼이 미끄러지는 것을 막는 칼날 보호기, 오븐 선반 보호대, 오븐 선반 손잡이, 손잡이가 긴 집게, 가장자리를 부드럽게 만드는 깡통따개, 미끄럼방지 도마를 포함한다.
- 확대 혹은 큰 인쇄체는 읽기, 쓰기 그리고 다른 근접거리의 과제를 하기 쉽게 만든다.
- 시각 대체-음성으로 된 책, 척도, 전자레인지, 혈당 측정기와 기타 도구는 시력 감소를 보완하여 일상생활을 수행할 수 있도록 한다.

신경학적 손상 후 시각장애

노인들의 시각 손상에 대한 자세한 논의는 안구질환의 결과로 인한 손상에 초점을 두어 왔다. 그런데 시각체계는 단지 안구만으로 구성되어 있지 않다. 더욱이 안구 움직임을 효과적으로 조절하는 것은 대뇌의 적절한 자극 전도에 달려 있다. 이것은 움직임, 신체와 머리 움직임을 감독하는 영역으로부터 받는 피드백을 포함한다.[28] 따라서 시각을 통해 환경에 성공적으로 적응하려면 안구 및 신경학적 요소 모두 적절한 기능이 필요하다(박스 15.4).

뇌손상의 원인으로는 외상, 암, 다발성 경화증, 뇌졸중이 있다. 시각계는 뇌졸중이나 다른 형태의 뇌손상에 의해 타격받기 쉽다.[29] 시각장애는 시야 소실, 시력 감소, 대비 민감도 감소, 입체시(깊이 지각) 문제, 빛 상태의 변화에 적응하기 어려움, 시공간 장애, 안구운동 문제를 포함하며 뇌손상으로 인해 발생할 수 있다.[30]

시각장애를 설명하는 Warren의 체계

시각계의 복잡성 때문에 시각 손상에 대한 평가와 중재를 위한 이론의 틀은 본질적인 안구 손상이든지 혹은 신경학적 문제이든지 간에 유용하다. Warren은[29] 계층적으로 시각 능력에 대해 개념화하는 발달모델을 제시했다(그림 15.3). 다음에 제시된 능력은 그다음 단계가 성공적으로 발달하기 위한 기반을 형성한다. 상위 수준 능력은 하위 수준 능력의 완전한 통합에 달려 있다.

이 모델에서 가장 높은 수준의 시각적 능력은 시각인지다. 시각인지는 시각 정보를 머릿속에서 조작하고 문제를 풀고, 글을 쓰고, 수학 문제를 풀기 위해 다른 감각 정보와 통합하는 능력이다.[29]

시각기억은 Warren의 모델에서 시각인지 바로 아래 단계다. 시각 정보의 정신적 조작은 정신적 그림을 유지하는 능력을 요구하기 때문에 시각인지는 시각기억에 의존한다.[31]

박스 15.4 신경학적 시각 손상 환자를 위한 중재 핵심

보조작업치료사는 신경학적 시각 손상이 있는 노인들의 시각, 인지, 신체적 문제가 기능적 결과와 중재에 영향을 미칠 수 있기 때문에 가능한 한 잘 알고 있어야 한다.

- 안전과 ADL에 대한 시야 손상의 기능적 합병증에 대해 노인과 가족/간병인 훈련-노인들이 보지 못하고 인식하지 못하는 환경이 어느 정도인지 이해하도록 한다.
- 왼쪽 시야의 소실이 있는 경우, 활동을 시작할 때 '소실'이 있는 쪽이나 영역으로 머리와 눈을 돌리도록 하고, 활동을 하는 동안 더 자주 돌리도록 훈련한다.
- 수평적으로 왼쪽에서 오른쪽으로, 오른쪽에서 왼쪽으로, 수직적으로 위에서 아래로, 원형의 패턴으로 시작하는 훑어보기 패턴과 시각적 탐색 조직화를 증가시키기 위한 훈련을 실시한다.
- 시각적 탐색의 경계를 넓히고 벽에서 물체/표지를 탐색하거나 왼쪽에서 오른쪽으로 수직적 탐색을 사용하기 위해 진공청소기를 사용하는 등 다양한 환경에서 적절한 탐색 전략을 사용하도록 격려한다.
- 위쪽에서 아래쪽으로의 수평패턴을 위한 중재 기법: 도미노, 카드 찾기, 청소, 테이블 닦기, 선반에서 물건 찾기
- 왼쪽에서 오른쪽으로의 수직패턴을 위한 중재 기법: 운동경기 점수나 재정 서류의 세로단 읽기, 레시피 재료 읽기, 식료품 목록 쓰기
- 원형패턴을 위한 중재 기법: 퍼즐, 도보 탐색, 체커, 동전, 단추, 세탁물 분류하기, 냉장고에 있는 물품 찾기, 식료품점 광고 전단지
- 훑어보기를 하기 위한 시각적 힌트를 제공하기 위해 밝은 색깔의 테이프로 시각소실이 있는 쪽의 출입구 윤곽, 가구의 가장자리, 서랍에 표시한다.

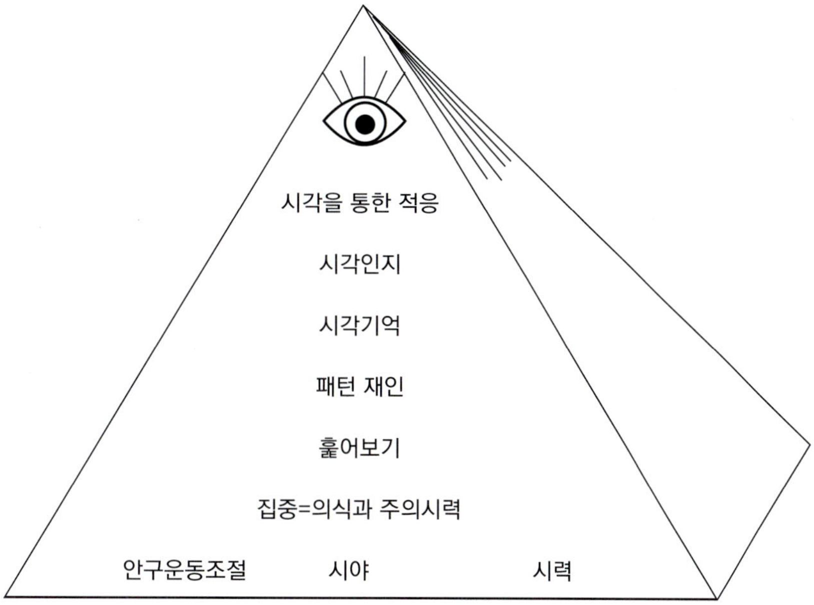

그림 15.3 중추신경계의 시지각 기술 발달 체계

출처: *Warren ML. Ahierarchical model for evaluation and treatment of visual perceptual dysfunction in adult-acquired brain injury,* Part 1. Am Journal Occup Ther. 1993;47:42-54.

시각적 이미지를 저장하기 위해서는 패턴을 인식할 수 있어야 한다. 하위 수준 능력인 패턴 재인은 물체의 명확한 특징을 구분하는 것이다.[32,33] 사람은 모양, 윤곽과 같은 물체의 전체적인 특징을 확인할 수 있을 뿐만 아니라 색, 명암, 재질과 같은 물체의 세심한 특징도 알 수 있어야 한다.

환경을 훑어보는 능력은 효과적인 패턴 재인을 위해 필요하다. 그러므로 훑어보기는 패턴 재인에 필요한 기본적인 능력이다. 눈은 한 장면의 모든 세부 정보를 체계적으로 기록하고 조직화된 훑어보기 경로를 따라야 한다.[29]

훑어보기 바로 아래의 능력은 시각 집중이다. 적절한 훑어보기를 가능하게 하기 위해 시각 집중의 관여가 필요하다. 만약 특정 공간에서 시각정보에 집중하지 못한다면 해당 부분에 대한 훑어보기를 시작할 수 없을 것이다. 전형적인 예로, 왼쪽 편측무시가 있는 뇌졸중 노인의 경우 물체와 충돌하지 않도록 왼쪽 훑어보기에 대한 지속적인 지시를 필요로 한다.[29]

시각적 집중력과 상위 수준의 시각적 능력은 모든 시각 기능에 기초를 형성하는 안구운동조절, 시야, 시력의 3가지 기본적인 시각능력에 의존한다. 안구운동조절은 눈의 움직임을 효과적으로 사용하는 능력이다. 이는 정확한 시각적 훑어보기 경로를 완성하며 양안시각에 대한 안구의 협응을 가능하게 만든다. 시야는 각각의 눈앞에 있는 범위를 말한다. 시력은 시력의 뚜렷함 혹은 명확함을 말한다.[34] 표 15.2는 논의된 모든 안구질환의 수행기술 결손을 다루며, 박스 15.5는 작업 영역에 대한 수행기술을 제시한다.

중재원칙

작업치료의 시각적 선별 검사를 통해 일상생활에 영향을 미치는 결손이 발견될 때, 안과 전문의 혹은 검안사에게 종합 시각검사를 의뢰해야 한다. 만약 임상적 관찰기록에서 노인의 시각장애가 안과 질환에 의해 야기되는 것으로 나타난다면, 노인을 저시력 전문의에게 의뢰하는 것이 가장 좋을 것이다(협업을 위한 전문가는 이 장의 뒷부분에서 논의할 것이다). 반대로 만약 진단 결과 환자의 시각결손이 뇌손상이나 뇌졸중과 같은 신경학적 손상에 의한 것이라고 나타났다면 신경안과 전문의나 신경검안사와 상담하기를 권유한다. 이러한 상담이 가능하지 않

표 15.2 작업영역에서 안구병리 관련 기능적 수행 기술 결손

병리	근거리	중거리	원거리	눈/손	이동성
노화와 관련된 황반변성	인쇄물 지속적으로 읽기, 특정 부분 읽기	바느질, 뜨개질, 자수, 수공예, 컴퓨터 사용, 집 안팎의 잔손질 과제	운전, TV, 운동 경기	글쓰기, 수공예, 운동, 악기 연주	낮은 조명에서의 운전, 커브(길) 돌기, 계단
녹내장	낮은 조명에서 시각 감소, 작은 인쇄체나 낮은 대비색인 경우 읽기 어려움, 눈부심에 민감	선반 위 물체 찾기 어려움, 수공예 어려움, 낮은 대비색의 컴퓨터 화면 보기 어려움	운전, TV, 운동 경기, 시야, 깊이 지각 감소	운동, 수공예, 악기 연주	운전, 익숙지 않거나 변화하는 지면, 계단 걷기, 주변 시야의 장애물 보기 어려움
당뇨망막병증	흐릿한 시야는 인쇄물을 지속적으로 읽거나 일반 인쇄물 읽기를 어렵게 함	바느질 작업, 수공예, 컴퓨터 사용, 집 안팎 가꾸기 과제	운전, TV, 운동 경기, 깊이 지각 감소	글쓰기, 운동, 수공예, 악기 연주	낮은 조명에서의 운전, 커브(길) 돌기, 계단
백내장	낮은 조명/대비색인 경우 세밀한 부분에 대해 시력 감소나 흐릿함, 색 지각 변화	바느질 작업, 수공예, 컴퓨터 사용, 집 안팎 가꾸기 과제	운전, 운동 경기	수공예, 섬세한 바느질 작업, 운동, 악기 연주	낮은 조명에서의 운전, 커브(길) 돌기, 계단
뇌졸중/외상성 뇌손상	반맹증 혹은 편측무시, 신체 한쪽만 몸단장 또는 옷 입기, 지속적으로 인쇄물을 읽기 어려움	선반 위의 물체 위치나 방의 한 부분을 보기 어려움	운전, 운동 경기, 시야 손상, 깊이 지각	글쓰기, 스스로 먹기, 수공예, 운동, 악기 연주	운전, 보행, 시야에 결손이 있는 영역의 장애물, 계단과 커브(길) 돌기

을 경우엔 신뢰할 만한 안과 전문의와 상담하는 것이 그 다음 방법이다. 해당 분야의 저시력 전문가 및 신경 안과 전문의와 좋은 업무 관계를 수립하여 전문가 간의 의뢰 및 의사소통 속도를 촉진하는 것이 가장 이상적이다.

박스 15.5 작업 설문조사/프로파일 지침

시각 손상으로 인해 다음 활동에 어려움이 있다.

- 가전제품의 다이얼 조작
- 청소
- 요리
- 컴퓨터
- 썰기/얇게 썰기
- 수공예
- 옷 입기
- 운전하기
- 먹기
- 몸 단장하기
- 돈 확인하기
- 열쇠/콘센트
- 재정관리
- 약물관리
- 얼굴 인식
- 바느질/자수
- 쇼핑하기
- 사회적 활동
- 영적 활동
- 스포츠/운동
- 시간 말하기
- 전화기 사용
- TV
- 걷기/실외/실내
- 기타

안과 전문의나 검안사가 제공하는 정보는 그들의 전문분야와 질환에 따라 다양하지만 전형적으로 시력, 시야, 대비 민감도(물체와 배경 사이에 비교되는 미묘한 차이를 구별하는 능력), 안구운동조절 같은 시각적 기능을 포함한다. 또한 안압(안구 내부의 압력), 안경 처방에 대한 최선의 교정, 안과 수술 또는 시술 날짜 및 설명, 현재 처방된 약물 및 안구 구조의 일반적인 건강 상태도 포함될 수 있다. 저시력 전문가들은 시력을 기능적 범위에서 교정할 수 없을 때 활자로 인쇄된 자료 읽기나 섬세한 수작업을 위해 특수 시각 보조도구를 권유해야 한다. 이런 정보뿐만 아니라 작업치료 평가 동안 수집한 정보는 치료 계획을 세우는 데 매우 중요하다. 박스 15.6은 시각 지각 기술을 위한 선별양식이다. 다음 절에서는 시력 감소, 시야 소실, 안구운동장애, 대비 민감성 감소, 시각적 주의 집중력과 훑어보기 손상과 같은 시각 손상을 동반한 수많은 결함에 대한 일반적 중재를 다룬다.

박스 15.6 시각 지각기술에 대한 선별양식 견본

1. 보는 데 문제가 있는가?
2. 놓치거나 흐릿하거나 어둡게 보이는 시야가 있는가?
3. 시각에 변동이 있는가?
4. 이런 어려움을 얼마나 오래 경험했는가?
5. 안과 의사가 진단하거나 치료한 적이 있는가?
6. 마지막 안과 검진은 언제였나?
7. 어느 눈이 가장 손상을 받았는가?
8. 신문 헤드라인, 컴퓨터 화면, TV 화면의 세밀한 부분, 얼굴, 접시에 담긴 음식을 볼 수 있는가?
9. 운전을 하고 있는가?
10. 도로 표지판과 거리 표지판을 볼 수 있나?
11. 눈부심 때문에 피곤한가?
12. 모퉁이, 계단, 바닥 표면의 변화를 볼 수 있나?
13. 시각 문제 때문에 넘어진 적이 있는가?

출처: Kern T, Miller ND. Tools for occupational therapists who work with people with low vision: Vision screening checklist. In: Gentile M, ed. *Functional Visual Behavior in Adults: An Occupational Therapy Guide To Evaluation and Treatment Options.* Bethesda, MD: AOTA Press; 2005:139–140.

시력 감소

시력 저하를 해결하기 위해서는 안과 전문의의 조언이 필수적이다. 일부 노인들은 단순히 새로운 안경 처방을 필요로 한다. 뇌손상이나 뇌졸중의 경우에 초기에 시력이 감소되지만 종종 자연적으로 몇 개월 안에 해결된다(시력 손상과 중재는 19장 '외상성 뇌손상/뇌졸중에 의한 영향' 참조). 황반변성과 같은 안과질환으로 인한 2차적인 시력 감소는 안경 처방을 통해 향상될 수 없다. 특수 시각 보조도구에 대한 권유는 이런 경우에 이뤄진다. 당뇨망막병증은 시력 감소뿐만 아니라 잦은 시력 변화의 원인이 된다. 그러므로 시력과 관련한 치료계획을 세울 때 안과 치료 전문가의 조언을 따르는 것이 중요하다.

이전에 언급했던 것처럼 시력 감소에 대한 보상 방법 중 하나는 활자를 크게 인쇄하거나 확대하는 특수 시각 보조도구를 사용하는 것이다(그림 15.4). 작업치료사와 보조작업치료사는 시각 보조도구 사용 훈련을 시작하기 전에 시각 보조도구에 대한 전문 교육을 받을 것을 권고한다. 이런 보조도구의 적절한 사용과 관련하여 많은 개념과 기술이 존재하며, 노인들은 사용에 숙달되기 위해 명확한 지시와 격려를 필요로 한다. 시력 감소를 보상하기 위한 또 다른 방법의 예로는 커다란 인쇄체와 촉이 굵은 펜을 사용하여 더 크게 글을 쓰는 것이 있다.

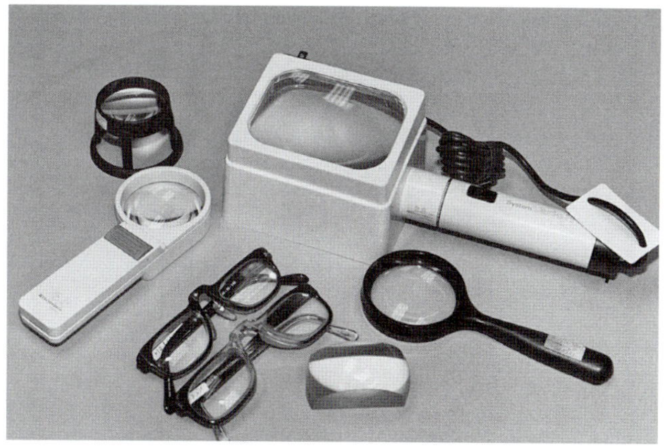

그림 15.4 저시력 환자가 사용하는 일반적인 시각 보조도구

노인의 시력이 저하됐을 때, 적절한 조명 사용, 주변 환경 패턴과 산만함 감소, 조직화된 체계 사용은 시력 기능을 최대화하는 데 도움을 주는 또 다른 유용한 방법이다. 적절한 조명은 최적의 수행을 하기 위한 중요한 조건이다. 그러나 어떤 노인은 광선공포증이 있거나 조명에 민감해서 적절한 조명을 찾는 것이 어렵다. 편안하고 안전한 보행을 위해 일반적인 실내 조명(은은한 조명)이 필요하다. 읽기, 바느질, 집 안팎 가꾸기 또는 수공예와 같은 세부 작업 및 대비가 낮은 작업에는 거위목 전등과 이동식 조명이 권장된다. 눈부심을 방지하기 위해 조명의 적절한 위치도 고려해야 한다. 노인의 더 잘 보이는 눈의 어깨 뒤쪽에서 조명을 비추어 눈부심이 일어나지 않도록 한다. 거위목 전등은 책에 더 가까이 위치하도록 하고 조명구의 앞이 노출되지 않도록 하며 그림자가 빛의 아래쪽을 향하게 비추어 과제에 집중할 수 있도록 한다. 우세손의 반대편에서 비추는 조명의 방향은 대개 글을 쓸 때 그림자를 피하기 위한 가장 좋은 위치다.

배경 패턴과 환경 속 잡동사니는 노인이 찾는 물건을 "위장"하는 경향이 있다(그림 15.5). 이것은 침대커버, 식탁매트, 식탁보, 융단, 가구덮개와 같은 배경에 선명한 색깔을 사용하여 개선할 수 있다. 또한 가능하다면 주변에 놓는 물건의 수를 제한하고 나머지 물건은 질서있게 배열하여 어수선하지 않게끔 한다. 환경이 단순화되

그림 15.5 패턴이 있는 배경에서는 물체의 위치를 찾기 어렵다.

고 조직화되면, 그 상태를 유지하기 위해 모든 노력을 기울여야 한다.

시력 손상(및 다른 시각장애) 노인들이 이용할 수 있는 다양한 국가 및 지역사회 서비스가 있다. 이러한 서비스는 대부분 무료이며 시각장애인을 위한 지역 주(state) 정부 서비스에 문의하면 찾을 수 있다. 미국 시각장애인재단(The American Foundation for the Blind and The Lighthouse)에서 책과 잡지를 무료로 제공하는 것도 그러한 서비스의 한 예다. 또한 말하는 시계, 큰 활자로 된 게임카드와 빙고카드 같은 시각장애인을 위한 저기술 적응 장치 및 ADL을 위한 다양한 다른 장치들을 제공하는 카탈로그도 있다.

시야 소실

시야가 소실된 노인들은 일상생활에서 이런 결손을 보상하기 위한 방법을 배우게 된다. 첫 번째 단계는 노인의 시야 결손에 대한 자각을 증가시키는 것이다. 시야결손 범위와 위치에 대한 정확한 정보를 아는 것이 노인에게 적절한 보상방법을 가르칠 때 중요하다. 시야결손의 정확한 유형과 범위는 개인에게 나타나는 장애의 원인이나 질병에 따라 다양하다. 일반적으로 안구질환이 있는 사람들은 '암점 형태'의 부분적인 결손을 경험하는 반면, 신경학적 장애가 있는 사람들은 좀 더 일관적이거나 광범위한 시야 결손을 경험한다. 물론, 일부 안과 질환은 광범위하고 심지어 완전히 시야를 잃을 수 있기 때문에 이 규칙에는 분명히 예외가 있다. 머리 손상을 입은 사람에게서도 시야의 국소적 결손을 발견할 수 있다.[35]

황반변성에서 보이는 것과 같이 중심 시야 부분의 결손을 보이는 노인들은 직접적으로 목표물을 보는 것보다 오히려 목표물의 주변(약간 위, 아래, 양측)을 쳐다봄으로써 보상하는 방법을 배워야 한다. 이러한 방법은 '중심외보기'라 불리며, 목표물이 암점 바깥에 위치하도록 하여 계속 볼 수 있게 된다. 중심외보기를 위한 최적의 영역을 확인하기 위해 전문가의 도움을 필요로 하며 때로는 선호 망막초점(preferred retinal locus, PRL)으로 불린다.[36] 망막의 가장 중심부인 중심와로 목표물을 보려는 자연스러운 경향을 무시하기 위한 노인의 의식적인 노력이 필요하다. 중심시야결손은 대개 자세히 보는 시력에 영향을 미치지만 이동 시 큰 방해를 하지 않는다. 주변 시야 결손이 좀 더 진행한 사람들은 전형적으로 이동성에서 안전과 독립성 증가를 목적으로 하는 중재를 필요로 한다. 뇌졸중 이후 발생하는 동측 반맹인 노인은 체계적으로 책 읽기, 쇼핑하기, 이동과 같은 기능적 활동을 하는 동안 손상된 시야로 고개를 돌려 시각적 훑어보기를 하도록 훈련받아 절반의 시야 결손을 보상하는 방법을 배운다.[37,38]

안구운동장애

안구운동장애(oculomotor dysfunction)를 위한 중재는

신입 보조작업치료사가 효과적으로 이해하고 수행하기에 가장 복잡한 영역 중 하나일 것이다. 신입 보조작업치료사는 제시된 중재 전략을 시도하기 전에 지속적으로 교육 세미나에 참석하고, 선임과의 관계를 발전시키고, 이 영역에서 제공하는 서비스에 숙련될 것을 권유받는다. 또한 작업치료사와 보조작업치료사는 안구운동 손상을 치료할 때 검안사나 안과 전문의와 긴밀하게 협력해야 한다. 안구운동장애는 신경학적 손상을 입은 사람들에게서 볼 수 있다. 안구질환은 눈의 움직임을 조절하는 근육 혹은 신경학적 기전에 영향을 미치지 않는다.

사시 혹은 잘못된 눈의 정렬은[16] 종종 뇌졸중 혹은 다른 신경학적 손상 이후에 안구의 외안근 약화의 결과로 인해 나타난다. 이러한 눈의 잘못된 위치 정렬은 복시라는 결과를 가져온다. 복시를 개선하기 위해 사용되는 기본적인 치료방법에는 폐색, 안구 운동, 프리즘의 적용, 수술이 있다.[3]

폐색은 기본적으로 2개의 상을 제거하기 위해 '안대를 대는 것'이다.[16] 치료는 노인의 편안함을 최적화하고 반대 측의 약한 근육에 구축 가능성을 감소시키기 위해 폐색 프로토콜을 따르도록 주의해야 한다. 폐색은 약한 근육의 사용을 장려하는 데 아무런 도움이 되지 않기 때문에 단순히 깨어 있는 모든 시간 동안 손상 측 눈을 가리는 것만으로 수행되어서는 안 된다. 이 프로토콜은 검안사나 안과 전문의에 의해 시행되어야 한다.

안구운동은 손상된 근육을 강화하는 것을 돕기 위해 폐색과 결합하여 사용할 수 있다. 한 가지 기본적인 방법은 비손상 측의 눈에 안대를 대고 환자는 전체 안구운동 범위에 걸쳐 물체를 따라 보는 것이다.[3] 검안사 감독하에 부가적인 운동을 할 것을 권한다.

복시를 치료하기 위한 또 다른 방법은 프리즘을 사용하는 것이다.[16] 프리즘은 때때로 시선 방향의 단일 이미지를 생성하기 위해 처방되고 사용된다. 프리즘은 상을 한쪽으로 이동시켜, 복시에 의해 만들어진 분리된 상을 겹치게 하고 하나의 이미지로 융합시킨다. 프리즘은 영구적으로 안경 렌즈로 착용하거나 일시적으로 압축 형태의 프리즘을 사용하여 적용할 수도 있다. 만약 사시가 해결되고 있다면, 시간이 지남에 따라 점차적으로 프리즘을 벗도록 한다.[16] 검안사나 안과 전문의는 프리즘 사용을 결정하고 중재를 지시한다.

특별한 경우에 사시를 교정하기 위한 수술이 이뤄진다.[3] 이것은 최적의 치료효과를 얻기 위해 안과 전문가들과의 상담해야 할 필요성을 추가로 입증하는 것이다. 대부분의 경우 수술에 대한 일반적인 접근은 하나 이상의 안구근육을 더 약하게 만들거나 혹은 부착된 위치를 변화시켜 더 강력한 움직임을 만들어내는 것이다. 이것은 사시 수술에 대해 특별히 훈련받은 안과 전문의에 의해 시행된다.[3]

대비 민감도의 감소

대비 민감도는 안구질환과 신경학적 질환 모두에 영향을 받는다. 이 기능은 개인이 볼 수 있는 고대비의 흑백 글자 크기만 드러내는 시력과는 다르다. 대비 민감도는 유사한 명암을 구별하는 능력을 말한다.[12] 일상생활에서 적절한 대비 민감도는 구름 낀 날에 회색 차량 보기, 보도 턱과 계단 구별하기 그리고 얼굴의 미묘한 윤곽을 구별하기 위해 필요하다. 대비 민감도의 결손은 대개 환경적 적응을 중점적으로 다룬다. 대비 민감도가 낮은 사람들은 종종 선명도를 잃어버린다. 이러한 결손을 보상하기 위한 기본적인 방법은 환경에서 가능한 한 대비를 부각시키는 것이다. 일상생활에서 사용되는 수많은 항목은 대비와 선명도를 좀 더 강조하기 위해 변화될 수 있다(박스 15.7). 적절한 조명 또한('시력 감소'에서 언급했던 것처럼) 대비를 강화시키는 데 도움이 된다. 일부 사람들은 백열등 또는 형광등을 포함한 전체 범위의 조명이 최고의 대비 강화 조도를 제공한다는 사실을 발견했다. 처방된 렌즈 위에 착용하거나 단독으로 착용할 수 있는 컬러 필터도 대비 효과를 높일 수 있다. 밝은 노란빛, 중간 정도의 노란빛, 밝은 또는 중간 정도의 자줏빛 조명은 대비색을 강화하는 데 자주 사용되는 색이다.

손상된 시각 집중과 훑어보기

시각 집중과 훑어보기 결손은 안구질환이 아닌 신경학적 결손이 있는 사람에게서 나타난다. 이 부위의 장애 유형

박스 15.7 환경에서 대비를 활용한 수정 사례

- 글을 쓸 때 굵은 검은색 펜을 사용한다.
- 계단의 가장자리에 대비색(대개 주황색이나 노란색이 가장 좋음)의 테이프를 붙인다.
- 커피를 따를 때 커피양의 높이를 볼 수 있게 하얀색 컵을 사용한다.
- 검은색과 흰색으로 된 양면을 사용할 수 있는 도마를 활용하여 양파와 같은 밝은 색깔의 식재료를 자를 땐 검은 면에 자르고, 그 반대의 경우엔 마찬가지로 하얀 면으로 자른다.
- 선명도를 증가시키기 위해 대비색의 형광 테이프로 조명 스위치에 표시한다.

중 하나는 편측부주위 또는 편측무시다. 이것은 시각적 공간의 절반에 대한 집중력의 부족을 말한다. 시각 공간의 왼쪽 절반을 무시하는 것이 더 흔하지만, 오른쪽 편측무시도 종종 보인다.[38] 편측무시인 사람들은 ADL을 안전하게 수행하는 데 필요한 질서 있고 순차적이며 포괄적인 패턴으로 시각적 정보를 받아들일 수 없다. 몸치장하기, 식사 준비하기, 기능적인 이동(특히 운전)이 대표적으로 영향을 받게 되는 ADL이다. 시각집중과 훑어보기 결손의 초기 치료는 적절한 보상이나 중재방법 혹은 둘 모두를 적절히 이용하여 종종 노인의 자각을 증가시키는 것이다. 연구에 따르면 왼쪽 편측무시가 있는 사람은 손상된 공간에서 훑어보기 경로를 시작하여 훑어보기 전략을 재구성하도록 훈련할 수 있다.[39] 이것은 이전에 동측 반맹 치료에 대하여 언급한 것과 유사한 치료 방법을 통해 이루어진다. 필요에 따라서 시각적 신호로 왼쪽(또는 적절한 경우 오른쪽)에 (빨간색 선이나 줄자와 같은) 시각적 지지대를 놓아 왼쪽에서 오른쪽으로 훑어보는 체계적인 패턴을 요구하고 격려하는 활동을 사용한다. 그러나 편측무시 환자에 대한 이런 훈련의 효과가 과제별로 다를 수 있으며 전반적인 ADL 기능으로 일반화되지 않을 수 있다는 일부 근거가 있다.[40] 편측무시의 존재는 또한 재활치료 결과의 예후가 나쁜 것과 관련이 있다.[41–43]

상위 수준의 시지각 결손

Warren[29]이 제시한 상위 수준의 시각 결손에 대한 중재는 이러한 영역에 영향을 미치는 기초적인 시각기술, 결손에 대한 인식을 증가시키기 위한 환자교육, 마지막으로 결손에 대한 보상방법 사용 지침 등을 포함하고 있다(박스 15.4).

시각장애를 다루는 환경

저시력 재활은 작업치료 분야에서 하나의 전문 분야다. 안과의, 검안사 혹은 다른 의사에 의해 시각 손상과 관련된 진단을 받았을 때 재활 프로그램을 제공한다(주마다 조례는 다양하다). 작업치료사는 시각 손상 환자에게 포괄적인 서비스를 제공하기 위해 훈련을 받은 다른 전문가와 함께 연계하여 근무한다. 저시력 재활기관에서 치료받은 대부분의 저시력 환자는 안구질환에 손상이 있었다. 황반변성은 저시력 환자의 60%를 차지하고,[16] 녹내장과 당뇨망막병증은 각각 2위와 3위를 차지하고 있다.[44] 이런 이유로 '저시력'이라는 용어는 보통 안과질환에 의한 시각 손상과 관련지어진다. 그러나 일부 저시력 치료기관에서는 신경학적 손상으로 인한 2차적인 시각 손상을 보이는 사람들도 찾아볼 수 있다.

시각장애는 신경학적 결손의 일반적인 결과이며, 안구질환은 노인에게서 상대적으로 더 흔하기 때문에, 노인 분야나 신경재활 분야에서 일하는 보조작업치료사는 시각장애와 중재기법에 대해 잘 교육받아야 한다. 이것은 입원환자와 외래환자 재활센터, 아급성기 재활기관, 장기 재활기관, 가정보건기관을 포함한다.

시각장애가 있는 노인을 치료하는 보조작업치료사는 광학 장치 사용, 중심외보기 기법, 일상생활을 위한 안대 착용법, 시력 강화 훈련법 같은 영역에 대해 전문 교육을 받아야 한다. 보조작업치료사는 저시력 환자들이 이용할 수 있는 전반적인 보조도구에 대해 충분한 실무지식이 필요하다. 또한 클라이언트에게 적절한 지지 그룹과 기타 서비스를 안내할 수 있는 가용 자원에 대해 잘 이해해야 한다.

환자에게 가장 좋은 프로그램을 제공하기 위해 협력할 수 있는 많은 저시력 재활 전문가들이 있다. 지남력과 이동훈련 전문가는 시력 소실과 직접 관련된 이동요구를 다룬다. 그들은 일반적으로 석사학위가 있으며 이 영역

에 대하여 풍부한 지식을 갖추고 있다. 그들의 서비스 목적은 클라이언트의 집, 이웃, 지역사회에서 독립적으로 이동할 수 있는 기술을 가르치는 것이다. 이런 전문가들은 국립학교, 사립기관, 주 정부 지원 프로그램을 비롯한 다양한 환경에서 근무한다.

재활 전문가들은 시각 손상에 의해 영향을 받을 수 있는 일상생활을 다루기 위해 대학 수준에서 훈련받은 전문가들이다. 그들은 의사소통, 가정관리, 자조기술을 포함한 일상생활 영역에서 독립성을 향상시키기 위해 보조도구와 보조 훈련법을 사용하여 훈련한다. 재활 전문가들은 사립기관, 순회 주 정부 서비스, 기숙학교, 독립자활센터에서 근무한다. 전문가들의 기초지식과 치료영역은 때때로 작업치료의 영역과 겹쳐진다. 개방적인 의사소통과 협력을 하는 동안 전문가들 다른 분야의 훈련방법을 배우고 환자는 최적의 재활 프로그램을 제공받게 될 것이다.

저시력 관련 분야를 전공한 안과 전문의와 검안사는 포괄적인 저시력 서비스 확인을 도와준다. 그들은 환자의 시각기능을 평가하고 시력 소실에 대한 보상 방법을 훈련하며 시각 보조도구를 처방한다. 그들은 저시력 환자를 일반적인 개인 진료소에서 볼 수도 있고, 저시력 클리닉에서 일할 수도 있다.[45]

시력이 손상된 노인을 위한 기술

시력이 손상된 노인들이 컴퓨터, 태블릿, 스마트폰 그리고 전자 확대기를 사용하는 것에 점점 더 많은 관심을 보인다. 이러한 장치들은 독립성을 극대화하면서 가족 및 친구들과 관계를 맺고 관심을 유지하는 노인들의 능력을 향상시킬 수 있다.

애플 컴퓨터의 iOS와 휴대장치의 "Zoom" 같은 컴퓨터 운영 체제의 접근성 기능 및 PC의 Windows용 돋보기(Windows 7, 8, 10)는 시각장애가 있는 사람이 이메일, 소셜 미디어 및 사진에 접속할 수 있도록 한다. 많은 책, 신문, 잡지를 컴퓨터나 태블릿으로 읽을 수 있다. 이것은 노인이 글꼴 크기, 대비 및 줄 간격을 조정할 수 있게 한다. 돋보기는 전체 화면 또는 일부 화면을 확대하기 위해 사용할 수 있다. 노인은 확대 기능을 켜거나 끌 수 있으며 바로가기 키나 "단축키" 또는 컴퓨터 마우스를 사용하여 확대의 양과 보기를 조절할 수 있다.

애플 기기의 "보이스 오버"와 Windows의 "내레이터"(문자 음성 변환 기능)는 사용 가능한 시각이 거의 없는 사용자에게 선택한 문서를 소리내어 읽음으로써 인쇄 및 인터넷 기반 글에 접근할 수 있는 기능을 제공한다. 음성의 속도와 음량을 조절하고 남성 또는 여성 목소리를 선택할 수 있다. 청각장애가 있는 일부 사람들은 남성 목소리를 선호하는데, 이는 보통 음조가 낮고 구별하기 쉽기 때문이다. 이러한 문자 음성 변환 기능은 입력 시 사용자의 키 입력을 "울림"하거나 말할 수도 있다.

특수 소프트웨어 프로그램을 사용하면 문자 음성 변환 옵션뿐만 아니라 확대, 색상 선택 및 보기 등 더 많은 옵션을 이용할 수 있다. 노인의 이전 경험 수준과 컴퓨터 사용 편의성에 따라 추가 훈련이 필요할 수 있다.

스마트폰에는 집 안팎에서 시각장애 노인의 안전성을 높일 수 있는 애플리케이션이 탑재되어 있다. 이 앱들 중 일부는 무료이다. 예를 들어, 한 앱은 전화기의 카메라를 그 위에 올려놓으면 통화의 명칭을 식별한다. 다른 앱은 혈압을 측정할 수 있다. 내비게이션 앱은 한 목적지에서 다른 목적지로 도보 경로를 말할 수 있다. 이러한 앱의 대부분은 원터치 또는 제스처 및 음성 명령으로 작동한다. 일부는 노인이 (애플의 시리와 같은) 개인 비서와 상호작용하여 정보에 접근할 수 있도록 한다. 이 개인 비서가 수행할 수 있는 기능으로는 연락처 목록에서 번호로 전화 걸기, 전자메일 읽기, 텍스트 메시지 읽기 및 보내기 등이 있다.

전자 확대기(CCTV 또는 비디오 확대기라고도 함)는 많은 양의 확대 또는 대조가 필요할 때 읽기 및 쓰기 보조 도구에 적합한 해결책이다. 데스크톱 모델은 3배에서 15배 이상으로 확대되며, 대비 강화, 색상 보기 옵션 및 기타 기능을 제공한다. 일부 CCTV는 문자 음성 변환을 위한 광학 문자 판독(OCR)을 갖추고 있으며 글자를 소리내어 읽을 수 있다. 이 장치들의 비용은 보험 적용이 되지 않는다. 그러나 보조 공학 보조금을 이용할 수 있다.

재활 전문가로서 보조작업치료사는 장비와 자금 지원의 출처에 대해 익숙해져야 한다.[46]

결론

노인의 시각 손상은 안구질환 혹은 신경학적 손상에 의해 일어난다. 노화에 따른 정상적인 생리학적 변화는 주변 시야의 감소, 눈부심에서 회복하는 데 필요로 하는 시간의 증가, 명암 적응에 있어서의 어려움, 조명의 필요성 증가, 수정체의 탄성 감소 및 황색화가 포함된다. 노인에게 가장 흔한 안과질환은 황반변성, 백내장, 녹내장, 당뇨망막병증이 있다. 노인들은 또한 뇌졸중에 걸릴 위험이 있는데, 이것은 효과적인 시각 기능에 필요한 일부 신경학적 요소를 파괴할 수 있다.

보조작업치료사는 시각 손상이 있는 노인들이 가능한 한 독립적으로 생활할 수 있도록 도와주는 데 중요한 역할을 할 수 있다. 보조작업치료사는 노인이 자신의 눈 상태에 대해 구체적으로 이해하도록 돕기 위해 시력 상실에 대한 정보를 제공할 수 있다. 노인이 자신의 눈 상태에 대한 지식을 얻도록 격려하는 것은 재활 과정의 힘을 실어주는 첫 단계가 될 수 있다. 보조작업치료사는 일상생활에서 시력 상실을 보상하는 교육을 제공할 수 있다. 보조작업치료사는 적절한 기관에 의뢰를 제공하기 위해 치료 팀 구성원과 지역사회 재통합을 위해 서비스 제공자와 협력하고 지역사회 자원에서 훈련을 제공할 수 있다. 마지막으로 보조작업치료사는 환경을 개조하고, 독립성을 강화하고, 안전하게 활동을 수행할 수 있도록 노인, 가족, 간병인들과 협력해야 한다(박스 15.8).

노인들의 시각 손상은 자연적인 노화과정, 안과질환 혹은 신경학적 손상 등에 의해 가장 흔하게 발생한다. 시력 소실은 중요한 기능상 문제이며 다른 신체적 손상과 더불어 노인의 재활과정에 문제가 될 수 있다. 이것은 보조작업치료사가 저시력 치료기관, 일반적인 재활기관 혹은 급성 치료기관에 근무를 하든 아니든 간에 시력 소실의 원인과 유형, 치료방법에 친숙해질 필요가 있다는 것을 강조한다.

박스 15.8 환경개조 기본 사항

- 물체 크기-물체의 상대적 크기 증가, 큰 인쇄물, 굵은 라벨 또는 큰 사이즈의 물건으로 교체
- 조명-주변 조명 및 작업 조명 증가, 활동을 수행하는 영역에 과제 조명으로 거위목 조명 추가
- 색-반사와 조명을 증가시키기 위해 밝은색의 벽과 천장 설치, 도구와 일상적으로 두드러져 보이게 하기 위해 도구와 매일 사용하는 물체에 밝은색으로 표시
- 대비-바닥, 벽, 작업대, 가구, 스위치 판, 문손잡이는 서로 다른 대비색으로 칠하기
- 산만함 감소-카운터와 테이블 상판의 개체 수 제한, "시각적 산만함" 감소를 위한 굵은 패턴 제한, 방과 가구 또는 복도 사이의 경로 정돈
- 눈부심 감소-반사되는 표면, 조명구의 직접 노출 제거, 광택이 없는 표면 처리와 전등갓, 창문을 덮는 빛 필터를 사용하여 눈부심 감소
- 재질-울퉁불퉁하고 거친 재질로 된 페인트, 테이프나 접착제로 된 라벨 사용 또는 모서리의 윤곽과 표면 변화, 딱딱한 표면으로 된 바닥과 카펫이 깔린 바닥의 느낌의 변화를 인식하도록 훈련
- 오디오 대체-ADL을 수행할 때 말하는 시계, 주방 저울, 타이머 등 시각 대체 용품 사용

사례연구

John은 67세로 아내가 사망한 뒤 혼자 살고 있으며 오른쪽 무릎 아래 절단수술을 받은 후 재활기관에 입원했다. 그는 당뇨병을 앓고 있으며, 절단을 초래한 말초혈관질환과 당뇨망막병증을 포함한 많은 합병증을 가지고 있다. John은 과거에 자신의 질환을 잘 관리하지 않았지만 이제는 합병증이 더 악화되지 않도록 할 수 있는 모든 것을 하고 싶다고 말했다. 그는 인슐린을 주사할 때 주사기의 눈금과 숫자를 보기 어렵다고 말했다. 또한 혈당 측정기에서 나타난 혈당 수치를 보는 데 어려움이 있다. 이 기계를 통해 하루에 3번 혈당을 점검할 필요가 있으며 그에 맞게 인슐린의 양을 조절한다. 작업치료 시각 선별 검사 결과 John은 중등의 시력 및 대비색 민감도 감소가 나타났다.

John은 적절한 상지 근력을 가지고 있으며 치료기관에서 워커를 잘 사용한다. 그는 의족을 맞추기 전에 퇴원하고 다리가 낫기를 기다리는 동안 워커를 사용해야 한다. 다행히 당신은 퇴원 전 권고를 위해 가정 평가를 수행할 수 있을 것이다.

사례연구 질문

1. John의 가정평가방문 시 관찰해야 하는 특정 영역의 문제점 또는 잠재적 위험요소는 무엇인가?
2. John의 집에서 안전과 기능적 편의를 향상하고 문제점을 해결하기 위해 어떤 권고를 할 수 있는가?

3. 당신은 John의 당뇨병 관리에 있어 독립성을 높이고 싶지만, 이를 위해 위해 어떤 기술이나 적응 장비를 이용할 수 있는지 모른다. 이때 어디에 도움을 청할 수 있는가? 또한 John이 당뇨병 관리를 수행하는 데 도움을 주기 위해 어떤 보조도구를 사용할 수 있는가?

복습문제

1. 나이와 관련하여 나타나는 눈의 변화에는 무엇이 있는가? 기능적으로 어떤 합병증을 가지고 있는가?
2. 저시력 재활기관에 의뢰하는 대다수의 사람에게 나타나는 3가지 기본적인 안구질환은 무엇인가?
3. 어떤 안구질환이 잠재적으로 전체적인 시각 손상을 가져올 수 있는가?
4. 뇌졸중 또는 다른 신경학적 손상 이후에 나타날 가능성이 있는 시각적 문제는 무엇인가?
5. Warren의 계층구조에서 묘사된 다른 모든 시각 능력의 기초를 이루는 주요 시각 능력은 무엇인가?
6. 가장 흔하게 접하는 기본적인 안구질환이 있는 노인에게 사용될 수 있는 3가지 환경 적응 전략을 설명하시오.
7. 저시력 클라이언트를 위해 보조작업치료사가 협력해야 하는 다른 3가지 분야의 전문가와 2개의 지역사회 혹은 주 정부 기관의 이름을 답하시오.

근거 요약: 노인 시력 재활의 효과

Ballemans J, Kempen G, Zijlstra G. Orientation and mobility training for partially sighted older adults using an identification cane: a systematic review. *Clin Rehabil.* 2011;25(10):880-891. doi:10.1177/0269215511404931.

데이터베이스 검색 및 참조 목록 수동 검색 결과 적격 기준을 충족하는 연구결과를 발견하지 못했다. 흰 지팡이 사용의 지남력 및 이동성 훈련에 대한 잘 설명된 프로토콜과 연구가 부족하다.

Boerner K, Reinhardt J, Horowitz A. The effect of rehabilitation service use on coping patterns over time among older adults with age-related vision loss. *Clin Rehabil.* 2006;20(6):478-487. doi:10.1191/0269215506cr965oa.

시각장애노인이 시점 사이에 보조도구를 사용한 경우 도구적 대처법을 보고할 가능성이 더 높았고, 시점 사이에 상담을 사용한 경우 정서적 대처법을 보고할 가능성이 더 높았다. 마지막으로, 광학보조장치를 사용하는 사람들은 더 많이 도피적이고 산만한 대처를 보고한 반면, 저시력 전문가를 본 사람들은 시간이 지남에 따라 이러한 유형의 대처를 덜 보고하는 경향이 있었다.

Hamade N, Hodge W, Rakibuz-Zaman M, et al. The effects of low-vision rehabilitation on reading speed and depression in age related macular degeneration : A meta-analysis. *PLoS ONE,* 2016;11(7):1-15. doi:10.1371/journal.pone.0159254.

이 체계적 고찰은 저시력 재활 전략이 노인 환자의 읽기 속도와 우울증에 미치는 영향을 평가했다. 전반적으로 읽기 속도가 크게 향상되었다. 중심시야 바이오피드백, 현미경 교육 프로그램을 포함한 저시력 재활 전략은 읽기 속도를 크게 향상시켰다. 중심외보기 훈련을 통해 읽기 속도가 최대로 향상되는 것으로 나타났다. 하지만, 우울증 점수에는 큰 영향을 미치지 않았다.

Jutai J, Strong J, Russell-Minda E. Effectiveness of assistive technologies for low vision rehabilitation: A systematic review. *J Vis Impair Blind.* 2009;103(4):210-222.

모든 유형의 보조도구에 대한 체계적 고찰은 수행 측정 및 시력 재활 장치의 효과를 결정하기 위해 이와 관련된 더 많은 연구가 필요함을 나타낸다.

Ozen Tunay Z, idil A, Seza Petricli et al. Low vision rehabilitation in older adults. *Turk J Ophthalmol.* 2016;46(3): 118-122. doi:10.4274/tjo.68878.

65세 이상의 부분시력 환자 130명을 대상으로 저시력 장치를 착용하거나 착용하지 않은 시력 및 저시력 재활 방법을 평가하였다. 부분 시력 노인 환자의 저시력 재활을 통해 원거리 및 근거리 시력 모두에서 시력이 크게 개선되었다. 저시력 재활을 유도하는 것이 중요하다.

Pankow L, Luchins D, Studebaker J, et al. Evaluation of a vision rehabilitation program for older adults with visual impairment. *Top Geriatr Rehabil.* 2004;20(3):223-232. doi:10.1097/00013614-200407000-00010.

광학보조장치, 맹인 재활 훈련, 지남력 및 이동성 훈련, 직업치료는 실험군 대 대조군 실험에서 일상생활 수행과 심리적 안녕이 현저하게 향상되는 결과를 보였다.

참고문헌

1. National Center for Health Statistics. National health interview survey; 2011. Retrieved from http://www.cdc.gov/nchs/nhis.htm.
2. Alma MA, Van der Mei SF, Groothoff JW, et al. Determinants of social participation of visually impaired older adults. Qual Life Res. 2012;21(1):87 - 97. doi:10.1007/s11136-011-9931-6.
3. Warren ML. The Brain Injury Visual Assessment Battery for Adults Test Manual. Lenexa, KS: visABILITIES Rehab Services; 1998.
4. American Occupational Therapy Association. Occupational therapy practice framework: Domain and process. 3nd ed. Am J Occup Ther. 2014;68:S1 - S48. doi:10.5014/ajot.2014.682005.
5. Center on an Aging Society. Visual impairments data profile, no. 3; 2002. Retrieved from http://hpi.georgetown.edu/agingsociety/pubhtml/visual/visual.html.
6. American Foundation for the Blind. Fact sheet: low vision and legal blindness terms and descriptions; 2015. Retrieved from http://www.visionaware.org/info/your-eye-condition/eye-health/low-vision/low-vision-terms-and-descriptions/1235.
7. Nyman SR, Dibb B, Victor CR, et al. Emotional well-being and adjustment to vision loss in later life: A meta-synthesis of qualitative studies. Disabil Rehabil. 2012;34(12):971 - 981. doi:10.3109/09638288.2011.626487.
8. Ball E, Nicolle CA. Changing what it means to be "normal": A grounded theory study of the mobility choices of people who are blind or visually impaired. J Vis Impair Blind. 2015;109(4):291. Retrieved from https://www.afb.org/jvib/jvibabstractNew.asp?articleid=jvib090405.
9. Kubler-Ross E. Death and Dying. New York: Macmillan; 1969.
10. Casten RJ, Rovner BW. Psychiatric and psychosocial factors in low vision rehabilitation. In: Albert D, Miller J, Azar D, eds. Albert & Jakobiec's Principles and Practice of Ophthalmology. St. Louis: Saunders/Elsevier; 2008:5333 - 5336.
11. Tuttle DW, Tuttle NR. Self-esteem and Adjusting With Blindness. The Process of Responding to Life's Demands. Springfield, IL: Charles C. Thomas; 2004.
12. Mogk LG. Eye conditions that cause low vision in adults. In: Warren M, ed. Low Vision: Occupational Therapy Interventions With the Older Adult: A Self-Paced Clinical Course From AOTA. Bethesda, MD: American Occupational Therapy Association; 2000.
13. Schleber F. Aging and the senses. In: Handbook of Mental Health and Aging. Cambridge, MA: Academic Press; 2013:251.
14. Esenwah EC, Azuamah YC, Okorie ME, et al. The aging eye and vision: A review. Int J Health Sci Res. 2014;4(7):218 - 226. Retrieved from http://www.scopemed.org/?jft=107&ft=107-1406614982.
15. Scheiman M. Review of basic anatomy, physiology, and development of the visual system. In: Scheiman M, ed. Understanding and Managing Vision Deficits: A Guide for Occupational Therapists. 3rd ed. Thorofare, NJ: Slack Inc; 2011:9 - 16.
16. Scheiman M. Management of refractive, visual efficiency, and visual information processing disorders. In: Scheiman M, ed. Understanding and Managing Vision Deficits: A Guide for Occupational Therapists. 3rd ed. Thorofare, NJ: Slack Inc; 2011:119 - 176.
17. Yang H, Afshari NA. The yellow intraocular lens and the natural ageing lens. Curr Opin Ophthalmol. 2014;25(1):40 - 43. doi:10.1097/ICU.0000000000000020.
18. National Eye Institute (NEI). Facts about cataract; 2015. Retrieved from https://nei.nih.gov/health/cataract/.
19. American Foundation for the Blind. An introduction to cataracts and cataract surgery; 2015. Retrieved from http://www.visionaware.org/info/your-eye-condition/cataracts/an-introduction-to-cataracts-and-cataract-surgery/125.
20. American Foundation for the Blind. Fact sheet: Macular degeneration guide; 2015. Retrieved from http://www.afb.org/info/living-with-vision-loss/eye-conditions/macular-degeneration-guide/125.
21. Scheiman M, Scheiman M, Whittaker S. Low Vision Rehabilitation: A Practical Guide for Occupational Therapists. Thorofare, NJ: Slack; 2006.
22. Pang L. Visual hallucinations: Identifying Charles Bonnet syndrome. Int J Ophthalmol Eye Sci. 2015;1:14 - 22. doi:10.19070/2332-290X-SI01004.
23. Jackson ML, Bassett K, Nirmalan PV, et al. Contrast sensitivity and visual hallucinations in patients referred to a low vision rehabilitation clinic. Br J Ophthalmol. 2007;91(3):296 - 298. doi:10.1136/bjo.2006.104604.
24. American Foundation for the Blind. Fact sheet: Glaucoma: An overview; 2015. Retrieved from http://www.visionaware.org/info/your-eye-condition/glaucoma/an-overview-5932/125.
25. Jose RT. The eye and functional vision. In: Jose RT, ed. Understanding Low Vision. New York: American Foundation for the Blind; 1985:3 - 42.
26. Lopez EF, Karaca EE, Ekici F, et al. Symptoms reported by patients with varying stages of glaucoma: Review of 401 cases. Can J Ophthalmol. 2014;49(5):420 - 425. doi:10.1016/j.jcjo.2014.07.014.
27. Bennett SH. Low vision: Clinical aspects and interventions. In: Rothman J, Levine R, eds. Prevention Practice Strategies for Physical Therapy and Occupational Therapy. New York: WB Saunders; 1992:258 - 269.
28. Zoltan B. Vision, Perception, and Cognition: A Manual for the Evaluation and Treatment of the Adult With Acquired Brain Injury. 4th ed. Thorofare, NJ: Slack; 2007.
29. Warren ML. A hierarchical model for evaluation and treatment of visual perceptual dysfunction in adult acquired brain injury, part 1. Am J Occup Ther. 1993;47:42 - 54. doi:10.5014/ajot.47.1.42.
30. Kerkhoff G. Neurovisual rehabilitation: Recent developments and future directions. J Neurol Neurosurg Psychiatry. 2000;68:691 - 706. doi:10.1136/jnnp.68.6.691.
31. Ratcliff G. Perception and complex visual processes. In: Meier MJ, Benton AL, Diller L, eds. Neuropsychological Rehabilitation. New York: Guilford; 1987.
32. Julesz B. Texton, the elements of texture perception and their interactions. Nature. 1981;290(12):91. doi:10.1038/290091a0.
33. Julesz B. Preconscious and conscious processing in vision. In: Chagas C, Gattass R, eds. Pattern Recognition Mechanisms. Berlin: Springer-Verlag; 1985:333 - 357.
34. Cate Y, Richards L. Relationship between performance on tests of basic visual functions and visual-perceptual processing in persons after brain injury. Am J Occup Ther. 2000;54(3):326 - 334. doi:10.5014/ajot.54.3.326.
35. Goodrich GL. Visual consequences of mild to severe traumatic brain injury: How screening can help rehabilitation. Paper presented at the XVI L'incapacité Visuelle Et La Réadaptation, Montreal, Canada; 2014. Retrieved from https://www.researchgate.net/publication/279193096_Visual_consequences_of_mild_to_severe_traumatic_brain_injury_How_screening_helps_rehabilitation.
36. Schoessow KA, Fletcher DC, Schuchard RA. Preferred retinal loci relationship to macular scotomas: a 10-year comparison. J Vis Impair Blind. 2012;106(11):745.

37. Grunda T, Marsalek P, Sykorova P. Homonymous hemianopia and related visual defects: Restoration of vision after a stroke. Acta Neurobiol Exp (Wars). 2012;73(2):237–249. Retrieved from http://www.afb.org/store/pages/shoppingcart/ProductDetails.aspx?ProductId=jvib061105&ruling=No.
38. Diamond R. Rehabilitative management of post–stroke visuospatial inattention (review). Disabil Rehabil. 2001;23(10):407–412. Retrieved from http://www.tandfonline.com/doi/abs/10.1080/09638280010008834#abstract.
39. Dundon NM, Bertini C, Làdavas E, et al. Visual rehabilitation: Visual scanning, multisensory stimulation and vision restoration training. Front Behav Neurosci. 2015;9. doi:10.3389/fnbeh.2015.00192.
40. Tham K, Ginsburg E, Fisher A, et al. Training to improve awareness of disabilities in clients with unilateral neglect. Am J Occup Ther. 2001;55(1):46–54. doi:10.5014/ajot.55.1.46.
41. Kerkhoff G, Reinhart S, Ziegler W, et al. Smooth pursuit eye movement training promotes recovery from auditory and visual neglect: A randomized controlled study. Neurorehabil Neural Repair. 2013;27(9):789–798. doi:10.1177/1545968313491012.
42. Kerkhoff G, Schenk T. Rehabilitation of neglect: An update. Neuropsychologia. 2012;50(6):1072–1079. doi:10.1016/j.neuropsychologia.2012.01.024.
43. Mödden C, Behrens M, Damke I, et al. A randomized controlled trial comparing 2 interventions for visual field loss with standard occupational therapy during inpatient stroke rehabilitation. Neurorehabil Neural Repair. 2012;26(5):463–469. doi:10.1177/1545968311425927.
44. World Health Organization. Prevention of blindness and visual impairment; 2015. Retrieved from http://www.who.int/blindness/causes/priority/en/index5.html.
45. Warren ML. Providing low vision rehabilitation services with occupational therapy and ophthalmology: A program description. Am J Occup Ther. 1995;49:877–884. doi:10.5014/ajot.49.9.877.
46. Cantisani Peter. Twenty–Two Useful Apps for Blind iPhone Users. 2nd ed. Boston: National Braille Press; 2013.

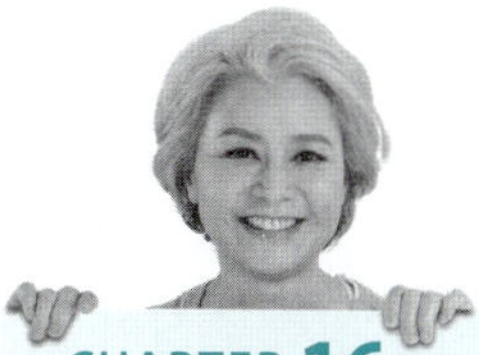

CHAPTER 16

청력 손상 노인의 작업치료

Working with Elders Who Have Hearing Impairments

SHARON STOFFEL AND SUE BYERS-CONNON
(PREVIOUS CONTRIBUTIONS FROM JESSICA HATCH)

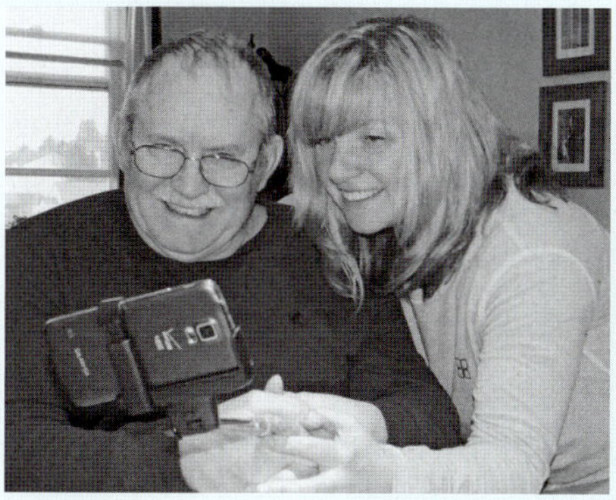

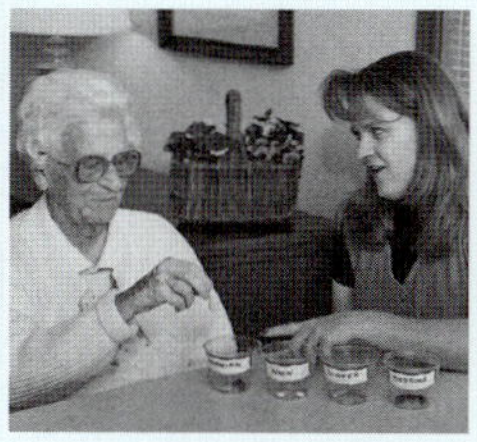

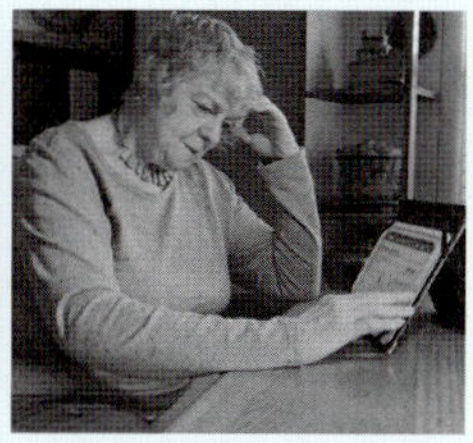

핵심용어

감각신경성 난청(감각적 · 신경학적 · 역학적) Sensorineural hearing loss (sensory, neural, mechanical)

전도성 난청 Conductive hearing loss

인공와우 Cochlear implant

이명 Tinnitus

보청기 Hearing aid

보조청각장치 Assistive listening device

청능사 Audiologist

노인성 난청 Presbycusis

학습목표

1. 감각신경성 난청과 전도성 난청을 설명한다.
2. 청각체계의 완만하고 점진적인 감퇴가 의사소통을 요하는 직업에 장애를 초래하는 방식을 설명한다.
3. 가정과 시설에서 소음을 줄이는 환경수정 방법을 제시한다.
4. 청력 손상 노인이 거주하는 가정과 시설을 위해 실천 가능한 권고사항을 기술한다.
5. 사회활동, 의사소통, 여행과 관련된 청력 손상의 영향과 청력 손상 노인의 고립감을 증가시킬 수 있는 상황을 설명한다.
6. 청력 손상 노인의 의사소통을 향상하기 위한 사항을 제시한다.
7. 청력 손상의 징후로 예측되는 행동을 기술한다.

사랑하는 사람의 목소리, 할아버지 댁 시계의 종소리, 바이올린 협주곡-이는 많은 사람이 즐길 뿐만 아니라 당연히 들리는 것으로 여기는 소리다. 그러나 이 모든 것이 청력이 손상된 노인들에게는 잘 들리지 않거나 전혀 들리지 않을 수도 있다.

청력이 손상되면 경고음을 감지하는 능력이 떨어져 보행과 IADL이 어렵고, 평형감각이상이 생겨 낙상의 위험이 높아지기도 한다. 또한 청력 손상은 사회적 고립을 초래하기도 한다.[1-3] 청력 손상으로 인한 안전문제는 노인들이 알람이나 기타 경고음을 듣지 못할 때 중대한 사안이 될 수 있다.[4]

노인들 사이에서 청력 손상은 관절염, 고혈압에 이어 3번째로 흔하게 나타나는 만성질환이다.[5] 2050년까지 5,290만 명이 청력 손상을 갖게 될 것으로 예상된다.[6] 물론 청력 손상은 모든 연령층의 사람들이 경험할 수 있지만, 노인들에게 가장 많이 나타난다.[7] 65~74세의 노인들 중 대략 3분의 1 정도가 청력 손상을 경험한다. 이 비율은 75세 이상이 되면 47%로 증가한다. 일부 연구에 따르

면 85~90%의 요양원 입소자는 기능에 제한을 받는 청력 손상을 가지고 있다고 하였다.[4]

청력 손상은 시력 손상보다 더 흔하지만 오히려 식별하기 어렵다. 청력의 변화는 때때로 당사자도 모르는 사이에 점진적으로 진행된다. 따라서 심각한 청력 손상을 가진 노인들이 청력에 이상이 있다며 도움을 요청하기까지 최소한 5년 이상 걸리는 경우가 많다.[9] 노인, 가족 구성원, 건강관리 요원도 청력 손상 문제를 잘 감지하지 못한다. 일부 사람들은 청력 손상이 노화로 인해 발생하는 불가피하고 고칠 수 없는 측면으로 받아들이기도 한다.

『작업치료 실행체계 3판』에 따르면 청력 손상은 대상자 요인으로 신체기능 아래 감각기능과 통증으로 분류되었고, 수행기술 항목 중 감각지각기술에 포함되어 있으며 "소리감지 및 식별, 소리의 위치 및 거리 인식(p.S24)"을 나타낸다.[10] 청력 손상은 작업과 ADL에 큰 영향을 미칠 수 있다. 보조작업치료사는 청력 손상에 대한 교육을 받음으로써 청력 손상이 기능적 수행에 미치는 영향을 감소시킬 수 있도록 도와줄 수 있다. 조절능력을 학습하면 청력 손상이 있는 환자들이 보다 쉽게 기능적 과제를 수행할 수 있게 된다.[11]

노인들은 청력 향상을 위해 도움을 구하거나 개입을 계획하는 경우가 거의 없기 때문에 보조작업치료사는 다양한 유형의 청력 손상을 구별할 수 있어야 한다. 뿐만 아니라 보조작업치료사는 중재방법, 서비스, 장비 등에 대해서는 물론, 청력이 손상된 노인들을 위한 작업치료 효과를 높여 주는 활동이 무엇인지를 알고 있어야 한다.

이 장에서는 노인들에게 일어나는 청력 손상의 가장 일반적인 유형에 대하여 알려 준다. 또한 청력 손상이 노인과 그 가족, 동료에게 미칠 수 있는 심리사회적 영향에 대해서 설명한다. 청력 손상 노인의 의사소통을 포함하여 가정과 시설, 공공기관의 환경을 개선하는 방법, 보청기와 보조청각장치(assistive listening device, ALD) 사용 권장 등의 재활방안도 논의한다.

노화와 관계된 청력 상태

청력 손상이 의심되는 경우, 노인은 의사를 방문하여 근본적인 병리학적 과정에 대한 치료를 받아야 한다.[5] 노인성 난청(presbycusis)이라는 용어는 청력 손상이 있는 노인을 진단할 때 사용된다. 난청-의사소통장애연구소(National Institute in Deafness and other Communication Disorders, NIDCD)에 따르면, 노인성 난청이란 나이가 들어감에 따라 점차적으로 청력이 손상되는 것을 말한다. 일반적으로 청력 손상은 감각신경성, 전도성, 혼합성의 세 가지 종류로 나뉜다. 이러한 상태는 한쪽 혹은 양쪽 귀 모두에 영향을 미칠 수 있다.

노인 청력 손상의 가장 일반적인 유형은 청력기관 자체의 감각신경이 손상되거나 말초 혹은 중추신경계(혹은 양쪽 다)가 손상되는 경우다.[12] 노인이 한 가지 유형의 감각신경 손상만 있는 경우는 거의 없지만 가장 일반적인 유형은 유모세포 손상이나, 달팽이관의 감각 유모세포 손상으로 인해 발생한다. 나이가 들어감에 따라 이 유모세포는 서서히 소실되고 이로 인하여 고주파 소리를 듣는 능력이 감소된다. 이때 가장 괴롭고 장애가 되는 점은 소리가 변형되고 왜곡되는 것이다. 이런 노인은 누군가가 말하는 소리를 듣기는 해도 그것이 무슨 말인지를 이해하는 신호체계가 명확지 않다. 이는 사회생활이나 치료 환경 모두에서 심각한 결과를 초래할 수 있다. 가령 파티에서 누군가가 "안녕하세요?"라고 했는데, 그 노인이 "여든한 살이야."라고 대답할 수도 있다(즉, "How are you?"를 "How old are you?"로 잘못 들은 것). 진료 시 '다임(10센트 동전을 이르는 말)'을 보조작업치료사에게 건네주라는 요청을 받은 어떤 노인은 "타임"이라는 반응을 할 수 있다. 이는 다른 사람들이 노인의 정신상태를 의심하게 하며, 따라서 노인이 다른 사람과 소통을 할 때 자신감을 잃게 한다.[12,13] 이럴 때 보조작업치료사는 노인의 지남력이나 지시 따르기에 대한 질문을 하기 전에 우선 감각신경성 난청이 있는지 검사해야 한다. 적절한 청각 서비스를 이용하지 못하는 경우 노인은 이동성 감소, 사회적 고립 및 인지 저하를 경험할 수 있다.[14] 또한, 여성의 목소리는 일반적으로 남성의 목소리보다 톤이 높기 때문에 여성 보조작업치료사는 그들의 목소리가 노인들의 이해력 저하에 영향을 미칠 수 있다는 것을 이해해야 한다.

시끄럽고 높은 음조의 소리에 덜 노출된 노인들은 시

끄러운 공장 주변에서 살았던 노인보다 감각신경성 난청을 덜 경험한다. 전반적으로 건강이 더 좋은 노인이라 할지라도 환경에 따라 감각신경손실을 경험할 수 있다. 또한, 시끄러운 소음을 장기간 계속 들으면 영구적인 손상을 입을 수 있다.[15] 최근 연구에 의하면 MP3 플레이어의 볼륨을 높게 해서 듣는 대학졸업생의 15%가 그들의 부모와 청력 손상 정도가 같거나 그보다 더 높은 것으로 나타났다.[16]

감각신경성 난청의 3가지 유형은 감각적 · 신경학적 · 역학적인 것으로 분류되어 왔다.[13,15] 감각적 난청은 기저세포막에 있는 유모세포의 위축 및 퇴화로 인해 발생한다. 이는 고주파음의 손실을 초래하기는 하나 말소리의 식별에는 큰 영향을 미치지 않는다. 신경학적 난청은 청각신경섬유의 손실 때문에 일어난다. 이 증상이 나타나면 말소리, 특히 고주파음의 말소리를 듣는 것에 이상이 생기는데 기본 음색을 듣는 능력에는 영향을 미치지 않는다. 역학적 난청은 달팽이관 내 진동막의 퇴화를 특징으로 한다. 이러한 유형의 손실은 모든 주파수에서 점진적인 청력 손상을 초래한다. 다양한 주파수의 여러 소리가 동시에 존재하는 상황에서의 음성 변별이 차츰 어려워진다. 표 16.1은 노인들의 일반적인 청력 손상을 정리한 것이다.

감각신경성 난청은 초기 단계에서는 감지하지 못할 수도 있는데, 이는 가장 먼저 손실되는 고주파 음조가 대부분 일상생활에서 쓰이는 기능적 범위 이상의 것이기 때문이다. 병이 진전됨에 따라 노인들은 전화벨 소리, 초인종 소리, 시계의 똑딱거리는 소리, 수도꼭지에서 떨어지는 물소리를 듣지 못한다는 사실을 알아차릴 수 있다. 병이 좀 더 진행되면 's, z, t, f' 및 'g'와 같은 특정 자음을 소리로 구별하기가 점점 더 어려워진다. 결국 노인들은 대화에서 한 음절 단어를 듣고 이해하는 데 스트레스를 느낄 수도 있다.[13,15]

전도성 난청은 소리의 파장을 바깥귀에서 속귀로 보내는 기능에 장애를 초래한다. 전도성 난청은 유스타키오관의 기능장애 혹은 상부호흡기 감염으로 중이의 귀지 축적, 유액의 축적과 관련이 있다. 이런 종류의 청력 손상은 귀를 청결하게 하거나, 약물투여 혹은 수술을 시행하여 교정할 수 있다. 보청기는 불치성 혹은 전도성 난청 후유증이 있는 사람에게 효과적이다. 보청기는 들어오는 소리를 증폭하고 중추청각경로에 소리를 전달하기 위한 유모세포와 정상적인 신경기능이 필요하다. 유모세포가 없어 청력이 크게 제한된 노인을 위해서는 인공와우 이식

표 16.1 노인의 일반적인 청력 손상

상태	원인	증상
감각신경성 난청	내이 또는 청각신경 손상으로 인한 신경학적 · 역학적 · 감각적 손상	청각장애, 가장 흔한 것은 고주파음의 소실
신경학적 난청	청각신경섬유의 손상	보다 높은 고주파음의 말소리를 변별하는 데 이상이 생기지만 기본 음색의 소리를 듣는 데 이상이 생기지는 않음
역학적 난청	달팽이관 내 진동막의 변성	모든 주파수에서 청력의 점진적 손실이 초래되어 소리를 변별하는 능력이 점점 저하됨
감각적 난청	기저막 기저에 있는 유모세포의 위축 및 퇴화	고주파음의 손실을 초래하기는 하나 말소리의 식별에는 큰 영향을 미치지 않음
전도성 난청	외이가 내이에 음파를 전달할 수 없음. 귀지 축적, 중이의 유액 축적 또는 상부 호흡기 감염과 관련이 있을 수 있음	종종 약물 혹은 수술로 귀를 청소하여 교정할 수 있음. 보청기 또는 인공와우를 고려할 수 있음
이명	전도성 혹은 감각신경성 난청, 메니에르병, 이경화증, 노인성 난청, 귀지 축적, 중이의 유액 혹은 손상과 관계가 있음	귀가 윙윙거리고 울리며 휘파람 소리가 나는데, 이는 대개 밤에 감지됨. 징후에 맞는 치료를 하기 전에 근본적인 원인이 무엇인가를 규명해야 함

을 고려할 수 있다.[4] 인공와우 이식은 보청기로 인한 효과가 전혀 없을 때 시술하는 것이 적합하다. 인공와우 이식은 청각신경을 자극할 수 있는 음파를 전기적 에너지로 변환하여 손상된 유모세포의 기능을 보완하는 방법이다. 인공와우 이식은 내이 안쪽에서 이루어지며, 달팽이관의 유모세포를 우회하여 청각신경의 끝을 직접적으로 자극한다. 그 시스템은 외부 마이크로폰, 처리장치 그리고 송신기와 내부 수신기로 이루어져 있다. 인공와우 이식에 적합한 위치 중 그림 16.1A는 외측, 그림 16.1B는 내측을 보여 주고 있다.

이명은 귀 안에서 울리고, 휘파람 소리가 나고, 윙윙거리고, 으르렁거리는 소음이 존재하는 주관적인 청각 문제다. 이명은 전도성 혹은 감각신경성 난청의 일부 증상이다. 또한 메니에르병, 이경화증, 감각신경 손상, 고막을 누르는 귀지의 축적, 고막병변 및 중이의 유액과 관계가 있다. 관절염 또는 기타 의학적 상태에 대해 처방된 아스피린과 같은 약물이 추가 요인이 될 수도 있다.[15] 이명증상에 대한 치료계획을 세우기 전에 혈관질환, 빈혈증 그리고 갑상선기능저하증과 같은 기저질환 환자는 청력 치료에서 배제해야 한다.

이명은 다른 소음이 줄어드는 때인 밤에 매우 두드러진다. 환경수정 혹은 소음 유발은 효과적인 전략이 될 수 있다. 라디오 및 녹음 테이프 듣기, 보청기 착용 등은 이명을 듣지 않고 잠들 수 있는 방법이다. 다른 치료적인 중재로는 이완기법(relaxation techniques)과 바이오피드백(biofeedback)이 포함될 수 있다.[2,15]

청력 손상의 심리사회적 측면

많은 환경정보가 청각을 통해서 입력되지만, 여행하는 동안, 일하는 동안, 개인적 · 사회적 상황 속에서 청력의 중요성은 흔히 무시된다. 어떤 연구자들은 청력 손상이 노인들이 경험하는 유일한 문제일 때 환경에 잘 적응할 수 있다고 제안한다.[13] 하지만 다른 연구자는 청력 손상이 편집증과 소외감을 야기할 수 있다고 말한다.[2,17]

불행히도 많은 노인은 청력 손상과 동시에 생활방식의 변화 또는 다른 상실을 경험한다. 퇴직 후 노인들은 주체성, 수입, 사회적 접촉을 잃게 된다. 배우자의 죽음에 적응하거나 시력 또는 이동성의 어려움을 겪게 되는 것이 청력 손상보다 우선될 수 있다. 외로움에 취약하거나 관계를 시작하거나 유지하는 데 어려움이 있는 노인은 청력 손상을 경험할 경우 더 고립되거나 대인관계를 회피

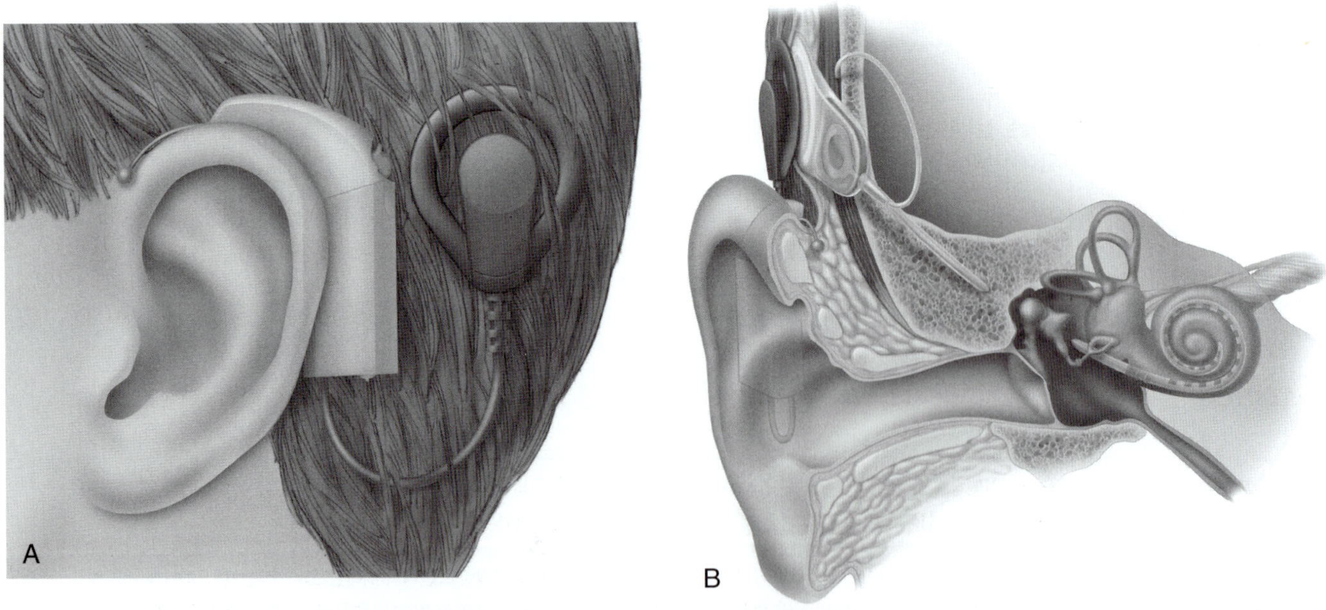

그림 16.1 인공와우 이식. A: 외측, B: 내측
출처: Cochlear Ltd, Englewood, CO.

할 수 있다. 특히 청력 손상이 다른 손실들과 함께 나타나는 경우 외로움이나 고립감을 증가시킬 수 있다.[13] 청력 손상에 대한 조기 평가와 보조도구는 노인들의 고독감을 경감시키는 데 도움이 될 수 있다.

청력 손상이 있는 노인은 종종 대화 내용을 추측하거나 놓치고, 명확성을 요구하는 것을 꺼리거나 실수를 했을 때 당황스러워하고 마지못해 해명을 한다. 이런 일은 청력 손상이 있는 노인들이 여행할 때 특히 많이 발생한다. 노인 여행객이 청력 손상으로 인해 정보를 오해하거나 잘 듣지 못하여 비행기를 놓치는 문제가 발생한다는 연구결과도 있다.[18] 청력의 변화는 사람들이 모여 있거나 긴장이 되는 상황에서 대화 내용을 이해하기 힘들게 만든다. 청력의 제한으로 노인의 안정감은 감소하고 약점은 증가한다. 몇몇 노인들은 여행이나 작업을 계속하는 것을 그만두기도 한다.[2]

청력 손상이 있는 노인에게는 의사소통이 힘들 수 있다. 한 예로 재활 클리닉에서 작업치료를 받으려고 하는 85세 남성은 다음과 같은 경우 당황스러울 것이다. 만약 접수원이 주소(address)를 알려 달라고 했는데 옷을 벗으라는(undress) 요구로 오해한다면 당황스러울 것이다. 또한 가족들이 자신과 이야기하기를 중단하고 질문에 답하지 않는다면 소외감을 느낄 것이다. 좌절과 난처함을 반복적으로 경험하게 되면 불안감을 느끼며 자신에 대한 의심을 갖게 되고 가족을 포함하여 사회적 · 문화적 접촉을 위축되게 한다.

몇몇 청력 손상 노인은 집에서는 잘 들을 수 있지만 다른 사회적 상황에서는 듣기 위해 애를 써야 하기도 한다. 노인들은 아마도 가족과 친구뿐만 아니라 넓은 세상으로부터 소외감을 느낄 것이다. 왜냐하면 그들은 TV, 라디오, 영화 심지어 전화 통화에서도 정보를 얻을 수 없기 때문이다. 노인들은 가족, 친구, 건강관리 전문가에 대해 좌절감을 느낄 것이다.

노화에 따른 청력 손상은 질병 및 알츠하이머병 같은 정신건강 상태의 변화로 인해 더욱 악화될 것이다. 노인의 청력 손상은 편집증적 생각, 의심, 현실과의 접촉 상실을 야기할 수 있고 관련된 성향을 악화시킬 수 있다.[13] Corso[19]는 청력 손상 상태로 인한 편집증을 성격 탓으로 돌릴 수 있다고 말했다. 또한 계속되는 의심과 적대감, 거짓말에 대한 비난의 표현은 친구와 가족 구성원들이 청력 손상 노인을 회피하는 결과를 초래할 수 있다.

청력 손상 노인의 재활

청력 손상은 대부분 다른 상황들을 동반하며 성공적인 중재를 위해 반드시 고려해야 한다. 중재는 작업치료 실행체계에 기반하여,[10] 노인에게 의미와 가치가 있는 작업 영역에 대해 다루어야 한다. 청력 손상 관리는 단순히 보청기를 제공하는 것보다 더 많은 것을 필요로 한다. 작업적 독립을 극대화하기 위한 재활 효과는 여러 요인에 기초한다. 청력 손상은 시력과 기동성 상실, 퇴직, 배우자의 죽음, 분명하게 규정된 삶의 역할 상실과 같은 노화에 따른 변화와 동시에 발병한다. 다른 요인은 상실의 속도와 심각성, 남아 있는 청력의 정도, 현재의 다른 의학적 상태, 재활과정 중 가족 구성원의 참여와 같은 것이 있다.

작업치료사와 보조작업치료사 팀은 서로 협력하여 행동관찰을 통해 청력 손상이 있는 노인을 식별할 수 있다(박스 16.1). 자가기입 청력 검사(self-rating hearing inventory)는 작업수행을 지각하고 있는 청력 손상자에

박스 16.1 청력 손상이 있을 때 관찰 가능한 행동

- 말할 때 부적절하게 성량이 커진다. 예를 들면, 가까이 있는 사람과 대화하는 동안 큰 소리로 말하는 경향이 있다.
- 방 안에 아무도 없고 주변이 시끄럽지 않은데도 TV 또는 라디오의 볼륨을 지나치게 높인다.
- 말을 할 때 더 잘 들리는 위치를 잡기 위해 의자를 돌리거나 고개를 돌린다.
- 반복되는 진술을 지속적으로 요구한다.
- 구두질문이나 대화에 응답하지 않는다.
- 시각적 단서가 수반되는 경우에만 구두 질문에 응답한다.
- 혼란스러워 보이거나, 질문에 부적절한 답변을 제공한다. 예를 들면, 객관식 질문(다항 선택 질문)에 "예"라고 대답한다.
- 같은 방에서 여러 사람이 동시에 대화하는 경우, 다른 사람에게 질문에 대해 답한다.
- 사회적 상황을 피한다.
- 두 사람이 동시에 이야기할 때 특히 짧은 집중 시간을 보여 준다.

출처: Kane RL, Ouslander JG, Abrass IB. *Essentials of Clinical Geriatrics*. 7th ed. New York: McGraw-Hill; 2013.

게 효과적인 평가도구가 될 수 있다.[21] 이인후학−두부와 목 외과(otolaryngology−head and neck surgery)의 미국 학술지는 청력 전문가에게 의뢰를 요구하기 위해 5분 청력 검사를 개발하였다(그림 16.2). 거의 들리지 않는 더 심한 난청의 경우, 보청기 사용에 관한 의뢰와 상담, 개별적 또는 컴퓨터에 의한 읽기 훈련(입술 읽기), ALD 사용에 관한 지시 등이 필요할 것이다. 또한 공공단체와 지역사회 에이전시를 통한 공식적 · 비공식적 지원 서비스 접근 의뢰도 유용하다. 이런 중재가 전혀 효과가 없는 사람들이 인공와우 이식의 후보자가 될 것이다.

보조작업치료사는 청력 손상보다는 다른 주요 원인에 대해 직접적인 중재를 하지만 작업참여에 영향을 미치는

	거의 항상	절반 정도	때때로	전혀
1. 나는 전화 통화하는 동안 듣는 데에 문제가 있다.				
2. 나는 둘 혹은 그 이상의 사람이 동시에 이야기하면 그 이야기를 따라가는 데 어려움을 느낀다.				
3. 내가 TV 볼륨을 너무 크게 틀어 놓는다고 사람들이 불평을 한다.				
4. 나는 대화를 이해하기 위해 귀를 기울여야만 한다.				
5. 나는 전화벨 소리나 초인종 소리 같은 일반적인 소리를 듣지 못한다.				
6. 나는 파티 같이 시끄러운 환경에서는 대화를 듣는 데 어려움이 있다.				
7. 나는 어느 쪽에서 소리가 들리는지 구별하지 못한다.				
8. 나는 한 문장에서 몇몇 단어를 이해하지 못해 다시 반복해서 말해 달라고 요청해야 한다.				
9. 나는 특히 여성과 아이의 말을 이해하는 데 어려움이 있다.				
10. 나는 시끄러운 환경에서 직장생활을 해왔다(드릴 · 제트 엔진 사용 산업, 공장 조립 라인 등).				
11. 나와 대화하는 많은 사람들이 웅얼거리는 것 같다(또는 명료하게 말하지 않는 것 같다).				
12. 사람들은 내가 그들이 무슨 말을 하는지 이해하지 못하기 때문에 귀찮아하기도 한다.				
13. 나는 다른 사람들이 무슨 말을 하고 있는지 이해하지 못해 부적절한 반응을 한다.				
14. 나는 잘 들을 수 없어서 부적절하게 대답할지도 모른다는 공포심 때문에 사회적 활동을 피한다.				
가족 구성원 또는 친구에게 대답을 듣는다: 15. 이 사람에게 청력 손상이 있다고 생각하는가?				

점수

3점(거의 항상), 2점(절반 정도), 1점(때때로), 0점(전혀)에 정확히 기입하여 점수를 계산함. 일가친척 중 청력 소실인 사람이 있다면(가족력), 총점에 3점을 더함.

[미국 이비인후과학 협회]

- 0~5점: 청력은 좋음. 아무 처방도 필요하지 않음
- 6~9점: 이비인후과 전문의를 만나보라고 제안함
- 10점 이상: 청력전문 의사를 만나볼 것을 강력하게 권함

그림 16.2 5분 청력 검사

출처: American *Academy of Otolaryngology－Head and Neck Surgery, Alexandria, VA.*

청력의 문제에 무관심해서는 안 된다. 그들은 또한 개인, 그룹, 지역시설에 대한 환경적 적응을 도와주어야 한다. 보조작업치료사의 기술과 경험은 목적지향적이고 개별적 활동이나 시설에서 활동을 이행할 것이다. 청력 손상 노인들에게 보조도구를 장려하고 가족, 친구, 시설 직원들을 돕는 것이 목표이다. 중재 시에는 항상 안전을 고려해야 한다. 박스 16.2는 안전에 대한 권고사항이다.

박스 16.2 청력 손상 노인을 위한 안전수칙

- 노인의 청력을 적절하게 평가하여 확인한다.
- 보청기가 잘 작동하는지 확인한다. 이것은 운전과 같이 안전을 위해 청력이 필요한 활동에서 특히 중요하다.
- 청력 손상이 있는 사람의 낙상 위험을 평가한다. 균형과 보행을 고려하고 넘어지는 것을 예방하기 위해 환경을 조절한다(예: 어수선함 제거, 밝은 조명 설치).
- 청력 손상 노인에게 접근할 때 뒤에서 다가가면 놀라서 균형을 잃을 수 있다는 것을 다른 사람들에게 알려주도록 한다.
- 이명과 같은 청력 문제와 관련된 부작용이 있을 수 있으므로 노인들이 그에 대해 주치의, 약사와 상의하도록 격려한다.
- (시각에 특별한 문제가 없다면) 환경 수정의 방안 중 하나로 시각적 단서를 사용하도록 한다.
- 노인과 함께 화재 또는 기타 안전에 대한 계획을 세우도록 한다.
- 시각에 문제가 없다면 누군가 찾아왔다는 것 또는 전화벨 소리가 울린다는 것을 알리기 위해 알람 시스템(반짝이는 불)을 사용한다.
- 가정이나 시설의 화재 안전을 위해서 섬광등이나 진동장치가 있는 시각 경보기를 설치하는 것이 좋다. 진동하는 침대나 베개는 자고 있는 사람을 깨우는 데 도움이 된다.

출처: National Institute on Aging. *Hearing loss.* 2009. Retrieved from https://www.nia.nih.gov/health/publication/hearing-loss; TriData Corporation. *Fire risks for the deaf or hard of hearing.* 1999. Retrieved from http://www.surpriseaz.gov/DocumentCenter/Home/View/2922http:// www.usfa.dhs.gov/downloads/pdf/publications/hearing.pdf; Robinson L, Saisan J, White M. *Age and driving, safety tips and warning signs for older drivers.* 2016. Retrieved from http://www.helpguide.org/articles/aging-well/ age-and-driving-safety-tips.htm.

노인의 의사소통 증진을 위한 권고사항

청력 손상과 관련된 심리사회적 문제는 청력 손상 노인 자신뿐만 아니라 그들의 가족 구성원, 동료들에게도 영향을 미친다. 노화에 따른 다양한 청력 손상 유형 정보 및 교육은 보조작업치료사가 노인들을 위한 대처전략을 개발하는 데 도움을 줄 수 있다.[15] 보조작업치료사는 노인들의 대화 능력 향상과 환경적 적응을 위해 가족 구성원 및 친구들을 교육과 상담 과정에 참여시키고 노인의 용기를 북돋아주어야 한다.

청력이 손상된 노인들은 청력 상실에 대한 도움을 요청하는 데 있어서 자신감을 회복할 필요가 있다. 특정한 욕구나 적응을 요하는 역할놀이 상황은 그들이 그동안 피해왔던 사회적 상황에 다시 들어갈 수 있도록 자신감을 높여주기도 한다.

환경수정은 우선 배경소음의 영향을 확인하고 최소화하는 것에 초점을 맞추어야 한다.[17] 배경소음은 대화 참여를 방해하고, 사회적 모임을 기피하게 만든다.[22] 배경소음의 예로는 음악 소리, 방 안에 있는 사람들 또는 TV 속 대화 소리, 음식 만드는 소리, 선풍기 소리, 외부의 차량이나 인터폰 소리, 제빙기를 사용하는 소리 등을 들 수 있다. 또한, 시설환경에서 근무교대와 환경변화도 배경소음을 야기할 수 있다.

표 16.2 청력 손상이 있는 노인을 위한 환경수정

문제	중재
배경소음	• 바닥에는 카펫을, 천장에는 음향 타일을, 창문에는 커튼을 추가하고(시설 및 가정용), 목재 및 금속 가구는 덮개를 씌운 가구로 교체한다. • 천장에서 커튼이나 천을 늘어뜨리고 부엌, 정비, 기계장치가 있는 구역을 시트로 차단한다. 창문에 방풍장치를 설치한다. 식당에서는 테이블에 4명 이하로 좌석을 두고, 테이블 사이에 칸막이를 추가하여 소음을 흡수하도록 한다. 치료실에서는 전화, TV 및 인터콤을 제거한다. 소그룹으로 식사를 하고, 식사시간 이외의 시간에 약을 복용하도록 한다. • 덜 혼잡한 시각에 식당에 간다. 음악과 주방에서 떨어진 장소에 앉도록 한다. 특수음을 증폭시키는 청각장치를 제공하는 교회나 직장을 찾는다.
의사소통	• 눈부신 빛을 줄이고, 자막장치를 늘리고, 보조청각장치를 이용한다. 리모컨(TV, 라디오, 음악)을 사용하여 프로그램을 선택하고, TV, 음악, 라디오를 교대로 들을 수 있도록 조절한다.

보조작업치료사는 배경소음을 줄이는 환경을 권장할 수 있다. 예를 들어, 덜 붐비는 시간에 레스토랑에 가거나, 덜 붐비는 곳에 앉거나, 부엌 및 음악 같은 배경소음이 있는 곳으로부터 떨어져 앉기 등이 있다(표 16.2). 여행할 때는 오버헤드 호출 시스템을 듣기 어려운 상황을 보완할 수 있도록 오버헤드 비행 모니터를 자주 점검하거나 비행기 승무원과 함께 확인하는 것을 권한다. 극장이나 교회와 공공장소에서 배경소음을 줄이기 위한 또 다른 방법은 특정한 소리를 확장시키는 보조도구를 사용하는 것이다.

배경소음을 줄이는 환경수정에는 마루에 카펫 깔기, 천장을 방음타일로 덮기, 창문에 커튼 달기, 높은 천장에 천 걸기, 나무나 금속 가구를 덮개를 씌운 가구로 바꾸기 등이 있다. 이것은 소음을 줄이고 집이나 시설을 아름답게 꾸미는 데 도움이 될 수도 있다.[22]

시설 안에서 배경소음을 줄이기 위한 방법으로는 부엌, 정비 구역, 기계작동 구역과 같은 시끄러운 구역 주변에 격리시트 깔기, 창문에 방풍장치 설치 등이 있다. 보조작업치료사는 개조를 위해 물품을 구입할 때 저렴한 것을 추천하여 개인이나 가족, 시설 관리자를 도와줄 수 있다. 또한, 보조작업치료사는 일부 상황에서 배경소음이 활동공간, 휴게실 및 미용실의 위치에 대해 도움이 될 만한 단서를 제공할 수도 있음을 알아야 한다.

환경 안전 문제 및 우려 사항은 청력 손상이 있는 노인의 집에서 소리의 근원을 찾을 때 겪을 수 있는 어려움에 집중될 수 있다. 소리의 위치를 알아낼 수 없으면 위험할 수 있으며, 환청이 생길 가능성도 증가한다. 감각신경성 손실을 가진 사람은 화재경보를 듣는 데 어려움이 있다.[4] 경보용으로 번쩍이는 불빛(flashing light) 같은 시각적 신호를 추가하는 것이 좋다.[17] 또한 저음 벨, 낮은 톤의 음악 차임벨을 전화벨과 초인종 대신 이용할 수도 있다. 보조작업치료사는 이러한 도움이 필요한 사람들을 위해 음량(volume)과 음조(tone) 조절을 할 수 있는 개량 전화기를 추천하도록 해야 한다.[23] 핸드폰은 어떤 사람에게는 편리하지만 청력 손상을 가진 사람에게는 혼동과 좌절을 안겨 줄지도 모른다. 핸드폰 벨소리가 들리지 않을 수도 있으며 응급상황 시 전화기를 찾는 데 어려움을 느낄 수도 있다. 그러므로 핸드폰을 진동으로 설정하면 문자 메시지를 읽을 수 있고 이는 의사소통의 좋은 대안이 될 수 있다. 또한 자신의 전화벨 소리를 인식하기 위해 그것을 다운로드하여 큰 소리로 설정해 놓을 수도 있다. 어떤 핸드폰에는 보청기와 소리 애플리케이션을 부착할 수 있다. 핸드폰을 텔레타이프라이터(TTY) 또는 음성전달장치와 함께 사용하도록 조정할 수도 있다.

연구에 의하면 청력 손상이 있는 사람은 청력 손상이 없는 사람보다 낙상사고를 더 많이 당한다. 이 연구에서 청각 신호를 시각적 신호로 대체하는 방법이 낙상의 발생률을 줄이는 것으로 나타났다. 보조작업치료사는 또한 가족들과 의료서비스 제공자에게, 청력 손상 노인의 뒤쪽에서 접근하여 대화를 시도하거나 접촉하게 되면 노인이 놀라거나 중심을 잃을 수 있다는 것을 주의시켜야 한다. 보조작업치료사는 청력이 손상된 사람과 대화를 시작하거나 질문에 대한 반응을 기다릴 경우 먼저 눈 맞춤을 할 수 있게 환자의 앞쪽에서 접근하기를 권장하도록 한다.

모임을 하는 곳에서 대화를 촉진하기 위해, 보조작업치료사는 청력 손상이 있는 사람에게 창문과 벽으로부터 떨어져 두꺼운 커튼, 책장, 덮개를 씌운 가구와 같은 소리를 흡수하는 부드러운 집기에 가까이 앉거나 서도록 권한다. 등받이가 높거나 천으로 된 의자에 앉으면 주변 소음을 막을 수 있다. 대화를 하는 동안 화자의 입술에 초점을 맞추면 말을 더 잘 이해할 수 있다. 만약 한쪽 귀의 손상이 더 심한 사람이 있다면, 손상되지 않은 귀의 청력을 최대화하여 소리의 위치를 찾도록 도와줄 수 있다.[13]

청력 손상 노인들과 좀 더 원활하게 의사소통하고 싶어하는 가족 구성원과 동료들을 위해, 보조작업치료사는 그들이 말하기 전에 노인의 시야 안, 즉 노인이 집중력을 확보할 수 있는 곳에 있도록 권해야 한다. 대화하는 동안 그들은 노인을 똑바로 바라보며 말하는 속도를 줄여 낮은 어조로 또박또박 말해야 한다. 그 외에 무슨 말을 했는지 반복해서 노인에게 물어보거나, 구두 지시를 보완하기 위해 서면 설명서를 제공하는 방법 등도 있다. 보조작업치료사는 청력 손상이 사람의 인지를 감소시키지 않는 것을 강조해야 한다. 청력 손상자를 위한 공공시설은 청력

박스 16.3 청력 손상이 있는 사람과 의사소통을 할 때의 권고사항

- 의사소통을 할 때 노인이 상대방의 얼굴 특징을 명확하게 볼 수 있도록 얼굴을 노인을 향하도록 한다.
- 밝은 곳에서 대화한다. 이것은 청력 손상이 있는 노인이 다른 사람의 말을 이해할 수 있는 단서인 신체언어와 얼굴표정을 관찰하는 데 도움이 된다.
- 대화하는 동안 라디오나 TV를 꺼 배경소음을 줄여 준다.
- 공공장소에서는 혼잡하거나 시끄러운 지역에서 멀리 떨어져 있도록 한다.
- 음식을 씹을 때는 의사소통을 피하도록 한다.
- 평소보다 더 큰 목소리로 말하되, 너무 크게 소리를 지르지 않도록 한다.
- 너무 빠르거나 늦지 않게 일정한 속도로 말하고, 지나치게 강조하는 소리를 내지 않는다.
- 청력 손상이 있는 노인에게 대화주제에 대해 최대한 단서를 준다.
- 청력 손상이 있는 노인이 대화를 이해하는 데 어려움을 겪고 있다면 진술을 짧고 간단하게 한다. 필요에 따라 문장을 반복해서 말한다.

출처: National Institute on Deafness and Other Communication Disorders. *Presbycusis*. National Institute on Deafness and Other Communication Disorders. 2008. Retrieved from http://www.nidcd.nih.gov/health/hearing/presbycusis.asp.

손상 노인들이 그들의 지적 능력과 판단력을 의심할 정도로 과장되거나 단순화되어서는 안 된다. 감각신경성 난청과 그에 따른 고음을 듣는 능력 감소는 가장 일반적인 청력장애이기 때문에 청력 손상 노인을 대하는 여성은 음성을 낮추는 것이 특히 중요하다. 소리를 높이는 것은 노인을 당혹스럽게 할 수 있다(박스 16.3).

식당이나 집에서 식사할 때는 한 테이블에 4명 이하의 사람들과 앉으면 쉽게 눈 맞춤을 할 수 있어, 식사하면서 대화를 통해 사회적 교류를 할 수 있다. 식당에 있는 테이블 사이 칸막이는 주변 테이블에서 들리는 소리를 흡수할 수 있다.

청각적 의사소통 기술을 강화하는 시각적 · 비언어적 신호를 보이지 않게 하는 눈부신 빛은 청력 손상 노인이 말할 때 차단해야 한다. 눈부신 빛의 원인으로는 말하는 사람의 뒤에 있거나 안경에 반사되는 창문, 빛, 유리 표면 등을 들 수 있다. 그러므로 청력 손상 노인과 대화를 시작하기 전에 보조작업치료사, 가족 또는 친구는 블라인드로 빛을 조절하고, 자리를 재배치해야 한다(노화에 대한 더 많은 시각적응 정보는 15장 참조).

TV, 음악, 인터넷에서 소리가 나는 웹 사이트 및 라디오를 통한 오락(entertainment)은 다른 사람에게 의존하지 않는 자극의 기회를 제공한다. 노인들이 TV나 라디오 프로그램, 음악을 즐기거나 프로그램을 선택할 때 인지자극의 효과가 있을 수 있다. 그러나 TV와 라디오가 항상 켜져만 있거나 노인들이 프로그램을 선택하지 않는 경우는 자극이라기보다는 배경소음의 부수적 원인이 될 뿐이다.[4,23] 자막이 있는 TV는 추가 옵션으로 제공할 수 있다. 보조작업치료사는 노인들이 TV를 볼 때, 화면에서 나오는 눈부신 빛을 감소시켜야 한다. 또한 다른 사람의 도움 없이 청력 손상 노인이 음량을 조절할 수 있도록 보조도구를 제공해야 한다. 감각신경성 난청이 있는 사람들을 위해 음악소리를 조정할 때는 저음을 높이고 고음을 줄여야 한다. 최근엔 기술의 발달로 이런 장비를 잠재적인 이익에 비해 비싸지 않은 비용으로 이용할 수 있게 되었다.[23] 표 16.2는 청력 손상 노인을 위한 환경 수정을 간략하게 요약한 것이다.

청력 보조도구 제공

청력 손상이 있는 사람이 사용하는 가장 일반적인 보조도구는 보청기다. 청능사는 보청기를 적절하게 사용할 수 있도록 도와준다. 청능사는 개인의 청력 손상 유형에 맞추어 청력을 최대화해 줄 수 있는 보청기의 유형을 개별적으로 선택해 준다.[12] 또한 청능사는 나이, 생활방식, 개성에 맞게 보청기를 결정한다. 보조작업치료사는 의사와 청능사에게 사정과 평가를 의뢰할 수 있다. 환자에게 보청기 비용이 보험에 포함되는지 알아보고, 제품을 구입하기 전에 시험해 볼 수 있는 기간이 허용되는지 물어보도록 안내한다. 노인이 보청기를 편안하게 사용할 수 있도록 하기 위해서 청능사가 여러 번 방문해야 할 수도 있다.[25]

최근 보청기 기술의 발전으로 보청기를 더욱더 편안하게 사용할 수 있게 되었다. 개선된 장치는 작고 귀에 꼭 맞아 미관상 더 좋다. 또한 보청기는 특정 주파수를 감소시킨다. 보청기는 노인보다 젊은 사람들이 더 만족감을 느낀다는 보고도 있다.[26–28] 여기에는 여러 가지 이유가 있다. 나이와 관련된 청력 손상은 점진적으로 나타나고, 노인들은 오랫동안 청력 상실에 적응했기 때문에 갑자기 모든 소리가 증폭되어 들리면 혼란을 느끼게 될 것이다. 게다가 보청기의 음량과 횟수를 조절하고 배터리를 교환할 때 손가락을 섬세하고 빠르게 움직여야 하기 때문에 보청기 조작도 어렵다. 인지변화와 단기 기억 저하는 노인들이 보조도구를 켜고 끄는 능력에 영향을 미친다. 배터리 교체 비용과 새로운 기술에 대한 노인의 수용력은 보청기의 적합성을 결정할 때 고려되는 또 다른 요인이다.[23,28] 보청기를 사용하는 노인의 목표는 조작 방법을 아는 것, 어려움 없이 배터리를 확인하거나 교체하는 것, 귀에 올바르게 끼워 넣는 방법을 배우는 것 등이 있다.

기술이 개선되었다 할지라도 보청기는 일부 개인에게는 효과적이지 않을 수 있다. 예를 들어, 보청기로 인해 소음이 더 크게 들리는 사람이 그렇다. 보청기가 효과가 없을 때 ALD를 사용할 수 있다. ALD는 이야기 소리를 포착하는 마이크로폰과 음량을 크게 하는 확장기, 청력 손상자가 쓰는 헤드폰으로 구성된다. ALD에서 증폭된 소리는 귀에 직접 전해지고 배경잡음은 줄어든다.[29] ALD는 시끄러운 진료소와 병원의 병실에서 청력을 높여준다. ALD를 TV의 플러그에 꽂으면 청력 손상자를 위해서만 소리가 증폭된다. ALD는 입술의 움직임을 읽지 못하거나 다른 비언어적 신호에만 반응할 수 있는 시력 손상 노인의 청력 손상을 보상할 때 사용할 수 있다. ALD 외에도 컴퓨터 지원 실시간 녹음(computer assisted real–time transcription, CART), 시각 및 촉각 경보, 음량조절, 자막전화 같은 청력 손상을 보상하기 위한 몇 가지 옵션이 있다.[30] 보조작업치료사는 청력 손상 노인에게 통신중계 서비스(telecommunications relay service, TRS)에 대한 정보를 줄 수 있다. 미국 전역에서 사용할 수 있는 이러한 서비스를 통해 사용자는 컴퓨터 또는 기타 기술을 사용하여 전화를 걸 수 있다. 교환원은 텍스트를 음성으로 또는 그 반대로 변환하여 통화를 용이하게 도와준다. 현대에는 청력 손상이 있는 사람들의 요구를 충족시키기 위해 이러한 유형의 방법들이 많이 개발되었다.[31]

결론

청력 손상 노인이 늘어남에 따라 보조작업치료사들에게는 중재의 어려움과 그에 따른 기회가 동시에 늘어나고 있다. 작업치료와 청력 손상을 둘러싼 심리사회적 · 환경적 문제는 보조작업치료사에게 정보를 수집하고 적절한 중재를 할 수 있는 능력을 요구한다. 보조작업치료사는 노인들의 청력의 한계를 확인하고, 평가와 중재를 의뢰하고, 적절한 중재를 제공함으로써 노인들이 기대하는 성과와 삶의 질을 모두 달성하는 데 도움을 줄 수 있을 것이다.

사례연구

89세 남성 노인 Joe는 지난 7년 동안 가든뷰요양원(Garden View Nursing Home)에서 거주하였다. 그는 치매(초기 단계)와 당뇨, 선천성 심부전을 진단받았으며, 최근에는 청력 손상 판정을 받았다. 최근까지 Joe는 활발하게 사교활동을 했고, 거기에는 직원 및 다른 환자와 함께하는 레크리에이션 활동과 일상 사교활동이 포함되어 있었다. 최근 컨퍼런스에서, 레크리에이션 담당자는 그의 그룹 활동 참여 횟수가 주당 9번에서 4번으로 줄어들었다고 보고했다. Joe의 담당 간호사는 그가 식사하는 동안 별로 사교적이지 않고, 오후에 잠을 자기 시작했다고 말했다. 사회복지사는 Joe에 대한 최근의 평가를 공유하고, 그가 룸메이트를 포함해서 타인과의 교제를 끊고 혼자 지내는 것 같다고 말했다. 사회복지사와 다른 직원이 그에게 어떻게 지내는지를 묻자, 그는 질문을 이해하지 못하는 것 같았고, 주제를 바꿔서 날씨에 대해서 말했다고 했다. 직원은 그의 치매가 혼돈을 초래했거나 청력 손상 때문에 변화가 생겼으리라고 생각했다. 치료 팀은 Joe의 전문적 청각검사와 작업치료 검사를 치료사에게 의뢰하였다. 작업치료 의뢰는 Joe의 현재 작업기능 수준 평가와 환경적응을 위한 제언을 포함하고 있다. 또한 직원은 작업치료에서 직원과 다른 사람들이 어떻게 더 효과적으로 Joe와 상호작용할 것인지에 대한 조언도 구했다. 작업치료사는 올해 대학을 졸업한 신입으로 가든뷰요양원에서 2개월밖에 근무하지 않았다. 그녀는 Joe가 이곳에 거주한 7년 중 5년 동안 근무한 보조작업치료사에게 평가를 도와줄 것을 요청했다.

사례연구 질문

1. 사례연구 및 이 장의 정보를 사용하여, 직원들이 Joe의 청력 손상이 타인과의 사회적 상호작용에 영향을 미쳤다고 생각한 이유를 설명하시오.
2. 최근 나타난 Joe의 사회적 상호작용 감소가 그의 기분에 어떤 영향을 미칠 것인지 설명하시오.
3. 장기 근무 보조작업치료사로서 신입 작업치료사와 Joe에게 어떤 지원을 제공할 수 있는가?
4. 이 장에서 얻은 정보를 사용하여 Joe에게 유용할 만한 소견을 제시하시오.
5. Joe에게 제안할 만한 적절한 환경으로 어떤 것을 추천하겠는가?
6. 어떤 유형의 보조도구가 Joe에게 도움이 될 것이라고 생각하는가?
7. 당신은 청력 손상 노인을 돌보는 직원들이 노인과 상호작용할 때 보다 효과적으로 접근할 수 있도록 권장사항을 제공하라는 요청을 받았다.
   - 이 업무를 어떻게 구성할 것인가?
   - 직원들에게 가장 도움이 될 정보는 무엇이라고 생각하는가?
   - 당신은 교육과정에서 직원을 어떻게 참여시킬 것인가?

복습문제

1. 노화에 따라 노인들에게 나타날 수 있는 청력변화는 어떤 것이 있는가?
2. 청력 손상은 노인들의 의사소통과 사회화 기능, 안전에 어떤 영향을 미치는가?
3. 청력 손상 노인들의 의사소통과 사회화 기능을 개선하기 위해 보조작업치료사는 어떤 일을 해야 하는가?
4. 이 장에서 얻은 정보를 사용하여 Joe에게 유용할 만한 소견을 제시하시오.
5. 보조작업치료사는 노인의 집 배경소음을 줄이기 위해 어떠한 환경 수정을 권할 수 있는가?
6. 시설에서 청각장애 때문에 생기는 혼란을 줄이려면 환경을 어떻게 수정해야 하는가?
7. 노인들이 보청기 사용을 선호하지 않는 이유에는 무엇이 있는가?
8. 인공와우가 노인들의 청력을 개선하는 원리를 설명하시오.
9. 보조작업치료사는 치료실에서 노인들을 돕기 위해 ALD를 어떻게 사용할 수 있는가?

근거 요약: 청력 손상이 있는 노인의 기능향상을 위한 개입의 효과

Desjardins J. The effects of hearing aid directional microphone and noise reduction processing on listening effort in older adults with hearing loss. *J Am Acad Audiol*. 2016;27(1):29-41. doi:10.3766/jaaa.15030.

나이가 많은 대상자가 딱 맞는 시판용 보청기를 착용했을 때, 그 대상자들은 다양한 청취 조건(조용하거나 소음이 있는 서로 다른 환경)에서 문장을 듣는 것이 얼마나 힘든 일인지를 보고하였다. 보청기에서 활성화된 지향성 마이크를 사용하면 배경소음에서 듣는 노력이 크게 감소됨을 알 수 있었다. 그러나 보청기를 사용한 청취 노력에는 큰 변화가 없었다.

Hickson L, Worrall L, Scarinci N. A randomized controlled trial evaluating the Active Communication Education program for older people with hearing impairment. *Ear Hear*. 2007;28(2):212-230. doi:10.1097/AUD.0b013e31803126c8.

청력 손상이 있는 노인들에게 능동적 의사소통교육(ACE) 프로그램과 일반적인 사회 프로그램을 제공하였고, 그 결과를 비교하였다. ACE를 사용한 결과 상당한 개선이 있었는데, 이는 의사소통 프로그램이 노인의 청력 재활에서 중요한 영향을 미치는 것을 나타낸다.

Looi V, Hickson L, Price A, et al. Audiological rehabilitation in a residential aged care facility. *Australian and New Zealand J Audio*, 2004;26(1):12-29. doi:10.1375/audi.26.1.12.55989.

노인들에게 청력에 대한 재활로서 의사소통 중심의 접근 방식이 시행되었다. 점수는 큰 차이를 보이지 않았지만 정성적 데이터로 인해 프로그램의 이점을 알 수 있었으며, 청력 손상은 결국 활동을 제한시킬 수 있다는 것을 알 수 있었다.

참고문헌

1. Grue EV, Ranhoff AH, Noro A, et al. Vision and hearing impairments and their associations with falling and loss of instrumental activities in daily living in acute hospitalized older persons in five Nordic hospitals. Scand J Caring Sci. 2009;23(4): 635-643. doi:10.1111/j.1471-6712.2008.00654.x.
2. Garstecki DC, Erler SF. Hearing and aging. Top Geriatr Rehabil. 1998;14(2):1-17.
3. Tobis JS, Block M, Steinhaus-Donham C, et al. Falling among the sensorially impaired elderly. Arch Phys Med Rehabil. 1990;71(2):144.
4. Hooper CR. Sensory and sensory integrative development. In: Bonder BR, Wagner MB, eds. Functional Performance in Older Adults. 3rd ed. Philadelphia: FA Davis; 2001.
5. Johnson C, Danhauer J, Bennet M, et al. Systematic review of physicians' knowledge of, participation in, and attitudes toward hearing and balance screening in the elderly population. Semin Hear. 2009;30(3):193-206. doi:10.1055/s-0029-1225404.
6. Kochkin S. MarkeTrak VII: Hearing loss population tops 31 million people. Hear Rev. 2005;12(7):16-29.
7. Crews JE, Campbell VA. Vision impairment and hearing loss among community-dwelling older Americans: Implications for health and functioning. Am J Public Health. 2004;94(5):823-829. doi:10.2105/AJPH.94.5.823.
8. National Institutes of Health, Senior Health. Hearing loss; 2009. National Institutes of Health. Retrieved from http://nihseniorhealth.gov/hearingloss/hearinglossdefined/01.html.
9. Lichtenstein MJ, Bess FH, Logan SA. Screening the elderly for hearing impairment. In: Ripich D, ed. Handbook of Geriatric Communication Disorders. Austin, TX: Pro-Ed; 1991.
10. American Occupational Therapy Association. Occupational therapy practice framework: Domain and practice. 3rd ed. Am J Occup Ther. 2014;68(suppl 1):S1-S48. doi:10.5014/ajot.2014.682006.
11. Meriano C, Latella D. Occupational Therapy Interventions: Function and Occupations. Thorofare, NJ: Slack; 2007.
12. National Institute on Deafness and Other Communication Disorders (NIDCD). Age related hearing loss; 2008. National Institute on Deafness and Other Communication Disorders. Retrieved from https://www.nih.gov/about-nih/what-we-do/nih-almanac/national-institute-deafness-other-communication-disorders-nidcd.
13. Cherney LR. The effects of aging on communication. In: Lewis CB, ed. Aging: The Health Care Challenge. 4th ed. Philadelphia: FA Davis; 2002.
14. Burkhalter CL, Allen RS, Skaar DC, et al. Examining the effectiveness of traditional audiological assessments for nursing home residents with dementia-related behaviors. J Am Acad Audiol. 2009;20(9):529-538. doi:10.3766/jaaa.20.9.2.
15. Hooper CR, Bello-Haas VD. Sensory and sensory integrative development. In: Bonder BR, Bello-Haas VD, eds. Functional Performance in Older Adults. 3rd ed. Philadelphia: FA Davis; 2008.
16. Vogel I, Brug J, van der Ploeg C, et al. Strategies for the prevention of MP3-induced hearing loss among adolescents: Expert opinions from a Delphi study. Pediatrics. 2009;123(5): 1257-1262. doi:10.1542/peds.2008-2291.
17. Bance M. Hearing and aging. Can Med Assoc J. 2007;176(7): 925-927. doi:10.1503/cmaj.070007.
18. Canadian Transportation Agency. A look at barriers to communication facing persons with disabilities who travel by air; 2015. Retrieved from https://www.otc-cta.gc.ca/eng/publication/communication-barriers-look-barriers-communication-facing-persons-disabilities-who-trave.
19. Corso JF. Sensory-perceptual processes and aging. In: Schaie KW, Eisdorfer C, eds. Annual Review of Gerontology. 2nd ed. New York: Springer; 1990.
20. Howarth A, Shone GR. Ageing and the auditory system. Postgrad Med. 2006;82(1):166-171. doi:10.1136/pgmj.2005.039388.
21. Janken JK, Cullinan CL. Auditory, sensory, and perceptual alteration: Suggested revision of defining characteristics. Nurs Diagn. 1990;1(4):147.
22. Christenson MA, Taira E. Aging in the Designed Environment. New York: Haworth Press; 1990.
23. Stach BA, Stoner WR. Sensory aids for the hearing impaired elderly. In: Ripich D, ed. Handbook of Geriatric Communication Disorders. Austin, TX: Pro-Ed; 1991.
24. Kulmala J, Viljanen A, Sipilä S, et al. Poor vision accompanied with other sensory impairments as a predictor of falls in older women. Age Ageing. 2009;38:162-167. doi:10.1093/ageing/afn228.
25. National Institute on Aging. Hearing loss; 2009. Retrieved from https://www.nia.nih.gov/health/publication/hearing-loss.
26. Kane RL, Ouslander JG, Abrass IB. Essentials of Clinical Geriatrics. 7th ed. New York: McGraw-Hill; 2013.
27. Rieske RJ, Hostege H. Growing Older in America. New York: McGraw-Hill; 1996.
28. Stoneham MA. Technology and disability. Andover Medica. 1994; 13(1):47.
29. American Speech-Language-Hearing Association. Hearing assistive technology; 2009. Retrieved from http://www.asha.org/public/hearing/treatment/assist_tech.htm.
30. Hearing Loss Association of America. Captioning and CART; n.d. Retrieved from http://www.hearingloss.org/content/captioning-and-cart.
31. Federal Communications Commission. Telecommunications Relay Services; n.d. Retrieved from http://www.fcc.gov/cgb/consumerfacts/trs.html.

CHAPTER 17

노인의 배설 관리 전략

Strategies to Maintain Continence in Elders

KRIS R. BROWN SUE BYERS-CONNON
(PREVIOUS CONTRIBUTIONS FROM JESSICA HATCH)

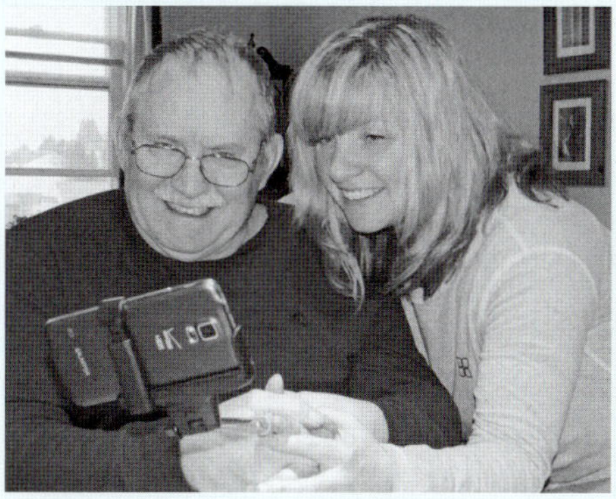
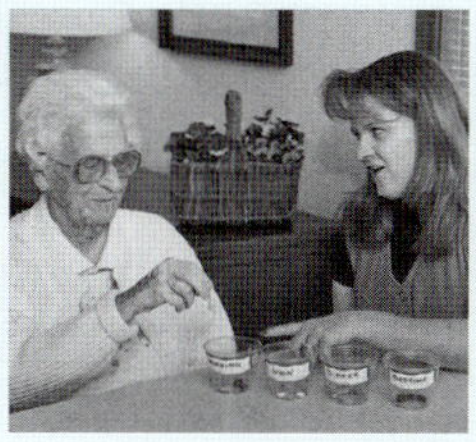
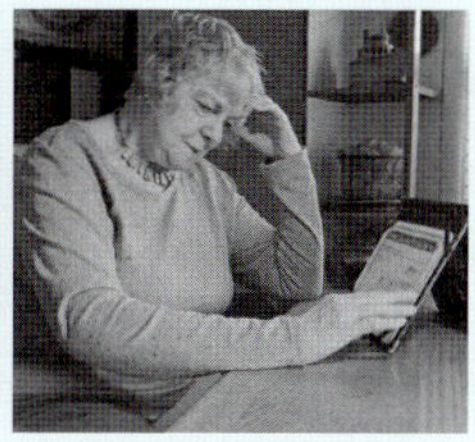

핵심용어

요실금 Urinary incontinence
변실금 Fecal incontinence
행동기법 Behavioral techniques
환경수정 Environmental modifications

학습목표

1. 실금의 유병률과 관리 비용을 알아본다.
2. 실금의 일반적 원인을 이해한다.
3. 정상적인 배뇨와 배변의 해부학과 생리학적 측면을 고찰한다.
4. 요실금과 변실금의 여러 가지 유형을 확인한다.
5. 요양원에서 실금의 문제를 다룸에 있어 포괄예산조정법이 미치는 영향을 설명한다.
6. 다학제 접근법의 중요성을 강조하면서, 각 팀원들의 역할을 명시한다.
7. 실금관리에서 보조작업치료사의 역할을 확인한다.
8. 실금관리를 위한 제안을 목록으로 만든다.

Sara는 Smith 부인이 뇌졸중 발병 2개월 후 양로원에 오면서부터 그녀를 담당하는 보조작업치료사이다. Sara는 아침과 점심 후에 Smith 부인과 함께한다. Smith 부인의 평상시 일정에 따라 각 오후 세션을 시작하기 위해 Sara는 부인이 화장실에 가는 것을 돕는다. 그런데 Smith 부인과 함께 몇 번의 세션을 보내고, Sara는 Smith 부인이 매번 실금을 한다는 것을 알게 되었다. Sara는 Smith 부인에게 이에 대해 물어보았고, 그녀는 “제때 화장실에 갈 수가 없고, 최근에는 전에 그랬던 것처럼 점심을 먹기 전에 갈 수 있도록 도와주는 사람이 아무도 없다.”라고 말했다. 또 Sara는 Smith 부인의 욕실 문이 항상 닫혀 있고, 침대 옆 탁자가 막고 있어 화장실에 접근하기 어렵다는 것을 알게 되었다. 또한 종종 그녀는 호출등에 손이 닿지 않았다.

Sara는 Smith 부인의 실금이 눈에 띄게 증가하는 것을 우려하고 있었다. 그녀는 보조작업치료사로서 Smith 부인과 간호 스태프에게 Smith 부인이 실금을 줄일 수 있도록 몇 가지 정보를 교육할 책임이 있다고 느꼈다. 그래서 Sara는 간호 스태프와 협력해서 Smith 부인의 배뇨 일정 계획을 만들기 시작했다. Sara는 또 간호 스태프에게

Smith 부인의 실금 원인이 되는 환경적 방해물을 일부 줄일 수 있는 간단한 방법을 일러두기 위해 점검표도 만들었다. 몇 개의 간단한 테크닉을 이행하고, Smith 부인과 간호 스태프에게 실금에 관한 몇 가지 조언을 한 후에, Smith 부인의 요실금은 감소하였다.

요실금과 변실금은 많은 노인이 직면하는 흔한 문제이다. 장 및 방광 관리, 화장실 위생 그리고 다른 관련 작업영역이 『작업치료 실행체계 3판』에서 논의된다.[1] 실금은 정상적인 노화과정의 일부로 받아들여지지만, 사실상 치료되기 어렵다. 이 문제로 괴로워하는 일부 노인들은 수치감을 느끼거나 난처해하고, 우울증에 걸리거나 사회적 관계나 활동을 피하게 된다. 또 어떤 노인들은 문제가 저절로 좋아질 것이라고 생각하거나, 수술받아야 할지도 모를 상황을 염려한다. 실금을 치료하지 않고 방치하면 흔히 장기 입원으로 이어진다. 실금은 보호자가 노인을 장기요양시설에 입소시키는 주요 원인이 되기도 한다.

정상적인 노화과정에서 방광 용량과 배뇨 및 배변의 지연능력이 감소된다. 특히 폐렴과 만성심부전 같은 의학적인 상태에 따라 실금의 위험이 증가할 수 있다. 흔히 변실금은 괄약근 조직의 변화와 호르몬 불균형으로 인해 발생한다.

요실금과 변실금

유병률

보고에 의하면 요양원에서 생활하는 노인들의 요실금 유병률은 13~77%로, 평균 58% 정도라고 한다.[2] 이에 비해 시설에 거주하지 않는 노인들의 유병률은 15~38%이다.[3] 일반적으로 이런 문제를 겪는 비율은 여성이 남성보다 2배 더 높다.[3] 또한 요실금은 진단 및 보고되지 않은 것까지 포함하면 더 많을 것으로 생각된다.[4]

비용

미국의 요실금 관리 비용은 연간 163억 달러로 예상된다. 요양원 노인들의 경우, 요실금 관리 비용은 연간 53억 4천만 달러로 추산된다.[5] 즉, 요실금 비용은 매년 환자당 약 1만 달러가 지불된다고 볼 수 있다.[6] 이 비용은 항목별로 노동력, 지급품, 세탁, 진단 및 의료검사 같은 일상적인 간호, 수술과 조제, 약물 비용 같은 정기치료 비용과 피부 짓무름, 요로감염, 낙상 등의 요실금 결과 비용으로 나눌 수 있다.[7]

민간 보험 회사와 정부 프로그램에는 통상적으로 요로역학 평가, 수술 절차, 카테터 삽입,[8] 엉치신경 자극술[9] 등이 있다. 결과적으로 요실금관리는 일상적인 치료이다. 다만, 요실금 때문에 노인을 시설에 입원시키려고 한다면 노인과 가족은 재정적 부담을 느낄 것이다. 그러므로 낮은 보험수가 지급은 근원적 문제를 해결하고 가장 효과적인 치료를 제공하기보다는 실금관리에만 초점을 두는 결과를 초래한다.

해부학 및 생리학

정상적인 배뇨를 담당하는 남성 하부 요로의 해부학 구조는 방광목조임근(bladder neck sphincter), 전립선(prostate), 골반 아래 근조직, 요도(urethr)를 포함한다. 여성의 경우 방광목조임근, 요도(내괄약근), 골반 아래의 근긴장을 유지하는 데 필요한 힘을 제공하는 골반 아래 근육 등이 포함된다.

방광(urinary bladder)은 차고 비워지기를 반복한다. 정상적인 방광의 수용량은 평균 500mL이다. 방광은 보통 사람들이 배뇨감을 느끼기 전에 250~350mL의 소변을 수용할 수 있다. 방광이 수용 한계에 도달하면 신장수용기(뻗침수용기, stretch receptor)가 강력하게 활성화되어 신경계에 신호를 보내고, 골반저와 항문조임근(anal sphincter)이 증가된 압력을 지각하면, 사람들은 배뇨감을 느낀다.[10] 그러면 요도가 이완되고 방광이 비워진다.

정상적인 배변에 관여하는 해부학적 기관은 골반저 근육, 항문조임근 구조(내부 및 외부), 결장, 직장(rectum) 및 항문관(anal canal) 등이 포함된다. 적절한 농도의 대변이 위장관을 통해서 직장과 항문 괄약근으로 전달된다. 정상적인 감각계는 직장이 찼다는 것과 직장 내용물의 유형(고체, 액체, 기체)을 인지한다. 일단 대변이 직장을 통과하면, 내부 괄약근이 이완되어 대변이 나올 수 있다.

병인학

요실금과 변실금에는 병리학적 · 해부학적 · 생리학적 원인이 있다. 요실금의 가장 흔한 잠재적 원인은 일과성 원인 또는 가역성 원인이다. 여기에는 섬망, 요로감염이나 질염 등의 감염, 과도한 소변 생성, 우울증 같은 심리적 요인이 포함된다.[10] 고칼슘혈증, 고혈당증, 요붕증, 만성 심부전, 하지정맥기능부전, 약물유발 발목부종 등이 일과성 요실금의 원인이다.[9]

일과성 요실금의 약물적 원인은 진정수면제(벤조디아제핀), 다뇨증을 일으키는 이뇨제, 칼슘통로차단제, 항콜린제(항히스타민제, 항우울약, 항정신병약, 항파킨슨제, 알파교감신경 차단제), 교감신경흥분제, 교감신경차단제이다. 변실금의 잠재적 원인에는 약물로 유발되거나 신진대사나 감염이 원인인 배설물의 비정상적 직장 전달, 외상에 의한 괄약근 기능부전, 당뇨병 또는 염증으로 인한 괄약근 기능장애, 직장 허혈 또는 분변매복과 같은 직장 탄력성의 감소, 종양 또는 3도 치질, 상해 등의 해부학적 이상 등이다. 변실금의 다른 원인으로는 선천성 또는 유전성 근병증과 같은 근육 및 신경근 장애 등이 있다.[11]

요실금의 유형

절박성 요실금

보통 노인들은 요실금의 유형이 복합적이다. 절박성 요실금(urgency urinary incontinence, UUI)은 화장실에 다다를 때까지 소변을 참을 수 없는 증상으로 정의된다.[10] 노인들은 배뇨징후나 긴장 없이 갑작스러운 대량의 소변 배출을 겪는다. 이런 절박성 요실금은 야간에 흔하므로, 야간실금(nocturnal incontinence)이라고 부르기도 한다. 절박성 요실금은 물이 흘러내리는 소리를 듣거나, 소량의 물을 마실 때 발생하기도 한다. 배뇨근과반사(detrusor hyperreflexia)라고 부르는 상태인 억제되지 않는 배뇨근(방광근육)의 수축이 문제의 일부일 수 있다.[10]

복압성 요실금

복압성 요실금(stress urinary incontinence, SUI)은 남자보다 여자가 더 많은 것으로 알려져 있다. 복압성 요실금을 가진 노인은 복강 내 압력이 가해질 때 통제되지 않은 요실금을 경험한다. 이런 유형의 요실금은 기침, 웃음, 재채기, 운동, 몸 구부리기, 무거운 물건 들어올리기 또는 의자에서 일어날 때 발생할 수 있다.[10] 노인의 무릎에 앉아 있는 아이도 노인의 방광에 압력을 가해 요실금을 일으킬 수 있다. 복압성 요실금은 일반적으로 여성의 출산 과정의 결과로 약화된 골반 아래 근육조직 또는 약화되거나 손상된 괄약근 구조로 인해 발생한다. 남성의 경우 복압성 요실금은 종종 전립선 암 치료를 위해 수행되는 전립선 절제술의 결과로 나타날 수 있다.[4]

범람성 요실금

범람성 요실금(overflow incontinence)을 가진 사람은 한꺼번에 적은 양만 배뇨하면서 상습적이거나 일정하게 소변이 조금씩 나오는 경험을 한다. 방광은 항상 가득 차 있고, 노인들은 완전하게 방광을 비울 수 없다. 이것의 원인은 배뇨근의 활동 저하이다. 이러한 형태의 요실금은 대부분 전립선비대와 같이 방광이 막히는 경우 흔하게 나타난다.[10]

혼합성 요실금

혼합성 요실금(mixed urinary incontinence, MUI)은 절박성 요실금과 복압성 요실금이 결합된 경우이다. 즉, 방광 압력의 증가와 긴박감 때문에 불수의적으로 소변이 새는 것을 말한다. 요실금 사례의 약 80%가 이 경우에 속한다.[10]

기능적 요실금 및 기타 유형

기능적 요실금(functional incontinence)은 인지기능 및 이동성 장애와 관련이 있다. 기능적 요실금의 경우 하부요로기능은 정상이지만 인지기능이 감소하여 화장실을 사용하기 위해 필요한 재인식을 방해하고 이동 능력이 감소하면서 제 시간에 화장실에 도달하는 능력에 영향을 미친다.[4] 이런 유형은 흔히 작업치료 중재로 환경 및 다른 적응을 도울 수 있다. 흔하지 않은 다른 유형의 요실금은 반사성 요실금과 배뇨근 불안정, 치료로 인하여 생기는 의인성 요실금(iatrogenic incontinence) 등이 있다. 반사성 요실금은 척수손상에서 발생하는 저장 및 비우기 문제다. 배뇨근 불안정은 치매 진단을 받은 사람들에게 흔하다. 이런 유형의 요실금 때문에 방광은 차기도 전에 수축된다. 의인성 요실금은 의학적 개입이나 새로운 약물치료 등으로 인해 발생한다.[4]

변실금

변실금은 흔히 위장관과 결장의 문제로 인해 발생한다. 위장관 문제는 변의 농도와 양의 변화를 일으켜서 설사나 변비 등의 증상을 야기한다.[4] 설사는 "물렁하고 물기가 많은 변의 빈번한 배출"로 정의된다.[12] 관련된 증상은 복통과 경련이다. 설사는 음식물 과민반응, 흡수장애증후군, 염증성장질환, 분변매복, 위장염 및 소화기 종양 같은 심각한 질환의 증상일 수도 있다.

변비가 있는 사람은 복통과 직장이 가득 찬 느낌을 호소한다. 이러한 사람들은 일반적으로 배변이 드물게 발생하며, 변은 단단하고 건조하다. 변비는 장폐색, 게실염, 종양, 탈수증, 운동 부족, 나쁜 식습관 때문에 발생할 수 있다.

포괄예산조정법 및 관련 연구

최근 의료연구및품질관리국(Agency for Healthcare Research and Quality, AHRQ)이라고 불리는 의료정책 연구기관은 질병 및 장애의 연구에 대한 포괄예산조정법(OBRA)의 내용에 따라 설립되었다. 다음은 AHRQ가 수행한 연구결과로 개발된 요실금 정보에 대한 초기 지침이다.

1. 일반인과 의료 전문가를 위해 요실금 진단과 치료에 대한 교육을 활성화한다.
2. 요실금 문제가 발생할 경우 보고하도록 클라이언트를 교육한다.
3. 병력 청취와 의료기록 보관을 통해서 요실금의 발견 및 문서화를 개선한다.
4. 적절한 기초평가 및 추가평가를 실시한다.
5. 의료 전문가 간의 불일치를 줄인다.
6. 성인 요실금의 예방, 진단, 치료에 관한 생의학적 · 임상적 비용 연구를 장려한다.[13]

이 연구기관에서는 대부분의 노인이 요실금에 대해 비효과적인 진단과 치료를 받고 있다는 결론을 내렸다. 요실금과 변실금 모두 이 문제에 따른 피부 짓무름과 낙상 등의 2차 합병증 때문에 조사자들이 조사기간에 면밀히 살펴본 영역이다. 최소 데이터 세트(MDS) 버전 3.0에 따라 방광 및 장을 관리하는 요양원에서 근무하는 보조작업치료사는 섹션 H에서 다룬다(그림 17.1). MDS의 섹션 G에는 치료사가 정보를 제공할 수 있는 화장실의 기능적 상태가 포함되어 있다. 6장에 MDS에 대한 더 많은 정보가 있다. OBRA 지침에 의하면, 요실금의 목표는 요양원 직원에게 재활모델을 사용하도록 장려하는 것이다.[14]

2005년에 메디케어 및 메디케이드 서비스센터(CMS)는 장기간 요실금 관리에 대한 새로운 안내서를 제안했다. 이 가이드의 목적은 요실금을 조기에 판별하고 중재하기 위해 진단, 평가, 관리하는 데 도움을 주는 것이다.[10]

학제간 팀 전략

지역사회에 거주하는 노인 중 절반만이 실제로 실금문제를 의사에게 알리고 치료를 받는다.[10] 문제가 보고되면 많은 의료 전문가는 실금의 근본적인 원인을 밝히려고 노력하기보다는 그것을 정상적인 노화에 따른 질병으로 간주한다. 그러나 결코 실금을 노화로 인한 정상적인 신체 변화로 간주해서는 안 된다.[10]

노인들의 실금치료에 관여하는 의료서비스 제공자는 비뇨기과 의사, 산부인과 의사, 정신과 의사, 간호사, 심리학자, 사회복지사, 영양사, 약사, 장루전문간호사(ET 간호사) 등이다. 다른 의료 전문가로는 작업치료사, 물리치료사, 언어치료사 등이 있다. 이 팀의 팀원 모두가 가장 효과적인 의료 계획을 결정하기 위해서 함께 일하고, 각 팀원들은 학제간 팀에서 고유한 역할을 수행한다.

의사는 병력을 참고하여 신체 검사를 수행하고, 실금 노인의 의료를 시작한다. 문제가 재발하면 환자를 비뇨기과나 부인과 의사에게 보낸다. 하지만 보통은 보수적

환자: ______________ 식별자: ______________ 날짜: ______________

섹션 H **방광 및 장**

H0100. 적용

↓ 해당되는 모든 것을 체크하세요.

☐	**A. 내부 도뇨관**(치골 상부 도뇨관과 신장루 설치관 포함)
☐	**B. 외부 도뇨관**
☐	**C. 장루**(요루, 회장루, 결장루 포함)
☐	**D. 간헐적 도뇨 삽입**
☐	**Z. 해당사항 없음**

H0200. 소변 배변 프로그램

코드 입력 ☐	**A. 배변프로그램**(예. 정기배뇨, 배뇨촉진 또는 방광훈련)을 입원/재입원 시 실시했거나 이 시설에서 요실금이 발견된 이후로 시도되었습니까? 0. **아니오** → H0300, 요실금으로 가기 1. **예** → 계속 H0200B로, 응답 9. **결정할 수 없음** → H0200C로 가기
코드 입력 ☐	**B. 반응** – 프로그램 시행 후 환자의 반응은 어떠했습니까? 0. **개선 없음** 1. **습기 감소** 2. **완전히 건조** 9. **결정 할 수 없음** 또는 프로그램 진행 중
코드 입력 ☐	**C. 현재 배변프로그램 시행** – 정기배뇨, 배뇨 촉진 또는 방광 훈련이 현재 환자의 요실금 관리에 사용되고 있습니까? 0. **아니오** 1. **예**

H0300. 요실금

코드 입력 ☐	**요실금** – 환자를 가장 잘 설명하는 항목을 선택하시오. 0. **항상 억제함** 1. **가끔 실금**(요실금 실수 7회 미만) 2. **자주 실금**(7회 이상의 요실금, 배뇨 억제 최소 1회) 3. **항상 실금**(배뇨 억제 없음) 9. **평가되지 않음,** 환자는 7일 동안 도뇨관(내부, 콘돔), 요로 장루 또는 소변 배출이 없었음

H0400. 변실금

코드 입력 ☐	**변실금** – 환자를 가장 잘 설명하는 항목을 선택하시오. 0. **항상 억제함** 1. **가끔 실금**(변실금 1회) 2. **자주 실금**(2회 이상의 변실금, 배변 억제 최소 1회) 3. **항상 실금**(배변 억제 없음) 9. **평가되지 않음,** 환자는 장루 또는 7일 동안 배변을 하지 않음

H0500. 대변 배변 프로그램

코드 입력 ☐	**현재 환자의 배변을 관리하기 위해 배변 프로그램이 시행되고 있습니까?** 0. **아니오** 1. **예**

H0600. 변 패턴

코드 입력 ☐	**변비가 있습니까?** 0. **아니오** 1. **예**

그림 17.1 최소데이터세트(MDS; 3.0) 양식 섹션 H. 양식은 실금평가를 위해서 간호 스태프가 사용한다.

출처: *Medicare & Medicaid Services.* Nursing Home Quality Initiatives. *Baltimore, MD: U.S. Department of Health & Human Services; 2010.*

접근법이 적용된다. 일차적으로는 행동기법과 약리학적 접근이 이루어진다. 잠재적인 합병증 때문에 수술은 최후의 방책으로 고려한다. 방광목조임근의 재위치가 필요한 여성의 복압성 요실금 수술 성공률은 수술 종류에 따라 69~94% 사이로 볼 수 있다.[15] 막힘 원인을 제거해야 하는 범람성 요실금을 가진 남자의 수술 성공률도 비슷하다.[8,16] 변실금의 수술은 외상성, 특발성, 신경성, 선천성 및 의학적 문제 때문에 일어난다. 수술은 괄약근 복원술,

박근 이식, 인공항문 괄약근 삽입 등으로 이루어진다.[15]

약물은 흔히 감염을 치료하고, 호르몬(에스트로겐)을 대체하고, 비정상적 방광 수축을 줄이고, 조임근을 죄어 실금을 개선하기 위해 처방된다. 이런 유형의 치료는 주로 배뇨 과다 활동으로 인한 절박성 요실금에 효과적이다. 아트로핀, 진경제, 삼환계 항우울제 및 칼슘채널 차단제와 같은 항콜린제는 일반적으로 처방되는 약물이다. 로페라마이드와 같은 지사제, 대변연화제와 윤활제 등도 배변 문제를 치료하는 데 사용되는 약물이다.[7]

영양사는 요실금과 변실금의 원인이 되는 수분 공급이나 음식물의 영양 패턴을 결정한다. 하루에 권장되는 고섬유질 식단[7], 1.3~1.8kg의 수분 섭취가 장과 방광의 적절한 기능적 유지를 도울 것이다.[3,17] 카페인은 이뇨제로 작용하기 때문에 섭취를 제한해야 한다.

간호사는 실금이 나타난 시간의 길이, 증상 발현 빈도와 타이밍을 표시한 방광 및 장 프로파일을 완성해야 한다(그림 17.2). 보통 간호사는 행동접근법으로 시작한다.

사회복지 전문가와 심리학자는 가족역학을 살펴보고

날짜와 시간	배설자극 (디지털, 좌약 없음)	반응 (변의 양과 농도)	실금 (시간, 양, 요출 유형)

A

이름 ______________________ 날짜 __________

시간에 따른 용변	누출 (예/아니오)	대상자의 다급함 인지 (예/아니오)	소변 여부 (예/아니오)	비고
0800				
1000				
1200				
1400				
1600				
1800				
2000				

B (2200와 그 외)

그림 17.2 간단한 기록차트. **A:** 장기능 일지, **B:** 방광기능 일지

출처: *Doughty DB.* Urinary and Fecal Incontinence Nursing Management. *St. Louis: Mosby; 2006.*

노인에게 유효한 지원을 결정한다. 그들은 실금이 노인의 사회활동 참여에 미치는 영향을 결정하는 데 도움을 줄 수 있다. 또 노인들이 실금 문제에 대한 감정을 표현하도록 돕기 위해서 상담을 제공할 수도 있다.

언어치료사는 노인이 적시에 효과적인 방식으로 자신의 요구를 알릴 수 있도록 언어적 · 비언어적 방법으로 의사를 전달하는 능력을 평가하는 데 참여한다. 이런 전문가들은 노인을 몸짓과 의사전달 보조도구로 지도하여, 노인의 손상된 의사전달 능력을 보상하도록 돕는다. 또 적절한 이동을 확보하기 위해서 특수한 훈련이 보호자에게도 제공된다.

물리치료사는 관절운동, 근력, 침상 이동, 앉은 자세의 균형, 보행 같은 기능적 움직임과 근골격의 포괄적인 평가에 참여한다. 물리치료사가 제공하는 치료는 노인의 보행능력을 증진시키는 보행기, 지팡이, 부목 등 보조도구의 사용을 가르치고 지도하는 것이다. 물리치료사에 의한 보호자 훈련은 기계식 리프트 또는 슬라이딩보드를 적절하게 사용하여 노인의 이동을 돕거나, 노인에게 관절운동 및 강화운동을 수반하는 프로그램을 이행하도록 권하는 것 등이 있다. 복압성 요실금 치료에 있어 근육을 강화시키는 전기자극, 바이오피드백, 케겔운동도 모두 물리치료의 일부이다. 이러한 치료는 보조작업치료사도 적용할 수 있다.

보조작업치료사는 실금의 원인을 결정하고, 효과적인 치료계획을 개발하기 위해서 다른 학문분야와 밀접하게 연계한다. 『작업치료 실행체계 3판』의 실금 부분을 잘 이해하는 것은 실금에 대한 보조작업치료사의 역할을 인식할 수 있도록 도와준다. 이에 의하면 대장과 방광 관리와 화장실 위생은 작업 영역과 구체적인 ADL에 포함된다. 보조작업치료사는 적절한 ADL에 대한 책임이 있다.

다음 치료기법들은 보조작업치료사를 포함한 치료 팀 구성원이 제공하여, 노인의 배뇨활동을 촉진시키고 ADL의 독립성을 높일 수 있다.

배뇨시간 조정과 습관 훈련

배뇨시간 조정과 습관 훈련은 환자가 2시간마다 배뇨하도록 일정을 정하는 것이다. 용변 보기는 대상자의 정상 패턴에 따라 조정하는 것으로 관찰을 시작한 지 대략 2주 후에 결정된다. 정시 배뇨를 더 쉽게 하려면 식사 전/후 또는 활동 후와 같이 노인의 일상생활의 특정 부분과 일정을 연결하는 것이 좋다.[10] 배뇨 간격을 늘리기 위한 습관 훈련은 요양원에서 흔히 사용하며, 신경학적 손상이 있는 사람에게 효과적이다.

배뇨 촉진법

배뇨 촉진법은 보통 요양시설에서 사용하고, 허약하거나 인지가 손상된 환자에게 권한다. 보호자는 보통 1~2시간마다 정기적으로 실금했는지를 기록할 책임이 있다. 또한, 보호자는 노인에게 배뇨가 필요한지를 물어보아야 한다.

방광 훈련

방광 훈련은 복압성 요실금, 절박성 요실금 그리고 혼합성 요실금의 경우 첫 번째 단계로 권장한다.[2] 일부 연구에 의하면 방광 훈련으로 배뇨자제(또는 요자제) 비율이 10~15% 상승한 것으로 보았으나,[8,16] 최근 체계적 문헌고찰에 관한 코크란 데이터베이스(Cochrance Database of Systematic Reviews)는 그저 방광 훈련이 요실금에 도움이 된다는 것만 밝혔다.[2] 방광 훈련의 목표는 배뇨의 빈도를 줄이고 간격을 늘리는 것이다. 보호자는 노인이 배뇨하고 싶어 하는 것에 즉시 반응하기보다는 참고 계획된 시간표를 따를 것을 지시해야 한다.

바이오피드백

바이오피드백은 배변기능의 수의적 조절을 가르치기 위해서 노인들에게 시각 및 청각 정보를 제공하는 것이다. 대부분의 노인은 괄약근을 수축시키면서 배뇨근과 복근을 이완시키는 법을 배운다. 이 기법을 사용한 사람들은 20~25%의 요실금 호전율을 보였다.[8] 또한 변실금에 대해서는 70~90%의 성공률을 보고했다.[18]

골반저 강화운동

골반저(pelvic floor) 강화운동은 케겔운동 또는 분만운동으로도 알려져 있다. 케겔운동이란 말이 일반적으로 사용되며, 이 방법으로 절박성 요실금 여성 중 30~90%

가 호전되었다.[8,16] 노인에게 골반저 강화운동을 가르칠 때는 골반저 근육을 수축하는 동안 복근을 이완하라고 해야 한다. 올바른 근육을 확인하도록 도와준 후, 노인에게 골반저 근육 수축을 하루에 최소 60회, 가능하면 최대 150회로 수행하라고 지시한다.[3] 이 기법은 보통 대변의 누출을 예방하여 변실금을 호전시키기 위해 골반저의 근긴장을 늘리는 데 사용된다.[15] 작업치료사와 물리치료사가 이 운동을 지도할 수 있다.

환경적 적응

배설을 억제할 수 있는 능력은 화장실까지 접근할 수 있게 하지만 가끔씩 환경적 장애가 실금을 야기한다. 오랜 기간 시설에 거주해 온 사람들은 적시에 화장실을 갈 수 있도록 도움을 받지 못해서 실금을 경험한다. 대부분의 경우 물리적 환경 변화를 보호자에게 가르쳐 주어야 한다. 기능적 이동성 문제를 고려할 때 보조작업치료사는 노인의 환경을 검토하여 독립성을 촉진하고, 화장실을 사용하는 동안 안전을 보장하기 위해 환경수정이 필요한지를 결정하도록 한다(박스 17.1). 보조작업치료사는 필요한 경우 개선을 위한 권장사항을 만들어야 한다(표 17.1)(낙상 예방은 14장 참조).

박스 17.1 요실금 치료를 위한 환경적 적응 고려사항

1. 침대 이동을 돕기 위해서 난간이 필요하거나 혹은 이미 사용하고 있는가?
2. 환자가 호출 표시등에 쉽게 접근할 수 있는가?
3. 침대의 높이는 안전한 이동에 적절한가?
4. 침대나 휠체어에서 벗어나기 어려워 욕실 이동이 제한되는가?
5. 욕실의 조명은 적절한가(60세 노인은 20세 성인보다 3배 밝은 조명이 필요함)?
6. 안전한 이동을 방해하는 장애물이 있는가?
7. 환자가 욕실에 들어가는 문을 여닫을 수 있는가?
8. 바닥이 너무 미끄러워서 환자의 낙상을 야기할 수 있는가?
9. 욕실 출입구가 휠체어나 보행기가 통과할 수 있을 만큼 충분히 넓은가?
10. 변기의 높이가 적절한가?
11. 변기로 이동하는 데 도움이 될 안전 손잡이나 지지대가 있는가?

욕실에서 많은 환경 수정이 이루어질 수 있다. 예를 들어, 안전 손잡이(grab bar)는 45° 수평방식으로 장착하여 밀어 올리는 데 도움을 주거나, 수직 위치로 장착하여 쉽게 잡아당길 수 있다. 안전 손잡이의 길이는 뒷 벽면에서 60~90cm, 측면에서 105cm에 위치해야 한다.[19]

보호자는 환자가 침대나 휠체어에서 떨어지는 것을 방지하기 위해 종종 신체 보호대를 사용할 수 있다. 그

표 17.1 실금을 돕기 위한 환경 및 안전 적응

다음의 안전 적응은 적절하게 구현되면 노인이 환경에서 더 쉽게 이동할 수 있도록 도와줌

방	안전 적응
시설에서의 침실, 병실	• 통로를 깨끗하게 유지한다. • 적절한 조명을 제공한다. • 화장실로 이어지는 곳에 난간을 설치한다. • 침대 근처에 이동용 변기를 놓는다. • 소변기 또는 침대용 소변기를 준비한다. • 침대 높이를 조정한다. • 쉽게 이동할 수 있도록 침대에 사이드 레일을 추가한다.
욕실	• 이동할 때 잘 보이도록 야간 등을 단다. • 화장실 좌석은 대조색을 사용한다. • 이동과 의복 관리 시 자립성을 촉진하고 안전을 확보하기 위해서 변기 안전틀, 높은 변기 의자, 안전 손잡이를 함께 설치한다. • 작은 카펫이나 욕실용 매트를 치운다. • 변기나 소변기 앞에 미끄럼 방지 매트를 놓는다. • 대상자가 옷을 쉽게 입고 벗을 수 있도록 벨크로나 탄력밴드 바지를 제안한다.

출처: Miller C. *Nursing for Wellness in Older Adults,* 5th ed. Philadelphia: Lippincott Williams & Wilkins; 2009.

러나 보호대 사용은 용변관리를 할 수 없는 노인들이 빛(light)으로 호출하는 경우 적시에 적절한 방법으로 답하지 못하는 등 많은 문제를 일으킬 수 있다. OBRA로 인해 보호대의 사용은 신중하게 검토된다. 보호대는 더 기능적인 독립을 권하거나, 생명을 위협하는 의료 문제의 위험을 줄이거나 최소한으로 제한하고, 해부학적 앉는 자세를 촉진하기 위해서만 권한다.[20] OBRA는 노인들의 이동의 자유와 신체 접근 권리를 보호한다. 보조작업치료사는 다른 스태프와 긴밀하게 연구하여 대상자가 보호대를 최소한으로 사용하면서 배뇨를 억제할 수 있는 프로그램을 결정해야 한다(14장 참조).

의복 적용과 관리

용변 전후 의복 관리로 기능적 독립성을 측정할 수 있다. 이 측정은 흔히 시설에 입원할 때와 퇴원할 때 용변 보기 그리고 장과 방광 관리를 평가하는 데 사용된다.[15] 보조작업치료사는 민첩하게 지퍼나 단추 조작하기 등의 소근육 협응 운동 활동을 제공해서 노인들이 더 쉽게 의복 관리를 하도록 도울 수 있다. 관절운동과 근력운동은 바지를 다리와 엉덩이 위로 잡아당기는 데 도움이 될 것이다. 제안할 수 있는 다른 옵션으로는 탄력 허리띠나 벨크로가 달린 옷 같이 조작하기 쉬운 옷을 입게 하는 것이 있다.[3]

기능성 실금 대상자를 위한 적응

흔히 치매 노인들은 실금 발생률이 증가한다. 이 노인들은 의복을 관리할 수 없게 되는 것 외에도 욕실과 화장실을 찾는 데 어려움을 겪게 된다. 어떤 노인들은 근력, 협응, 관절운동, 균형감각 등에 문제가 생기므로 이것이 적시에 안전하게 용변을 보는 능력에 영향을 미치게 된다. 이 때문에 그들은 부적절한 곳에 배뇨하거나 배변하게 된다. Allen과 동료들은[21] 이런 차원의 기능성을 Allen 인지 수준 3으로 묘사한다(이 이론의 더 자세한 정보는 7장 참조). 치매 노인들은 용변 보기 과제의 일부를 수행하지만, 어느 시점에서는 혼동되어 계속하려면 언어나 신체적 도움 혹은 둘 다 필요할 수 있다. 보조작업치료사는 노인들이 어떤 과제를 할 수 있는지를 판단하고, 보호자를 어려운 과제만을 돕도록 훈련시켜 최대의 기능성을 조장할 수 있다. 노인들의 기능적 움직임 손상은 보조작업치료사와 물리치료사가 협력하여 다룰 수 있다. 목표는 기능적 움직임 능력을 증진하고, 노인들이 안전한 이동을 하는 데 필요한 적절한 신체적 · 언어적 단서를 보호자가 제공하도록 훈련하는 것이다.

피부 짓무름 예방

앞서 언급한 실금의 2차적 영향 중 한 가지는 피부 짓무름이다. 보호자는 장과 방광 프로그램, 자세 바꾸기 일정, 적절한 상처관리에 대해 교육받아야 한다. 피부통합성(skin integrity)은 침대에 특수매트를 두거나, 앉는 면에 실금 쿠션을 두면 증진할 수 있다.

상처치유에는 영양이 매우 중요하다. 보조작업치료사는 노인들이 스스로 먹는 능력을 증진하도록 장려해야 한다. 노인들은 이런 절차를 돕는 도구를 사용하는 법을 배워야 하고, 수분 공급을 유지하기 위해서 유동식(fluid)을 섭취해야 한다.

사례연구

Ricardo는 집에서 연로한 남편 Paul의 보살핌을 받다가 최근에 전문요양시설에 입원했다. Ricardo의 요실금과 변실금은 많은 부담이 되었으나, 지원은 거의 받지 못했고, 재가복지사업도 일관되지 않았으므로, 일상적인 일을 Paul이 도맡아 했었다. 이런 상황 때문에 그들의 관계에도 긴장감이 돌게 되었다.

전문요양시설에 입원한 Ricardo는 초기 알츠하이머병과 류마티스관절염, 장기 요통 진단을 받았다. 게다가 꼬리뼈에서 욕창의 초기 증상이 발견되었다. 요양원 의사가 Ricardo의 병력을 검토하고 신체검사를 수행했다. 그는 Ricardo의 실금이 약물이 아니라 오히려 알츠하이머병의 진행과 움직임에 따른 통증과 관련이 있다고 결론을 내렸다. 이후 Ricardo를 검사하고 치료를 제공하기 위해서 작업치료와 물리치료가 개입하였다.

작업치료 평가 결과는 다음과 같다.

1. 단기 기억 결손
2. 통증에 따른 움직임과 보행 제한
3. 상지 관절운동범위 제한
4. 상지 근력 약화
5. 간단한 2단계 지시 따르기 능력 있음

보조작업치료사인 Josie가 주 5회 작업치료를 제공하도록 결정되었다. 그녀는 침상과 휠체어 위치, 보조도구의 필요성, 소근육

운동, 배변활동, 이동 등을 평가해야 했다. 학제간 팀의 논의 과정을 통해서 적절한 약물치료를 포함한 간호가 통증관리를 도울 것이라고 결정하였다. 용변 보기와 피부궤양 치료도 시작될 것이다. 영양사는 적절한 식단과 피부궤양 치유를 촉진할 영양 보충제를 제안하고, 물리치료사는 침상 활동, 앉기와 서기 자세의 균형, 안전한 보행을 다루게 되었다.

첫 주 치료가 끝났을 때, 쉽게 이동하고 이동에 따른 통증을 줄이기 위해서 Josie는 Ricardo에게 더 높은 침대를 추천했다. 그리고 방에 있는 욕실까지 이동하는 능력을 검사할 수 있을 때까지 방 침대 맡에 간이변기를 놓기로 하였다. Ricardo는 치매 때문에 회음부 관리를 잘 할 수 없지만 그녀는 언어적 단서를 사용해 용변 보기 전후에 옷 관리 도움을 받을 수 있다. Josie는 또한 Ricardo가 옷 관리 도움을 받을 수 있기 때문에 풀업(pull-up) 실금 속옷을 사용하도록 추천했다. 또 그녀는 향후 욕창을 치료하고 예방하는 데 도움이 될 침상과 휠체어, 자세 장비도 제공했다. 여기에는 Ricardo가 침대에서 계획된 회전(scheduled turning)을 하는 동안 옆으로 누워 있을 수 있도록 도와주는 특수 침대 모서리와 열을 줄이기 위해서 그의 휠체어에 놓는 꼬리뼈 부분이 도려진 젤 쿠션이 포함된다.

Paul은 정기적으로 요양원을 방문하기 시작했고, 사회복지사는 그들이 삶의 변화에 적응할 수 있도록 도와주었다.

사례연구 질문

1. 풀업 실금 제품이 Ricardo에게 가장 적합한 이유는 무엇인가?
2. 젤 쿠션을 사용할 때의 이점은 무엇인가?
3. 전문요양시설에 입원하기 전 Ricardo에게 피부궤양이 생긴 3가지 이유는 무엇인가?
4. Ricardo와 유사한 상황에 있는 노인들에게 계획된 회전이 유익한 2가지 이유는 무엇인가?
5. Ricardo의 실금이 남편 Paul과의 관계에서 긴장을 일으킨 이유는 무엇인가?
6. 적절한 진통제가 Ricardo에게 도움이 되는 이유는 무엇인가?
7. 영양개선이 Ricardo의 상황에서 중요한 1가지 이유는 무엇인가?

복습문제

1. 실금 팀의 구성원을 알아보고, 그들의 역할을 정리하시오.
2. OBRA가 요양시설의 실금 관리에 어떤 영향을 미쳤는지 기술하시오.
3. 요실금과 변실금이 정상적인 노화과정의 일부인지 아닌지 논의하시오.
4. 여성은 어떤 유형의 실금이 가장 많이 발생하는가?
5. 사설요양원 배치에 대한 실금의 영향을 기술하시오.
6. 치매 노인의 실금훈련에 흔히 사용되는 행동기법은 무엇인가?
7. 실금에 따른 2차 합병증은 무엇인가?
8. 보조작업치료사가 실금 관리에서 행하는 역할은 무엇인가?
9. 배설 억제 능력을 향상시킬 수 있는 환경수정 방법에는 어떤 것이 있는가?
10. 표 17.1을 사용하여 OTPF의 작업영역과 관련된[1] 요실금 해결방안에 대해 논의하시오. 장과 방광 관리 및 화장실 위생 범주 이외에도 요실금과 관련된 범주를 고려하시오.

근거 요약: 노인의 실금 개선에 있어 행동기법의 효과

Flanagan L, Roe B, Jack B, et al. Systematic review of care intervention studies for the management of incontinence and promotion of continence in older people in care homes with urinary incontinence as the primary focus. *Geriatr Gerontol Intern.* 2012;12(4):600-611. doi:10.1111/j.1365-2648.2010.05481.x

배변 프로그램과 요실금 패드는 효과적이지만 상당한 경제적 비용과 인건비가 필요하다. 변실금 프로그램 중 하나인 약물요법은 적당한 이점을 가지고 있었다. 결합된 물리치료/행동치료는 단기적으로 개선을 이끌어 내었다. 물리적 환경 및 직원교육 기술에 대한 적응이 가장 중요했다. 운동 및 기능적 · 부수적 훈련 프로그램은 비용이 많이 들지만 요실금을 줄이고 배변상황 개선에 도움이 되었다. 복합적인 행동 개입 효과를 결정하기 위한 증거는 충분하지 않았다.

Hagglund D. A systematic literature review of incontinencecare for persons with dementia: The research evidence. *J Clin Nurs.* 2010;19(3/4):303-312. doi:10.1111/j.1365-2702.2009.02958.x.

신속한 배뇨와 정기배뇨를 결합하여 진행하는 배변 프로그램은 이용 가능한 증거기반 개입이다. 그러나 요실금 치료는 치매 환자에 대한 경험이 우선 되어야 한다. 경험기반 요실금 치료의 효과 여부와 치매 환자에게 가장 적합한 활동을 밝혀내기 위해서는 더 많은 연구가 필요하다.

Harari D, Norton C, Lockwood L, et al. Treatment of constipation and fecal incontinence in stroke patients: Randomized controlled trial. *Stroke*. 2004;35(11):2549-2555. doi:10.1161/01.STR.0000144684.46826.62.

구조화된 간호평가를 통해 환자의 상태를 진단한 다음 환자/보호자 교육을 유도하고, 치료를 권장하였다. 이로 인하여 장기능장애 증상을 효과적으로 개선하였다. 최소 6개월에서 최대 12개월 후에는 장기능을 위한 생활방식이 변경되었다.

Roe B, Flanagan L, Jack B, et al. Systematic review of the management of incontinence and promotion of continence in older people in care homes: Descriptive studies with urinary incontinence as primary focus. *J Ad Nurs*. 2011;67(2):228-250.

실금의 유병률과 발생률, 정책, 문서화, 관리의 경제적 평가에 대해 보고한 연구가 10건 확인되었다. 요실금 패드와 배변 프로그램 사용은 가장 일반적인 관리 접근 방식이었다. 요양원에서 노인들의 자제력을 유지하기 위해 진행한 연구는 확인되지 않았다.

Schnelle J. A controlled trial of an intervention to improve urinary and fecal incontinence and constipation. *J Am Geriatr Soc*. 2010;58(8):1504-1511. doi:10.1111/j.1532-5415.2010.02978.x.

3개월에 걸쳐 매일 8시간 동안 2시간마다 진행된 배변 보조, 운동, 음식 및 음료수의 선택은 신체 활동, 배변 빈도, 음식 및 수분 섭취를 크게 증가시켰다.

참고문헌

1. American Occupational Therapy Association. Occupational therapy practice framework: Domain and process. 3rd ed. Am J Occup Ther. 2014;68:625-683. doi:10.5014/ajot.2014. 682006.
2. Offermans P, Du Moulin M, Hamers J, et al. Prevalence of urinary incontinence and associated risk factors in nursing home residents: A systematic review. Neurourol Urody. 2009;28:228-294. doi:10.1002/nau.20668.
3. Miller C. Nursing for Wellness in Older Adults. 5th ed. Philadelphia: Lippincott Williams & Wilkins; 2009.
4. Smeltzer S, Bare B, Hinkle J, et al. Brunner and Suddarth's Textbook of Medical-Surgical Nursing. 12th ed. Philadelphia: Lippincott Williams & Wilkins; 2009.
5. Palmer M. Urinary incontinence quality improvement in nursing homes: Where have we been? Where are we going? Urol Nurs. 2008;28(6):439-444, 453.
6. Center for Disease Control and Prevention. Prevalence of incontinence among older Americans. Vital Health Stat. 2014;3(36):1-33.
7. Doughty D. Urinary and Fecal Incontinence. 3rd ed. St. Louis: Mosby; 2006.
8. Hu TW. Impact of urinary incontinence on health-care costs. J Am Geriatr Soc. 1990;38(3):292-295.
9. U.S. Department of Health and Human Services. Urinary incontinence in adults. Rockville, MD: U.S. Department of Health and Human Services; 1999.
10. Newman D, Wein A. Managing and Treating Urinary Incontinence. Baltimore: Health Profession Press; 2009.
11. Leung F, Schnelle J. Urinary and fecal incontinence in nursing home residents. Gastroenterol Clin North Am. 2009;37(3):697-707. doi:10.1016/j.gtc.2008.06.005.
12. Mosby's Dictionary of Medicine, Nursing, and Health Professions. 9th ed. 2013. St. Louis: Mosby.
13. Hood FJ. Coverage of urinary incontinence. South Med J. 2002;95(2):198-201. doi:10.1097/00007611-200295020-00009.
14. NovaCare, Inc. OBRA Guidelines for Occupational Therapy and Physical Therapy Clinicians. (Pamphlet). King of Prussia, PA: NovaCare; 1993.
15. Centers for Medicare and Medicaid Services. The Inpatient Rehabilitation Facility-Patient Assessment Instrument (IRF-PAI) Training Manual. Buffalo, NY: UB Foundation Activities, Inc.; 2013.
16. Centers for Medicare and Medicaid Services. Decision-Making and Severity Scope Determination (draft). Baltimore: Centers for Medicare and Medicaid Services; 2001.
17. Beers M, Berkow A, eds. The Merck Manual of Diagnosis and Therapy. 17th centennial ed. Whitehouse Station, NJ: Merck & Co.; 1997.
18. Blaivas JG, Romanzi LJ, Heritz DM. Urinary incontinence: Pathophysiology, evaluation, treatment, overview, and nonsurgical management. In: Walsh PC, Retik AB, Vaughan ED Jr, et al, eds. Campbell's Urology. Philadelphia: WB Saunders; 1998:1007-1036.
19. US Department of Justice. 2010 Americans with Disabilities (ADA) Standards for Accessible Design. Washington, DC.
20. Administration, 1995. Omnibus Budget Reconciliation Act. Baltimore: Health Care Financing Administration.
21. Fattorini E, Brusa T, Gingert C, et al. Artificial muscle devices: Innovations and prospects for fecal incontinence treatment. Ann Biomed Eng. 2016;44(5):1355-1369. doi:10.1007/s10439-016-1572-z.
22. Allen C, Earhart C, Blue T. Occupational Therapy Treatment Goals for the Physically and Cognitively Disabled. Rockville, MD: American Occupational Therapy Association; 1992.

연하장애와 노인의 기타 섭식 및 영양 문제

CHAPTER 18

Dysphagia and Other Eating and Nutritional Concerns with Elders

DEBORAH L. MORAWSKI, TERRYN DAVIS, AND RENÉ PADILLA

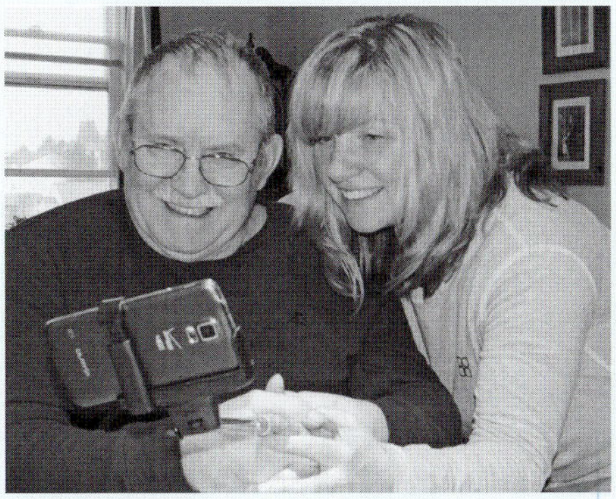

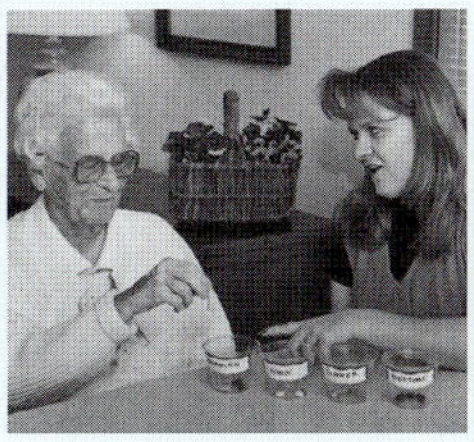

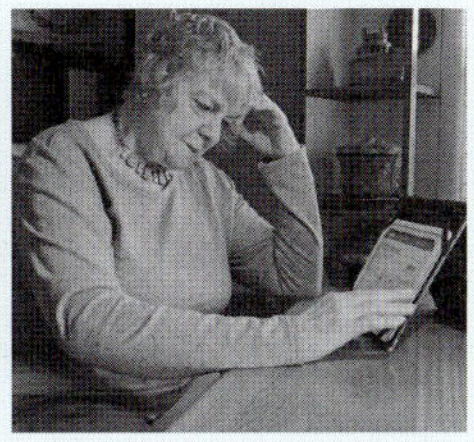

핵심용어

구강 섭취 Oral intake	영양 Nutrition	연하곤란(삼킴곤란) Dysphagia
영양부족 Undernourishment	수화작용 Hydration	흡인성 폐렴 Aspiration pneumonia
영양실조 Malnutrition	음식덩이 Bolus	자세조절 Positioning
탈수 Dehydration	목젖 Velum	대체 수단 Alternative means
시설 수용 Institutionalized	보상 Compensations	금기사항 Contraindicated

학습목표

1. 노인들에게서 발생하는 삼킴, 섭식 및 영양 문제의 발생률 증가에 대해 논의한다.
2. 삼킴 및 삼키는 순서와 관련된 기본 해부학적 구조를 식별한다.
3. 삼킴 문제의 발생률 증가와 함께 생리적 변화 및 증가된 연령 관련 의학적 상태의 발병을 연관시킨다.
4. 구강 섭취 및 영양 개선을 위한 중재 전략과 예방 조치를 식별한다.
5. 팀 구성원의 역할과 삼키기 및 영양 문제를 해결하는 데 있어 팀워크의 중요성에 대해 논의한다.
6. 다양한 유형의 섭식 문제를 관리하기 위한 아이디어를 이야기한다.
7. 삼킴 문제가 발생할 때 나타나는 심리적 · 윤리적 문제에 대해 논의한다.

음식을 먹는 행위는 생존, ADL 그리고 종종 매우 의미 있는 직업 영역에 필수적이다.[1] 노인인구가 계속 증가함에 따라 삼키기, 섭식 및 영양 문제의 발생률이 증가하고 있다. 구강 섭취장애로 인한 사망 및 질병은 이제 노인의 주요 건강 문제로 간주된다.[2]

대부분의 노인은 적어도 하나 이상의 만성질환을 갖고 있으며, 많은 노인이 복합적인 질환을 가지고 있다. 이러한 상태에는 관절염, 고혈압, 심장질환, 청력장애, 정형외과장애, 부비동염, 당뇨병 및 시력장애가 포함된다.[3] 이러한 만성질환은 식사, 자기 관리, 이동 및 외출과 같은 ADL을 효과적이고 독립적으로 수행하는 노인의 능력에 영향을 미칠 수 있다. 만성질환은 식사 준비, 쇼핑, 금전 관리, 가사와 같은 IADL에 추가로 영향을 미친다. 미국 노인관리국에 따르면 65세 이상의 커뮤니티 거주 메디케어 수혜자의 33%는 하나 이상의 ADL을 수행하는 데 어려움을 겪었고, 12%는 하나 이상의 IADL을 수행하는 데 어려움을 겪었다.[3] 개인이 도움을 받아야 할 필요성은 나이가 들수록 증가하고, 활동 제한의 양도 증가한다.[3] 그러한 도움을 받을 수 없을 때, 이러한 도움의 부족은 노인들을 사회적 고립 및 우울증, 구강 섭취 감소로 이어질 수 있다. 또한, 많은 노인은 종종 구강 섭취에 영향을 미칠 수 있는 여러 약물을 복용한다.[4] 이러한 구강 섭취량 감소는 영양결핍, 영양실조 및 탈수를 유발할 수 있다.

시설에 수용된 노인 중 영양실조의 유병률은 80%에 이를 수 있다. 이러한 높은 유병률은 식사에 도움이 필요한 노인의 수가 증가하고 그들을 도울 충분한 직원이 부족하기 때문에 설명될 수 있다. 정부 통계에 따르면 요양원에서 거주자의 23%는 전체 급식 지원이 필요하고 45%는 약간의 급식 지원이 필요한 것으로 보고되었다. 연구에 따르면 이러한 환경에서 간호 보조원은 1시간에 5~20명에게 식사를 제공할 수 있다고 보고되었으며, 요양원 거주자가 식사를 완료하는 데 최대 40분이 소요될 수 있다.[5]

이러한 통계는 노인이 가정, 병원 또는 요양원 환경에서 최적의 독립성을 유지하도록 돕기 위해 노인과 함께 작업치료 참여에 대한 증가하는 요구를 분명히 반영한다. 작업치료 지원에는 자가 식사, 안전한 삼키기, 위치 지정, 이동, 식사 준비 및 정리, 쇼핑, 금전 관리, 보조도구 제공, 간병인 및 간호에 대한 교육, 지침 등이 포함될 수 있다. 이러한 모든 활동은 노인이 영양과 수분을 적절하게 유지하는 데 필수적이다.

보조작업치료사의 역할

보조작업치료사는 작업치료사와 협력하여 데이터를 수집하고, 노인의 강점과 약점을 식별하며, 노인의 목표를 달성하기 위한 중재계획을 수립 및 구현한다. 프로그램 및 목표 변경을 위해서는 보조작업치료사와 작업치료사 간의 지속적인 평가와 커뮤니케이션이 필요하다. 보조작업치료사는 개인 및 그룹 중재과 직원 및 간병인 교육에 참여한다. 양질의 진료를 제공하는 것은 전체 의료 팀의 기능이다. 삼킴 문제가 있는 노인에게 보조작업치료사가 관여하는 정도는 보조작업치료사의 경험 수준에 따라 다르다. 초급 보조작업치료사는 식사 준비, 금전 관리, 쇼핑, 구강 안면 운동, 보조도구 교육, 활동 중 에너지 절약을 도울 수 있다. 이 분야에서 능력을 입증한 숙련된 보조작업치료사는 비디오 투시 삼키기 연구에 참여하고 기관절개술 및 인공호흡기에 의존하는 노인이 자가 식사 및 연하를 할 수 있도록 지원할 수 있다. 보조작업치료사는 AOTA에서 개발한 "작업치료 실습을 위한 섭식, 식사 및 삼키는 전문 지식 및 기술" 자료를 검토하여 사용할 것을 권장한다.

정상적인 삼키기

삼킴 반응은 뇌, 6개의 뇌신경, 48쌍의 근육, 침샘 및 연골 구조 사이의 빠른 상호작용을 필요로 한다(그림 18.1). 연하곤란이 있는 노인과 함께 일하는 보조작업치료사는 삼킴에 대한 해부학과 생리를 명확하게 이해해야 한다.[7]

연하의 4단계는 구강 준비, 구강, 인두 및 식도의 4단계로 정의된다(그림 18.2).[8]

1. 구강 준비 단계: 구강 준비 단계는 보고, 냄새 맡고, 물건을 만지고, 입으로 가져가고, 입에 넣는 것을 포함한다. 일단 물건을 입에 넣으면 입술이 닫혀 밀봉을 유지하고 혀와 뺨 근육이 삼킬 준비를 하기 위해 입 주위로 덩어리(음식이나 액체)를 움직인다. 혀의 기

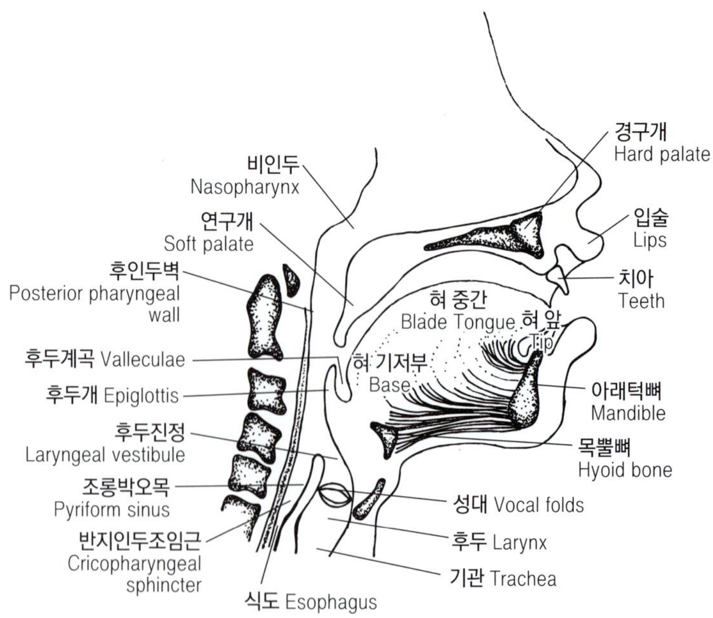

그림 18.1 안정 시 구강 구조 및 메커니즘

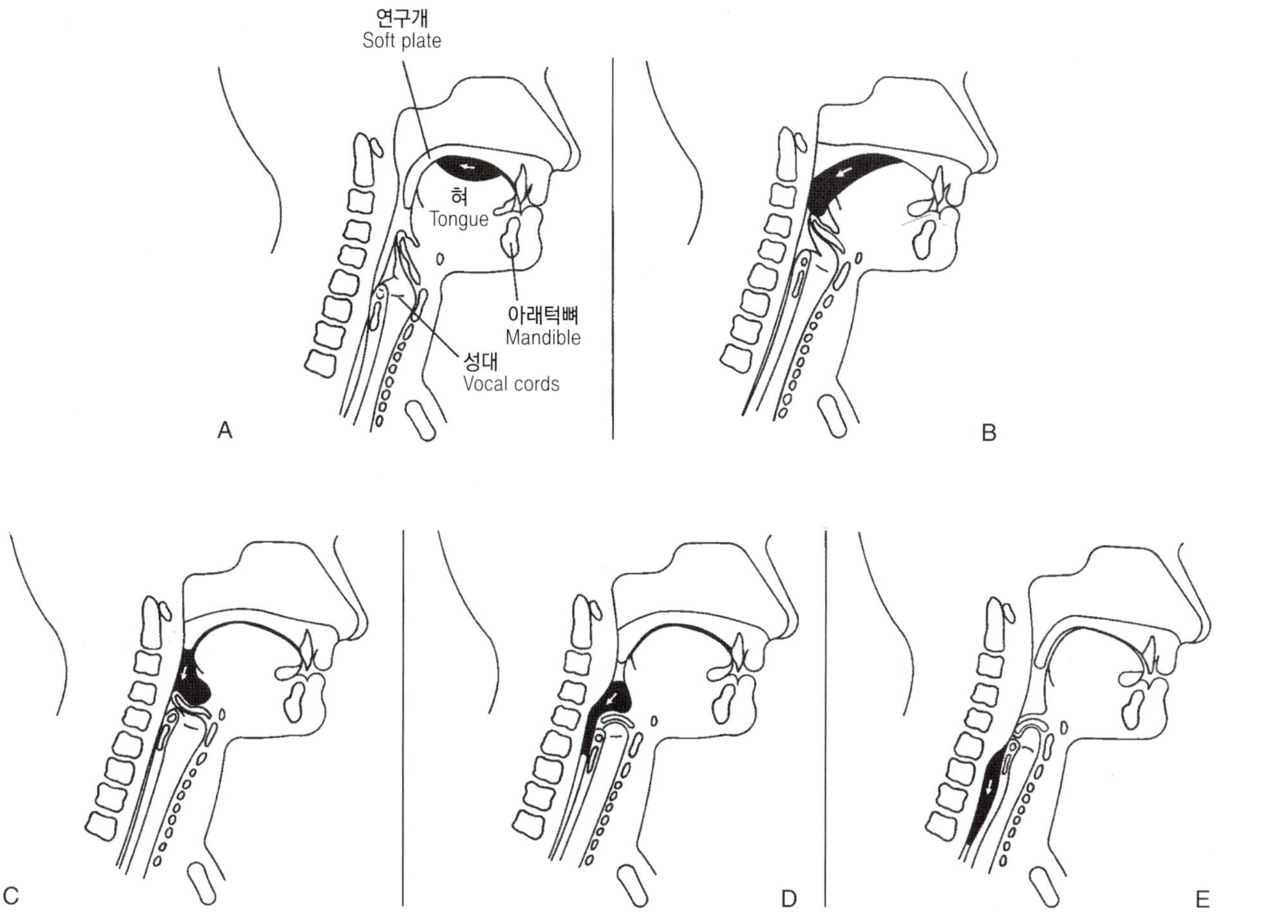

그림 18.2 삼키는 동안 음식덩이 추진의 측면 보기. A: 음식덩이의 구강 준비 및 구강 혀에 의한 자발적 삼키기 시작. B: 음식덩이가 구강에서 인두로 이동하고 인두 삼킴이 유발된다. C: 음식덩이는 후두계곡으로 들어가고 기도는 보호된다. D: 혀 기저부는 앞쪽으로 움직이는 인두벽으로 후퇴한다. E: 음식덩이는 경부 식도와 반지인두 부위로 들어간다.

출처: *Logeman G.* Evaluation and Treatment of Swallowing Disorders, 2nd ed. Austin, *TX: Pro-Ed; 1998.*

저부와 연구개는 또한 덩어리가 인두에 빨리 들어가는 것을 방지하기 위해 밀봉한다. 이는 타액이 음식덩이와 혼합되어 삼키는 데 도움이 된다. 혀의 맛, 온도 및 질감 수용체도 삼키는 행동을 준비하는 데 한 역할을 한다.

2. 구강 단계: 구강 단계는 일단 덩어리가 준비되고 혀에 의해 형성되면 발생한다. 그런 다음 덩어리는 혀에 의해 입 뒤쪽과 혀 기저부 위로 추진된다.
3. 인두 단계: 인두 단계는 덩어리가 혀의 기저부를 지나 인두로 들어갈 때 발생한다. 이때, 연구개는 코의 입구를 막기 위해 올라가고, 목뿔뼈과 후두는 위쪽과 앞쪽으로 올라가고, 성대는 닫히고, 후두개는 아래쪽으로 기울어지고, 반지인두조임근이 열려서 음식덩이가 식도로 들어갈 수 있다.
4. 식도 단계: 식도 단계는 음식덩이가 식도로 들어가서 위로 추진될 때 발생한다.

삼킴 구조의 변화

개인이 먹고 삼킬 때 구강 및 인두 구조는 다양한 액체 및 식품 농도와 음식덩이의 질감, 온도 및 부피에 쉽게 적응한다. 이러한 구조는 또한 삼키는 동안 머리와 몸이 취할 수 있는 다양한 위치에 적응한다. 개인이 나이가 들면 이러한 삼킴 구조의 변화가 자연적으로 발생한다.[2] 연하 메커니즘의 연령 관련 변화는 건강 상태와 관련이 있을 수 있다.[9] 개인은 이러한 변화에 대한 보상을 자발적으로 그리고 종종 무의식적으로 발전시킨다. 이러한 보상 작용들은 작게 베어물기, 오래 씹기 그리고 부드러운 음식 등으로 더 안전하고 효율적으로 식사할 수 있게 한다.[8,10] 그러나 개인이 의학적 또는 신경학적 장애도 발병하면 이러한 보상이 더 이상 효과적이지 않을 수 있으며 삼키는 문제가 증가할 수 있다(표 18.1).[11,12] 발생하는 신체적 변화를 이해하는 것 외에도 보조작업치료사는 더 이상 예전처럼 먹을 수 없는 개인에 대한 삼킴 문제의 심리적 영향을 인식해야 한다. 보조작업치료사는 특정 유형의 액체 또는 좋아하는 음식이 일상 식단에서 제외되는 것에 대한 노인 및 간병인의 감정을 인정해야 한다.

연하장애의 원인

연하곤란은 삼키지 못하는 것이다. 이 상태는 노인에게서 흔히 볼 수 있으며 다양한 원인이 있을 수 있다. 이러한 원인은 신경학적(예: 뇌혈관사고, 뇌종양 또는 두부 손상), 신경근(예: 파킨슨병, 다발성 경화증 또는 근위축성 측삭 경화증) 또는 치매(예: 알츠하이머병)일 수 있다. 다른 원인은 구조적 다경색(예: 암) 및 전신(예: 당뇨병, 류마티스관절염 및 경피증)이다. 연하곤란은 장기간의 질병이나 약물의 부작용으로 인해 발생할 수도 있다. 삼키는 문제가 확인되지 않으면 흡인성 폐렴, 영양실조, 탈수 및 사망을 초래할 수 있다.[8,9]

중재 전략

노인들은 스스로 음식을 섭취하고 성공적으로 삼킬 때 권한 부여, 통제력 및 동기 부여감을 얻는다. 이러한 성공을 달성하기 위해 보조작업치료사는 연하 문제를 해결하고 기능적 자가 식사를 촉진하기 위해 개별적으로 계획된 중재를 구현해야 한다. 보조작업치료사는 먼저 노인과 치료적 관계를 확립해야 한다. 이것은 식사 시간 동안 권한 부여와 삶의 질에 영향을 미치는 중재를 향상시킬 것이다. 삼킴장애에 대한 중재는 준비, 식사 환경, 노인의 자세, 보조도구, 직접 중재, 식이 문제, 예방 조치 및 간병인 교육을 포함하여 식사 시간 경험의 모든 측면에 주의를 집중하는 것을 수반한다(박스 18.1).

환경적 우려

미국 사회에서 사람들은 보통 하루에 3끼, 즉 간식을 제

표 18.1 연령 관련 삼킴 변화

삼킴 단계	건강한 노인	허약한 노인
구강 준비 단계	• 시력이 저하될 수 있다. 후각과 미각이 감소하여 섭취량이 감소할 수 있다. • 노인은 치아가 없을 수 있으며 전체 또는 부분 틀니를 사용하고 음식을 씹는 데 더 많은 시간이 필요하다.	• 인지 장애(기억력 저하 및 주의력 감소는 정상적인 노화 변화의 영향을 과장할 수 있다.) • 고립과 우울증은 음식의 섭취와 체중 감소를 야기한다. 지구력이 떨어지면 씹는 데 방해가 되어 식사가 느려지고 섭취량이 줄어들 수 있다. • 빠진 치아와 잘 맞지 않는 틀니는 느린 식사와 나쁜 섭취를 초래할 수 있다.
구강 단계	• 혀와 입술 근육이 위축되면 노인은 더 작게 물고 더 부드러운 음식이 필요하게 된다. • 노인은 입안에서 덩어리를 형성하는 데 더 오랜 시간이 필요할 수 있다.	• 입술과 혀의 힘이 약해지고 턱 근육은 침을 흘리고, 씹기가 저하되고, 입안에서 덩어리를 움직이는 데 문제를 일으킬 수 있다.
인두 단계	• 단계가 약간 연장된다. • 근긴장도가 감소하고 남은 음식덩이의 배출을 지연시킬 수 있다. • 음식덩이는 인두를 통해 더 천천히 움직인다. • 목뿔뼈와 후두의 상향 움직임이 지연된다. • 후두개의 움직임이 작아지고 더 천천히 움직이게 된다. • 반지인두조임근은 더 짧은 시간 동안 열려 있다.	• 음식덩이의 통과 시간이 증가한다. • 구조가 더 느리게 움직이기 때문에 흡인의 위험이 커진다.
식도 단계	• 근육의 힘이 약해지면 음식덩이를 위로 통과시키는 시간이 늘어난다.	• 음식덩이가 위에 도달하기까지 소요되는 시간 증가한다. • 음식 내용물이 위에서 역류되어 식도와 인두로 다시 들어갈 수 있다.

출처: Cherney L. *Clinical Management of Dysphagia for Adults and Children*, 2nd ed. Rockville, MD: Aspen; 2004.

박스 18.1 연하곤란을 위한 준비 체크리스트 및 자가 식사 중재

1. 정보를 수집한다.
   - 연하곤란을 평가한다.
   - 의료 차트를 검토한다.
   - 간호 직원에게 문의한다.
   - 의료 상태의 변화를 평가한다.
   - 식단의 변화를 평가한다.
2. 노인에게 알린다.
   - 평가 결과를 제공한다.
   - 중재를 권장한다.
   - 클라이언트와 중재 목표에 대해 논의한다.
   - 입력을 제공한다.
3. 환경을 만든다.
   - 환경이 긍정적이고 적절한지 확인한다.
   - 환경이 식사에 적합한지 확인한다.
4. 적절한 맞춤을 확인한다.
   - 안경
   - 보청기
   - 부분 틀니와 전체 틀니
5. 평가한다.
   - 각성
   - 먹기 위한 안전
6. 안전하게 자리를 잡는다.
   - 몸
   - 하지
   - 상지
   - 머리
   - 식탁 표면의 높이
7. 작업치료사가 규정한 대로 완전한 구강을 준비한다.
   - 고객에게 구강 운동을 하게 한다.
   - 고객이 감각 자극을 수행하도록 한다.
   - 내담자가 톤 촉진 또는 감소 기법을 수행하도록 한다.
8. 음식 그릇을 확인한다.
   - 올바른 식단 일관성
   - 필요한 보조도구를 제공한다.

외하고 매년 약 1,092끼를 먹는다. 먹는 것은 사회 참여의 중요한 부분이며[1] 개인의 삶의 질을 크게 향상시킨다. 식사 중인 노인들에게 즐거운 식사 경험, 쾌적한 환경 및 편안함이 제공되어야 한다.

식사 공간의 미학에는 식탁보, 식탁 장식용 센터피스(center piece), 꽃, 청결이 포함되어야 한다. 노인이 시설에 있는 경우, 음식은 서빙 쟁반에서 내려 식탁 위에 직접 놓아 집과 같은 분위기를 조성해야 한다. 시력, 빛 감도 및 색 지각의 결핍은 노인에게 흔하다. 열악한 조명은 이러한 문제를 크게 과장할 수 있다. 따라서 불충분한 빛과 눈부심을 피해야 한다. 눈부심이나, 빛이 흐릿하고 퍼지는 천장 조명이 없는 자연광이 가장 좋다. TV는 주의를 산만하게 하고 사회적 상호작용을 방해할 수 있기 때문에 보통 중재에서 제외되지만, 조용하고 차분한 환경에서 연령에 적합한 식사 음악을 들을 수는 있다. 테이블 주위의 소그룹으로 호환되는 테이블 동료는 긍정적인 식사 경험을 추가할 수 있다(그림 18.3). 보조작업치료사 및 기타 서비스 제공자는 노인들이 식사할 수 있는 충분한 시간을 허용함으로써 치료적 태도를 유지해야 한다. 음식을 받기까지 기다리는 시간이 길면 노인의 음식에 대한 관심이 줄어들고 피로가 가중될 수 있다. 테이블 높이는 일반 의자와 휠체어를 모두 수용할 수 있도록 28~30인치 사이여야 한다. 테이블 표면과 노인의 입 사이의 거리는 10~15인치 사이여야 한다.[13] 제안된 환경 요인은 식사 시간에 즐거운 경험을 제공하고 노인이 음식과 수분 섭취를 늘리는 데 도움이 될 수 있다.

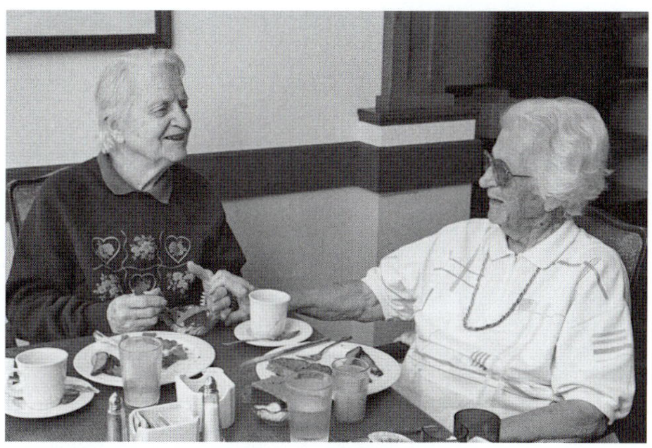

그림 18.3 적합한 식사 상대는 즐거운 식사 시간을 만들 수 있다.

자세조절 기술

보조작업치료사는 연하곤란이 있는 노인이 적절하게 자세를 취하는 기법을 알고 있어야 한다. 적절한 자세는 효과적이고 안전한 삼키기, 삼킴과 관련된 기계적 문제 수정 및 식사의 즐거움 증가에 중요하다. 기관 또는 기도는 음식관인 식도 옆에 있다. 안전한 위치는 음식이 기관으로 들어가는 것을 방지하여 흡인을 피할 수 있다. 노인의 적절한 위치는 또한 각성을 증가시키고 근긴장도를 정상화하며 편안함을 제공하고 소화를 돕는 동시에 자가 식사를 위한 역동적인 움직임을 허용한다.

식사 시간에 선호하는 좌석 위치는 휠체어에 앉기보다 팔걸이가 있는 식당 의자에 앉는 것이다. 그러나 휠체어는 노인용 의자보다 선호되며 침대에 앉는 것보다 선호된다. 보조작업치료사는 노인이 일반 의자에 앉을 수 있는 경우 노인을 일반 의자로 옮겨야 한다. 일반 의자에서 최적의 자세를 얻을 수 없는 경우 휠체어를 사용해야 할 수 있다(그림 18.4). 노인의 머리, 목, 몸통 및 엉덩이가 정렬되어야 한다. 첫째, 골반은 약간 앞쪽으로 기울어진 상태에서 중립에 위치해야 한다. 노인은 직립 자세를 취해야 하며 각 엉덩이에 균등하게 체중이 분산되어 대칭으로 앉아야 한다. 둘째, 노인의 머리는 턱을 약간 집어넣고 정중선에 위치해야 한다. 양쪽 상지는 적절한 높이의 테이블이나 랩 트레이에서 완전히 지지되어야 한다. 마지막으로 하지가 체중을 지지하는 위치에 있어야 한다. 엉덩이와 무릎은 80~90° 굴곡되어야 하며, 발목은 무릎 아래 중립 위치에 있고, 발은 바닥에 평평해야 한다. 발이 바닥에 닿지 않으면 의자나 휠체어 발판을 사용하여 안정적인 지지 기반을 제공해야 한다.

침대에서 식사가 불가피한 경우, 노인은 침대 헤드가 45° 이상 올라가기 전에 침대 헤드에 가능한 한 가까이 있어야 한다(그림 18.5). 베개를 노인의 등 뒤에 놓으면 체간을 똑바로 세우고 엉덩이를 구부릴 수 있다. 노인들이 침대에서 미끄러지는 것을 방지하기 위해 무릎을 구부리고 필요한 경우 베개로 아래에서 지지해야 한다.[13] 의자에 앉을 때와 마찬가지로, 노인은 음식을 먹고 마실 때 최적의 안전을 위해 대칭적으로 정렬된 바른 자세로 앉아야 한다.

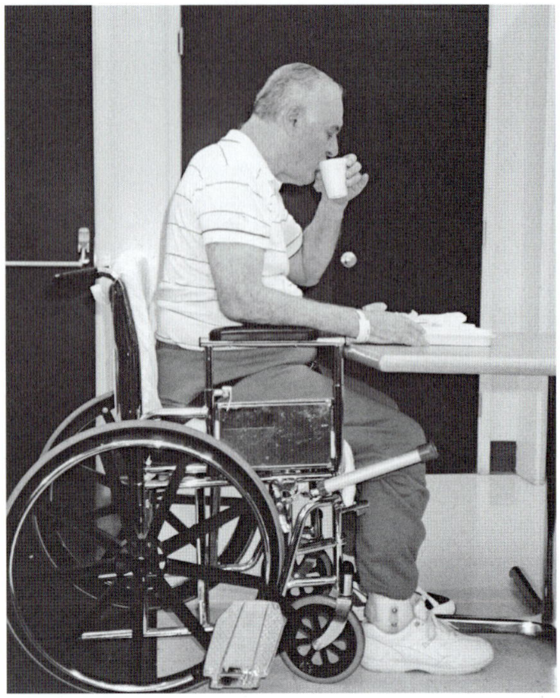

그림 18.4 이 남성노인은 자가 식사를 위해 휠체어에 올바른 위치에 있다. 이 위치는 동적 몸통 움직임을 촉진한다.
출처: *Community Hospital of Los Gatos, CA, 1996.*

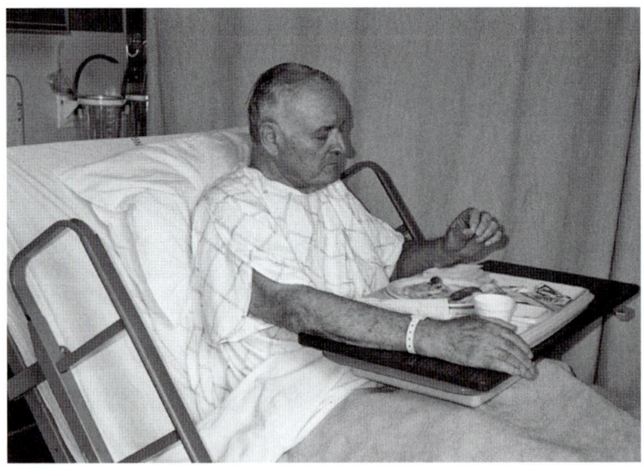

그림 18.5 이 남성노인은 자가 식사를 위해 침대에 올바르게 자리 잡고 있다.
출처: *Community Hospital of Los Gatos, CA, 1996.*

자세조절 장치는 노인이 역동적이고 직립한 자세를 위해 직선 중심선을 유지하는 데 도움이 되는 경우가 많다. 푹신한 등받이와 견고한 시트 인서트는 휠체어의 슬링 시트와 등받이를 상쇄하는 더 나은 자세 지원을 제공한다. 요추 및 흉추 지지는 자가 식사를 위한 견갑상완골 조절을 증가시킬 수 있다. 근긴장도가 낮은 노인은 등받이가 높은 휠체어가 도움이 될 수 있다. 웨지, 측면 및 전방 몸통 지지대, 머리 받침, 골반 벨트, 베개 및 수건 롤은 종종 적절한 위치를 얻는 데 사용된다. 자세조절 시스템은 피부 침식을 방지하고 편안함을 유지하며 자가 식사를 촉진하고 안전한 삼키기를 위한 올바른 위치를 제공하면서 자세 문제를 교정하거나 수용하도록 설계되어야 한다.

많은 변수가 노인의 위치에 영향을 미친다. 노인이 후만 자세로 앉아 있다면 보조작업치료사는 노인을 약간 뒤로 기대어 턱이 바닥과 평행이 되도록 해야 한다. 척추의 곡률에 따라 척추측만증이 있는 노인의 경우에도 특별한 고려가 필요하다. 편마비 팔이 있는 노인들은 팔을 탁자 위에 놓아야 한다. 팔/손은 식사 중에 전신 안정 장치로 통합되어야 한다. 최근에 하지 절단을 받은 노인들에게도 특별한 자세가 필요할 수 있다. 보조작업치료사는 또한 나쁜 착석 내성을 고려해야 한다. 허리가 아프거나 지구력이 필요한 노인은 직립 내성의 제한 시간 내에 식사를 완료해야 한다. 부종이 있는 경우 의자에 앉을 때 하지를 올려야 할 수 있으며, 이는 종종 울혈성 심부전의 결과로 발생한다. 주변 환경에 대한 인식을 높이고 사회적 상호작용을 극대화하기 위해 노인을 배치할 때 청각 및 시각 장애도 고려해야 한다. 보조작업치료사는 노인의 개별적인 필요를 고려하면서 위치 지정에 대한 작업치료사의 지시를 따를 책임이 있다.

보조도구

노인들이 자가 식사와 안전한 삼키기에서 독립성을 유지하도록 돕기 위해 다양한 보조도구 옵션을 사용할 수 있다. 일부 장치는 사전 제작된 반면 다른 장치는 보조작업치료사의 창의적인 마음에 의해 설계되었다. 컵의 플라스틱 뚜껑에 뚫린 구멍은 빨대를 고정할 수 있고 떨림이나 운동 실조가 있는 노인이 액체를 흘리는 것을 방지할 수 있다. 빌트업 핸들은 관절을 보호하거나 약하게 잡을 때 사용할 수 있다. 손이 잘 가지 않는 노인을 위해 유니버설 커프를 사용할 수 있다. 회전 숟가락이나 손잡이가 긴 숟가락은 운동 범위가 제한된 노인을 돕는 데 사용할 수 있다. 미끄럼 방지 매트나 흡착판이 있는 접시는 테이블에서 물건이 미끄러지는 것을 방지할 수 있다. 접시 보호대와 립이 있는 접시는 음식이 접시에서 흘러내리는 것을 방지한다. 컷아웃 컵과 빨대는 노인이 액체를 마시는 동안 머리를 뒤로 젖힐 필요성을 줄인다. 따라서 삼키는 동안 흡인으로부터 보호한다. 뚜껑이 있는 빨대와 컵도 한 모금의 양을 제한할 수 있으며 빨기 반사만 있는 중증 치매 노인에게 도움이 된다. 고무로 코팅된 작은 숟가락은 한입 크기를 조절하는 데 도움이 되며 노인이 식기를 물 때 다치는 것을 방지할 수 있다. 로커 나이프는 한 손으로 절단하는 데 사용할 수 있다. 모바일 팔 지지대는 안정화를 제공하고 손에서 입으로의 움직임을 도울 수 있다.

노인이 기능 저하를 경험할 경우 보조도구를 제공해야 한다. 그러나 노인들은 보조도구를 계속 사용하기보다는 더 많은 독립성을 갖도록 격려해야 한다. 보조작업치료사는 보조도구 제공 전에 작업치료사와 상의해야 한다.

직접적 중재 방법

연하곤란이 있는 노인이 스스로 음식을 먹고 안전하게 삼키도록 돕기 위해 다양한 식사 전략이 사용될 수 있다. 식사 시간이 즐거운 경험이 되도록 보조작업치료사는 부모의 말을 하거나 부모의 단서를 제공하는 것을 피해야 한다(예:냅킨보다는 턱받이). 비언어적인 노인들과 의사소통 방법을 수립하여 그들이 언제 또 음식을 받아먹거나 마실 준비가 되었는지 알릴 수 있어야 한다. 가족 및 기타 간병인을 포함한 모든 팀원은 이 방법을 일관되게 사용해야 한다. 예를 들면 고개를 끄덕이거나 손가락을 드는 것이 있다. 또한, 보조작업치료사는 식사 중에 연장자 위에 서지 말고 옆에 앉아야 한다.

박스 18.1의 준비 체크리스트에 나와 있는 것처럼 구강 운동, 감각 자극, 근긴장도 촉진 또는 감소 기술이 식사 전에 종종 필요하다. 증가된 근긴장도를 당기는 것과 반대 방향으로 안면 및 턱 근육에 느리고 깊은 압력을 가하면 이를 줄이는 데 도움이 될 수 있다.[14] 혀와 안면 운동은 덩어리 조작을 위한 힘과 톤을 증가시킬 수 있다. 감각 자극에는 양치질과 뺨과 혀에 차가운 감각을 주어 구강 근긴장도와 감각을 증가시키는 것이 포함될 수 있다. 양치질은 또한 침샘을 자극하고 구강 건조가 있는 노인이 음식덩이를 더 쉽게 조작할 수 있도록 도와준다. 이러한 필요한 전략을 사용한 후 노인들은 식사를 시작할 준비가 되었다.

이러한 전략과 기타 많은 일반 전략은 노인들이 식사를 하는 데 도움이 되며 음식이 입에 들어가기 전에 시행되어야 한다. 손으로 안내하는 것은 음식을 입으로 가져오는 동안 촉각 신호를 제공할 수 있으며, 지각 장애가 있는 노인에게 특히 도움이 된다. 근위 상지 안정화 기술은 떨림, 운동실조 및 쇠약을 보상할 수 있다. 쇠약함을 돕기 위해 노인들은 음식을 입으로 가져올 때 지배적인 손의 움직임을 돕기 위해 반대쪽 손을 사용할 수도 있다. "시계 방법"은 시각 장애 노인 또는 기타 시각 장애가 있는 사람들이 접시, 컵, 식기 및 음식을 앞에 있는 위치로 안내하는 데 도움이 된다. 이 방법이 가장 효과적이려면 항목을 일관되게 배치해야 한다.

충동적인 노인은 씹을 크기와 속도 모두에서 단서가 필요할 수 있다. 노인들은 입으로 들어가는 음식의 양을 조절하기 위해 식사 사이에 식기를 내려놓도록 안내하거나 지시를 받을 수 있다. 한 번에 한 가지 식품을 노인들에게 제시하는 것도 도움이 될 수 있다. 큰 음식은 한입 크기로 잘라야 한다. 액체용 숟가락을 사용하는 것이 종종 도움이 된다. 보조작업치료사는 인공호흡기를 사용하는 노인이나 기타 호흡 곤란이 있는 사람들을 위해 호흡과 함께 식사를 조정해야 한다. 지구력이 약한 노인의 경우 식사 중 음식 질감을 번갈아 가며 씹기 쉬운 음식을 주문하거나 낮에 여섯 끼의 간단한 식사를 하는 것이 도움이 될 수 있다.

중증 치매가 있는 노인에게는 몇 가지 전략을 사용하는 것이 도움이 될 수 있다. 자주 조금씩 먹이고 간식은 주의 집중 시간이 낮거나 지속적으로 속도를 유지하고 식사를 마칠 만큼 오래 앉아 있지 못하는 노인에게 유용하다. 환경 자극 감소, 식사 도우미의 일관성 유지, 식사 중 언어 의사소통 감소는 주의 산만함을 줄이는 데 도움이 될 수 있으며 치매 노인이 식사에 더 오래 집중할 수 있다. 그러한 노인들이 특정한 음식을 거부할 때 도움이 되는 전략은 그 음식을 다른 색깔의 접시에 놓고 다시 데우고 다시 차려주는 것이다. 치매노인과 함께 식사 시, 테이블 위에 꽃, 장식품, 냅킨 등과 같이 먹을 수 없는 물건을 먹지 않도록 주의해야 한다.[15]

구강 단계에서 여러 중재가 사용될 수 있다. 혀 청소는 음식이 입으로 들어가는 것을 방지한다. 고체와 액체를 번갈아가며 먹는 것은 입안을 깨끗이 하고 입안의 음식물 찌꺼기를 제거하는 데 도움이 되지만 연하곤란이 있을 때는 금기일 수 있다. 음식은 혀의 중앙에 위치해야 한다. 물릴 때마다 음식 온도를 변경하면 입을 자극하고 음식덩이에 대한 인식을 높임으로써 더 안전한 삼키는 데 도움이 될 수 있다. 때때로, 과긴장성이 있는 노인은 근긴장도 증가를 피하기 위해 일정한 온도를 유지할 수 있는 음식이 필요하다. 노인들에게 음식을 씹는 횟수를 늘리도록 요청하면 음식덩이를 분해하고 먹는 속도를 줄이는 데 도움이 된다. 노인들에게 입에서 흘러나오는 것을 방지하기 위해 입술을 닫도록 시킬 수도 있다. 매 식사 후 입안에 잔류물이 있는지 확인해야 한다. 의치는 잘 맞아야 하고 입에 궤양이 생기는 것을 방지하기 위해 매 식사 후에 철저히 세척해야 한다.[8,10,16]

삼킴의 인두 단계 동안 문제는 많은 중재 전략이 필요할 수 있다. 노인들은 음식을 물고 있는 사이에 삼킬 수 있는 충분한 시간이 필요하다. 보조작업치료사는 삼키는 것을 관찰하고 촉진하는 법을 배워야 하며 삼키는 반응의 지연을 인식할 수 있어야 한다. 이러한 기술은 노인을 지속적으로 평가하는 데 도움이 된다. 편마비가 있는 개인은 삼키는 동안 기도를 보호하기 위해 편마비 측으로 머리를 돌리거나 비편마비 측으로 머리를 기울이는 것이 도움이 될 수 있다.[17] 노인은 성대에 음식이나 액체 잔여물이 없는지 확인하기 위해 삼킨 후 목소리가 또렷한지 확인해야 한다.[18,19] 기침을 하거나 목을 가글한 후 마른 삼킴은 젖은 목소리를 제거하는 데 도움이 될 수 있다. 음식을 물린 후 여러 번 삼키는 것도 권장될 수 있다. 보조작업치료사는 노인에게 기관절개술을 제공할 때 작업치료사와 긴밀히 협력해야 한다. 의사의 승인을 받은 경우 기관절개술이 막힐 수도 있고 막히지 않을 수도 있으며 식사 중에 커프를 수축시켜 더 강한 삼킴을 위해 기압을 높일 수 있다.

성문위 삼킴법, 발살바 기법 및 멘델슨 기법을 포함한

몇 가지 고급 기법이 필요할 수 있으며, 이를 위해서는 작업치료사의 긴밀한 지시와 감독이 필수적이다.[8] 이러한 전략을 구현하려면 고급 교육이 필요하며, 보조작업치료사는 초급 기술이 아니기 때문에 적용 능력을 입증해야 한다. 개인의 연하곤란 문제가 광범위하기 때문에 여기에 제시된 전략은 필요에 따라 수정할 수 있다. 노인의 삶의 질과 삼키는 동안의 안전을 염두에 두고 중재가 계획되고 수행될 때 노인의 음식 섭취 동기와 권한 부여 감각이 우선될 것이다.

식이 문제

노인인구가 증가함에 따라 노인의 영양 요구에 대한 연구가 증가했다.[18,20] 보조작업치료사는 노인의 영양 요구 사항을 이해해야 한다. 노인들은 종종 더 부드럽고 달고 준비하기 쉬운 음식을 선호하고 또한 액체를 덜 마신다. 이러한 습관은 노인을 영양부족 혹은 영양실조로 만든다. 노인들이 병에 걸려 시설에 수용되면 영양결핍이나 영양실조로 인해 다른 건강 문제가 발생하고 회복이 지연될 수 있다.

생리학적 변화는 나이가 들면서 모든 신체 계통에서 시간이 지남에 따라 천천히 발생한다. 이러한 변화는 과거의 영양 습관, 생활사, 질병, 유전적 특성 및 사회경제적 요인의 영향을 받다.[19,21] 감각 변화에는 시력 및 주변시력, 청력, 후각 및 미각의 감퇴가 포함될 수 있다.[10,21] 손실은 전체적이거나 급속하지 않지만 영양 섭취와 건강 상태에 영향을 미칠 수 있다. 예를 들어, 시력 상실은 활동이 감소하거나 특히 스토브를 사용하는 요리에 대한 두려움으로 이어질 수 있다. 음식 가격, 영양 라벨 또는 조리법을 읽을 수 없으면 식료품 쇼핑, 음식 준비 및 식사에 영향을 미칠 수 있다. 청력 상실은 외식을 줄이거나 웨이터나 점원에게 질문을 하지 않는 것으로 이어질 수 있다. 마지막으로 냄새와 맛의 변화가 더 분명하다. 음식이 식욕을 돋우는 맛이 나지 않거나 향긋한 냄새가 나지 않는다면 노인들이 먹기를 원하지 않을 수 있다. 소금, 설탕 또는 지방을 줄여야 한다면 먹지 않는 경향이 있을 수 있다.[22]

나이가 들면서 많은 구조적 변화, 특히 제지방 체중 감소가 발생할 수도 있다. 근육 손실에는 장기, 특히 심장의 기능에 영향을 줄 수 있는 골격 및 평활근 덩어리가 포함될 수 있고, 이로 인해 심장 용량이 감소할 수 있다. 전체 체수분의 약 72%가 제지방 근육 조직에 있기 때문에 전체 체질량의 손실은 수분 손실을 의미하기도 한다.[22] 종종 영향을 받는 다른 기관에는 신장, 폐 및 간이 포함되며, 이로 인해 신체의 새로운 단백질 조직 생성 능력이 저하되거나 면역계의 항체 생산 능력이 느려질 수 있다.[23] 체지방량 감소의 가장 중요한 결과는 전체 단백질 조직의 감소로 인한 기초 에너지 대사의 감소일 수 있다. 단백질 조직이 감소함에 따라 사람의 활동 수준도 감소하면 칼로리가 체지방이 될 가능성이 더 높아진다.[24] "생리학적 변화와 제지방량 감소는 전체 신체 단백질의 감소로 이어지고 노쇠함 증가, 상처 치유 장애 및 노화에 따른 면역 기능 감소에 기여한다."(p.1259)[25] 마지막으로, 여성은 폐경 후 빠른 속도로 골량을 잃는 경향이 있다.[26] 심한 골다공증은 낙상과 골절의 위험 때문에 심각한 문제이다. 또한 수분 손실 및/또는 골절로 인한 척추 압박은 흉부 구성을 변화시켜 호흡, 장 팽창 및 내부 장기 변위에 영향을 줄 수 있다.[27]

영양은 이전에 언급한 모든 변화의 요인이 될 수 있다. 그러나 소화관의 정상적인 작용의 둔화와 일반적인 생리학적 변화가 영양에 가장 직접적인 영향을 미친다. 효소는 충분하지만 소화 분비는 현저히 감소한다. 적절한 식이 섬유는 규칙적인 장 기능을 유지하고 완하제 사용이나 남용으로 발생할 수 있는 영양소의 소화 및 흡수를 방해하지 않는다.[21] 노인은 젊었을 때와 동일한 영양소 요구량을 충족하면서도 더 적은 칼로리를 섭취하는 것이다. 영양 밀도가 높은 음식(칼로리에 비해 영양소가 높음)을 고르는 것, 식단의 전체 지방 함량 감소, 복합 탄수화물 강조, 식이 섬유 섭취 강화, 적절한 수분 섭취 보장, 다양한 음식 섭취는 노인들에게 여전히 우선순위이다.[21,28] 노인이 영양사에게 의뢰하여 약물 치료를 방해하지 않는 최적의 영양 및 수분 공급에 대한 정보를 얻는 것이 중요할 수 있다.

연하곤란이 있는 노인에게는 식단 수정이 자주 필요하다. 이러한 수정에는 액체의 다양한 농도(예: 물과 같은 묽은 것, 꿀과 같은 걸쭉한 것)와 고형 식품을 준비하는 다양한 방법(예: 퓌레로 만든 것, 다진 것, 부드러운 것)이 포함될 수 있다.[8] 구강 섭취가 제한되거나 불가능한 경우, 연하곤란이 있는 노인은 대체 수단(예: 비위관, 위루, 공장루 또는 비구강 영양)을 통해 영양 및 수분 공급을 받을 수 있다. 전체 치료 팀은 섭취량을 모니터링하고 노인들이 적절한 양의 단백질, 섬유질, 비타민, 미네랄 및 수분을 섭취하도록 할 책임이 있다.[2,13] 섭취 열량과 함께 식품 공급원도 기록하지 않으면 섭취량을 모니터링할 때 섭취량에 대한 잘못된 해석이 발생할 수 있다.

음식 선호도, 음식 알레르기, 당뇨병 및 울혈성 심부전과 같은 의학적 상태로 인한 식단 제한은 노인 및 그 가족과 함께 음식과 음료를 선택할 때 고려해야 한다. 노인 돌봄을 계획할 때는 음식과 관련된 문화적 문제도 고려해야 한다. 노인이 안전하지 않은 액체 또는 고체 식품을 섭취하는 것을 허용하거나 대체 식사 수단을 이용하는 것과 관련된 윤리적·법적 문제에 대한 논의가 증가했다. 궁극적으로 의사는 노인 및 그 가족과 함께 이 문제에 관한 결정을 마무리할 책임이 있다. 그러나 이 문제는 이점, 위험, 대안 및 예후와 관련하여 팀의 많은 정보가 필요하다. 안전한 식사 절차를 따르지 않는 노인의 거부를 고려하여 치료 팀은 당사자와 치료 계획을 구성하고 소통해야 한다.

지침

섭식 및 연하 문제가 있는 노인과 함께 일할 때 보조작업치료사는 구강 섭취의 안전성과 관련된 많은 요소를 고려해야 한다. 이러한 요인 중 일부에는 각성 수준, 방향 및 인지 상태, 자세, 일반적인 지구력 및 자가 식사 능력이 포함된다. 지연된 삼킴, 음식 주머니 넣기, 힘겹게 씹기, 기침, 질식, 콧물 및 젖은 목소리가 있으면 음식이나 액체를 섭취할 때 삼키는 데 어려움이 있음을 나타낸다. 보조작업치료사는 번거로운 음식이나 액체를 중단하거나 더 안전한 농도로 수정해야 한다. 노인이 추가 평가를 받을 수 있도록 작업치료사에게 가능한 한 빨리 이를 알려야 한다.

삼킴 및 영양 문제의 다른 지표에는 온도 상승, 폐울혈 그리고 나쁜 섭취가 있다. 체온 상승과 폐울혈은 노인이 음식이나 액체를 흡입했으며 폐렴이 진행 중이라는 신호일 수 있다. 불충분한 섭취는 식욕 부진이라기보다는 삼키는 능력이 없음을 나타낼 수 있다. 삼키는 문제가 있는 노인과 함께 일하는 모든 직원은 이러한 징후를 알고 있어야 하며, 질식하는 사람을 돕는 방법과 노인이 질식하는 경우 심폐소생술을 훈련받아야 한다.

많은 노인이 다양한 형질의 약을 복용한다. 약물은 정확한 액체 또는 반고체 농도로 복용해야 한다. 위장으로의 적절한 이동을 보장하기 위해 알약과 1oz(30mL) 이상의 액체를 함께 섭취해야 한다. 노인은 음식이나 알약이 위장으로 안전하게 전달되도록 식사 후 또는 약을 복용한 후 20분 동안 앉아 있고 어딘가에 등을 기대지 않도록 해야 한다. 알약은 의사가 지정한 대로 복용해야 한다. 일부 알약은 시간에 따라 작용하고 한 번에 너무 많은 약물이 흡수될 수 있으므로 보조작업치료사는 의사 또는 약사와 상의하여 알약을 반으로 나누거나 부수어야 한다. 약물을 복용하는 동안 간호 직원이 상주하여 실제로 약을 삼켰는지 확인해야 한다.

많은 노인은 빨대를 사용하고 액체와 함께 연속 삼키는 경우 흡인의 위험이 더 크다. 작업치료사는 노인이 이러한 방식으로 물을 마셔도 안전한지 보조작업치료사에게 알려준다. 충동적인 노인은 입안에 너무 많이 채우거나 너무 빨리 먹어 질식할 수 있는 활동을 방지하기 위해 세심한 감독이 필요하다. 보조작업치료사는 기관절개술을 받았거나 인공호흡기를 사용하는 노인과 함께 일하기 전에 삼킴 과정에 대한 광범위한 지식과 경험을 얻어야 한다. 다시 말하지만, 보조작업치료사가 중재를 구현하기 전에 작업치료사와 함께 이에 대한 서비스 역량을 확립해야 한다.

간호/간병인 교육

보조작업치료사는 노인의 자가 식사 및 연하곤란 관리를 돕기 위해 간병인을 훈련시키는 데 중요한 역할을 한다. 간병인에는 배우자, 파트너, 가족, 친구, 고용된 간병인, 간호사 및 간호조무사와 같은 기타 의료 종사자가 포함될 수 있다. 보조작업치료사는 사용할 가장 유익한 교수법 유형을 결정할 때 간병인의 문화와 생활 방식을 고려해야 한다. 어떤 간병인은 보조작업치료사를 관찰함으로써 가장 잘 배운다. 다른 사람들은 보조작업치료사의 지시에 따라 스스로 수행함으로써 가장 잘 배울 수 있고, 다른 사람들은 구두 교육으로 가장 잘 수행할 수 있다. 서면 정보와 지침은 가능할 때마다 노인과 간병인에게 제공되어야 한다. 일반적으로 이러한 모든 기술은 최상의 후속 조치를 보장하기 위해 각 간병인과 함께 사용해야 한다. 보조작업치료사는 간병인을 가르칠 때 자신의 어조에 주의해야 한다.

간병인 교육에는 자가 식사 및 삼킴의 여러 측면에 대한 교육이 포함되어야 한다. 첫째, 간병인은 식사의 강점과 약점을 이해해야 한다. 노인의 식사 중 양질의 시간, 노인의 동기 부여 및 독립심을 촉진하기 위한 긍정적인 태도 표현의 필요성을 강조해야 한다. 노인의 식사를 도울 때 간병인이 요구하는 적절한 신체 역학에 대해 철저한 교육을 받아야 한다. 안전한 위치, 환경 문제, 보조도구의 사용 및 관리, 특정 중재 기술, 적절한 언어 및 비언어적 신호, 식이 수정, 가능한 음식 또는 액체 흡인의 징후에 관한 추가 지침이 제공되어야 한다. 간병인이 좋은 관찰력과 문제 해결 기술을 개발하는 데 시간이 걸릴 수 있다. 간병인은 문제나 노인 지위의 변화를 적절한 팀원에게 알리는 것의 중요성을 이해해야 한다. 간병인은 또한 질식 방지 조작과 비상 흡입 절차에 익숙해야 한다. 돌보는 사람과 함께 문제를 해결하는 것은 섭식 행동이 어려운 노인을 대할 때 유용하다. 보조작업치료사는 특정 노인과 함께 바람직한 행동을 지시하고 획득하며 바람직하지 않은 행동을 제거하는 성공적인 경험을 간병인과 공유할 수 있다.

간병인 교육의 필수적인 부분은 영양가를 고려하고 수정된 식단을 유지하는 것과 함께 노인의 음식과 수분 섭취를 모니터링하는 것이다. 가족과 친구들은 때때로 사랑하는 사람의 식단 제한을 준수하지 않아 문제를 제기할 수 있다. 규정된 급식 프로그램을 따르지 않을 경우 발생할 수 있는 부정적인 결과가 강조되어야 한다. 보조작업치료사는 가족의 식사 계획을 돕기 위해 영양사 및 간병인과 협력해야 한다. 보조작업치료사는 또한 시설에 수용된 노인의 간병인에게 집에서 식사를 가져와 보조작업치료사의 도움으로 식사를 수정하도록 요청할 수 있다.

노인을 위해 설정된 삼키기 및 자가 식사 프로토콜에 대해 간병인에게 교육하면 보조작업치료사가 치료의 연속성과 품질을 증진하는 데 도움이 된다. 간병인은 가능한 한 빨리 노인의 중재와 보살핌에 통합되어야 한다. 여러 가족 구성원과 간호 직원을 교육하면 식사 중에 노인을 돕는 책임을 분산시키는 데 도움이 된다. 노인에 대한 모든 중재와 마찬가지로 간병인에 대한 모든 교육은 철저하게 문서화되어야 한다. 보조작업치료사는 이러한 원칙을 준수함으로써 AOTA가 개발한 윤리 강령을 준수한다.[30]

식사 프로그램 관리를 위한 아이디어

병실에서 식사를 제공받는 전문 요양 시설의 거주자들은 종종 열악한 위치에 있고, 대부분의 하루를 침대에서 보내며, 자주 서두르고, 종종 식사를 마치지 못한다. 결과적으로 섭취, 영양 및 체중이 감소한다.[8,18,20] 시설 전체에서 잘 조직된 식사 프로그램은 노인을 침대에서 나오게 하고, 환경을 바꾸고, 사회적 자극을 제공하고, 좋은 영양과 수분을 공급하고, 안전성을 높이는 데 도움이 된다. 이러한 유형의 프로그램은 또한 기능적 능력을 극대화하고 시설에 수용된 노인을 위한 식사 시간의 질을 향상시키는 데 도움이 된다. 다양한 설정을 위해 설계된 많은 식사 프로그램 형식을 사용할 수 있지만 다음의 프로그램은 특정 노인 및 특정 시설의 필요에 맞게 조정이 필요하다.

학제간 접근은 식사 프로그램에서 가장 유익하다. 일반적으로 노인, 작업치료사, 보조작업치료사, 언어 및 언어 병리학자, 영양사, 주방 직원, 의사, 간호 직원 및 가족이 관련된다. 위치 조정을 돕기 위해 물리치료사도 포함될 수 있으며, 폐 위생 문제 또는 기관절개술 또는 인공호흡기 장비의 조정 문제를 돕기 위해 호흡 치료사가 포함될 수 있다. 자가 식사 및 연하곤란 장애가 있는 노인은 작업치료사, 언어 및 언어 병리학자 또는 둘 다에 의해 평가되고 식사 그룹에 회부된다. 그런 다음 이 노인들은 필요한 도움의 양에 따라 조직된 여러 그룹 중 하나에 배치된다. 보조작업치료사에 대한 노인의 비율은 그룹의 필요에 따라 다르다. 보조작업치료사는 항상 안전하게 관리할 수 있는 그룹 크기를 유지해야 한다. 프로그램의 목적과 그룹 형식, 인력, 규모 및 장소에 대한 정보를 포함하는 서면 프로토콜이 있어야 한다. 또한 프로그램에 대한 회부, 지속 및 퇴원에 대한 기준이 있어야 한다. 보조작업치료사 또는 기타 지도자의 일정, 목표 및 책임이 명시되어야 하고 문서 및 장비 프로토콜이 설명되어야 한다. 또한 성공적인 프로그램을 보장하기 위해 전체 팀과의 의사소통을 유지할 수 있는 확립된 시스템이 있어야 한다.

식사 프로그램은 모든 식사를 다루어야 한다. 일부 환경에서는 보조작업치료사가 매번 식사에 참석할 수 없다. 다른 환경에서는 최소한의 지원이나 감독이 필요한 상위 그룹을 지원하기 위해 보조작업치료사가 필요하지 않을 수 있다. 이러한 상황에서는 간호 보조원, 회복 보조원, 가족 구성원 및 자원 봉사자가 가장 잘 사용될 수 있다. 그러나 자원 봉사자를 이러한 자격으로 사용하기 전에 규제 기관의 지침을 참조해야 한다. 모든 개인이 효과적이고 안전하게 수행하기 위해서는 선두 그룹, 치료 중재 및 안전에 대한 정식 교육을 받아야 한다.

사례연구

Mathew는 68세의 오른손잡이 남성으로 왼쪽 뇌혈관사고를 경험하고 현재 오른쪽 편마비를 앓고 있다. 그는 오른쪽의 움직임과 감각에 장애가 있다. 또한 그는 실행증, 실어증, 오른쪽 반맹 및 오른쪽 무시가 있다. 뇌졸중이 발생한 지 일주일 후 Mathew는 전문 요양 시설의 재활 병동으로 옮겨졌다.

연하곤란 평가와 비디오 형광투시를 실시했고 다음과 같은 관찰이 기록되었다. 운동 장애와 오른쪽 얼굴, 혀, 연구개의 감각 장애로 근육 긴장도가 감소하여 안면이 처짐, 입술을 다물기 어려움, 침 흘림 및 음식물 유출, 흐릿한 말투 그리고 그의 말에 비음이 관찰되었다. 비디오 형광투시법은 삼키기 시작하기 전에 덩어리의 구강 조절 장애와 음식과 액체가 인두로 미성숙 유출된 것으로 나타났다. 삼키기 시작은 최대 5초까지 지연되었다. 삼킴 후 후두계곡 및 조롱박오목에서 잔여물이 관찰되었다. 목구멍의 자발적인 청소를 위한 추가 삼킴도 손상되었다. Mathew에게 목을 깨끗하게 하기 위하여 삼키라고 구두로 알려줘야 했다. Mathew가 숟가락으로 얇고 반 두꺼운 액체를 삼키고 컵과 혼합 농도 음식덩이(수프와 같은 액체 및 고체 조합)로 두꺼운 액체를 삼키는 동안 기관으로의 흡인이 관찰되었다. Mathew는 흡인이 발생했을 때 자발적으로 기침을 했다(그는 건조하고 단단한 고형물을 씹는 데 어려움을 겪었으며 촉촉하고 부드러운 고형물 및 반고형물을 더 잘 씹었다). Mathew가 머리를 오른쪽으로 돌리는 보상방법을 사용했을 때 오른쪽 후두계곡과 조롱박오목의 잔여물이 감소했다.

치료 권장 사항에는 자가 식사를 위한 식사 시 일대일 지원과 숟가락으로 걸쭉한 액체의 수정된 식단이 포함되었다. 혼합 농도가 없는 반고체 및 다진 연질 고체도 권장된다. 추가 제안은 Mathew가 처음 삼키는 동안 머리를 오른쪽으로 돌리고 두 번의 마른 삼키기로 초기 삼키기를 추적하도록 구두 및 촉각 신호를 제공하는 것이었다. 또한 Mathew의 칼로리 및 수분 섭취량을 면밀히 모니터링해야 했다.

식사 전에 보조작업치료사는 노인의 하루가 지금까지 어떻게 흘러갔는지 이해하기 위해 최근 주문과 간호 및 치료 진행 기록에 대한 차트를 검토했다. 보조작업치료사는 식당에서 Mathew의 가족을 만나 이 식사를 지켜보기로 했다. Mathew가 식당에 도착했을 때 보조작업치료사는 그가 휠체어에 똑바로 앉아 있지 않고 위치를 조정해야 한다는 것을 관찰했다. Mathew가 똑바로 앉았을 때 보조작업치료사는 그를 테이블로 데려와 휠체어를 잠그고 Mathew의 발을 바닥에 놓고 편마비 팔을 테이블 위에 올려 놓았다.

식사 전에 보조작업치료사는 Mathew에게 몇 가지 구강-얼굴 운동을 지시했다. 차가운 얼음자극은 또한 그의 오른쪽 뺨과 목의 음색과 감각을 증가시키는 데 사용되었다. 보조작업치료사는 Mathew의 입 바깥쪽을 수건에 싸인 얼음으로 차갑게 한 다음 얼음컵에 담근 차가운 금속 숟가락으로 뺨과 혀의 안쪽을 얼렸다. 아이싱은 또한 식사 중 뺨, 목의 앞쪽 부분, 오른쪽 입 안쪽에 수행된다.

Mathew의 식사가 담긴 쟁반이 도착했을 때 보조작업치료사는 고체와 액체의 일관성이 올바른지 확인했다. 쟁반의 액체는 반고형식이었다. 따라서 보조작업치료사는 증점제로 이를 증점시켰다. 다른 수정은 필요하지 않았다. 접시에 음식이 쏟아지는 것을 방지하기 위해 접시 보호대를 놓았다.

Mathew는 트레이 설정 및 자가 급식에 도움이 필요하기 때문에 보조작업치료사는 손으로 손을 대는 방법을 사용하여 Mathew의 왼손(편마비가 아님)을 안내하여 용기 뚜껑을 열고, 빵에 버터를 바르고, 로커 나이프로 음식을 자르고, 그의 입으로 음식을 가져갔다. Mathew가 동작과 리듬을 통합할 수 있고 독립적으로 스스로 식사할 수 있게 되었을 때 보조작업치료사는 손으로 안내하는 것을 중단했다. 그러나 Mathew가 너무 빨리 움직여 너무 많이 물었을 때 보조작업치료사는 안내를 재개했다. Mathew가 침을 흘렸을 때 보조작업치료사는 냅킨으로 얼굴을 닦으라고 안내했다. 음식을 물릴 때마다 보조작업치료사는 Mathew에게 두 번 삼키도록 지시하고, Mathew는 목 넘김을 느끼며 음식을 삼켰다. 보조작업치료사는 Mathew에게 그의 목소리 변화를 확인하기 위해 이따금 말을 하도록 요청했고, 젖은 목소리가 나올 때마다 보조작업치료사는 Mathew에게 다시 삼킴을 요청했다. 또한, Mathew가 목을 가다듬을 수 없을 때마다 보조작업치료사는 그에게 마른 삼킴을 요청했다. 마지막으로 보조작업치료사는 Mathew의 입에 음식 주머니가 있는지 주기적으로 확인하고 혀나 왼쪽 집게 손가락을 사용하여 오른쪽 뺨의 잔여물을 치우도록 지시했다.

식사 후 보조작업치료사는 Mathew에게 치아를 사용하여 구강 내 음식물 찌꺼기를 청소하도록 안내했다. 보조작업치료사는 Mathew에게 적어도 20분 이상 똑바로 서 있으라고 지시했다. 그런 다음 간호사가 약을 가지고 도착했다. 약은 부숴서 걸쭉한 액체와 섞어 숟가락으로 Mathew에게 주었다. 그가 약을 삼킨 후, Mathew는 약이 위장으로 전달되도록 하기 위해 숟가락으로 걸쭉한 액체를 추가로 먹였다.

그런 다음 보조작업치료사는 가족에게 질문이 있는지 묻고 추가 지침을 제공했다. 마지막으로 보조작업치료사는 Mathew가 무엇을 얼마나 먹었는지, 필요한 도움의 수준, 식사를 완료하는 데 걸리는 시간, 기침의 유무, 가래 낀 소리, 질식의 유무 그리고 해당 상황이 발생할 때 먹은 음식의 농도(밀도, 경도) 등을 문서화하였다. 또한 보조작업치료사는 가족에게 주어진 모든 지침을 문서화했다.

Mathew는 식사 중에 진행하면서 보조작업치료사에서 손으로 직접 안내하고 구두 지시를 덜 필요로 했다. 보조작업치료사는 가족이 Mathew의 식사를 도와줄 때부터 감독하기 시작했다. Mathew는 단체 식사 상황으로 진행했고, Mathew가 젖은 목소리, 음식 주머니, 보상 기술의 후속 조치, 식사 시간, 칼로리 섭취 및 급상승 온도에 약간의 문제가 있는 것처럼 보이자 보조작업치료사는 작업치료사에게 검사를 요청했다. 이에 묽은 액체와 혼합 농도의 흡인을 배제하기 위해 후속 비디오 형광투시를 실시했으며, Mathew가 개선되었지만 여전히 인두의 음식덩이 및 잔여물에 대한 구강 조절 장애가 있는 것으로 나타났다. 그러나 Mathew는 이제 이 잔여물을 치울 수 있고 흡인은 없었다는 것이 추가되었다.

이제 Mathew는 최소한의 도움으로 트레이를 설정하고, 로커 나이프로 음식을 자르고, 음식을 입으로 가져가고, 천천히 먹고, 독립적으로 주머니를 확인할 수 있으므로 더 이상 식사 시 작업치료 감독이 필요하지 않다.

복습문제

1. 연하곤란의 정의는 무엇인가?
2. 삼킴의 4단계는 무엇인가?
3. 액체의 3단계는 무엇인가?
4. 연하곤란을 나타내는 4가지 징후를 설명하시오.
5. 개인이 나이가 들면서 삼키는 단계에서 발생하는 3가지 일반적인 변화를 설명하시오.
6. 구강 섭취에 영향을 미칠 수 있는 심리적 문제를 2가지 이상 설명하시오.
7. 보조작업치료사가 영양 균형과 구강 섭취량을 고려해야 하는 이유를 설명하시오.
8. 영양 섭취를 위해 식사 환경이 중요한 이유는 무엇인가?
9. 노인이 식사 중에 계속 기침을 하면 보조작업치료사는 어떻게 해야 하는가?
10. 식사 중에 개인의 신체가 이상적으로 위치해야 하는 방법을 설명하시오.

근거 요약: 연하장애 노인의 구강 섭취와 안전한 삼키기 개선을 위한 행동 기술의 효과

Abdelhamid A, Bunn D, Copley M, et al. Effectiveness of interventions to directly support food and drink intake in people with dementia: Systematic review and meta-analysis. *BMC Geriatri. 2016;22(16):26. doi:10.1186/s12877-016-0196-3.*

저자는 특정 중재의 효과 또는 효과 부족에 대한 결정적인 근거를 찾지 못했고 연구는 소규모 및 단기였다. 이러한 근거가 부족함에도 불구하고 인지 장애를 가진 사람들과 그들의 보호자는 섭식 문제를 해결해야 하지만, 구강 영양 보충, 음식 수정, 연하곤란 관리, 섭식 보조 및 먹고 마시는 사회적 요소 지원은 유망한 중재인 것으로 보인다. 강력한 결과를 평가하는 인지 장애가 있는 사람들을 위해 맞춤화된 고품질 시험이 필요하다.

Alagiakrishnan K, Bhanji R, Kurian M. Evaluation and management of oropharyngeal dysphagia in different types of dementia: A systematic review. *Arch Gerontol Geriatr. 2013;56(1):1–9. doi:10.1016/j.archger.2012.04.011.*

이 논문의 목적은 다양한 유형의 치매에서 연하장애의 패턴을 결정하고 다양한 진단 및 관리 전략의 유용성을 살펴보기 위해 문헌을 체계적으로 검토하는 것이다. 연하장애는 전두측두엽 치매(FTD)의 말기 단계에서 나타났지만 알츠하이머병(AD)의 초기 단계에서 나타났다. 진단 테스트의 유용성, 자세 변화의 효과, 체액 및 식이 일관성의 수정, 행동 관리, 약물 사용 가능성에 대한 증거는 제한적이었다.

Antunes E, Lunet N. Effects of the head lift exercise on the swallow function: A *systematic review. Gerodontology. 2012;29(4):247–257. doi:10.1111/j.1741-2358.2012.00638.x.*

상부 식도 분절의 개방성을 향상시키는 것을 목적으로 하는 머리 들어올리기 운동(shaker exercise)은 대식성 상부 식도 괄약근 개방 또는 연하곤란 증상의 전후 직경 및 단면적을 증가시키는 데 효과적인 것으로 보인다. 그러나 이 기술의 효과에 대한 건전한 평가를 위해서는 통제 그룹과 잠재적 교란 요인에 대한 설명을 포함한 추가 연구가 필요하다.

Ashford J, McCabe D, Wheeler-Hegland K, et al. Evidencebased systematic review: Oropharyngeal dysphagia behavioral treatments. Part III—Impact of dysphagia treatments on populations with neurological disorders. *J Rehabil Res Dev. 2009;46(2):195–204. doi:10.1682/JRRD.2008.08.0091.*

조사된 7가지 행동 치료는 3가지 자세 중재(옆으로 눕기, 턱 잡아당기기 및 머리 회전)와 4가지 연하 기동(노력한 삼키기, Mendelsohn, 성문 상부 삼키기 및 성문 상부 삼키기)이었다. 7가지 치료 중재 중 5가지가 적어도 하나의 연구에서 다루어졌다. 힘겨운 삼키기 또는 성문 상부 삼키기에 대한 연구는 발견되지 않았다. 현재 7개 연구의 제한된 증거는 신경학적으로 유발된 연하곤란이 있는 특정 그룹의 개인에 대해 연하곤란 행동 중재의 잠재적인 긍정적 효과를 보여준다. 이러한 중재의 효과를 평가하기 위해서는 추가 연구가 필요하다.

Foley N, Teasell R, Salter K, et al. Dysphagia treatment post stroke: A systematic review of randomized controlled trials. *Age Ageing, 2008;37(3):258–264. doi:10.1093/ageing/afn064.*

질감 수정 식단, 일반적인 연하곤란 치료 프로그램, 비구강(경장) 섭식, 약물, 신체 및 후각 자극을 포함한 광범위한 치료법을 평가한 15개의 기사가 검색되었다. 기술적으로 이러한 발견은 비위관 공급이 경피적 공급관에 비해 더 높은 사망 위험과 관련이 없다는 새로운 증거를 제시한다. 일반적인 연하곤란 치료 프로그램은 뇌졸중의 급성기에서 폐렴 위험 감소와 관련이 있다.

Hines S, Kynoch K, Munday J. Nursing interventions for identifying and managing acute dysphagia are effective for improving patient outcomes: A systematic review update. *J Neurosci Nurs. 2016;48(4):215–223. doi:10.1097/JNN.0000000000000200.*

총 15건의 연구에서 훈련된 간호사에 의한 연하곤란 선별 검사가 연하곤란 감지에 효과적이었고, 연하곤란 선별 검사에 대한 간호사 교육이 수행된 선별 검사의 수와 정확도를 향상시킨다는 강력한 증거를 제공했다.

Hines S, McCrow J, Abbey J, et al. Thickened fluids for people with dementia in residential aged care facilities. *Int J Evid Based Health.* 2010;8(4):252–255. doi:10.1111/j.1744-1609.2010.00188.x.

14개의 논문이 포함 기준을 충족하고 결과의 기초를 형성했다. 9건의 연구는 거주 노인 요양 시설에서 연하곤란이 있는 치매 환자의 적절한 수분 섭취를 유지하기 위한 전략으로 고형화된 액체의 사용을 권장하고 4개의 논문은 일반 치매 환자에게 사용을 권장한다. 한 논문에서는 치매와 연하곤란이 있는 노인들에게 고형화된 액체의 사용이 허용되는 것으로 밝혀졌다고 보고했다. 검색된 데이터에서 증거 기반 모범 사례를 결론지을 수 없다(그러나 정해진 지침을 마련한다면 치매 환자에게 고형화된 액체이 효과적일 수 있다는 점을 조심스럽게 유추할 수 있다).

Loeb M, Becker M, Eady A, et al. Interventions to prevent aspiration pneumonia in older adults: A systematic review. *J Am Geriatr Soc. 2003;51(7):1018–1023. doi:10.1046/j.1365-2389.2003.51318.x.*

항혈전제 실로스타졸은 다른 시험에서 흡인성 폐렴(AP)을 예방했지만 과도한 출혈을 초래했다. AP 예방에 있어 위치 전략, 수정된 식단, 구강 위생, 영양 튜브 배치 또는 음식 전달의 효과를 결정하기 위한 데이터가 충분하지 않다.

Wheeler-Hegland K, Ashford J, Frymark T, et al. Evidence-based systematic review: Oropharyngeal dysphagia behavioral treatments. Part II—Impact of dysphagia treatment on normal swallow function. *J Rehabil Res Dev. 2009;46(2):185–194. doi:10.1682/JRRD.2008.08.0094.*

3가지 자세 중재(옆으로 눕기, 턱 잡아당기기, 머리 회전) 및 4가지 삼키는 동작(노력 삼키기, 멘델슨 기법, 성문위 삼킴 및 노력 성문위 삼킴)에 대한 17건의 연구 보고서를 검토했다. 대부분의 연구(17개 중 8개)는 힘겹게 삼키는 것을 조사했다. 3건의 연구는 멘델슨 기법, 턱 내리기, 성문위 삼킴 및 노력 성문 위 삼킴을 조사했으며, 2건의 연구에서는 머리 회전을 다루었다. 옆으로 눕기를 다룬 연구는 없다. 근거는 삼킴 생리학에 대한 자세 변화와 기동의 차등 효과를 보여준다.

참고문헌

1. American Occupational Therapy Association. Occupational therapy practice framework: Domain and process. 3rd ed. Am J Occup Ther. 2014;68(suppl 1):S1-S48. doi:10.5014/ajot.2014.682006.
2. Ney D, Weiss J, Kind A, et al. Senescent swallowing: Impact, strategies, and interventions. Nutr Clin Pract. 2009;24(3):395-413. doi:10.1177/0884533609332005.
3. Administration on Aging. A Profile of Older Americans: 2014; 2014. Washington, DC: U.S. Department of Health and Human Services.
4. Visvanathan R. Anorexia of aging. Clin Geriatr Med. 2015;31(3):417-427. doi:10.1016/j.cger.2007.06.001.
5. Schnelle J, Bertrand R, Hurd D, et al. The importance of standardized observations to evaluate nutritional care quality in the survey process. J Am Med Dir Assoc. 2009;10(8):568-574. doi:10.1016/j.jamda.2009.05.004.
6. American Occupational Therapy Association. Specialized knowledge and skills in feeding, eating, and swallowing for occupational therapy practice. Am J Occup Ther. 2007;61:686-700. doi:10.5014/ajot.61.6.686.
7. McFarland D. Netter's Atlas of Anatomy for Speech, Swallowing, and Hearing. 2nd ed. St. Louis: Mosby; 2014.
8. Murray T, Carrau R. Clinical Management of Swallowing Disorders. 3rd ed. San Diego, CA: Plural; 2012.
9. Nogueira D, Reis E. Swallowing disorders in nursing home residents: How can the problem be explained? Clin Interv Aging. 2013;2013(8):221-227. doi:10.2147/CIA.S39452.
10. Chernoff R. Geriatric Nutrition: The Health Professional's Handbook. 4th ed. Burlington, MA: Jones & Bartlett Learning; 2013.
11. Groher ME, Crary MA. Dysphagia: Clinical Management in Adults and Children. St. Louis: Elsevier; 2015.
12. Cook I. Oropharyngeal dysphagia. Gastroenterol Clin North Am. 2009;38(3):411-431. doi:10.1016/j.gtc.2009.06.003.
13. Dewing J. Prioritizing mealtime care, patient choice, and nutritional assessment were important for older in-patients' mealtime experiences. Evid Based Nurs. 2009;12(1):30. doi:10.1136/ebn.12.1.30.
14. Hägg M, Anniko M. Lip muscle training in stroke patients with dysphagia. Acta Otolaryngol. 2008;128(9):1027-1033. doi:10.1080/00016480701813814.
15. Amella E, Grant A, Mulloy C. Eating behavior in persons with moderate to late-stage dementia: Assessment and interventions. J Am Psychiatr Nurses Assoc. 2008;13(6):360-367. doi:10.1177/1078390307309216.
16. Robnett RH, Chop WC. Gerontology for the Health Care Professional. 3rd ed. Burlington, MA: Jones & Bartlett Publishers; 2013.
17. Foley N, Martin R, Salter K, et al. A review of the relationship between dysphagia and malnutrition following stroke. J Rehabil Med. 2009;41(9):707-713. doi:10.2340/16501977-0415.
18. Huang CS, Dutkowski K, Fuller A, et al. Evaluation of a pilot volunteer feeding assistance program: Influences on the dietary intakes of elderly hospitalized patients and lessons learnt. J Nutr Health Aging. 2015;19(2):206-210. doi:10.1007/s12603-014-0529-x.
19. Sinclair AJ, Morley JE, Vellas B. Pathy's Principles and Practice of Geriatric Medicine. 5th ed. West Sussex, UK: Wiley-Blackwell; 2012.
20. Manning F, Harris K, Duncan R, et al. Additional feeding assistance improves the energy and protein intakes of hospitalized elderly patients. A health services evaluation. Appetite. 2012;59(2):471-477. doi:10.1016/j.appet.2012.06.011.
21. Bales C, Ritchie C. Handbook of Clinical Nutrition and Aging. 3rd ed. New York: Humana Press; 2015.
22. Thomas D, Morley J. Water metabolism. In: Morley J, Thomas D, eds. Geriatric Nutrition. Boca Raton, FL: CRC Press; 2007: 131-136.
23. Morley J. The role of nutrition in the prevention of age-related diseases. In: Morley J, Thomas D, eds. Geriatric Nutrition. Boca Raton, FL: CRC Press; 2007:29-44.
24. Drozdowski L, Iordache C, Woudstra T, et al. Lipid absorption in aging. In: Watson R, ed. Handbook of Nutrition and the Aged. 4th ed. Boca Raton, FL: CRC Press; 2009:113-148.
25. Academy of Nutrition and Dietetics. Position of the Academy of Nutrition and Dietetics: Food and nutrition for older adults: Promoting health and wellness. J Acad Nutr Diet. 2012;112(8):1255-1277. doi:10.1016/j.jand.2012.06.015.
26. Omran L, Aneed W. Nutrition and gastrointestinal function. In: Morley J, Thomas D, eds. Geriatric Nutrition. Boca Raton, FL: CRC Press; 2007:451-468.
27. Pitchumoni CS, Dharmarajan TS. Geriatric Gastroenterology. NY: Springer; 2012.
28. Reiser MF, Hricak H, Knauth M. Dysphagia: Diagnosis and Treatment. Heidelberg, NY: Springer; 2012.
29. Kaiser F, Spiridifliozzi A, Hunt MR. Promoting shared decision-making in rehabilitation: Development of a framework for situations when patients with dysphagia refuse diet modification recommended by the treating team. Dysphagia. 2012;27(1):81-87. doi:10.1016/j.jand.2012.06.015.
30. American Occupational Therapy Association. Occupational therapy code of ethics. Am J Occup Ther. 2015;69(suppl 3). doi:10.5014/ajot.2015.696S03. 6913410030p1-6913410030p8.

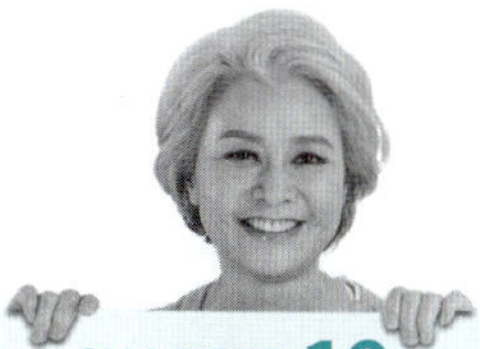

뇌혈관질환 노인의 작업치료

CHAPTER 19

Working with Elders Who Have Had Cerebrovascular Accidents

DEBORAH L. MORAWSKI, RENE PADILLA, AND VANESSA JEWELL

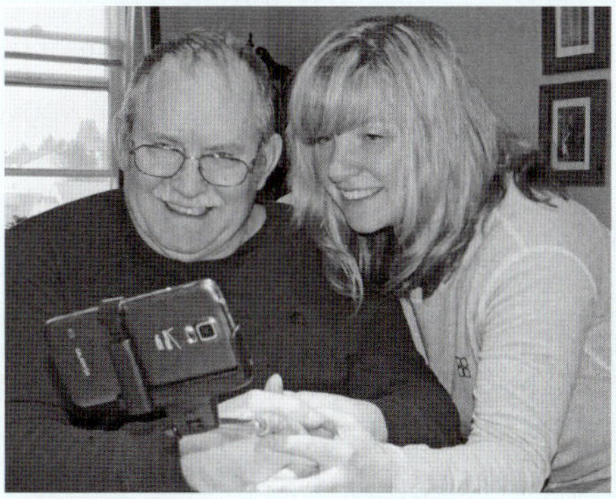

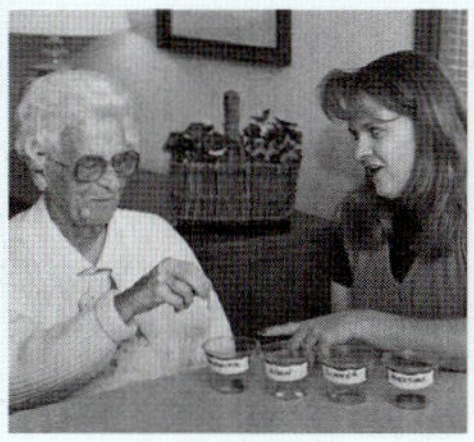

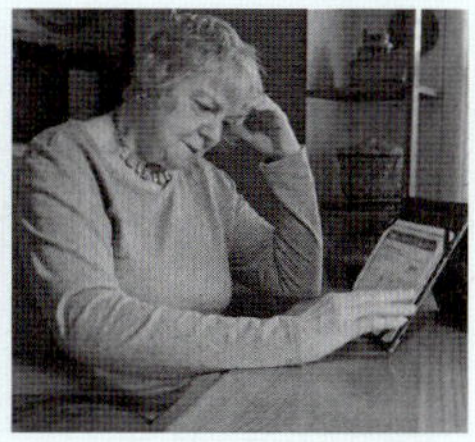

핵심용어

뇌혈관질환(뇌혈관사고) Cerebrovascular accident

실어증 Aphasia

정중선 정렬 Midline alignment

근긴장도 Muscle tone

저긴장 Hypotonicity

과긴장 Hypertonicity

부분탈구 Subluxation

어깨손증후군 Shoulder-hand syndrome

편마비(반신마비) Hemiplegia

이동 Transfers

부종 Edema

체중부하 Weight bearing

기능적 활동 Functional activities

뇌졸중 Stroke

구속 유도 운동 요법 Constraint induced movement therapy

학습목표

1. 뇌의 주요한 동맥에 영향을 미치는 뇌졸중의 주요 특징을 기술하고 뇌혈관질환을 논의한다.
2. 뇌졸중 노인의 작업치료 평가에서 적어도 3개의 고려사항을 논의한다.
3. 노인이 반듯이 누워 있거나, 앉아 있거나, 서 있는 동안 정중선 정렬을 촉진하는 순서를 기술하고, 누운 자세에서 침대 모서리로, 또는 앉은 자세에서 선 자세로 노인을 옮길 때 따라야 할 단계를 설명한다.
4. 노인의 편마비 측 상지를 다룰 때의 주의사항을 설명한다.

사실상 모든 인간의 노력은 뇌의 부단한 활동의 결과다. 뇌는 행동, 인지, 언어, 학습, 운동의 기관이다. 뇌 회로의 정교함은 매우 놀랍다. 수십억 개의 뉴런이 뇌를 활동시키기 위해서 서로 상호작용한다. 노화과정을 깊이 이해하기 위해서 보조작업치료사는 뇌가 작용하는 방식을 이해해야 한다.[1–3] 이 장은 노인의 작업치료 중재에서 신경병리학적 장애의 함의를 기술한다. 정상적인 노화에 수반되는 많은 생물학적 · 행동학적 변화는 다른 장에서 기술할 것이다.

신경계의 정상적인 노화와 관련된 변화는 개인마다 매우 다르고, 일반적으로 특정한 질환과 결부되지 않는다. 이 변화는 분명히 많은 노인에게 유해한 영향을 거의 미치지 않는다. 그러므로 노인성 치매는 노화의 필연적 측면이 아니다. 하지만 많은 경우에 이것이 노인들을 황폐화시킬 수 있는데, 그 이유는 이런 상태가 정상적이고 건강한 노화과정을 가로막기 때문이다. 이런 상태 중 일부는 뇌혈관질환(cerebrovascular accidents, CVA)과 관계가 있다(20장에서는 뇌에 영향을 미치는 또 다른 질환인 알츠하이머병과 관련된 문제를 제시한다).

뇌혈관질환

뇌혈관질환 또는 뇌졸중은 뇌혈관 공급을 손상시키는 혈전이나 색전, 출혈로 일어나는 뇌병변이다. 이런 부적절한 공급으로 뇌가 팽창되어 결국 뇌졸중 부위의 뉴런이 죽게 된다.

미국에서 뇌졸중 발병률은 지난 50년 동안 감소했지만 매년 약 795,000명이 뇌졸중을 경험하고, 거의 129,000명이 사망하여 미국에서 4번째 주요 사망 원인이 되었다.[4,5] 약 400만 명의 개인이 뇌졸중 후 다양한 정도의 신경학적 손상을 안고 살고 있다.[6] 뇌졸중 발병률은 나이가 들수록 증가해, 55세 이후에는 10년마다 그 비율이 2배로 증가하며 대부분의 뇌졸중은 65세 이후에 발생한다. 재발성 뇌졸중은 연간 보고되는 뇌졸중의 25%를 차지하며 일반적으로 5년 이내에 발생한다.[7] 흑인은 다른 인종 및 민족보다 뇌졸중으로 인한 장애 및 사망 위험이 더 크다.[8] 남성은 55세까지 여성보다 뇌졸중을 더 자주 경험한다. 그러나 더 많은 여성이 모든 연령대에서 뇌졸중으로 사망한다.[6]

혈전과 색전으로 인한 허혈성 뇌졸중은 뇌졸중의 약 87%를, 뇌내 및 지주막하 출혈성 뇌졸중은 뇌졸중의 약 13%를 차지한다.[5] 뇌졸중과 관련된 사망률은 1950년대 이후 꾸준히 감소해 왔으며 뇌졸중 후 처음 30일 안에 17%에서 34% 사이, 1년 안에 25%에서 34% 사이인 것으로 보고되었다. 첫해에는 40%, 첫 3년 동안은 32%에서 60% 사이이다. 결과적으로 첫 뇌졸중 환자의 약 절반이 3년 이상을 살고, 1/3 이상이 10년을 산다.[8]

뇌졸중의 위험인자는 수정 가능한 것과 수정할 수 없는 것으로 구분한다. 수정 가능한 요인은 생활 방식이나 약물 또는 둘 다의 변화로 인해 변경될 수 있는 요인이다. 이러한 요인에는 고혈압, 이상지질혈증, 경동맥 협착증, 관상동맥질환, 심방세동, 울혈성 심부전, 흡연, 비만, 당뇨병, 신체 활동 부족, 높은 혈청 콜레스테롤 등이 포함된다.[9] 이러한 위험요인 중 가장 예방 가능한 위험요인은 고혈압이다. 수정 불가능하거나 고정된 위험요인에는 뇌졸중 이전의 뇌졸중, 연령, 인종, 성별 및 뇌졸중의 가족력이 포함된다. 이러한 수정할 수 없는 요인 중엔 나이 증가가 가장 중요하다. 뇌졸중의 3분의 2가 65세 이상에서 발생하기 때문이다.[10]

노인의 경우 뇌졸중은 다양한 신경학적 결함을 유발할 수 있다(표 19.1). 신경학적 및 기능적 회복은 뇌졸중 후 첫 3개월 동안 가장 빠르게 발생한다. 대부분의 노인은 그 시간 이후에도 계속 진행되지만 더 느린 속도로 진행된다.[11] 이러한 이유로 뇌졸중 후 기능 회복과 어떤 노인이 재활의 혜택을 받을지 예측하는 것은 어렵다. 세계보건기구(World Health Organization, WHO)는 회복 및 성공적인 재활의 예후를 (1) 재활 없이 자발적으로 좋은 회복을 보이는 내담자, (2) 집중적인 재활만으로 만족스러운 회복을 할 수 있는 내담자, (3) 재활 유형에 관계없이 기능 회복이 불량한 내담자[12] 순으로 표시되어야 한다고 제안한다. 회복 예측을 복잡하게 만드는 다른 요인에는 동반 질환 및 우울증이 포함된다.

뇌졸중의 결과는 뇌에 혈액을 공급하는 동맥이 관여

표 19.1 뇌졸중 후 신경결함의 발생률

신경손상	발생률(%)
감각결핍	55
구음장애	46
오른쪽 편마비	47
왼쪽 편마비	37
인지결함	38
시지각장애	34
실어증	30
방광 조절	29
반맹증	31
실조증	24
연하곤란	13

출처: US Department of Health and Human Services. *Stroke facts and statistics.* Retrieved from http://www.cdc.gov/stroke/stroke_facts.htm

하는지에 따라 크게 달라진다(표 19.2). 뇌졸중의 의학적 치료는 혈관 병변의 유형, 위치 및 중증도에 따라 다르다. 급성기에는 기도 유지, 수분 공급, 고혈압 관리에 의학적 개입이 집중된다. 심부 정맥 혈전증(deep vein thrombosis, DVT), 즉 장기간의 침상 안정 또는 부동 상태 후에 하지 정맥에 형성되는 혈전을 예방하기 위한 조치가 종종 취해진다. 이러한 혈전이 방출되면 폐에 들러붙어 사망에 이른다. 보조작업치료사는 DVT의 징후에 대해 경계해야 하며 의사가 설정한 동원 및 활동 지침을 요청하고 주의 깊게 따라야 한다. DVT의 존재를 시사하는 하지의 국소 징후에는 비정상적인 온도, 색과 둘레의 변화, 압통 등이 있다. 약물 사용 외에도 노인들은 탄력

표 19.2 특정 동맥의 뇌혈관질환으로 일어나는 손상

동맥	손상
중간대뇌동맥	• 반대측 편마비 • 반대측 감각손상 • 반대측 반맹증 • 실어증 • (병변이 우성 반구에 위치할 때) 병변부위 쪽으로 머리와 목의 편향 • 질병부인증 편측무시, 시공간 결손, (병변 부위가 비우성 반구에 위치할 때) 보속증
내경동맥	• 반대측 편마비 • 반대측 편측지각마비 • 동측성 반맹증 • 실어증, 실서증, 계산불능증, 좌/우 혼돈, (병변부위가 우성 반구에 위치할 때) 손가락 인지불능 • 시지각 기능장애, 편측무시, 구조적 옷입기 실행증, 주의력 결핍, 지남력장애, (병변부위가 비우성 반구에 위치할 때) 질병부인증
전대뇌동맥	• 반대측 편마비 • 실행증 • 변실금과 요실금 • 하지의 피질감각 상실 • 얼굴과 혀의 반대측성 약화 • 보속증과 기억상실 • 빨기 반사
후대뇌동맥	• 동측성 반맹증 • 눈의 근조직 마비 • 반대측 편마비 • 지남력장애 • 불수의적 운동장애 • 감각결손
소뇌동맥	• 동측성 운동실조 • 안구진탕증, 메스꺼움, 구토 • 접촉, 떨림, 자세감각 감소 • 반대측 통증과 온열감 • 동측성 얼굴마비
척추동맥	• 반대측 통증, 온도, 접촉, 고유수용성감각 감소 • 편마비 • 안면근 약화 및 마비 • 운동실조 • 혀의 마비와 성대 약화

있는 스타킹과 간헐적 압박 의복을 착용하고 조기 동원을 통해 DVT를 예방할 수 있다. DVT 및 뇌졸중의 기타 잠재적인 합병증 때문에 보조작업치료사는 각 중재 세션을 시작하기 전에 노인의 의료 기록을 확인하고 다른 팀원과 의사소통해야 한다. 이렇게 함으로써 모든 팀 구성원은 충분한 정보를 얻고 노인들의 요구를 가장 잘 충족시키기 위해 노인과 함께 중재를 수정할 수 있다.

장 및 방광 기능장애는 뇌졸중 회복의 초기 단계에서 흔하다. 일반적으로 의사는 수분 섭취, 대변 연화제 및 기타 치료법을 포함하는 특정 장 및 방광 프로그램을 지시한다. 보조작업치료사는 노인을 위한 성공에 필수적인 예정된 배변 프로그램을 구성하는 데 관여할 수 있다(장 및 방광 훈련 프로그램은 17장 참조). 뇌졸중에서 회복하는 초기 단계의 기타 합병증에는 호흡 및 연하와 관련된 근육의 효율성 감소로 인한 호흡 곤란 및 폐렴이 포함된다. 좋은 폐 위생, 항생제 사용 및 조기 동원이 효과적인 예방 조치이다. 연하곤란 또는 삼킴 문제도 흡인성 폐렴을 예방하기 위해 해결해야 한다(18장 참조).

작업치료 평가

연구 근거와 전문가 의견에 따르면 뇌졸중 재활은 급성기에서 시작하여 발병 후 몇 년 동안 장기간 지속되어야 한다.[13–15] 작업치료는 이 재활 과정에서 필수적인 구성 요소이다.[16] 보조작업치료사는 평가 과정에 적극적으로 참여한다. 작업치료사의 감독하에[17] 다른 클라이언트와 마찬가지로 작업치료 평가는 각 중재 세션 동안 진행되는 지속적인 과정이다. 뇌졸중을 앓았던 노인들은 회복의 처음 몇 달 동안 많은 변화를 경험할 수 있기 때문에 특히 그렇다. 이러한 변화는 특히 중재 중에 나타날 수 있다. 비록 운동, 시각, 지각, 감각 및 인지 결함이 모두 기능적 손상에 기여할 수 있지만, 노인의 심리사회적 기술과 수행과 그들이 살고 수행하는 환경은 모든 작업치료 평가의 중요한 구성 요소이다. 또한 평가는 항상 노인의 결함뿐만 아니라 노인의 수행 기술, 과거 수행 패턴, 작업적 맥락, 가치, 신념 및 영성을 고려해야 한다.[18] 수행 기술 평가(운동 및 실천 기술, 감각 지각 기술, 감정 조절 기술, 인지 기술, 의사소통 및 사회적 기술)는 활동 수행 중에 동시에 수행된다. 각 개별 영역의 평가가 개별적으로 수행될 수 있지만 이러한 기술의 상호작용과 작업 참여에 대한 영향이 작업치료에서 가장 중요하다.[18] 일반적인 장애는 중재 섹션에서 논의되지만, 보조작업치료사에 필요한 평가 영역은 다음 단락에서 논의된다.

운동 평가의 맥락에서 보조작업치료사는 중력에 대항하여 정중선에서 몸을 똑바로 유지하는 노인의 능력(자세 반응)을 이해해야 한다. 이를 위해 보조작업치료사는 노인의 과긴장성 또는 저긴장성 정도, 비정상적인 움직임 패턴의 존재, 원시 반사, 교정 및 보호 반응, 평형, 협응 및 운동 범위를 관찰해야 한다. 보조작업치료사는 이러한 모든 수행 기술이 자세와 지구력에 의해 영향을 받으며, 최적의 평가는 노인이 똑바로 서서 너무 피곤하지 않을 때 발생한다는 것을 기억해야 한다. 몸통, 골반, 어깨 띠의 정렬과 자발적인 운동 조절에 주의해야 한다. 근력 평가는 저긴장 또는 과긴장이 있는 경우 제한된 이점을 가지며 아마도 과긴장의 정도를 증가시킬 수 있다.[19]

감각 평가에는 가벼운 접촉, 압력, 통증, 온도, 입체 인지, 고유수용성감각 평가가 포함되어야 한다. 평가할 시각 및 지각 영역에는 추적(부드러운 추구), 시야, 오른쪽 또는 왼쪽에 대한 무시가 포함된다. 평가할 다른 영역에는 공간 관계, 체형 접지, 운동 계획 및 신체 체계가 포함된다. 또한, 노인들은 그들의 수행에 영향을 미칠 수 있는 다른 시각장애가 있을 수 있다(15장 참조). 종종 평가되는 인지 기술에는 주의력, 초기화, 기억력, 계획 수립, 조직화, 문제 해결, 통찰력 및 판단력이 포함된다. 계산을 수행하고 추상화하는 능력도 테스트할 수 있다. 보조작업치료사는 자세가 감각, 시각, 지각 및 인지 기능에 상당한 영향을 미칠 수 있다는 점을 기억해야 하며, 이러한 영역의 평가는 노인이 똑바로 서 있을 때 이루어져야 한다.

삼키는 능력과 안전성에 대한 평가는 뇌졸중을 경험한 모든 노인에게 중요하다. 삼키는 것은 운동, 감각, 지각 및 인지 기술의 동시 수행으로 인해 발생하는 복잡한 행동이다. 이러한 영역 중 하나라도 결핍되면 노인이 음식을 폐로 흡인하여 폐렴이 발생할 위험이 더 커질 수 있다(18장 참조).

노인의 의사소통 능력에 따라 노인의 심리사회적 기술 평가는 가족이나 다른 중요한 사람을 인터뷰하여 완료해야 할 수도 있다. 노인이 뇌졸중 이전에 관련되었던 직업이나 추구 그리고 노인의 가치와 관심에 대한 지식은 중재 전략을 선택하는 데 중요하다. 작업치료 개입의 모든 단계에서 작업적 과제를 고려해야 한다.

작업치료 중재

뇌졸중으로 인한 기능장애에 대한 작업치료 중재의 장기적인 목표는 노인 삶의 모든 맥락에서 최대한의 참여를 촉진하는 것이다. 이 목표를 달성하기 위해 중재는 노인이 자기 관리를 수행하고 모든 작업 영역에 참여할 수 있는 능력을 지원하는 보상 전략 및/또는 신경근, 시각-지각적 인지 및 심리사회적 기술의 회복에 중점을 둔다. 이들 각각의 영역이 강조되는 정도는 노인의 이전 신체적 · 사회적 환경과 입원 후 계획에 의해 결정된다. 각 노인의 상황이 고유하기 때문에 작업치료 중재 계획은 해당 개인에게 특별히 맞춰진다. 보조작업치료사는 노인의 존재의 이러한 모든 영역을 인식함으로써 작업치료 윤리 강령을 준수하는 것이다.[20]

맞춤형 중재 프로그램의 필요성은 Rose와 Maria의 사례로 설명된다. 두 여성은 모두 70대 후반이며 뇌졸중으로 인해 오른쪽 편마비가 발생하고 언어로 표현하는 데 어려움이 있다(예: 실어증). 그들의 시각, 지각 및 인지 능력은 손상되지 않은 것처럼 보인다. Rose는 하루에 한 끼 식사를 제공하고 세탁과 청소를 돕는 노인 커뮤니티에 살고 있는 미망인이다. 그녀의 두 아들은 다른 주에 살고 있다. Maria는 남편과 8명의 성인인 딸 중 2명과 함께 집에서 살고 있다. 3세에서 18세 사이의 10명의 손주들도 그녀의 집에 살고 있다. Rose와 Maria는 모두 이전 생활환경으로 돌아가고 싶어 한다. 두 여성을 위한 작업치료 프로그램은 그들의 모든 필요를 해결할 것이지만 Rose의 프로그램은 자기 관리, 식사 준비 및 가벼운 가정 관리 작업에 중점을 둘 것이다. 왜냐하면 그녀는 노인 커뮤니티에서 아파트를 유지하기 위해 이러한 영역에서 독립적이어야 하기 때문이다. 그러나 Maria는 자기 관리를 위해 가족의 도움에 의지하고 있으며 대가족을 위해 다시 요리하는 데 더 관심이 있다. 따라서 그녀의 프로그램은 식사 준비, 가벼운 가정 관리 및 사회적 기술에 더 중점을 둘 것이다. 두 여성을 위한 작업치료 프로그램은 신경근, 시각-지각적 인지 및 심리사회적 기술을 다루지만 치료 매체로 선택한 활동은 그들의 삶의 맥락을 반영해야 한다.

Rose와 Maria의 사례는 뇌졸중 재활의 또 다른 중요한 원칙을 보여준다. 개인이 중재를 위해 선택한 활동에 더 익숙할수록 운동이 더 자발적이고 무의식적이며, 결과적으로 변화는 더 오래 지속된다.[21] 의식적이고 주의집중적인 학습이 종종 필요하다. 특히 회복 가능성이 적고 보상 전략이 더 실행 가능한 재활의 경우에서 그렇다. 그러나 이러한 전략은 필요한 정신적 노력으로 인해 재활 과정을 늦출 수도 있다. 이를 설명하기 위해 보조작업치료사는 파트너와 함께 다음 연습을 수행해야 한다. 당신이 주로 쓰는 손으로 종이에 이름을 쓸 때 파트너에게 시간을 달라고 하고, 파트너가 당신의 이름을 다시 쓰게 한다. 당신의 이름을 쓸 때 당신의 몸과 이 작업에 필요한 정신적 통제의 정도에 주의 깊게 집중한다. 뇌졸중 후 재활 경험은 사용하지 않는 손으로 글을 쓰는 경험과 유사하다. 뇌졸중에서 회복 중인 내담자들은 사용하지 않는 손을 사용하는 법을 배우지 못할 수도 있지만, 그들은 다른 신체 능력으로 과업 성취를 다시 배우고 있다. 이러한 클라이언트가 시도 중인 작업에 더 많이 집중해야 할수록 완료하는 데 더 오래 걸릴 수 있다. 자동 활동에 참여하면 시간이 덜 걸릴 수 있으며 모든 행동을 지원하는 자동 자세 조정을 강화할 수 있다. 결과적으로 보조작업치료사는 가능할 때마다 노인이 뇌졸중을 경험하기 전에 학습 및 업무 경험을 사용하는 방식으로 손실된 기능을 회복하도록 설계된 전략을 사용하여 뇌졸중 장애에 대한 중재에 접근해야 한다. 보상 전략, 특히 보조도구 또는 대체 운동 패턴 사용과 관련된 보상 전략은 의식적인 주의가 필요하고, 나중에 고치기 어려울 수 있는 습관을 만들 수 있으므로 주의 깊게 평가해야 한다.

운동결손

뇌졸중으로 인한 운동기능장애의 치료를 위해 여러 감각운동 접근법이 존재한다. 이들 중 일부는 운동 장애에 대한 Brunnstrom 접근법,[22,23] 신경 장애 치료에 대한 Bobath의 신경 발달 접근법,[24-27] 제약 유도 운동 요법[28-30] 및 거울 요법을 포함한다. 중재는 신체의 영향을 받는 쪽의 정상적인 자발적 움직임과 사용을 촉진하는 것이다. 따라서 정상적인 자세 기능도 발달해야 하며 비정상적인 반사와 움직임을 억제해야 한다.

과긴장은 종종 사람이 운동기능장애를 가지고 있다는 가장 눈에 띄는 징후이지만, 이 문제는 분리보다는 자세 조절의 맥락에 가장 중점을 둔다. 사지의 비정상적인 긴장도는 개인이 누워 있는지, 앉아 있는지, 서 있는지에 따라 크게 달라질 수 있다. 따라서 운동 장애는 개인이 정렬되어 있을 때 치료되어야 한다. 정렬이란 개인의 골반이 전후방 경사가 없는 중립 위치에 있고, 척추가 정중선에 정렬해 있으며, 상지와 하지가 중립 위치에 있음을 의미한다.

노인이 몸을 기댄 동안 올바른 자세는, 특히 어깨손증후군이 있는 경우, 근육의 긴장도와 통증에 극적인 영향을 미칠 수 있다(편마비 상지의 특정 문제는 이 장의 뒷부분에서 논의됨). 영향을 받는 쪽으로 누우면 그쪽에서 가해지는 무거운 압력 때문에 비정상적인 긴장과 통증을 억제하는 데 가장 도움이 된다(그림 19.1A). 이때 어깨관절이 올바르게 정렬되어 있고, 어깨뼈가 약간 외전되어 있으며, 위팔뼈가 외회전되어 있다. 노인이 영향을 받는 쪽으로 눕고 이동이 영향을 받은 쪽을 향할 수 있도록 침대의 위치를(노인이 변화가 너무 혼란스럽다고 생각하지 않는 한) 재배열해야 한다. 마비측으로 눕는 것의 또 다른 이점은 노인이 이 위치에 있는 동안 덜 관여된 상지를 기능적 사용을 위해 자유롭게 한다는 것이다(그림 19.1B).

옆으로 누운 자세에서 침대 가장자리에 앉거나 등을 대고 누운 자세로 변경하는 등의 과도기적 동작 중에는 몸의 정렬이 유지되어야 한다. 이 정렬은 의자, 휠체어, 화장실 또는 자동차로 이동할 때도 유지된다. 앉은 자세에서 서 있는 자세로, 다시 앉은 자세로 바꾸는 것; 그리고 걷는 동안. 보조작업치료사는 노인이 누운 자세에서 침대 가장자리에 앉는 자세로 변경하거나 이동할 때 확립된 순차적 절차를 따라야 한다(박스 19.1, 19.2). 이러한 모든 상황에서 보조작업치료사는 노인을 돕기 위해 영향을 받는 상지를 당기지 않도록 해야 한다. 보조작업치료사는 손을 노인의 어깨뼈에 대고 노인의 어깨를 잡고 도움을 주어야 한다. 팔을 당기거나 겨드랑이에서 노인을 지지하는 것은 어깨 통증이나 어깨관절 부분탈구를 쉽게 유발하거나 악화시킬 수 있다. 어깨 부분탈구는 아래쪽

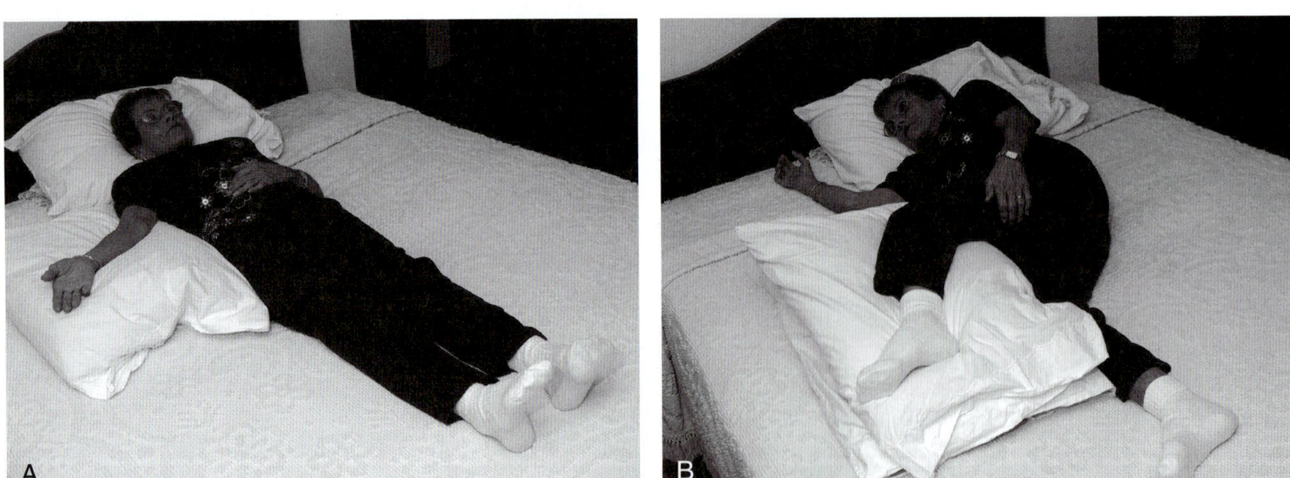

그림 19.1 A: 바로 누운 자세에서 몸통과 상지는 정렬되어야 한다. 마비측 상지는 손바닥을 위로 하고 밑에 베개를 받쳐주어야 한다. B: 마비측으로 옆으로 누운 자세에서 건측 상지는 기능적인 사용을 위해 자유롭게 둔다.

박스 19.1 바로 누운 자세에서 침대 모서리 앉기의 순차적 절차

1. 노인의 마비된 쪽을 출구 쪽으로 눕게 한다.
2. 위팔뼈가 바깥돌림되도록 마비된 어깨뼈를 수동적으로 부드럽게 벌리고, 마비된 팔을 펴고, 손바닥은 위를 보게 한다. 대안은 노인의 양손을 꽉 쥐게 하고, 팔꿈치를 쭉 펴고 팔을 90° 굽힘하고 옆으로 돌리게 하는 것이다.
3. 마비된 발목 밑으로 마비되지 않은 다리를 구부리게 하고, 양 다리를 침대 모서리 쪽으로 움직인다.
4. 마비된 쪽으로 돌려 옆으로 눕는다.
5. 마비되지 않은 상지를 몸 앞쪽에서 교차시키고, 가슴 약간 아래 침대에 둔다.
6. 노인이 침대 옆으로 다리를 놓을 때, 가능하다면 마비되지 않은 손으로 마비된 팔꿈치를 밀어 올린다.
7. 일단 침대 가장자리에 앉았다면, 양발이 바닥에 편평하게 닿을 때까지 각 넙다리의 체중부하를 교대해서 자유로운 넙다리를 앞쪽으로 빨리 움직인다.

박스 19.2 이동을 위한 순차적 절차

1. 휠체어에서 다른 의자나 변기, 침대로 옮긴다면, 휠체어와 목적지 면이 45°(수직으로)를 이루게 한다. 노인은 가능하다면 마비된 쪽으로 옮겨야 한다.
2. 휠체어가 잠겼는지, 발판과 팔걸이가 진로를 방해하지 않는지 확인한다.
3. 양발을 바닥에 편평하게 둔다.
4. 등이 등받침대와 반대가 되지 않도록 노인을 수직으로 앉힌다.
5. 체중을 한쪽 넙다리로 교대로 옮기고, 다른 넙다리를 의자의 앞쪽 모서리로 빨리 움직이게 한다. 노인이 허리를 펴서 의자의 등받이를 밀지 못하게 한다. 이렇게 한다면 몸 전체의 비정상적인 근긴장이 늘어날 수 있다.
6. 발가락 끝이 무릎 바로 아래 있도록 노인의 발을 둔다. 발이 바닥과 편평한지 확인한다. 발목의 배측굴곡이 제한된다면, 발가락은 무릎 약간 앞에 있을 것이다.
7. 어깨가 무릎 바로 위에 있을 때까지 앞으로 구부린다.
8. 할 수 있다면 노인에게 양손으로 무릎을 밀게 한다.
9. 앞으로 구부릴 때 노인을 서게 한다. 완전하게 설 수 없다면, 어느 정도는 체중부하를 양발에 싣게 하면서, 노인의 몸을 목표 의자나, 변기, 침대까지 안내한다.

이나 앞쪽 및 위쪽에 발생할 수 있다. 어깨관절접시오목(glenohumeral fossa)에서 위팔뼈의 정렬은 작업치료사에 의해 평가된다. 보조작업치료사는 어깨의 가동범위를 평가하기 전에 정렬이 올바른지 판단해야 한다. 어깨 통증은 몸통, 어깨 거들 및 위팔뼈의 부정렬에서 발생할 수 있는 빈번한 문제이다. 부분탈구; 유착성 관절낭염; 및 외상[34] 어깨 부분탈구 및 통증은 과긴장성 증가, 구축, 부종, 신경 손상 및 어깨손증후군과 같은 다른 합병증을 유발할 수 있다. 보조작업치료사가 이러한 조건에 대한 개입을 시도하기 전에 작업치료사와 함께 서비스 역량을 설정해야 한다.

보조작업치료사는 앉아 있는 동안 노인의 신체정렬에 꾸준한 주의를 기울여야 하는데, 이것이 대부분의 활동 동안, 특히 초기 재활 단계 동안 노인의 자세이기 때문이다. 만일 노인이 오랫동안 가만히 앉아 있어야 한다면, 치료사는 노인의 골반이 중립자세로 있는지 확인하고, 가능한 한 의자의 뒤쪽에 앉아 있게 한다. 고관절 굴곡은 90°여야 한다. 고관절 굴곡이 클수록, 골반은 후방경사가 되고 허리뼈와 등뼈(thoracic spine, 흉추)는 구부러지며 호흡과 능동적인 상지조절을 억제하고, 앞을 보기 위해서는 목뼈폄이 더 증가된다. 접은 타월이나 얇은 베개를 허리의 잘록한 부분에 두면 정렬 유지에 도움이 된다. 하지만 너무 두꺼운 베개나 지지물은 허리뼈를 과도하게 펴게 하고, 그 결과 골반의 전방경사가 나타나고, 결국 노인이 주요 자세조절 방법으로 허리를 펴게 된다. 노인이 허리를 과도하게 펴서 사지를 움직인다면, 몸 전체의 긴장이 증가할 것이다.

노인이 앉은 자세로 있을 때의 또 다른 염려는 골반의 측방경사나 척추의 가쪽굽힘이다. 감각과 근긴장 변화 때문에 신체 절반의 근육은 잘 움직이지 않는다. 그 결과 신체의 다른 쪽이 과도하게 움직이게 된다. 이로 인한 부정정렬 때문에 척추는 한쪽으로 구부러진다. 가쪽굽힘

때문에 척추는 더 이상 정중선에 위치할 수 없고, 노인의 넙다리에 체중부하가 불균형이 된다. 한쪽으로 골반이 경사되어 같은 쪽의 몸통은 짧아지고, 반대쪽의 몸통은 늘어난다. 체중부하는 주로 늘어난 몸통 쪽에서 일어난다. 보조작업치료사는 단지 앉아 있는 표면의 한쪽을 높이기보다는 척추가 정중선으로 정렬되도록 능동이나 수동적으로 도와주어야 한다.

골반과 척추가 정렬되었다면, 보조작업치료사는 무릎의 굽힘과 발목의 발등굽힘이 90°가 되도록 두 발을 바닥이나 발판에 편평하게 붙이는 데 초점을 맞춘다. 보조작업치료사는 넙다리뼈가 중립 회전에 있는지(즉, 안쪽 또는 바깥쪽돌림이 없는 상태), 엉덩관절벌림과 모음이 없는지 주의를 기울여야 한다. 그러면 뒤꿈치는 무릎 바로 아래에 있고, 무릎은 고관절과 정렬될 것이다. 노인이 휠체어에서 밀려나지 않는 한, 체중이 더 고르게 실리도록 양발은 바닥에 두어야 한다. 따라서 노인의 발이 편안하게 바닥에 닿기 위해서 표준 휠체어보다 약간 더 낮은 좌석의 편마비 휠체어를 권한다. 휠체어에 놓인 푹신한 좌석과 뒤판도 노인의 앉기 자세와 정중선 지향을 향상시켜서, 휠체어의 나쁜 자세에서 발생하는 문제를 예방한다.

골반, 척추, 하지에 주의를 기울였다면 이제 보조작업치료사는 노인의 마비된 상지를 정렬할 수 있다. 자세 취하기 전략은 저긴장과 과긴장 팔이 비슷하다. 체중부하의 정상화 영향으로 이익을 얻도록 손바닥을 아래로 해서 손이 편평한 표면에 놓일 수 있도록, 노인을 탁자 앞에 두거나, 전면이나 반면의 받침대(lapboard)를 제공한다. 이를 위해서, 보조작업치료사는 노인의 어깨뼈가 약간 벌려져 있는지, 팔꿈치가 어깨 앞에 있게 어깨가 굽힘되었는지, 어깨를 지탱하기 위해서 어깨뼈가 중립자세나 약간 바깥으로 회전되었는지, 아래팔이 엎침되어 몸통에서 멀리 떨어져 위치하는지, 손은 지지 표면에 놓이는지 확인한다. 이렇게 하면 손이 체중을 정상적으로 지탱할 수 있다. 정상적인 체중부하 면은 엄지손가락의 바깥쪽 표면, 손가락 끝, 손의 바깥면 모서리, 엄지두덩과 새끼두덩이다. 보조작업치료사는 손이 펴지지 않도록 손허리손가락관절로 형성된 아치형을 유지시켜야 한다. 노인이 다칠지도 모른다는 분명한 증거가 있는 극단적인 경우를 제외하고, 손은 어떤 식으로든 받침대에 고정되지 않아야 한다. 정상적이고 자발적인 체중부하를 제한한다면, 근긴장이 정상화될 수 없다. 손의 과긴장이 심할 경우, 보조작업치료사는 받침대 위에 수프그릇이나 반으로 잘라진 공을 미끄럽지 않은 매트 위에 바닥을 아래로 향하게 놓는다. 이렇게 하면 일부 체중이 딱딱한 표면에 실릴 수 있다(그림 19.2). 하지만 노인의 손은 미끄럽지 않은 표면에 놓여서는 안 된다. 그런 물질은 어깨 통증이나 부분탈구를 일으킬 수 있는데, 이는 어깨나 몸이 자세를 취할 때 손이 움직일 수 없기 때문이다. 노인이 혼자서 제거할 수 없다면 받침대는 억제 수단의 형태로 간주되기 때문에, 노인에게 사용할 때는 신중해야 한다(14장 참조).

오랜 기간 앉아 있을 필요가 없는 중재세션 동안에 노인들은 의자나 등 없는 걸상, 매트 끝에 앉아 있어야 한다. 이런 자세의 정렬은 앞서 기술한 앉아 있기 자세와 비슷하지만, 중재는 활동에 참여하는 동안 노인을 정렬시키는 일에 중점을 둘 것이다. 걸상이나 매트 모서리에 앉기는 지지를 위한 등받이나 팔걸이가 없고 넙다리 아래 지지 기반이 줄어들기 때문에 몸통 조절을 능동적으로 할 수 있다. 하지 배치는 앞서 기술한 것과 동일하다. 하지만 노인들의 몸통 조절 능력을 증가시키면, 매트의 높이가 높아져 점차 하지에 체중부하의 양을 늘릴 수 있다. 이런 점차적 이행은 노인들에게 서기 활동 동안 필요한

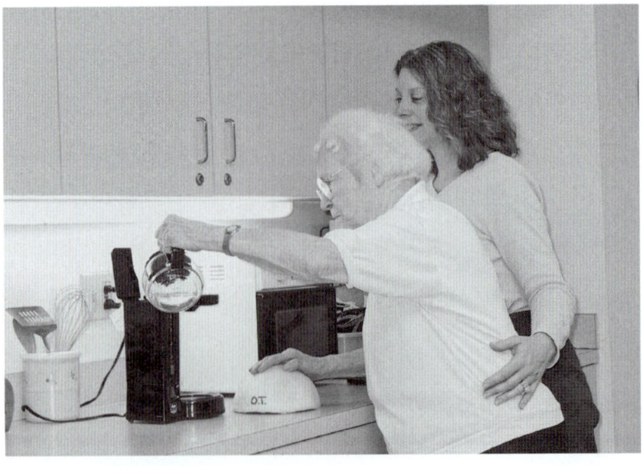

그림 19.2 과긴장이 온 노인의 경우, 마비측 손을 엎어 놓은 국그릇이나 반을 자른 공(ball) 위에 올려놓으면 체중지지의 절반이 줄어 더 편안하게 활동할 수 있다.

몸통과 자세 조절을 준비시킨다. 노인이 마비 측 상지를 거의 또는 전혀 능동적으로 움직이지 못한다면, 노인은 상지를 탁자에 두고, 앞서 기술한 것과 유사한 지침을 따라야 한다. 매트의 높이가 높아지면 손을 지탱하는 탁자나 표면의 높이도 따라서 높아져야 한다.

서기와 보행훈련은 전통적인 작업치료의 영역에 해당하지 않지만, 그것은 노인들이 한 가지 과제나 작업에서 다른 과제나 작업으로 수행하고 연습할 수 있는 이행적(transitional) 동작으로 고려해야 한다. 예를 들어, 노인들은 침대에서 욕실까지 걸어가서 용변을 보기 위해 서 있어야 하고, 또는 싱크대에서 스토브까지, 또 냉장고까지 걸어가서 음식준비를 마치기 위해 서 있어야 한다. 따라서 보조작업치료사는 앞서 기술한 것과 똑같은 방식으로 정렬을 유지하도록 보조해야 한다. 서 있고 보행하는 동안, 사람의 정중선은 마비되지 않은 쪽으로 분명히 이동된다. 이것은 흔히 노인들이 밑이 넓은 지팡이를 사용해서 걷는 법을 배울 때 두드러지고, 그들은 몸의 중앙보다는 마비되지 않은 쪽 중앙의 정중선을 유지하는 습관을 수립한다. 운동 조절이나 감각 피드백이 적기 때문에, 노인들은 서 있거나 걸음을 옮길 때 각 다리에 똑같이 체중 싣기를 주저할 것이다. 보조작업치료사는 어떠한 서기 및 보행 패턴이 작업치료 중재 동안 노인을 강화시킬지를 알기 위해서 물리치료사와 중재를 조정해야 한다.

마비측 상지는 특별히 주의를 기울여야 한다. 운동 조절이 능동적으로 거의 나타나지 않는다고 해도, 이 상지는 중재과정 초기에 모든 활동에 포함되어야 한다. 이렇게 하면 노인들은 그 상지에 주의를 집중할 것이고, 그래서 방치나 후천적 비사용을 줄일 수 있다.[28,30] 노인들에게 능동이나 수동적인 동작을 기대하기 전에, 보조작업치료사는 첫 번째로 팔을 움직일 때 어깨뼈가 적절하게 미끄러진다는 움직임의 확신이 들 때까지 어깨뼈를 수동적으로 움직여 주어야 한다. 어깨뼈는 근육마비 또는 저긴장으로 충분하게 미끄러질 수 없거나 전혀 움직일 수 없다. 결과적으로 보조작업치료사는 어깨뼈가 적절하게 움직인다는 확신을 할 때까지 절대로 어깨를 90° 이상으로 구부리거나 벌려서는 안 된다. 노인들이 능동적으로 어깨뼈를 조절하지 못한다면, 보조작업치료사는 어깨를 정렬시켜서 어깨뼈를 수동적으로 움직일 수 있다. 어깨가 90° 이상 구부러진다면, 어깨뼈는 가슴우리의 뒷벽에서 하방으로 미끄러진다. 또 어깨뼈의 하연 또는 하각은 약간 상방으로 회전한다. 어깨가 90° 이상 외전되면, 어깨뼈는 척주쪽으로 미끄러지고 하연은 약간 하방으로 회전한다.

노인이 편마비 측 상지를 최소한으로 움직이거나 전혀 움직이지 못한다면, 다음 2가지 방법 중 하나로 양손을 잡고 움직이도록 지도해야 한다. 노인이 손을 능동적으로 움직인다면, 마비측 손의 엄지손가락을 위로 오게 올려서 양손을 깍지 낀다. 손의 움직임이 전혀 없다면, 마비되지 않은 손을 마비측 손목과 척골에 두고, 마비되지 않은 엄지손가락을 마비측 손바닥에 둔다. 이 방법은 마비측 손의 작은 관절을 보호하고, 손바닥을 아치 형태로 유지시켜 준다. 어느 방법을 사용하든 양손을 잡는 동안, 노인은 팔꿈치를 펴고 어깨를 약 90°로 굴곡해야 한다. 이런 자세의 팔로 노인은 바로 누운 자세에서 옆으로 누운 자세로, 앉은 자세에서 서 있는 자세로 바꿀 수 있고, 옷을 입거나 목욕을 하거나, 다른 기능 활동을 하는 동안, 마비 측 하지의 무릎을 교차해서 의지할 수 있다. 노인이 물을 마시려고 머그컵을 들거나 케이크 반죽을 섞는 등의 다양한 기능적 활동을 수행할 때 이런 양손 기술을 사용하도록 도움을 주기 위해 보조작업치료사의 상상력과 창의력이 꼭 필요하다. 또한 양손을 잡음으로써 노인은 편마비 측 어깨를 혼자서 구부리거나 벌릴 수 있다. 이런 양측의 통합은 근긴장의 정상화를 돕고, 노인이 편마비 측 상지를 능동적으로 관리하도록 촉진한다.[24]

노인들이 어깨손증후군이 있으면, 편마비 측 상지는 적절하게 관리되지 못한다. 이 증후군의 특징은 보통 손에서 나타나지만 전완과 상부 팔에도 나타나는 팽창이나 부종과 압통, 관절가동범위 상실, 혈관운동 퇴화다. 통증과 견관절의 부분탈구는 꼭 나타나지는 않는다. 보조작업치료사는 뼈와 피부, 근육의 비가역성 위축을 피하기 위해서 이런 문제를 즉시 모두 다루어야 한다.[23] 팽창은 양동이나 들통에 잘게 부순 얼음을 3분의 2가량 채우고, 얼음 높이로 찬물을 부어서 사용하면 가장 잘 가라앉는다. 노인은 자신의 앞으로 바닥에 놓인 양동이와 일직선으로 앉아서, 몸을 구부려서 물속에 마비 측 손과 손목을 넣어야 한다. 부종성 손은 3~5초 동안 담그고, 이 과정을 3번 반복한다. 보조작업치료사는 타월로 손을 부드럽게 닦아야 한다. 보조작업치료사는 노인에게 가능하다면 손가락을 구부리라고 하거나, 부드러운 수동적인 손가락과 손의 관절운동을 제공할 수 있다. 전체 절차는 부종이 가라앉을 때까지 하루 동안 반복해서 행해야 한다. 보조작업치료사는 관절운동을 제공하면서, 손발을 들어 올려 역행성 마사지를 행할 수 있고, 노인들이 치료를 받지 않을 때 손에 유액(fluid)이 생기지 않도록 손목을 30° 신전시킨 간단한 콕업(cock-up) 스플린트를 댈 수 있다(그림 19.3). 부종은 또 손발에서 유액을 이동시키는 근육활동의 감소와 의존적 자세, 외상으로 발생할 수 있다.

보조작업치료사는 등급화된 활동을 사용해서 노인들의 마비측 상지의 수의적 조절을 촉진할 수 있다. 그런 활동은 어깨에서 팔꿈치로 또 손으로 조절이 진행되도록 조정되어야 한다. 노인들은 팔의 근위부보다 먼저 손을 조절할 것이다. 손이 분명히 조절된다고 해도, 보조작업치료사는 손에 체중을 실으면서 팔에 의지해서 몸을 움직이는 활동에 노인들이 참여하도록 먼저 어깨의 능동적인 움직임을 촉진해야 한다. 손의 체중지지 면은 엄지손가락의 측면, 엄지두덩(thenar eminence), 손가락 끝으로 한정된다. 이 자세에서 손바닥은 표면에 체중지지가 되지 않도록 접촉되지 않아야 한다. 손에 가해지는 체중부하는 강할 필요는 없고, 노인들의 손은 완전하게 펴져서는 안 된다. 체중이 편평한 손으로 실리면, 손의 정상적이고 기능적인 아치가 없어지고, 그 결과 나중에 노인들은 쥐기 능력을 발달시킬 수 없게 된다. 체중을 손에 두면 앉기와 서기 자세가 모두 가능해진다. 예를 들어, 앉기 자세에서 노인의 마비된 손은 체중부하 자세로 노인 옆에 놓인 탁자나 의자에 둘 수 있다. 서기 자세에서, 노인은 마비된 손을 탁자나 상판 같은 표면에 두면서, 접시나 식료품을 정리하거나, 빨래를 개는 법을 배워야 한다(그림 19.4). 어깨 조절이 증가하면, 몸의 더 안정적인 부분에서 마비측 사지의 자유로운 움직임을 강조하는 활동을 소개해야 한다. 이런 모든 활동 동안, 보조작업치료사는 적절한 신체 정렬이 유지되는지, 노인들이 신체의 한쪽을 조절하기 위해서 다른 쪽의 비정상적인 움직임을 사용하지는 않는지 확인해야 한다.

구속 유도 운동 요법

구속 유도 운동 요법(constraint induced movement therapy, CIMT)은 뇌졸중 후 운동 장애가 지속되는 개

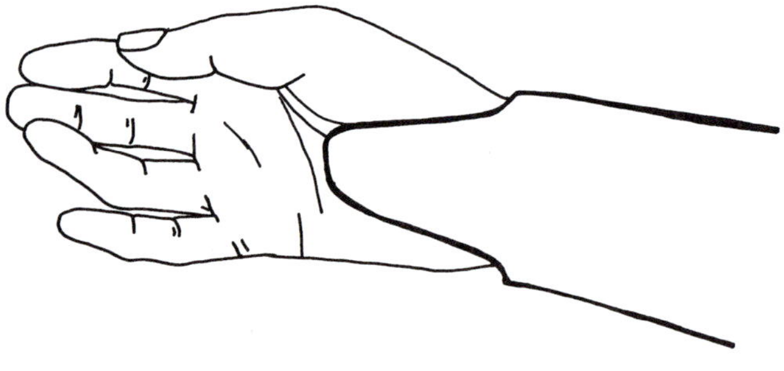

그림 19.3 수정된 콕업 스플린트는 손목을 약간 신전되게 하고 손에 유액이 차는 것을 경감시켜 준다.

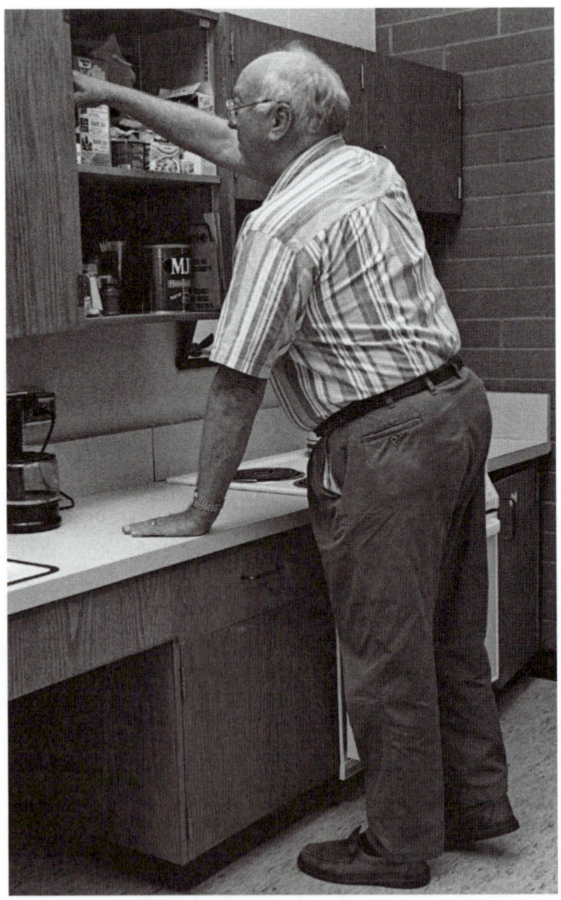

그림 19.4 조리대에 서 있는 동안 마비측 손에 체중지지를 할 수 있다.

인을 위한 가장 효과적인 재활 중재 중 하나다. 전통적인 CIMT 프로토콜에서 노인은 2주 동안 하루에 6시간 동안 보조작업치료사에서 형상화와 함께 반복적인 작업을 수행한다. 주간 시간의 90% 동안 작업을 수행한다.[35] 보조작업치료사는 작업치료사와 긴밀히 협력하여 CIMT 프로토콜에 참여하고 개발할 수 있는 노인의 적격성을 결정해야 한다. 노인은 손목에서 최소 20°, 중수지절 및 지절간 관절에서 10°의 확장이 있어야 한다. 또한 노인은 잠재적인 안전 문제로 인해 적절한 인지 능력이 있어야 하며, 도움이 있든 없든 최소 2분 동안 서 있을 수 있어야 한다.[35,36]

결과를 측정하기 위한 평가 도구로는 울프 운동 기능 검사(Wolf Motor Functional Test) 또는 개정된 울프 운동 기능 검사(Graded Wolf Motor Functional Test), 운동활동측정표(Motor Activity Log), 푸글 마이어 신체 성능 평가(Fugl-Meyer Evaluation of Physical Performance), 뇌졸중 영향 척도, 운동 및 처리 기술 평가, 캐나다 작업수행평가 등이 있다. 중재에는 노인에게 의미 있고 관련이 깊은 기능적 과제의 많은 연습이 포함된다. 중재의 예에는 다음을 촉진하는 과제가 포함된다. 움켜쥐었다 펴기, 물 마시기, 머리 빗기 같은 기본적인 자기 관리 활동, 기능적인 물건에 손 뻗기 등이 있다. 형상화는 치료 프로토콜의 필수 구성 요소이며 노인의 필요에 따른 특정 작업 선택, 노인이 기능적 과업의 개선을 보일 때 특정한 팔-손 움직임, 격려 제공[37] 보조작업치료사는 구두 및 노인에 대한 적절한 움직임과 정렬 및 격려 및 지원을 촉진하기 위해 노인에게 촉각 피드백을 제공한다.

안전, 시간 및 자원에 대한 우려가 대두된 후 수정된 버전의 CIMT(mCIMT)가 개발되었다.[36] mCIMT 프로토콜은 하루 30분에서 6시간까지, 기간은 2주에서 12주까지, 강도는 일주일에 2~7회, 집이나 진료소의 위치는 다양하다.[35,38,39] 표준 CIMT 및 mCIMT 프로토콜 모두 사지 운동 장애가 있는 노인에게 효과적인 중재인 것으로 밝혀졌다.[35,39] 그러나 CIMT 중재를 더 일찍 받은 개인은 손과 팔의 움직임이 개선되었다.[40] CIMT와 mCIMT 모두에 대한 여러 연구 결과에 따르면 노인이 마비측 지절(관찰 및 자가 보고를 통해)의 일상활동을 완료하고 삶의 질을 향상시키는 능력이 향상되었다.[35,41]

기타 기법

보조작업치료사는 편마비 상지를 보호하고 넘어지지 않도록 적절한 한 손으로 옷을 입는 방법을 노인들에게 가르쳐야 한다. 옷 입고 벗기는 의자에 앉은 상태에서 수행해야 하며, 일반적으로 편마비 지절을 잡아당기거나 불필요하게 꼬이지 않도록 먼저 옷을 입고, 마지막으로 옷을 벗어야 한다. 앞 단추가 있는 셔츠나 블라우스는 편마비가 있는 팔에 먼저 옷을 입힌 다음 다른 팔로 셔츠 깃을 잡고 셔츠를 어깨에 걸쳐 입는 것이 가장 쉽다. 셔츠가 반대쪽 어깨에 걸쳐져 있으면 노인이 영향을 받지 않은 팔로 소매에 닿을 수 있다. 셔츠를 벗을 때는 이 절차를 반대로 한다. 이 과정은 바지를 입을 때와 비슷하지만 노인이 편마비 다리를 먼저 교차, 즉 편마비 다리를 반대쪽 다리 위로 교차해야 한다는 점만 다르다. 노인이 일어서서 바지를 올릴 수 있다면 양 다리에 옷을 입힌 상태에서 노인이 그렇게 할 수 있다. 서 있을 수 없는 경우 노인은 의자에 앉은 상태에서 체중을 양쪽으로 옮길 수 있으며 점차적으로 바지를 엉덩이 위로 끌어올릴 수 있다.

노인을 기능적 활동으로 훈련시키거나 보조도구를 선택할 때 앞에서 언급한 모든 원칙을 고려해야 한다. 처음에는 발전이 더딘 것처럼 보일 수 있지만, 이러한 원리를 따르면 노인의 운동의 질 발달에 현저한 차이를 만들 수 있다. 작업이 너무 어려울 때 노인은 비정상적인 움직임 패턴을 사용하고 빨리 피로해지고 낙담할 가능성이 더 크다. 보조작업치료사는 적절한 수준의 노인들에게 도전이 되는 활동을 선택할 때 훌륭한 관찰력과 임상적 추론 기술을 사용해야 한다.

시각, 지각, 인지결손

뇌졸중으로 나타난 운동결손은 가장 쉽게 관찰되지만, 적절하게 다루지 않는다면 눈에 보이지 않는 많은 문제가 재활과정을 방해할 수 있다. 뇌병변 유형에 따라, 개인은 감각이 완전히 없기도 하고 반대로 통증과 다른 왜곡된 감각만 두드러지기도 하는 등 다양한 범위를 갖는다. 이런 문제는 신체도식장애를 갖거나 운동계획이 어려울 때, 즉 실행증(apraxia)이라고 알려진 상태일 때 두드러진다. 따라서 통합이나 반신마비된 쪽에서 지각 입력을 하기가 곤란해진다. 뇌졸중에서 공통으로 나타나는 시지각 결손은 반맹증, 형체-배경 지각 어려움, 공간 관계 어려움 등이 있다. 노인들의 몸이 반신마비되었을 때도 그것을 알지 못하고, 그쪽을 시각적으로 살피지 못할 때 결과로 편측무시(unilateral neglect)란 증상이 나타난다.[42,43] 이러한 장애는 모두 몸의 편마비된 쪽의 사용을 촉진하는 양측 기능 활동을 사용해서 중재 동안 동시에 다루어야 한다(그림 19.5). 정상 움직임은 편마비된 쪽에 반복된 감각자극을 제공하고, 몸의 각 부분이 어디에 있고, 무엇을 하는지를 결정할 때 뇌에서 처리되고, 피드백으로 사용되는 정보를 중계한다. 따라서 보조작업치료사는 노인들에게 감각 입력을 증가시키고 독립적으로 움직임을 조절할 수 있는 능력을 최대화하기 위해 감각운동활동을 다양하게 등급화해야 한다. 하지만 그 활동이 너무 압도적이어서 회피반응을 일으키거나 비정상적인 근긴장을 증가시켜서는 안 된다. 다양한 재질, 냄새, 색, 거리, 깊이는 대부분의 기능활동 동안 평가될 수 있다. 이런 치료상의 접근 외에, 보조작업치료사는 노인들에게 편마비된 쪽을 시각적으로 살피고, 그들이 관여하는 모든 활동에서 그 마비된 사지를 방법론적으로 보호하고 통합하는 습관을 수립하는 반복된 연습을 제공해서 결손을 보상하는 법을 가르쳐야 한다.

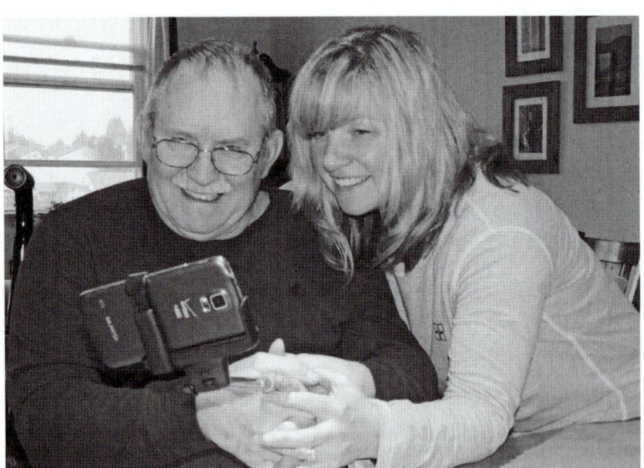

그림 19.5 이 노인은 편마비 팔을 통합하면서 셀프 카메라 촬영용 스틱을 사용하고 있다.

보조작업치료사와 관련 있는 다른 영역은 언어를 이해하고 말을 생성하는 것과 활동을 계획하고 안전하게 수행하기 위한 노인들의 능력이다. 뇌졸중의 결과로 노인은 다른 사람이 무엇을 말하는지 이해할 수 없는 수용언어실어증(receptive aphasia), 말하려고 의도하는 말을 생성할 수 없는 표현언어실어증(expressive aphasia), 2개의 장애가 동시에 나타나는 완전실어증(global aphasia)을 나타낸다. 이런 장애는 노인이 몸짓을 해석하거나 적절하게 사용할 수 없을 때 비언어적 언어로까지 확장된다. 언어 결손은 보통 언어병리학자가 치료하지만, 작업치료 중재 동안 강화되어야 한다. 노인에게 말할 때, 보조작업치료사는 간단하고 구체적으로 지시하고 설명하며, 감정이입적이고 끈기 있는 방식으로 말해야 한다. 보통 시범을 보이는 것이유익하다. 노인이 그 지시를 이해하는지 확인하는 가장 좋은 방법은 그들의 수행을 관찰하는 것이다.[42,44]

인지기능장애는 흔히 노인들이 재활목표를 달성하지 못하는 주요 원인으로 생각되고 있으므로, 특히 퇴원을 계획할 때 고려해야 한다.[45] 노인이 활동을 계획하지 못하고, 판단을 내리지 못하거나, 문제를 해결하지 못하고, 응급보호의 요구를 말로 표현할 수 없다면 안전이 위협을 받는다. 예를 들어, 기억력 제한 때문에 노인은 약물을 과용하거나, 요리 후 스토브를 끄지 않을 수 있다. 과제에 관련된 단계를 모두 기억할 수 없다는 말은 노인이 그 결과 때문에 놀랄 수 있다는 뜻이다. 노인은 한 단계에 집착해서, 다음 단계에 무엇을 해야 할지를 결정할 수 없고 또 부적절한 조치가 취해진다면 위험한 일이 일어날 수도 있다는 사실을 간과한다. 앞서 언급한 것처럼, 작업치료 중재는 노인이 안전하게 일상적으로 수행할 수 있을 때까지 절차를 반복해서 평가해야 한다. 또한 학습을 강화하기 위해서 그 절차가 실행되는 다양한 정황이나 상황을 강조해야 한다.[46]

감정조절

보조작업치료사는 뇌졸중으로 야기되는 장애에 대한 노인들의 감정조절을 고려해야 한다. 파국적인 사건(catastrophic event)에 대한 공통 반응인 우울증은 뇌졸중에서 가장 진단이 되지 않고, 치료가 되지 않는 반응이다.[47,48] 우울증은 기능상실에 대처하려는 자연스러운 슬픔에서 야기되고, 또한 뇌병변 위치, 우울증의 예전 경험이나 가족력, 뇌졸중 전의 사회적 기능에서 야기된다. 경도(mild) 또는 주된(main) 우울증은 대상자의 33%가 뇌졸중 발병 후 2개월에서 2년까지 겪을 수 있다.[47,48] 25~54세 사이의 젊은 연령대에서 뇌졸중 생존자는 55~64세 사이의 뇌졸중 생존자보다 우울증 발생률이 더 높을 수 있다.[49] 불안과 좌절, 인내력, 거부, 분노, 감정적 불안정성 모두 노인들이 자신들의 상태를 처리하기 위해서 싸우고 있다는 징후이다. 보조작업치료사는 현실적인 회복 영역에 민감하게 초점을 맞추고 감정을 이입해서 지원적으로 경청해야 한다. 노인들이 가능한 한 많은 중재를 선택하도록 한다면 자신이 환경에 영향을 미칠 수 있다는 의식을 강화할 수 있을 것이다. 완전한 회복을 보장할 수 없지만, 그렇다고 아예 불가능한 것도 아니다. 보조작업치료사는 노인들에게 잔여 한계가 아마도 존재하겠지만, 기술 연습으로 최상의 회복 기회가 일어날 것임을 정직하게 설명해야 한다. 보조작업치료사는 창의력과 발명의 재능을 사용해 노인들이 잃어버렸다고 생각하는 과제나 환경에 적응하도록 도움을 주어서, 재활과정에서 새로운 희망과 동기를 가질 수 있게끔 해야 한다. 다른 중재영역처럼, 노인들이 한계를 받아들이고 남은 능력을 최대화하기 위해서는 가족과 사회의 참여가 중요하다. 궁극적으로 노인들은 자신이 계속해서 다소 유능할 수 있고, 뇌졸중 전에 자신이 했던 활동과 사고를 아직도 능동적으로 추구할 수 있음을 알아야 한다.

사례연구

Marcus는 75세 남자로, 왼쪽 중뇌동맥 뇌졸중이 발병한 후 최근에 집으로 돌아왔다. 그는 급성간호시설에서 3주를 보냈고, 재활센터에서 또 3주를 보냈다. 재활팀은 오른쪽 신체에 의지하면 Marcus가 집에서 안전할 것이라는 결론을 내렸다. 집으로 퇴원할 때 후유증으로 그의 몸 오른쪽, 특히 다리가 약화되어 있었다. 중력에 대항해서 고관절과 무릎을 구부릴 수 있지만, 걸을 때 다리를 질질 끄는 경향이 계속되었다. 아직도 오른쪽 팔을 조절하기 어렵고, 테이블이나 카운터에 닿기는 하지만 때때로 선반의 물건을 떨어뜨린다. 재활병원 작업치료사의 퇴원보고서에 따르면 Marcus는 때때로 옷입기 과제의 순서를 혼돈하기는 하지만, 혼자서 먹고, 화장실에 가고, 옷을 입을 수 있다고 한다.

작업치료사인 York과 보조작업치료사인 Nikki는 가정건강 팀원으로서 Marcus를 평가했고, 그가 자주 사용하는 오른손의 촉각 능력이 약간 감소했다고 말했다. 그들은 얼굴의 오른쪽에서 약간의 처짐이 보이고, 오른쪽에 대한 혀의 통제력도 줄어들었다고 말했다. 그들은 Marcus가 혼자서 옷을 입고 화장실에 갈 수 있음을 확증했으며, 그가 병원에서 혼자 샤워할 수 있었지만, 그러기 위해서 구식 욕조로 옮겨져야 한다는 것도 발견했다. 이 욕조는 병원에서 평가받았던 표준 욕조보다 높았다. York과 Nikki는 안전바를 잡지 않아도 된다면, Marcus가 샤워에 있어서 중간 정도의 도움만 필요할 것이라고 확정했다.

York과 Nikki는 섭취평가에 Marcus의 집과 지원의 분석을 포함했다. Marcus는 나무 마룻바닥으로 된 1층 아파트에 살았다. 집에는 Marcus의 이동을 위해 몇 개의 바닥깔개가 있었다. York과 Nikki는 Marcus의 안전을 위한 것이라고 확신하여 가구는 항상 한 방향으로 정돈하였다. Marcus의 남동생이 매일 방문하고, 몇 블록 밖에 살고 있었지만, 그는 가족 없이 혼자 살았다. 뇌졸중이 발생할 때까지 Marcus는 식료품점과 지역 주변에 차를 운전하여 다녔다.

사례연구 질문

1. York과 Nikki는 Marcus의 요구를 결정하기 위해 추가 평가를 수행해야 하는가? 중재계획을 종료하기 전에 고려해야 할 추가 정보는 무엇인가?
2. Marcus이 자신의 신경근 기능에서 이익을 얻도록 돕기 위해 York과 Nikki는 어떤 중재를 이행해야 하는가?
3. Marcus의 신경근 손상을 보장하기 위해 주방에서의 Marcus의 안전을 고려하기 위해 어떤 전략이 고려되어야 하는가?
4. Marcus의 안면 처짐과 혀의 통제력 제한을 감안해서 어떤 예방책이 고려되어야 하는가?
5. Marcus에게 집이 안전한 환경임을 보장하기 위해 집에서 어떤 안전 조처가 고려되어야 하는가?
6. 지역사회 접근성을 위해 Marcus에게 어떤 대안이 고려되어야 하는가?

복습문제

1. 뇌졸중의 일반적인 원인을 설명하시오.
2. 수정할 수 있는 뇌졸중 위험요인 3가지와 수정할 수 없는 뇌졸중 위험요인 3가지를 설명하시오.
3. 뇌졸중을 앓은 노인의 운동 능력과 인지 능력 외에 심리사회적 기술과 수행 능력을 평가하는 것이 왜 중요한가?
4. 뇌졸중을 앓은 사람들이 최대한 기능을 발휘할 수 있도록 신체 부위를 정렬해야 하는 순서는 무엇인가?
5. 뇌졸중을 앓은 사람의 어깨 부분탈구를 줄이기 위해 보조작업치료사가 사용할 수 있는 3가지 전략을 설명하시오.
6. 구속 유도 운동 요법(CIMT)을 사용할 때 보조작업치료사가 준수해야 하는 2가지 주의 사항을 설명하시오.

근거 요약: 노인에 대한 뇌졸중 중재로서 신경 발달 치료(NDT)/보바스 접근법의 효과

Brock K, Haase G, Rothacher G, et al. Does physiotherapy based on the Bobath concept, in conjunction with a task practice, achieve greater improvement in walking ability in people with stroke compared with physiotherapy focused on structured task practice alone? A pilot randomized controlled trial. *Clin Rehabil.* 2011;25(10):903–912. doi:10.1177/0269215511406557.

1시간의 구조화된 작업 연습을 포함하는 Bobath 개념에 기반한 물리치료는 뇌졸중 환자의 보행 속도를 크게 향상시켜 단기적인 이점을 제공했다.

Hafsteinsdottir T, Algra A, Kappelle L, et al. Neurodevel-opmental treatment after stroke: A comparative study. *J Neurol Neurosurg Psychiatry.* 2005;76(6):788–792. doi:10.1136/jnnp.2004.042267.

두 삶의 질 측정치에서 조정된 평균 차이는 뇌졸중 발병 후 6개월 또는 12개월에 연구 그룹(NDT 접근법 대 비 NDT 접근법) 간에 유의미한 차이를 나타내지 않았다. NDT 접근법은 병원 환경에서 뇌졸중 환자를 치료하는 데 더 효과적인 것으로 밝혀지지 않았다.

Jayachandran V, Ethiraj G. Comparison of task oriented approach and Bobath approach in improving balance and reducing fear of falling in adults with stroke. *Indian J Physiother Occup Ther.* 2011;5(3):36–39. doi:10.4172/2165-7025.1000276.

Task Oriented Approach는 부분적으로 작업 진행을 연습하는 것보다 전체 작업을 연습하는 데 중점을 둔다. 따라서 Bobath 접근 방식을 받은 그룹과 비교하여 작업 지향적 접근 방식을 받는 그룹에서 현저한 개선을 보였다. 작업치료사는 기능적 수행을 향상시키기 위해 작업별 활동을 사용하고 환경적 맥락에 따라 작업 요구 사항을 변경하도록 권장된다.

Kılınc M, Avcu F, Onursal O, et al. The effects of Bobath-based trunk exercises on trunk control, functional capacity, balance, and gait: A pilot randomized controlled trial. *Top Stroke Rehabil.* 2016;23(1):50–58. doi:10.1179/1945511915Y. 0000000011.

기존의 운동보다 뇌졸중 환자의 체간 수행, 균형 및 보행 능력을 향상시키기 위해 보바스 개념에서 개별적으로 개발된 운동 프로그램이다.

Langhammer B, Stanghelle J. Bobath or motor relearning programme? A comparison of two different approaches of physiotherapy in stroke rehabilitation: A randomized controlled study. *Clin Rehabil.* 2000;14(4):361–369. doi:10.1191/0269215500cr338oa.

뇌졸중 후 여성의 급성 재활 단계에서 운동 재학습 프로그램(MRP)과 Bobath 접근 방식을 비교했다. MRP에 따라 치료를 받은 환자는 Bobath에 따라 치료를 받은 환자보다 입원 일수가 적었고 운동 기능의 개선은 MRP 그룹에서 유의하게 더 좋았다.

Langhammer B, Stanghelle J. Bobath or Motor relearning programme? A follow-up one and four years post stroke. *Clin Rehabil*.2003;17(7):731–734. doi:10.1191/ 0269215503cr670oa.

뇌졸중 후 1년과 4년 후의 이 추적조사에서는 2가지 다른 초기 물리치료가 장기 기능에 큰 영향을 미치지 않는 것으로 나타났다. 이 연구는 ADL과 운동 기능의 급속한 악화와 친척에 대한 의존도 증가를 확인했다. 이 연구는 급성기의 집중 치료와 이후에 물리치료 또는 기타 재활 활동의 추적 관찰이 거의 또는 전혀 없는 사이의 격차를 보여 준다.

Mikołajewska E. NDT-Bobath method in poststroke rehabilitation in adults aged 42–55 years-Preliminary findings. *Polish Annals of Medicine/Rocznik Medyczny.* 2015;22(2):98–104. doi:10.1016/j.poamed.2015.03.001

근육의 긴장도, 손의 기능, 일상생활의 선택된 활동, 보행 속도, 종지(cadence) 및 보폭이 관찰되었다. 연구 결과는 성인을 위한 NDT-Bobath 방법이 뇌졸중 후 재활의 유망한 형태로 인식될 수 있음을 확인시켜 주지만 결과가 고령자에게도 적용되는지 이해하려면 더 많은 연구가 필요하다.

Mikołajewska E. Changes in functional outcomes in elderly patients as a result of poststroke rehabilitation using the NDT-Bobath method. *Top Geriatr Rehabil.* 2014;30(3):207-215. doi:10.1097/TGR.0000000000000029.

근육의 긴장도, 손 기능, 일상생활의 선택된 활동 및 속도, 케이던스 및 보폭의 시공간 구강 보행 매개변수의 매개변수 측정은 입원 시 및 재활의 마지막 세션 후에 수행되었다. 통계적으로 유의한 결과가 관찰되었다. 모든 평가 영역 내에서 NDT-Bobath 방법이 허혈성 뇌졸중 후 노인에게 효과적인 치료법임을 확인시켜 준다. 더 많은 노인 환자 샘플에 대한 추가 연구가 필요하다.

Mikołajewska E. The value of the NDT-Bobath method in poststroke gait training. *Ad Clin Exper Med.*2013;22(2):261-272.

DNT-Bobath 방법을 사용한 단기 요법 후 이점이 관찰되었으며, 이는 환자의 보행 매개변수에서 통계적으로 유의한 변화를 측정할 수 있음을 반영한다.

Platz T, Eickhof C, van Kaick S, et al. Impairment-oriented training or Bobath therapy for severe arm paresis after stroke: A single-blind, multicenter randomized controlled trial. *Clin Rehabil.* 2005;19(7):714-724. doi:10.1191/0269215505cr904oa.

훈련 유형은 치료 시간보다 운동 조절 회복에 더 관련이 있었다. Bobath 훈련으로 보강된 운동 요법은 선택적 운동 제어를 향상시켰다.

Tang Q, Tan L, Li B, et al. Early sitting, standing, and walking in conjunction with contemporary Bobath approach for stroke patients with severe motor deficit. *Top Stroke Rehabil.* 2014;21(2):120-127. doi:10.1310/tsr2102-120.

현대의 Bobath 접근법(8주 동안 50분 세션에서 주 5회)과 함께 일찍 앉기, 서기 및 걷기와 함께 뇌졸중 후 개인의 하지 가동성, 기본 가동성 및 균형 능력을 향상시킨다.

van Vliet P, Lincoln N, Foxall A. Comparison of Bobath based and movement science based treatment for stroke: A randomised controlled trial. *J Neurol Neurosurg Psychiatry.*2005;76(4):503-508. doi:10.1136/jnnp.2004.040436.

Bobath 기반(BB) 및 동작 과학 기반(MSB) 중재를 비교했으며 결과 측정에 대해 유의한 차이를 보이지 않았다. 이 연구는 뇌졸중 환자의 치료에서 한 접근법이 다른 접근법보다 더 효과적이라는 것을 보여 주지 못했다.

Wang R, Chen H, Chen C Efficacy of Bobath versus orthopedic approach on impairment and function at different motor recovery stages after stroke: A randomized controlled study. *Clin Rehabil.*2005;19(2):155-164. doi:10.1191/0269215505cr850oa.

경련이 있는 뇌졸중 환자에서 Bobath 또는 정형 재활 접근 방식을 비교했다. 자발적 회복과 짝을 이루는 두 접근 방식 모두 뇌졸중 환자의 손상과 기능 수준을 개선했다. 환자는 운동 회복 단계에 관계없이 정형외과 치료 프로그램보다 Bobath 치료로부터 더 많은 혜택을 받는다.

참고문헌

1. Orrison W. Atlas of Brain Function. 2nd ed. New York: Thieme Medical; 2008.
2. Vanderah T, Gould D. Nolte's the Human Brain: An Introduction to Its Functional Anatomy. 7th ed. Philadelphia: Elsevier; 2015.
3. Umphred D, Lazaro L, Roller M, et al. Neurological Rehabilitation. 6th ed. St. Louis: Mosby; 2012.
4. Heron M. Deaths: Leading causes for 2012. Natl Vital Stat Rep. 2015;64(10).
5. Centers for Disease Control and Prevention. Stroke facts; 2015. Retrieved from http://www.cdc.gov/stroke/facts.htm.
6. National Institute of Neurological Disorders and Stroke. Stroke rehabilitation information; 2016. Retrieved from http://www.ninds.nih.gov/disorders/stroke/stroke_rehabilitation.htm.
7. American Heart Association. Heart disease and stroke statistics—2015 update: A report from the American Heart Association. Circulation. 2015;131:e29-e322.
8. Centers for Disease Control and Prevention. Prevalence of stroke—United States, 2006-2010. MMWR Morb Mortal Wkly Rep. 2012;61(20):379-382.
9. Rundek T, Sacco R. Risk factors management to prevent first stroke. Neurol Clin. 2008;25(4):1007-1045.
10. Feigin V, Lawes C, Bennett D, et al. Epidemiology of stroke. In: Stein J, Harvey R, Macko R, et al, eds. Stroke Recovery and Rehabilitation. New York: Demos; 2009, 31-44.
11. Duncan P, Zorowitz R, Bates B, et al. Management of adult stroke rehabilitation care: a clinical practice guideline. Stroke. 2005;36:e100-e143. doi:10.1161/01.STR.0000180861.54180.FF.
12. Mendis S. Stroke disability and rehabilitation of stroke: World Health Organization perspective. Int J Stroke. 2013;8(1):3-4. doi:10.1111/j.1747-4949.2012.00969.x.
13. Bernhardt J, Thuy M, Collier J, et al. Very early versus delayed mobilization after stroke. Cochrane Database Syst Rev. 2009;(1):CD006187. doi:10.1002/14651858.CD006187.pub2.
14. Pollock A, Farmer S, Brady M, et al. Interventions for improving upper limb function after stroke. Cochrane Database Syst Rev. 2014;(11):CD010820. doi:10.1002/14651858.CD010820.pub2.
15. Dimyan M, Cohen L. Neuroplasticity in the context of motor rehabilitation after stroke. Nat Rev Neurol. 2011;7:76-85. doi:10.1038/nrneurol.2010.200.
16. Wolf T, Chuh A, Floyd T, et al. Effectiveness of occupation-based interventions to improve areas of occupation and social participation after stroke: An evidence-based review. Am J Occup Ther. 2015;69(1):1-11. doi:10.5014/ajot.2015.012195.
17. Moyers PA. The Guide to Occupational Therapy Practice. 2nd ed.

Bethesda, MD: American Occupational Therapy Association Press; 2007.

18. American Occupational Therapy Association. Occupational therapy practice framework: domain and process. 3rd ed. Am J Occup Ther. 2014;68:S1-S48. doi:10.5014/ajot.2014. 682006.
19. Marciniak C. Poststroke hypertonicity: upper limb assessment and treatment. Top Stroke Rehabil. 2011;18(3):179-194. doi:10.1310/tsr1803-179.
20. American Occupational Therapy Association. Occupational therapy code of ethics. Am J Occup Ther. 2015;64:S17-S26. doi:10.5014/ajot.2015.696S03.
21. Gillen G, Burkhardt A. Stroke Rehabilitation: A Function-Based Approach. 3rd ed. St. Louis: Mosby; 2010.
22. Sawner K, Lavigne G. Brunnstrom's Movement Therapy in Hemiplegia: A Neurophysiological Approach. Hagerstown, MD: Lippincott Williams & Wilkins; 1992.
23. Schabrun S, Hillier S. Evidence for the retraining of sensation after stroke: A systematic review. Clin Rehabil. 2009;23(1):27-39. doi:10.1177/0269215508098897.
24. Davies P. Steps to Follow: The Comprehensive Treatment of Patients With Hemiplegia. 2nd ed. New York: Springer-Verlag; 2004.
25. Adler S, Beckers D, Buck M. PNF in Practice: An Illustrated Guide. 4th ed. New York: Springer; 2014.
26. Hindle K, Whitcomb T, Briggs W, et al. Proprioceptive neuromuscular facilitation (PNF): Its mechanisms and effects on range of motion and muscular function. J Hum Kinet. 2012;31: 105-113.
27. Vaughan-Graham J, Cott C, Wright V. The Bobath (NDT) concept in adult neurological rehabilitation: What is the state of the knowledge? A scoping review. Part I: Conceptual perspectives. Disabil Rehabil. 2015;37(20):1793-1807. doi:10.3109/09638288.2014.985802.
28. Corbetta D, Sirtori V, Castellini G, et al. Constraint-induced movement therapy for upper extremities in people with stroke. Cochrane Database Syst Rev. 2015;(10):CD004433. doi:10.1002/14651858.CD004433.pub3.
29. Peurala S, Kantanen M, Sjogren T, et al. Effectiveness of constraint-induced movement therapy on activity and participation after stroke: A systematic review and meta-analysis of randomized controlled trials. Clin Rehabil. 2012;26(3):209-223. doi:10.1177/0269215511420306.
30. McIntyre A, Viana R, Mehta S, et al. Systematic review and meta-analysis of constraint-induced movement therapy in the hemiparetic upper extremity more than six months post stroke. Top Stroke Rehabil. 2012;19(6):499-513. doi:10.1310/tsr1906-499.
31. Arya K. Underlying neural mechanisms of mirror therapy: implications for motor rehabilitation in stroke. Neurol India. 2016;64(1):38-44. doi:10.4103/0028-3886.173622.
32. Thieme H, Mehrholz J, Pohl M, et al. Mirror therapy for improving motor function after stroke. Cochrane Database Syst Rev. 2012;(3):CD008449. doi: 10.1002/14651858.CD008449.pub2.
33. Kim J, Lee B. Mirror therapy combined with biofeedback functional electrical stimulation for motor recovery of upper extremities after stroke: A pilot randomized controlled trial. Occup Ther Int. 2015;22(2):51-60. doi:10.1002/oti.1384.
34. Kumar P, Saunders A, Ellis E, et al. Association between glenohumeral subluxation and hemiplegic shoulder pain in patients with stroke. Phys Ther Rev. 2013;18(2):90-100. doi:10.1179/108331913X13608385943254.
35. Kwakkel G, Veerbeek J, van Wegen E, et al. Constraint-induced movement therapy after stroke. Lancet Neurol. 2015;14:224-234. doi:10.1016/S1474-4422(14)70160-7.
36. Viana R, Teasell R. Barriers to the implementation of constraint induced movement therapy into practice. Top Stroke Rehabil. 2012;19:104-114. doi:10.1310/tsr1902-104.
37. Bonifer N, Anderson K. Application of constraint-induced movement therapy for an individual with severe chronic upper-extremity hemiplegia. Phys Ther. 2003;83:384-398. doi:10.1016/j.apmr.2005.04.002.
38. Barzel A, Ketels G, Stark A, et al. Home-based constraint-induced movement therapy for patients with upper limb dysfunction after stroke (HOMECIMT): A cluster-randomized, controlled trial. Lancet Neurol. 2015;14:893-902. doi:10.1016/S1474-4422(15)00147-7.
39. Fleet A, Page S, MacKay-Lyons M, et al. Modified constraint-induced movement therapy for upper extremity recovery post-stroke: What is the evidence? Top Stroke Rehabil. 2014;21(4):319-331. doi:10.1310/tsr2104-319.
40. Lang K, Thompson P, Wolf S. The EXCITE trial: Reacquiring upper-extremity task performance with early versus late delivery of constraint therapy. Neurorehabil Neural Repair. 2013;27(7): 654-663. doi:10.1177/1545968313481281.
41. Huang Y, Wu C, Lin K, et al. Determinants of change in stroke-specific quality of life after distributed constraint-induced therapy. Am J Occup Ther. 2013;67:54-63. doi:10.5014/ajot.2013.004820.
42. Hillier R, Tarbutton N. Vision deficits following stroke: Implications for occupational therapy practice. OT Pract. 2014;19(2):13-16.
43. Chan D, Man D. Unilateral neglect in stroke: A comparative study. Top Geriatr Rehabil. 2013;29(2):126-134. doi:10.1097/TGR.0b013e31827ea7c9.
44. Gillen G, Nilsen D, Attridge J, et al. Effectiveness of interventions to improve occupational performance of people with cognitive impairments after stroke: An evidence-based review. Am J Occup Ther. 2014;69:1-9. doi:10.5014/ajot.2015.012138.
45. Woodson A. Stroke. In: Trombly C, ed. Occupational Therapy for Physical Dysfunction. 7th ed. Baltimore, MD: Williams & Wilkins; 2013:999-1041.
46. Kerkhoff G, Schenk T. Rehabilitation of neglect: An update. Neuropsychologia. 2012;50(6):1072-1079. doi:10.1016/j. neuropsychologia.2012.01.024.
47. Robinson R, Jorge R. Post-stroke depression: a review. Am J Psychiatry. 2016;173(3):221-231. doi:10.1176/appi.ajp.
48. Hildebrand MW. Effectiveness of interventions for adults with psychological or emotional impairment after stroke: An evidence-based review. Am J Occup Ther. 2015;69(1):1-17. doi:10.5014/ajot.2015.012054.
49. McCarthy M, Sucharew H, Alwell K, et al. Age, subjective stress, and depression after ischemic stroke. J Behav Med. 2016;39:55-64. doi:10.1007/s10865-015-9663-0.

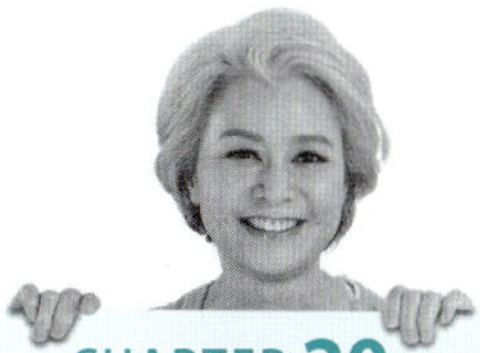

CHAPTER 20

치매와 알츠하이머병 노인의 작업치료

Working with Elders Who Have Dementia and Alzheimer's Disease

RENÉ PADILLA
(PREVIOUS CONTRIBUTIONS FROM CARLY R. HELLEN)

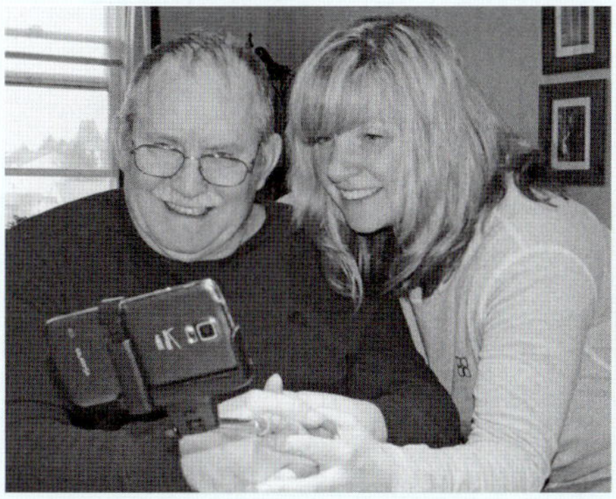

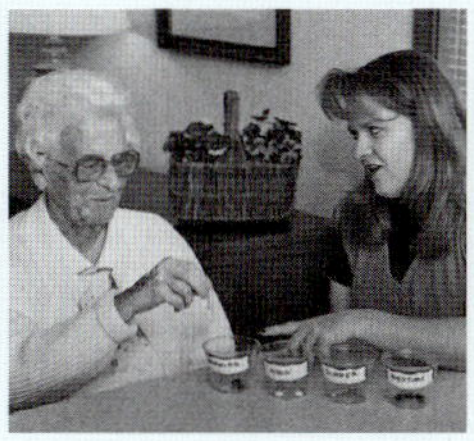

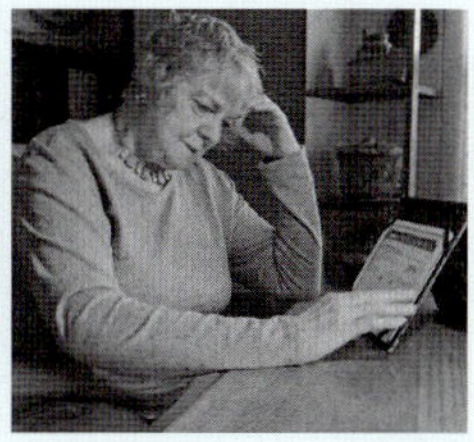

핵심용어

알츠하이머병 Alzheimer's disease
활동 중심 케어 Activity-focused care
개인적 특질 Personhood
인간 중심 케어 Person-centered care
치료적 거짓말 Therapeutic fibs
창조적 현실 Creative reality
구출하기 Rescuing
체이닝 Chaining
브리징 Bridging

학습목표

1. 알츠하이머병이 있는 노인을 한 명의 인간으로 이해한다. 따라서 개별화된 인간 중심 케어는 복지에 초점을 맞추고 노인의 나머지 장점과 능력을 반영한다.
2. 인간 중심 케어와 개인적 특질을 기술한다.
3. 알츠하이머병 노인의 인지적 · 신체적 · 심리사회적 필요성을 인식하고 깨닫는다.
4. 작업 중심 케어를 묘사한다.
5. 일의 단순화와 변경을 통해서 건강을 증진시키는 제안을 말한다.
6. 알츠하이머병 노인이 일상생활 과제에 참여할 능력을 얻을 수 있는 케어기법, 접근법, 중재를 확인한다.
7. 알츠하이머병 노인에게 적절한 의사소통 반응을 제시한다.
8. 이상행동 반응을 재조명하기 위해 선행문제와 접근을 해결한다.

Travis는 전문요양시설에서 근무하는 보조작업치료사이다. 그의 직무에는 알츠하이머병(Alzheimer's disease, AD)을 앓는 사람들을 위한 전문병동 직원과의 상담도 포함된다. 병동의 책임간호사인 John이 Travis에게 연락했다. "Grace에게 문제가 생겼어요. 그녀가 다른 사람의 병실을 돌아다니면서 물건을 빼앗아 지금 다른 입소자들이 화가 났어요. 그녀는 자신의 요구사항을 잘 전하지 못해요. 일상생활수행 능력도 수시로 변해요. Grace 때문에 특히 교대시간이 되면 입소자들의 동요가 커져요. 어떻게 하죠?"

Hilde는 아급성 병동에서 일하는 보조작업치료사이다. 병동에 입원해 있는 노인 중 Ruth는 엉덩관절대체술 후 입원했다. 차트를 검토한 Hilde는 그녀의 알츠하이머병 병력을 발견했다. Travis와 Hilde는 알츠하이머병 노인에게 더 많은 도움을 줄 수 있는 실질적인 제안을 할 수 있다. 이 장은 알츠하이머병과 작업치료 중재에 관한 배경지식을 제공한다.

미국에서는 약 53만 명이 알츠하이머병을 앓고 있는 것으로 추정하며, 알츠하이머병은 사망의 6번째 원인이고, 65세 이상 노인들에게는 5번째 원인이기도 하다. 2000년에서 2006년 사이 심장질환 사망자는 약 12%, 뇌졸중 사망자는 18%, 전립선암 사망자는 14% 감소된 반면, 치매로 인한 죽음은 47% 증가하였다.[1] 이러한 수치에 따르면 70초마다 1명씩 알츠하이머병이 발병하는 것이지만, 2050년에는 매 33초로 단축될 것으로 예상한다.[2] 베이비붐 세대 인구의 치매환자는 10만 명이 더 늘어날 것으로 예상된다. 2050년 미국에서 알츠하이머병 환자는 1,100만 명에서 1,600만 명으로 증가될 것으로 추정된다.[3] 또한 세계 알츠하이머병의 발병은 20년마다 2배씩 증가될 것으로 보이며, 이 추세대로라면 현재 3,560만 명에서 2030년에 6,570만 명, 2050년에는 11억 5,400만 명으로 증가할 것으로 예상한다.

치매는 일정하거나 단일하게 예측 가능하지 않다. 치매 환자의 기본적인 기억, 판단, 수행은 예측불가능하다.[5] 우울증, 약물, 신진대사장애는 가역치매이며, 불가역치매는 작은 뇌졸중(혈관성치매), 파킨슨병, 루이체치매, 전두엽치매 그리고 알츠하이머병을 말한다.[6] 알츠하이머병은 치매의 50~70%로 가장 일반적인 형태다.[7] 알츠하이머병은 진행성이고, 퇴행성이며 뇌조직의 치명적인 질병으로 기억력 상실, 문제해결능력과 ADL을 수행하기가 어렵다. 질환이 진행됨에 따라 일상 과제의 수행과 정확한 판단 능력 사용, 주위 환경의 인식, 효과적인 의사소통, 상황 대처 능력에서 점차 많은 문제가 생긴다. 증상은 단계적으로 진행되며, 시간이 경과하면서 점점 심해져서 자기 자신조차 돌보지 못하게 된다.[8] 진행속도는 사람마다 다르지만 통상적인 단계는 경도, 중등도, 중도, 말기로 구분한다(표 20.1).[9]

표 20.1 알츠하이머병의 4단계

초기/경도 손상 단계	• 평균 1~3년 이상 • 특히 최근의 사건에 대한 기억력 상실 • 복잡한 인지과제 곤란 • 의사결정과 계획수립 곤란 • 주의집중 시간과 집중력의 감소 • 자발성 결여와 솔선성 감소 • 단어 찾기 기술 손상 • 익숙한 상황 선호
중기/중등도 손상 단계	• 평균 5~7년 이상 • 만성적 최근 기억상실 • 문어와 구어의 어려움 • 끊임없이 질문하는 경향 • 시공간 지각 문제 경험 • 망상, 환각, 흥분 등의 가능성 • 친밀한 물체와 과제를 점점 더 어려워함 • ADL 기능 도움 필요 • 다감각 단서에 대한 반응 능력 • 배회하고, 서성거리며, 뒤져보는 경향 • 때때로 집 안에서도 길을 잃어버림
후기/중도 손상 단계	• 평균 2~3년 • 다른 사람에게 ADL 기능 의존 • 간접활동에 반응하는 능력 감소 • 음식에 대한 관심 감소 • 씹고 삼키기 곤란 • 요실금 • 어휘력 감소 • 친숙한 물체나 사람을 착각함 • 보행장애/낙상의 증가 • 반복성 움직임이나 소리
말기 단계	• 평균 3개월~1년 • 보통 침대나 휠체어 생활 중 • 시각추적 능력 제한 • 침묵하거나 모순된 말을 함 • 자발적 동작이 거의 없음 • 식욕부진, 심각한 체중 감소 • 삼키기 곤란 • 말이 아닌 소리를 내는 경향이 있음 • 전적으로 다른 사람의 보살핌에 의존 • 피부침착(skin break down), 수축(contraction)의 증가 • 음악과 접촉에 반응, 매우 짧은 집중 시간

알츠하이머병은 3~20년까지 지속될 수 있다. 대부분의 사람은 폐렴이나 다른 계통의 문제로 종종 8년 후에 사망한다. 알츠하이머병의 원인은 알 수 없지만 최근 연구에서는 신경세포를 손상시키고 죽이는 주요 요인으로 비정상적인 구조를 가진 플라크(plaques)와 탱글스(tangles)를 제시했다. 플라크는 베타 아밀로이드라는 단백질 조각의 퇴적물로 신경세포 사이에 증식한다. 탱글

스는 타우라로 또 다른 단백질의 꼬인 섬유가 죽은 뇌세포 안에 형성된다. 대부분의 사람은 노화에 따라 플라크와 탱글스가 발달하지만, 알츠하이머병을 가진 사람이 훨씬 더 발달하는 경향이 있다. 플라크와 탱글스는 예측 가능한 패턴으로 형성하는 경향이 있으며, 학습과 기억에 중요한 발단이 되고 그다음 다른 부분으로 확산된다.[8] 의사는 일단 증상이 나타나면 표준화된 진단 기준으로 85~90% 정확하게 알츠하이머병을 진단할 수 있다.[9,10] 치료는 의학적 · 심리사회적 지원에 기초한다.[8] 신경세포 사이의 소통을 지원하고 학습과 기억 문제를 지연하기 위해 사용되는 약물은 콜린에스테라아제와 메만틴이다.[11] 최근 알츠하이머병을 위한 중재와 기억력을 강화하기 위해 허브요법, 비타민, 기타 영양보조 식품이 떠오르고 있다. 그들의 효과 및 안전성에 대한 임상연구는 매우 미흡하고 대부분이 일화적인 근거에 기반을 둔다.[12] 약물로 인하여 알 수 없는 부작용이나 잠재적인 위험이 있을 수 있으므로 보조작업치료사는 노인 또는 보호자에게 대체 또는 보완 의학 접근을 시작하기 전에 의사의 진료를 장려해야 한다. Smith[13]는 미국 요양시설의 1만 7천 명의 입소자 중에서 절반 이상이 알츠하이머병이나 치매 증상을 보인다고 보고했다. 보조작업치료사는 병원, 요양시설, 반의탁시설, 성인주간 프로그램, 전문병동 그리고 집에서 알츠하이머병을 앓거나 치매와 관련된 노인들과 일한다. 이러한 노인을 위한 작업치료 중재는 일반적으로 노인의 배경과 환경 내에서 수행 가능한 정도, 활동 수행 기술과 패턴에 집중하거나 또는 다양한 대상자의 요인을 고려하여 활동요건을 수정해 작업의 다양한 영역에 참여하도록 초점을 맞추고 있다.[14]

알츠하이머병 노인을 위한 인간 중심 케어와 작업 중심 케어

알츠하이머병이나 치매노인은 계속해서 삶의 의미를 찾고, 삶과의 연결성을 찾는다. 알츠하이머병에 의해 가끔씩 행동의 변화가 나타나면 그들을 더 이상 예전과 같이 생각할 수 없을지라도 치매라는 병으로 그들을 정의해서는 안 된다는 것을 기억하는 것은 중요하다.[15,16] Kitwood가 기술한 대로[17] 개인적 특질은 우리의 자아의식, 즉 각각의 인간 안에 "내가 있음"을 말한다. Kitwood는 욕구나 의지의 주장, 일련의 감정을 경험하고 표현하는 능력, 사회적 접촉의 개시, 자존심, 유머, 창의력, 자기 표현을 비롯해서 치매에 걸린 사람들의 개인적 특질과 행복 지표를 설명했다. 그들은 인간 중심 일상 케어가 치매노인을 지원하고, 그들의 삶의 의미와 개인적 특질을 강화하고 촉진한다고 보았다.[18]

치매노인의 치료 프로그램을 추진하는 보조작업치료사는 건강과 근력, 능력 등을 지원하는 케어를 개인에 맞게 개별화시킨다. 또한 이런 개인화된 인간 중심 케어는 작업을 통해서 의미를 찾는 작업치료 철학처럼, 모든 삶이 존재하고 행동하는 활동이라고 인지하는 활동 중심 케어 요소를 지지한다. 따라서 그 삶의 과제는 서로 연결된다. 작업 중심 케어의 목적은 제한이 아니라 능력에 초점을 맞추고, 목적이 있고, 의미 있는 시간의 사용을 장려하고, 소속감을 지원하고, 언어 및 비언어 소통기술을 가능하게 하는 것이다. 작업 중심 케어는 능동적 행동과 불필요한 행동(이상행동)을 재조명하는 중재의 개발을 장려한다. 작업 중심 케어는 특히 장기간 입원하는 곳과 전문요양시설에서의 중재를 재규정한다.[18]

작업의 의미 있는 부분은 일상생활의 모든 일과 관계가 있고, 기대치를 재구성하여 대상자의 강점을 증가시킴으로써 성공적인 중재를 이룰 수 있다. 민감하고 유연성 있게 대상자의 세상에 자진해서 참여하는 것과 총체적 지지가 그 요건에 포함된다. 이 과정에서 보조작업치료사는 중재가 보호자나 직원 또는 그러한 의미를 이해하는 작업치료 전문가를 위한 것이 아니고 대상자에게 의미 있는 것이 되도록 유념해야 한다.[19]

의사소통: 이해하기와 이해받기

알츠하이머병이 있는 사람들과의 의사소통은 보통 도전이다. 병이 진행됨에 따라 언어능력이 감소하여 의사소통은 몸짓과 소리를 통해 이루어진다. 언어와 비언어적 의사소통은 생각과 욕구의 표현, 노인의 자아상 지원, 가치 의식이라는 동일한 목적을 갖는다. 의사소통의 또 다른 목적은 사회성의 증진, 삶의 질 최대화, 지역사회 참여 촉진, 타인 이해, 안전과 안락함 제공이다. 보조작업치료사는 다른 사람의 말을 기꺼이 경청해야 한다. 알츠하이머병 초기 단계의 언어와 의사소통 변화는 명사 사용의 곤란으로 시작된다. 때때로 명사 대신 다른 대체 단어를 사용한다.[20] 예를 들면, Mary에게 어떤 물건(빗)이 무엇인지 물어보았다. 그녀는 손으로 머리를 만지면서 "어, 그게 말이지……."라고 말했다. 그녀는 '빗'이라는 명사를 사용할 수 없지만 그 물건이 무엇인지 알고 있음을 몸짓으로 표현할 수 있다.

알츠하이머병 노인들은 질문에 답할 단어를 기억하고 생각해 낼 수 없기 때문에 현실 지남력이 일반적으로 부족하다. 지남력이 상실된 노인의 존엄성을 유지하는 방법은 그들과 맞서지 않는 것이다. 특히 그러한 대항이 동요를 일으킬 수 있다면 더욱 그렇다. 간병인은 노인들에게서 표현되는 감정에 초점을 맞추고, 감정을 확인하고, 적절히 반응하는 창조적 현실(creative reality)을 사용해야 한다. 지남력의 향상과 삶의 질의 주관적인 감각은 사실적 지식보다 정보처리를 이용할 수 있도록 격려해 주는 구두 지시의 결과이다.[21]

'치료적 거짓말(therapeutic fibs)'이라는 전략이 다음 이야기에서와 같이 사용될 수 있다. 실제로 치료시간은 아직도 30분이나 남았는데, Jim이 "아내가 5분 안에 나를 집으로 데려다 줄 것이다."라고 말했다. 보조작업치료사인 Sue가 그의 말에 동의하여 아내가 곧 올 것이고, 그녀는 멋지고 자상하다고 말했다. 이때 Sue가 남은 치료시간에 대해 말한다면 Jim이 더 흥분할 것을 예상하고 아내가 곧 올 것이라고 인정했기 때문에 Jim은 다시 의미 있는 과제에 주의를 집중할 수 있었다. 엄마를 보게 해달라거나, 집에 가기를 요구하는 노인들은 인정(acceptance)과 교감(connectedness)을 추구한다. 그들은 또 안전에 대한 요구, 목적 있는 시간 사용, 다른 사람과 동행 등을 표현할 것이다. 그들에게 어머니가 사망했다고 하거나 이제 이 시설이 그들의 집이라고 말한다면, 그들은 매우 당황할 것이다. 대신에 보조작업치료사는 "당신은 지금 저와 안전하게 여기 있고, 내일도 저는 여기 함께 있을 거예요. 당신이 어머니를 닮았다면, 그녀는 틀림없이 멋질 거예요. 나도 어머니가 그리워요. 우리는 빨래를 개며 재미있는 시간을 보내곤 했죠. 아마 당신과 나도 그렇게 함께할 수 있을 거예요."라고 말한다. 그러한 대화의 목적은 노인들의 상태 속에 감춰진 감정이나 의미를 인정하는 것이다.[22]

병이 진행될수록 말하고 이해하는 능력이 저하된다. 일부 노인들은 더 직관적이 되어 사람들의 태도와 환경을 더욱 잘 인식하게 된다.[23] 그러므로 간병인은 서두르는 행동, 시계 보기, 한숨 쉬기, 소리 지르기 등 그들의 비언어적 메시지를 알아차려야 한다. 결국 알츠하이머병 노인은 모든 언어능력을 잃게 되겠지만 가끔은 완벽하게 적절한 말을 할 수도 있다.[24] 예를 들면, Juan은 말을 많이 하지만, 그의 말은 이해가 되지 않는 소리뿐이다. 간병인이 퉁명스럽고 딱딱한 말씨로 "Juan, 시간이 다 됐어요. 이제 방으로 갑시다."라고 말하자, Juan은 "군대에서 나는 독방에 감금되었고, 물구나무서기를 할 수 있어요."라고 말했다. 나중에 가족들은 Juan이 실제로 군대에 있었고 그 이야기가 사실이었음을 알게 되었다. 간병인의 조교 같은 말씨와 몸짓이 Juan의 반응을 유발시킨 것이다.

알츠하이머병을 앓는 사람들은 특히 언어능력이 감소하므로 인정과 성공(success)을 경험해야 한다. 보조작업치료사는 노인이 말이 거의 없을 때도 그와 대화를 계속할 수 있어야 한다(박스 20.1).[16]

행동과 심리사회적 측면

치매가 있는 사람들은 '어리석지' 않다. 단지 잘 잊어버릴 뿐 내면의 지식은 그대로이다. 다른 사람 같이 그들도 사회적 욕구가 있고, 존경받고 보호받아야 한다. 또 그들은 자랑스럽고 의미 있는 참여의 기회를 가져야 한다. 노인들의 인생 이야기에 대한 지식은 흔히 보조작업치료사가 치료를 계획하고 실행하는 기초자료가 된다. '인생 이야기' 책은 이런 목적으로 사용될 수 있다. 이 책은 제목이 포함된 그림, 목록, 좋아하는 요리법, 가족전통, 출신학교, 군대이력 등을 포함할 수 있다. 책은 노인들과 교감하기 위한 좋은 도구이자, 이상행동을 재조명하고 동요를 줄이는 중재로 사용할 수 있다.[25]

치매가 있는 사람들의 행동은 보통 의사소통하기 위한 시도다. 예를 들면, 동요가 증가된 것은 대상자가 아

박스 20.1 의사소통과 교감을 향상시키는 제안

- 환자의 눈높이에서 접촉하고 이야기해서 그들의 관심을 끌어라.
- 생각을 표현하기 위하여 짧고 간단한 문장을 동시에 사용하라. 필요한 만큼 반복하고, 노인들이 응답할 시간을 고려하라. 재촉하지 마라. 노인들에게 충분한 주의를 기울여라. TV, 진공청소기, 바로 옆의 시끄러운 대화 같은 환경을 평가하고 그런 환경에서 유발되는 혼란을 제한하라.
- 질문에 대한 올바른 대답을 잘 찾지 못하는 알츠하이머병 환자는 질문으로 당황할 수 있음을 알아야 한다. 대신에 가능한 한 많은 다감각 언어나 비언어 단서로 그들의 응답을 도와준다. 알츠하이머병 환자에게 질문을 한다면, 2가지 선택조건을 제공하라. 예를 들면, Ella에게 수건과 깨끗한 옷을 보여 주면서 샤워를 아침식사 전에 하고 싶은지 아니면 아침식사 후에 하고 싶은지를 묻는다.
- 논리를 적용하거나 긴 설명을 전하려고 애쓰지 마라. 정확하거나, 논쟁하거나 또는 대항할 필요성은 무시하라. 때로는, 특히 노인들이 똑같은 질문을 되풀이할 때, 정보를 적어서 준다면 그들이 초점을 맞추고 이해할 수 있을 것이다. 예를 들어, Richard에게 그의 아파트 관리비가 완불되었으므로, 저녁을 보낼 장소가 생겼다는 그의 이름이 들어간 업무용 편지를 보여 준다면, 그는 그 정보를 믿을 수 있을 것이다. 이 편지를 받기 위해 그는 머물고 있는 곳을 자주 재확인할 것이다.
- 긍정적인 단어로 요구하라("거기 앉지 말아요" 보다는 "여기 앉아요").
- 그 사람이 사용하는 말과 몸짓, 얼굴표정에 모두 주의를 기울여라. 말의 이면에 있는 감정을 확인하라. 예를 들면, Henry의 말이 이해는 되지 않지만, 화가 나고 당황한 것 같이 들린다면, "Henry, 당황한 것 같군요. 그렇게 느낄 때 나는 포옹하고 싶어요. 포옹해도 될까요?"라고 말한다. 그러나 일부 사람들은 촉각에 방어적이므로, 접촉되었을 때 동요할 수 있다.
- 알츠하이머병 노인들은 흔히 말에 글자 그대로 반응한다는 사실을 알아야 한다(화재경보에 '당겨라'라고 써 있으므로, Hazel은 그것을 바로 당긴다).
- 알츠하이머병 노인들은 종종 1차 언어로 돌아간다는 사실을 알아야 한다. 보조작업치료사는 치료를 촉진하기 위하여 그 언어의 적절한 주요 단어를 배워야 할 수도 있다.

프다는 의사를 전달하는 방법일 수 있다. 급한 걸음은 다른 사람을 상대할 수 없다거나, 과도한 소음이나 환경에서 탈출하려는 신호일지도 모른다.[26]

알츠하이머병인 사람들은 전형적으로 배회하기, 서성거리기, 개인 소유물을 뒤져서 재배치하기 등의 행동을 보인다. 투쟁성과 공격성도 나타날 수 있다. 적응장애 반응(catastrophic reaction)은 고통에 격하게 반응한다.[5] 이 반응은 현실이나 가상의 상황과 사람, 환경, 자기 자신을 이해하고, 해석하고, 대응하지 못하는 무능력으로 인한 결과이다. '일몰증후군(sundowning syndrome)'은 저녁 무렵에 일어나는 혼합된 행동반응이 증가하여 비롯된다. 이들 반응은 흔히 탈수증과 신체적 · 정신적 고갈 등의 신체적 문제를 반영한다. 비명, 고함치기, 소리쳐 부르기 등은 공포, 인정의 필요성 그리고 능동적인 참여와 교감의 부족을 반영한다. 다른 행동징후는 부적절한 성적 행위, 직원이나 다른 노인들을 때리거나 밀치기, 비난하거나 지나치게 요구하는 말, 활동에서 움츠림, 무관심 등이 있다. 알츠하이머병 노인들은 또 테이블 표면을 문지르거나 두드리기, 옷 벗기, 고함지르기 같은 반복적인 동작이나 소리를 내는 보속증을 보일 수도 있다.[27]

이상행동(difficult behavior)은 케어를 더 어렵게 하려고 고의적으로 행해지는 것이라기보다는 질환의 일부일 뿐이다. 동시에 이런 행동은 노인에게는 아니지만, 다른 사람들에게 문제가 될 수 있다.[28] 예를 들어, 전문요양원(special care unit)에 거주하는 Betty가 다른 사람의 병실로 들어와서 벽장을 살펴보고 서랍에서 옷과 물건을 가져갔다. 이런 행동은 Betty가 통제(control)한다고 느끼고 싶어 하고, "집을 청소하고" 있음을 나타낸다. 그것은 누구의 문제인가? 소지품의 주인인 Carmen은 화가 나고, 자신의 사생활이 침해당한다고 느낀다. 시설의 직원은 사회복지센터의 옷장이나 책상, 안전한 물건을 채운 상자나 바구니 같이 Betty가 뒤져도 괜찮은 장소를 허용하는 지원적인 방법으로 두 사람을 대상으로 하는 도전에 맞선다. "상자"에 포함될 물건은 실 뭉치, 인사장, 작은 스크랩북, 자동차 소책자, 지도, 카탈로그, 천조각, 양탄자 견본 등이 있다. 안전한 물건을 나르는 목적 있는 활동에 Betty를 참여시킨다면, 그녀의 욕구를 해결할 수 있다.

모든 행동에 대해 정중한 반응이 존재한다. 어떤 경우, 특히 알츠하이머병의 사람들이 다른 사람들을 자신이 좋아하지 않는 사람들과 혼돈한다면, 그들을 설득하려는 시도는 아무런 소용이 없다. 시각이나 청각적 환각을 갖고 있는 사람에게는 논리도 효과가 없다.[29] 보통 보조작업치료사는 불필요한 행동을 촉진한 사건을 확인해

서 그것을 예방하거나, 멈추거나, 재발의 가능성을 줄이도록 조정할 수 있다. 불필요한 행동(unwanted behavior)을 재조명하는 데 도움이 되는 문제 해결 도구로는 행동 프로파일(behavioral profile), 행동분석(behavioral analysis), 행동관찰양식(behavioral observation form)의 3가지가 있다.

행동 프로파일은 상황을 조사하는 데 사용하는 도구이다. 보조작업치료사는 자신에게 다음과 같은 사고유발 질문을 물어볼 수 있다. 정확히 무슨 일(what)이 일어났는가? 그 행동은 왜(why) 일어났는가? 그 행동은 어디에서(where) 보였는가? 그 행동은 보통 언제(when) 일어나는가? 지금은 어떤가(what now)? (박스 20.2)

행동분석은 행위에 역점을 두고 선행상황이나 가능한 원인을 규명해서 특정한 행동을 간략하게 표현한다. 또한 가족과 환경, 활동에 미치는 영향에 주의를 기울이면서 받아들일 수 있는 접근과 중재도 간략히 서술한다(표 20.2).

박스 20.2 행동 프로파일

- 정확하게 무슨 일이 일어났는가?
- 왜 그 행동이 나타났는가?
- 앞서 무슨 일이 있었는가?
- 누가 관련되었는가?
- 그 행동은 어디서 보였는가?
- 그 행동은 보통 언제 나타나는가?
- 지금은 어떤가?

표 20.2 걸어다니기 및 방황하기 또는 둘 다에 대한 행동학적 접근

행동	• 걸음걸이 속도, 강도, 시간이 증가–정상적 피로에 대한 반응 불가능 • 감독 없이 출입 시도하기 • 동요, 불안, 좌절, 밀기, 차기 등이 증가된 모습을 보임 • 길을 잃은 것처럼 보임–짐 싸기와 떠나기 • 도달하기 어려운 무엇인가를 찾음(예: 엄마) • 자신의 방이나 영역이 아닌 부적절한 곳으로 감
가능한 원인 또는 선행상황	• 두려움과 불안감을 느낄 수 있다. • 직장에서의 역할이나 부모로서의 역할과 같은 과거의 역할을 되돌아보는 것일 수 있다. • 탈출하고 싶을지도 모른다. • 통제 불능을 느끼거나 다른 사람의 과잉 조작을 감지하는 것일 수 있다. • 뭔가 익숙한 걸 찾거나 잃어버린 걸 찾았을 수도 있다. • 이전 습관과 일관되게 행동하거나(예: "이동 중"), 스트레스를 줄이는 활동을 하는 것일 수 있다. • 행복감을 되찾기 위한 방법으로써 자기자극의 필요성을 반영할 수 있다. • 배고픔, 변비, 질병 등의 신체적 욕구를 표현하는 것일 수 있다. • 불안, 지루함, 과잉 환경 또는 저환경 자극이 원인일 수 있다.
거주하는 곳에서의 중재	• 배회할 때 대상자가 배고픈지, 배설하고 싶은지, 불편함을 느끼는지, 길을 잃어버렸는지 질문한다. • 초조하게 왔다갔다 하는 것이나 배회의 긍정적인 측면을 확인한다. • 똑바로 다시 시도할 때 눈을 맞춤으로써 조용하게 접근한다. • 초조하게 왔다갔다 하는 버릇을 깨뜨리기 위해 방해 기술을 사용한다(예: 노인과 함께 앉아, 주스 한 잔 마시기를 제안). • 원하지 않는 체중감소가 있는지, 과도한 피로를 느끼는지 확인한다. • 낙상 위험이 증가하고 안전이 훼손되지 않았는지 확인한다. • 미국 알츠하이머협회의 "안전하게 돌아오기(safe return)" 프로그램의 메디컬 경보 ID 팔찌를 착용하게 한다. • 만약 가출한다면 경찰에 사진을 제공한다. • 심한 환경자극, 너무 많은 사람이 있거나, 과도한 요구 같은 스트레스 상황은 피한다. • 친숙한 직원, 간병인과 규칙적이고 일정한 일과를 제공한다. • 가출 위험이 높은 노인들을 위해 "인원 카운트" 시스템을 개발한다.

표 20.2 걸어다니기 및 방황하기 또는 둘 다에 대한 행동학적 접근(계속)

가족/간병인 중심	• 치료적 접근방법을 논의한다. • 정책과 절차에 대한 정보를 제공한다. • 지역 알츠하이머협회 지부의 전화번호와 "안전하게 돌아오기" 프로그램 등의 정보를 제공한다. • 노인들의 이야기를 반박하지 않도록 지도한다. 대신에 노인들에게 모든 것이 잘 될 것이라고 확신을 주어야 한다. 이것은 두려움을 줄이고 안전을 촉진하는 데 도움이 된다. • 입구, 출구 및 반환 약속을 지나치게 과장하지 않는 것이 좋다. • 노인과의 산책, 산책 장소의 이용, 길이나 피트니스 트레일의 "발견"을 장려한다. • 치료 영역에 보안 시스템이 있는 경우에도 가출 위험이 있음을 알린다. • 지역 지지집단을 활용하여 다른 사람들과 토론할 것을 권장한다.
시설 적용	• 스트레스와 불안감을 감소시키고 신체적 안녕, 대근육 기술, 식욕, 건강한 피로를 증가시키는 환경적 변화와 감각 자극을 제공한다. • 의미 있는 여가시간을 촉진하기 위한 환경적 변화를 준다. • 겉옷과 여행가방 등 시설에서 떠날 수 있도록 제안하는 환경적 단서를 제거한다. • 편안하고 안전감을 주는 친숙한 물건을 방 안에서 사용한다. • 규칙에 의해 허용된다면 네덜란드식 문(dutch door)을 설치한다. • 페이스 조절을 위한 안전하고 감시된 공간을 제공하는 관리 환경 내에서 보행 영역, "탐색" 경로 또는 피트니스 트레일을 설계한다. • 정기적인 장치 안전 점검 및 실종자 확인과 같은 따라야 할 절차를 개발한다. • 새로운 입소에 대한 정기적인 오리엔테이션과 보호를 제공한다. • 시설절차에 대해 방문객이 인지하게 한다. 예를 들어, 방문객이 떠날 때, 방문객들은 배회하는 노인들이 문밖으로 따라나오지 않았는지 돌아보고 확인해야 한다. • 노인을 잘 아는 숙련된 직원을 고용한다. • 모든 직원, 특히 문 근처에 있는 직원들(예: 전화교환원, 접수원)에게 노인을 소개한다. • 왔다갔다 하는 행동과 배회의 신체적 활동으로부터 어떤 긍정적인 면이 있는지 확인한 후 기록지에 문제와 중재를 적는다.
활동	• 전반적인 건강을 촉진하기 위해 신체적 운동을 지원한다. • 의미있는 활동으로 노인과 함께 걷기를 제안한다. 노인이 메일을 주고 받거나 친구를 방문하거나 빨래를 가지러 가는 것으로 도움을 주도록 제안한다. • 걷기 클럽을 설립하고, 걸어가는 거리를 추적하며, 클럽 티셔츠를 제공한다. • 안전과 가출 위험의 감소에 추점을 두고 감독된 외출을 제공한다. • 대근육과 움직임 또는 춤을 포함한 표현적 예술을 제공한다. • 유대감, 존중감 그리고 일상적이고 익숙한 정규화된 활동을 제시한다. • 도르래 활동, 손가락 사다리 오르기 운동, 무릎을 깊이 구부리기와 같은 반복적인 상하지 움직임을 포함한 피트니스 트레일을 설정한다. • 트레일 활동에 노인들을 참여시키기 위해 자원봉사자와 가족 구성원을 훈련한다.

행동관찰양식은 가능한 선행사건을 수반하는 행동패턴을 결정하는 데 사용된다. 이러한 양식은 보조작업치료사와 다른 건강관리자가 이상 행동을 줄이거나 재조명하는 데 도움이 될 수 있다(그림 20.1).

곤란하거나 불필요한 행동의 원인과 그 문제의 해결책을 확인하는 데는 비판적 추론이 필요하다. 다음은 비판적 추론과정을 돕기 위해서 보조작업치료사가 자신에게 물어볼 수 있는 몇 가지 질문이다: 이 행동은 무엇을 의미하는가? 누구의 문제인가? 그 행동에 영향을 미칠 환경요인은 무엇인가?

Alfonso는 알츠하이머병 전문요양원(special unit care)에 있는 노인으로 그의 이야기는 곤란하거나 불필요한 행동을 다룰 때 비판적 추론의 중요성을 예증한다. Alfonso는 직장에 갈 시간이라고 생각하기 때문에 계속

이름::						
날짜	시간	관찰한 활동과 행동	행동			관찰자
			촉진요인 (무엇으로 시작되었나)	중재 (무엇으로 멈추었나)	경과된 시간 • 멈추기 전 • 멈춘 후 나타난 것	

그림 20.1 행동관찰양식

나가려 한다. 그는 하루 중 어느 시간에, 모자와 코트를 가지고 떠나는 방문자를 볼 때, 의미 있는 활동의 참여가 부족할 때 떠나려고 할 가능성이 있다. Alfonso가 점점 더 화를 내고 흥분할 때 직원은 그의 주의를 다시 돌리는 법을 훈련받지 못했을 수 있고, 방이 너무 시끄러울 수도 있고, 아니면 Alfonso가 인터콤 목소리가 자신을 전화로 호출한다고 생각할 수도 있다. 보조작업치료사는 그에게 프로젝트를 도우라고 하거나(그는 떠나야 한다는 생각을 잊어버릴 것이다), 눈에 잘 띄지 않도록 출입문을 양쪽 벽과 같은 색의 페인트로 칠하거나, Alfonso를 의미 있는 활동에 참여시키거나(예: 그의 인생 이야기에서 생각 끌어내기), Alfonso와 어떤 양질의 시간을 보내는 등의 선택을 고려할 수 있다.

Audrey도 같은 전문요양원에 있다. 그녀는 ADL 기능을 수행할 때, 그중에서도 특히 샤워를 할 때 전투적으로 행동한다. 사실 그녀는 샤워를 하는 동안 보조작업치료사를 때린다. 보조작업치료사는 이러한 행동의 원인을 고려한다. Audrey가 이전에 목욕을 했고, 일상과정의 변화를 좋아하지 않는가? Audrey는 매우 은둔적인 사람이어서 누군가의 도움을 당황스러워하는가? 보조작업치료사의 목소리 어조에 반응을 보였는가? Audrey가 아파서 그것을 알릴 수 없는가? 샤워를 하려고 할 때 너무 피곤한가? 그녀는 자신을 당황케 하는 관절염 같은 만성통증을 겪고 있는가? 그녀가 재촉당한다고 느끼는가? 그녀가 참여하고 통제력을 느낄 수 있도록 샤워가 충분히 단순화되었는가? 그러다 보조작업치료사는 다음의 행동적 중재를 고려한다. 보조작업치료사는 Audrey에게 샤워하는 것을 도와달라고 부탁하기, 샤워하는 동안 Audrey가 좋아하는 성가 부르기, 다른 시간으로 샤워를 연기하기, 목욕하는 동안 옷을 일부 입고 있기, 큰 목욕 수건으로 그녀를 감싸기와 같은 행동중재를 고려한다.

앞서 예시한 대로, 알츠하이머병 노인들의 이상행동을 다루는 일은 보조작업치료사가 그 업무의 해결책을 찾을 때까지 시행착오의 과정이 될 것이다. 각 노인들은 다르게 반응한다. 그 사람의 능력에 따른 다른 기법은 한 번은 성공적이어도, 다음 번에는 실패할 수 있다. 보조작업치료사가 그 행동의 정확한 이유를 알아낼 수 없을 때도 그들은 다음의 중재기법을 시도할 수 있다. 특히 그 사람이 화가 났다면, 기분전환이 유용한 기법이 될 수 있다. 보조작업치료사는 그 사람을 음악 감상이나 간식 제공 등의 의미 있는 활동에 참여시키는 기분전환 아이디어를 낼 수 있다. 구출하기(rescuing)는 기분전환의 다른 기술이다. 어떤 간병인이 대상자와 갈등을 겪을 때, 다른 간병인은 그 사람을 "구출하는 것" 같이 반응한다. 이러한 기법의 예로는 다음과 같은 사례가 있다. 간호조무사인 Sally는 입소자인 Theresa에게 "밖에 나가지 말아요." 라고 말했다. 다른 보조작업치료사인 Amy도 같은 식으로 접근한다면, Theresa는 열세를 느낄 것이다. 반대로, Amy가 "Sally, Theresa와 나 둘이만 있고 싶어요. 우리끼리 있게 해 주세요."라고 말한다면, Theresa는 "구출"을 느끼고 Amy와 함께 갈 것이다.

부적절한 타이밍, 노인이 스케줄을 맞추도록 하는 시도, 비현실적인 수행 기대치 등은 때리기 등의 부정적인 행동을 일으킬 수 있다. 따라서 간병인은 ADL이나 사회적 활동으로 접근하기 전에 노인의 감정을 잘 알아야 한다.

작업치료 중재

관찰, 선별, 평가

다른 작업치료 클라이언트와 마찬가지로, 작업치료 과정의 첫 번째 단계는 대상자의 작업 프로파일 개발과 평가이다. 프로파일은 대상자의 작업력과 경험, 일상생활 패턴, 흥미, 가치 욕구를 이해하도록 제공된다. 대상자의 문제와 작업수행에 대한 관련성, ADL은 확인되어야 하고 대상자의 우선순위는 결정되어야 한다.[14] 후에 작업치료사와 보조작업치료사 팀은 그들의 이점, 문제점, 보다 특별한 잠재적 문제점을 확인하기 위해 노인들의 작업수행을 분석해야 한다. 평가 동안 실제적 수행은 종종 수행에 무엇이 지원이 되고 무엇이 방해가 되는지 확인되는 문맥(context)에서 관찰된다. 수행기술, 수행패턴, 문맥, 활동요건, 대상자 요인은 모두 고려해야 하지만 선택된 측면은 특별하게 평가해야 한다.[14] 이것은 팀이 목표로 한 결과를 확인할 수 있도록 도와준다.

작업치료사와 보조작업치료사 팀은 다음의 평가관리에서 협력할 수 있다. Folstein 간이정신상태(Folstein Mini-Mental State)는 짧고 간단한 인지수행의 양적 측정이다. 이 측정은 지남력, 등록(기억), 주의집중, 계산, 회상력과 언어(구두와 서면 지시 이후)를 포함하는 5개의 인지영역의 설문지이다.[30] 전반적 퇴행척도(Global Deterioration Scale)는 알츠하이머병의 진행단계에 기준하여 7개의 수준에서 임상특징을 측정한다.[31]

Allen 인지수행 검사(Allen Cognitive Performance Tests)와 일상과제 목록(Routine Task Inventory)은 과제 완료를 통한 인지기능을 검사한다.[32] 기능 수준을 통하여 행동과 ADL 기능에 미치는 영향을 예측할 수 있다. 이런 수준의 범위는 복잡한 정보를 활용하고 ADL 기능을 적절하고 안전하게 수행하기부터 친숙한 물건의 인식과 사용의 심한 장애까지 분포한다. 이런 평가는 의사소통 정보, 과제 반응과 과제 단순화 필요성을 포함한다. 또한 평가는 중재 동안 치료사의 역할도 다룬다(7장 참조).

인지수행 검사는 Allen 인지 수준을 평가하기 위해 설계된 표준화된 기능평가 도구이다.[33] 6개의 기능과제, 즉 옷 입기, 쇼핑, 토스트 만들기, 전화 걸기, 세탁하기, 이동하기로 구성된다. 또 이 검사는 사람들의 기능 수행과 관련된 정보처리 능력도 알아본다.

다른 분야와 함께 전체 치료 팀의 필수요소인 보조작업치료사의 중요성은 아무리 강조해도 지나치지 않다.[34,35] 치매평가의 지속적 개발은 노인들의 도전에 관한 정보를 수집할 뿐만 아니라 클라이언트의 특질을 재인식하고 최근 강점과 능력을 어떻게 세울 것인지를 장려하는 민감하고 적절한 도구를 치료 팀에게 제공한다.[32,36] 예를 들어, 인간, 환경, 작업(Person, Environment, Occupation) 측정모델은 알츠하이머병이 그 질환이 있는 사람과 그들의 가족의 기능에 어떤 영향을 미치는지를 결정하도록 돕는다.[37]

중재 계획

알츠하이머병 환자들을 위한 작업치료는 자기관리와 여가활동에 참여하는 것에 집중하고, 의사소통과 기능적 이동에 대한 고려 그리고 안전에 대한 주의가 포함된다.

치료 계획을 다루는 영역은 주의집중 시간의 감소, 과제 시작하기 불가능, 순서화된 과제 수행 곤란, 판단력 손상, 전반적인 건강이다. 중재 계획은 인지적 · 기능적 기초선을 확립하고 능력에 기초한 목표를 수립한다. 이러한 목표는 기능적 능력을 확인하고 기술을 회복, 유지, 증진하기 위해 필요하다. 능력에 초점을 둔 목표와 활동 참여에 대한 기회는 인지적 · 신체적 · 심리사회적 안녕을 지지한다. 이러한 목표는 인간 중심 케어와 지지적이고 안전한 환경에서 어려운 행동에 초점을 맞춘 중재를 포함해야 한다.

중재 계획은 기능적 상태의 변화를 측정 관찰하고 사정(assessment)해야 한다. 치료 계획의 과정은 과제 단순화와 단서제공처럼, 지속적인 수정과 적응 접근을 제공하는 것이 포함된다. 노인의 인생 이야기는 과거(그리고 현재)의 지식과 경험에 중점을 두는 치료의 기반으로 사용된다. 치료 계획은 또 치료지원과 환경 요인을 포함하여 부정적 반응을 일으키는 요인 측면을 모두 평가해야 한다.[38] 예를 들어, Andrew는 제한된 주의집중 시간 때문에 각 식사 때 소량의 음식밖에 먹을 수 없었다. 그는 큰 식당에서 5명의 다른 사람들과 함께 식탁에 앉아 있었다. 음악이 테이프 플레이어에서 흘러나왔고, 직원들은 종종 서로 시끄럽게 이야기했다. 보조작업치료사가 식탁에 2명이 앉는 작은 식당으로 Andrew를 다시 배치해서 환경적 자극을 줄이자고 제안하자, 그는 음식에 집중할 수 있었고 식사를 마칠 수 있었다.

중재 실행

작업치료 중재는 치매가 노인들의 인지능력과 건강에 미치는 영향을 고려한다. 중재의 성공은 보조작업치료사의 유연성과 창의성을 비롯해서 많은 중요한 요소를 필요로 한다. 전문병동의 입소자인 Beverly가 예시한 대로 성공은 재규명되어야 한다. Beverly는 노란색 꽃무늬 블라우스와 좋아하는 오렌지색과 검은색의 격자무늬 치마를 입고 싶었다. 때때로 자신의 선택을 못마땅해하지만 스스로 옷을 선택하고 입는 자신의 능력을 자랑스러워했다.

보조작업치료사의 비언어적 접근도 성공적인 중재를 위해서 동일하게 중요하다. 그것은 알츠하이머병 노인들에게 인정과 존중(respect)을 반영해야 한다. 성공을 보증하기 위해서, 중재는 무능력 때문에 실패가 일어나는 상황에 노인들을 두어서는 안 된다. 예를 들어, Clara는 언제나 아름다운 스웨터를 짜는 타고난 수예가였다. 복잡한 땀을 만드는 능력은 치매가 진행될수록 감퇴했다. 보조작업치료사는 큰 바늘로 땀을 만들어서 기본 바느질법을 사용해서 네모나 편물을 짜도록 해주었다. Clara는 아기담요를 위한 간단한 네모를 짤 수 있었고, 성공을 기뻐했다. 이 활동은 Clara의 뜨개질 능력이 저하될 때 그녀에게 실을 감게 하는 등으로 다시 변경될 수 있다.

인생이야기와 경험을 기능활동에 응용하는 것도 의미가 있다. 예를 들어, 5명의 자녀를 둔 78세의 Sara는 설거지, 빨래 널기, 바닥청소와 같은 정상화 활동에 반응한다. 이 활동은 촉각 자극과 하지와 상지의 관절운동, 근력 강화, 몸통 안정, 손의 섬세한 운동기술 능력을 제공한다.

보조작업치료사는 과제 단순화를 위한 단계를 확인하는 활동 분석에 자신의 기술을 활용할 수 있다. Harry는 각 옷가지가 입는 순서대로 적절히 침대에 놓여 있다면 혼자서 옷을 입을 수 있었다. 또 성공적인 중재는 능동적 참여와 협력을 증진시키기 위한 노인과의 활동에 중점을 두어야 한다. Charles는 스스로 먹는 데 관심이 없었지만, 그의 손 위에 간병인의 손을 두자는 보조작업치료사의 제안은 받아들였다. 이렇게 해서 그는 다른 사람이 먹여 주기보다는 도움을 받아서 계속 스스로 먹을 수 있었다.

가능하다면 중재는 적절하고 친숙한 환경에서 제공되어야 한다.[39] 예를 들어, Millie는 병원에서 간단한 옷 입기 과제를 시도했을 때 성공하지 못했다. 하지만, 보조작업치료사가 매일 아침 일찍 Millie의 침대에 도착했을 때, Millie는 옷 입기 기술을 시도하도록 책상과 옷장을 포함한 그녀의 침실에서 발견되는 시각적 정보를 활용할 수 있었다.

일상생활활동

보조작업치료사는 알츠하이머병 노인의 건강에 중대한 공헌을 할 수 있고, ADL 기능을 지원해서 노인들의 삶의 질을 강화할 수 있다. 활동의 요구 이해, 과제 분석과 과제 단순화 등을 통해 알츠하이머병 노인들이 이러한 친숙한 기술의 수행에 참여할 수 있다. 이러한 이해는 한 단계 지시와 물건이나 몸짓 등의 시각단서를 사용해서 촉진될 수 있다. Allen의 인지 단계수준을 사용하는 것도 노인들의 기능적 수준을 유용하게 측정할 수 있다.[40]

치매에 따른 ADL 기능 어려움은 주의집중 시간 감소, 지시를 따르는 능력의 제한, 과제를 완료하는 시간의 증가 등이다. 다른 어려움은 순서화, 지각, 신체인식의 문제이다. 공포의 감정반응, 편집증, 현실이나 가상의 과도한 환경자극에 대한 반응도 ADL 기능에 영향을 줄 수 있다. 인지적 손상이 있는 노인들의 공격적인 행동은 ADL 결과에 심각한 영향을 미칠 수 있다.[22]

수정(modification)은 알츠하이머병 환자의 일상활동을 수행할 수 있도록 하는 한 방법으로 그들의 독립생활을 길게 유지할 수 있도록 도와주며 잃어버린 기능을 다시 얻을 수 있도록 해 준다.[41] ADL 기능에 관해서 보조작업치료사는 창의적인 문제해결을 사용할 때 가장 큰 성공을 거둘 것이다. 치료는 노인들을 위해서 또는 노인들이 하는 것이 아니라 노인들과 함께해야 한다.[16] 보조작업치료사는 ADL 기능을 뜻있게 만들 수 있는 일은 모두 해야 한다. 기분전환 기법(예: 노래 부르기, 인조 장신구, 스카프, 넥타이 등의 물건 쥐기)의 사용이 매일 케어의 일부가 되어야 한다. 보조작업치료사의 태도, 접근, 직접적인 관여는 노인들의 삶의 질을 지원하는 중요한 요소다.

보조작업치료사는 ADL 기능을 수행할 때 타이밍을 고려해야 한다. 흔히 이런 결정은 노인을 알고, 이런 활동에 대한 최상과 최악의 시간을 제안하는 비언어적 언어에 반응하는가에 달려 있다. 많은 알츠하이머병 노인들이 재촉당하는 것에 민감하기 때문에, 때때로 보조작업치료사는 여러 번 물러서야 한다. 예를 들어, Charles는 보조작업치료사가 옷 입기 기술을 수행할 때 동요하는 것 같았다. 여러 번의 시도 끝에 보조작업치료사는 나중에 다시 하기로 결심했다. 그러자 Charles는 더 침착해졌으며 마침내 그 활동을 받아들였다.

ADL 기능을 돕는 것은 보조작업치료사가 노인들의 신체건강과 안전을 측정할 기회도 제공할 수 있다. 알츠하이머병 노인들은 멍, 발진, 물집 등이 생겨도 잘 이야기하지 않는다. 인지능력과 판단력 감소는 지각 손상을 인식하지 못하는 상황과 결합되어 위험한 상황을 일으킬 수 있다. 노인들은 쓰레기를 먹거나, 젖은 바닥을 걷거나, 신발을 바르게 신지 못하거나, 안경 등의 필요한 물건을 잃어버리거나, 의자의 자리를 잘못 판단하여 넘어지며, 찬물을 어떻게 트는지 모르기 때문에 샤워기로 화상을 입기도 한다. 이 모두가 잠재적 위험의 예이다.

노인들이 ADL 기능을 수행할 때, 보조작업치료사는 능동적 참여를 권장하는 방법으로 항상 능력에 중점을 두어야 한다. 손에서 손으로 지도법, 체이닝(chaining), 브리징(bridging) 기법이 사용될 수 있다. 손에서 손으로 지도법으로 노인들은 ADL 과제를 완수할 수 있다. 체이닝을 따를 때, 간병인은 한 손을 노인의 손 위에 놓고 과제를 시작해서, 노인이 과제를 이어받아서 완료할 때까지 계속한다. 예를 들어, Astrid는 칫솔이 무엇인지 또는 어떻게 사용하는지 몰랐다. 하지만 보조작업치료사가 칫솔을 그녀의 손에 놓고 입으로 가져가 칫솔질을 시작하자, Astrid는 혼자서 그 과제를 완수할 수 있었다. 이런 기법으로 손을 맞잡는 동안 접촉을 받는 손바닥이나 손의 표면은 손등보다 더 '수락하기 쉬운(accepting)' 표면이 될 수 있다. 보조작업치료사는 필요하다면 활동 동안 노인을 도와서 손등 주위로 움직이기 전에 노인의 손바닥과 접촉해야 한다.

브리징을 사용하면, 일상생활 과제의 일부를 수행할 수 없는 노인은 간병인이 사용하는 똑같은 물건을 쥐고 주의를 집중할 수 있다. 이 기법은 또 불안을 감소시킬 수도 있다. 예를 들어, Allan은 면도를 할 수 없었다. 보조작업치료사는 간병인에게 Allan과 함께 시도할 브리징 기법을 시범보였다. 그녀가 전기면도기로 그를 면도해 주는 동안 다른 전기면도기를 켜서 그의 손에 놓아 그가 진동을 느낄 수 있게 해 주었다. 면도기를 쥔 Allan은 그 과제에 더 잘 집중할 수 있었다.[16]

보조작업치료사의 창의성과 유연성은 노인들의 나머지 활동과 일상생활 과제에 능동적으로 참여하려는 자발성을 증진시킬 수 있다(표 20.3). 대상자의 과거 일상을 아는 것도 ADL 기능을 수행하는 동안 유용하다.

표 20.3 알츠하이머병 노인들의 일상생활활동 지원을 제공하는 제안

목욕	• 노인이 목욕과 샤워 중 어느 것을 선호하는지 알아야 한다. 손에 쥘 수 있는 샤워기를 사용한다. • 사생활이 걱정되면 노인들은 옷을 입거나 큰 목욕수건을 두르고 목욕할 수 있다. • 필요하다면 노인들이 전신목욕을 허용할 때까지 몸의 한 곳만 씻는다. • 목욕의자, 안전손잡이, 바닥매트 등의 변형물을 사용해서 안전을 고려한다. • 따뜻하고 집 같은 목욕환경을 만든다. 벽에 화려한 비치타월을 걸어둔다면, 목욕탕의 메아리와 시끄러운 물 소리가 줄어들 수 있다. 옷을 벗고 있는 동안 동요된다면 수건으로 감싸줄 수 있다. • 노인들의 불안감을 줄이기 위해서 목욕할 때 가족을 동반하는 등의 대안을 고려한다.
면도	• 노인들이 자신을 인지하지 못하거나 '감시되고' 있다고 느끼지 않는다면 거울을 사용한다. • 면도를 할 수 없는 노인들에게 브리징 기법을 사용한다. 노인의 손에 전기면도기를 쥐어 주어 다른 전기면도기로 면도하는 동안 보고, 느끼고, 들을 수 있게 한다.
구강관리	• 아동용 칫솔을 사용한다. • 간병인이나 돌봄제공자가 치아를 닦는 것처럼 가장하고, 노인이 그 활동을 모방하도록 장려한다. • 틀니를 제거하는 동안 노인이 여분의 틀니를 쥐고 있게 하는 브리징 기법을 사용한다. • 모의 치과의자를 장치하고, 의사가 치아관리를 도우라고 당신에게 보냈다고 말한다. • 노인들이 일회용 냅킨에 틀니를 싸는 경우, 매 식사 후에 틀니가 있는지 점검하기 위해서 모니터 시스템을 설비한다.
옷 입기	• 옷 입기 쉽도록 한 치수 큰 옷을 제공한다. 옷은 노인들의 과거의 생활양식과 어울려야 한다. • 각 단계를 단순화하기 위해서 언어 및 시각단서를 사용하고, 노인들의 도움에 항상 감사를 표시해야 한다. • 노인이 불안해진다면, 그들에게 옷가지를 입는 법을 보여달라고 요청한다. • 가능하다면 세탁할 수 있는 벨크로 접착띠가 달린 신발을 사용한다. • 소변 냄새가 나지 않는 100% 순면 옷을 사용한다. • 균형이 염려된다면, 노인들에게 옷을 입을 때 앉으라고 요청한다.
용변 보기	• 노인들의 과거의 용변 일상과 습관을 알아야 한다. • 목욕탕 문에 '화장실'이라는 단어와 함께 변기 그림을 붙인다. • 노인들은 자신의 이미지를 알지 못하고 그곳에 다른 누군가가 있다고 생각하기 때문에, 목욕탕 거울 때문에 노인들이 화장실을 사용할 수 없는지 알아본다. • 변기 좌석 색깔과 바닥의 색깔은 보색이어야 한다. 좌석을 바꾸거나 변기 받침대 주변에 세탁 가능한 깔개를 깐다. • 노인들에게 이 과제를 상기시킬 핵심어를 사용한다. 보통 자신들의 자녀의 용변훈련을 시킬 때 사용한 단어가 효과적이다. • 변기에 앉아 있는 동안 노인들이 쥘 만한 물건이나 할 만한 일(예: 잡지)을 제공한다. • 요실금에 대해 "기저귀"를 언급하지 않는다(팬티나 속옷 등의 용어를 사용한다). • 다른 유형의 요실금 제품을 이용하게 한다. 가장 큰 크기의 제품이 필요하다고 가정하지 마라. 예를 들어, 소변이 샌다면 팬티 속에 넣는 패드를 사용할 수 있다. • 표준 크기의 요실금 제품을 적절히 유지하려면 멜빵을 사용한다.
먹기	• 음식물을 입안에 너무 많이 넣지 않는지, 삼키기 전에 씹는지, 먹을 수 없는 것(냅킨, 스티로폼 컵)을 먹는지 등의 안전문제를 관찰한다. 음식을 입안에 넣고 있다면 삼키는 것을 체크해라. 문제가 있다면 삼키기를 평가한다. • 산만함을 줄이고 집중시간을 늘리기 위해서 조용한 곳에서 식사를 제공한다. 음식을 미리 차려야 한다면, 노인들이 보지 않는 곳에서 준비한다. 이렇게 하면 간단한 과제를 수행할 수 없는 노인들의 무능력이 강조되지 않는다. • 음식과 접시, 접시와 식탁 간에 보색을 사용한다. • 물어뜯거나 깨지기 쉬운 플라스틱 용기를 사용하지 않는다. • 적절하다면 음식물의 식감에 차이에 따라 식사 순서를 정한다. • 1개의 음식에 1개의 도구를 주어서 식사를 단순화한다. • 노인들이 앉아서 먹지 않는다면, 손으로 집어먹는 음식이나 나르기 쉬운 작은 그릇을 활용한다. • 음식을 샌드위치 모양으로 만든다. 스스로 먹고 싶어하는 노인들을 돕기 위해서 음식을 갈아 아이스크림 콘에 집어넣는다. • 노인들이 먹지 않을 때, 금지할 의학적 이유가 없다면, 음식에 설탕이나 꿀을 넣어서 풍미를 늘린다. • 삼키기 평가 후 적절한 삼키기를 촉진하기 위해서 "후루룩 삼킬 수 있는" 농도의 소금이 없는 치킨이나 소고기 수프를 제공한다. • 노인들에게 음식을 먹여야 한다면, 숟가락이나 플라스틱 컵을 쥐게 해서 그 과제의 중개 역할을 한다.

표 20.3	알츠하이머병 노인들의 일상생활활동 지원을 제공하는 제안(계속)
	• 노인들이 먹기에 관심이 없다면, 뜨겁고 찬 음식, 단 음식과 달지 않은 음식을 번갈아 내놓는다. • 노인들이 먹기를 중단하거나 음식에 대한 흥미를 잃어버렸다면, 먹기에 다시 관심을 두도록 가족에게 노인들의 '편안한 음식'이 무엇인지 물어본다. • 고깃국물, 피자, 마카로니 등의 음식은 행복감을 준다. • 체중감소가 문제라면, 그 노인의 아침식사를 배로 늘린다. • 가능하다면 식사를 하도록 시간을 허락하고 밀크셰이크 같은 단백질이 풍부한 음식을 제공해서 판매하는 음식을 사용하지 않는다. • 노인들과 함께 앉는다. 노인들이 당신과 함께 음식을 나눠 먹어야 한다는 걱정을 덜기 위해 먹거나 마실 만한 것을 가져간다. • 노인들이 돈이 없기 때문에 먹기를 거부한다면, 회비(여러분의 시설이나 업무장소의 이름)가 완전히 지불되었고, 식사는 회원 자격에 포함된다고 쓴 편지를 보여준다.

보조도구 활용하기

알츠하이머병 노인은 흔히 보조도구를 거부하거나 잘못 사용한다. 특히 물건의 사용이 익숙해 보이지 않는다면, 부적절한 사용은 노인의 안전에 영향을 줄 수 있다. 예를 들어, 가드가 있는 접시는 매우 이상하게 보여서 알츠하이머병 노인들은 접시에서 그것을 떼어 내려고 애쓰면서 식사 시간을 보내기도 한다. 때로는 식사용 도구의 두꺼운 손잡이(built up)가 낯설게 느껴져서 대상자들은 그것을 사용하지 않는다. ADL 기능에 사용되는 리처와 다른 금속장비(metal device)는 무기처럼 사용될 수 있다. 큰 손잡이가 달린 식기류와 앞쪽은 낮고 뒤쪽은 높은 스코프 접시는 일상의 그릇과 비슷하므로 유용할 수 있다. 물건 간의 보색, 그림, 단어, 라벨, 화살표를 사용하는 환경 변경은 종종 성공적인 ADL 기능을 위해 단서를 제공하는 가장 좋은 방법이다.

건강증진을 위한 활동 활용하기

활동은 개인과 집단에 따라 적용할 수 있다. 치료적 활동의 목적은 의미 강화, 능동적 참여 권장, 성공의 확신이다. 모든 삶의 활동은 중재 양식으로 사용될 수 있다. 인지 활동의 제안은 상식게임, 단어퍼즐, 운 맞추기 게임, 잘 아는 노래 부르기, 회상이 적용된다. 또 다른 활동은 철자게임, 단순한 공예, 천 분류, 카드게임, 라이프스토리 '북클럽' 등이 있다. 신체활동에는 낙하산 운동, 무용, 공이나 풍선 던지기, 맞히기, 차기 등이 있다. 운동 프로그램은 손에 쥘만한 막대기, 가벼운 추, 스카프, 천 등의 사용을 포함한다. 심리사회 활동은 파티, 서비스 프로젝트, 손질 작업, 특별한 날의 축하, 견학, 반려견 돌보기 등이 있다. 예배와 관련된 영적 활동은 치매노인에게 친밀감, 안녕, 안정감을 제공한다. 정상화 활동을 위해서는 빨래 개기와 널기, 먼지 털기와 닦기, 식탁용 은제품 분류, 구두 닦기 등을 권한다.[16]

환경에 기초한 중재는 치매환자의 동요를 감소하는 긍정적인 효과를 보인다. 자연스러운 환경(예: 시냇물 소리, 새소리, 작은 동물들의 소리를 녹음해서 사용하기, 야외 큰 그림 사용하기)의 자극은 목욕하는 동안 동요를 줄여줄 수 있고 간병인과 개개인과의 관계를 향상시켜 줄 수 있다.[42] 반복되는 연주 음악은 알츠하이머병 환자들을 조용하게 하는 데 효과가 있다는 증거가 있다.[43] 작업치료사와 보조작업치료사 팀은 다감각 자극 프로그램의 일부분이나 식사 공간 배경그림의 일부분으로 이 중재를 고려해야 한다. 그러나 음악은 사람의 취향에 따라 골라야 한다. 이런 유형의 중재는 비용이 저렴하기 때문에 시설이나 지역사회, 집 안에서 실행될 수 있다.

간병인 지도와 의사소통

알츠하이머병 노인의 작업치료는 기능활동을 유지하고 2차 합병증을 예방하는 데 집중된다. 이러한 목적은 간병인에게 맞는 맞춤식 의사소통과 교육을 통해서 달성될 수 있다. 9천 8백만의 가족, 친구, 이웃은 매년 알츠하이머병 환자 한 사람을 돌보는데 무상으로 84억 시간을 제공한다. 이러한 케어는 대략 1년에 890억 달러의 가치를 국가에 공헌한다.[44] 무상으로 일하는 간병인 중 60%는 아내, 딸, 며느리, 손주 그리고 다른 관계 있는 여성, 친구,

이웃들이다. 알츠하이머병 환자를 무상으로 돌보는 다른 간병인과 가족의 32%는 5년 또는 그 이상 돌보고 있고 39%는 1~4년 동안 돌보고 있다.[45]

간병인은 서면 지도와 시범 등의 다양한 기법으로 이익을 얻을 수 있다. '리턴 시범(return demonstration)'이 필요한 지도법으로 보조작업치료사는 간병인의 활동 수행을 직접 관찰할 수 있다. 후에 보조작업치료사는 필요하다면 교정을 해 주거나 제안을 해 줄 수 있다. 치매가 진행됨에 따라 간병인은 그들 자신이 간병에 대한 책임을 더 이상 할 수 없을 때까지 더 많은 돌봄을 제공한다. 치매환자를 돌보는 것은 매우 어렵기 때문에 불안, 스트레스, 신경쇠약의 비율을 높인다.[46] 그들 인생에 대한 기대는 감소되고 결국 우울증에 걸린다.[47,48,49] 간병인에 대한 격려는 장기간 동안 그들의 사회적 지지시스템을 강화하는 것으로 작업치료 중재의 기초적인 구성요소가 될 수 있다.[50] 알츠하이머병 환자에 대한 기초적인 작업치료 계획은 질환의 진행에 대한 정보 제공, 지역사회 자원에 의뢰, 간병인에 대한 실습, 다른 가족의 역할과 다른 간병인 역할이 어떤 것인지 이해하는 것 등을 말한다.[51]

작업치료사와 보조작업치료사 팀은 유지 프로그램을 공식화할 수 있다.[52] 유지 프로그램에 기여하려면 보조작업치료사는 간병인들이 알츠하이머병의 특성과 진행에 민감해지도록 해야 한다. 과제내역과 단순화의 이해, 활동수정, 행동중재, 지원적 의사소통, 유연성 필요성은 유지 프로그램에서 필수적이다.

말기 단계의 문제

중도 치매나 말기 단계 노인들에게는 사람에 대한 지남력만 나타나고, 자신을 돌보는 일은 전적으로 다른 사람에게 의존한다. 사망과정의 변화와 편차 때문에 말기 알츠하이머병의 정확한 시간을 정의하기는 어렵다.[53] 예를 들어, Vernon은 2주 동안 음식을 거부했기 때문에 말기 단계로 접어든 것 같았다. 과거에 먹던 익숙한 '편안한' 음식과 단 음식을 제공했을 때, 그는 갑자기 다시 먹기 시작했다.

알츠하이머병 말기 단계에 있는 많은 노인은 침대에 계속 누워 있거나, 휠체어나 안락의자에 계속 앉아 있다. 불행히도 침대에 계속 누워 있는 노인들은 흔히 태아의 자세로 누워 있다. 이러한 노인들은 기초생활 기능을 다른 사람에게 의존하고, 의사소통 능력이나 통증 표현 능력을 거의 상실한다.[54] 그들을 조금이라도 더 편안하게 해 주기 위해서, 보조작업치료사는 자세 취하기를 제안하거나 수동적인 관절운동을 제공한다. 접촉, 손에서 손으로 움직임, 다양한 감각활동이 반응을 일으킬 수 있다. 어떤 사람들은 사망 직전에 폐렴이나 다른 전신 문제를 일으키는 증상으로 병이 든다. 이때가 지원하는 가족과 직원, 간병인에게 중요한 시간이다.[50]

서비스 수가제

기능적 결과는 시간이 경과되면서 의미 있고, 실용적이고, 유지될 수 있어야 한다. 현재 치매나 다른 만성 질환을 가진 노인의 나머지 능력의 유지비는, 전문 치료적 적용범위가 필요하지 않는 한, 보통 메디케어 같은 제3자가 부담하지 않는다. 포괄수가제(PPS) 전문요양시설의 메디케어 파트 A에 해당하는 노인들은 자원이용집단(메디케어 및 메디케이드 서비스 센터, 2001)에게 필요한 결정된 자원수준을 기초로 한 치료자격을 갖추어야 한다(PPS 시스템은 6장 참조).[55] 메디케어 파트 B에 해당하는 노인들에 대해서, 작업치료사와 보조작업치료사 팀은 기능적 수행과 관계있는 인지 및 신체장애를 다룰 것이다. 메디케어는 '현재의 역량과 잠재적인 역량을 확인하기 위한 복잡하고 정교한 지식'이 필요한 인지장애에 대해서 보험금을 지급할 것이다.[55] 완전보조부터 대기보조까지 모든 보조가 신체 및 인지요소를 다룬다. 표 20.4는 인지요소만 간략하게 소개하고 있다. 인지장애가 있는 행동문제는 전문 작업치료 서비스가 필요한지 여부에 초점을 맞출 수 있다.[55]

작업치료사와 보조작업치료사 팀은 특히 기능상태의 변화가 일어난 경우, 연속적인 기능적 지원에 기초한 단기 프로그램을 제안할 것이다. 흔히 메디케어의 보험금을 받는 알츠하이머병 노인들은 작업치료에서 초기평가를 받는다. 그다음에 치료사가 유지 프로그램을 개발하

표 20.4 메디케어의 인지보조 수준

보조	인지보조
완전보조	• 외부자극에 대한 기능적 반응을 유도하기 위한 모든 인지보조를 수행하기 위해서 한 사람 이상의 100% 보조가 필요하다. • 삼키기나 청각자극에 대한 반응 등을 유도하기 위한 외부자극의 필요를 문서가 나타낼 때, 인지장애 환자는 완전보조가 필요하다. • 작업치료사의 기술은 외부자극에 대한 자동적인 반응이 적절하고 일관되게 이끌 수 있도록 전략을 적용하고 확인하기 위해 필요하다.
최대보조	• 최대보조는 방향성에 따라 대근육 활동을 수행하는 데 75%의 인지보조가 필요하다. • 이 수준의 인지장애 환자는 다른 사람이나 물건에 대해서 환자가 인지적으로 깨닫지 못하기 때문에, 작업치료사에 의한 고유수용성 자극이나 일대일 시범이 필요하다.
최소보조	• 최소보조는 한 사람에 의한 50% 보조나, 단순하고 반복적인 활동을 안전하게 유지하고/완수하기 위한 지속적인 인지보조가 필요하다. • 인지장애 환자가 활동 전반을 통해서 간헐적인 일대일 시범이나 간헐적인 단서(신체나 언어)를 어떻게 요구하는지를 기록해야 한다. • 중간보조는 환자가 활동을 완수하기 위해 순서대로 진행하도록 작업치료사와 간병인이 가까운 환경에 있어야 할 때 요구된다. 이런 수준의 보조는 과제의 연속적 반복을 중단하고, 적절한 순서를 방해하는 위험, 탈선, 예측할 수 없는 행위를 예방하기 위해 요구된다.
대기보조	• 대기보조는 환자가 안전하고 효과적인 수행을 위해서 치료사가 적용한 새로운 절차를 수행하기 위해서 한 사람의 감독이 필요하다. • 실수가 나타나거나 환자가 항상 안전예방조치의 필요성을 예상하지 못할 경우 이러한 보조가 필요하다.
독립상태	• 독립상태는 기능활동을 수행하는 데 신체나 인지적 보조가 필요하지 않음을 말한다. 이 수준의 환자는 선택된 행동 과정을 이행하고, 실수를 잘 나타내지 않고, 익숙하고 새로운 상황에서 안전 위험을 예측할 수 있다.

출처: Centers for Medicare and Medicaid Services (CMS). *Medicare program integrity manual.* Retrieved from http://www.cms.hhs.gov/manuals/downloads/pim83c06.pdf.

고, 시설 직원이 그것을 수행한다. 기능이나 안전을 증진하고, 직원에게 프로그램 수행을 훈련할 전문 작업치료사가 필요하다면, 메디케어가 보험금을 지급할 것이다.[55] 작업치료사는 노인들을 평가하고, 관리계획을 세운다. 보조작업치료사는 계획을 실행하기 위해 간병인(보호자)을 훈련할 수 있다. 기능적 상태에 중대한 변화가 일어난다면, 작업치료 실무자가 노인들의 재평가를 관리할 것이다. 6장에서 논의한 대로, 최근의 메디케어 규약은 어떤 사람이 단지 알츠하이머병 진단을 받았다는 이유만으로 자동거부를 방지하고 진단을 포함한 치료적 중재의 혜택을 언급한다.[55]

결론

보조작업치료사는 알츠하이머병 노인들을 위해서 독자적인 기여를 할 수 있다. 보조작업치료사는 독립심을 지속시키는 전략의 제공으로 건망증이 나타나고 판단력이 약화된 초기 단계에서 이 노인들을 치료할 수 있다. 보조작업치료사는 또한 자세 취하기, 먹이기, 감각활동 반응에 역점을 두면서 후기 단계 케어에 대한 조언도 제공할 수 있다. 치매가 진행될 때 일어나는 변화를 이해한다면, 노인과 간병인, 가족은 일상의 간호를 위한 창의적이고 지원적인 해결책을 추구해야 한다. 보조작업치료사가 제공하는 총체적인 프로그램과 관리는 노인들의 능력과 건강을 지원한다. 활동 중심 케어를 제공할 때 치매노인들은 의미 있는 삶을 영위할 수 있을 것이다.

사례연구

Mildred는 78세로 알츠하이머병 중기 단계에 있다. Mildred는 전직 교사였고, 58세의 남편과 두 아들과 행복한 삶을 살았다. 그러나 그녀는 5년 전에 남편을 잃었다. Mildred는 추운 겨울 밖에서 배회하다 발견되어 현재 거주하는 전문병동에 들어왔다.

전문병동에서 보조작업치료사는 Mildred의 기능상태 평가를 도왔다. 보조작업치료사는 다음의 능력을 확인했다. Mildred는 한 단계 지시를 따르고, 다감각 단서에 반응하고, 강력한 사교기술을 유지하고 있고, 종종 교사로서 과거의 역할을 언급하면서 예전의 직업을 언급하곤 한다. 또한 과거의 요리와 바느질 취미를 말하기도 한다.

Mildred의 기능은 Allen의 인지 수준 3단계에 해당한다. 보조작업치료사는 그녀가 잘 잊어버리고 지도가 잘 전달되지 않는다는 것을 관찰했다. Mildred는 ADL 기능에서 순서화에 문제를 겪는다. 그녀는 종종 불안해져서 ADL 기능 중 특히 목욕을 하는 동안 공격적이다. 다른 평가 결과에 의하면 혼자서 용변을 볼 수는 없지만 식사를 할 때 다양한 도구를 사용한다. 의사소통의 어려움은 단어(특히 명사)를 이해하는 수용언어와 표현언어를 포함한다.

보조작업치료사는 Mildred와 함께하는 모든 직원에게 그녀의 질환에 대처하려고 할 때 근력뿐만 아니라 주의집중시간 결손과 우울증도 고려하도록 지시했다.

사례연구 질문

1. Mildred의 사례를 고려한다면, Mildred가 가능한 한 독립적이 되도록 하기 위해서 시각적 자극과 문구를 어떻게 사용할 수 있는가?
2. 어떠한 불안 감소 접근법을 탐색할 수 있는가? 목욕하는 동안 사용될 수 있는 특정한 중재는 무엇인가?
3. 보조작업치료사는 Mildred의 옷 입기 순서를 위한 시스템을 어떻게 개발할 수 있는가?
4. 목욕탕/샤워실에서 처리되어야 하는 환경적 문제는 무엇인가?
5. 성공적인 식사를 촉진하기 위해 식사시간 중재로 어떤 제안들이 포함될 수 있는가?
6. Mildred가 화장실을 찾을 수 있다면, 배설을 억제하기 위해서 어떤 전략이 가능한가?
7. 우울증과 무력감을 줄이기 위해서 보조작업치료사는 ADL 기능을 어떻게 치료적 양식으로 사용할 수 있는가?
8. 보조작업치료사는 Mildred의 '인간 중심 케어'와 '활동 중심 케어'를 어떻게 달성할 수 있는가?

복습문제

1. 20장 전체를 참조해서, 알츠하이머병의 기초증상은 무엇이며, 그 질환에 걸린 노인과 보호자에게 어떤 영향을 미치는지 확인하시오.
2. 치매노인과의 의사소통을 촉진하는 여섯 가지 방법을 확인하시오.
3. 치료목표를 개발하기 위해서 어떻게 기능평가가 사용될 수 있는가?
4. 알츠하이머병의 중기 단계의 기능 상태에 있는 노인에게 ADL 지원을 제공하는 세 가지의 지침을 나열하시오.
5. 집중시간이 짧은 노인들을 위한 여섯 가지의 특정한 식사 시간 변형을 약술하시오.
6. 과제 단순화를 사용해서 옷을 입는 단계를 나열하시오.
7. 동요(흥분)에 대한 가능한 선행상황과 적절한 중재는 무엇인가?
8. 치매노인이 배회하는 이유는 무엇이며, 가출의 위험은 어떻게 줄일 수 있는가?
9. 활동 중심 케어가 보조작업치료사의 중재를 지원하는 특정한 방법의 예를 제시하시오.
10. 노인들의 인지, 신체, 심리사회, 정상화 욕구를 다루기 위한 빨래 개기 활동을 적용하는 전략을 기술하시오.

근거 요약: 불안을 감소시키기 위한 환경적 중재의 효과

Cox E, Nowak M, Buettner P. Managing agitated behavior in people with Alzheimer's disease: The role of live music. British Journal of Occupational Therapy. 2011;74(11):517–524. doi:10.4276/030802211X13204135680866.

이 탐색적 연구는 라이브 음악이 알츠하이머병을 가진 사람들의 불안행동을 감소시킬 수 있는지를 조사하였다. 연구 결과, 이 중재는 참가자들의 걸음걸이/목표 없는 방황, 반복적인 버릇 수행, 전반적인 불안감 등 모든 불안행동을 유의하게 감소시켰다.

Hodgkinson B, Koch S, Nay R, et al. Managing the wandering behavior of people living in a residential aged care facility. International Journal of Evidence-Based Healthcare. 2007;5(4):406–436. doi:10.1111/j.1479--6988.2007.00078.x.

방황은 가족생활에 영향을 미치는 핵심적인 행동 특성 중 하나이며, 노인을 돌보는 환경에 가족 구성원들이 함께할 것을 결정함에 있어 영향을 미칠 가능성이 있다. 방황은 제도화된 환경에서 간병인들에게도 문제가 된다. 문 앞에 있는 격자선이나 출입구 손잡이 또는 패닉 바를 덮는 격자선은 출구를 찾는 동작을 감소시키는 데 효과적일 수 있다. 모바일 위치 입력 장치는 방황하는 거주자들의 위치를 빠르게 파악하는 데 효과적일 수 있다. 보행 그룹 또는 운동 프로그램 시행은 파괴적인 방황 행동 발생을 감소시킬 수 있다. 에어매트 치료를 사용하면 치료 후 최소 15분 동안 방황하는 행동을 줄일 수 있다. 음악 세션(및 독서 세션)을 제공하면 세션 기간 동안 거주자들은 방황하지 않을 수 있다. 이러한 권고사항의 효과를 입증하기 위해서는 보다 철저한 연구가 필요하다.

Robinson L. Effectiveness and acceptability of nonpharmacological interventions to reduce wandering in dementia: A systematic review. International Journal of Geriatric Psychiatry. 2007;22(1):9–22. doi:10.1002/gps.1643.

운동에 대한 일부 빈약한 근거가 있었지만, 구체적인 중재를 추천하는 근거는 발견되지 않았다. 비용 효과를 결정하는 관련 연구는 확인되지 않았으며, 수용 가능한 논문 중 치매 환자의 견해를 직접적으로 보고한 연구는 없었다. 운동과 음악 치료는 가장 수용 가능한 중재였고 윤리적 문제가 제기되지 않았다. 추적 및 태그 부착 장치는 보호자가 수용할 수 있었지만 상당한 윤리적 논쟁을 불러일으켰다. 신체적 구속은 허용되지 않는 것으로 여겨졌다. 결과는 안전하지 않은 방황을 줄이기 위해서 사용자가 실질적이고 윤리적으로 수용할 수 있는 비약물적인 중재 효과를 결정하기 위한 고품질 연구가 필요하며, 특히 복잡한 무작위 대조 시험을 통해 그것들의 효과를 평가하기 전에 중재의 수용 가능성에 대한 치매환자의 견해를 확립할 수 있는 연구가 필요함을 제시한다.

Thomas D. Effect of a supervised walking program on wandering among residents with dementia. Activities, Adaptation and Aging. 2007;30(4):1–13. doi:10.1300/J016v30n04_01.

알츠하이머형 치매를 가진 요양원 거주자들의 방황에 대한 감독하 보행 프로그램 효과를 평가하였다. 보행 프로그램은 전체적인 방황 빈도에 최소한의 영향을 미쳤다. 결과는 활동 전문가들이 방황을 줄이기 위한 치료적 중재로 감독하 보행을 사용할 때 인지 능력을 고려해야 함을 제시한다.

Woods D, Craven R, Whitney J. The effect of therapeutic touch on behavioral symptoms of persons with dementia. Alternative Therapies in Health & Medicine. 2005;11(1):66–74. doi:10.1159/000220479.

중재는 오전 10시~11시 30분, 오후 3시~4시 30분 사이 3일간 매일 2회씩 5~7분 동안 치료적 접촉을 하는 것으로 구성되었다. 치매, 도수조작, 발성 등의 전반적인 행동증상에서 유의한 차이가 있었다. 치료적 접촉은 치매의 행동 증상, 특히 2가지의 일반적 행동인 도수조작(불안)과 발성을 감소시키는 데 사용될 수 있는 임상적으로 관련된 비약물적 방식을 제공한다.

참고문헌

1. Alzheimer's Association. 2016 Alzheimer's disease facts and figures; 2016. Chicago, IL: Author. Retrieved from http://www.alz.org/documents_custom/2016-facts-and-figures.pdf.
2. Jolley D. The epidemiology of dementia. Practi Nurs. 2009;20(suppl 6):S4–S6.
3. Shackle S. Alzheimer's: The facts. New Statesman. 2009;138(4931):29–37.
4. Alzheimer's Disease International. World Alzheimer's report 2009: Executive summary; 2009. London: Author.
5. Neugroschl J, Sano M. An update on treatment and prevention strategies for Alzheimer's disease. Curr Neurol Neurosci Rep. 2009;9(5):368–376.
6. Leifer B. Alzheimer's disease: Seeing the signs early. J Am Acad Nurse Pract. 2009;21(11):588–595.
7. Alzheimer's Association. What is Alzheimer's? 2009. Retrieved from http://www.alz.org/alzheimers_disease_what_is_alzheimers.asp.
8. Grossberg G, Kamat S. Alzheimer's: The Latest Assessment and Treatment Strategies. Sudbury, MA: Jones & Bartlett; 2007.
9. Caroli A, Frisoni G. Quantitative evaluation of Alzheimer's disease. Expert Rev Med Devices. 2009;6(5):569–588.
10. Davatzikos C, Xu F, An Y, et al. Longitudinal progression of Alzheimer's-like patterns of atrophy in normal older adults: The SPARE-AD index. Brain. 2009;132(8):2026–2035.
11. Kurz A, Perneczky R. Neurobiology of cognitive disorders. Curr Opin Psychiatry. 2009;22(6):546–551.
12. Chiappelli F, Navarro A, Moradi D, et al. Evidence-based research in complementary and alternative medicine III: Treatment of patients with Alzheimer's disease. Evid Based Complement Alternat Med. 2006;3(4):411–424.
13. Smith D. Treatment of Alzheimer's disease in the long-term-care setting. Am J Health Syst Pharm. 2009;66(10):899–907.
14. American Occupational Therapy Association. Occupational therapy practice framework: Domain and process, 2nd ed. Am J Occup Ther. 2008;62:625–683.
15. Edvardsson D, Winblad B, Sandman P. Person-centered care of people with severe Alzheimer's disease: Current status and ways forward. Lancet Neurol. 2008;7(4):362–367.
16. Hellen CR. Alzheimer's Disease: Activity-Focused Care. St. Louis: Butterworth-Heinemann; 1998.
17. Kitwood T. Toward a theory of dementia care: Ethics and interaction. J Clin Ethics. 1998;9(1):23–34.
18. Fazio L. Developing Occupation-Centered Programs for the Community. 2nd ed. New York: Prentice Hall; 2007.
19. Murray L, Boyd S. Protecting personhood and achieving quality of life for older adults with dementia in the US health care system. J Aging Health. 2008;21(2):350–373.
20. Schmidt K, Lingler J, Schulz R. Verbal communication among Alzheimer's disease patients, their caregivers, and primary care physicians during primary care office visits. Patient Educ Couns. 2009;77(2):197–201.
21. Spector A, Thorgrtimsen L, Woods B, et al. Efficacy of an evidence-based cognitive stimulation therapy program for people with dementia. Br J Psychiatry. 2003;183:248–254.
22. Ballard C, Corbett A, Chitramohan R, et al. Management of agitation and aggression associated with Alzheimer's disease: Controversies and possible solutions. Curr Opin Psychiatry. 2009;22(6):532–540.
23. Hopper T. Indirect interventions to facilitate communication in Alzheimer's disease. Semin Speech Lang. 2001;22(4):305–315.
24. Small J, Gutman G, Makela S, et al. Effectiveness of communication strategies used by caregivers of persons with Alzheimer's disease during activities of daily living. J Speech Lang Hear Res. 2003;46(2):353–367.
25. Bonder B, Dal Bello-Hass V. Functional Performance in Older

Adults. 3rd ed. Philadelphia: FA Davis; 2009.

26. Farran C, Gilley D, McCann J, et al. Efficacy of behavioral interventions for dementia caregivers. West J Nurs Res. 2007;29(8):944-960.
27. Gitlin L, Corcoran M. Occupational Therapy and Dementia Care: The Home Environmental Skills-Building Program for Individuals and Families. Bethesda, MD: AOTA Press; 2005.
28. Price J, Hermans D, Grimley-Evans J. Subjective barriers to prevent wandering of cognitively impaired people. Cochrane Database Syst Rev. 2001;(1):CD001932.
29. Verkaik J, vanWeert JCM, Francke A. The effects of psychosocial methods on depressed, aggressive, and apathetic behaviors of people with dementia: A systematic review. Int J Geriatr Psychiatry. 2005;20:301-314.
30. Barker W, Luis C, Harwood D, et al. The effect of a memory screening program on the early diagnosis of Alzheimer's disease. Alzheimer Dis Assoc Disord. 2005;19(1):1-7.
31. de Jonghe J, Wetzels R, Mulders A, et al. Validity of the severe impairment battery short version. J Neurol Neurosurg Psychiatry. 2009;80(9):954-959.
32. Dementia Care Specialists. Facilitating functional and quality-oflife potential: Strength-based assessment and treatment for all stages of dementia. Top Geriatr Rehabil. 2006;22(3):213-227.
33. Burns T, Mortimer J. The cognitive performance test: A new approach to functional assessment in AD. J Geriatr Psychiatry Neurol. 1993;7(1):46.
34. Austrom M, Hartwell C, Moore P, et al. An integrated model of comprehensive care for people with Alzheimer's disease and their caregivers in a primary care setting. Dementia. 2006;5(3): 339-352.
35. Evans L, Cotter V. Avoiding restraints in patients with dementia: Understanding, prevention, and management are the keys. Am J Nurs. 2008;108(3):40-49.
36. Brubacher D, Zehnder AE, Monsch AU, et al. Assessment of everyday behavior in Alzheimer's disease patients: Its significance for diagnostics and prediction of disease progression. Am J Alzheimers Dis Other Demen. 2005;20:151-158.
37. Baum C, Perlmutter M, Edwards D. Measuring function in Alzheimer's disease. Alzheimers Care Q. 2000;1(3):44-61.
38. Clare L, Woods B. Cognitive rehabilitation and cognitive training for early-stage Alzheimer's disease and vascular dementia. Cochrane Database Syst Rev. 2003;(4):CD003260. doi:10.1002/14651858.CD003260.
39. Dooley N, Hinojosa J. Improving quality of life for persons with Alzheimer's disease and their family caregivers: Brief occupational therapy intervention. Am J Occup Ther. 2004;58:561-569.
40. Allen CK. Occupational Therapy for Psychiatric Diseases: Measurement and Management of Cognitive Disabilities. Boston: Little Brown; 1985.
41. Watson R, Green S. Feeding and dementia: A systematic literature review. J Adv Nurs. 2006;54:86-93.
42. Whall AL, Black ME, Groh CJ, et al. The effect of natural environments upon agitation and aggression in late stage dementia patients. Am J Alzheimers Dis. 1997;12:216-220.
43. Sherratt K, Thornton A, Hatton C. Music interventions for people with dementia: A review of the literature. Aging Ment Health. 2004;8(1):3-12.
44. Alzheimer's Association. 2008 Alzheimer's disease facts and figures; 2008. Chicago: Alzheimer's Association.
45. Alzheimer's Association and National Alliance for Caregiving. Families care: Alzheimer's caregiving in the United States, 2004; 2004. Retrieved from http://www.alz.org.
46. Yaffe K, Fox P, Newcomer R, et al. Patient and caregiver characteristics and nursing home placement in patients with dementia. JAMA. 2002;287:2090-2097.
47. Adams K. Specific effects of caring for a spouse with dementia: Differences in depressive symptoms between caregiver and non-caregiver spouses. Int Psychogeriatr. 2008;20:508-520.
48. Arlt S, Hornung J, Eichenlaub M, et al. The patient with dementia, the caregiver, and the doctor: Cognition, depression, and quality of life from three perspectives. Int J Geriatr Psychiatry. 2008;23:604-610.
49. Kim Y, Schulz R. Family caregivers' strains: Comparative analysis of cancer caregiving with dementia, diabetes, and frail elderly caregiving. J Aging Health. 2008;20:483-503.
50. Mittelman MS, Roth DL, Clay OJ, et al. Preserving health of Alzheimer's caregivers: Impact of a spouse caregiver intervention. Am J Geriatr Psychiatry. 2007;15:780-789.
51. Curry LC, Walker C, Hogstel MO. Educational needs of employed family caregivers of older adults: Evaluation of a workplace project. Geriatr Nurs (Minneap). 2006;27(3):166-173.
52. American Occupational Therapy Association. Occupational therapy roles. Am J Occup Ther. 1993;47(12):1087.
53. Goldberg T, Botero A. Causes of death in elderly nursing home residents. J Am Med Dir Assoc. 2008;9(8):565-567.
54. Mitchell S, Teno J, Kiely D, et al. The clinical course of advanced dementia. N Engl J Med. 2009;361(16):1529-1538.
55. Centers for Medicare and Medicaid Services. Skilled nursing facility prospective payment system refinements and consolidated billing guide; 2008. Retrieved from http://www.cms.hhs.gov/Manuals/.

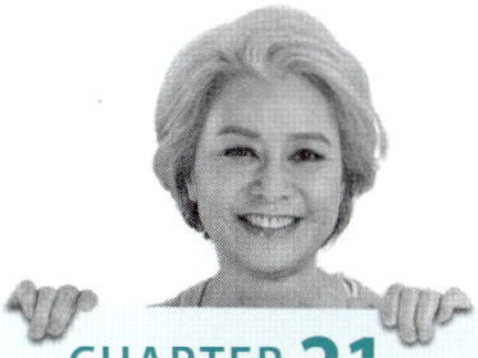

CHAPTER 21

정신질환 노인의 작업치료

Working with Elders Who Have Psychiatric Conditions

RENÉ PADILLA

(PREVIOUS CONTRIBUTIONS FROM CARLY R. HELLEN)

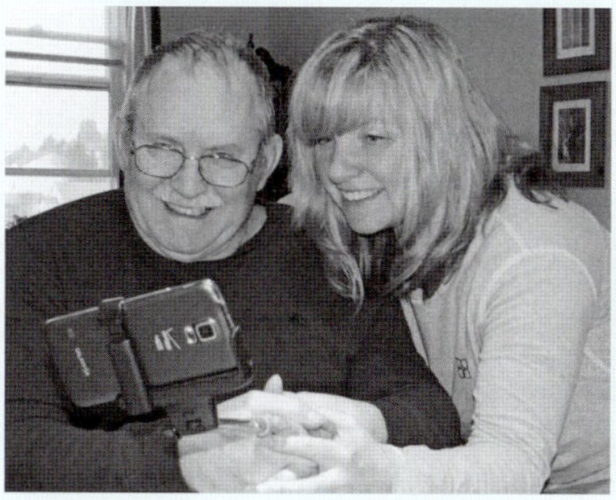

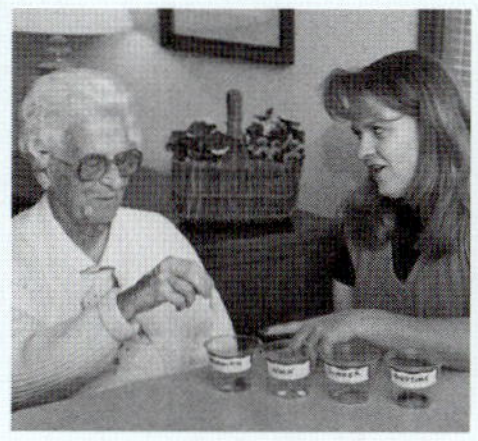

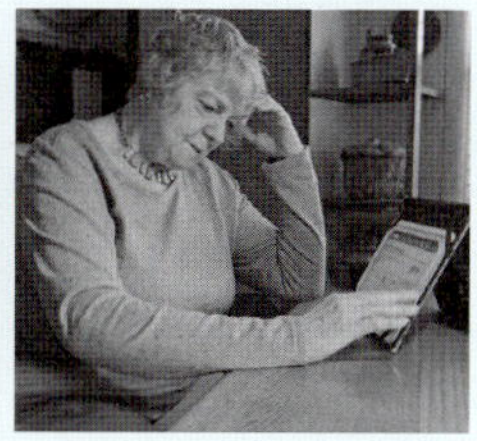

핵심용어

정신적 웰빙 Mental well-being

기분장애 Mood disorders

불안장애 Anxiety disorders

공황장애 Panic disorders

외상후스트레스장애 Posttraumatic stress disorder

스트레스장애 Stress disorder

급성스트레스장애 Acute stress disorder

정신분열증 Schizophrenia

약물남용 Drug abuse

이중진단 Dual diagnosis

인격장애 Personality disorder

약물 Medication

학습목표

1. 노인들 사이에 발생하는 정신질환을 이해한다.
2. 일상생활에서 질환의 영향을 최소화하고, 웰빙을 성취하기 위한 접근법을 논의한다.
3. 시설에 있는 노인과 지역사회 거주 노인들에게 공통적으로 나타나는 정신과 진단을 배운다.
4. 노인과 함께 작업을 할 때 정신적 상태와 정신건강을 고려하는 것이 중요함을 설명한다.
5. 작업치료사가 정신질환 노인에게 흔히 사용하는 평가를 확인한다.
6. 정신질환 노인에게 흔히 적용되고 있는 중재법을 설명한다.

2030년까지 65세 이상의 인구는 7억 1,500만 명까지 늘어날 것이라 예상된다.[1] 미국의 공중보건과 노화 추세에 따르면 65세 이상의 사람들에게 영향을 미치는 주요 정신건강장애에는 불안장애, 우울장애, 자살로 이어지는 우울증 그리고 치매(알츠하이머병, 피크병, 노인성 치매 등)가 포함된다.

평생 정신질환(mental illness)을 앓아온 노년층도 많다. 정신질환은 가벼운 것에서 심각한 것까지 200개가 넘는 상태로 분류된다. 정신질환이 일반 대중의 삶 일부분인 것처럼 노인들에게도 마찬가지이다. 하지만 노인에게 많이 발생하는 일반적인 정신질환은 치매와 우울증이다.[2] 건강관리 기술이 좋아짐에 따라 노년기 만성질환자가 늘어나고, 이것이 시간이 지남에 따라 그들의 생활방식에 어떤 영향을 미치는지 결정하는 것은 진행 중인 절차이다.

미국에서 65세 이상의 인구가 빠르게 증가하고 있다. 2030년까지 미국 거주자의 20% 이상이 65세 이상이 될 것으로 예상된다.[3] 현재 사회가 안고 있는 과제는 노령층의 건강 문제를 관리하는 것이다.

의료보험재원이 노후를 보내고 있는 노인들을 위해 적절한 금액을 지출하지 못한다. 역사적으로 정신질환의 중재를 위한 재정은 항상 다른 일반적인 의료와 수술을 위한 재정과 비교해서 턱없이 부족하였다. 사람들이 나이가 들어 노인으로 분류될 때 그리고 노인이 정신질환 같은 만성질환과 함께 나이 들 때, 그들의 건강관리에 필요한 재정이 기하급수적으로 늘어날 수 있다. 항정신적 약물의 장기간 복용은 신체기능의 많은 부분에 영향을 미칠 수 있다. 신경계통(예: 지각성 운동장애, 파킨슨병 등), 혈액계통(악성빈혈) 그리고 인지(예: 치매, 섬망, 환각의 증가와 같은 임상적 · 인지적 징후 또는 증상의 증가)는 가장 크게 파괴되는 부분으로 이는 기능적 능력에 영향을 미친다. 정신질환을 가지고 있는 사람이 노년기로 접어들 때, 지역사회에서 안전하게 거주할 수 있도록 하기 위해서 추가적인 개인적 · 환경적 촉진자가 종종 필요하다. 일부는 집단주택이 있든 없든 재택보호를 필요로 할 수 있고, 또 다른 일부는 감독 및 지원을 통한 숙련된 관리를 필요로 할 수 있는 반면, 어떤 일부는 제도화를 필요로 할 수 있다.

현재 노인으로 분류되는 세대는 새로운 사회적 도전이 필요하다. 18세 이상의 결혼하지 않은 미국인이 거의 1억 7백만 명이고, 대략 성인인구의 45%를 차지하고 있다.[4] 2010년에는 3,120만 가구가 1인 가구로 구성되었으며, 이 중 약 3분의 1이 65세 이상 독신가구였다.[5] 현재 60~70대는 락앤롤(rock-and-roll) 혁명과 1960년 후반의 'summer of love(1967년 미국의 히피문화가 번영했던 시대)'를 살아온 사람들이다. 그들은 베트남 전쟁의 재향군인들이고, 어떤 이는 1990년의 'Desert Storm days(1991년 걸프전쟁 때 다국적군의 작전명)' 이후 군대에서 계속 근무하고 있다. 외상후스트레스장애(post-traumatic stress disorder, PTSD)는 전쟁 지역에서 현역으로 복무한 퇴역 군인들 사이에서 흔하지만, 2001년 미국에서 발생한 9.11 사태 당시 뉴욕, 워싱턴 D.C. 또는 펜실베이니아 시골 지역의 거주민들과 같은 주요 테러 사건을 겪은 일반 사람들에게도 존재한다.[6] 이 세대는 나이가 들면서 약물, 다른 중독(술, 처방약, 도박, 음식, 섹스 등), 가족의 의미 변화, 문화적 거리두기 그리고 사회적 관행의 변화와 관련된 많은 다양한 정신 건강 문제가 있을 것이다. 이 나이의 많은 사람은 노년기에 혼자 살기를 선택할 것이다.[7] 이는 건강에 대한 그들의 관심 증가와 지역사회에 남아 있기 위해 지원을 필요로 하는 독특한 사회적 관리 요구를 야기할 수 있다. 노년 후기의 노인들(oldest old)은 제2차 세계대전(World War II)과 대공황(Great Depression)의 생존자들이다. 중간 정도의 나이든 성인(moderately older adults)은 한국전쟁(Korean War)을 겪고 살아 있는 사람들이다. 이 세대들은 이전 세대보다 높은 이혼율을 보이고, 노인부부의 이혼율은 지속적으로 증가하고 있다. 이 나이에 속하는 사람들은 결혼생활을 그만둘 가능성이 10년 전의 동세대보다 2배 더 높다.[7] 많은 사람이 직계가족과 헤어졌고 이러한 이별은 삶의 기념비적인 날을 가족과 축하하는 방법뿐만 아니라, 집에서 다른 사람(개인 조력자)의 도움을 받아야 하는 질환 및 질병에 따른 주요한 삶의 변화에 대처하는 방법을 변화시켰다. 이런 경우 사회적 고립은 일반적인 일이다. 일부 "가짜 가족들(pseudo families)"은 가까이 있는 친구를 비롯한 비혈연관계로 구성되어 있으며, 이는 가족을 대신하고 있다. 어떤 전문가는 미국 정신질환 진단 및 통계 편람(DSM)에서 언급한 '정신적 위기(spiritual crisis)의 지수 상승'을 이것이(가짜 가족) 이끌고 있다고 믿는다.[8]

작업치료사가 해야 할 도전은 현재 노인과 직업에 종사하는 노인들을 만나는 것이다. 미래에 시설뿐만 아니라 지역사회와 집에서 살아가는 노인들의 증가로 인한 요구를 충족시키기 위해 늘어나는 많은 수의 노인들의 요구를 위해, 간단하고 쉬운 평가와 잠재적인 중재를 이용하는 것은 작업치료사들에게 도움이 된다. 사회 모델에서의 정신건강 실천은 작업치료가 가장 강력한 뿌리를 가지고 있는 곳이다. 점점 더 많은 성인이 자신의 집에 머물기 위해 지원을 받으며 공동체 주거지에 남아 있기 때문에 지역사회 내의 사회 시스템은 작업치료 실천의 가장 일반적인 장소가 될 수 있다.

모든 미국인 중 거의 절반이 살면서 언젠간 정신건강 문제로 진단받게 될 것을 예상한다.[9] 그래서 많은 노인이 미래에 서비스가 필요할 것으로 보이는데, 이 요구를 충족할 수 있는 작업치료사가 충분하지 않다. 더 나아가 전문가들은 더 많은 사람이 서비스의 이익을 받을 수 있도록 새로운 중재모델을 탐구하도록 요구받고 있다. 지역사회 공중위생 서비스 전달 시스템(community public health service delivery systems) 내의 자문모델(consultancy models)은 미래에 널리 사용될 것이다. 서비스 전달의 변화가 발생하여 제3자 배상(third-party reimbursement)에 대한 의존도가 적어지고 있다. 작업치료는 의료시스템의 변화가 있어도 작업에 대한 인간의 필요를 존중하는 서비스가 생존할 수 있도록 정신질환자들과의 작업에서 지속적인 존재감을 확립해야 한다. 대개, 사회, 특히 작업치료 서비스를 받은 사람들은 작업에 참여하는 것이 삶의 질과 전반적인 행복감에 미치는 영향을 역사적으로 중요시해왔다. 그러나 이러한 인식은 지속성을 보장할 만큼 명확하지 않다.

평가

작업치료-특수평가

사회적 상호작용은 사회생활에 참여하고 직업에 종사하는 사람의 핵심능력이자 삶의 질에 대한 중요한 예측변수이다.[10] 사회적 상호작용 평가(The Evaluation of Social Interaction, ESI)는 관찰도구로[11] 자연스러운 상황에서 사회적 상호작용 기술 수행의 질을 평가한다. 이 평가는 어떻게 사람과 공감하고, 동의하고, 감정을 표현하고, 주의를 기울이고, 유창하게 말하고, 대답하고, 분명히 말하는지를 설명하고, 더불어 많은 다른 가치 있는 기술을 측정한다. ESI는 운동 및 처리 기술 평가(Assessment of Motor and Process Skills, AMPS)와 밀접하게 연관되어 있다.[12] 실질적으로 응용되는 이 척도는 집과 지역사회 정신건강 모델에 유용할 것으로 보인다.

Kielhofner[13]는 인지되는 조절(perceived control)이 사람의 작업수행을 위해 매우 중요하다고 주장하였다. Eklund[14]는 인지되는 조절은 활동수준(activity level)과 일상작업에 대한 만족감(satisfaction with daily occupations)과 관련되어 있다는 것을 발견하였다. 일반적으로 작업수행과 클라이언트의 만족을 측정하는 데 사용되는 도구는 캐나다작업수행평가(COPM)이다. Warren[15]은 캐나다작업수행모델과 COPM을 연구하였고, 정신건강 실무에서 사용할 수 있는 작업치료 평가 양식을 만들었다.

활동 카드 종류(Activity Card Sort, ACS)[16]는 지역사회 내 노인들과 함께 사용하기에 유용한 도구이다. 일상활동의 다양성, 시간의 경과에 따른 작업 손실 또는 생활방식 선호도를 평가할 때 익숙한 과제를 기억하도록 하고 현재 능력을 공유하도록 권장하는 도구를 사용하는 것이 도움이 된다.[17] ACS에는 종이 및 전자 형식으로 된 시행과 채점 매뉴얼이 포함되어 있다.

AMPS는 정신질환자를 포함하여 폭넓은 대상자들과 함께 사용할 수 있는 기본적인 도구다.[18] AMPS는 IADL을 폭넓고 다양하게 수행하는 동안 개인의 수행을 평가한다. 정신질환이 있는 사람들은 운동기술(motor skills)에 결함이 있다. 물론 운동 점수(motor scores)는 때때로 노화로 인해 정상적으로 변화한다. 하지만 만약 어떤 사람이 장기간 정신분열증을 앓았다면, 그들은 구부리고, 뻗고(reaching), 움직이는 것에 제한이 있거나 뻣뻣할 것이다. 만성적 정신질환자는 집중하고, 조직화하고, 순서화하고, 대답하고, 협조하는 일을 포함하는 처리기술(process skills)에 결함이 있다.[18]

Haertl과 동료들은[19] 독립적인 정신과 작업치료 클리닉에서 서비스의 만족도와 효율에 영향을 미치는 요인을 연구했다. 그들은 지지적인 치료적 환경(supportive therapeutic environment)과 치료사-클라이언트 관계(therapist-client relationship)에 대한 강조가 작업치료 정신건강 중재에서 클라이언트와 치료사의 만족도를 증가시켰다는 것을 발견했다. 클라이언트와 치료사 만족도는 곧 둘의 관계력이라 묘사하였고, 지지적인 치료적 환경이라는 것을 발견하였다. 높은 가치의 서비스는 치료적 관계, 작업적 참여, 기술 훈련 그리고 사회화 기회와 관련이 있었다. 클라이언트에게 가치를 입증하기 위해서는 작업 기반 측정이 필요한 것으로 보인다. 상업적으로 이용 가능한 다학제적 척도는 손쉽게 이용할 수 있지만, 내재된 의미와 목적은 작업치료 특수평가로만 측정된다.

포괄적 작업치료 평가(Comprehensive Occupational Therapy Evaluation, COTE)[20]는 일반적, 대인관계, 그리고 과제 행동들을 평가하기 위해 작업치료사들이 사용한다. 이 평가는 구조화된 그리고 비구조화된 상호작용과 활동에서 클라이언트 활동을 평가한다. 그것은 평가자 간 신뢰도와 준거 타당도가 있다.[21] 이 척도는 작업치료 실행에 기반을 두고 작업 동안 발생되는 25가지 행동들을 정의한다. 이 척도는 환자 진행 상황을 평가 또는 모니터링하거나 학제 간 커뮤니케이션을 위해, 그리고 치료 진행 상황을 다른 사람에게 보고하는 수단으로 사용할 수 있다. 등급(ratings)은 진전 및 퇴원준비 상태를 나타내며, 여러 학제 팀 내의 다른 건강 전문가들과 협력하여 쉽게 사용할 수 있다.

Kohlman 생활기술 평가(Kohlman Evaluation of Living Skills, KELS)는 노인들에게 성공적으로 사용되는 또 다른 작업치료 특수평가이다. KELS는 종종 노인들이 지역사회에서 안전하고 독립적으로 살 수 있는 능력을 결정하는 데 사용되는 인지적 · 감정적 · 실행적 · 기능적 측정과 수렴적 타당성을 가지고 있는 것으로 밝혀졌다.[22]

작업의지 측정 도구(The Volitional Questionnaire, VQ)는 작업치료 임상가에 의해 사용되는 관찰도구이다. 그것은 14개의 항목으로 되어있으며 자발성에 대한 환경의 영향과 동기를 평가하기 위해 사용된다.[21]

학제간 평가

삶의 질에 대한 척도는 개인의 행복감에 대한 일반적인 통찰력을 제공할 수 있다. Rand SF-36 건강 조사 설문지(Rand SF-36 Health Survey Questionnaire)[23]는 일상활동을 어떻게 잘 수행할 수 있는지를 포함해서, 웰빙과 기능적 건강상태에 대한 참여자의 지각에 관하여 신뢰할 수 있고 타당한 정보를 가진 36개의 질문으로 구성되어 있다. 평가와 기록양식은 무료로 배포한다. 이것은 자기보고식 측정이다.

Beck 불안척도(Beck Anxiety Inventory, BAI)와 Beck 우울척도(Beck Depression Inventory, BDI)는 우울과 불안이 있는지를 알아보기 위한 자기보고식 설문지로 사용되고 있다. BAI는 21개 항목의 설문지로 구성되어 있으며, 우울증과 불안을 구분한다. 이 검사는 수렴타당도, 변별 타당도, 내적 일치도(internal consistency reliability)가 있다.[21] BDI는 인지적 · 행동적 · 정서적 징후로 구성되어 있는 내용을 기초로 하여 전반적인 우울증 점수를 측정하는 설문지다. BDI는 내적 일치도와 검사-재검사 신뢰도, 공인 타당도, 구성 타당도가 있다.[21] BAI와 BDI는 시설뿐만 아니라 지역사회 환경에서도 쉽게 사용할 수 있다.

간이 정신상태 검사(Mini Mental Status Examination, MMSE)는 다양한 임상에서 다양하게 사용하는 간단한 평가로, 일반적으로 성인과 노인에게 사용한다. MMSE는 단기기억, 사물식별(object identification), 구두지시를 비롯한 여러 단계의 지시를 따르는 능력 그리고 지남력 같은 인지적 상태와 기초적 정신기능을 평가한다.[21] 평가에 대해서는 공인, 구성, 예측, 내용 타당도뿐만 아니라 평가자 간 및 평가자 내 신뢰도가 있다.[24]

뇌졸중이나 심근경색 같은 큰 질환을 겪은 사람은 특히 자주 정신질환을 진단받으며 또한 점차 악화된다. Gillen은[25] 뇌졸중으로 입원하여 재활치료 동안 대처하는 것을 연구하였으며, 생활환경에 대처하는 능력은 희망을 가지고 작업 기반 접근에 참여하는 것이 핵심이라고 결론을 내렸다. Gillen은 적극적 대처 전략과 회피적 대처 전략을 측정하기 위해 간결한 COPE 평가[26]에 의존하였다. 간결한 COPE 같은 척도는 정신적 건강에 적용하여 대처능력을 선별하는데 있어 작업치료사가 사용하기 위한 결과이다.

이들 표준화된 평가는 작업치료사와 보조작업치료사 모두 사용할 수 있다. 그러나 이 검사의 해석과 실무 적용에 대한 영향과 예상 결과는 작업치료사의 해석이 요구된다.

일반적인 정신건강장애의 종류

우울증

우울증은 이 시대의 사람들에게 영향력이 크며 가장 흔한 정신장애다.[2] 임상적으로 뚜렷한 우울증 유병률은 공동거주 노인들 사이에서는 8~15%, 시설에 있는 노인들 사이에서는 대략 30%이다.[27] 많은 노인이 보고된 것보다 더 심각한 우울증을 앓고 있다. 노인들은 우울증을 정서적인 상태의 결과로 지각하기 때문에 중재를 찾지 않는 경향이 있다. 추가적으로 간병인들도 노인들이 우울증을 경험하는 것이 일반적인 것이라는 잘못된 믿음을 가지고 있다. 비록 나이 든 사람들이 슬픔과 비탄의 시간, 우울하고 외로운 느낌을 일시적으로 가진다고 해도, 우울증이 아닐 때는 보통 단기적인 경험에 그칠 것이다. 우울증으로 산다는 것은 정상적인 하루하루가 변화되는 결과를 낳는다.

우울증의 원인은 다양하다. 또한, 의학계에서는 어떤 형태의 우울증이 어떻게 다른 근본적인 진단의 대명사가 될 수 있는지에 대하여 많은 논쟁이 있다. 주요 우울장애와 심혈관질환은 동시에 발생한다.[28] 우울증에 걸린 사람들은 심장병 유병률이 높고, 심장병을 가지고 있는 사람은 우울증에 더 많이 노출되어 있다. 다른 만성질환 또한 우울증과 관련이 있다. 뇌의 신경학적 장애는 우울증의 원인이 될 수 있다. 한 가지 예시로 파킨슨병 관련 장애와 우울증의 유병률 사이에는 상관이 있는 것으로 나타났다.[29] 정신건강, 특히 우울증은 Healthy People 2020 계획의 주요한 건강지표이자 초점이다.[30] 우울증은 특히 공중보건 문제이다.

우울증은 또한 생리학적 측면을 넘어서는 문제들의 인식에서 "의미 있는 질병(disease of meaning)"으로 재조명되고 있다. 사람들은 삶의 상황이 변화되면 우울해진다. 이것을 상황적 우울증(situational depression)이라 부른다. 어떤 학자들은 의미 있는 질병들이 신체적 질병의 발병에 기여한다고 이론화한다. 이 이론을 수용하는 건강전문가들은 그들의 문제 중 일부가 실제로 그들을 더 강하게 만들고 건강으로 이끌 수 있다는 것을 인식하는 데 클라이언트들을 돕기 위해 일한다. 작업치료사들은 증상으로부터 질병을 경험하고 있는 노인들의 생활상황에서 스트레스나 고통을 야기하는 것이 무엇인지에 초점을 두어 클라이언트들이 질병을 관리하는 것을 돕도록 일할 수 있다.[31]

공중보건 모델(public health models)은 하버드 공중보건학회(Harvard School of Public Health)에서 제안한 것으로 생존에 있어 비관주의 혹은 낙관주의의 영향력을 연구하였다.[32] 이들에 따르면 비관주의를 피하고, 긍정적으로 생각하려고 적극적으로 노력하면 장기적으로 자신의 관점을 개선하고 우울증을 예방할 수 있다고 제시하였다. 우울증의 심각성과 발병에 영향을 줄 수 있는 것은 정신건강 자원에 대한 접근, 중재에 대한 장벽 극복(예: 치료 비용), 정신건강 중재 활용(예: 처방 약물치료) 및 사회경제적 요소(예: 개인의 교육수준과 건강보험 접근권)를 포함한 다양한 요소가 있다.[33]

우울증은 전반적으로 건강에 부정적인 영향을 끼친다. 사람들이 우울할 때, 그들의 전반적인 건강은 고통을 겪는 경향이 있고 종종 병든 상태로 발전한다. 어떤 동반이환은 우울증 발병을 초래한다. 예를 들어, 만성통증이 우울증을 초래할 수 있다. 다른 급성 혹은 만성질환과 손상 또한 우울증에 기여할 수 있다.

우울증은 경증, 중등도 또는 중증일 수 있다. 미국에서는 2천 1백만 명이 넘는 사람들이 우울증을 동반하여 살아가고 있으며, 그것은 장애의 주요 원인이다.[34] 2010년, 상황적 우울증은 사람들의 삶의 질에 영향을 미치는 세계 경제의 주요 변화와 점점 더 연관되어 왔다. 예를 들어, 2008년 경제 위기 이후, 살인 및 자살의 발생률이 증가해왔다.[35] 2005년에서 2008년 사이에 수집된 자료에 따르면 60세 이상 여성의 18.6%, 남성의 9.4%가 항우울제를 복용한다.[36]

불안

불안은 노인에게서 일반적으로 나타나는 기분장애다.[2] 상담과 약물치료는 우울증 같은 동반되는 기분장애와 함께 불안을 가진 사람들을 위해 흔히 사용되고 있다. 불안장애는 종종 우울 에피소드를 동반한다. 어떤 사람이 불안과 우울증을 가지고 있는지 아닌지를 결정하기 위해서 일반병원에서 병원 불안과 우울척도(Hospital Anxiety and Depression Scale, HADS)를 흔히 사용하고 있다.[37] 747 연구 보고서를 통한 체계적 고찰(systematic review)에서 HADS의 타당성을 결정하기 위해 동료 연구진의 연구를 고찰한 결과 체질, 정신과 및 1차 치료 환자 및 일반 인구에서 HADS가 불안장애와 우울증의 증상 심각성을 평가하는 데 지속적인 효과가 있는 것으로 나타났다.[37]

오늘날 대부분의 사람은 하루하루 불안을 어떤 형태로든지 경험하고 있다. 하지만 불안이 기능을 제한할 때나 이를 예방하려고 할 때 단기목표 중재가 필요할 것이다.

자살

자살은 우울증의 결과일 가능성이 크고, 미국 노인들은 다른 연령집단보다 자살로 죽는 경우가 많다. 자살에 관해서는 민족적 차이가 있다. 백인노인은 다른 인종집단보다 자살을 더 많이 하는 것 같다. 10만 명당 51.4명이 자살을 시도한다.[38] 미국에서는 독거노인들과 다른 노인, 즉 보통 배우자를 돌봐야 하는 상황을 가진 노인들이 가장 큰 자살의 위험성을 나타낸다.[39] 이것은 아마도 그들이 아끼는 사람이 경험하는 것을 보고, 그들 자신의 미래에서 그러한 가능성을 피하기를 원하기 때문일 것이다. 그들은 종종 자살에 대한 생각을 한다는 것을 아무에게도 말하지 않고 스스로에게 총을 겨눈다.

치매

치매는 여러 가지 내재된 상황에서 발생할 수 있다. 미국에서 가장 일반적인 형태의 치매는 알츠하이머병이다. 알츠하이머병에는 많은 변종이 있다. 한 변종은 지난 몇 해간 대단히 많이 진단된 루이소체병(Lewy body disease, LBD)이다.[40] LBD는 치매 전에 파킨슨병의 증상을 보인다. 여기에 인지적 · 신경행동학적 결함이 추가되어 LBD를 앓는 사람은 시각적 환각, 떨림, 실어증, 연하곤란, 발리즘(ballism) 움직임 그리고 수면장애를 나타내는 경향이 있다.

치매는 사람, 장소, 시간 그리고 상황에 대한 지남력이 손실되는 특징을 가지고 있다. 여기에 계산하는 능력의 손실도 있다. 또한 기억, 특히 단기기억은 심하게 손상된다. 다른 신경행동학적 손상은 시간이 지나면 점점 더 심해진다. 실행증, 실어증 그리고 지남력 상실(지형적 지남력 장애 포함) 모두 일반적 특징이다.[41] 그 후 단계에서는 환자가 집을 떠나 배회하는 경향이 있다. 집은 그들에게 더 이상 친숙하지 않다. 혼란으로 인해 집은 어린 시절부터 살지 않았던 곳으로 상기될 수 있다. 그들은 종종 삶의 최근 세부사항을 기억하는 능력에 있어서 오류를 인식하지 못하기 때문에 종종 그들의 주소를 알려달라고 부탁하는 것은 도움이 된다. 지역사회에 살고 있는 사람들이 길을 잃고 헤매는 경우 의료경보와 지역 경찰에 등록하는 것이 종종 가능하다.

알츠하이머병은 10년 넘게 진행될 수 있다. 이 병이 진행되면, 활동 준비, 지시, 그리고 신체적 지지 같은 부분에서 간병인의 도움이 필요하다. 루이소체병은 투병기간이 짧은 경향이 있고 퇴행적 움직임 장애가 동반된다.[40] 치매를 가진 사람은 시간이 흐르면서 음식과 먹는 것에 흥미를 잃어버리고, 삼킴장애가 발병하기 쉽다. 장애인이 의료지원(medical support) 없이는 잘 살지 못할 경우, 그들의 수명은 사전의료연명의향서(advanced directives: 환자가 자신의 의사를 명확히 표명하기 어려운 상황에 대비해 특정 치료의 지속이나 중지에 관한 의사를 의료인이 알 수 있도록 미리 밝혀 놓은 문서)와 그들의 지정된 대리인에 의한 변호에 의해 또한 제한될 수도 있다. 호스피스 서비스는 치매 말기 환자에게 일반적으로 따라오게 된다.[42]

알코올중독

미국에서 과도한 알코올 섭취는 생활방식과 관련된 사망의 3번째 원인이다.[43] 노인들 사이에서 알코올중독의 확장은 논란이 되고 있으며, 알코올 문제의 진단과 중재는 점차 노인인구 증가로 인해 매우 유의하게 증가되고 있다. 비록 알코올중독이 초기 성년기에 많이 발병할지라도 노년기에 그 가능성이 제외되는 것은 아니다. 사실, 의사들은 노인 환자들을 평가할 때 알코올중독을 간과할 수 있는데, 알코올남용의 징후가 노화과정의 정상적인 영향이라고 잘못 생각할 수 있다. 보고내용은 다양하지만, 65세 이상 남성의 13%와 여성의 8%가 지난 한 달 동안 매일 2번 이상의 술을 마시는 위험음주를 보고하였다.[44]

알코올중독은 건강에 단기적 · 장기적으로 모두 영향을 미친다. 알코올에 점차 중독되어 가는 유전적 요소가 있다. 알코올 의존도는 위험을 감수하는 행동을 증가시키는 경향이 있다. 즉각적인 건강 위험과 영향은 판단력 저하와 자신과 타인에 대한 의도하지 않은 손상을 포함한다. 음주운전을 하는 경향이 있는 사람은 스스로와 다른 사람에게 상해를 입히고 치명적인 교통사고를 일으킨다. 고령자를 포함한 알코올중독자의 가정폭력, 아동학대, 성문란 발생률이 일반인보다 높은 것으로 나타났다.[45,46] 알코올중독의 장기적 영향은 신경학적, 심혈관계 그리고 정신적 문제(우울증, 자살, 불안), 암 발병률 증가(입, 목구멍, 식도, 간, 전립선, 유방), 간질환(간경변, 알코올성 간염 및 C형 간염에 대한 알코올 사용) 그리고 위장의 문제가 포함된다.[46] 만약 알코올의 악영향이 노화된 신체 시스템에 추가된다면 노인들은 큰 상해의 위험에 처하게 된다(예: 낙상). 신체적 노화의 결과로 회복이 잘 안 되면 알코올에 의해 신체가 손상될 것이다. 장기적 문제에는 이차적인 신경학적 · 인지적 손상의 발생이 포함된다.

정신질환을 동반한 노화

비록 젊었을 때 정신질환이 발병했을지라도, 정신질환이 있는 많은 사람은 노년기에도 여전히 이 병과 더불어 살고 있다. 정신질환(mental illnesses and psychosis) 상태로 10년 동안 살고 있는 사람들은 항정신성 약물의 장기간 사용으로 인해 고령에 만성적 문제가 발생할 것이다.[47] 예를 들어, 지발성 안면마비(tardive dyskinesia) 같은 신경학적 문제가 나타난다. 그들은 입과 혀의 이상한 움직임(buccofacial mandibular)과 신경학적 틱(예: 환약을 세는 동작)을 보인다. 만성적 정신질환은 아마 치매로 발전할 것이다. 다른 만성, 평생의 질병과 마찬가지로, 정신질환을 앓고 있는 사람들은 종종 일생 동안 일정한 간격으로 간헐적인 의학적, 심리학적/정신적 개입을 필요로 한다. 치료에 대한 접근은 급성 입원의 필요성을 피할 수 있고 시간이 지남에 따라 악화되는 것을 통해 사람을 지원할 수 있다.

기분장애

기분장애는 인생 전반에 걸쳐 나타날 수 있다. 큰 신체적 · 생리학적 변화를 경험할 때 이 장애는 일시적으로 악화될 수 있다(예: 폐경기). 노년기의 양극성 장애는 정상적인 현상일 수도 있다. 더 나아가 기분장애는 가끔 일반적 불안장애, 감정부전장애(dysthymic disorder), 알코올중독, 공황장애와 공존한다.[48] 기분장애를 치료하기 위해 사용되는 약물(예: 리튬)은 악성 빈혈 같은 혈액 관련 질병을 유발할 수 있다. 이들 질병은 생명에 지장을 줄 수 있다. 악성 빈혈에 대한 중재는 극적일 수 있으며 골수이식 같은 절차가 포함된다.

중재 계획 시 고려사항

미국에서 많은 환자는 한 번에 단기적으로 작업치료 서비스를 받는다. 노인환자들은 입원환자 환경에서 일반적으로 서비스를 받는다. 병원환경에서 정신질환의 급성기 치료는 매우 짧은 시간에 이루어지고, 가끔 정신질환을 가진 사람들이 고비를 겪을 때마다 같은 중재를 여러 번 되풀이하기도 한다.[49] 이것은 대개 치료 서비스의 '회전문(revolving door)'이라고 한다. 예를 들어, 양극성 장애 같은 기분장애가 있는 사람은 그들의 가정과 지역사회에 성공적으로 머물기 위해 평생 동안 보살핌에 대한 단기적이고 간격에 의존하는 서비스 접근을 요구할 수 있다. 입원기간 동안 치료하는 사람들은 클라이언트를 치료하기 위해 그들의 즉각적인 요구를 인식한다. 작업치료사는 클라이언트가 회전문의 일부인, 급성기 환경에서 환자들이 안전하게 할 수 있는 작업이 무엇인지에 치료 중점을 맞춤으로써 그들이 집으로 돌아갈 수 있도록 한다. 때때로 치료를 가이드하기 위해 표준화된 평가를 사용할 수 없을 때도 있다.

과도기 서비스(transitional services) 또한 중요하다. 작업치료 개입을 위한 기회는 잘 활용되지 않는다. 작업치료사들은 생활방식, 습관, 그리고 사람들이 살아가면서 습관적으로 행하는 것, 의식(rituals)에 있어 최고의 이해를 가지고 있다. 취미와 의식의 의미는 매우 중요하고, 노년기에 정신질환을 가지고 살아가는 사람의 성공적 변화를 위한 중요한 열쇠를 쥐고 있다(그림 21.1). 작업치료사들은 개별적으로, 직접적인 돌봄 관계로 노인과 함께 작업을 하며, 작은 집단 내에서 문제해결과 교육을 제공한다. 또한 가족들을 돕기 위한 전략을 발전시키기 위해 정신질환을 가진 노인들의 간병인과 함께 일하고, 소비자 주도의 비영리 단체, 기구에서 고문 자격으로 서비스함으로써 주민과 공동체에 서비스한다. 이것은 실제로 발전하는 영역이고, 근거 중심 환경(evidence-based

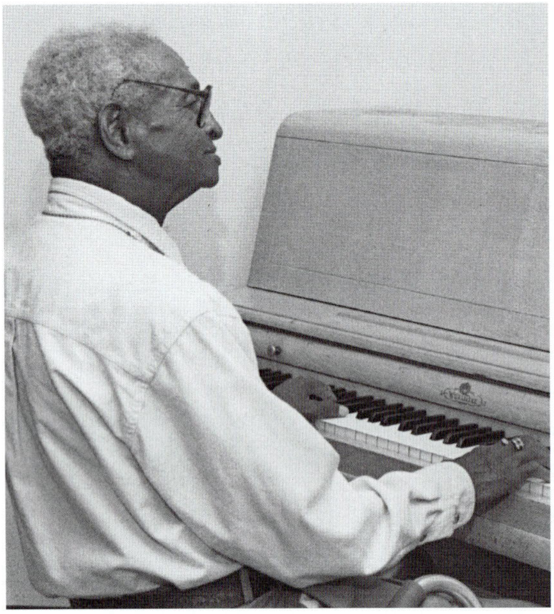

그림 21.1 음악은 노인들의 감정을 표현하는 데 도움이 된다.

environment)의 효과를 수립하기 위한 영역에서 임상인, 교육자 그리고 과학자들 사이에 일치단결된 협력이 요구된다.

케어 관리 모델(care management models)은 집에서 노인들을 관리할 수 있는 또 다른 접근이다. 이 케어 모델에서, 작업치료사는 노인들의 특별한 행동을 관리하는 것을 돕는 역할을 한다. 많은 미국 노인의 중요한 문제는 집의 어수선함이다.[50] 어수선함(clutter)은 치매나 강박증(obsessive compulsive disorders)과 같은 다양한 질환의 징후이다. 어수선함의 증상이 확대될수록 이 질환의 심각성이 증가된다.[51] 작업치료사들은 성공적인 노년기를 촉진하고, 신체적 능력을 증진시키기 위한 패턴과 생활양식, 선택, 습관, 매일의 삶과 환경을 조직화하는 전략을 가지고 그들을 돕기 위해 노인 및 가족과 함께 일할 수 있다.

사례연구

Louise는 우울증 진단을 받은 75세 여성이다. 그녀는 급성환자 치료병원에서 항우울제로 안정된 후에 정신질환이 있는 노인들과 전문치료를 받는 그룹 홈(group home)으로 배치되었다. 입소자는 날마다 한 번씩 치료를 받고, 보조작업치료사가 중요한 서비스를 제공하였다. 보조작업치료사는 일주일에 2번 센터를 방문한다. Louise는 혼자 살고 있고, 결혼한 3명의 딸이 있으며, 8명의 손자가 있다. 딸과 손자들을 위해 옷을 만드는 일은 Louise에게 항상 중요했다. 그녀는 또한 첫째 아이가 태어난 이래로 퀼트클럽(quilting club) 회원이었다. 45세까지 가정주부였던 그녀는 딸들이 모두 대학에 가거나 결혼을 한 이후 빈둥지증후군(empty-nest syndrome)을 경험했다. 그녀는 우울증이 있었지만 입원할 만큼 심각하지 않았다. 농부인 남편은 대도시에 살고 있는 그녀의 언니를 방문하도록 격려했다. 그녀를 둘러싼 풍경의 변화는 그녀가 느꼈던 상실감을 극복하게 해 주는 것 같았다. 그녀는 언니 집에서 돌아온 후 사무원 기술 프로그램(technical program)에 등록하여, 45~65세까지 지방 고등학교에서 비서로 근무했으며, 65세에 은퇴하고도 대리인으로 계속 일했다. 그녀의 남편은 담보물을 찾을 권리를 상실했기 때문에 결국 농장을 잃게 되었다. Louise가 68세 되던 해에 그녀의 남편은 갑작스러운 심장마비로 사망했다. 그녀는 1년 안에 우울증 증상을 보이기 시작했다. 친구들과 밖에 나가는 것을 거절하고, 활동과 학교 일을 줄이고, 손자를 돌보는 일과 퀼트도 그만두었다. 그녀의 딸들은 그녀가 약을 사고 자살을 기도했다는 사실을 알기 전까지는 걱정을 하지 않았다. 그들은 Louise가 지방의 정신병원에 입원하도록 설득했다.

그녀는 퇴원할 때까지 약을 복용했지만 자기관리, 사회화, 인지와 같은 부분에 장애가 남았다. 딸들은 그녀와 너무 떨어져서 살고 있기 때문에 그녀가 다시 자신을 돌볼 수 있다고 판단될 때까지 그룹 홈에 맡기는 것에 동의했다. 다행히 그들은 24시간 관리자가 상주하는 한 지방의 그룹 홈에 그녀를 맡길 수 있었다. 그룹 홈의 스케줄은 의자 에어로빅, 주말 산책, 회상집단, 발달장애 아동을 위해 장난감을 만드는 공예그룹 활동을 포함하고 있다. Louise는 일주일에 3회 하는 일일치료 프로그램에도 참여하였다. 가족들이 바랐던 것처럼 Louise는 충분히 회복하였으며, 종교단체가 운영하는 보조생활시설에서 인생을 다시 시작할 수 있었다.

Louise가 일일치료 프로그램에 참여하자마자 보조작업치료사와 그녀는 함께 COPM을 완성하게 되었다. Louise는 그녀가 놓쳤던 활동을 우선적으로 확인했다. 그녀는 손자들과 퀼트클럽에 대해 이야기할 때 울기 시작했다. 그녀는 ADL, 특히 집안일의 어려움에 대해 이야기했다. 작업치료사와의 상담 후에 보조작업치료사는 Louise가 스스로 채워 넣어야 하는 NPI 흥미도 체크리스트[52]를 두고 나갔다. Louise는 실수한 부분은 알 수 있지만 수정할 수 없기 때문에 Allen 인지수준 판별검사(7장 참조)[53]의 인지 부분에서 4.1을 주었다. 이틀 뒤에 보조작업치료사는 RTI 검사(Routine Task Inventory-2.55)를 실시했다. Louise는 일상생활기능 검사에서 4점을 받았다. 이 점수는 그녀가 대부분의 몸단장하기 과제를 완수할 수 있다는 것을 의미한다. 그러나 그녀는 뒷머리 손질과 혼자 목욕한 후 목욕탕 청소하는 것을 건너뛰었다.[54] Louise는 딸에게 편지를 부치고 싶을 때는 언제든지 그룹 홈의 우편함을 찾을 수 있었다. 그러나 관리자 없이 이웃을 찾아가려고 할 때는 쉽게 길을 잃어버린다. 그녀는 화장실 사용이 독립적이지만, 자신의 방이나 작업치료실 화장실이 아닌 다른 화장실을 사용해야 할 때 불안해한다. 그녀는 일반적으로 그녀의 약에 대해 간호사가 요구하는 것을 기억한다. 그녀는 일일치료 프로그램의 일환으로 간이부엌에서 샌드위치를 만들 수 있지만, 수프를 태우곤 한다. 마지막 시간에 그녀는 "나는 더 이상 아무것도 할 수 없어요. 나는 단지 내 딸들에게 짐이 될 뿐이에요. 딸들이 내 걱정은 안 했으면 좋겠어요."라고 말했다. 그녀는 아침에 옷을 입을 수는 있지만 옷을 어울리거나 날씨에 맞게 입지는 못한다.

보조작업치료사는 작업치료사와 논의한 후 Louise와 그녀의 딸들 중 한 명에게 결과를 이야기해 주었다. 작업치료사, 보조작업치료사, Louise, 그녀의 딸은 ADL 중 자기관리와 요리를 위해 ADL 그룹에 참여하기로 계획을 세웠다. 그 계획은 타이머, 이웃집을 찾아가는 지도, 약물 체크지(check off sheet)와 같은 환경적 보조도구의 사용을 포함하고 있다. 이런 것들은 퇴원 후에도 유용할 것이다.

사례연구 질문

1. 이 사례를 고려해 볼 때, 보조작업치료사가 Louise가 치매보다는 우울증을 겪고 있을 것이라고 생각하게 만든 Louise의 행동은 어떤 것인가?
2. 보조작업치료사가 그룹 홈에서 Louise가 참석하도록 용기를 줄 수 있는 다른 활동은 무엇인가?
3. Louise의 회복을 이끄는 데 이용되는 지역사회 자원은 무엇인가?

복습문제

1. 작업치료에 의뢰하기 위해, 노인들이 다른 의학적 질환뿐만 아니라 정신질환이 있는지를 고려하는 것은 왜 중요한가?
2. 노인의 사회적 · 작업적 기능을 평가하기 위해 사용되는 3가지 평가도구를 설명하시오.
3. 노인의 우울증을 평가하기 위해 일반적으로 사용하는 2가지 평가도구를 설명하시오.
4. 노인이 쉽게 자각하지 못하는 우울증의 일반적 증상은 무엇이며, 왜 그러한가?
5. 정신질환이 있는 노인들을 위한 과도기 서비스에서 작업치료사들을 위한 중재 기회의 종류는 무엇인가?

근거 요약 : 노인들의 정신 증상을 관리하거나 감소시키는 비약물적 중재의 효과

Apóstolo J, Bobrowicz-Campos E, Rodrigues M, et al. The effectiveness of nonpharmacological interventions in older adults with depressive disorders: A systematic review. *Int J Nurs Stud.* 2016;58:59–70. doi:10.1016/j.ijnurstu.2016.02.006.

본 고찰의 목적은 우울장애가 있는 노인들을 위한 비약물적 중재의 효과와 이용 가능한 최선의 근거를 확인하고 통합하는 것이다. 고찰에 포함된 연구는 홈케어에서의 인지행동치료, 경쟁기억훈련, 회상집단치료, 문제적응치료, 문제해결치료 등을 기술하였다. 근거는 이러한 모든 개입이 우울증 증상을 감소시킨다는 것을 제시한다. 이 체계적인 고찰에 포함된 중재당 연구 수와 다양성이 적기 때문에 모범 사례지침을 만들 만큼 근거가 충분하지 않다.

Ayalon L, Bornfeld H, Gum A, et al. The use of problem-solving therapy and restraint-free environment for the management of depression and agitation in longterm care. *Clin Gerontol.* 2009;32(1):77–90. doi:10.1080/07317110802468728.

지속적인 우울증 치료를 위해 문제해결 치료 12회와 구속 없는 환경 10주를 중재한 결과 우울증 증상과 불안이 유의하게 감소하였다.

Chen R, Liu C, Lin M, et al. Nonpharmacological treatment reducing not only behavioral symptoms, but also psychotic symptoms of older adults with dementia: A prospective cohort study in Taiwan. *Geriatr Gerontol Int.* 2014;14(2):440–446. doi:10.1111/ggi.12126.

음악치료, 오리엔테이션 훈련, 예술 인지 활동, 신체 활동 등 체계적인 프로그램이 수행되었다. 이러한 중재는 초조와 같은 외적 증상뿐만 아니라 환각, 망상, 치매가 있는 중국 노인들의 동요와 같은 내재적 정신병적 증상, 치매의 행동 및 심리적 증상에 더하여 우울증에도 긍정적인 영향을 미쳤다.

Elias S, Munirah S. The effectiveness of group reminiscence therapy for loneliness, anxiety and depression in older adults in long-term care: A systematic review. *Geriatr Nurs.* 2015;36(5):372–380. doi:10.1016/j.gerinurse.2015.05.004.

집단추억치료는 노인 우울증 치료에 효과적인 것으로 나타났다. 그러나 현재까지 외로움과 불안을 치료하는 효과에 대한 연구 지원은 제한적이었다. 질적 방법과 혼합 방법 접근법을 사용하는 것과 같은 추가 연구 및 방법론적 품질 개선은 증거 기반을 확립하고 그룹 회상 치료 효과에 대한 더 나은 이해를 제공하는 데 도움이 될 것이다.

Gum A, Schonfeld L, Tyler S, et al. One-visit behavioral intervention for older primary care patients with mild to moderate depressive symptoms. *South Med J.* 2016; 109(8):442 - 447. doi:10.14423/SMJ.0000000000000497.

이 파일럿 연구는 1회 방문 행동 활성화 중재가 허용 가능하고, 실현 가능하며, 결과를 향상시킨다는 선행 근거를 제공했다.

Meeks S. BE-ACTIV for depression in nursing homes: Primary outcomes of a randomized clinical trial. *J Gerontol B Psychol Sci Soc Sci.* 2015;70(1):13 - 23. doi:10.1093/geronb/gbu026.

BE-ACTIV 그룹 참가자들은 치료 후에 비교 그룹보다 더 좋은 회복을 보였다. BE-ACTIV는 거주자들을 우울증에서 완전히 소멸시키는 데 탁월했다. 치료는 요양원 직원들에게 호평을 받았으며, 거주자들에게도 받아들여졌다. 이 중재의 결과는 자기 보고식 기분과 기능을 개선하기 위한 주의적인 중재의 잠재적인 힘을 제시한다.

Olsen C, Pedersen I, Bergland A, et al. Effect of animalassisted interventions on depression, agitation and quality of life in nursing home residents suffering from cognitive impairment or dementia: a cluster randomized controlled trial. *Int J Geriatr Psychiatry.* 2016;31(12):1312 - 1321. doi:10.1002/gps.4436.

중재는 자격을 갖춘 개 조련사가 이끄는 3~6명의 참가자 그룹이 12주 동안 매주 2번 동물 지원 활동을 하는 30분 세션으로 구성되었다. 중증치매 참가자들은 후속 조치에서 이 중재가 우울증과 삶의 질에 유의한 영향을 미치는 것으로 나타났다. 그러나 불안에 대한 효과는 찾을 수 없었다.

참고문헌

1. US Department of Health & Human Services. Aging statistics: Administration on aging; 2010. Retrieved from http://www.aoa.gov/aoaroot/aging_statistics/index.aspx.
2. World Health Organization. Mental health and older adults; 2015. Retrieved from http://www.who.int/mediacentre/factsheets/fs381/en/.
3. US Census Bureau. An aging nation: The older population in the United States; 2014. Retrieved from http://www.census.gov/content/dam/Census/library/publications/2014/demo/p25-1140.pdf.
4. US Census Bureau. America's families and living arrangements: 2014: Adults (A table series); 2014. Retrieved from https://www.census.gov/hhes/families/data/cps2014A.html.
5. US Census Bureau. Households and families: 2010; 2010. Retrieved from https://www.census.gov/hhes/families/data/cps2014A.html.
6. Ghafoori B, Yuval N, Gameroff MJ, et al. Screening for generalized anxiety disorder symptoms in the wake of terrorist attacks: A study in primary care. J Trauma Stress. 2009;22:218 - 226. doi:10.1002/jts.20419.
7. Ferguson J. Shifting the Center: Understanding Contemporary Families. 4th ed. New York: McGraw-Hill; 2010.
8. Agrimson LB, Taft LB. Spiritual crisis: A concept analysis. J Adv Nurs. 2009;65:454 - 461. doi:10.1111/j.1365-2648.2008.04869.x.
9. Centers for Disease Control and Prevention. Mental illness surveillance among adults in the United States; 2011. Retrieved from http://www.cdc.gov/mmwr/preview/mmwrhtml/su6003a1.htm.
10. Rahman A, Simmons S. Measuring resident satisfaction more accurately: Two approaches. Nursing Homes: Long-Term Care Management. 2007;56(5):58 - 64. doi:10.1007/s10901-007-9082-9.
11. Fisher A, Griswold L. The Evaluation of Social Interaction Manual. 2nd ed. Boulder, CO: AMPS Project International; 2008.
12. Yoon J, Park S, Roh H. Comparisons of social interaction and activities of daily living between long-term care facility and community-dwelling stroke patients. J Phys Ther Sci. 2015;27(10): 3127 - 3131. doi:10.1589/jpts.27.3127.
13. Kielhofner G, ed. A Model of Human Occupation. Theory and Application. 4th ed. Baltimore: Lippincott Williams & Wilkins; 2008.
14. Eklund M. Perceived control: How is it related to daily occupation in patients with mental illness living in the community? Am J Occup Ther. 2007;61(5):535 - 542. doi:10.5014/ajot.61.5.535.
15. Warren A. An evaluation of the Canadian Model of Occupational Performance and the Canadian Occupational Performance Measure in mental health practice. Br J Occup Ther. 2002;65(11): 515 - 521. doi:10.1177/030802260206501106:
16. Baum CM, Edwards D. Activity Card Sort. 2nd ed. Bethesda, MD: AOTA Press; 2008.
17. Albert SM, Bear-Lehman J, Burkhardt A. Lifestyle-adjusted function: Variation beyond BADL and IADL competencies. Gerontologist. 2009;49:767 - 777. doi:10.1093/geront/gnp064.
18. Fisher AG, Bernspång B. Response to: A critique of the Assessment of Motor and Process Skills (AMPS) in mental health practice. Mental Health Occup Ther. 2007;12:10 - 11. doi:10.1016/j.pain.2011.05.027.
19. Haertl K, Behrens K, Houtujec J, et al. Factors influencing satisfaction and efficacy of services at a free-standing psychiatric occupational therapy clinic. Am J Occup Ther. 2009;63:691 - 700. doi:10.5014/ajot.63.6.691.
20. Brayman SJ, Kirby TF, Misenheimer AM, et al. Comprehensive occupational therapy evaluation scale. Am J Occup Ther. 1976;30:94 - 100. Retrieved from http://ajot.aota.org/index.aspx.
21. Law M, McColl MA. Interventions, Effects, and Outcomes in Occupational Therapy: Adults and Older Adults. Thorofare, NJ: Slack; 2010.
22. Burnett J, Dyer CB, Naik AD. Convergent validation of the Kohlman Evaluation of Living Skills as a screening tool of older adults' ability to live safely and independently in the community. Arch Phys Med Rehabil. 2009;11:1948 - 1952. doi:10.1016/j.apmr.2009.05.021.
23. The Rand Short Form 36 Survey; 2010. Retrieved from http://www.rand.org/health/surveys_tools/mos/mos_core_36item.html.
24. Molloy D, Alemayehu MB, Roberts R. Reliability of a standardized mini-mental state examination compared with the traditional

mini-mental state examination. Am J Psychiatry. 1991; 148:102-105. doi:10.1097/00002093-199100530-00020.
25. Gillen G. Coping during inpatient stroke rehabilitation: An exploratory study. Am J Occup Ther. 2006;60:136-145. doi:10.5014/ajot.60.2.136.
26. Carver CS. You want to measure coping but your protocol's too long: Consider the Brief COPE. Int J Behav Med. 1997;4(1): 92-100. doi:10.1207/s15327558ijbm0401_6.
27. Beers M, Jones T, Berkwits M, et al. The Merck Manual of Geriatrics, updated edition. West Point, PA: Merck & Co; 2006.
28. Elderon L, Whooley MA. Depression and cardiovascular disease. Prog Cardiovasc Dis. 2013;55:511-523. doi:10.1016/j.tcm.2015.02.002.
29. Gallagher DA, Schrag A. Psychosis, apathy, depression and anxiety in Parkinson's disease. Non-motor Aspects of PD. 2013;46: 581-589. doi:10.1016/j.nbd.2011.12.041.
30. Office of Disease Prevention and Health Promotion. Mental health and mental disorders; 2014. Retrieved from https://www.healthypeople.gov/2020/topics-objectives/topic/mental-health-and-mental-disorders.
31. Jobst KA, Shostak D, Whitehouse PJ. Diseases of meaning, manifestations of health, and metaphor. J Altern Complement Med. 1999;5(6):495-502. doi:10.1089/acm.1999.5.495.
32. Center for Health Decision Science. Examples of models: Harvard School of Public Health; 2010. Retrieved from http://chds.hsph.harvard.edu/About/Examples-of-Models.
33. Mental Health America. Ranking America's mental health: An analysis of depression across the states; 2010. Retrieved from http://www.nmha.org/go/state-ranking.
34. Laird P. Feeling depressed and blaming the depression. Trinity Western University On-line Magazine; 2009. Retrieved from http://www.twu.ca/about/news/general/2009/money-and-mood.html.
35. Olfson M, Marcus S. National patterns in antidepressant medication treatment. Arch Gen Psychiatry. 2009;66(8):848-856. doi:10.1001/archgenpsychiatry.2009.81.
36. Centers for Disease Control and Prevention. Antidepressant use in persons aged 12 and over: United States, 2005-2008; 2011. Retrieved from http://www.cdc.gov/nchs/data/databriefs/db76.htm.
37. Bjelland I, Dahl A, Haug T, et al. The validity of the Hospital Anxiety and Depression Scale: An updated literature review. J Psychosom Res. 2002;52:69-77. doi:10.1016/S0022-3999(01)00296-3.
38. California Mental Health Planning Council. Gender and ethnic differences in older adult suicide; 2011. Retrieved from http://www.dhcs.ca.gov/services/MH/Documents/OA%20Suicide.pdf.
39. Zanni G, Wick J. Understanding suicide in the elderly. Consult Pharm. 2010;25(2):93-102. doi:10.1080/13607863.2015.1012045.
40. National Institute of Neurological Disorders and Stroke. Dementia with Lewy bodies information page; 2010. Retrieved from http://www.ninds.nih.gov/disorders/dementiawithlewybodies/dementiawithlewybodies.htm.
41. Koedam E, Lauffer V, van der Vlies A, et al. Early-versus late-onset Alzheimer's disease: More than age alone. J Alzheimers Dis. 2010;19(4):1401-1408. doi:10.3233/JAD-2010-1337.
42. Jones B. Hospice disease types which indicate a greater need for bereavement counseling. Am J Hosp Palliat Care. 2009;27(3):187-190. doi:10.1177/1049909109349248.
43. Hoyer WJ, Rudin PA. Adult Development in Aging. 16th ed. Boston: McGraw-Hill; 2009.
44. Satre D. Alcohol and drug use problems among older adults. Clin Psychol Sci Pract. 2015;22(3):238-254. doi:10.1111/cpsp.12104.
45. Cummings S, Bride B, Rawlins-Shaw A. Alcohol abuse treatment for older adults: A review of recent empirical research. J Evid Based Soc Work. 2006;3(1):79-99. doi:10.1300/J394v03n01_05.
46. Herrmann N. Principles of geriatric psychopharmacology. In: Conn D, Herrmann N, Kaye A, et al, eds. Practical Psychiatry in the Long-term Care Home. 3rd ed. Ashland, OH: Hogrefe & Huber; 2007.
47. Goldstein BI, Herrmann N, Shulman KI. Comorbidity in bipolar disorder among the elderly: Results from an epidemiological community sample. Am J Psychiatry. 2006;163:319-321. doi:10.1177/0891988712436683.
48. Sirey J. The impact of psychosocial factors on experience of illness and mental health service use. Am J Geriatr Psychiatry. 2008;16(9):703-705. doi:10.1097/JGP.0b013e318182550b.
49. Gitlin LN, Schinfeld S, Winter L, et al. Evaluating home environments of persons with dementia: Inter-rater reliability and validity of the Home Environmental Assessment Protocol (HEAP). Disabil Rehabil. 2002;24:59-71. doi:10.1080/09638280110066325.
50. Ayers C, Saxena S, Golshan S, et al. Age at onset and clinical features of late life compulsive hoarding. Int J Geriatr Psychiatry. 2010;25(2):142-149. doi:10.1002/gps.2310.
51. Law M, ed. Client-centered Occupational Therapy. Thorofare, NJ: Slack; 1998.
52. Matsutsuyu JS. The interest checklist. Am J Occup Ther. 1969;24(4):32.
53. Allen C, Earhart C, Blue T. Occupational Therapy Treatment Goals for the Physically and Cognitively Disabled. Rockville, MD: American Occupational Therapy Association; 1992.
54. Allen CK. Occupational Therapy for Psychiatric Diseases: Measurement and Management of Cognitive Disabilities. Boston: Little, Brown; 1985.

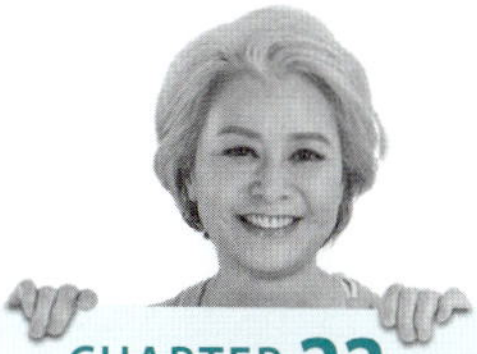

CHAPTER 22

정형외과적 질환 노인의 작업치료

Working with Elders Who Have Orthopedic Conditions

BRENDA M. COPPARD AND RENÉ PADILLA
(PREVIOUS CONTRIBUTIONS FROM KAROLINE D. HARVEY AND TYROME HIGGINS)

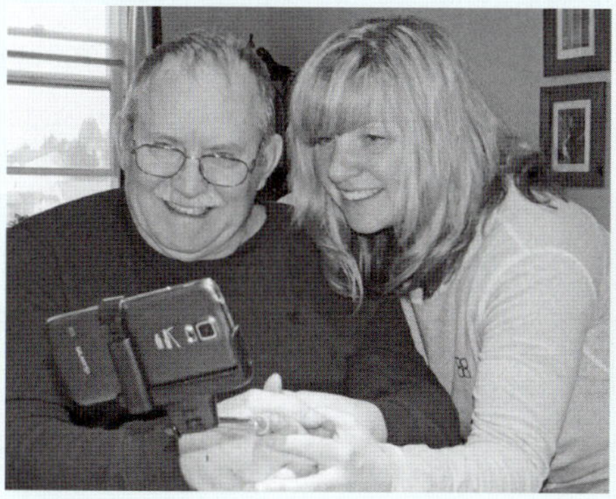

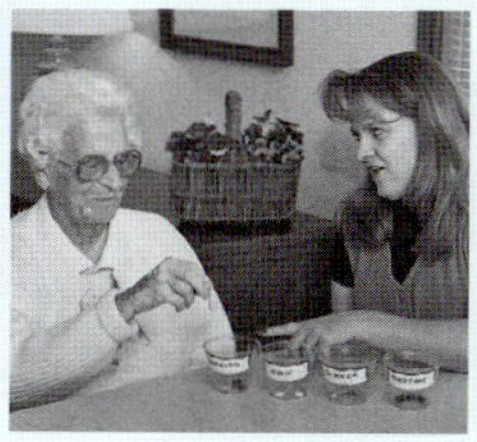

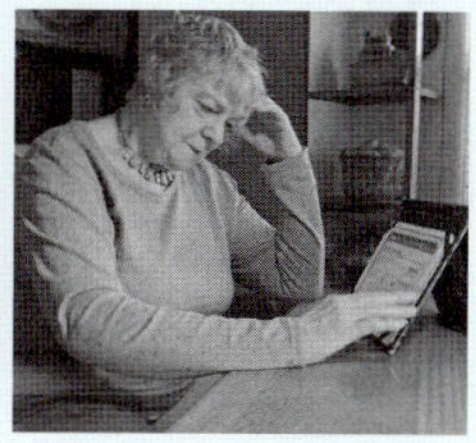

핵심용어

정형외과 Orthopedic
골절 Fracture
뼈관절염 Osteoarthritis
복합골절 Compound fracture
횡골절 Transverse fracture
나선골절 Spiral fracture
분쇄골절 Comminuted fracture
폐쇄정복 Closed reduction
개방정복 내부고정(ORIF) Open reduction internal fixation (ORIF)
외부 고정 External fixation
지연유합 Delayed union
불유합 Nonunion
부정유합 Malunion
배액관 HemoVac
고관절 전치환술 Total hip replacement
관절 성형술 Arthroplasty
항색전 양말 Antiembolus hosiery
류마티스관절염 Rheumatoid arthritis
손목 아탈구 Wrist subluxation
자뼈 표류 Ulnar drift
백조 목 기형 Swan-neck deformity
단추구멍 기형 Boutonnière deformity
Nalebuff 유형 I 기형 Nalebuff type I deformity
관절 보호 Joint protection
작업 단순화 Work simplification
에너지 절약 Energy conservation
보조기 Orthoses

학습목표

1. 노인인구에서 골절의 원인을 살펴본다.
2. 골절 및 그 관리와 관련된 용어를 살펴본다.
3. 작업수행과 관련하여 엉덩이 고정 후 필요한 예방 조치와 그러한 절차의 의미를 설명한다.
4. 고관절 전치환술 후 필요한 예방 조치 및 작업수행 절차의 의미를 설명할 수 있다.
5. 고관절 골절이 있는 노인에게 도움이 되는 적응형 장비 및 수정된 수행 방법을 알 수 있다.
6. 뼈관절염, 류마티스관절염, 통풍의 징후와 증상을 확인한다.
7. 뼈관절염, 류마티스관절염, 통풍이 작업수행에 미치는 영향을 설명한다.
8. 공동 보호, 작업 단순화 및 에너지 절약의 원칙을 설명한다.

재활원에서 보낸 2주 동안 아기처럼 다시 걷는 법을 배워야 해 쉽지 않았어요! 물리치료사가 걷는 법을 가르쳐 주었을 뿐만 아니라 작업치료사도 옷 입는 법과 집안일을 하는 법을 가르쳐 주었어요. 그들은 내 일상생활에 도움이 될 모든 종류의 새로운 장치를 제공했어요.

-Linda(69세), 왼쪽 고관절 인공관절 수술 후.

65세 이상 노년층의 골절 발생이 증가하고 있으며, 이는 주요 건강 문제가 되고 있다. 미국 노인들 사이에서 발견되는 가장 흔한 골절 유형은 34%가 하부 체간(골반, 고관절 및 하부 척추)이고, 13%가 상부 체간(상부 척추, 쇄골 및 갈비뼈)이다(2014년 자료).[1] 65세 이상의 성인 여성은 남성보다 골절을 겪을 확률이 약 2배 더 높다. 2012년에 여성은 골절 사례의 약 71%를 차지했다.[2] 정형외과적 문제로 인해 노인들이 수술, 재활, 일시적 또는 영구적인 장애로 장기 요양 시설에 배치될 수 있다. 낙상으로 인해 고관절 골절이 발생한 노인은 골절 및 후속 수술 후 1년 이내에 24.5%의 사망률을 보인다.[3] 또한, 정형외과 수술을 받는 노인의 가장 흔한 합병증은 뇌졸중, 심부전 및 심각한 감염 가능성이다.

작업치료사와 보조작업치료사 팀의 역할은 정형외과적 문제가 있는 노인의 작업수행 능력을 극대화하는 것이다. 그 결과 장기요양시설에 들어가야 하는 노인들은 종종 작업치료 개입의 결과로 집에 갈 수 있다. 보조작업치료사는 적절한 평가와 개입이 수행될 수 있도록 정형외과적 상태와 작업수행에 미치는 영향에 대해 잘 알고 있어야 한다. 이 장에서는 이러한 문제에 기여하는 정형외과적 문제와 상태를 다룬다.

골절

골절의 원인

골절의 원인으로는 낙상, 자동차 사고로 인한 외상, 뼈관절염 및 전이성 암종이 있다.[4] 현재 또는 이전의 흡연 습관,[5] 알코올 남용,[5] 당뇨병[6] 및 신체 활동 수준 감소와 같은 기타 요인도 골절 발생률과 관련이 있다.[7]

노인 골절의 대부분은 낙상으로 인해 발생한다.[8] 낙상과 관련된 요인에는 시력 저하, 자세 저혈압, 균형 불량, 약물 부작용, 근육 약화, 신경 및 기타 만성 질환, 각성 감소, 요실금, 가정 위험, 치매 등이 있다.[9] (노인 낙상 원인 심층 조사는 14장 참조)

고령 운전자가 늘어나고 있다. 미국에서는 2013년에 800만 명의 65세 이상 면허 운전자가 있었으며, 2020년까지 이 연령대에 4,000만 명 이상의 면허가 있는 운전자가 있을 것으로 예상했었다.[16] 그리고 그들은 복잡한 교통 상황에 잘 대처하지 못한다.[11] 자동차 사고로 인한 외상은 노인인구에서 볼 수 있는 골절의 일부를 차지한다.

노인들은 낙상 후 골절을 지속할 가능성이 더 높은데 이는 골다공증과 뼈의 기하학적 구조 및 재료 특성의 결핍으로 인해 뼈가 약해지기 때문이다.[12] 스트레스 골절 및 기타 부상은, 예를 들어 평소보다 더 멀리 더 빨리 걷거나 다른 지형을 걷는 것이 요인이다. 그러나 많은 연구에서 이것이 일반적인 위험인 것으로 나타났으며 반드시 전체 부상 위험이 증가하는 것은 아니다.[13] 노인에게서 흔히 발생하는 골다공증과 관련된 매우 흔한 골절을 콜리스골절이라고 한다.

원위 노뼈의 이러한 손목 골절은 "원위 파편의 등쪽 변위 및 노뼈 단축"(p.316)[14]을 초래하며 일반적으로 뻗은 손의 낙상으로 인해 발생한다.

골절은 뼈로 전이된 암으로 인해 발생할 수도 있다. 모든 암이 뼈로 전이될 수 있지만 암종(carcinoma; 종양의 실질이 상피조직으로 되어 있는 악성종양의 총칭), 특히 유방, 폐, 전립선, 신장 및 갑상선에서 발생하는 암으로 인한 전이가 가장 흔한다. 전이성 병변은 뼈의 강도를 약화시키고 골절을 유발할 수 있다.[15]

골절의 유형

골절은 뼈가 부러지는 것이다. 방사선 사진은 골절을 진단하는 데 사용되지만 연조직이나 연골의 손상을 나타내지는 않는다. 골절 부위는 뼈의 관절내, 골단, 골간 또는 골간 부분을 파괴할 수 있다. 골절이 발생하여 관절이 탈구되는 것이 바로 골절성 탈구이다.[16]

골절을 분류하기 위해 다양한 용어가 사용된다. 골절은 뼈가 연조직과 피부를 통해 돌출된 경우 복합 또는 개방으로 간주된다. 연조직과 피부가 손상되지 않은 경우 골절은 폐쇄되거나 단순 골절로 간주된다. 다른 물리적 힘으로 인해 특정 유형의 골절이 발생할 수 있다. 횡방향 파괴는 직접적인 힘의 결과로 발생하는 반면, 나선형 파괴는 원형 또는 비틀림 힘의 결과이다. 2개 이상의 뼈 조각을 초래하는 골절은 분쇄골절이다. 그림 22.1은 이러한 다양한 유형의 골절을 보여 준다.

골절에 대한 의료 개입

골절의 의학적 관리의 목표는 통증을 줄이고 적절한 치유를 위해 골절을 정렬하는 것이다.[16] 골절은 수술 여부에 관계없이 정렬될 수 있다. 수동으로 재정렬(때로는 견인 장치 사용)한 다음 골절을 주조하는 과정을 폐쇄정복

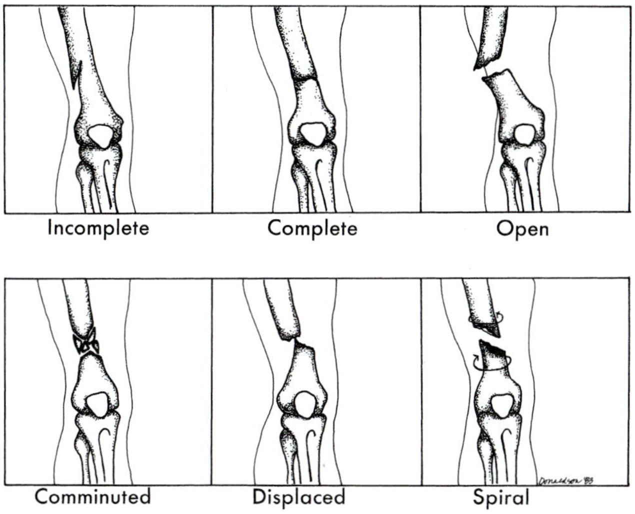

그림 22.1 골절의 유형

출처: *Garland JJ. Fundamentals of Orthopedics. Philadelphia: WB Saunders;1979.*

이라고 한다. 개방정복은 골절 부위를 내부적으로 고정하기 위해 사용되는 외과적 절차이다. 내부고정은 정형외과용 못, 나사, 핀, 막대 또는 판을 사용하여 수행된다. 골절을 정렬하거나 줄이기 위해 외부 고정을 사용하는 경우 고정 장치는 연조직을 통해 뼈에 삽입된 핀 또는 와이어로 부착된다(그림 22.2). 이 장치는 일반적으로 골절이 치유된 후 제거된 나사와 막대를 사용한다. 봉 또는 나사의 배치 부위 주변의 피부는 감염을 방지하기 위해 청결하게 유지되어야 한다(표 22.1).

보조작업치료사는 골절 치유와 관련된 용어에 익숙해야 한다. 잘 치유되지 않는 골절을 설명하는 데 사용되는 세 가지 용어는 지연된 유합, 불유합 및 부정유합이다.[16] 지연된 유합은 비정상적으로 느린 속도로 치유되는 골절을 나타낸다. 불유합은 골절이 4~6개월 이내에 치유되지 않는 것을 말한다. 부정유합은 뼈가 정상적인 시간 동안 치유되지만 불만족스러운 정렬로 치유되는 골절을 나타낸다.

골절 후 합병증

골절 후 여러 합병증이 발생할 수 있다.[16] 부종은 관절 경직을 유발할 수 있으며, 관절 구축은 종종 유착 또는 장기간의 고정으로 인해 발생한다. 골절 후 외상 후 관절

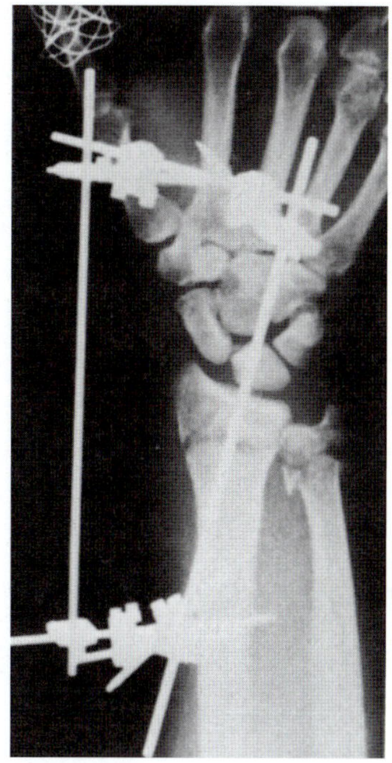

그림 22.2 정복을 유지하기 위한 외부 고정 장치

출처: *Hunter J, Mackin E, & Callahan A., eds.* Rehabilitation of the Hand: Surgery and Ther-apy. *4th ed. St. Louis, MO: Mosby, 1995*

표 22.1 핀 부위 관리 일반적 권장

담당 영역	중재 접근법
딱지	제거 여부에 대한 다양한 의견. 제거한 경우 각 핀 부위에 깨끗한 면봉을 사용하고 의사의 지침을 따르시오.
세척액	알코올성 클로르헥시딘 용액(핀 부위 주변의 열린 상처, 알레르기 또는 습진과 같은 피부 상태에는 금기), 식염수, 멸균수 또는 포비돈-요오드를 포함한 다양한 제안. 각 핀 부위에 깨끗한 면봉을 사용하고 의사의 지침을 따르시오.
청소 빈도	다양한 의견이 있지만 한 가지 제안은 매주 청소하지만 포화 드레싱이나 감염으로 더 자주 청소하는 것이다. 항상 의사의 지침을 따르시오.
드레싱	감염을 줄이기 위해 제안된 일부 드레싱 옵션은 5% chlorthexidine과 1% silver suphadiazine 또는 Xeroform이다.
교육	노인과 간병인에게 발적 확산, 따뜻함 증가, 통증, 부기 및 고름 가능성과 같은 감염 징후를 찾도록 지시하시오. 목욕은 피해야 한다.

참고: 이 차트에는 핀 부위 관리를 위한 명확한 방법이 없다는 체계적 검토를 기반으로 하는 일반적인 지침이 포함되어 있다. 보조작업치료사는 선호하는 지침에 대해 클라이언트의 의사와 상의해야 한다.

출처: Lagerquist D, Dabrowski M, Dock C, et al. Care of external fixator pin sites. *Am J Crit Care.* 2012;21(4):288-292 and Timms A, Pugh H. Pin site care: Guidance and key recommendations. *Nurs Stand.* 2012;27(1):50-55.

염은 골절 부위와 관련되거나 골절 부위 근처의 관절에서 발생할 수 있다. 복합부위통증증후군은 경미한 부상 후에 흔히 발생하는 증후군이다. 이 상태는 말초 및 중추 신경계에 영향을 미치는 것으로 보이며, 심한 통증, 민감도 증가, 부종, 경직, 근육 위축, 근육 경련, 수축 및 골 무기질화 손실을 나타낸다. 다른 증상으로는 피부 온도와 색의 변화가 있다.[17] 골화성 근염은 외상을 입은 부위 근처에 이소성 골화가 형성되는 것이다. 이소성 골화(heterotopic ossification)가 형성되는 가장 흔한 관절은 팔, 허벅지 및 엉덩이이다.

재활에 영향을 미치는 요인

골절이 지속되는 노인의 재활 노력 결과에 영향을 미치는 요인은 여러 가지가 있다. 나이는 재활에서 가장 중요한 요소이다.[18] 노인들은 가장 높은 수준의 독립성을 달성하기 위해 젊은 사람들보다 더 많은 시간이 필요할 수 있다. 예를 들어, 노인에서 근위 상완골의 분쇄골절은 유착 관절낭염 또는 오십견의 발병 가능성을 줄이기 위해 가능한 한 짧은 기간 동안 고정되어야 한다. 젊은 사람의 경우 그러한 합병증의 위협이 항상 우려되는 것은 아니다.

노인의 일반적인 상태는 또한 재활 과정에 영향을 미친다. 예를 들어, 쇼크 상태에 있거나 의식이 없는 노인은 기민하고 지향적인 노인과 다른 개입이 필요하다. 또한, 과거 및 현재의 의학적 상태가 골절이 있는 노인의 재활에 영향을 미칠 수 있다. 울혈성 심부전 또는 만성폐쇄성폐질환이 있는 노인은 지구력 및 강화 활동에 참여하는 능력이 제한될 수 있다. 또한 골절이 있는 노인의 상당수는 심장병, 암, 당뇨병 및 고혈압과 같은 의학적 문제와 관련이 있다.[19,20]

치매의 존재는 종종 골절이 있는 노인의 재활 결과에 영향을 미친다. 예를 들어, 단기 기억력 결핍이 있는 노인에게 자기 관리 작업에 참여하면서 고관절 예방 조치 또는 관절 보호 방법의 통합을 가르치는 것은 어렵고 간병인을 참여시키는 것이 효과적인 개입을 위해 중요하다(치매 노인의 중재 고려사항은 20장 참조).

고관절 골절은 노인이 겪는 가장 흔한 골절 유형이지만, 콜리스골절과 같은 다른 뼈의 골절도 발생한다. 보조작업치료사는 일반적인 골절과 일반적으로 권장되는 중재 기술을 알아야 한다(표 22.2).

콜리스골절

손목의 콜리스골절은 65세에 최고 발병률에 도달하는 폐경 후 여성의 가장 전형적인 골절로 간주된다.[21] 이러한 골절은 매우 흔하기 때문에, 보조작업치료사는 일반적으로 이러한 상태의 노인을 따를 수 있다. 앞서 논의한 바와 같이 불안정한 콜리스골절에는 일반적으로 플레이트와 나사를 삽입하지만 이 골절 및 기타 골절을 안정화하기 위해 다양한 외과적 접근이 사용될 수 있다.[14] 외부 고정 장치나 핀을 사용하는 경우 보조작업치료사는 감염 관리 절차에 매우 주의해야 하며, 노인 클라이언트에게 명확한 교육을 제공해야 한다(표 21.1). 보조작업치료사는 상처 관리 프로토콜에 대해 노인의 의사와 소통해야 한다. 보조작업치료사는 노인이 사지를 보호하는 경우 비침범 관절의 상지 움직임이 전반적으로 감소할 수 있음을 인식해야 한다. 따라서 아직 안정되어 있는 동안 수술 후 노인들은 관련되지 않은 관절의 운동 범위에 대해 의뢰될 수 있다. 복합부위통증증후군, 연조직 손상, 원위 노뼈-자뼈 관절(DRUJ) 손상, 정중 신경 침범, 건 파열 또는 신근 및 내재적 압박감과 같은 콜리스골절과 함께 많은 다른 합병증이 발생할 수 있다.[14] 수술 후 고정 기간이 끝난 후 기능적인 손목 신전을 회복하는 것이 주요 치료 목표이며, 연속 보조기(운동 범위를 점진적으로 증가시키기 위해 정기적으로 조정되는 보조기)를 제작하는 것이 도움이 될 수 있다.[22] 다른 치료적 접근은 부종 조절, 흉터 관리, 통증 및 운동 범위(특히 손목과 팔뚝 운동)를 해결하여 경직을 예방하는 것이다. 콜리스골절은 매우 흔한 동시에 복잡하기 때문에 보조작업치료사가 작업치료 파트너 및 의사와 원활하게 의사 소통하는 것이 중요하다.

고관절 골절

최소 250,000건의 고관절 골절은 65세 이상의 사람들에게서 매년 발생하며, 고관절 골절은 남성보다 여성에게 더 흔하다.[23] 고관절 골절은 골절선의 유형과 방향에 따라 분류된다.

고관절 골절은 일반적으로 개방정복 내부고정(open

표 22.2 상지 골절에 대해 일반적으로 권장되는 중재 기법

골절 위치	예방 조치 및/또는 금기 사항	급성 부상 치료 기술	치료 후 고정
위팔뼈	팔꿈치, 손목 및 손가락 관절을 움직이거나 의사의 지시를 따른다. 부종의 징후를 모니터링한다. 부종이 발생하고 심장 상태에 대해 금기 사항이 아닌 경우 상지를 심장보다 높게 위치시킨다. 방사선 사진 확인 후 의사의 승인을 받아 PROM을 시작한다. 의사의 지시에 따라 고정 장치 또는 보조기를 중단한다.	어깨 고정 장치 또는 석고 캐스트를 사용하여 고정한다. 제거 후 상완골 커프 버팀대를 사용할 수 있다. 고정 기간은 상완골 골절의 유형에 따라 다르다.	주요 변위가 없는 안정적인 골절의 경우 원위부 부종 및 조임 조절에 대한 작업을 수행하고 어깨에서 조기 AROM을 시작한다. 변위되지 않은(불안정한) 골절의 경우, 고정 직후 손목과 손의 AROM을 수행하고, 어깨와 팔꿈치의 시작 AROM 및 PROM에 대한 의사의 지침을 따른다. 일반적으로 상완골 골절이 있는 경우 고정 중 및 고정 후에 등척성 운동을 하는 것을 고려한다. Codman의 운동은 부종이 없는 경우에만 권장되어야 한다. 일부 상완골 골절에는 ORIF가 필요할 수 있으므로 의사의 승인을 받아 조기 AROM 및 PROM이 허용될 수 있다.
팔꿈치	어깨, 손목, 손가락 관절을 움직이거나 의사의 지시에 따른다. 부종이 발생하고 심장 상태에 대해 금기 사항이 아닌 경우 상지를 심장보다 높게 위치시킨다. PROM은 금기이다. 의사의 지시에 따라 부동 유지를 중단한다.	석고 캐스트 또는 팔꿈치 보조기를 사용하여 팔꿈치를 고정할 수 있다. 각도는 보호해야 하는 구조를 기준으로 한다.	캐스트를 제거한 후 부드럽고 저항이 없는 AROM을 시작한다. 중력이 제거된 평면에서 AROM을 수행한다. 초기 단계의 PROM은 권장되지 않는다. 사람은 팔꿈치를 완전히 펴는 데 어려움을 겪을 수 있지만 ADL의 경우 기능적 호를 회복해야 한다.
손목(손배뼈)	어깨, 팔꿈치, 손가락 관절을 움직이게 하거나 의사의 지시에 따라 유지한다. 외부 고정 장치가 있는 경우 감염 부위를 모니터링한다. 의사 지침에 따라 핀 부위를 청소한다. 의사의 지시에 따라 보조기를 중단한다.	석고 캐스트는 의사에 따라 2주에서 2개월 동안 착용할 수 있다. 엄지 척추 보조기는 CMC 손바닥 외전에서 엄지를 위치시키고 손목을 중립으로 하여 MCP를 0~10°도 굴곡시키기 위해 캐스트 제거 후에 사용할 수 있다.	안정화되고 캐스트가 제거되면 AROM은 의사의 지시에 따라 손목 동작을 시작해야 한다.
콜리스골절(노뼈 먼쪽)	어깨, 팔꿈치, 손가락 관절을 움직이거나 의사의 지시; 외부 고정 장치가 있는 경우 감염 부위를 모니터링한다. 의사 지침에 따라 핀 부위를 청소한다. 복합부위통증증후군, 연조직 손상, 원위 요자뼈 관절(DRUJ) 손상, 정중 신경 침범, 건 파열, 신근 및 내재적 압박감에 대한 모니터링; 손목이 더 이상 고정되지 않으면 손과 손목을 움직인다. 의사의 지시에 따라 보조기를 중단한다.	손목 보조기는 손목이 더 이상 고정되지 않은 후에 사용된다. 보조기는 환자가 견딜 수 있는 최대 손목 확장(최대 30°)에 위치하며 기능적 손목 움직임을 장려하기 위해 적절할 때 중단한다.	골유합이 발생하고 의사의 지시에 따라 손목이 더 이상 고정되지 않으면 손목과 팔뚝의 ROM을 시작한다.

ADL, 일상생활활동; AROM, 능동 가동범위; CMC, 수근중수골; MCP, 중수지절; PROM, 수동 가동범위; ROM, 관절가동범위.

참고: 의사는 이러한 프로토콜을 변경할 수 있다.

출처: Coppard BM, Lohman H. *Introduction to Orthotics: A Clinical Reasoning & Problem-solving Approach.* 4th ed. St. Louis: Mosby/Elsevier; 2015; *Dutton M. Dutton's Orthopedic Examination, Evaluation, and Intervention.* 3rd ed. New York: McGraw Hill Medical; 2012; Daniel MS, Strickland LR. *Occupational Therapy Protocol Management in Adult Physical Dysfunction.* Gaithersburg, MD: Aspen; 1992; Moscony AMB, Shank T. Wrist fractures. In: Cooper C, ed. *Fundamentals of Hand Therapy: Clinical Reasoning and Intervention Guidelines for Common Diagnoses of the Upper Extremity.* 2nd ed. St. Louis: Mosby; 2014.

reduction internal fixation, ORIF) 또는 고정 절차가 필요하다. 관련된 고관절의 ORIF는 일반적으로 체중 지지 제한을 통해 과도한 힘으로부터 보호되어야 한다(표 22.3). ORIF 부위를 봉합하고 배액관(HemoVac)을 사용할 수 있다.[24] 흡입기에 연결된 HemoVac은 현장에서 배수를 끌어 모아 수집하는 장치이다. HemoVac 장치는 활동을 위해 분리해서는 안 되며 일반적으로 간호사나 의사가 제거한다. 고관절 골절이 치유되는 데 필요한 시간은 노인, 골절 부위, 골절 유형 및 부상의 중증도에 따라 다르다. 과거에는 고관절 수술을 위한 대부분의 절개 길이가 12~18인치였다. 그러나 이제 더 일반적인 외과적 접근에는 근육, 힘줄 및 인대의 절단이 덜 포함된다.[25]

병원의 많은 의료 제공자는 각 전문가의 재활 작업에 대한 기간을 설명하는 프로토콜 또는 임상 경로를 따른다.[26] 고관절 고정이 있는 사람을 위한 침대 외 치료 활동은 수술 후 2~4일 후에 시작될 수 있다. 대부분의 기능은 골절 발생 후 6주에서 6개월 이내에 회복된다.[18] 대부분의 사람은 골절이 지속된 후 6개월에서 1년 사이에 기능이 거의 개선되지 않는다.[27]

고관절 고정술 후 체중 지지 제한

골절의 유형과 중증도에 따라 의사는 환자가 걷는 동안 관련 고관절에 허용되는 체중 지지의 양을 제한할 수 있다. 대부분의 체중 부하 제한은 6~8주 동안 관찰되며, 이 기간 동안 환자는 목발이나 보행기를 사용하여 걸을 수 있다.[18] 보조작업치료사는 치료를 시작하기 전에 체중 측정 주의사항과 체중 지지와 관련된 용어를 알아야 한다(표 22.3).

표 22.3 체중 지지 용어

용어	정의
체중 지지 제한(NWB)	관련된 쪽에 체중이 실리지 않는다.
발가락 체중 지지(TTWB)	발뒤꿈치에 무게가 실리지 않는다. 체중은 발가락에만 실린다.
부분 체중 지지(PWB)	체중의 일부를 지지할 수 있다. 관련된 측; 일반적으로 체중의 백분율(예를 들어, 50% PWB) 또는 파운드(50lb의 PWB)가 표시된다.
수용 가능한 만큼 체중 지지(WBAT)	노인에게 너무 많은 고통을 주지 않는 범위에서 체중 지지가 허용된다. 노인은 체중 지지를 견딘다.
전체 체중 지지(FWB)	관련된 쪽에서 전체 체중을 지지한다.

관절 치환술

고관절 전치환술

고관절 전치환술(total hip replacement, THR) 또는 고관절 치환술(total hip arthroplasties, THA)은 심한 뼈 관절염, 류마티스관절염 또는 강직성 척추증이 있는 노인의 통증 감소 및 운동 회복을 위해 흔히 선택 수술이다. 응급 THR은 자동차 사고나 낙상과 같은 고관절 외상 후 발생하는 경우가 많다. 고관절 교체 또는 인공관절 치환술은 전체 또는 부분적일 수 있다. 전체 고관절 인공관절 치환술 동안 고관절의 볼과 소켓은 금속 또는 금속 및 플라스틱 보철 임플란트로 대체된다.[28] 일반적으로 대퇴골 경부 및 두부의 골절에 사용되는 부분 관절 치환술 시 대퇴골 경부 및 두부를 보철물로 교체한다. 고관절 보철물은 노인의 90%에서 약 10~15년 또는 그 이상 지속된다.[29] 방사선 사진에서 시멘트가 느슨해지는 증거가 있고 클라이언트가 통증을 경험하는 경우 고관절 재치환술을 수행할 수 있다.[28]

THR에 대한 2가지 기본 외과적 접근은 다음과 같다.[31] 전외측 접근법과 후측측 접근법. 수술의 전외측 접근법을 사용할 때 노인은 수술한 고관절의 내전, 외회전 및 신전을 피해야 한다. 후외측 외과적 접근을 사용하는 경우 노인은 수술한 고관절의 90° 이상의 굴곡, 내전 및 내회전을 피해야 한다.[31] 보조작업치료사는 작업치료 개입을 적절하게 수행하기 위해 어떤 유형의 외과적 접근이 사용되었는지 알고 있어야 한다. 보조작업치료사는 또한 각 외과적 접근에 대한 위치 주의 사항을 기록해야 한다.

표 22.4 고관절 전치환술을 받은 클라이언트를 위한 동작 주의 사항

접근법	자세 주의 사항
전외측	1. 고관절 외회전 2. 고관절 내전 3. 고관절 신전
후외측	1. 90° 이상 고관절 굴곡 2. 고관절 내회전 3. 고관절 내전

이동 주의 사항은 일반적으로 의사의 지시에 따라 6~12주 동안 준수한다(표 22.4).[31] 시멘트 THR은 일반적으로 체중 지지 제한이 없다. 시멘트를 사용하지 않는 경우, 골 내성장을 사용하여 보철물을 연장자의 뼈에 고정한다. 종종 이러한 유형의 보철물을 사용할 때 6~8주의 체중 지지 제한이 필요하다.[31]

THR 후 의사는 종종 클라이언트에게 항색전 양말을 착용하도록 지시한다. 이 허벅지 높이 호스는 하루 24시간 착용하고 목욕할 때만 제거한다. 이 양말은 혈액 순환을 돕고 부종을 예방하며 심부 정맥 혈전증의 위험을 감소시키기 때문에 클라이언트에게 이 양말을 착용하도록 지시한다. 노인에게 이 호스를 착용하라는 지시를 받지 않았고 영향을 받은 다리에 통증이나 부기가 있다고 호소하면 혈전이 있다는 신호일 수 있으므로 즉시 의사와 상의해야 한다. 보조작업치료사는 목욕 전에 노인을 도와야 할 수도 있기 때문에 항색전성 양말을 신고 벗는 데 능숙해야 한다. 호스를 장기간 착용해야 하는 경우 노인이 이 작업을 독립적으로 수행하기 어려운 경우가 많기 때문에 간병인 교육을 수행해야 한다.

임상가들은 고관절 예방 조치사항을 포함하여 재활 중에 몇 가지 이정표가 있음을 보여 준다. 이동 보조도구를 사용하여 100피트 걷기, 가정 운동 프로그램으로 독립 그리고 배변, 이동 및 ADL에 대해서만 감독이 필요하다.[29] THR 연구에서 보고된 3가지 중요한 영역은 성행위, 운전, 직장 복귀이다.[32] THR을 가진 86명을 대상으로 한 연구에서 수술 전 내담자의 50%가 고관절 문제로 인해 성생활에 어려움을 겪고 있다고 보고했다. 그리고 이 내담자의 90%는 THR 후 성기능에 대한 더 많은 정보를 원한다고 보고했다. 대부분의 내담자(55%)는 의사의 승인과 자세 주의 사항에 따라 THR 후 2개월 이내에 성행위를 재개했다. 대부분의 사람은 성교 중 앙와위 또는 정상위 체위가 가장 편안하다고 보고하며,[32] 이 자세를 가장 안전한 자세로 뒷받침하는 증거[33]가 있다(노인들과 함께 THR을 포함하여 섹슈얼리티를 다루는 것에 대한 자세한 논의는 12 참조).

수술 후 노인이 다리를 잘 조절하면 3주에서 8주 사이에 운전 반응이 정상화된다. 업무 복귀 활동은 관절에 가해지는 스트레스와 토크의 양에 따라 달라진다. 일반적으로 노인들은 수술 후 3주에서 6주 동안 직장을 쉬어야 한다.

THR 이후의 적절한 여가 활동에 대한 많은 연구가 있다.[32] Mayo Clinic의 28명의 정형외과 의사를 대상으로 한 설문조사에서는 사이클링, 골프, 볼링과 같은 활동이 THR 이후에 허용된다고 권장했다. 일반적으로 많은 의사는 조깅과 같이 고관절에 높은 토크나 스트레스를 주는 스포츠에 참여하지 말라고 노인들에게 조언한다. 종종 활동적인 노인들은 의사나 치료사의 경고와 상관없이 활동과 운동을 재개한다.

고관절 전치환술 후 심리사회적 문제

THR 후 노인의 재활 과정에서 여러 심리사회적 문제가 나타날 수 있다. 관절염과 같은 만성질환을 다루는 것은 스트레스를 받고 좌절감을 줄 수 있다. 많은 노인은 매일 통증, 부기 및 이동 제한에 대처해야 한다. 이때는 지원 그룹에 대한 정보를 제공하면 노인에게 도움이 될 수 있다.

THR 후에 일부 노인들은 주의사항을 준수하기가 어렵다는 것을 알게 된다. 그들은 이러한 예방 조치는 시술 전의 생활방식으로 재개하는 데 방해가 된다고 생각할 수 있다. 특히 활동을 제한하는 소인이 있는 의학적 상태가 없을 때 그렇다. 보조작업치료사는 노인의 우려 사항에 공감해야 하지만 노인이 고관절 예방 조치사항을 준수해야 하는 근거를 이해하도록 도와야 한다. 보조작업치료사는 또한 이러한 예방 조치를 따르지 않을 경우의 결과를 다루어야 한다. 보조작업치료사는 치유에 시간이 걸리고 활동 참여가 계속될 수 있지만 일반적으로 약간의 수정이 있음을 설명하여 노인들을 안심시켜야 할 수도 있다.

많은 노인이 가족이나 친구의 도움이 필요할 때 죄책감을 느끼거나 불안해한다.[34] 장기요양시설에 일시적으로 배치된 노인들은 치유되는 동안 시설에 있는 간호 직원의 도움을 받기 어려울 수 있다. 죄책감은 때때로 치료 비용에 대한 재정적 걱정을 동반한다. 또한 병원, 장기요양 시설 또는 장기요양시설과 같은 새로운 환경으로 이전하는 것은 스트레스가 될 수 있다.[35] 보조작업치료사는 노인들이 자신의 감정에 대해 이야기하도록 격려해야 한다. 가능하다면, 노인들이 새로운 시설로 이사하기 전에

표 22.5 고관절 전치환술에 대한 전외측 및 후외측 접근을 위한 작업치료 중재

침대 이동/걷기	• 고정 장치나 베개로 다리를 외전하여 고관절의 회전과 내전을 방지한다. • 수술을 받은 다리를 회전하지 않는다. • 코너에 접근할 때는 원을 그리며 작은 걸음을 내딛는다. • 가능하면 수술 후 6~8주에 하루 4회 10~15분 산책을 한다. • 느리고 편안한 속도로 걷는다.
의자 이동	• 가급적이면 팔걸이가 있는 단단한 좌석이 있는 의자에 앉는다. • 낮고 푹신한 의자와 흔들의자는 피한다. • 수술한 다리를 쭉 뻗고 팔걸이에 손을 뻗고 앉으려 할 때 팔로 무게를 지탱한다. • 고관절 굴곡 예방에 적합한 높이의 의자를 사용한다. • 앉았을 때 다리 사이를 닦거나 서 있을 때 뒤에서 닦는다.
화장실 의자 이동 *후외측 접근의 경우* *전방 측방 접근의 경우*	• 고관절 굴곡 예방에 적합한 높이의 의자를 사용한다. • 앉은 상태에서 다리 사이를 닦거나 서 있는 상태에서 고관절이 내회전되지 않도록 주의하여 뒤에서 닦는다. • 서서 변기를 바라보고 물을 내린다. • 화장실 위 변기는 일반적으로 처음에 병원에서 그리고 퇴원할 때 사용된다. 노인들은 일반적으로 표준 변기 시트를 사용하기에 충분한 고관절 가동성을 가지고 있다. • 닦을 때 외부 회전을 피한다. • 서서 변기를 바라보고 물을 내린다.
샤워장 이동	• 미끄러지거나 넘어지지 않도록 미끄럼 방지 매트를 사용한다. • 샤워 의자와 손잡이를 사용한다.
차량 이동	• 소형차의 버킷 시트는 피한다. • 조수석에 등을 대고 차의 안정된 부분을 잡고 수술한 다리를 쭉 뻗고 천천히 차에 앉는다. • 필요한 경우 베개로 좌석 높이를 높인다. • 차 안에 오래 앉아 있지 않는다.
옷 입고 벗기(하의)	• 옷을 입을 때는 의자나 침대 가장자리에 앉는다. • 필요한 경우 보조도구를 사용하여 예방 조치를 준수한다. • 바지와 신발을 신고 벗을 때 리치나 드레싱 스틱을 사용한다. • 먼저 수술한 다리에 손을 뻗거나 드레싱 스틱을 사용하여 바지를 발과 무릎까지 오도록 한다. • 수술한 하지를 수술하지 않은 하지 위로 교차하지 않는다. • 양말이나 무릎 높이까지 오는 나일론 양말을 신을 때는 양말 보조기를 사용하고, 이러한 의류를 벗을 때는 자루나 드레싱 스틱을 사용한다. • 필요한 경우 리치, 신축성 있는 신발끈, 손잡이가 긴 구둣주걱을 사용한다.
머리감기	• 손잡이가 긴 스폰지나 등솔을 사용하여 다리와 발이 안전하게 닿도록 하고, 비누가 떨어지지 않도록 로프에 비누를 연결한다 (비누 막대에 구멍을 뚫고 끈을 그 구멍에 꿰기). • 다리를 말리기 위해 손에 수건을 감는다. • 목욕 의자를 사용하는 경우 의자에서 미끄러지지 않도록 젖은 수건을 시트 위에 올려 놓는다. • 휴대용 샤워 확장기를 고려한다. • 샤워를 할 수 있을 때까지 앉은 상태에서 머리를 샴푸한다.
여가 관심사	• 필요에 따라 손잡이가 긴 도구를 조정하고 사용한다. • 구부리기, 쪼그리고 앉기, 구부리기를 피하기 위해 적절한 경우 의자를 사용한다.
가정 관리	• 무거운 집안일(예: 청소기, 물건 들기, 침대 정리)을 피한다. • 주방 활동을 연습한다. 일반적으로 사용하는 품목은 조리대 높이에 둔다. • 물건을 큰 주머니, 보행기 바구니, 패니 팩 또는 다용도 카트에 넣어 운반한다. • 낮은 찬장에 있는 물건을 잡거나 바닥에 있는 물건을 집기 위해 손을 사용한다. • 캐비닛과 선반의 낮은 위치에 있는 자주 사용하는 물건은 카운터 높이로 옮긴다. • 벨트 클립이 있는 무선 전화기를 항상 가까이 둔다. • 벨트 홀스터로 물병을 휴대한다. • 초기 회복 시에는 텔레비전 리모콘, 라디오, 전화, 약품, 티슈, 휴지통, 물컵을 가장 편리한 위치에 둔다. • 수술 전 쉽게 조리하거나 데울 수 있는 음식을 비축한다.

상황을 논의하는 것이 유익하다. 또한, 노인은 새 시설에 대해 철저히 지향해야 한다.

작업치료 중재

THR 후 노인에게 사용되는 특정 중재 전략 및 기술은 전외측 또는 후외측 외과적 접근법이 사용되었는지 여부에 따라 다르다(표 22.5). 적응형 장비는 일반적으로 접근 방식에 관계없이 환자에게 제공된다. 가장 많이 사용되는 적응형 장비는 승강변기 시트인 경향이 있으며, 이는 종종 THR 후 최소 6개월 동안 사용된다. 참가자들이 도움이 된다고 보고한 다른 장비는 리치어, 손잡이가 긴 구둣주걱, 양말 보조기였다. 그러나 그들은 그것을 사용하는 데 약간의 어려움을 겪었다.

보조작업치료사는 노인과 간병인에게 적응형 장비의 적절하고 안전한 사용에 대해 교육하고, 기능적 활동 중 엉덩이 예방 조치를 준수하고, 환경에 적응하는 데 관여한다.

Stephanie는 급성 치료 병원에서 근무하며 환자 교육에 참여하는 보조작업치료사이다. 고관절 교체술을 받기 전에 노인들과 그들의 1차 간병인은 그들이 집으로 돌아갈 수 있도록 준비하는 수업에 참석한다. Stephanie는 후외측 및 전측 접근법 모두에 대한 주의사항을 검토한다. 노인들은 드레싱 스틱, 리치, 양말 보조기, 손잡이가 긴 구둣주걱을 사용하여 연습할 의복을 가져온다. Stephanie는 노인들에게 의자, 소파, 변기, 높은 변기 등을 오가는 연습을 하게 한다. 그들은 또한 바닥에서 물건을 회수하기 위해 손을 사용하는 연습을 한다. 한 번의 질의응답 시간에 몇몇 노인은 애완동물에게 먹이를 주는 것을 즐긴다고 말했다. Stephanie는 교회의 자원 봉사자에게 바닥에서 카운터까지 쉽게 들어 올릴 수 있는 애완동물 사료 공급기를 만들어 노인들이 몸을 굽히지 않고도 물과 음식을 채울 수 있도록 해 달라고 요청했다. Stephanie는 또한 가정 프로그램으로 사용될 노인 및 간병인과 함께 공책에 있는 정보를 검토한다. 수술 후 Stephanie는 노인들과 함께 드레싱 기술을 검토하고 수업 시간에 배운 정보를 강화한다. Stephanie는 노인들이 집으로 돌아가야 할 수도 있는 욕실 용품을 추천한다. 일부 노인들은 수술 후 집중하기가 더 어려워 수술 전에 정보를 노출하는 것이 도움이 되었다고 한다.

무릎관절 치환술

무릎관절은 활액의 양이 많아 한쪽 관절이 류마티스관절염과 뼈관절염의 영향을 받는 경우가 많다.[19] 만성 무릎 통증은 계단 오르내리기, 쪼그리고 앉기, 걷기, 조깅에 어려움을 일으키며 삶의 질에 영향을 줄 수 있다.[19] 비수술적 중재에는 약물 치료, 활동 수정 및 운동, 보조기, 체중 감량을 포함한 다양한 접근 방식이 포함될 수 있다. 비스테로이드성 항염증제(NSAID)는 종종 부기와 통증을 줄이기 위해 처방된다. 경구 NSAID가 효과가 없을 때 관절내 주사가 때때로 사용된다.

활동 수정은 영향이 큰 활동을 피함으로써 증상을 최소화하는 것을 목표로 한다. 무릎 통증이 있는 사람은 칼로리 섭취량을 바꾸지 않고 활동을 줄이는 경우가 많기 때문에 건강한 체중을 유지하는 것은 어렵다. 가능하다면 무릎 통증이 있는 노인들은 유산소 운동을 최대화하기 위해 규칙적인 운동 프로그램을 유지하도록 노력해야 한다.

물리치료사는 활동적인 노인이 활동하는 동안 무릎의 안정성을 회복할 수 있도록 보조기를 제공할 수 있다. 이러한 무릎 보조기는 단기적으로는 도움이 되지만 일상적으로 사용하지 않는 경향이 있다.[19] 외과적 개입에는 무릎관절 전체 성형술 또는 무릎 전체 교체(TKR)가 포함된다. 무릎관절 전치환술은 50세 이상의 성인에서 더 오래 지속되는 것으로 보이다. 50~75세 사이의 성인은 재치환술 위험이 53% 감소하고, 75세 이상 성인은 재치환술 위험이 73% 감소한다.[36]

무릎 교체 후 재활

TKR 후 무릎에 붕대를 감고 수술 2~4일 후에 교체한다. HemoVac은 일반적으로 수술 후 2~3일 후에 사용하고 중단할 수 있다. 혈류를 촉진하고 혈전 형성 가능성을 줄이기 위해 노인은 혈전색전성 질환(TED) 호스를 착용할 가능성이 높다. 조기 운동은 노인의 보살핌과 관련된 모든 사람들이 권장하는 것이다.

작업 및 물리치료 서비스는 노인과 함께 다음 목표

를 달성하기 위해 협력할 것이다: 독립적으로 침대로 이동 및 이동, 평평한 바닥면에서 목발이나 보행기 사용, 독립적으로 3계단 오르내리기, 집에서 독립적으로 운동 프로그램 수행, 무릎을 90°로 굽히고 중립 위치로 확장하기. TKR이 있는 클라이언트의 기타 재활 문제는 성행위, 운전, 직장 복귀 등을 포함한다. 많은 의사는 TKR과 관련된 성행위에 대해 논의하지 않는다. 그러나 TKR 후 4~6주 동안은 성교를 피하도록 클라이언트에게 조언해야 한다(TKR 후 성행위 재개에 대한 자세한 내용은 12장 참조). 일부 노인의 경우 빠르면 3주 이내에 운전을 재개할 수 있는 반면, 다른 노인은 수술 후 8개월까지 운전할 준비가 되어 있지 않다. 운전 복귀 능력은 다리를 잘 제어하고, 마약성 진통제 사용을 제한하며 전반적인 회복이 눈에 띄지 않는지의 여부에 달려 있다.[37] 직장 복귀는 예측하기가 더 어렵고 작업 유형에 따라 다르다. 일반적으로 환자는 수술 후 3~6주 후에 직장으로 복귀한다.[37] 그러나 이는 일반적인 기간임을 명심해야 한다. 의사는 클라이언트의 상태에 따라 활동 복귀 기간을 클라이언트에게 각기 다르게 지시할 수 있다. 마지막으로 보조작업치료사는 입원 및 외래 환자 환경에서 전체 치료 프로그램에 대한 번들 비용과 같이 전체 엉덩이 및 무릎과 관련된 의료 환경에서의 비용 계획에 주의를 기울여야 한다(이러한 문제해결에 대한 자세한 설명은 6장 참조).

관절염

관절염은 미국에서 약 5,250만 명의 성인에게 영향을 미친다. 주 및 노인인구의 거의 절반에서 만연한다.[38] 자가보고한 관절염 유병률은 남성보다 여성에서 더 높으며, 65세 이상에서 관절염으로 인한 활동 제한의 유병률이 44.4%이다.[38] 관절염은 또한 골절을 포함한 낙상 후 부상에 대한 주요 소인 조건이다.[39] 관절염은 뼈의 탈회를 유발한다. 관절염으로 인한 통증은 사람들의 활동을 제한하여 체중 증가를 유발한다. 이러한 요인과 환경 요인이 결합되어 종종 낙상이나 골절이 발생한다.

100가지 이상의 유형의 관절염이 확인되었다. 노인인구에서 가장 흔한 3가지 유형은 뼈관절염, 류마티스관절염 및 통풍이다.[40] 이 3가지 형태의 관절염에 대한 설명, 원인 및 증상이 표 22.6에 나와 있다.

노인의 관절염 치료는 치료, 약물 및 수술의 조합으

표 22.6 뼈관절염 및 류마티스관절염에 대한 설명

상태	정의	원인	증상
뼈관절염 (퇴행성 관절 질환)	기저 뼈를 침범하는 이차적 퇴행을 동반한 연골의 퇴행성 질환	가능한 생체 역학, 염증 및 면역학적 요인. 이차적 요인에는 선천적 결함, 외상, 염증, 내분비 및 대사 질환, 직업적 스트레스 등이 있음	통증, 경직, 운동 제한을 동반한 확대가 점진적으로 발생함. PROM 시 나타나는 마찰음; 일반적 체중 지지 관절[엉덩이, 무릎, 경추 및 요추, PIP 관절(PIPs의 비대 또는 골극은 종종 Bouchard's 결절이라고 함), DIP 관절(DIPs의 비대 또는 골극은 종종 Heberden's 결절이라고 함), CMC 및 MTP에 영향을 미친다.], 관절이 붉고 부드러우며 부어오름. 비대칭 표현, 관절의 기형, 통증은 종종 과용 또는 연장된 기간에 따름
류마티스관절염	관절 활막 조직의 염증을 특징으로 하는 만성 전신 질환. 심장, 폐, 혈관 또는 눈을 포함할 수 있음	활막 조직에서 알려지지 않은 면역 반응	악화 및 완화가 특징임. 일반적으로 체중 지지 관절(엉덩이, 무릎, 경추 및 요추, PIP, DIP, CMC 및 MTP)에 영향을 미침. 관절이 붉고 부드러우며 부어오르고 뜨거움. 일반적으로 관절이 대칭적으로 기형이 나타남(즉, 백조 목, 단추구멍); PIP의 방추형 부종
통풍	요산으로 인해 결합 조직, 관절 공간 또는 둘 다에 영향을 미치는 고통스러운 류마티스 질환	바늘 모양의 결정이 침착되어 발생	결합 조직, 관절 공간 또는 둘 다의 요산, 부기, 발적, 열, 통증 및 관절 경직이 특징임. 일반적으로 발가락, 발목, 팔꿈치, 손목 및 손에 영향을 미침

CMC, 수근중수골; DIP, 말단 지절간; MTP, 중족지절; PIP, 근위 지절간; PROM, 수동 가동범위

로 구성될 수 있다. 치료는 물리치료와 작업치료 제공으로 구성될 수 있다. 관절염이 있는 노인에게 일반적으로 처방되는 약물은 NSAID와 사이클로옥시게나제-2 억제제(NSAID와 유사하지만 부작용이 적음)이다. 관절 교체 수술은 종종 최후의 수단이다.

보조작업치료사는 관절염이 노인의 활동에 부과하는 신체적 제한을 알고 있어야 한다. 작업치료사와 보조작업치료사 팀의 개입은 직업적 작업을 수정하는 것 외에도 노인이 증상을 보다 효과적으로 관리하도록 돕는 데 중점을 두어야 한다.

관절염과 관련된 일반적인 문제

무릎 뼈관절염의 발병률은 50세 이후에 증가하며, 손과 엉덩이를 합친 것보다 약 두 배 많은 무릎 뼈관절염이 있다.[41] 무릎 뼈관절염으로 인한 제한에는 계단 사용, 걷기, 의자/침대에서 일어나기, 차에 오르내리기, 지역사회 및 여가 활동 참여 제한 등이 있다.[42] 이러한 활동은 매우 고통스러울 수 있으며 활동적인 노인의 삶의 질을 저하시킬 수 있다.

뼈관절염으로 인한 상지 기형은 문제가 될 수 있다. 골극은 손가락과 엄지손가락 기저부에 형성된다. 골극은 통증이 없지만 원위 지절(DIP; Heberden's node)과 근위 지절(PIP) 관절(Bouchard's node)에서 볼 수 있다. 이러한 노드는 꼬집는 동안 어려움과 고통을 초래한다. 진행된 단계에서 엄지의 수근중수골(CMC) 아탈구는 관절과 함께 발생하여 불안정성을 초래할 수 있다.

손은 류마티스관절염에서 가장 심하게 영향을 받는 관절이다. 종종 PIP 관절은 방추형 팽창 또는 방추형 모양으로 나타난다. 단추구멍 및 백조 목 기형도 류마티스관절염으로 인해 발생할 수 있는 손가락 기형이다. Nalebuff 기형은 류마티스관절염에 의해 영향을 받을 때 엄지손가락에 일반적이다. 자뼈 표류는 종종 손의 중수지절(MCP) 관절과 손목의 노뼈 아탈구에 존재한다.

통풍은 일반적으로 발가락, 발목, 팔꿈치, 손목 및 손에 영향을 미친다. 부어오름으로 인해 관절 주위의 피부가 팽팽해지고 해당 부위가 붉거나 자주색으로 나타나며 부드러워질 수 있다. 이러한 프레젠테이션은 차례로 관절 이동성을 감소시킨다.[40]

작업치료 중재

작업치료 중재의 주요 목표는 관절염이 있는 노인의 삶의 질을 향상시키는 것이다. 구체적인 목표에는 관절 가동성 또는 관절 안정성 유지, 관절 기형 예방, 근력 유지, 기능적 능력 유지 또는 개선, 휴식과 활동의 건강한 균형 유지, 활동 수행 수정, 심리 사회적 수용 및 대처 메커니즘 개선이 포함될 수 있다.

관절 가동성 및 안정성 유지

보조작업치료사는 관절염 관절이 계속 움직이도록 노인을 위한 운동 프로그램을 개발할 수 있다. 이러한 운동 프로그램은 관련된 모든 관절에 대한 스트레스를 최소화해야 한다. 관절염이 있는 노인들은 아침에 기상 후 따뜻한 목욕이나 샤워를 하면 관절 경직이 완화되어 운동과 다른 활동을 더 쉽게 할 수 있다는 사실을 종종 알게 된다. 관절염이 있는 노인은 손목과 손 운동을 하기 전에 파라핀 목욕을 하는 것이 도움이 될 수도 있다. 보조작업치료사는 물리적 대리인 방식을 사용할 때 서비스 역량을 입증해야 하며 모든 주 규정 요구 사항을 따라야 한다.

안정성이 필요한 관절에는 보조기 개입이 필요할 수 있다. 신중하게 설계된 보조기(부목)는 관절에 안정성을 제공하고 기능을 향상시킬 수 있다. 예를 들어, CMC 관절의 불편함은 기능적 위치에서 CMC 관절을 지지하기 위해 손 기반의 엄지 척추 보조기를 제작함으로써 감소될 수 있다.[43]

관절 변형 방지

보조작업치료사는 관절염의 결과로 발생할 수 있는 일반적인 유형의 관절 기형을 알고 있어야 한다. 기형에는 손목 아탈구, MCP 관절의 자뼈 표류, 백조 목 기형, 단추구멍 기형 및 엄지의 Nalebuff 유형 I 기형이 포함된다. 손목의 노뼈 아탈구는 관절염이 있는 노인에게서 자주 발생한다. 손목 콕업 보조기는 노인이 더 나은 손목 정렬을 유지하는 데 도움이 되어 기능을 촉진하고 통증을 줄일 수 있다.[22] MCP 관절의 자뼈 편위 또는 자뼈 편위는 류마티스관절염으로 인한 또 다른 일반적인 기형이다. 자뼈 표류는 일반적으로 인대의 느슨함으로 인해 수근골이 자뼈로 이탈하고 중수골이 방사상으로 이탈할 때 발생한다. 일부 전문가들은 자뼈 드리프트 보조기의 사용이 추가 변형을 예방할 수 있다고 제안한다. 그러나 이러한 보조기는 기형을 교정할 수 없다.[22]

손가락의 백조 목 변형은 DIP 굴곡과 함께 PIP 과신전을 초래한다. 단추구멍 변형은 DIP 과신전과 함께 PIP 굴곡을 초래한다. 두 변형 모두 보조기를 제공하거나 다양한 결과로 외과적으로 수리할 수 있다.[44] 백조 목 기형을 위한 보조기는 PIP를 약간 굴곡시키는 반면, 단추구멍 기형을 위한 보조기는 PIP를 신전되게 한다.[44] 더 이상의 기형을 방지하려면 기형과 활동 수준에 적합한 보조기(스플린트)가 필요한지 여부를 결정하기 위해 노인을 평가해야 한다. 또한 노인들에게 합동 보호 기술을 가르쳐야 한다(박스 22.1).

박스 22.1 관절 보호 원칙

- 고통을 존중하시오. 활동을 모니터링하고 불편함이나 피로가 발생하면 휴식을 취하시오. 예를 들어, 정원에 무릎을 꿇거나 구부리는 동작이 통증과 뻣뻣함을 유발하면 멈추고 휴식을 취하시오. 다음에는 의자에 앉아보시오.
- 관절에 가해지는 스트레스를 줄이시오. 활동을 위해 가능한 가장 큰 관절을 사용하시오. 예를 들어, 앉은 자세에서 손으로 밀어 올릴 때 손가락 뒤쪽이 아닌 손바닥으로 밀어 올리시오.
- 관절을 보호하기 위해 처방된 보조기를 착용하시오. 예를 들어, 통증을 줄이기 위해 악화 기간 동안 휴식 손 보조기를 착용하시오.
- 손의 움직임은 변형의 반대 방향으로 하시오. 예를 들어, 물수건을 짤 때 자뼈 쪽이 아닌 노뼈 쪽으로 비틀어 짜시오.
- 강력하고 세게 잡는 것을 피하시오. 예를 들어, 핸들을 감싸는 폼이나 천을 사용하여 물체를 조작하는 데 필요한 그립을 느슨하게 하시오.
- 무거운 물건을 옮기거나 들어 올리지 마시오. 예를 들어, 카트를 사용하여 무거운 물건을 옮기시오.
- 무거운 물건을 다룰 때는 관절에 고르게 무게를 분산시키시오. 예를 들어, 두 손을 사용하여 우유 한 상자를 드시오.
- 등반, 걷기, 서 있는 시간을 제한하시오. 예를 들어, 엘리베이터나 에스컬레이터를 타시오. 운전을 하거나 보행 보조기를 사용하고 가능하면 앉으시오.
- 손가락 관절의 지속적인 굴곡을 피하시오. 예를 들어, 청소를 위해 큰 스펀지를 사용하시오. 스펀지를 쥐어 짜기보다 손가락으로 스펀지를 확장하여 작업하시오.
- 무거운 물건을 사용하지 마시오. 예를 들어, 무거운 주철 냄비와 프라이팬보다는 가벼운 냄비와 프라이팬으로 요리하시오.

강도 유지

보조작업치료사는 관절염이 있는 노인을 위한 단계별 강화 프로그램을 개발하도록 요청받을 수 있다. 이러한 프로그램에는 앞에서 논의한 공동 보호 원칙이 포함되어야 한다. 관절염의 급성 악화 기간 동안 노인은 강화 프로그램에 참여해서는 안 된다.

기능적 능력 향상

보조작업치료사, 작업치료사, 연장자 간의 세심한 협력을 통해 기능적 능력을 향상시킬 수 있다. 이러한 협력은 보조도구가 제대로 작동하고 의도한 목표를 달성하고 있는지 판단하는 데 도움이 될 수 있다. 예를 들어, 로커 나이프를 사용하면 노인이 식사 중에 계속 고기를 자를 수 있다. 보조작업치료사는 노인이 칼을 다루는 방법을 관찰하여 칼을 사용할 때 관련 관절이 보호되고 칼이 실제로 고기를 자르는지 확인해야 한다.

삶의 균형 유지

관절염이 있는 노인을 위한 단계별 강화 프로그램은 작업치료사에서 개발했으며 보조작업치료사에서 관리할 수 있다. 휴식과 활동 사이의 균형을 이루도록 노인들을 돕는 것이 가장 중요하다. 예를 들어, 노인들은 종종 오후에 쉬기를 희망하면서 오전 시간에 모든 활동을 계획하고 싶은 유혹을 받는다. 그러나 하루 종일 활동을 계획하고 각 활동 후에 적절한 휴식 시간을 통합하면 더 나은 균형을 이룰 수 있다. 이러한 유형의 일정은 노인의 피로를 줄이는 데 도움이 되며 상태를 악화시킬 가능성이 적다. 또한, 노인들은 낮에 더 많은 일을 할 것이다.

활동 수정

작업 단순화 및 에너지 절약 기술은 종종 관절염이 있는 노인에게 도움이 된다(표 22.7). 이 노인들은 달성해야 할 작업의 수에 걸쳐 에너지 출력을 고르게 분배하려고 시도해야 한다. 에너지 절약 및 작업 단순화 기술을 노인의 일상생활에 통합하면 기능적인 생활방식을 유지하는

표 22.7	작업 단순화 및 에너지 절약의 원칙
속도	적당하고 느린 속도가 가장 생산적이다. 덥고 습한 분위기에서는 더 느린 속도가 필요하다.
리듬	리드미컬하게 작업하면 에너지가 절약되고 효율성이 높아진다.
눈	가까운 작업을 위해 조명이 밝은 방에서 작업하고 주기적으로 눈을 쉬게 한다.
휴식	낮 동안 적절한 간격을 두고 규칙적인 휴식 시간을 계획한다.
신체 역학	가능하면 앉아서 일한다. 충분한 지원을 제공할 수 있을 만큼 큰 좌석에 앉는다. 몸에 가까운 팔꿈치로 작업하고, 테이블에서 작업하는 경우 테이블의 높이는 팔꿈치를 90° 각도로 구부렸을 때의 높이에 가까워야 한다.
작업 영역	모든 도구, 기구 및 재료를 위한 장소를 지정해야 한다. 재료는 사용할 장소와 가까운 곳에 위치해야 한다.
장비 설계	기구 및 장비의 손잡이는 손의 최대 표면이 손잡이와 접촉할 수 있도록 해야 한다. 손잡이는 내열성이 있어야 하며 적절하게 제작되어야 한다. 가능하면 손가락에 자국이 있는 손잡이를 사용해야 한다. 경량 장비는 실제로 무게가 가벼워야 한다.
주방 수납	손 닿는 곳에 물품과 기구를 보관한다. 모든 물품이 보기 쉽고, 손이 닿기 쉽고, 잡기 쉽도록 찬장을 배열한다. 접근하기 쉬운 선반에 무거운 장비(예: 접시와 팬 더미)를 보관한다. 접시 보관, 베이킹 팬, 트레이 및 뚜껑에 수직 칸막이를 사용한다. 불필요한 장비를 제거하거나 폐기하여 어수선함을 피한다.
요리	음식과 접시를 운반할 때 카트를 사용한다. 무거운 냄비를 들어 올리는 대신 싱크대에서 스토브로 밀어 넣는다. 음식을 준비할 때 용기나 믹싱 볼을 잡지 말고, 하나 이상의 작업에 사용할 수 있는 장비를 선택한다.
침대 만들기	침대 주변의 수많은 이동을 피하기 위해 한쪽을 완전히 만든 다음 다른 쪽을 만든다. 가능하면 침대를 벽에서 멀리 둔다. 침대를 옮겨야 하는 경우 롤러에 올려놓고 옮긴다.
청소	욕조를 청소할 때는 손잡이가 긴 브러시를 사용하고 욕조 가장자리에 앉는다. 바닥판과 천장을 청소할 때는 손잡이가 긴 막대에 걸레를 사용한다. 위층과 아래층에 청소 장비를 사용할 수 있다.

데 도움이 될 수 있다.

심리사회적 웰빙 및 대처 메커니즘 개선

관절 경직 및 부동성과 함께 급성과 만성통증은 ADL의 소독과 춤과 같은 레크레이션이나 사회적 제한을 초래할 수 있다. 고통을 경험하는 노인은 생산적인 삶을 향상시킬 전략을 사용하도록 매일 도전을 받는다. 대처 및 지원 시스템이 없는 노인들은 그러한 시스템을 개발하는 데 도움이 필요하다. 보조작업치료사는 관절염이 있는 노인을 지원하고, 노인이 대처 메커니즘을 개발하도록 도울 수 있는 지역사회 자원과 연결하여 지원을 제공할 수 있다. 관절염 재단이 후원하는 자조 과정은 사회적 상호작용을 제공할 수 있다. 통증 조절의 대체 방법에는 이완 훈련, 인지 재구성 및 수정, 약물 페이딩, 사회적 자기 주장 훈련이 포함될 수 있다. 노인들이 관절염에 대처하도록 돕는 과정은 성공적인 만성 통증 관리를 위한 다학제적 접근을 포함해야 한다.

사례연구

Michael과 Deanna는 은퇴 콘도미니엄을 설계하기 위해 건축업자를 만나고 있다. 공간을 계획할 때 그들은 노인을 위한 주택 설계 및 개조를 지원하는 기관과 상의하기로 결정한다. 그들은 새로운 콘도미니엄에 대한 계획을 시작하기 위한 회의 일정을 잡기 위해 기관으로부터 연락을 기다리고 있다.

한 달 전 Michael은 밤에 화장실에 가려다가 넘어져 고관절 골절을 당했다. 그 후, 그는 ORIF와 오른쪽 엉덩이 고정을 받았다. 또한, Deanna는 작년에 무릎 인공관절 수술을 받았다. Deanna는 류마티스관절염으로 인해 상당한 고통을 겪고 있다. 그들은 건강과 관련하여 현재 및 미래의 필요를 충족시키기 위해 목장 스타일의 콘도미니엄을 계획하기를 희망한다.

사례연구 질문

1. Michael이 엉덩이 고정 절차 후에 따라야 할 수 있는 예방 조치를 나열하시오.
2. Michael의 엉덩이 고정 절차에 직접적으로 영향을 받는 ADL 기능을 나열하시오.
3. RA의 결과로 Deanna가 처리할 수 있는 문제를 설명하시오.

4. Deanna를 괴롭힐 수 있는 류마티스관절염과 관련된 손목 및 손 기형의 이름을 지정하시오.
5. 조사해야 할 Michael의 추락에 대한 몇 가지 가능한 원인을 설명하시오.
6. Michael의 ADL 기능 수행과 환경수정 방법을 설명하시오.
7. 새 콘도미니엄을 위한 거실, 주방, 욕실 및 침실에 대한 적절한 권장 사항을 나열하시오.

복습문제

1. 노인 골절의 가장 흔한 원인을 확인하시오.
2. 왜 여성노인은 남성노인보다 정형외과 문제가 더 많이 발생하는가?
3. 보조작업치료사가 THR과 관련된 전외측 및 후외측 접근법을 이해하는 것이 왜 중요한가?
4. THR 후 노인에게 영향을 미칠 수 있는 2가지 심리사회적 문제를 선별하시오.
5. 관절 보호 기술을 사용하여 손에 관절염이 있는 노인들에게 다음을 수행하도록 어떻게 가르칠 것인지 설명하시오.
   a. 세면대에서 섬세한 의류 세탁
   b. 놀이터에서 아이를 들 때
   c. 컴퓨터 사용 시
6. 다음 활동에서 노인 에너지 절약 기술을 어떻게 가르칠 것인지 설명하시오.
   a. 차 트렁크에서 식료품을 꺼내 집으로 가져가기
   b. 바닥 청소
   c. 식사 후 주방 청소

근거 요약: 고관절 전 치환술 후 고관절 예방 조치의 효과

Bottros J, Klika A, Milidonis M, et al. A rapid recovery program after total hip arthroplasty. *Current Orthopedic Practice.* 2010;21(4):381–384. doi:10.1097/BCO.0b013e3181d73a5d.

이 연구에서는 빠른 회복 프로그램의 시행이 입원 기간과 수술 후 초기 통증 조절 및 기능에 어떤 영향을 미치는지 분석했다. 빠른 회복 프로그램으로 치료받은 환자는 수술 후 2일째 평균 입원 기간이 감소하고 보행 거리가 개선되었으며 통증 등급이 낮아졌다. 설명된 빠른 회복 프로그램은 다학문 팀의 중요성을 강조한다.

Bozorgi J, Asghar A, Ghamkhar L, et al. The effectiveness of occupational therapy supervised usage of adaptive devices on functional outcomes and independence after total hip replacement in Iranian elderly: A randomized controlled trial. *Occupational Therapy International. 2016;23(2):143–153.* doi:10.1002/oti.1419.

THR을 받은 이란의 고령자에게 적응 장치 사용을 가르치는 작업치료 프로토콜을 기능적 결과 및 독립성에 대해 기존 작업치료와 비교했다. 실험군은 수술 후 모든 종속변수에서 유의하게 더 많은 개선을 보였다. 작업치료사가 정기적으로 가정을 방문하는 동안 적응 장치의 사용을 감독하는 것이 좋다. 이 감독의 어떤 측면이 환자에게 가장 유익한지 명확히 하기 위해서는 추가 연구가 필요하다.

Juhakoski R, Tenhonen S, Malmivaara A, et al. A pragmatic randomized controlled study of the effectiveness and cost consequences of exercise therapy in hip osteoarthritis. *Clinical Rehabilitation. 2011;25(4):370–383.* doi: 10.1177/0269215510388313.

운동과 일반 개업의가 결합된 치료 그룹은 기준선에서 감독 하에(주당 1회) 운동 세션을 12회 받았고, 1년 후에 추가로 4회의 추가 세션을 받았다. 이 연구에서 제공된 대부분의 가정 기반 운동 훈련 프로그램은 2년의 추적 기간 동안 엉덩이 통증을 감소시키지 않았다.

Mikkelsen L, Mikkelsen S, Christensen F. Early, intensified home-based exercise after total hip replacement—A pilot study. *Physiotherapy Research International. 2012;(4):214–216. doi:*10.1002/pri.1523.

이 예비 연구는 조기에 시작된 강화된 가정 기반 훈련 체제의 가능성을 조사했다. 12주간의 운동 기간 동안 모든 측정치에서 상당한 증가가 있었다. 모든 참가자는 운동에 만족하거나 매우 만족했다. 이 예비 연구는 대부분의 THR 환자가 추가 통증 없이 높은 환자 만족도와 함께 조기에 시작된 강화 운동을 견딜 수 있음을 나타낸다.

Mikkelsen L, Mechlenburg I, Søballe K, et al. Effect of early supervised progressive resistance training compared with unsupervised home-based exercise after fast-track total hip replacement applied to patients with preoperative functional limitations. A single-blinded randomized controlled trial. *Osteoarthritis & Cartilage. 2014;22(12):2051–2058. doi:*10.1016/j.joca.2014.09.025.

2주간의 감독된 점진적 저항 훈련(PRT) 세션과 5주간의 감독되지 않은 가정 기반 운동은 총 10주 후 수술한 다리의 다리 신전력을 향상시키는 데 감독되지 않은 가정 기반 운동 7주간의 세션보다 더 효과적이지 않았다. 수술 전 기능이 낮은 환자의 고관절 치환술(THR).

Mikkelsen L, Petersen M, Søballe K, et al. Does reduced movement restrictions and use of assistive devices affect rehabilitation outcome after total hip replacement? A nonrandomized, controlled study. *European Journal of Physical & Rehabilitation Medicine.* 2014;50(4):383 – 393. https://www.ncbi.nlm.nih.gov/pubmed/24476806.

이 연구는 빠른 트랙 THR 후 재활에 움직임 제한 및 보조도구의 영향을 평가했다. 참가자들은 엉덩이 움직임에 제한이 있는 재활과 보조도구의 표준 패키지(제한된 그룹)를 받았다. 이 그룹은 개인의 필요에 따라 덜 제한적인 고관절 움직임과 보조도구 사용을 따르는 환자(비제한 그룹)와 비교되었다. 이 연구는 움직임 제한 감소 및 보조도구 사용 후 환자가 보고한 기능에서 약간 더 느린 회복을 보여 주었지만 그 차이는 6주 후에 제거되었다. 감소된 움직임 제한은 환자가 보고한 다른 결과에 영향을 미치지 않았으며 조기 직장 복귀로 이어졌다.

Monaghan B, Cusack T. Effectiveness of delayed rehabilitation programmes in patients following total hip replacement. *Physical Therapy Reviews. 2014;19(2):94 – 104. doi:*10.1179/1743288X13Y.0000000114.

고관절 전치환술(THA) 이후 재원 기간 단축으로의 전환은 재활을 지역사회 서비스로 전환하는 원인이 되었다. 이 연구는 THR 후 지연된 재활이 보행 속도와 고관절 외전근 강도를 향상시킬 수 있다는 제한된 낮은 등급의 증거가 있다고 결론지었다.

Peak E, Parvizi J, Ciminiello M, et al. The role of patient restrictions in reducing the prevalence of early dislocation following total hip arthroplasty. A randomized, prospective study. *American Journal of Bone & Joint Surgery. 2005;87(2):247 – 253. doi:*10.2106/JBJS.C01513.

환자를 두 그룹("제한된" 그룹 또는 "비제한된" 그룹) 중 하나로 무작위 배정하고 고관절의 운동 범위를 굴곡 90°, 외회전 및 내회전 45° 미만으로 제한하도록 요청했다. 시술 후 첫 6주간 내전, 제한된 그룹의 환자는 침대 이동 전에 수술실에서 외전 베개를 배치하고 침대에서 베개를 사용하여 외전을 유지하여 관리되었다. 병원, 재활 시설 및 가정에서 높은 변기 시트와 높은 의자를 사용했다. 옆으로 자는 것, 운전하는 것, 자동차의 승객이 되는 것도 금지되었다. 제한되지 않은 그룹의 환자는 더 빨리 옆으로 자고, 더 자주 자동차를 타고, 더 자주 자동차를 운전하고, 더 빨리 직장에 복귀하고, 회복 속도에 대해 더 높은 수준의 만족도를 갖는 것으로 나타났다.

Tsukagoshi R, Tateuchi H, Fukumoto Y, et al. Functional performance of female patients more than 6 months after total hip arthroplasty shows greater improvement with weight-bearing exercise than with nonweight-bearing exercise. Randomized controlled trial. *European Journal of Physical & Rehabilitation Medicine. 2014;50(6):665 – 675.*

참가자는 체중 지지, 비체중 지지 및 대조군으로 무작위로 할당되었다. 처음 두 그룹의 참가자는 8주 동안 매일 가정 운동 프로그램을 수행했다. 두 중재 그룹 모두 통제 그룹과 비교하여 거의 모든 기능적 수행 측정에서 상당한 개선을 보였다. 체중 지지 및 비체중 지지 가정 운동 프로그램은 THA 후 여성의 기능적 수행과 근력 향상에 모두 효과적이었다. 그러나 체중부하 운동은 기립 능력과 보행 지구력 향상에 더 효과적이었다.

Ververeli P, Lebby E, Tyler C, et al. Evaluation of reducing postoperative hip precautions in total hip replacement: A randomized prospective study. *Orthopedics. 2009;32(12):889. doi:*10.3928/01477447-20091020-09.

이 연구는 수정된 전방외측 절차에 따른 고관절 제한의 필요성을 평가했다. 조기 재활 프로토콜은 합병증을 증가시키지 않으면서 고관절 예방 조치가 있는 경로에 비해 회복 속도를 증가시켰다.

참고문헌

1. Baidwan NK, Naranje SM: Epidemiology and recent trends of geriatric fractures presenting to the emergency department for the United States population from year 2004–2014. Public Health. 2017;142:64 – 69.
2. Cauley JA. Public health impact of osteoporosis. J Gerontol A Biol Sci Med Sci. 2013;68(10):1243 – 1251. doi:10.1093/gerona/glt093.
3. Hu F, Jiang C, Shen J, et al. Preoperative predictors for mortality following hip fracture surgery: A systematic review and meta-analysis. Injury. 2012;43(6):676 – 685. doi:10.1016/j.injury.2011.05.017.
4. Woolf A, Akesson K. Preventing fractures in elderly people. Br Med J. 2009;338(7685):89 – 96. doi:10.1136/bmj.327.7406.89.
5. Sahni S, Kiel DP. Smoking, alcohol, and bone health. In: Holick MF, Nieves JW, eds. Nutrition
6. Schneider A, Williams EK, Brancati FL, et al. Diabetes and risk of fracture-related hospitalization: The atherosclerosis risk in communities study. Diabetes Care. 2013;36(5):1153 – 1158. doi:10.2337/dc12-1168.
7. Thibaud M, Bloch F, Tournoux-Facon C, et al. Impact of physical activity and sedentary behavior on fall risks in older people: A systematic review and meta-analysis of observational studies. Eur Rev Aging Phys Act. 2012;9(1):5 – 15. doi:10.1007/s11556-011-0081-1.
8. Southerland LT, Barrie M. Fractures in older adults. Trauma Reports. 2014;15(3). Retrieved from: http://www.ahcmedia.com/articles/118940-fractures-in-older-adults.

9. Centers for Disease Control and Prevention. Risk factors for falls [Brochure]; 2015. Retrieved from http://www.cdc.gov/steadi/materials.html.
10. Insurance Information Institute. Older drivers; 2015. Retrieved from http://www.iii.org/issue-update/older-drivers.
11. Cicchino JB, McCartt AT. Trends in older driver crash involvement rates and survivability in the United States: An update. Acci Anal Prev. 2014;72:44-54. doi:10.1016/j.aap.2014.06.011.
12. Ensurd KE. Epidemiology of fracture risk with advancing age. J Gerontol A Biol Sci Med Sci. 2013;68(10):1236-1242. doi:10.1093/gerona/glt092.
13. Stathokostas L, Theou O, Little RMD, et al. Physical-activity related injuries in older adults: A scoping review. Sports Med. 2013;43(10):955-963. doi:10.1007/s40279-013-0076-3.
14. Moscony AMB, Shank T. Wrist fractures. In: Cooper C, ed. Fundamentals of Hand Therapy: Clinical Reasoning and Intervention Guidelines for Common Diagnoses of the Upper Extremity. 2nd ed. St. Louis: Mosby; 2014.
15. Lipton A. Bone continuum of cancer. Am J Clin Oncol. 2010;33(suppl 3):S1-S7. doi:10.1097/COC.0b013e3181deb9e5.
16. Egol K, Koval K, Zuckerman J. Handbook of Fractures. 5th ed. Hagerstown, MD: Lippincott Williams & Wilkins; 2014.
17. NIH National Institute of Neurological Disorders and Stroke. What is complex regional pain syndrome; 2015. Retrieved from http://www.ninds.nih.gov/disorders/reflex_sympathetic_dystrophy/detail_reflex_sympathetic_dystrophy.htm#3282_1.
18. Sueki D, Brechter J. Orthopedic Rehabilitation Clinical Advisor. St Louis: Mosby; 2010.
19. Brotzman B, Wilk K. Handbook of Orthopedic Rehabilitation. 2nd ed. St. Louis, MO: Mosby; 2006.
20. Administration on Aging. A Profile of older Americans: 2014. Washington, DC: U.S. Department of Health and Human Services; 2015. Retrieved from http://www.aoa.acl.gov/aging_ statistics/profile/2014/docs/2014-Profile.pdf.
21. Ensrud K. Epidemiology of fracture risk with advancing age. J Gerontol A Biol Sci Med Sci. 2013;68(10):1236-1242. doi:10.1093/gerona/glt092.
22. Lohman H. Orthoses for the wrist. In: Coppard BM, Lohman H, eds. Introduction to Orthotics. 4th ed. St. Louis, MO: Mosby; 2015.
23. Centers for Disease Control and Prevention. Hip fractures among older adults; 2012. Retrieved from http://www.cdc.gov/homeandrecreationalsafety/falls/adulthipfx.html.
24. Kim Y. Comparison of primary total hip arthroplasties performed with a minimally invasive technique or a standard technique: A prospective and randomized study. J Arthroplasty. 2006;21(8):1092-1098. doi:10.1016/j.arth.2006.01.015.
25. Heinrich S, Rapp K, Rissmann U, et al. Cost of falls in old age: A systematic review. Osteoporos Int. 2010;21(6):891-902. doi:10.1007/s00198-009-1100-1.
26. Parker M, Handoll H. Replacement arthroplasty versus internal fixation for extracapsular hip fractures in adults. Cochrane Database Syst Rev. 19 2006;(2):CD000086. doi:10.1002/14651858.CD000086.pub2.
27. Crotty M, Unroe K, Cameron I, et al. Rehabilitation interventions for improving physical and psychosocial functioning after hip fracture in older people. Cochrane Database Syst Rev. 23 2010;(1):CD007624. doi:10.1002/14651858.CD007624.pub3.
28. Hozak W, Parvisi J, Bender B. Surgical Treatment of Hip Arthritis: Reconstruction, Replacement, and Revision. Philadelphia: WB Saunders; 2009.
29. Khan F, Ng L, Gonzalez S, et al. Multidisciplinary rehabilitation programmes following joint replacement at the hip and knee in chronic arthropathy. Cochrane Database Syst Rev. 21 2008;(2):CD004957. doi:10.1002/14651858.CD004957.pub3.
30. Reference removed in page proof.
31. Lawson S, Murphy LF. Hip fractures and lower extremity joint replacement. In: Pendleton HM, Schultz-Krohn W, eds. Pedretti's Occupational Therapy. 7th ed. St. Louis, MO: Mosby; 2012.
32. Brander VA, Mullarkey CF, Stulberg SD. Rehabilitation after total joint replacement for osteoarthritis: An evidence-based approach. Am J Phys Med Rehabil. 2001;15(1):175-197.
33. McFadden B. Is there a safe coital position after a total hip arthroplasty? Orthop Nurs. 2013;32(4):223-226. doi:10.1097/NOR.0b013e31829b0349.
34. Robnett R, Chop W. Gerontology for the Health Care Professional. 3rd ed. Sudbury, MA: Jones & Bartlett; 2013.
35. Alkema G, Wilber K, Enguidanos S. Community-and facility-based care. In: Blackburn J, Dulum C, eds. Handbook of Gerontology: Evidence-Based Approaches to Theory, Practice, and Policy. Hoboken, NJ: John Wiley & Sons; 2007.
36. Dy CJ, Marx RG, Bozic KJ, et al. Risk factors for revision within 10 years of total knee arthroplasty. Clin Orthop Relat Res. 2014;472(4):1198-1207. doi:10.1007/s11999-013-3416-6.
37. Mullarkey CF, Brander V. Rehabilitation after total knee replacement for osteoarthritis. Physical Medicine and Rehabilitation: State of the Art Reviews. 2002;16:431-443.
38. Centers for Disease Control and Prevention. Prevalence of doctor-diagnosed arthritis and arthritis-attributable activity limitation—United States, 2010-2012. MMWR Morb Mortal Wkly Rep. 2013;62(44):869-873. doi:10.2337/dc12-0046.
39. Centers for Disease Control and Prevention. Falls and fall injuries among adults with arthritis—United States, 2012. MMWR Morb Mortal Wkly Rep. 2014;63(17):379-383.
40. MedlinePlus. Gout. Retrieved from https://medlineplus.gov/gout.html.
41. Neogi T, Zhang Y. Epidemiology of osteoarthritis. Rheum Dis Clin North Am. 2013;39(1):1-19. doi:10.1016/j.cger.2010.03.001.
42. Pisters MF, Veenhof C, van Dijk GM, et al. The course of limitations in activities over 5 years in patients with knee and hip osteoarthritis with moderate functional limitations: Risk factors for future functional decline. Osteoarthritis Cartilage. 2012;20(6):503-510. doi:10.1016/j.joca.2012.02.002.
43. Lohman H. Thumb immobilization orthoses. In: Coppard BM, Lohman H, eds. Introduction to Orthotics. 4th ed. St. Louis: Mosby; 2015.
44. Cooper C, Deshaies L. Orthotics for the fingers. In: Coppard BM, Lohman H, eds. Introduction to Orthotics. 4th ed. St. Louis: Mosby; 2015.

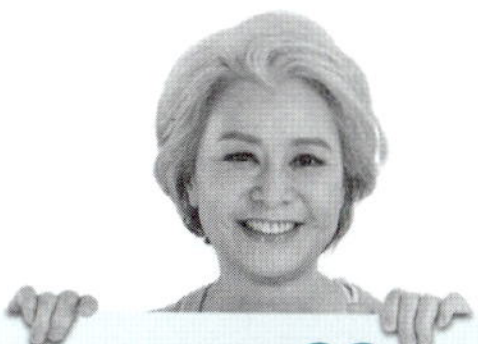

심혈관질환 노인의 작업치료

CHAPTER 23

Working with Elders Who Have Cardiovascular Conditions

RENÉ PADILLA
(PREVIOUS CONTRIBUTIONS FROM CARLY R. HELLEN)

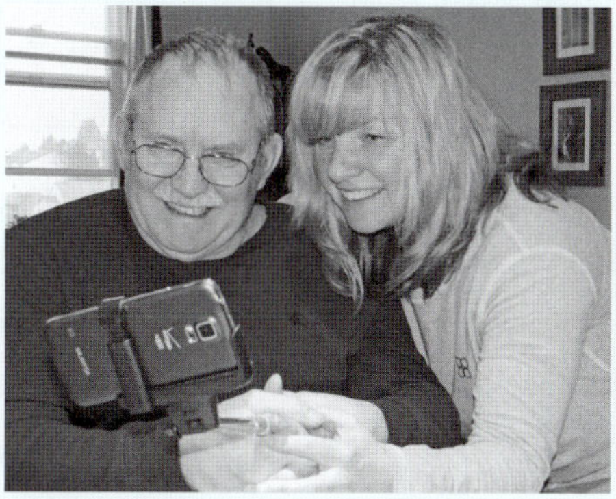

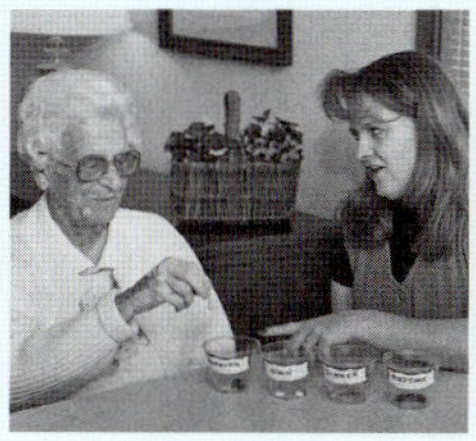

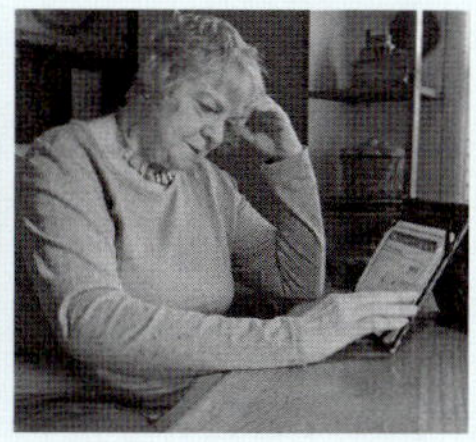

핵심용어

심장재활 Cardiac rehabilitation
심혈관질환 Cardiovascular disease
심박동수 Heart rate
혈압 Blood pressure
최대심박동수 Maximum heart rate
대사당량 Metabolic equivalents
에너지 보존 Energy conservation
일의 단순화 Work simpification

학습목표

1. 심장기능장애의 신호와 증상을 확인한다.
2. 심장재활 단계를 설명한다.
3. 심장재활에 대한 작업치료 역할을 인지한다.
4. 심장질환을 가지고 있는 노인에게 사용하는 평가, 중재기술, 예방책을 설명한다.
5. 여러 가지 처리 환경에서 심장질환을 가진 노인들을 위한 중재 접근법을 설명한다.

Kelsey는 심장재활을 전문으로 하는 보조작업치료사이다. 그녀는 작업치료를 제공하며 심장재활 팀과 밀접하게 일한다. Mark는 전문간호를 위해 고용된 보조작업치료사이다. 그는 다양한 질환을 가진 노인들과 함께 일한다. 노인 중 많은 사람은 엉덩관절 전치술 또는 뇌졸중 후 재활과 같은 특정 이유에 의해 입원을 한다. 그들 중 대부분은 심혈관질환을 포함하여 동반 만성질환이 있다. Kelsey는 종종 그가 심혈관질환 중재에 대한 의문이 있을 때 경험과 지식이 풍부한 Adam에게 조언을 구한다. 이 장에서는 심장재활 환경에서 보조작업치료사의 역할에 집중한다. 그리고 동시에 심혈관질환이 있는 여러 환경의 노인들에 대한 중재 또한 설명할 것이다.

미국에서 심혈관질환은 사망을 초래하는 주요 질병이고[1] 미국 노인들 사이에 가장 많은 만성질환 중 하나다.[2] 심혈관질환은 심장상태의 다양한 형태로 언급할 수 있는데, (1) 심장동맥 질환과 울혈성 심부전과 같이 심장에 주요하게 영향을 미치는 병, (2) 말초혈관 질환과 같은 순환계 문제, (3) 뇌 순환을 포함한 순환 문제로 분류할 수 있다. 이 장은 주로 첫 번째 범주의 질병인 심혈관질환에 초점을 맞춘다.

배경지식

노화가 진행되는 동안 신체는 점진적 변화를 경험한다. 비록 이 변화의 대부분이 불가피할지라도, 심혈관질환 위험요인이 없는 노인들에게는 이러한 변화가 적게 나타나는 것으로 연구에서는 나타나고 있다.[2] 이것은 규칙적인 신체적 활동을 하는 생활방식을 가지고 있는 노인들에게 특히 그러하다. 그러나 대부분의 노인은 심장근육과 말초혈관질환 그리고 심장을 더 힘들게 일하게 하는 수축기압 증가의 변화를 포함하는 심혈관계에 대해 나이에 따른 변화를 경험한다.[3] 대부분의 관상동맥질환은 나이뿐만 아니라 생활방식 그리고 가족력에 관련된다. 만성심혈관질환은 고혈압, 협심증, 울혈성 심부전 그리고 말초혈관질환 등을 포함한다. 심혈관질환은 종종 당뇨병 혹은 만성폐쇄성폐질환과 같은 다른 질환 또는 질환에 수반하여 일어난다. 보조작업치료사는 이들과 연합된 추가적인 예방책 혹은 주의사항을 알고 있어야 한다.

의학적 치료는 질환과 다른 개인적인 건강요인에 따라서 변화한다. 혈전용해제는 심장마비 환자의 근육손상을 막도록 사용된다. 다른 공통적인 약은 고혈압, 협심증, 심부전, 부정맥(dysrhythmias)을 다루도록 사용된다. 보조작업치료사는 환자가 취하고 있는 약물과 그 부작용을 알고 있어야 한다. 만약 약물치료법을 포함하는 기존의 처방이 효과적이지 않으면 외과치료가 필요할지도 모른다. 외과치료는 손상된 동맥을 위한 혈관성형술 또는 우회를 포함할 수도 있다. 드문 경우지만 회복 불가능한 손상을 입은 심장근육을 대체하기 위하여 심장이식을 시행할 수도 있다. 심혈관질환자 관리는 정상 심박동수와 리듬을 유지하기 위해 심장박동조절장치(pacemakers)와 같은 기계장치를 포함할 수 있다.

심혈관질환은 혈액을 기관으로 보내도록 유지하기 위해 심장을 열심히 일하게 하는 것이 원인이 되어, 작은 혈관이 유연성을 잃으면서 시작될 것이다. 사지동맥, 청색증 또는 심장 수축 혈압 증가에 있어서 온도의 변화는 순환 기능 저하의 징조일 수 있다.[4] 동맥경화증은 크거나 중간 정도의 혈관벽에 지방질이 축적된 상태이다.[5] 이것은 혈관을 좁게 하여 혈액 흐름을 제한한다. 심장동맥의 동맥경화증은 협심증(가슴통증)을 유발하는 국소 빈혈, 심장근육을 손상시키는 심근경색(MI) 또는 두 가지 모두를 발생시킨다. 대뇌혈관의 동맥경화증은 뇌혈관사고 또는 뇌졸중으로 이끌 수 있다. 노화나 바이러스 질환에 의한 심장판막의 구조 변화는 심장이 말초세포에 충분한 산소를 전달할 수 없는 질환인 심부전에 기인할 수 있다.

심장 판막 질환은 검사 동안에 잡음(청전기로 들리는 이상음)으로 유추할 수 있다. 왼쪽 심장이 폐에 고인 혈액을 흐르게 하지 못하면 운동호흡곤란, 좌위호흡, 발작성야간호흡곤란, 휴식 시 호흡곤란, 폐부종, 쇠약, 피로를 유발한다.[4,6] 오른쪽 심장이 기능을 멈추면 혈액은 말초 부위의 뒤로 물러나 전신 정맥울혈, 체위부종, 우상사분위 통증(quadrant pain), 식욕부진, 메스꺼움, 구토와 피로를 유발한다.[6] 심혈관질환에 걸린 많은 노인은 물리적 활동을 할 능력을 잃게 되고 그들은 일상생활에서 독립성을 잃게 된다.[2]

심혈관질환의 심리사회적 측면

심장기능장애는 노인과 중요한 주변 사람들에게 있어 심각한 심리사회적 위축을 가지게 된다. 모든 노인은 심혈관질환에 다르게 반응하고 걱정, 우울증, 부인, 무력감을 포함하여 광범위한 감정의 변화를 경험하나[7] 대부분 많은 적응단계를 통해 진행된다. 처음에는 죽음, 불안감, 의존성, 장애에 대한 두려움으로 만들어진 불안이 가장 큰 영향을 끼치고 저항하기 힘든 감정을 느낀다.

어떤 노인들은 행동적 변화로 이 불안을 표현하고 행동하거나 점차 격해질 것이다. 이 수준의 불안은 휴식이 중요한 시점이라는 것을 심장계에 생리학적으로 표현하는 것이다. 케어 상태에서 빠른 변화를 경험하는 노인들은 불안과 함께 어려움을 느낄 것이다. 결과적으로 항불안제를 이용하여 진정시킬 수 있지만 항불안제는 원치 않는 부작용과 추가적인 스트레스를 초래할 수 있다. 노인들은 두려움을 완화하기 위해 건강관리 팀과 함께 일하며, 노인들의 느낌을 말하도록 격려받아야 한다. 좋은 대화와 지지적인 직원들은 노인들의 걱정을 덜어 주는 중요한 요소다. 또 다른 심장질환에 대한 두려움은 특히 초기 재활 상태에서 기능적 수준을 악화시킬 수 있다.[8] 건강 유지에 도움을 주는 치료와 더불어 교육은 두려움을 완화하는 것을 도울 수 있다. 일단 안정되면, 작업치료사가 설정한 가이드라인에 따라 노인들은 보행과 자기관리 활동을 시작해야 한다. 노인들로부터 무력감을 주기 위한 이런 도움은 심장질환 후에 느낄 수도 있다. 이 2가지의 요소가 더 길게 지연될수록, 더 많은 무기력한 노인들이 비용을 지불할 것이며 이것은 장애를 강화하게 할 수 있다[7,8](심혈관질환 노인들의 성적 관계 지도 방법은 12장 참조).

노인들이 약간 기운을 차리고 조절력을 다시 얻기 시작함에 따라, 질병 관련 위험에 대한 부정은 명백해진다. 부인(denial)은 일부 노인들에게는 심장질환에 대처하는 데 필요한 메커니즘이다. 왜냐하면 이 병은 특성과 증상이 모호하기 때문에, 이 특별한 상태는 관상동맥질환을 가진 노인들에게서 좀 더 많이 나타날 것이다. 보조작업치료사는 노인의 질병부정에 곧바로 제동을 하지 말아야 한다. 현실에 직면하는 것은 저항하기 힘든 상태로 갈 수 있고, 물리적 · 정서적 복잡성에 따른 스트레스를 줄 수 있다. 보조작업치료사는 주의 깊게 그들의 실행을 감시하도록 그들을 가르침으로써 노인들을 도울 수 있다. 따라서 다른 심장질환에 대한 위험을 줄인다.

어떤 노인들은 심장질환 후에 우울증을 겪는다. 비활동성과 근심은 우울증의 계기가 될 수 있다. 우울증과 불안이 결합되면 노인의 신체적 · 정서적인 웰빙에 장기적인 영향을 끼칠 수 있다. 우울증에 걸린 환자들은 정상적인 활동을 재기하는 데 어려움이 있을 뿐만 아니라 사망의 위험에 처해 있다.[7]

보조작업치료사는 심장질환 후에 나타날 수 있는 결과에 대하여 노인들을 교육하여 심혈관질환의 심리사회적 양상을 제기하는 데 중요한 역할을 할 수 있다. 이완훈련(relaxation training)과 생활방식 교육(lifestyle education)은 정서적인 웰빙을 이루는 것에 있어서 중요한 요소이다. 위험과 그에 대한 예방조치를 가족에게 알리는 것은 그들이 가정환경에서 노인들을 보조하고, 노인들이 집과 지역사회에서 역할을 되찾을 가장 좋은 기회를 가질 수 있게끔 한다.[9]

노인의 심혈관질환 평가

심장질환이 있거나 만성 심혈관질환이 있는 노인들과 일하는 보조작업치료사는 활력징후(vital sign)를 모니터링할 수 있어야 한다. 보조작업치료사가 활동 중에 정확하게 혈압과 심박동수를 잴 수 있는 것은 중요하다. 심박동수와 혈압 응답에 대한 지침은 일반적으로 치료 예방책으로 기록해야 한다. 심박동수를 결정하기 위하여 보조작업치료사는 노인의 손목 맥박을 촉진하고 15초 동안 느껴진 박동수를 세어 이것에 4를 곱한다. 이것은 노인이 활동하기 전 분당 비트수(bpm)에 대하여 기준 심박동수를 제공할 것이다. 비록 심박동수가 변하더라도, 정상 기준 심박동수는 60~100bpm의 범위 내에서 변화한다.[9] 최대 심박동수는 걷기와 자전거 여행과 같은 리듬이 있는 활동에 있어서 큰 근육을 포함한 극심한 활동의 최고 수준을 수행할 때 나타난다. 최대 심박동수를 예견하는 하나의 방법은 220에서 노인의 나이를 빼는 것이다. 이 수치에서는 정상 활동 동안 적합한 심박동수를 예견하기 위해 0.6을 곱했다.[10] 예를 들면, 78세 여성의 최대 심박동수는 142bpm(220−78=142)일 것으로 예상된다. 활동을 위한 그녀의 적합한 심박동수는 약 85bpm(0.6×142=85)일 것이다. 호흡곤란과 같은 신호와 증상은 활동도 심박동수의 값을 예상하기 위한 공식을 사용할 때 고려해야 한다. 노인들은 증상이 나타나지 않는 범위에서 활동해야 한다. 일부 약물(아드레날린 작용 억제제, 베라파밀, 딜티아젬)은 특히 노인에 있어서 운동에 반응하는 정상적인 심박동수를 둔화시킨다. 그러므로 증상을 지켜보는 것은 특히 중요하다.[4] 심장재활의 첫 번째 단계에서, 환자들의 맥박산소를 계속하여 측정해야 한다. 보조작업치료사는 의사가 설정한 범위 내에서 환자가 맥박과 산소 포화도 수준을 유지하도록 주의해야 한다.

마찬가지로 만약 의사가 지시하였거나 노인이 숨 가쁨, 현기증, 쇠약이나 청색증과 같은 증상이 있으면 혈압을 확인해 보아야 한다. 고혈압이 있는 노인들은 약물 치료법의 부작용으로서 나타날지도 모르는 과도하게 증가되는 혈압 또는 기립성 저혈압에 주의해야 한다. 140/90mmHg보다 높은 혈압값은 가벼운 고혈압을 가리키며, 160/100mmHg보다 높은 것은 중간 정도의 고혈압을 가리킨다.[11] 만약 심장 수축기 혈압이 90mmHg보다 낮으면 저혈압으로 간주된다. 저혈압은 현기증과 경미한 두통, 심한 경우 팔다리의 순환 기능부전과 연관될 수 있다.[9] 신장 투석 션트(수술 때 피나 체액이 흐를 수 있도록 몸속에 끼워 넣는 작은 관)를 처리할 때, 혈압은 반대쪽 사지에서 재야 한다. 혈압을 모니터에 기록할 동안 신장션트는 파손되기 쉽고 혈압계에 의해 만들어진 압력에 저항할 수 없다. 보조작업치료사는 간호를 수행하기 전에 전문가와 함께 심박동수와 혈압 모니터링을 연습해야 한다.

작업치료사와 보조작업치료사 팀은 초기 평가의 부분으로서 ADL 평가의 기본적인 침상활동을 할 수 있을 것이다. 여기에는 노인으로 하여금 구강위생, 꾸미기, 상지 부분 씻기, 옷 입기를 수행하도록 하는 것을 포함된다. 심혈관질환에 의해서 지구력이 감소되고 활동에 대한 지구력이 적은 노인들과 같이 일하는 보조작업치료사는 활동할 때 소비한 에너지를 추정하기 위해 기본적으로 에너지 대사당량(metabolic equivalents, METs)을 활용할 수 있다. 심박동수, 혈압 응답과 더불어 제공받은 에너지 대사당량 표는 보조작업치료사로 하여금 특정한 일을 할 때의 심장 혈관 스트레스를 측정하도록 도와줄 수 있다(표 23.1).[12,13] 더 나아가 악력(grip strength), 근력(muscle strength), 침대 이동성(bed mobility)도 평가한다. 또한 보조작업치료사는 환자가 교육과 치료를 이해할 수 있는지 확인하기 위하여 환자의 인지능력을 평가해야 한다.

치료, 목표, 전략

효과적인 중재를 위해 보조작업치료사는 심혈관질환이 있는 노인들을 분류하는 기능적 수준을 이해해야 한다. 심혈관질환을 위해 네 가지 기능 분류가 있다(표 23.2). 그 분류를 알고 있는 것은 보조작업치료사가 노인의 재활 프로그램에 대해 조정할 수 있도록 한다. 심장재활의 세 가지 단계는 노인이 회복과정 중 어디쯤에 있는지를 설명해 준다(표 23.3).

보조작업치료사는 심장에 스트레스를 줄 수 있는 활동을 인식해야 한다. 특별히 심장위 수준에서 수행된다면, 이런 활동은 정적 수축 활동과 상지 활동을 포함한다. 심장의 스트레스는 다른 신호와 증상뿐만 아니라 노인의 심박동수와 혈압 반응에 의해서 반영된다. 따라서 심박동수와 혈압의 과도한 증가를 유발하는 활동은 심장에 스트레스를 줄 것이다(박스 23.1).

박스 23.1 활동을 멈추고 의학적 도움을 구해야 할 때

만약 활동 프로그램 전후와 수행 시에 다음과 같은 증상이 몇 분 이상 지속된다면, 노인은 활동을 멈추고 의학적 도움을 구해야 한다.

- 메스꺼움
- 극도의 무거운 호흡
- 가슴 중간에 통증이나 불편한 압박, 쥐어짜기
- 심한 피로
- 극도의 발한
- 활동 시에 상지의 불편함(팔, 목, 턱, 위)
- 변덕스러움
- 갑자기 설명할 수 없는 이유로 정상적인 심박동수보다 높아지거나 낮아지는 심박동수
- 수축성 혈압으로 떨어지거나 수축성 혈압이 올라가서 실패
- 과도한 고혈압(240/100mmHg 이상)

출처: Streuber S, Amsterdam E, Stebbins C. Heart rate recovery in heart failure patients after a 12-week cardiac rehabilitation program. *Am J Card.* 2006;97(5):694-698.

모든 심장재활 프로그램의 주요 목표는 노인들의 최대 기능능력으로 복귀하게 하는 것이다. 작업치료사와 보조작업치료사 팀은 각각의 노인을 위해 특화된 맞춤 재활 프로그램을 계획해야 한다. 비록 재활과정이 일정한 주요 단계를 따라갈지라도, 노인의 발전은 각각 다를 것이다. 재활 프로그램에 참가하고자 하는 바람뿐만 아니라 심리사회적 양상, 가족의 지원, 나이 그리고 의학적 상태가 치료에 영향을 미친다. 특정 활동에 대한 에너지 대사당량 허용량을 가진 작업치료가 재활 중재 계획으로 유용하다(표 23.1).

1단계

1단계는 환자로 입원해 있는 기간이다. 의뢰된 노인은 흔히 외과수술을 받거나 심근경색을 경험한 후에 급성 상태에 있다. 다른 노인들은 전형적으로 가슴 통증에 대해 언급한다. 1단계의 시작에서 노인들은 작업치료사에게 평가를 받아야 한다. 평가 동안에 작업치료사와 보조작업치료사 팀은 의학기록과 현재 심장상태에 관한 정보를 얻

표 23.1 심근경색 후와 개방심장수술 후에 산타 클라라 벨리 메디컬센터의 대사당량

단계	작업치료
중환자실 또는 병동	• 일반적인 이동(침대 이동, 옷장 이동 및 위치 변경)과 에너지 보존법칙 기술(환경 수정, 보조도구 및 속도조절)
1.0~1.9 METs	• 지지받는 팔로 앉아서 취미활동을 하는 일(예: 독서, 글쓰기, 카드 놀이)[12] • 서 있기(수초에서 2분까지)[12] • 단순한 위생관리, 절반쯤 기대 앉는 자세[12] • 서 있기(3~5분)[12] • 침대 옆 목욕(발과 등에서 보조)[12] • 목욕탕에서 혜택[12] • 컴퓨터 키보드 치기와 같은 가벼운 취미활동[12] • 글쓰기[13,14] • 다림질[13] • 바느질[14]
2.0~2.9METs	• 서 있기(5~30분)[12,13] • 지속적인 상지 활동(2~30분)[12,13] • 앉은 상태에서의 전신 목욕[12,13] • 앉은 상태에서의 전체적인 위생적 목욕과 손질[12,13] • 전신 이동-작은 물건들 구부려서 줍기, 회복 훈련[12,13] • 적절한 취미 활동[12,13] • 당구[13] • 느리거나 적절한 속도(2마일; 약 3.2km)[13,14] • 운전[13,14] • 피아노나 다른 악기 연주[14,15] • 재봉틀 이용[14,15]
3.0~3.9METs	• 샤워하기 위한 이동[12] • 전체 샤워하기(머리 감기, 전신 씻기, 건조 및 손질)[12] • 식사 준비와 같은 간단한 가정 일[12] • 창문 청소와 같은 활동으로 에너지 보존하는 기술[12] • 1시간 동안 3마일(약 4.8km) 속도로 걷기[13] • 낚시하기[13] • 빨래하기[14] • 진공청소기를 이용한 청소[14]
5.0~7.0 또는 5 이상(주로 6 이상)METs	• 정원 관리[12] • 성관계[12] • 자전거 타기[13] • 조깅[13] • 느긋한 수영[13] • 눈 치우기[13] • 달리기를 포함하는 대부분의 운동(예: 농구, 소프트볼)[14]

기 위하여 의무기록을 재검토한다. 그리고 노인의 생활방식을 알고 개인적 재활목표를 결정하기 위해 인터뷰를 진행한다. 1단계 동안 작업치료사와 노인들은 퇴원 시 노인의 개인적 요구와 생활방식의 기초가 되는 계획을 발전시키는 방향으로 일한다. 또한, 각 단계에서 이루어야 할 목표를 논의한다(표 23.1). 활동과 교육적 정보는 재활절차가 시작될 때 소개한다. 초기에는 쉬운 활동과 훈련부터 시작한다. 1단계 초기에, 보조작업치료사는 노인

표 23.2 심혈관질환의 4가지 기능적인 분류

범주 1	신체활동에 제한이 없는 심혈관질환이 있는 노인들. 일상적인 신체활동은 과도한 피로, 심계항진, 호흡곤란, 협심증 통증의 원인이 되지 않는다.
범주 2	신체활동이 가볍게 제한되는 심혈관질환이 있는 노인들. 그들은 휴식 시에 편안하다. 일상적인 신체활동은 피로, 호흡곤란, 심계항진, 협심증 통증의 원인이 된다.
범주 3	신체활동이 확실하게 제한되는 심혈관질환을 가진 노인들. 그들은 휴식 시에 편안하다. 일상적인 신체활동보다 가벼운 활동도 피로, 심계 항진, 호흡곤란, 협심증 통증의 원인이 된다.
범주 4	불편함 없이 어떤 신체활동을 수행하는 것이 불가능한 심혈관질환을 가진 노인들. 심부전이나 협심증의 증상이 휴식에서도 나타날 수 있다. 어떤 신체적인 활동을 하면 불편함이 증가한다.

출처: New York Heart Association. *Nomenclature and Criteria for Diagnoses of Diseases of the Heart and Great Vessels*. 8th ed. Boston: Little, Brown;1979.

표 23.3 심장재활의 3가지 단계

1단계	이 단계는 심장질환이 발생하는 동안 입원하고 있는 급성 단계이다. 심장재활의 자격을 갖는 노인들은 반드시 의사가 결정을 해야만 안정적일 수 있다.
2단계	노인은 이전의 기능 및 수행능력을 회복하기 위하여 고안된 프로그램을 시작한다. 재활의 핵심은 심장호흡 건강을 증진시키고, 신체적 활동의 기간과 강도를 늘리는 데 있다.
3단계	노인은 심장재활 유지 단계에 들어간다. 이 단계는 그 기간이 분명하지 않으며 주기적인 평가가 이루어진다.

들에게 생활방식에 대한 균형의 필요성에 대해 교육을 실시하고, 여기에는 스트레스 감소 기술도 포함된다. 노인들은 또한 그들의 건강상태 변화에 순응하기 위하여 교육받아야 한다. 일, 휴식, 놀이의 작업 행동 모델을 사용하여, 보조작업치료사는 침상에서 중재를 제공하면서 에너지 보존 법칙과 일의 단순화 개념을 소개할 수 있다.[15] 이는 노인들에게 심장질환 후에 제한적인 활동을 하며, 적응하는 동안 어느 정도 자조활동을 하고 존엄성을 되찾을 수 있는 능력을 준다. 보조작업치료사는 생리적 반응, 징후, 증상을 주의 깊게 모니터링하고 노인이 느끼는 피로를 적절히 조절하기 위하여 활동을 구조화하고 지속적인 재활을 지지할 수 있다.

에너지 대사당량은 기능적 활동의 한도를 정하도록 돕는다. 에너지 대사당량 한 단위, 휴식 시에 신체에서 소모되는 산소는 분당 약 3.5mL O_2/kg 몸무게와 같다. 이 개념을 활동 수준으로 해석하기 위하여 예를 들어 보면, 침상에서 팔로 몸을 지탱하고 편지를 쓸 때 1.5 에너지 대사당량을 필요로 한다.[9] 대부분의 자기보호 활동은 1.5에서 3.5 에너지 대사당량 사이에서 이루어진다. 그리고 비록 이것이 작은 일인 것처럼 보일지 모르지만, 그것은 물리적으로 어떤 노인들에 대해 도전이 될 수 있다. 어떤 재활 환경에서, 작업치료는 노인이 활동 동안에 혹은 활동을 한 후에 호흡곤란, 심계항진, 또는 협심증의 증상들 없이 가벼운 일(2 METs에게 1.5)을 수행할 수 있을 때까지 심장재활을 하지 않는다. 일단 노인들이 이 수준에 있으면, 그들은 집에 되돌아가는 데 필요한 활동을 시도할 수 있고 독립하여 대부분의 자기보호 활동을 할 수 있다. 1단계 동안에 노인들은 추가적인 장비나 혹은 교육이 필요한지 결정하기 위한 재평가를 받아야 한다. 그렇게 함으로써 집에 되돌아간 다음에도 안전한 기능적 활동과 적절한 심박동수, 심전도(ECG), 혈압 응답을 수행할 수 있다.

2단계

2단계는 흔히 회복 또는 치료 상태로, 즉시 입원을 한 후의 주기를 의미한다.[16] 노인들은 가정건강 또는 외래환자 진료소를 통하여 재활서비스를 받는다. 자기관리 활동을 하는 동안 노인의 기능적 실행은 쉬고 있을 때의 맥박, 일하는 동안의 최대 맥박, 그리고 활동이 일단 종료되고 쉬고 있을 때의 맥박에 대한 회복시간을 측정하여 평가되어야 한다. 노인의 상태는 심박동수, 혈압, 심전도와 주어진 일을 완성하기 전과 후의 호흡곤란 반응을 측정하여 결정한다. 치료방침은 활동 중의 정신사회적인 반응과 에너지 대사당량 수준에 대한 평가결과에 의해 결정된다. 그동안에, 위험요인의 변화와 노인의 건강상태를 확인하기 위해 교육과 훈련을 계속한다.[17]

3단계

노인들이 안전과 적절한 심박동수, 혈압, 심전도 반응과 함께 3.5 에너지 대사당량보다 큰 에너지 대사당량 활동도를 견딜 수 있을 때, 그들은 3단계 재활로 들어갈 준비가 된 것이다. 이 기능 수준에서, 노인들은 2~3개월 동안 심장재활 팀의 케어를 받는 것이 이상적이다. 3단계 프로그램의 목표는 생활방식을 필요한 대로 변화시킬 수 있게끔 노인들을 도우면서 심폐훈련 적응을 이끌어내기 위하여 충분한 수준의 지속성과 세기를 유지하는 것이다.[17] 만약 심장질환 재발의 신호 또는 증상이 분명해지면 심장재활의 3단계는 노인들로 하여금 자기 감시에 대해 더 책임 있고 적당히 재반응하도록 요구한다. 3단계 프로그램에서 노인들은 일반적으로 한 주에 2~3번 외래환자 프로그램에 참석한다. 이 기간은 치료사들을 위해 기능과 실행을 평가하고 활동프로그램의 진행을 촉진하기 위한 기회를 제공한다. 노인들에게 교육과 자기관리에서 성공하고 그들의 새로운 생활방식을 유지하기 위해 필요한 기술을 제공한다. 노인들은 자주 식이요법 변화, 금연, 그리고 물리적 활동 수준 증가를 위한 상담을 한다. 보조작업치료사는 생활방식 변화를 도울 수 있는 위치에 있다. 에너지 보존 법칙의 연속적인 훈련과 기능적 수준 III와 IV에서 노인들에게 보조도구의 사용이 제공될 수 있다. 노인들은 또한 외래환자 진료소에서 직업 복귀나 취미, 관심사를 위해 꾸며진 작업 환경에서 또한 훈련을 받을 수 있다.

에너지 보존 법칙, 일의 단순화, 기타 교육

작업치료를 받는 동안, 노인들은 에너지 보존 법칙, 일의 단순화, 그리고 심장상태 감시에 관한 교육을 받는다.[15] 에너지 보존 법칙은 노인웰빙뿐만 아니라 정해진 임무를 위한 안전관리를 위해서도 중요하다. 심장재활의 급성기 부분에 있어서, 이 요소들은 노인들이 그들의 자기관리에 대한 일상을 설정하도록 허락한다. 에너지 보존 법칙은 기본적 임무 분석으로 시작하는데, 일의 중요한 단계와 수행된 방법을 확인하는 것, 그리고 임무를 수행하는데 필요한 도구 또는 기술을 결정하는 것을 포함한다. 일단 분석이 되면 작업 단순화의 다음 구성 요소가 더해진다. 노인들로 하여금 임상에서 기본적 훈련을 수행하도록 시키는 것은 ADL 에너지 보존 법칙의 한 예이다. 침대 옆 탁자를 이용하여, 에너지 보존 법칙을 위해 팔을 탁자에 지지하고, 노인은 탁자 위 물대야와 물품을 가지고 몸치장(grooming)을 수행할 수 있다(그림 23.1). 만약 그들이 가진 한도 이상으로 심박동수에서 호흡 곤란 또는 증가를 경험하면, 노인들은 일하는 동안에 휴식을 취해야 한다고 교육받을 필요가 있다. 이 과제는 물품의 완벽한 설정을 가지고 단순화할 수 있는데, 몸치장 물품의 모든 뚜껑을 제거하고 가벼운 전기면도기를 준비하는 것을 포함한다. 침대에서 반쯤 기댄 자세로 노인이 수행을 한다면, 이 과제는 1.5 에너지 대사당량을 넘지 않을 수 있다. 치료사들은 에너지 소비(에너지 보존 법칙)를 줄이고 과제를 수행(일의 단순화)하는데 단계를 최소화하기 위한 방법을 정립함과 함께, 다른 일상생활활동 기능도 같은 방법으로 분석하였다. 보조도구의 추가는 추가된 이익일 수 있다(표 23.4)(심혈관질환 노인의 성활동에 대한 정보는 12장 참조).

노인들은 피로를 줄이기 위하여 활동 페이스를 조절하는 것에 대해 교육 받아야 한다. 일-휴식-일 원칙은 노인들에 있어 병에 대한 부인이 문제시 되는 급성기 단계에서 유지(maintain)를 위해 중요하다. 심혈관질환을 부인하고 있는 노인들은 스스로를 과로하게 하거나 괴롭히고 손상된 심장에 무익한 스트레스를 주어 자신이 건강

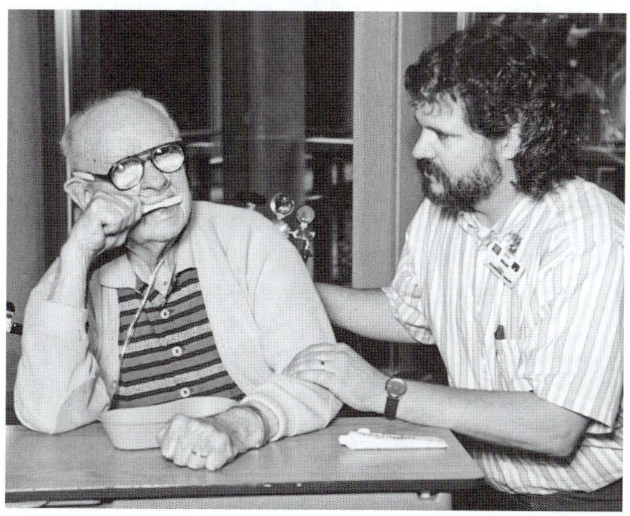

그림 23.1 노인은 팔을 테이블에 기대어 구강위생을 수행할 수 있다.

표 23.4 보조도구와 사용에 대한 근거

항목	근거
긴 손잡이 리처(Long-handle reacher) 긴 손잡이 구둣주걱(Long-handle shoehorn) 양말 신기 보조도구(Sock aid) 고무줄 신발끈(Elastic shoelaces) 긴 손잡이 목욕 스폰지(Long-handle bath sponge)	이런 물건들은 몸통 쪽에서 90° 이상 휘는 것을 방지한다. 이것은 절개에 대한 통증을 줄이기 때문에, 대체동맥수술의 예방책이 될 수 있다. 몸통을 90°까지 구부리는 것을 제한하기 위해 횡격막의 완전한 폄으로 호흡을 용이하게 한다.
목욕 벤치(Bath bench)	환자가 목욕하는 동안 앉아 있도록 해 준다.
높은 의자(High stool)	환자가 음식 준비나 다리미질과 같은 집안일을 하는 동안 앉아 있도록 해준다.

하다는 것을 증명하기를 원할지도 모른다.

다양한 환경에서의 심혈관질환 노인 중재

이 장은 심혈관질환이 주요 진단일 때의 심장재활에 주목하고 있다. 그러나 보조작업치료사는 많은 만성질환과 마찬가지로 가정간호, 외래 클리닉과 같은 환경에서 심혈관질환이 있는 노인들을 마주하게 된다. 급성 심혈관질환이 있는 노인들은 결국 다른 재활환경에서 심장재활로 점차적으로 전이될 수 있다. 이 환경에서, 정식으로 심장재활 훈련을 하지 않았던 보조작업치료사는 치료접근과 예방에 대해 알아야 한다. 그리고 심혈관질환이 있는 노인들은 일의 단순화와 에너지 보존 법칙에 관해 교육받아야 한다. 최적의 접근은 의미 있는 작업을 수행하는 동안 일의 단순화와 에너지 보존 법칙을 설명하는 것이다.

심장질환이 있는 모든 노인에 대한 주요한 권고사항으로는 활동하고 회복하는 동안의 심박동수, 혈압, 그리고 휴식하는 동안의 호흡비율을 측정하여 활동에 대한 반응을 관리하게 하는 것이다. 심박동수 또는 혈압 또는 그것에서 과도한 증가를 이끌어 내는 것이나 정상적이지 않은 신호나 증상을 이끌어 내는 활동은 수행하지 않거나 적절한 반응이 나오게끔 변경해야 한다. 관상동맥우회로 이식술을 했던 노인들은 자주 들어올리기 제한을 받는다. 의사에 의해 추천은 바뀌고, 외과수술 후 적어도 1개월 동안 4.5kg 이상은 들어 올리지 않는 것을 포함한다. 또한 혈관성형술과 부목과 같은 넙다리 동맥의 카테터 삽입을 포함한 절차를 가지고 있었던 노인들에 대해서도 들어올리기 지침(lifting precautions)을 추천할 수 있다. 노인의 주치의에 의해 결정된 들어올리기 지침은 노인의 생활방식과 물리적 상태 그리고 수행한 절차를 기반으로 한다.[9]

심장기능 장애가 있는 노인들이 일을 할 때 어떤 환경에서도 고통의 신호를 인식하는 것은 필수적이다. 주요한 신호와 증상은 가슴 통증, 숨가쁨, 청색증, 발한, 피로, 약함, 혼란이다. 심장 기능 장애가 있는 노인들은 자주 가슴이 타는 느낌이나 흉부압박 또는 상위 말단, 턱, 목 통증을 호소한다. 이 증상은 울혈성 심부전, 심장부정맥, 심근경색증 또는 협심증의 기록이 있는 노인들에게 일어날 수 있다.[18] 만약 노인들이 이러한 증상을 표시하거나 보고한다면, 보조작업치료사는 그들의 혈압, 심박동수, 심전도 등 의학적 상태 변화에 대한 문서를 관리해야 한다. 이상한 징후 또는 증상은 작업치료사를 비롯한 다른 건강관리 전문가들과 논의해야 한다.

또 하나의 중요한 영역은 심혈관질환 또는 혈압 문제가 있는 노인이 받고 있는 약물치료법 유형이다. 항응고제는 일반적으로 고혈압, 뇌혈관사고, 엉덩관절 또는 무릎관절 전치환술을 한 적이 있는 노인들을 위해 사용한다. 니트로글리세린은 협심증 노인들에게 공통적으로 사용하는 약물이다. 표 23.5는 일반적인 약물치료법을 설명하고 있다. 노인에 대한 약물치료법과 부작용에 대한 지식은 모든 치료사에게 중요하다. 그러나 특히 가정이나 요양시설에서 치료 서비스를 수행하고 있는 사람들에게 더 중요하다.

표 23.5 일반적인 약물치료와 잠재적인 부작용의 예시

상태	약물치료의 범주(예시)	부작용
협심증	• 질산염(니트로글리세린, 이질산염) • 베타 수용체 차단약(알피아테놀올정, 프로프라놀롤) • 칼슘 채널 차단제(베라파밀, 딜티아젬)	• 두통, 기립성 저혈압, 현기증 • 서맥, 우울증, 피로 • 말초 부종
심장마비	• 심장 글라이코사이드(디기탈리스, 디곡신) • 이뇨제(푸르세마이드) • 응고 방지제(에날라프린, 캅토프릴)	• 심장마비, 위장의 고통, 중추신경 장애 • 전해질장애, 용적 고갈 • 피부 발진
고혈압	• 베타차단제(아테놀올, 메토프롤롤) • 이뇨제(하이드로클로로타이아자이드) • 칼슘 채널 차단제(베라파밀, 딜티아젬) • 응고 방지제(에날라프릴) • 알파차단제(프라조신) • 중심적으로 행동하는 교감 신경계 길항제(클로니딘) • 확장제(혈관 확장 신경약: 히드랄라진)	• 서맥, 우울증, 피로 • 용적 고갈, 전해물 불균형 • 말단 부종 • 피부 발진 • 역류, 빈맥, 기립성 저혈압 • 입 건조증, 현기증, 졸음 • 역류, 빈맥, 현기증, 기립성 저혈압, 쇠약, 두통
(심전도의) 율동 부정	• 나트륨통로차단제(퀴니딘, 리도카인) • 베타차단제 • 세포 재분극을 연장하는 약(아밀달로네) • 칼슘 채널 차단제(베라파밀)	• 심장 리듬 장애 • 서맥 • 폐중독, 간 손상 • 서맥, 현기증, 두통
급성 심근경색	• 진통 마취제(모르핀) • 혈소판 집적 방지제(아스피린) • 혈전 용해제(스트렙토키나아제, 조직 플라스미노겐 활성자)	• 진정작용, 호흡저하, 위장의 고통 • 위장의 고통 • 과다출혈

사례연구

79세인 Adelle은 관상동맥우회로 이식수술 후에 급성기 병원에서 작업치료를 받았다. 그녀의 의학적 과거력으로는 제 2형 당뇨병, 고혈압, 말초혈관질환, 철 결핍 빈혈증 등이 있다. 그녀의 작업 과거력에 따르면 토마토를 키우는 것을 좋아하고, 교회에서 전화를 받고 새 신자에게 환영의 편지를 보내는 일을 하였다. 그녀는 계단이 있는 3층 집에서 홀로 살고 있다. 약간의 환경수정을 통해 그녀의 침실 옆에 욕조와 샤워가 결합이 된 가정환경을 만들었다. Adelle은 자기 보호하기와 가벼운 집안일, 건강관리, 정원관리를 독립적으로 하고자 했다. 그녀의 아들과 딸은 근처에 살고 약속이나 쇼핑, 사회적인 활동을 위해 차를 운전해 준다. 그녀의 교회 친구들이 매주 방문하여 함께 정원을 관리하고 있다. 그녀의 조카딸은 진공청소기를 돌리고 욕실을 청소해 준다.

보조작업치료사인 Trina는 에너지 보존 법칙 그리고 일의 단순화 기술에 대해 Adelle을 교육하고 있었다. 그들은 침상에서 할 수 있는 자기관리 활동을 연습하였고, 집에 되돌아갔을 때 정원 관리와 간단한 요리를 하는 것에 관해 논의하였다. Trina는 또한 교육자료와 가정 프로그램을 Adelle에게 제공하였다. Adelle은 가정 건강 작업치료를 받게 될 것이고, Trina는 급성기 재활 프로그램에 있어서 Adelle의 진행과 목표에 대해 그녀를 개선시키기 위해 가정건강 작업치료사와 함께 대화할 것이다.

사례연구 질문

1. Adelle의 경우 활동 시 필요한 심박수를 어떻게 결정하는지 서술하시오.
2. 옷을 입는 것에 대하여 Adelle의 지구력은 어떻게 계산해야 하는가? 언제 그것이 증가될 수 있는지를 논의하시오.
3. 그녀의 자기관리와 집안일을 단순화하기 위하여 어떤 도구 또는 장비가 제공될 수 있는가?
4. Adelle이 피해야 할 3가지 활동은 무엇인가? 이 활동은 왜 금기인가?
5. 가정건강 작업치료사에게 보고하기 위해 Trina에게 중요한 것은 무엇인가?
6. 가정건강을 위해 보조작업치료사가 해야 하는 추천은 무엇인가?
7. Adelle의 지원은 그녀의 전반적인 건강에 어떻게 영향을 미치는가?
8. Adelle이 계속해서 작업을 수행하기 위해 중요한 건강관리 기술은 무엇인가?

복습문제

1. 불안이 노인의 작업 능력에 줄 수 있는 큰 충격에 대해 설명하시오.
2. 심혈관질환의 심리사회적 양상을 다루는 데 있어 보조작업치료사의 역할을 설명하시오.
3. 어떻게 최대 심박동수와 활동도 심박동수가 결정되는지 설명하시오.
4. 심혈관질환이 있는 노인들의 평가에 포함된 것이 무엇인지 설명하시오.
5. 왜 인지능력을 평가하는 것이 중요한지 설명하시오.
6. 심혈관질환의 네 가지 기능적 범주를 설명하시오.
7. 심장재활의 네 가지 상태를 설명하시오.
8. 에너지 대사당량이란 무엇이며, 에너지 대사당량 시스템이 어떻게 심장재활에 사용될 수 있는가?
9. 심혈관질환이 있는 노인들에게 에너지 보존 법칙과 일의 단순화가 어떻게 사용되는지 설명하시오.
10. 보조작업치료사는 머리를 감는 동안에 협심증 증상이 나타났다고 보고한 노인들을 위해 무엇을 해야 하는가?
11. 노인들이 하지 쪽 옷을 입는 동안 에너지 보존 방법을 확인하시오.

근거 요약: 심장질환 노인의 기능향상에 있어 스트레스 관리의 효과

Blumenthal J, Sherwood A, Smith P, et al. Enhancing cardiac rehabilitation with stress management training: A randomized, clinical efficacy trial. *Circulation*. 2016;133(14):1341–1350. doi:10.1161/CIRCULATIONAHA.115.018926.

심장재활(CR)은 관상동맥질환 환자를 위한 관리 표준이다. 높은 스트레스가 더 나쁜 건강 결과와 관련이 있다는 상당한 역학 증거에도 불구하고, 스트레스 관리 훈련(SMT)은 CR의 구성요소로 일상적으로 포함되지 않는다. SMT에 의해 강화된 CR은 표준 CR에 비해 스트레스가 크게 감소하고 의료 결과가 크게 개선되었다.

Kadda O, Kotanidou A, Manginas A, et al. Lifestyle intervention and 1-year prognosis of patients following open heart surgery: A randomized clinical trial. *Journal of Clinical Nursing*. 2015;24(11/12):1611–1621. doi:10.1111/jocn.12762.

라이프스타일 상담 중재(다이어트, 금연, 스트레스 관리 및 운동)는 건강 결과를 개선하고 새로운 심장질환의 위험을 줄였다. 환자의 프로파일에 맞게 잘 구성된 심장재활 프로그램은 환자의 결과를 개선할 수 있는 안전하고 비용 효율적인 방법이다.

Mandel S, Hanser S, Ryan L. Effects of a music-assisted relaxation and imagery compact disc recording on health-related outcomes in cardiac rehabilitation. *Music Therapy Perspectives*. 2010; 28(1):11–21. doi:10.1093/mtp/28.1.11

사전 RCT 연구의 확장으로 음악 지원 이완 및 이미지 콤팩트 디스크(MARI CD)가 심장재활을 받고 있는 몇몇의 환자에서 건강 관련 결과에 미치는 영향을 평가했다. 불안, 스트레스, 혈압은 MARI CD 훈련 전후로 측정하였으며, 훈련 후 2주 4개월 후에 후속 측정을 실시하였다. 연구결과는 몇몇 개인을 위해 시간이 지남에 따라서만이 아니라, 듣고 난 후 즉시 MARI CD와 관찰된 변화들 사이의 관계를 암시한다.

Olivo E, Dodson-Lavelle B, Wren A, et al. Feasibility and effectiveness of a brief meditation-based stress management intervention for patients diagnosed with or at risk for coronary heart disease: A pilot study. *Psychology, Health & Medicine.* 2009;14(5):513–523. doi:10.1080/13548500902890087.

최근의 연구들은 명상 기반의 스트레스 감소 프로그램이 다양한 의학적, 심리적 증상을 가진 환자들에게 유용한 중재책이라는 것을 증명했다. 이 예비 연구의 목적은 관상동맥질환(CHD) 환자를 위한 간단한 명상 기반 스트레스 관리(MBSM) 프로그램 구현 가능성에 관한 예비 정보를 수집하는 것이었다. 전체적인 타당성 결과는 참가자의 모집과 유지에 관한 MBSM 중재가 매우 실현 가능하다는 것을 보여 주었다. 간략한 MBSM 프로그램은 환자에 의해 호평을 받았으며 위험에 처한 환자 또는 CHD 진단을 받은 환자를 위한 보조 프로그램으로 성공적으로 사용되었다.

Pluss C, Karlsson M, Wallen N, et al. Effects of an expanded cardiac rehabilitation programme in patients treated for an acute myocardial infarction or a coronary artery by-pass graft operation. *Clinical Rehabilitation*. 2008;22(4):306–318. doi:10.1177/0269215507085379.

환자들은 스트레스 관리, 체력단련 증가, "환자 호텔"에서의 숙박, 요리 수업 또는 일반적인 심장재활을 포함한 확장된 심장재활을 무작위로 받았다. 일반적인 심장재활 치료를 받은 대조군 그룹에 비해 확장된 재활 치료를 받는 환자들 사이에서 생화학적 위험 마커나 운동 성과에 유의미한 이점은 없었다.

참고문헌

1. Centers for Disease Control and Prevention, 2015. Deaths and mortality. Retrieved from http://www.cdc.gov/nchs/fastats/deaths.htm.
2. Federal Interagency Forum on Aging-Related Statistics. Older Americans 2012 Key Indicators of Well-being. Washington, DC: US Government Printing Office; 2012.
3. Schwartz J, Zipes D. Cardiovascular disease in the elderly. In: Mann D, Zipes D, Libby P, et al, eds. Braunwald's Heart Disease: A Textbook of Cardiovascular Medicine. 10th ed. Philadelphia: Elsevier/Saunders; 2015.
4. Jugdutt B, ed. Aging and Heart Failure: Mechanisms and Management. New York: Springer; 2014.
5. Libby P. The vascular biology of atherosclerosis. In: Mann D, Zipes D, Libby P, et al, eds. Braunwald's Heart Disease: A Textbook of Cardiovascular Medicine. 10th ed. Philadelphia: Elsevier/Saunders; 2015.
6. Kemp C, Conte J. The pathophysiology of heart failure. Cardiovasc Pathol. 2012;21(5):365-371.
7. Bennett P. Psychological care of cardiac patients. In: Niebauer, ed. Cardiac Rehabilitation Manual. London: Springer; 2011.
8. Taylor R, Dalal H, Jolly K, et al. Home-based versus centre-based cardiac rehabilitation. Cochrane Database Syst Rev. 2010;(1):CD007130.
9. Huntley N. Cardiac and pulmonary diseases. In: Radomski M, Trombly C, eds. Occupational Therapy for Physical Dysfunction. 7th ed. Baltimore, MD: Lippincott Williams & Wilkins; 2014.
10. Pescatello L, Arena R, Riebe D, et al. ACSM's Guidelines for Exercise Testing and Prescription. 9th ed. Baltimore: Lippincott Williams & Wilkins; 2014.
11. Kotchen T. Hypertensive vascular disease. In: Longo D, Fauci A, Kasper D, et al, eds. Harrison's Principles of Internal Medicine. 18th ed. New York: McGraw-Hill; 2012.
12. Reed K. Quick Reference to Occupational Therapy. 3rd ed. Austin, TX: Pro-Ed; 2013.
13. Ainsworth B, Haskell W, Herrmann S, et al. The Compendium of Physical Activities Tracking Guide. Healthy Lifestyles Research Center, College of Nursing & Health Innovation, Arizona State University. 2011. Retrieved from https://sites.google.com/site/compendiumofphysicalactivities.
14. Adams A, Hubbard M, McCullough-Shock T, et al. Myocardial work during endurance training and resistance training: A daily comparison, from workout session 1 through completion of cardiac rehabilitation. Bayl Univ Med Cent. 2010;23(2):126-129.
15. LaPier T, Wintz G, Holmes W, et al. Analysis of activities of daily living performance in patients recovering from coronary artery bypass surgery. Phys Occup Ther Geriatr. 2008;27(1):16-35.
16. Pinto B, Goldstein M, Papandonatos G, et al. Maintenance of exercise after phase II cardiac rehabilitation: A randomized controlled trial. Am J Prev Med. 2011;41(3):274-283.
17. Wu S, Lin Y, Chen C, et al. Cardiac rehabilitation vs. home exercise after coronary artery bypass graft surgery: A comparison of heart rate recovery. Am J Phys Med Rehabil. 2006;85(9):711-717.
18. Silverstein A, Silverstein V, Nunn L. Heart Disease. Minneapolis, MN: Twenty-First Century; 2006.

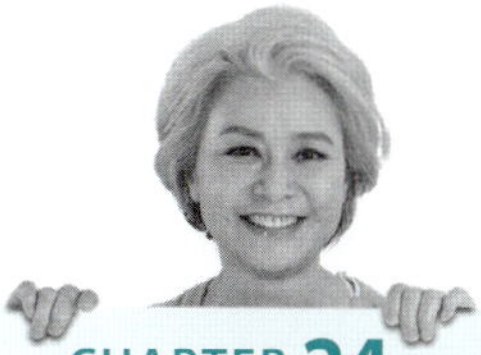

CHAPTER 24

폐질환 노인의 작업치료

Working with Elders Who Have Pulmonary Conditions

ANGELA M. PERALTA, SHERRELL POWELL, AND SUE BYERS-CONNON
(PREVIOUS CONTRIBUTIONS FROM DAVID PLUTSCHACK)

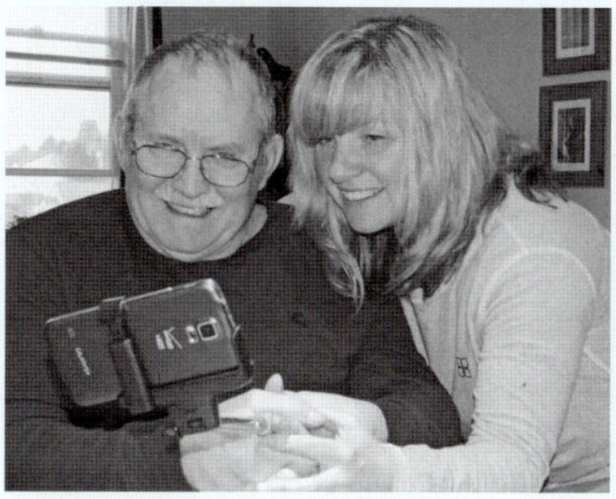

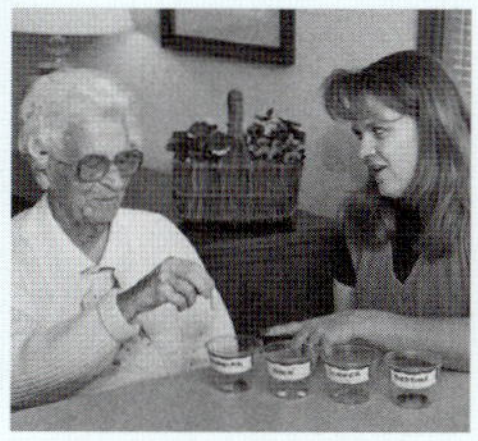

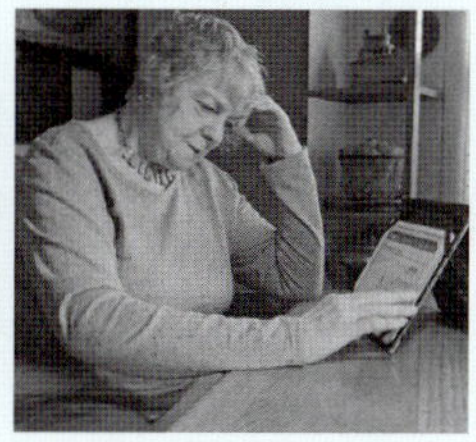

핵심용어

만성폐쇄성폐질환 Chronic obstructive pulmonary disease
폐기종 Chronic pulmonary emphysema
만성기관지염 Chronic bronchitis
기관지확장증 Bronchiectasis
에너지 보존 Energy conservation
일의 단순화 Work simplification

학습목표

1. 만성폐쇄성폐질환을 정의한다.
2. 만성폐쇄성폐질환의 일반적인 증상을 확인한다.
3. 노인들에게 미치는 만성폐쇄성폐질환의 심리사회적 효과를 확인한다.
4. 만성폐쇄성폐질환 노인의 성적 기능에 영향을 미치는 조건을 열거한다.
5. 만성폐쇄성폐질환 노인의 평가와 중재를 설명한다.

Jennifer는 뉴욕 브롱크스 남쪽 지역의 큰 재활병원에서 일하고 있는 보조작업치료사이다. 그녀의 클라이언트들은 대부분 사회경제적 지위가 낮다. 그들의 다수는 공장 노동자와 육체 노동자들이다. Jennifer는 이차적인 진단으로 만성폐쇄성폐질환(chronic obstructive pulmonary disease, COPD)이 있는 노인들의 작업치료 의뢰 수가 크게 증가한 것에 주목하였다. 이 노인들은 만성폐쇄성폐질환으로 쇠약해졌기 때문에 ADL을 수행하는 것이 어려운 것으로 판단되었다. 그들의 사회적 기록을 재검토한 Jennifer는 대다수의 노인이 일터에서 여러 가지 화학물질을 사용했으며, 심한 흡연자들이었다는 것을 발견했다. 이 노인들이 다루어야 할 주요한 문제에는 자기관리 활동에 참여하기 어려움, 줄어든 인내력 수준, 만성피로, 여가활동에 참여할 수 없음이 포함된다. 많은 만성폐쇄성폐질환 노인들은 숨가쁨으로 인해 숨을 제대로 쉴 수 없다는 두려움을 호소하였다.

일반적으로 만성폐쇄성폐질환은 양로원의 노인 거주자들에게서 다른 호흡기 질환과 함께 이차 진단으로 나타난다. 치료 환경에 상관없이, 만성폐쇄성폐질환 노인 또는 다른 호흡기 장애를 가진 노인과 일하는 보조작업치료사는 병의 원인, 증상 그리고 이 병에 대한 작업치료를 잘 알고 있어야 한다. 폐질환 혹은 호흡기 계통 기능과 관련된 문제를 가진 노인들과 일할 때, 삶의 모든 영역에서 『작업치료 실행체계 3판』을[1] 참조해야 한다.

만성폐쇄성폐질환

만성폐쇄성폐질환은 만성폐기종, 만성기관지염이 포함되는 일반적인 질병이다. 심각한 만성천식을 만성폐쇄성폐질환에 포함할지에 관해서는 아직 논란이 있다. 일반적으로 연구에서는 만성폐쇄성폐질환과 천식 사이에 병리학적인 차이점이 존재한다고 보고되고 있다. 하지만 심각한 만성천식의 증상이 있는 사람은 만성폐쇄성폐질환 증상과 유사하므로, 이 장에는 천식에 대한 내용을 포함하였다.[2,3] 만성폐쇄성폐질환은 상지나 하지에 더 영향을 주고 기침, 가래, 쌕쌕거림 그리고 호흡곤란의 특성이 나타나게 된다. 이 증상은 처음에는 운동하고 있을 때 나타나고 나중에는 노인이 휴식하고 있을 때도 나타난다. 천식은 여러 가지 자극에 의한 기관지의 과민반응, 기관지 수축의 결과, 점막의 염증 그리고 분비물 증가로 특징지어진다. 만성폐쇄성폐질환은 기류장애에 관련이 되는데, 기도 과다반응에 의해 동반될 수도 있고 일부는 그 반대일 수도 있다.[4–6] 만성폐쇄성폐질환의 임상적 증상은 병의 심각성과 지속성에 따라 다양하다.

만성기관지염

만성기관지염은 2년 기간에 적어도 3개월에서 1년 동안 만성적 습성 기침과 가래가 나타나는 질환을 말한다.[4] 만성기관지염의 증상 중 하나는 감염과 같은 다른 원인이 발견되지 않았음에도 기도에서 점액이 과다분비되는 것이다.[2,6,7] 만성기관지염에 걸린 사람의 침은 회색에 가까운 짙은 노란색이다. 깊은 습성 기침은 이 병의 중요한 증상이다. 다른 증상으로는 쌕쌕거림, 숨가쁨, 약간 높아진 체온 그리고 기침에 의해서 악화된 가슴 위쪽 통증이 포함된다.

환자에게 여러 해 동안 미약한 형태의 만성기관지염이 있었을지도 모른다. 약한 만성기관지염에 걸린 사람들은 밤에는 그렇지 않다가 아침에만 가벼운 기침을 할 수도 있다. 이 기침은 환자가 급성상기도관 감염에 걸린 경우 악화될 가능성이 있다. 상태가 진행됨에 따라, 폐쇄 증상과 천식 증상이 호흡곤란과 함께 나타난다. 가슴 확장이 감소하고, 건성 수포음(끓는 소리)과 쌕쌕거림이 들린다.[8]

기관지확장증(기관지의 영구적인 팽창)은 기관지염 중에서 가장 일반적인 합병증이다. 기관지확장증은 자주 세기관지확장증(세기관지의 팽창)과 연관된다. 그와 같이 확장은 기도 내부의 지속적인 염증의 결과로 일어난다. 확장된 기관지와 세기관지는 농즙성 점액 물질로 가득 차 기침으로 깨끗해질 수 없게 된다. 감염은 그 다음으로 인접한 허파꽈리에 퍼지고, 이후 폐렴이 발병하는 사례가 일반적이다. 곤봉형 손가락(clubbing, 곤봉지; 손톱이나 손가락의 끝이 부풀어 오른 것처럼 보이는 증상)이 이 질환이 있는 노인들에게 자주 나타난다.[9]

만성폐기종

폐기종은 영구적인 말단 종말세기관지 공기 공간에 의해 특징지어진 만성 조건이다. 폐기종은 폐포 벽의 파괴를 수반하고, 허파의 탄성을 잃게 하여 기도를 줄이게 된다.[2,10] 이렇게 기도가 줄어듦으로 인해 호흡곤란이 초래된다. 폐기종이 있는 노인들은 그들이 호흡을 할 수 있게 하는 기관지 폐색이나 염증이 없다.[8,11] 폐에 갇힌 일산화탄소를 내쉬지 못하면 가슴이 지나치게 부풀어 오르게 되는데, 이를 종형흉곽(barrel chest)이라고 한다.[12] 노인은 숨을 쉬는 동안에 보조 호흡 근육을 사용하도록 안정적인 물체를 붙들고 있는 동안에 앞으로 숙이고 있어야 한다. 이 노인들은 과호흡을 통해 혈액에 산소를 보내주게 하는데, 그것은 청색증과 무산소증을 막는다.[10]

천식

천식은 여러 가지 자극에 대해 증가된 기관과 기관의 응답으로 특징지어진 역기도 질환으로 정의된다. 천식은 넓게 진행된 기도협착으로 나타나는데 자연발생적으로 또는 치료의 결과로 증상 변화가 일어난다. 급성 발병 동안에, 뚜렷한 쌕쌕거림이 숨을 들이 내쉬기의 어려움, 호흡 곤란, 빠른 호흡으로 인해 나타나고, 그리고 가슴 답답함 또한 나타날 수 있다. 천식을 경험한 노인은 또한 많은 땀을 흘릴 수 있다.[4,13]

만성폐쇄성폐질환의 심리사회적 영향

만성폐쇄성폐질환 노인들의 재활은 의학적 관리(medical management)와 만성적 상태로 인해 쇠약해지는 것에 대한 도움을 포함한다. 다른 만성질환과 마찬가지로 노인들은 각각 다른 방식으로 질환에 적응한다. 어떤 노인들은 떨어지는 에너지 수준과 만성폐쇄성폐질환의 증상을 받아들이고 적응한다. 그러나 다른 노인들에게는 만성폐쇄성폐질환의 증상에 대처하는 것이 좌절과 침체를 불러올 수 있다. 더군다나 만성폐쇄성폐질환이 있는 노인들에게는 배우자나 가까운 친구의 사망, 사회적 위치 변화, 재정 상태 악화, 생산성 감소, 가족 지원 부족, 무능력함 그리고 일반적인 신체기능의 상실 같은 추가적인 스트레스 요소도 많다.[10,14]

만성폐쇄성폐질환으로 인한 약화와 피로는 높은 수준의 삶을 누리는 것을 포함하여 생활 상황의 변화를 요구할 것이다. 모든 변화에는 정서적인 적응이 필요하다. 만성폐쇄성폐질환이 있는 노인들은 공기가 깨끗해서 더 잘 숨 쉴 수 있는 다른 환경에서 살기를 원한다. 그러나 그들은 사회적인 지원망이 여의치 않거나 그것이 문제에 대한 해답이 아니라는 것을 알 수도 있다. 격리감은 걱정을 증가시키거나 우울증을 가져올 수 있다.

재정 감소에 관련된 추가적인 문제가 노인들에게 일어날 수도 있다. 많은 노인들에게 수입의 주요한 원천은 사회보장연금이다. 그러나 이것만으로는 필요한 약물치료법 또는 가정건강서비스 비용을 지불하기에 충분치 않을 것이다. 이 상황은 메디케어에 가입된 만성폐쇄성폐질환 노인들의 불만을 야기할 수 있는데, 왜냐하면 기능적 상태에 변화가 있지 않은 한 재활치료에 대한 보험 급여가 거부될 수 있기 때문이다.

그리고 만약 그들이 이전 여러 해 동안 즐거움을 제공받았던 활동에 종사할 수 없게 되면, 만성폐쇄성폐질환이 있는 노인들은 상실감을 느낄 수 있다. 감소된 에너지 수준, 숨가쁨, 기침 그리고 가래 때문에 강요되는 사회적 고립은 우울증을 유발할 수 있다. 육체적 활동은 숨가쁨을 야기할 수 있어 작업에 참여하는 것을 두려워하게 될지도 모른다. 이것은 두려움의 악순환을 초래할 수 있고 궁극적으로 산소가 더욱 부족해질 수 있다. 만성폐쇄성폐질환이 있는 노인들은 때때로 ADL 능력의 쇠퇴로 인한 좌절을 경험한다. 이때 다른 노인들은 감소된 시야나 다른 신체계통의 일반적인 쇠퇴와 같은 기타 만성적인 문제를 가지고 있을 수 있다. 이 모든 스트레스 요인은 근심과 우울증의 원인이 될 수 있다.

만성폐쇄성폐질환이 있는 어떤 노인들은 정서상태가 긍정적이든 부정적이든 그것이 호흡기 계통에 직접적인 영향을 미친다는 사실을 깨닫는다. 그로 인해 감정의 어떠한 형태를 표현하는 것의 두려움은 현실이 된다. 이 상황은 고립을 더욱더 심화시킬 수 있다. 이러한 노인들은 "만약 나의 감정을 표현할 수 없다면 나는 혼자 있을 거야."라고 자신의 행위를 합리화할지도 모른다. 이렇게 되면 다른 사람에게 오해를 받거나, 소원해지거나, 심지어 적의를 느낄 수도 있고, 그것에 의하여 더 고립될 수 있다.

성적 기능

만성폐쇄성폐질환이 있는 노인들은 얼마간 성적 기능의 상실을 경험할 수 있다.[1] 성적 기능에 영향을 주는 요소는 숨가쁨, 인내력 수준 감소 그리고 욕구 부족이다. 자아개념의 변화도 성적으로 영향을 줄 수 있다. 어떤 남성은 아마도 실패의 두려움 때문에 발기 유지에 어려움이 있을 수 있다. 그러나 발기부전은 약물치료법의 부작용을 포함하여 많은 원인의 결과일 수 있다. 그러므로 발기부전이 있는 노인은 의사와 상담해야 한다. 숨가쁨으로 인한 성적 실패의 두려움은 성적 비활동성의 가장 큰 원인 중 하나이다. 성활동에 관여하는 것은 호흡 증가를 포함한다. 질식에 대한 공포가 있거나 호흡의 깊이를 증가시킬 수 없는 많은 노인은 성활동 능력을 억제한다.[15,16] 보조작업치료사는 치료하는 동안 이러한 관심사에 대하여 논의할 수 있는 분위기를 만듦으로써 노인의 성에 대한 관심을 어느 정도 회복시킬 수 있다. 그들이 가장 충분히 휴식하고 있을 때 성교를 하도록 노인들을 격려하는 것과 같은 에너지 보존 제안을 제공하는 것이 유리할 수도 있다(노인들과 성적 관계를 의논하기 위한 방법은 12장 참조).

작업치료 평가와 중재

보조작업치료사는 만성폐쇄성폐질환이 있는 노인의 평가에 도움을 주고 계획한 중재를 실행하기 위해 작업치료사와 공동으로 일할 수 있다. ADL 기능과 생산적인 레저활동은 관심을 가지는 중요한 영역이다.[1] 만성폐쇄성폐질환을 가진 100명을 대상으로 연구했는데, 호흡곤란, 피로, 구강건조증(xerostomia), 기침, 불안은 가장 일반적으로 보고되는 증상이었다.[17] 만성폐쇄성폐질환 증상을 가진 노인은 일상생활 및 레저활동을 할 때 호흡곤란과 피로로 인해 무력감을 경험할 것이다. 이러한 증상은 만성질환에 따른 근심, 우울증과 함께 비활동성의 악순환을 초래한다. 비활동성으로 인한 상태 악화와 근육 약화로 노인들은 점차적으로 집과 공동체에서 ADL 기능을 수행하기가 어려워진다.[14,18]

작업치료사와 보조작업치료사는 만성폐쇄성폐질환의 영향을 평가할 때 대상자 요소를 고려한다.[1] 감각기관 인식과 같은 대상자 요소는 촉각 손상을 진단하기 위하여 평가되어야 한다. 지각적 기술(perceptual skills)은 호흡곤란 증상 중 특히 어지러움을 호소하는 노인의 반응을 결정하기 위해 평가된다. 신경근육 구성요소는 신체적 인내력과 지구력, 숨가쁨, 근력, 관절운동범위, 자세를 결정하기 위하여 평가된다. 인지는 질환에 수반되는 문제에 대한 노인의 지식을 결정하기 위하여 평가한다. 추가로 노인의 판단력, 문제를 푸는 기술, 학습을 일반화할 수 있는 능력 그리고 위험 인식 능력이 평가된다. 심리사회적 능력은 노인의 심리적, 사회적, 자기관리 능력을 결정하기 위해 평가된다. 만성폐쇄성폐질환이 있는 노인들은 희망 없음, 불안, 우울증, 사회적인 활동으로부터의 격리 그리고 배우자 또는 간병인에 대한 의존 등을 경험할 수 있다.[19,20] 이 영역의 모든 손상은 노인의 자기관리, 일, 여가활동에 영향을 미친다.

보조작업치료사는 치료에 필요한 특정한 예방책을 알고 있어야 한다(박스 24.1). 노인의 숨 쉬는 능력에 영향을 미칠 수 있는 환경 자극물뿐만 아니라 천식과 같은 만성폐쇄성폐질환을 시사하는 숨가쁨을 비롯한 여러 가지 증상을 알고 있는 것이 중요하다. 이 자극물은 흡연, 목공활동을 할 때 나오는 먼지 그리고 구리 연장을 사용하는 작업과 같은 활동으로 인해 발생하는 연기를 포함할 수 있다. 다른 자극물의 예로는 활석 가루, 향료, 진료소의 나쁜 공기가 있다.

박스 24.1 안전 관련 고려사항

- 만성폐쇄성폐질환이 있는 사람에게는 근육 약화, 상해와 낙상의 위험이 있다. 그러므로 중재를 할 동안 주의 깊게 관찰하고 안전성을 생각해야 한다.
- 힘이 많이 드는 활동과 지나친 노력은 천식이나 만성폐쇄성폐질환 노인에게 위협이 된다. 메스꺼움, 현기증, 피로, 호흡곤란, 혹은 가슴통증을 유발하는 활동을 중단한다.
- 운동과 활동을 하는 것은 호흡곤란, 피로 그리고 천명(쌕쌕거림) 같은 천식과 만성폐쇄성폐질환을 악화시킬 수 있다. 보조작업치료사는 이러한 증상을 인식하고 환자에 따라 모니터해야 한다. 천식 발작은 삶을 위협하기 쉬우며, 이들 환자를 대할 때는 반드시 예방책을 가지고 있어야 한다.
- 노인에게 있어 환경에 대한 노력을 인식해야 한다. 담배, 공해 물질, 먼지 그리고 다른 환경적 자극물은 만성폐쇄성폐질환과 천식 증상을 촉발할 수 있다.

작업치료는 저항할 수 있는 활동을 통하여 강도와 인내를 향상시켜 기능적 활동에 있어서 독립성을 증가시키는 쪽으로 준비된다(박스 24.2). 심혈관질환이 있는 노인을 위한 에너지 대사당량(METs)과 같은 재조정 프로그램은 종종 만성폐쇄성폐질환 환자들에게도 사용한다[14,18,21](활동 규정을 안내하는 에너지 대사량 사용은 23장 참조). 낮은 강도의 운동은 관절에 최소한의 스트레스를 주고, 강도가 높은 활동보다 수행하기 쉽다. 운동 프로그램에는 상체를 중심으로 한 기능 활동이 포함되어야 하며, 호흡 근육의 강도를 높일 수 있도록 설계되어야 한다. 만약 메스꺼움, 현기증, 피로, 숨가쁨, 혹은 가슴 통증이 나타나면 활동을 중지해야 한다.

에너지 보존과 일의 단순화 기술은 피로하여 감염되기 쉬운 노인들에게 사용되어야 한다(그림 24.1). 보조작업치료사는 단순히 교육시트를 그들에게 공급하기보다 노인들에게 이 기술을 시도하게 해야 한다. 에너지 보존과 일의 단순화 기술은 활동 사이사이에 휴식하기, 앉을 수 있을 때마다 앉기, 단계 줄이기 또는 제거하기, 잡

박스 24.2 폐질환 노인을 위한 중재지침

- 중재 계획을 세우기 위해 노인과 작업치료사가 협동하는 것은 개인에게 도움이 된다. 중재는 일상활동에서 노인의 독립성을 증가시키는 데 중점을 두고 있다. 대상자의 기능 수준을 고려하여 중재 계획을 세워야 한다.
- 에너지 보존과 일의 단순화 기술을 사용하여 ADL 과제를 재교육시킨다. 노인은 그들의 기술을 설명한다. 노인은 ADL 과제 중 휴식이 필요할 것이다. ADL 과제를 성공적으로 완수하기 위해 노인은 환경적 수정과 적응 장비를 사용할 수 있다.
- 강화(strengthening)와 운동을 통한 재활은 만성폐쇄성폐질환 노인에게 필수적이다. 에너지 대사당량 프로그램(METs)은 노인에게 가치 있는 재조정 프로그램이다. 만성폐쇄성폐질환자는 의미 있는 작업을 시작하는 활동으로 충격이 적은 운동을 사용할 수 있다.
- 호흡기술의 2가지 효과를 노인에게 설명하고 교육하는 방법이 이 장에 나와 있다. 입술 오므리기(pursed-lip) 호흡과 가로막(diaphragmatic) 호흡이다. 만성폐쇄성폐질환과 관계된 심리사회적 이슈를 재인식한다.

아당기기보다는 밀기, 활동을 시작하기 전에 분석하기를 포함해야 한다. 또한 불필요한 이동을 피하기 위하여 ADL 기능에 관련된 모든 물품을 접근하기 쉬운 범위 내

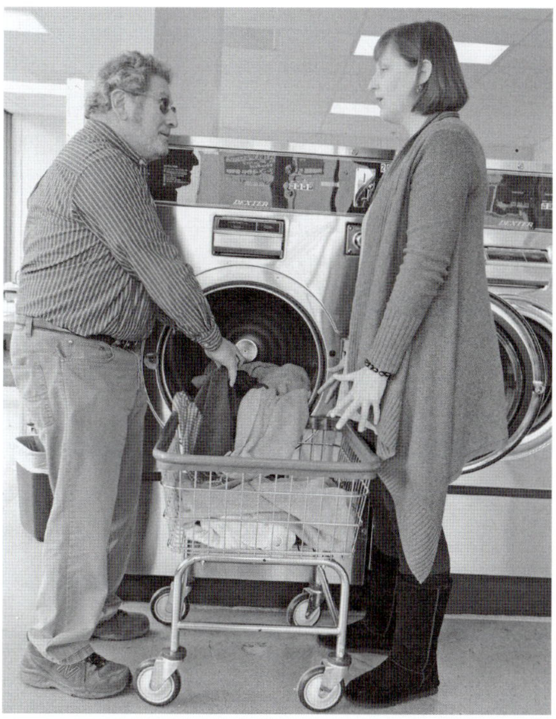

그림 24.1 보조작업치료사는 노인이 세탁업무를 할 때 에너지 보존 법칙과 일의 단순화 기술을 연습하는 것을 관찰한다.

에 두어야 한다. 시간 관리는 노인이 만성폐쇄성폐질환의 합병증을 피하기 위한 휴식기간을 세울 수 있도록 일상활동을 계획하기 위해 배워야 하는 기술이다. 좋은 시간 관리 기술은 충만하고 활동적인 삶과 몸을 많이 움직이지 않는 정적인 삶 사이에 차이를 만들 수 있다.

노인들은 그들이 더 이상 습관적인 방식으로 일을 수행할 수 없다는 것을 인식했을 때, 문제해결 능력을 발전시켜야 한다. 리처와 같은 보조도구, 무거운 물건을 운반하는 카트 그리고 야외활동을 위한 스쿠터는 기능을 보조할 수 있다. 추가로 보조작업치료사는 사회적인 활동에 참여하도록 노인들을 격려할 수 있다. 스트레스 감소 기술을 가르치는 것은 노인들로 하여금 독립의 감각을 갖도록 격려할 수 있다.

보조작업치료사와 작업치료사 팀은 또한 입술 오므리고 숨쉬기와 가로막 호흡과 같은 호흡 치료 프로그램에서 배운 기술을 강화할 수 있다(그림 24.2). Spencer에 따르면[22] "입술 오므리고 숨 쉬기는 허파 밖으로 공기 흐름을 저항하게 하고 호흡률을 서서히 내리게 한다. 이 기술은 숨가쁨을 피하기 위하여 긴장이 많은 활동에 사용된다. 가로막 호흡은 호흡의 부담을 줄이고 노인이 목적이 있는 활동에 종사하는 것을 가능케 한다."라고 하였다. 만성폐쇄성폐질환이 있는 노인들과 함께 일하는 보조작업치료사는 산소관리에 유능해야 하고, 기침 조절, 호흡 그리고 다른 절차를 보조하는 데 준비되어 있어야 한다.

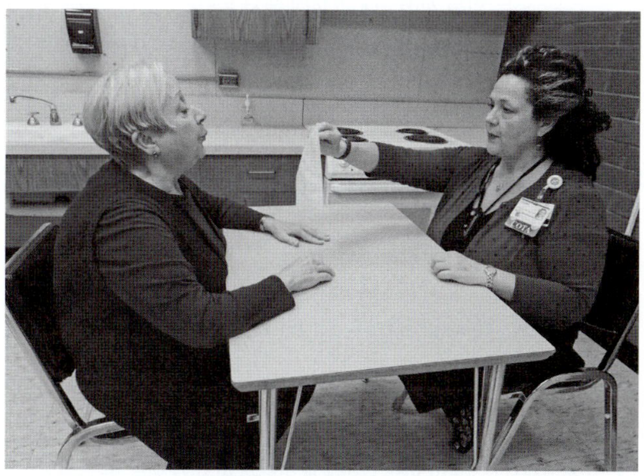

그림 24.2 보조작업치료사는 노인의 활동 시에 입술 오므리고 숨쉬기와 같은 기술을 강화시켜야 한다.

결론

만성폐쇄성폐질환은 노인들에게 일반적인 질환이다. 작업치료사와 보조작업치료사 팀은 이 질병의 중재를 주도하고 있다. 그들은 여러 환경에서 만성폐쇄성폐질환 노인들에게 치료를 제공한다. 작업치료 중재는 자기관리 기술 회복, 매일 걷는 활동 훈련 그리고 신체적 능력의 회복으로 확대되고 있다. 보조작업치료사는 ADL 기능의 수행에서 사용되는 보상기술을 가르치고 보조도구 및 기구의 선택과 사용을 돕는다. 또한 에너지 보존과 일의 단순화, 스트레스 관리 호흡기술을 가르친다. 근본적으로 만성폐쇄성폐질환이 있는 노인들을 위한 작업치료의 목표는 개개인의 상태에 맞게 노인의 독립 수준을 최대가 되도록 하는 데 있다.

사례연구

Rose는 최근에 폐렴 치료를 받은 후에 병원에서 퇴원한 70세 여성노인이다. 그녀는 20년 동안 만성폐쇄성폐질환을 앓았다. Rose는 가장 최근의 입원 이후 건강에 대해 다시 생각해 보게 되었다. Rose는 미망인이 된 지 25년이 되었다. 근처에 아들이 살지만 그는 그녀의 생활에 크게 관여하지 않는다. "내가 무언가를 수리하기 위해 아들을 부르면 그 애는 별로 좋아하지 않아요. 그러나 내 아들과 지내는 것이 즐겁기 때문에 난 아들을 좀 더 자주 보길 원해요."라고 Rose는 말했다.

Rose는 바느질을 즐기며, 집에 정리해 둔 재활용품에서 환경에 대한 그녀의 관심을 알 수 있었다. 그녀는 이전에 의사와의 약속, 쇼핑 그리고 친구들과의 만남을 위해 한 달에 3~4번씩 외출했다. 그녀는 운전을 하지 않았고 이동을 위해 다른 사람들에게 의존해야 했다.

Rose는 입원 전에 ADL과 IADL에서 독립적이었다. 그녀의 1차 진료를 담당한 의사는 퇴원 때 가정 건강관리를 지시했고, 작업치료사는 초기 평가를 하였다. Maritza는 5년 동안 가정 건강 분야에서 일하고 있었던 보조작업치료사이며, 3주 동안 주에 2번 Rose를 돌볼 것이다. 초기에 Rose는 하루 24시간 산소를 착용하고 여러 가지로 제한된 상황에서 어떻게 하면 일상활동을 완벽하게 할 수 있는지에 대해 관심을 가졌다.

Maritza와 Rose는 Rose가 독립적으로 수행하기를 원하는 작업에 대해 상의했고, Rose는 에너지 보존 기술을 이용한 자기 관리 활동부터 시작하는 것에 동의했다. Maritza는 나중에 Rose에게 언급할 에너지 보존에 대한 유인물을 재검토하고 활동기술을 훈련했다. 예를 들어, 그녀는 옷을 입고 벗거나 쉬는 동안 의자에 앉기 위해 욕실에 의자를 갖다 놓는다. Maritza는 입술 오므리고 호흡하기 기술을 사용하는 것을 Rose에게 가르쳤다. Maritza는 Rose의 사진이 그녀의 집에 걸려 있는 것을 보고 그녀가 외모에 대한 자부심을 가진 것을 알았다. 낮은 인내력과 적은 수입 때문에 Rose가 미장원에 갈 수 없었으므로 Maritza는 그녀에게 가발 구매를 제안했고 Rose는 그에 동의했다.

Maritza는 Rose가 밤에 그녀의 침대 옆에서 사용할 수 있는 의자 변기와 욕실에서 쓰는 핸드샤워기, 욕조 의자(tub transfer bench)를 제공했다. Rose가 안전하게 의자로 이동할 수 있도록 샤워실 문은 샤워커튼으로 대체하였다.

Rose는 에너지 보존 기술을 사용한 후로 ADL에서 독립적일 수 있었다. 그녀는 산소 호스를 다루는 동안에 안전하게 그녀의 집까지 갈 방법을 생각해 봤다. 그녀는 음식을 준비하기가 어려워져서 치료에서 그 부분을 다루고 싶다는 바람을 말했다. Maritza는 평가를 실시하였고 그녀가 아직은 요리가 어렵고 요리 과정이 안전하지 않은 것을 발견하였다. Rose는 쉽게 피로해하고, 오븐에 넣어 둔 음식에 대하여 잊어버리고, 음식이 밖에서 부패할 때까지 두었다. 그녀가 영양분이 있는 식사를 하는 것에 흥미를 잃었기 때문에 Maritza는 Rose에게 가정급식배달서비스를 제안하였다.

Rose는 재활용을 계속하는 것에 관심을 표현했다. 재활용 통은 현관 마루에 있었다. Rose가 그것들에 다가가기 어려워하면 Maritza가 문 가까이에 작은 피크닉 테이블을 옮기고, 재활용 통을 그 위에 놓았다. 그리고 쉽게 확인하도록 통에 이름표를 붙였다. 피크닉 테이블은 Rose가 재활용품을 넣기 적절한 높이다. 종종 방문하는 이웃 소년이 매주 단위로 쓰레기를 갖다 버리는 봉사에 지원하였다. Maritza의 목표는 퇴원 시에 Rose가 안전하게 그녀의 역할을 다할 수 있고 대중교통을 이용할 수 있도록 계획해서 그녀가 지역 공예 상점에서 관심 있는 자수 강의를 듣는 모임에 나갈 수 있게 하는 것이다.

사례연구 질문

1. 왜 Maritza는 이동하는 동안 입술 오므리고 숨 쉬기 기술을 Rose에게 가르치는가?
2. 가발을 쓸 때 Rose의 신체적 · 심리적인 이익은 무엇인가?
3. 왜 활동 동안에 에너지 보존 기술을 실행하는 것이 중요한가?
4. 2가지의 다른 활동 동안에 어떻게 Rose가 에너지 보존을 사용할 수 있었는지 설명하시오.

복습문제

1. 만성폐쇄성폐질환이 있는 노인에게 영향을 미칠 수 있는 몇 가지 생리학적 요인을 설명하시오.
2. 만성폐쇄성폐질환을 가진 노인과 함께 일할 때 주의사항을 설명하시오.
3. 폐질환을 가진 노인들에게 유용할 수 있는 지역사회 자원을 설명하시오.

근거 요약: 만성폐쇄성폐질환 노인의 기능적 독립성 증대에 대한 등급별 활동의 효과

Norweg A, Bose P, Snow G, et al. A pilot study of a pulmonary rehabilitation programme evaluated by four adults with chronic obstructive pulmonary disease. *Occupational Therapy International.* 2008;15(2):114-132. doi:10.1002/oti.251.

본 연구는 작업치료와 물리치료를 결합한 폐재활 프로그램에 대한 참가자들의 인식을 분석하였다. 효과가 있다고 보고된 작업치료 프로그램의 특징은 바이오피드백, 등급화된 활동, 임상의 지원이었다. 참가자들은 호흡 곤란에 대한 더 많은 통제, 정신 건강의 향상과 일상 활동 수행에 대한 자신감, 피로 감소, 신체적으로 더 활동적인 생활 방식 그리고 미래에 대한 희망을 보고했다.

Oh H, Kim S, Kim K. The effects of a respiration rehabilitation program on IADL, satisfaction with leisure, and quality of sleep of patients with chronic obstructive pulmonary disease. *Journal of Physical Therapy Science.* 2016;28 (12):3357. doi:10.1589/jpts.28.3357.

본 연구는 호흡재활 및 에너지절약 프로그램이 만성폐쇄성폐질환 환자의 일상활동, 여가 만족도, 수면의 질에 미치는 영향을 파악하기 위해 진행되었다. 개입 후 모든 결과 측정치(IADL, 여가 만족도, 수면의 질)의 점수가 크게 향상되었다.

참고문헌

1. American Occupational Therapy Association. Occupational therapy practice framework: Domain and process, 3rd ed. Am J Occup Ther. 2014;68:625-683. doi:10.5014/ajot.2014.682006.
2. Global Initiative for Chronic Obstructive Lung Disease. Global strategy for the diagnosis, management, and prevention of chronic obstructive pulmonary disease; 2016. Medical Communications Resources. Retrieved from http://www.goldcopd.org/uploads/users/files/GOLD_Report%20 2016.pdf.
3. Bell MC, Busse WW. The biology of asthma. In: Grippi MA, Elias JA, Fishman JA, et al, eds. Fishman's Pulmonary Diseases and Disorders. 5th ed. New York: McGraw-Hill; 2015:673-686.
4. Patadia MO, Murrill LL, Corey J. Asthma: Symptoms and presentation. Otolaryngol Clin North Am. 2014;47(1):23-32. doi:10.1016/j.otc.2013.10.001.
5. Senior RM, Pierce RA, Atkinson JJ. Chronic obstructive pulmonary disease: Epidemiology, pathophysiology, pathogenesis, and 1-antitrypsin deficiency. In: Grippi MA, Elias JA, Fishman JA, et al, eds. Fishman's Pulmonary Diseases and Disorders. 5th ed. New York: McGraw-Hill; 2015:613-635.
6. Nici L, ZuWallack R, eds. Chronic Obstructive Pulmonary Disease: Co-Morbidities and Systemic Consequences. New York: Springer; 2012.
7. Keith J, Novak P, eds. Mosby's Dictionary of Medicine, Bursing & Health Professions. 9th ed. St. Louis: Mosby; 2013.
8. Weinberger SE, Cockrill BA, Mandel J. Principles of Pulmonary Medicine. 6th ed. Philadelphia: Elsevier; 2014.
9. Damjanov I. Pathology for the Health Professions. 4th ed. Philadelphia: Elsevier Saunders; 2012.
10. Pauwels RA, Buist AS, Calverley PM, et al. Global strategy for the diagnosis, management, and prevention of chronic obstructive pulmonary disease. NHLBI/WHO Global Initiative for Chronic Obstructive Lung Disease (GOLD) workshop summary. Am J Respir Crit Care Med. 2001;163:1256-1276. doi:10.1183/09031936.01.0027401.
11. Reilly JJ, Silverman EK, Shapiro SD. Chronic obstructive pulmonary disease. In: Longo DL, Fauci AS, Kasper DL, et al, eds. Harrison's Principles of Internal Medicine. 18th ed. New York: McGraw-Hill; 2012.
12. Piper T, Lukens R, Dirckx J, et al, eds. Stedman's Medical Dictionary for the Health Professions and Nursing. 7th ed. Philadelphia: Lippincott Williams & Wilkins; 2012.
13. US Department of Health and Human Services (DHHS). Expert panel report 3: Guidelines for the diagnosis and management of asthma; August 28, 2007. (Rep. No. 3). Retrieved from http://www.nhlbi.nih.gov/guidelines/asthma/asthgdln.pdf.
14. Dean E, De Andrade AD. Cardiovascular and pulmonary function. In: Bonder BR, Bello-Haas VD, eds. Functional Performance in Older Adults. Philadelphia: FA Davis; 2009: 85-100.
15. Habraken J, Pols J, Bindels P, et al. The silence of patients with end-stage COPD: A qualitative study. Br J Gen Pract. 2008;58(557):844-849. doi:10.3399/bjgp08X376186.
16. Touhy TA. Intimacy and sexuality. In: Touhy TA, Jett K, eds. Ebersole & Hess' Toward Healthy Aging: Human Needs & Nursing Response. 8th ed. St. Louis: Elsevier; 2012:409-424.
17. Blinderman C, Homel P, Billings A, et al. Symptom distress and quality of life in patients with advanced chronic obstructive pulmonary disease. J Pain Symptom Manage. 2009;38(1):115-123. doi:10.1016/j.jpainsymman.2008.07.006.
18. Bello-Haas VD. Neuromuscular and movement function. In: Bonder BR, Bello-Haas VD, eds. Functional Performance in Older Adults. Philadelphia: FA Davis; 2009:130-176.
19. American Psychiatric Association. Diagnostic and Statistical Manual of Mental Disorders. 5th ed. Washington, DC: American Psychiatric Association; 2013.
20. Giacomini M, DeJean D, Simeonov D, et al. Experiences of living and dying with COPD: A systematic review and synthesis of the qualitative empirical literature. Ont Health Technol Assess Ser. 2012;12(13):1-47.
21. Matthews M. Cardiac and pulmonary disease. In: McHugh Pendleton H, Schultz-Krohn W, eds. Pedretti's Occupational Therapy: Practice Skills for Physical Dysfunction. 7th ed. Philadelphia: Mosby Elsevier; 2013:1194-1214.
22. Roberts SE, Stern M, Schreuder FM, et al. The use of pursed lips breathing in stable chronic obstructive pulmonary disease: A systematic review of the evidence. Physical Therapy Reviews. 2009;14(4):240-246. doi:10.1179/174328809X452908.

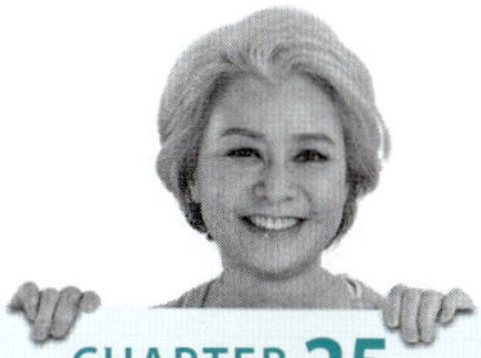

종양 노인의 작업치료

CHAPTER 25

Working with Elders Who Have Oncological Conditions

CHRISTY WALLOCH AND LESLIE BRUNSTETER-WILLIAMS

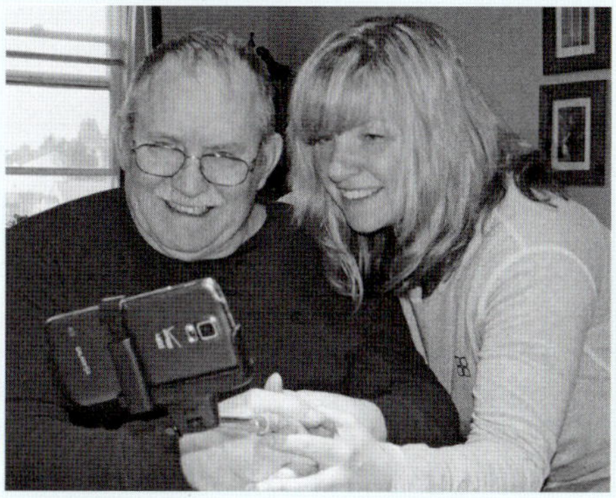

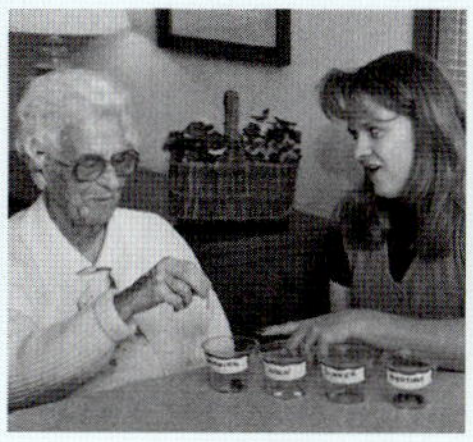

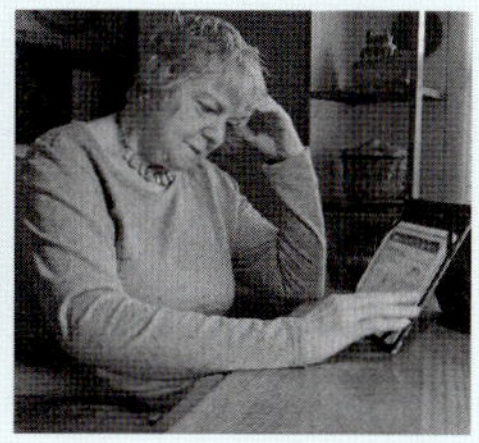

핵심용어

암 Cancer

전이 Metastasis

병적 골절 Pathological fracture

골수억제 Myelosuppression

악액질 Cachexia

피로 Fatigue

존엄치료 Dignity therapy

호스피스 Hospice

말기돌봄 End-of-life care

학습목표

1. 노화와 관련된 4가지 종양을 확인한다.
2. 암과 관련 부작용을 가진 노인들에게 제공되는 암 치료에 관해 논의한다.
3. 암을 가진 노인 환자에게 작업치료의 역할에 대해 설명한다.
4. 암 치료를 받은 노인에게 일반적인 3가지 합병증을 정의하고, 작업치료 중재 과정의 영향에 대해 논의한다.
5. 암이 있는 노인들과 함께 일하는 인증된 보조작업치료사에 의해 사용되는 일상작업에 관한 정형화된 접근을 설명한다.
6. 암 말기 및 호스피스 치료에서 보조작업치료사의 역할에 대해 논의한다.

Alisha는 대도시에 있는 대학의료센터에서 일하는 보조작업치료사이다. 일터에 도착해 부서에서 설명을 들은 후, Alisha는 동료와 함께 환자의 차트를 검토한다. Alisha는 종양학과 완화의료/호스피스 병동에서 순환 근무를 시작한다. 병동으로 향한 그녀는 각각의 병동에 봉사하는 팀 구성원에게 인사한다. 그녀는 노인들의 차트를 검토한다. 그녀의 담당 환자는 종양학과에 있는 5명의 노인과 완화의료/호스피스에 있는 1명의 노인으로 구성되어 있다. 종양학과에 있는 사람들 중, 3명은 현재 암 치료를 받고 있다. 그녀는 화학치료를 받은 사람은 활동에 대해 제한된 인내력을 가지고, 감염에 대해 큰 감수성을 가진다는 것을 배웠다. 그래서 그녀는 중재 전에 이 그룹의 노인들과 함께 특별한 예방조치를 검토하고 다른 팀원들과 협력하여 가능한 한 최고의 중재를 제공하는 한편, 안전하게 노인들의 건강을 보장할 계획이다. 의료기록을 검토한 후, Alisha는 완화의료/호스피스에 있는 노인의 암이 3번째로 재발해 다른 장기로 전이된 사실을 알게 된다. 작업치료 관리자와 협력하여 Alisha는 완화의료/호스피스 팀의 대표를 만나 그녀의 중재적 접근 방식이 팀의 존엄치료 철학과 일치하도록 할 것이다.

노령인구와 암

2015년 미국 인구의 거의 14.9%가 65세 이상이었다.[1] 현재와 같은 인구 증가 속도라면 2030년에는 이 연령대가 미국 인구의 5분의 1로, 다시 말해 총 7,400만 명으로 늘어날 것으로 예측된다.[2] 고령인구가 확대되면서 고령화 과정과 직결되는 질병을 살펴보는 것이 중요하다. 노인의 암 발병률은 다른 연령대보다 높으며, 미국에서 심장병에 이어 2위를 차지하고 있다.[3] 비록 심장질환은 여전히 국가 사망률에서 1위를 차지하고 있지만, 심장질환과 암 사망 사이의 격차가 좁혀지고 있다. 2010년 심장질환과 비교하여 2014년에는 22개 주가 암을 주요 사망 원인으로 보고했다.[4] 의료진들은 암에 걸린 노인들이 직면한 건강 문제와 치료 문제를 인식하고 다루는 데 능숙해져야 한다. 보조작업치료사는 암에 걸린 노인들의 삶의 질 향상에 기여하는 중요한 역할을 한다. 이 장에서는 구체적인 전략과 중재에 대해 이야기할 것이다.

나이는 암이 발병하는 데 아주 유일한 위험한 요소다. 60~69세에서 6명의 남성 중 1명, 그리고 10명의 여성 중 1명에게 암이 발병할 수 있고, 70세 후에는 3명의 남성 중 1명, 4명의 여성 중 1명으로 위험도가 증가한다.[5] 미국 암 학회(American Cancer Society)의 보고에 따르면[5], 2000년에서 2004년까지 97만 건의 새로운 암 진단이 보고되었다. 비록 이것이 암과 관계되는 많은 수의 사람을 반영한 것일지라도, 암 발병률과 사망률에서 현재 국가 동향이 감소되는 것을 언급하는 것이 중요하다.[5-7] 발생 정도의 감소는 진단 선별법의 변화, 진단 기술, 환경적 위험요인의 노출 감소 그리고 금연 같은 결과이기는 하지만,[5-7] 사망률의 감소는 좀 더 효과적인 병 치료가 이들 이슈에 반영한 것이다.[5,6]

일반적인 암의 종류

이 장은 노화와 관련된 4가지 유형의 암, 즉 유방암, 직장암, 폐암, 전립선암에 관해 설명할 것이다. 표 25.1에 이 4가지 암에 대한 5년 생존율과 평균 나이를 기록하였다.[3]

표 25.1 일반적인 암 진단 이후 5년간 상대적 생존율(2015)

발병 위치	5년간 상대적 생존율(2005~2011)	진단받는 평균 나이
모든 부위	68.7%	65
폐/기관지	18.4%	70
결장/직장	66.1%	68
유방	90.7%	61
전립선	99.4%	66

출처: *SEER cancer statistics review 1975 to 2012.* National Cancer Institute; 2015. Retrieved from http://seer.cancer.gov/csr/1975_2012/.

폐암

1950년대 초부터 폐암은 남녀 암 사망의 가장 흔한 원인으로 대장암, 유방암, 췌장암을 합친 것보다 더 많은 사망을 초래하고 있다.[7,8] 미국 국립암연구소의 암통계 데이터(Surveillance Epidemiology and End Results, SEER) 조사에 따르면 2009년부터 2013년까지 폐와 기관지 암 진단 시 중위 연령은 70세였다.[9] 나이가 들수록 폐암 발병 위험이 높아져 65~74세 사이 32.4%로 높다.[9]

폐암의 2가지 주요 범주는 소세포폐암(small cell lung cancer, SCLC)과 비소세포폐암(non-small cell lung cancer, NSCLC)이다. 범주는 식별된 세포의 유형에 따라 정의된다. 두 종류의 소세포폐암은 소세포암(oat cell cancer)과 복합소세포폐암(combined small cell lung cancer, c-SCLC)이다. 복합소세포폐암은 작은 세포와 큰 세포 폐암의 세포 특성을 모두 가지고 있지만 발현과 치료법이 소세포폐암과 유사해 소세포폐암으로 분류된다. 소세포폐암은 암의 두 종류 중 더 공격적이며, 진단 시 여러 장기에서 종종 발견된다. 소세포폐암은 거의 항상 흡연에 의해 발생한다.[8] 비소세포폐암은 전체 폐암의 80~85%를 차지하며 신체의 다른 부위로 전이되는 경향이 있다.[8] 비소세포폐암의 종류는 선암종, 편평세포암, 대세포암종이다.[8]

흡연은 남성과 여성 모두에게 모든 폐암의 주요 원인이다.[7] 폐암 발병률은 여성이 두 범주 모두 높지만, 행동·환경 피폭(예: 비만, 가정 내 라돈, 간접흡연) 등 흡연 이외의 위험인자가 폐암과 더 많이 연관되어 왔다. 라

돈, 석면, 디젤 배기가스, 우라늄을 포함한 직업상 피폭도 폐암을 유발하는 것으로 나타났다.[8]

폐암의 초기 진단에 따라 종양학자는 암이 신체의 다른 부위로 전이되었는지 여부를 결정하는 단계라고 불리는 과정에 따라 예후와 이용 가능한 최선의 치료 과정을 결정한다. 일반적으로 localized(폐 내에서), regional(림프절로 전이), distant(다른 기관으로 전이)와 같이 3가지 수준으로 설명된다.[8] 안타깝게도 폐암 환자는 조기 또는 국소 단계에서 진단되지 않아 5년간 상대적 생존율이 낮다(표 25.1). 조기 진단에서 어려운 점은 점액 생성과 함께 기침과 같은 폐암과 관련된 증상이 병의 진행 단계까지 나타나지 않는다는 점이다. 종종 증상은 알레르기, 폐감염 또는 흡연의 장기적인 영향으로 잘못 가정된다.[8] 현재 생존율을 높일 단계에서 암을 발견하는 데 효과적인 검진 도구는 저선량 컴퓨터단층촬영(LDCT)뿐이다.[8]

치료의 종류는 암의 종류, 암의 단계, 치료 목표에 따라 달라진다. 치료 방법에는 수술, 방사선치료(RT), 화학 치료, 표적 치료, 면역 치료, 보조/완화 치료, 보완 및 대체 폐암 치료 등이 포함된다. 종종 다양한 치료 옵션(예: RT 유무의 화학요법, 수술 및 표적치료 등)이 결합된다.[8,10]

노인의 특정 강점과 약점을 다루는 노인병 진단을 완료하는 것이 보편화되고 있다. 치료 목표를 설정하는 데 있어 노인을 보조하기 위해서는 ADL과 IADL, 인지상태, 사회적 지원체계 등 노인의 체력에 대한 이해가 필수적이다.[10]

유방암

피부암을 제외하고, 유방암은 현재 여성들에게 가장 흔한 암의 종류이며, 미국 여성들에게 암과 관련된 사망의 원인으로서 폐암 다음으로 많다.[11] SEER 조사 데이터베이스는 모든 여성의 유방암 발병률이 약 12%임을 보여 준다.[12] 새로운 유방암 발병률은 변하지 않지만, 사망률은 1.9% 감소했다.[13] 여성이 나이가 들수록 침습적 유방암 발병 위험이 높아진다.[12,14] 유방암 진단의 중위연령은 62세이다.[12] 54세에서 74세 사이의 여성은 새로운 유방암 진단을 받은 사람의 약 48%를 차지한다.[12] 생존율의 차이는 다양한 요인들(예: 덜 공격적인 치료, 최신 치료 기술/프로토콜의 사용 감소, 임상시험에서의 제외, 재정 등)에 기인하거나 노인의 허약함 때문일 수 있다. 치료 목표는 반드시 개별적으로 개발되어야 하며, 취약성의 가정만 가정하지 않기 때문에 이용 가능한 최선의 옵션이 제공된다.[15,16]

유방암 진단을 내릴 때, 종양절제술의 세침흡입조직검사(fine-needle aspiration)를 통해 생체 검사로 유방암의 특수한 유형을 결정된다. 이 시점에 병의 단계와 치료에 관한 결정이 이루어진다. 수술, 방사선치료, 세포독성 화학치료, 호르몬 치료가 잠재적인 부작용과 함께 모든 치료에 선택된다. 호르몬 치료는 많은 고령 유방암 환자가 받는 치료이다. 이것은 에스트로겐 수용체 양성(estrogen-receptor positive, ER-positive)이 있는 종양에 특별히 유익이 있는 것으로 보인다. 이 종양은 에스트로겐의 존재에 의해 성장이 자극되는 것 같다. 일반적으로 유방암을 가진 환자에게 사용되는 내분비(endocrine)나 항여포호르몬(antiestrogen) 약은 타목시펜(tamoxifen, 유방암 치료약)이다. 이 약은 유방암을 가진 고령 여성에서 널리 연구되고 있다. 어떤 연구에서는 이 약으로만 치료받았던 여성의 73%가 완전하게 혹은 부분적으로 반응이 있었다는 연구가 보고되고 있다.[15,16]

전립선암

피부암 외에 전립선암은 현재 70세 이상 남성에서 가장 많이 진단되는 암이지만 전립선에 국한된 종양이 조기 진단되는 경우가 많기 때문에 이 그룹에서 5년 생존율이 높다(표 25.1).[17,18] 2009~2013년 전립선암 진단 당시 중위연령은 66세였다. 미국에는 전립선암에 걸린 남성이 300만 명 가까이 사는 것으로 추산된다.[17] 높은 5년 생존율은 전립선 특이 항원(prostate specific antigen, PSA) 혈액검사의 사용의 결과로 보인다.[18] 전립선암의 위험요소에는 나이, 아프리카계 미국인, 그리고 전립선암이 있는 가족력이 있다.[18] 즉 다이어트, 흡연, 운동, 비만 같은 위험을 줄이면, 남성들의 위험 요소 또한 조정될 수 있고 수정할 수 있다.[18]

전립선암의 치료는 방사선치료, 수술, 호르몬치료(androgen deprivation therapy)와 세포독성 화학적 치료가 포함된다.[18] 모든 치료에는 부작용이 있다. 그리고 각 환자에 맞는 최고 선택안을 결정할 때, 종양학자들은 결정 과정에서 장수를 예상하고 각 환자의 질적인 삶을 고려한다.[18]

대장암

대장암은 현재 미국에서 피부암을 제외하면 남녀 모두에게 3번째로 흔한 암이다.[19] 2009~2013년 진단 당시 중위 연령은 68세였다.[20] 대장암의 생존율은 검사(screening) 기술 향상으로 증가하고 있다.[19] 이 검사절차는 암으로 발전되기 전에 직장 폴립(덩어리)을 제거함으로써 말기 상태로 진행하는 것을 예방하고 사망률을 감소시킨다.[19] 이 암의 생존율과 치료율의 가장 큰 예측 변수는 초기에 암을 발견하는 것이다.[19] 치료될 수 있지만 때때로 결장 조루술로 귀결되는 수술은 일반적 치료 계획의 일부이다.[19] 하지만 노인인구에서 공존이완의 존재는 수술 선택을 방해할 수 있다.[21] 노인환자가 높은 기능을 유지한다고 할지라도 젊은 사람들과 같은 수술로 치료될 수 없고, 노인들은 나이로 인해 공격적인 치료를 받는 데 어려움이 있다는 근거가 증가하고 있다.[21]

보조 화학치료는 단독 혹은 방사선치료와 함께 사용되고, 암이 국소적으로 창자벽에 퍼지거나 림프절로 전이되었을 경우 수술 전후에 사용된다.[19] 나이와 관련된 다른 유형의 암과 마찬가지로, 대장암의 임상 연구에 있어서도 대상자를 65세 이상의 환자로 확대하여 최선의 치료법을 개발하는 것이 중요하다.[21]

대장암의 위험요소에는 고령, 가족력, 염증성 장질환, 대장의 신생종양 등이 있다.[19] 평균적인 위험도를 나타내는 사람에서 이 병의 검사에 구불창자보개검사(sigmoidoscopy)가 포함될 것이다. 여기서 왼쪽에 잘록창자가 보일 것이다. 대변잠혈검사(fecal occult blood test, FOBT)에서, 3개의 연속적인 대변견본에서 피가 검출되었다면 이 병의 초기임을 알 수 있다. 마지막으로 잘록창자보개검사(colonscopy)는 전체 창자를 볼 수 있는 가장 효과적인 검사 도구다. 미국 암 학회는 현재 이 병의 평균 위험도를 가진 50세를 시작하는 사람들에게 10년에 한 번씩 잘록창자보개검사를 추천하고 있다.[19]

암의 전이

암세포가 신체의 다른 장기나 계통까지 확산될 때 전이가 발생한다. 이 확산은 국소 부위일 수 있는데, 주요 종기 부위나 그 주위를 둘러싼 곳이나, 혹은 신체의 다른 곳을 돌아다니며 발생할 수 있다. 이 움직임은 현미경 수준에서 혈관 또는 림프관 계통을 통하여 나타난다. 전이는 일반적으로 유방암이 뼈, 폐 또는 뇌로 가는 것과 폐암이 뇌, 간, 혹은 뼈로 가는 것 그리고 대장암이 간이나 폐로 가는 것으로 나타난다.[22]

폐 전이는 일반적으로 유방암에서 2번째로 보인다. 그러나 발전된 대장암에서도 또한 발견된다.[22] 폐에 암이나 전이가 발생하면, 일상생활과 기능적 움직임 시에 환자의 호흡 용량과 잠재력에 영향을 주어 폐의 기능이 변화될 수 있다.[23] 적응적 접근, 속도 유지 그리고 정확한 몸의 기전을 이용해 환자의 기능적 능력을 최대로 끌어올릴 때, 재활 노력은 효과를 볼 수 있다.

뼈대 전이는 2차적으로 유방, 전립선 그리고 곧창자에서 발생할 수 있다.[23] 체중을 지지하는 뼈가 영향을 받는다면 구조가 약해지고 부서질 가능성이 있는데,[24] 이를 병적 골절(pathological fractures)이라고 한다. 병적 골절은 매우 적은 하중이나 압력으로도 일어날 수 있다.[25] 예를 들어, 만약 노인이 위팔뼈에 전이 손상을 입으면, 쓰레기통을 비우거나 장바구니를 집어 올리는 것과 같은 활동으로도 골절이 일어날 수 있다. 상지 쪽이 골절로 영향을 받게 되면 뼈의 기능과 치료를 위해 고정, 외과적 제거 그리고 방사선치료를 사용할 것이다.[25] 이 기간 동안에 노인은 한 손만 사용할 수 있고 한 손으로만 ADL을 해야 할 수도 있다.

엉덩관절이나 넙다리뼈가 손상을 받게 되면 외과적 수술 혹은 전엉덩관절 대치술이 관절을 온전히 복구하고 엉덩관절에 대한 체중 이동을 재개하기 위해 필수적이다(정형외과적 중재는 22장 참조).[25] 외과적 접근은 엉덩관절 수술에서 사용되는데, 여기에는 엉덩관절 굽힘(flexion), 모음(adduction), 벌림(abduction), 제안된 체중 이동과 같은 움직임에서 수술 후 예방책이 있다. 이는 치료를 위해 반드시 따라야 한다. 그러므로 보조작업치료사의 중재는 엉덩관절 예방책이 필수적인 옷 입기와 목욕하기 같은 하지 활동에서, 수정된 독립성에 도달하기 위해 적응 장비가 필요한 ADL의 지침이 포함되어야 한다. 만약 질병이 척주(spinal column)로 전이되었다면 통증이 ADL 시에 구부리고 뻗는 데 제한을 줄 것이다.[25] 의학적 치료에는 경질막 외 신경 차단(epidural nerve blocks), 방사선치료 혹은 척추의 외과적 안정화가 포함될 것이다.[25] 이 경우 작업치료의 목적은 척추(spine)를 보호하고, 더 많은 손상을 막기 위해 IADL과 ADL에서 정확한 신체 역학을 가르치는 것이다.

뇌 전이는 유방암 말기의 일반적인 합병증이며 때때로 폐암에서도 보인다.[22] 징후는 두통, 메스꺼움, 구토, 정신상태 변화, 경기, 뇌졸중 환자에서 보이는 운동 마비가 있다. 의학적 접근은 방사선치료, 수술, 화학치료 등이다. 균형감각의 결함이나 실조증(ataxia), 상지 혹은 하지의 약화 그리고 손상된 인지가 이들 노인에게서 점차적으로 나타난다. 그리고 작업치료는 낙상 예방 전략과 강화 운동(strengthening exercise)을 통해 ADL에서 한 손 사용, 자기관리 과제 그리고 안전성을 포함해야 한다.[26]

암 치료와 부작용

치료 계획안은 임상적 시행을 우선적으로 고려하여 일관성 있게 만들어야 한다. 하지만 이러한 자료가 항상 노인 인구를 대변하지는 않는다.[27] 만약 실제 연령이 기준으로 사용된다면 암이 있는 고령 환자는 그들의 나이로 인하여 항상 제외된다.[16] 암의 가장 일반적인 진단은 나이와 관련되어 있는데, 이것은 몹시 역설적으로 보이다. 하지만 종양학자와 간호 전문가들이 특정한 유형의 암 치료에 적합한 암 환자를 정확히 구별하고, 노인을 위한 최선의 계획을 결정하기 위해 현장에서 사용하는 평가가 있다. 예를 들어 포괄적 노인평가(Comprehensive Geriatric Assessment, CGA)는 기능, 신체적 수행, 공존이완, 영양, 사회적 지지, 인지 그리고 우울과 같은 영역을 고려한다.[21] 다른 예는 바델지수(Bathel Index, ADL 평가도구)인데, 이는 종종 뇌졸중 환자를 위해 사용하는 관찰도구로 암 환자를 위해서도 사용된다.[28] Karnofsky 수행 상태 척도(Karnofsky Performance Status Scale, 인지기능 평가)는 암 환자의 기능적 능력을 측정하고, 환자의 능력을 평가하는 데 종양학자의 평가가 요구된다.[28] 이들 평가 사용의 단점은 완벽해지는 데 시간적 소모가 크다는 데 있다. 거기에다 암이 있는 노인인구들에게 사용하는 데 모든 평가의 타당도가 적합한 것은 아니다.[28] 이들 도구가 더 많이 사용되면 좀 더 임상적 시도로 인해 노인인구의 포함이 증가될 것이다.

현재 표본이 되는 치료 계획안은 임상적 시도 단계인데, 노인들보다 암 치료에 합병증과 공존이완이 적은 청년인구를 위해 고안되었다. 공존이완은 고혈압, 관절염, 보행 불균형, 만성폐질환, 시각적 · 인지적 · 청각적 결함 등의 형태로 노인인구에 나타난다.[16] 여기에 말초신경 기능, 근육 세기 그리고 근육량의 감소와 같은 정상적인 노화과정으로 신체적 변화가 더해진다.[29] 이들 문제 때문에 계획안을 완성하는 데 환자의 내성이 손상될 수 있고,[29] 더 나아가 계획안을 만들 때 이들 고려사항을 포함하는 것이 필요하다.

수술, 방사선치료 그리고 세포독성 화학치료는 암 치료에 자주 적용된다. 각각의 부작용은 신체의 부분에 따라 손상되고 약 용량이 관리된다. 신체 이미지 변화나 신체 기능의 손실은 수술의 결과이고, 영향력 있는 활동을 수정하거나 채택하는 환자의 능력은 집중력에 중점을 둔다. 방사선치료(RT)는 암 환자의 치료과정에 절반 가까이 적용된다.[30] 방사선치료는 단독으로 시행되거나 수술이나 화학적 치료와 함께 시행된다. 만약 수술 전에 사용된다면, 방사선치료는 수술이 요구된 규모보다 적게 사용될 것이고, 이것은 노인 인구에 도움이 되는 옵션이다. 이것이 고식적 치료(palliative treatment: 환자의 고통을 경감해 주고 생명을 다소 연장시켜 주는 치료) 혹은 암 초기 단계에서 근치적 치료(curative treatment)로써 사용될 수 있다. 이는 말기에 부정적 징후의 조절과 편안함을 높일 것이다.[31] 최근 연구에서 방사선치료는 유용하고 일반적으로 대부분의 노인 환자들에게 내성을 가지고 있다. 그리고 연령은 방사선치료를 가로막는 이유가 될 수 없다.[15] 체계적 화학치료는 앞서 언급한 어떤 암 진단에도 사용할 수 있다.

화학치료를 노인에게 사용하기로 결정할 때, 종양학자들은 삶의 질, 환자의 비용, 잠재적 유독성의 관리 그리고 연령으로 인해 일어날 수 있는 심리학적 변화 같은 요소를 고려해야 한다. 화학치료의 부작용 여부는 사용하는 약물 용량에 달려 있다. 부작용에는 말초신경증, 탈모, 신체 이미지 변화, 피로 그리고 골수억제(백혈구, 적혈구, 혈소판을 생산하는 곳의 결함)가 있다.[32] 표 25.2는 작업치료 중재를 위한 영향과 암 치료 부작용을 설명하고 있다.

암의 심리사회적 측면

노인 환자에 있어 심리사회적 문제는 암 진단을 받고 치료의 초기 단계에 들어갈 때 시작된다. 모든 건강 전문가들은 환자 관리에 포함된 이러한 문제를 인정해야 한다.[33] 미래에 대한 두려움, 우울, 그리고 병에 대한 걱정이 암 진단 이후 자주 나타난다. 암으로 인한 통증에 대한 두려움은 노인 암 환자에게는 흔한 일이 아니나, 말기 암일 경우에는 통증으로 고통스러울 것이다. 참을 수 없는 고통은 활동을 제한하고 조절력의 상실을 가속화시킨다.[34] 통제감(sense of control)은 인간에게 기본적으로 필요

표 25.2 암과 암의 치료에 관련된 합병증

합병증	임상적 징후	작업치료 예상되는 결과
과립 세포 감소증(백혈구 세포의 감소)	감염되기 쉬움	손 잘 씻기, 장비 자주 청소, 반대 분리 상황에서라면 마스크 착용(대상자의 방에서 치료)
혈소판 감소증(혈소판이 감소됨)	쉽게 상처 입고 피를 흘릴 가능성이 있으며 중추신경 혈액 누출	날카로운 물건, 저항력 있는 운동을 피함, 힘이 덜 드는 활동에 참여
빈혈증(적혈구 감소)	쉽게 피곤해지고 호흡이 짧아짐	잦은 휴식, 피로를 감시, 대상자 내구력에 따른 수정한 치료
피로	호흡을 짧게 함. 작업 수행 시 감소된 인내력, 처음 시작한 활동에서 약한 흥미도	모든 활동 시에 속도를 조절하는 기술. 견딜만한 강화 운동 혹은 신체적 활동 단계화
칼슘 과잉혈(혈액 속의 과도한 칼슘, 정상 수치: 8~10.5mg/dL Ca)	혼란, 현기증, 정신 상태 변화, 졸음, 다뇨증, 다갈증	활동을 시작하기 전에 의사와 상담
고칼륨혈증(정상적으로 높은 수치의 칼륨)	약함, 마비, 심전도 변화, 심하면 신장병	치료에 대한 물리적 요구의 감소
공기도 폐색(기관에 종양이 침범하여 위험한 상황을 일으킴)	기침, 호흡 곤란(SOB), 급성 호흡 곤란증	의료진에게 즉각적인 통지
두개압력 증가(두뇌의 일차적인 종양이나 전이성 병변으로 인해)	두통, 시야 흐림, 메스꺼움, 구토, 경기	신체적으로 활동적인 일을 피함, 자세히 보는 것을 요구하는 일을 피함, 치료를 위한 조용한 환경
척수 압박(척수의 종양에 침범하는 상황)	척추 통증, 다리 통증 혹은 약함, 감각 손실, 창자와 방광의 정체	치료를 시작하기 전에 의사와 상담, 저항력 있는 운동을 피함, 대상자의 이동을 자세히 관리, 감각이나 힘에 어떤 변화가 있으면 즉각적인 통지
피부 박리(피부 바깥층의 쇠약)	섬세안표피(fragile epidermis), 피부 위의 개방궤양	치료 기간 동안 피부 표면 보호, 연마제의 접촉을 피함
심장 유독성(심장 배출이나 기능 쇠약)	제한된 심장 혈관 내성, 호흡 곤란, 현기증	내구력을 능가하지 않는 활동 선택, 치료하는 동안 맥박과 혈압을 감시함
말초 신경 장해(상지 또는 하지의 감각 경로 손상)	감각기관의 손상, 협응의 손실, 불안정한 걷기, 하수족	적응 도구, 부목, 보상 기술

한 것이다. 만약 이를 잃어버리면 삶의 질에 부정적인 영향을 줄 것이다. 보조작업치료사는 환자와 신뢰를 쌓고, 그들이 염려, 불안, 분노를 표현하도록 북돋아 주고, 지지적인 반응을 줄 수 있다.

신뢰관계를 발전시킴으로써 보조작업치료사는 치료와 잠재적인 부작용에 대해 적절하게 환자와 가족에게 정보를 제공한다. 왜냐하면 이렇게 함으로써 불안과 두려움을 완화할 수 있기 때문이다.

비록 경제적인 영향이 암 진단을 받을 때 가장 먼저 떠오르는 걱정거리는 아닐지라도, 이것은 많은 노인에게 중요한 문제이다. 수입이 적은 일부 노인들은 의료혜택을 받을 수 있고 비용의 대부분을 부담할 수 있지만, 많은 사람은 적절한 의료보험 혜택을 받지 못한 채 암에 걸려야 하는 사람들, 특히 그 사람이 의료혜택을 받을 나이가 되지 않았다면 더욱 그러하다. 보험이 불충분하면 치료가 지연되거나 접근이 제한될 수 있으며 상당한 재정적 부담이 발생할 수 있다. 애석하게도, 애초에 노인들이 적절한 검진을 받거나, 그들의 삶을 통해 건강관리에 더 잘 접근할 수 있는 일관된 보험혜택을 가지고 있었다면, 암 치료의 필요성이 완전히 예방되거나 더 빠른 단계에서 진단되어 경제적 부담과 어려움을 줄일 수 있었을 것이다. 의사와 노인 사이의 의사소통은 암 치료 비용을 투명하게 할 수 있고, 노인이 금전적인 우려를 공개적으로 논의할 가능성을 높일 수 있다.[35]

암 치료의 부작용은 환자의 신체상이 악화되고 자신감이 낮아진다는 것이다. 화학치료나 뇌 방사선치료 때문에 탈모증이 발생한다면, 환자는 사회적 상황을 회피하는 경향이 있을 것이다. 사회적 회피는 삶에서 수행하는 것을 피하게 하고 어려운 시기에 감정적 지지를 받을 수 있는 기회를 없게 한다. 하지만, 적절한 경제적 여유가 있는 일부 노인들은 가발을 구입하고 싶어할 수도 있다. 여성은 유방절제술 후에 조절하는 어려움을 가지게 되고, 여성성과 성적인 느낌에 변화가 일어난다.[14] 보조작업치료사는 노인 유방암 생존자들을 위해서 지역사회나 병원의 지지집단을 알아볼 수 있다.

만약 골수억제가 세포독성 화학치료 때문에 발생한다면, 뼈 골수에서 백혈구, 적혈구, 혈소판의 생성이 억제될 것이다. 이것은 감염의 가능성을 증가시키고, 빈혈로 쉽게 피로해지고, 출혈하는 결과를 불러온다.[36] 백혈구가 감소하는 경우 노인들은 감염을 예방하기 위해 다른 사람들과의 접촉을 피해야 한다. 이러한 문제가 생기면 외로운 느낌이 증가할 것이다. 보조작업치료사는 중재 시에 보편적인 예방책을 고수하는데, 손과 장비를 항박테리아제를 사용하여 닦는 것이 포함된다. 보조작업치료사는 환자와 함께 추억담을 나누고, 이메일과 편지를 통한 친구, 가족들과의 대화를 촉진하고, 앨범에 사진을 넣는 것과 같은 활동을 권할 것이며, 혹은 집에서 할 수 있는 새롭고 의미 있는 취미를 발견하도록 돕는다. 인터넷을 통한 의사소통의 발전과 함께 온라인 지원은 사회화에 도움이 될 수 있다. 손상된 혈소판 생산(혈소판 감소증)은 출혈하기 쉬운데, 날카로운 도구나 저항력이 강한 활동은 근육을 온전히 유지하고 피부를 보호하는 것을 제한한다. 만약 적혈구의 감소(빈혈)가 있다면 노인의 신체적 능력이 제한되기 때문에, 활동할 때 속도 조절을 잘해야 한다. 중재를 불가능하게 하거나 계획수정을 요구하는 변화를 확인하기 위해 매일 혈구 수치를 체크하는 것은 매우 중요하다.

미국 암 학회는 암과 그 치료법이 정상적인 피로보다 더 나쁘고, 예측할 수 없으며, 한 사람의 삶의 모든 측면에 영향을 미치기 때문에, 암과 관련된 피로를 '암과 그 치료법의 고통스러운 부작용'으로 정의해 왔다.[20] 피로는 암 치료의 가장 흔한 부작용이다.[37] 만약 피로가 발생한다면, 이것은 그들의 삶에서 가치 있는 작업에 참여하는 능력, 움직임과 일하는 능력, 사회적 관계를 제한시키는 결과를 낳고, 그러므로 그들의 신체적 · 사회적 기능 그리고 행복을 제한할 것이다.[37] 이것은 삶의 질에 직접적으로 영향을 미친다. 사회적 지지를 제공하고 지역사회 자원을 활용하는 것은 이 시기에 매우 유익하다.

암 치료가 지속됨에 따라 온 가족의 일상은 눈에 띄게 변화한다. 일과는 진료와 혈액검사 일정에 맞게 변화되어야 한다. 주기적인 방사선 촬영과 검사는 치료반응을 평가하기 위해 필수적이다. 정기적인 치료를 위해 진료소로 이리저리 이동하는 문제는 노인들에 자주 일어나며, 암의 재발에 대한 스트레스와 불안이 혼합되어 나타난다.

만약 암이 재발한다면, 부인, 분노 그리고 조절 상실 같은 느낌이 다시 나타날 것이다. 미래에 대한 불확실성과 죽음에 대한 두려움이 커질 수도 있다. 만약 이 병의 재발이 기능적 능력의 상실이라는 결과를 불러온다면, 가족 역할은 변화가 요구된다. 암은 가족 전체와 간병인에게 영향을 미치고, 이것은 암의 전체 단계를 걸쳐 명백하다.[38] 간병인의 요구를 인식하는 것과 가족에게 지지와 보조를 제공하는 것은 중요하다. 한 예로 유방암이 허리 척수(lumbar spine)로 전이되어 구부리고 들어 올릴 때 지속적인 통증이 있는 여성노인의 경우를 들 수 있다. 원래 세탁하고 쇼핑하는 것은 그녀의 책임이었고, 그녀의 남편은 식사를 준비하고 청소를 했다. 아마 그녀는 이제 세탁일과 쇼핑의 들어 올리고 짐을 실어 날라야 하는 부분을 남편이 맡아 주고, 그녀는 약간의 음식 준비와 청소를 하기를 원할 것이다(간병인과 가족 이슈는 11장 참조).

지역사회에서 암 지원(cancer support)과 자조모임(self-help group)은 암이 있는 노인과 가족들에게 매우 유익하다. 만성적 암을 가진 사람에게 가장 효과적인 지원방법 중 하나는 같은 문제를 가지고 있는 다른 사람을 만나는 것이다. 건강관리 팀은 지역사회 집단과 지원을 필요할 때마다 언급해야 한다. 예를 들면 (유방암 수술을 경험한 사람들을 위한) 회복에 이르는 길, 미국 암 학회, 지역 YMCA나 YWCA(감독 지도하에 실내 운동이나 수영 프로그램) 그리고 병원 기초 지원 그룹이 있다. 그 밖에도 암 생존자 네트워크(Cancer Survivors Network), 암 희망 네트워크(Cancer Hope Network), 암 케어 지원 커뮤니티(Cancer Support Community), 핑크 리본 생존자 네트워크(Pink Ribbon Survivors Network) 등 다른 생존자들과의 연결을 지원해 주는 많은 온라인 웹사이트가 있다.

삶의 질(Quality of Life)은 암 진단을 고려할 때 노인의 치료에 대한 적절성, 치료에 대한 내성, 결과 성공에 대한 더 나은 평가를 위해 종종 결정적인 매개 변수를 찾기 위해 다양한 관점에서 전문가들에 의해 점점 더 연구되어 온 개념이다. 잠재적으로 생명을 구할 수 있는 암 치료 과정에 대해 삶의 질이 저하된다는 연구 결과가 나왔다.[38] 노인들의 기능적 지위에 대한 인식은 그들의 자존감과 정서적 적응에 영향을 미칠 수 있고, 따라서 필요한 사회적 지원을 찾는 그들의 능력이나 욕구에 영향을 미칠 수 있다. 가능한 한 높은 기능 수준을 달성하는 것이 작업치료 중재의 주요 목표가 되는 것은 이러한 역동성 때문이다.

가족의 지원과 교육은 노인이 암 말기 상태에 있을 때 대단히 중요하다. 주 간병인을 위한 임시 간호가 필요하고, 가능하다면 이 팀은 치료사, 집 거주자를 포함한 가정 관리 서비스를 반드시 확인하는 것이 필요하다. 환자의 요구를 평가하고, 케어를 계획하고, 팀 구성원에 기여하는 사람에 간병인을 포함하는 것은 중요하다. 암 말기에는 호스피스와 고통 완화 처치가 노인의 품위를 유지하고 고통을 경감시키는 데 도움을 줄 수 있다. 모든 서비스는 감정적 적응과 전체 가족을 위한 지원이 조화된 형태로 제공된다. 박스 25.1은 관계를 형성하는 데 도움이

박스 25.1 존엄치료 질문 프로토콜

- 당신의 인생사에 대해 조금 말해 주세요; 특히 당신이 가장 기억하거나 가장 중요하다고 생각하는 부분들. 당신은 언제 가장 생동감을 느꼈나요?
- 당신의 가족들이 당신에 대해 알기를 원하는 특정한 것들이 있나요? 그리고 그들이 기억하기를 원하는 특정한 것들이 있나요?
- 인생에서 가장 중요한 역할(가족 역할, 직업 역할, 사회봉사 역할 등)은 무엇인가요? 왜 그들이 당신에게 그렇게 중요했고 당신은 그 역할들에서 무엇을 성취했다고 생각하나요?
- 당신의 가장 중요한 업적은 무엇이며, 무엇이 가장 자랑스러운가요?
- 아직도 사랑하는 사람들에게 말할 필요가 있다고 느끼는 특별한 것들 또는 다시 한번 시간을 내서 말하고 싶은 것들이 있나요?
- 사랑하는 사람들을 위한 당신의 희망과 꿈은 무엇인가요?
- 당신은 다른 사람들에게 물려주고 싶은 삶에 대해 무엇을 배웠나요? 당신의 아들, 딸, 남편, 아내, 부모 등에게 어떤 조언이나 조언을 전달하고 싶나요?
- 미래에 대비하기 위해 가족에게 제공하고 싶은 말이나 지침이 있나요?
- 이 영구적인 기록을 만들 때, 당신이 포함시키고 싶은 다른 것들이 있나요?

출처: Chochinov HM, Kristjanson LJ, Breitbart W, et al. The effect of dignity therapy on distress and end-of-life experience in terminally ill patients: A randomized controlled trial. *Lancet Oncol.* 2011;12(8):753-762. doi:10.1016/S1470-2045 (11)70153-X.

되는 질문에 대한 아이디어를 제공하며, 이러한 질문으로부터 보조작업치료사는 유산을 남기는 사람을 위한 중재 아이디어를 개발할 수 있다.

작업치료 중재

평가와 치료 계획

Alisha는 보조작업치료사로서 처음 방문했을 때 모아둔 어르신별 작업치료평가와 이력 정보를 먼저 검토하며 하루를 준비한다. 이것은 그녀가 노인의 기능적 독립성을 저해할 수 있는 장애물이나 안전 문제에 익숙해지도록 도와주고 그녀의 개입으로 해결되어야 할 것이다. Alisha는 필요한 경우 적응 장비를 사용하여 노인들에게 자기 관리 작업을 지시할 때 그들의 이전 기능 수준을 달성하기 위해 노력할 것을 명심해야 한다.

노인 암 환자를 대상으로 평가를 시작할 때 전체적인 접근이 이상적이다. 앞에 말한대로, 건강과 행복은 신체적 · 기능적 · 감정적 · 사회적 요구에 직접적으로 영향을 받는다. 작업치료 중재는 초기 진단, 치료단계, 재발 그리고 증상을 경감시키기 위한 말기 단계 같은 이 병의 단계에 맞춰져 있다. 첫 번째 단계는 환자의 의료 및 수술 기록을 재검토하는 것이다. 여기에는 공존이완을 확인하기 위한 과거 의학적 이력, 현재의 의학적 기록, 지금까지 제공한 치료, 혈액 수치에 관한 실험결과(lab results, 가능한 골수억제를 모니터하기 위한 혈액 수치를 확인하는 것)와 방사선 사진(radiographic reports, 골격이나 다른 기관의 잠재적인 전이를 확인하는 것)이 포함된다.

의학적 기록을 검토한 후에 작업치료사, 보조작업치료사, 노인은 평가를 수행하기 위해 협력한다. 이 평가의 중점은 환자의 기능 상태이나 적응을 위한 감정적 수준, 기능 상태에 대한 지각, 고통의 부위가 기능 상태에 영향을 미칠 것이다. 가족과 간병인이 걱정하는 사항은 가능한 한 초기에 평가되어야 한다. 이 시기에 노인의 작업 이력과 일상생활, 관심사, 가치, 필요에 대한 이해가 깊어진다.[39] 이 정보를 가지고 작업치료사, 보조작업치료사, 환자와 간병인은 중재를 사전에 확인하기 위해 공동으로 작업한다. 이 작업에는 노인의 적절한 일상활동 참여가 포함되며, 관찰을 통해서 활동에 필요한 능력을 확인하고 문제가 되는 부분을 인식하여 최종적으로 치료 목표를 확인한다. 예를 들어, 노인은 워커로 화장실에 대기하고, 화장실을 옮기고, 위생, 의류 관리, 의자로 돌아가는 것을 관찰할 수 있다. 평가될 수 있는 영역은 안전성, 일상활동에서의 미세한 운동 성능, 균형, 인지적 서열 및 기능적 내성이 있다. 노인의 활동 수행에서 문제가 발견되면 이것이 중재계획에 포함되어야 한다. 평가가 진행되는 동안 노인의 가족 및 간병인과 의사소통하는 것은 매우 중요하다. 작업치료사와 보조작업치료사는 작업치료에 들어가기 전에 가정환경과 이전 작업 이력, 모든 의료장비(DME) 혹은 적응장비의 구조와 사용법을 이해해야 한다. 즉, 감각운동 평가(sensorimotor assessments) 같은 표준화되고 객관적인 평가가 평가과정에 도움이 되므로 가능한 한 이러한 방법을 사용해야 한다. 급성기 관리 환경에서 짧은 체류기간과 증가된 시간 제약은 일상작업의 수행을 위해 요구되는 근력(strength), 관절가동범위, 혹은 인지적 능력의 일반적인 '기능적' 평가가 요구된다.

앞에서 언급하였듯이, 작업치료사, 보조작업치료사, 노인, 간병인은 중재 계획을 발전시키기 위해 공동으로 작업해야 한다. 이 계획에는 객관적이고 측정 가능한 목표, 계획에 도달하기 위한 기간 그리고 이들 목표에 도달하기 위해 시행되어야 하는 특별한 작업치료 중재가 포함된다. 가능한 한 가장 포괄적인 계획이 제공되도록 하기 위해서는 다른 팀 구성원들과의 의사소통이 매우 중요하다. 중재를 진행하면서, 작업치료사와 보조작업치료사는 합병증과 중재에 대한 노인의 저항력을 지속적으로 논의해야 하고, 필요에 따라 수정을 하거나 변화를 줄 수도 있다. 날마다 작업치료 중재 전에 보조작업치료사는 의학적 기록, 혈액 수치(lab), 방사선 검사(radiology test), 의사의 지시, 진행기록을 검토하고, 중재에 대한 적극적 참여를 위해서 일정한 혈구 수치를 지속적으로 유지하고, 병이 전이되지 않도록 작업치료 중재를 통하여 환자의 능력/안정성을 절충해야 할 것이다. 치료가 진행되는 동안 보조의 수준과 노인의 능력을 이해하는 간병인과 가족 구성원에 대한 교육을 제공하는 것은 중요한데 이는 퇴원 후에 필수적이기 때문이다. 가능하면 중재과정에 가족 구성원을 포함시키는 것이 도움이 된다. 집에서 필요한 적응장비 혹은 내구성 있는 의료장비를 안전하게 사용하고, 환자를 보조할 때 신체기전을 적절하게 이용하여 편안함을 증가시켜 주는 방법에 대한 교육을 가족에게 제공한다. 이 과정에서 가족 역할의 변화가 필요할 수 있다는 것이 명백해지면 보조작업치료사는 이러한 상황이 전개될 때 모든 사람에게 지원을 제공하거나 지원을 위한 장소를 제안할 수 있다.

중재를 통해 평가과정이 시작되고, 보조작업치료사는 퇴원 계획, 예상되는 가정관리와 장비에 대한 요구, 노인 관리에 필요한 보조를 염두에 두어야 한다. 다학제간 의사소통을 위해 노인이 퇴원할 시기에 작업치료 관점에서 무엇이 최선의 '다음 단계'인지를 확인하는 것은 매우 중요하다. 진료기록의 서면 권고에는 "자택에서 건강관리를 할 수 있는 환경" 혹은 "…에 있어 전문간호가 필요하고", "입원 환자 재활을 권고한다"와 같은 언급이 있다. 이 권고는 작업치료 관점에 따른 것이라 생각되는데, 작업치료 중재에서 관찰한 환자의 현재 기능적 수행 능력과 안전성에 관한 이슈가 결합되어 있다. 이러한 권장 사항의 형식은 설정 및 문서 지침에 따라 다르며, 최상의 설정을 위한 팀 결정이 가장 이상적이다.

치료 목표와 중재

Alisha는 전립선암이 있는 75세 남성을 치료하고 있었는데, 그는 척추와 골반에 암이 전이되었으며, 그 결과 앞으로 구부리거나 지속적으로 서 있으면 통증을 느낀다. 그는 현재 샤워 의자와 긴 손잡이 스펀지를 사용하여 앉아서 목욕을 할 수 있고, 구부리지 않고 하지를 씻을 수 있어 뼈대계통에 스트레스를 덜 받고 있다. 이러한 중재는 병원에 있을 때 제공되기 때문에 Alisha는 다학제간 팀과 가정 건강 관리를 위해 협력하는 것이 중요하다는 것을 알게 되었다. 그녀는 집 샤워실에 안전바(grab bar)를 설치하게 하였고, 나중에 장비가 필요할 때 훈련과 함께 작업치료 후속지도(follow-up)을 의뢰하였다. Alisha와 작업치료사는 환자를 치료하는 비용을 줄이는 데 도움을 줄 수 있는 지역 장비 소스 옵션(local equipment source options)에 대해 상의하였고, 이 정보를 환자와 보호자에게 전해 주었다.

작업치료 중재의 목적은 "신체적 · 정신적 · 사회적 웰빙의 상태에 도달하기 위해 대상자를 돕고, 열망을 실현하고 확인하며, 요구를 만족시키고, 환경에 적응하고 변화하기 위한 것"이다.[39] 우리는 노인 암 환자와 함께 이러한 개념을 고려하여 의미 있는 일상 작업에서 최대한 기능적 독립성에 도달하는 것이 중요하다. 이는 노인의 삶의 질을 증진시킨다는 우리의 목표를 달성하는 과정을 통해서 이루어진다. 이 목표를 달성하기 위해, 보조작업치료사는 다음을 개선하는 것을 목표로 한다. 그는 ADL 훈련을 통해 목욕, 장 및 방광 관리, 드레싱, 식이, 기능적 이동성, 개인 위생 및 손질 등 의미 있는 직업 분야에서 노인의 능력을 발휘한다. ADL 훈련의 다른 분야에는 보청기, 정형외과, 적응장치와 같은 개인 기기 관리나 트왈링이 포함될 수 있다. IADL은 가정에서 다른 사람의 관리 또는 감독, 애완동물 관리, 컴퓨터 사용 등 커뮤니케이션 관리, 식사 준비 및 청소, 식료품 쇼핑, 커뮤니티 모빌리티를 포함할 수 있다. 조정의 일부로 적응 장비나 정형 기기가 필요한 경우 적절한 적합성과 기기 사용에 대한 준수를 보장하기 위해 가족과 노인의 교육이 중요하다. 만약 근육 약화가 중재를 막는다면, 보조작업치료사는 기능적 능력을 증진시키기 위해 근력 강화 운동(strengthening exercises)을 실행할 것이다.

피로는 암이 있는 노인들, 특히 화학치료를 받는 노인들에게 일반적인 문제다.[37] 가장 중요한 손상으로 피로의 확인과 함께, 에너지 보존 기술의 사용은 점차 작업치료 중재의 중요한 요소가 되어가고 있다. 보조작업치료사는 일상생활에서의 에너지 효율성과 일 단순화를 위해서 대상자에게 유인물을 작성하여 배부하고, 설명하고, 이러한 원칙을 잘 준수하는 대상자의 시범을 관찰하게 한다. 일상생활에서의 수정 보행기술(modified pacing techniques) 수행을 통해서, 노인은 일상활동을 어떻게 좀 더 잘 견뎌내는지를 배울 수 있다. 뼈 질환이 있는 노인의 경우 일상활동에서 신체 역학의 적응이 중요하며, 이는 병리학적 골절에 대한 민감성을 증가시킨다(박스 25.2). 일상활동을 위한 수정자세는 활동에 대한 인내력을 증가

박스 25.2 뼈와 골격계의 스트레스를 줄이기 위한 신체 메커니즘

- 오랜 시간 동안 한 곳에 앉아 있을 때 통증이 발생할 수 있다. 그러므로 자주 위치를 변화시켜라.
- 책상이나 테이블에서 일할 때 일하는 높이가 바른 높이가 되도록 하여 어깨가 높여지거나 낮춰지거나 하지 않게 하고 목이 앞으로 굽지 않도록 하라.
- 활동을 위하여 앉아 있을 때 추가된 지지를 받기 위하여 등 아래에 작은 베개나 회전 타월을 두라. 또한 당신의 발을 낮은 의자에 올려두어, 무릎을 엉덩이보다 높게 두라.
- 웅크리거나 굽히는 것은 바람직하지 않다. 그러나 구부린 자세에서 활동을 해야 한다면, 통증이 시작하기 전에 정규적인 간격으로 그 위치를 변화를 주라. 이것은 간단히 똑바로 서거나 앉아서 행해질 수 있다.
- 목을 뒤로 구부리는 것을 피하라. 물건을 높은 선반 위에 두어 올려다 보지 않게 주의하라.
- 운전하는 동안 무릎이 굽혀지거나 허리를 똑바로 할 수 있을 만큼 좌석을 앞으로 이동시켜라. 척추 아래 등에 작은 베개를 사용하거나 지지 롤을 사용하여 차에 앉아 있을 때 도움이 될 수 있다.
- 누워 있는 위치에서 앉아 있는 위치로 이동할 때 통나무 구르기 기술을 사용하라. 먼저 몸통을 옆으로 굴리고 다리가 가슴 쪽으로 향하도록 구부린 다음 다리를 침대 아래로 내리고 손바닥으로 침대를 누르면서 상체를 일으켜라.
- 지지대가 있는 좋은 회사 침대를 사용하는 것이 바람직하다. 만일 침대가 축 늘어진 것이라면 메트리스와 밑바닥 사이에 널조각들이나 합판 지지대가 견고성을 더해 줄 것이다.
- 물건을 당기는 것을 대신해 들어올리거나 나르고 미는 것보다 물건을 미끄러트리듯 움직이라.
- 장비나 도구를 가지고 일상 과제를 수행할 때 가벼운 도구를 사용하라. 일할 때 가까이 서라.
- 바닥에 안거나 눕는 것을 피하라. 침대나 의자에 올라가기 위해 베개나 폼(foam)을 사용하라.
- 가능하다면 일할 동안 서 있기 보다는 앉아 있어라. 10분이 넘는 활동은 앉아서 해야 한다.
- 올리려고 할 때마다 다음 원칙을 지킨다.
  - 물건 가까이 서라.
  - 낮은 척추 쪽에 작은 커브나 척추 전만을 사용하는 것에 집중하라.
  - 무릎을 꿇고 허리가 펴지도록 하라.
  - 안전한 손잡이를 두고 짐은 가능한 한 가까이에 두라.
  - 균형 있게 머물기 위하여 가볍게 뒤로 기대라. 그리고 무릎을 쭉 펴서 짐을 올려라.
  - 꾸준히 올리기를 하고 갑자기 잡아당기지 마라.
  - 똑바로 서서 일할 때 당신의 발을 이동시켜 회전하고 허리를 비틀지 않도록 하라.

시키고, 활동 시 통증을 감소시키고, 골절에 대한 위험을 낮춘다.

잘 알고 있듯이 이 연령대에서는 낙상의 위험이 증가한다.[40] 암이 있는 노인들은 특히 낙상의 위험이 증가한다. 낙상은 관절염, 우울, 근육 약화 혹은 인지적 결함 같은 내재적 요소와 울퉁불퉁한 표면, 부적절한 불빛, 바닥에 깔린 카펫, 부적절한 신발과 옷과 같은 외재적 요소와 관련이 있다.[40] 보조작업치료사는 낙상을 방지하기 위해 2가지 영역 모두에 개입할 수 있는 기회가 있다. 에너지 보조기술과 수정 신체역학을 통해 일상생활 활동에 대한 대상자의 인내력을 최대화하고, 불을 환하게 하고, 작은 카펫을 치우고, 가구를 재배치함으로써 집안 환경을 바꾸어 외재적 낙상 위험을 줄이는 것을 도울 수 있다(표 25.3). 강화운동을 대상자에게 적용하면 고유수용성 감각이 증진되고 낙상의 위험을 감소시키는 데 도움을 줄 수 있다(노인의 낙상 예방에 대한 논의는 14장 참조).

때때로 작업치료 중재에서는 관절을 보호하고 지지하며, 기능적 자세를 유지하고, 통증을 경감시키며, 골절을 지지하고, 치료를 촉진하고 기능을 증진시키기 위해 고안된 기구(device)를 사용한다. 이러한 기구에는 허리엉치 지지대(lumbosacral supports), 팔 올림대(arm elevators), 슬링(slings), 팔 고정물(arm immobilizers), 스플린트(splints) 그리고 보조기(braces)가 있다. 보조작업치료사는 상지와 하지의 스플린트를 제작하는 것이 필요할 수 있고, 어떤 자세는 기능적 자세에서 사지가 관절 지지를 필요로 하였다. 스플린트를 맞춘 후에 보조작업치료사는 기구의 목적, 입고 벗는 기술, 피부 감염 점검 기술, 그리고 기구를 관리하는 방법을 대상자에게 지도한다. 만약 보호자가 장비를 사용할 때 노인을 도와주어야 한다면, 그들에게 기술을 가르치는 것으로 중요하고 퇴원 후에 적절하게 맞는지 그리고 입는지에 대한 그들의 참여가 허용된다. 구입 가능한 기성형 스플린트(pre-fabricated splints)와 보조기가 많이 있으며, 대상자에게 가능한 한 낮은 가격에 최고의 케어를 제공하기

표 25.3 가정에서의 노인 낙상 예방을 위한 체크리스트

장소	고려할 사항	가능한 중재
바닥	가구 주변이 깨끗하게 치워져 있는가?	움직임과 보행이 편리하고 깨끗하도록 누군가에게 가구를 치워 달라고 요청한다.
	바닥에 작은 융단이 있는가?	융단을 제거하거나 미끄러지지 않도록 미끄러짐 방지제를 사용한다. 만약 워커를 사용한다면, 집에서 융단을 제거한다(워커가 융단에 걸리면 낙상을 유발한다).
	바닥에 물건(예: 책, 신발, 상자, 종이)이나 전기선이 있는가?	바닥에 있는 물건을 치운다. 항상 바닥에 물건을 놓지 않는다.
	전기코드와 선은 벽에 고정시켜라.	다른 콘센트를 설치하기 위해 전기기사를 부른다.
난간이 있는 계단	계단 위에 물건이 있는가?	계단 위에 있는 모든 물건을 치운다.
	전등이 계단 위에 있는가?	계단 바닥과 천장에 전등을 설치한다. 계단 아래위쪽에 밤에도 보이는 발광 전등 스위치를 반드시 설치한다.
	손잡이가 부러졌는가? 계단의 양쪽에 있는가?	계단 양쪽에 손잡이를 설치한다.
부엌	높은 선반을 사용하는가?	발받침대로 사용하는 걸상이 불안정한가?
	낮은 선반을 사용하도록 해라(허리 높이를 유지하라).	걸상에 올라서지 않는 것이 최선이다. 만약 반드시 사용해야 한다면 튼튼한 지지대를 잡아야 한다.
욕실	욕조나 샤워실 바닥이 미끄러운가?	미끄럼 방지 고무매트를 깐다.
	들어갈 때 안전을 위해 욕조나 샤워대 근처에 잡는 안전바가 있는가?	샤워대 옆과 욕조 안에 안전바를 설치한다.
	변기에서 일어나는 것이 어려운가?	화장실에서 일어나는 것을 돕기 위해 세면기 옆에 안전바를 설치한다.
침실	침대 옆 쉽게 닿을 수 있는 거리에 전등이 있는가?	손이 쉽게 닿을 수 있는 곳에 전등을 놓는다.
	침대에서 화장실까지 가는 길이 어두운가?	밤에는 조명을 사용한다.

출처: *Check for safety: A home fall prevention checklist for older adults.* Centers for Disease Control and Prevention; 2016. Retrieved from https://www.cdc.gov/steadi/pdf/STEADI_CheckforSafety_brochure-a.pdf.

위해 보조작업치료사가 이러한 비용 절감 방법을 아는 것은 매우 중요하다.

암이 진행됨에 따라 ADL을 수행하는 대상자의 신체적 능력은 제한되고, 가족의 역할 변화가 필요할 것이다. 예를 들어, 만약 유방암 여성노인의 넙다리뼈에 암이 전이되었다면, ADL에서 보조도구를 사용하고 지팡이나 워커를 가지고 보행하기 위한 적절한 기술을 배울 필요가 있다. 가족을 위해 메뉴를 계획하고, 장 볼 거리를 정하고, 수표책을 관리하는 역할을 할 때 집안일과 장 보는 것에 가족 구성원의 도움을 받는 것은 매우 중요하다. 역할에 적응하는 과정을 통해 대상자와 가족 모두가 잠재적 변화와 대상자의 능력 및 제한을 인식하는 것은 매우 중요하다. 이 시기에는 공감적 태도와 경청, 가족의 딜레마에 대한 이해와 존중, 신뢰가 있는 관계를 통하여 잠재적인 위기상황을 피해 갈 수 있다.

보조작업치료사 관점의 전체적 부분은, 그 사람의 신체적 도전에 만났을 때 대상자의 감정적 요구에 대한 인지를 포함한다. 보조작업치료사는 대상자의 변화를 도울 때, 문제 해결 기술뿐만 아니라 심리학적 · 지지적 지식을 활용한다. 대상자와 보호자의 감정적 요구를 인지하는 것은 암에 걸린 노인과 그들의 가족에게 매우 필요하다. 심리적 문제에는 두려움, 자존감의 결여, 조절의 상실 그리고 스트레스가 포함된다. 연구 결과에 따르면 이런 문제는 암을 가진 노인에게 가장 크게 영향을 줄 수 있다.[33] 시각적 이미지, 심호흡 같은 이완운동의 사용과 함께, 대상자는 그들의 두려움과 불안을 관리하고 조절하는 느낌을 증가시킬 수 있다. 화학치료 혹은 전체 뇌 방사선치료 후에 탈모가 나타날 수 있어 촉각의 치료적 사용을 재차 확인하고 거절의 잠재적 느낌을 방지한다. 이에 관해 중재를 하기 전에 작업치료사와 보조작업치료사 팀은 반드시 접촉에 관한 문화적 타당성을 확인해야 한다. 보조작업치료사는 지역의 상점이 다른 경로를 통해 스카프, 모자, 터번을 제공할 수 있다. 이런 물품의 사용은 자존감 감소를 최소화시키고, 대상자가 지속적으로 사회적 관계를 유지할 수 있도록 도와 주고, 가족과 친구로부터 지지를 받을 수 있도록 한다.

Alisha는 최근 우측 체액성 병적 골절 진단을 받은 유방암 노인을 만나고 있다. 정형외과 전문의의 권고는 8주 동안 노인의 상지를 정형외과 지지대로 고정시키는 것이었는데, 이 기간 동안 노인도 해당 부위에 RT를 받게 된다. 환자는 오른손잡이였고, 만약 그녀가 그녀의 팔을 '잘못된 방식으로' 움직이면, 더 많은 손상을 입을 수 있다는 잠재성에 대해 매우 걱정하고 불안해하였다. Alisha는 환자에게 비우세손을 사용하여 적합하게 옷을 입고 목욕하는 기술을 지도하였다. Alisha는 환자를 안심시키고 심리적으로 지지하는 것이 환자의 불안을 경감시키고, 과제에 집중할 수 있게 하고, 그녀가 배운 정보를 유지할 수 있게 한다는 것을 실현하였다. Alisha는 환자가 두려움을 표현하게 하고, 친절한 지지와 격려로 반응하는 시간을 가졌다. Alisha는 환자의 남편을 중재에 포함시켰고, 목욕 시에 보조기를 입고 벗는 방법과 보조기를 관리하고, 적절하게 맞추고, 피부를 점검하는 기술을 지도하였다.

치료 계획과 적용에 대한 고려사항

Alisha의 환자 중 한 명은 최근에 폐암으로 진단받은 64세 남성이다. 그는 암 제거를 위해 외과적 개흉술(thoracotomy)을 받았다. Alisha가 그의 방에 들어갈 때, 비강 캐뉼라(체내로 약물을 주입하거나 체액을 뽑아내기 위해 꽂는 관)에 산소 8리터를 가지고, 침대 모서리에 앉아 있는 그를 보았다. 그는 매우 짧은 숨을 쉬고 있었으며 몹시 불안해 보였다. 그는 "아무것도 할 수 없을 정도로 피곤해요."라고 말하였고, 지구력 저하와 호흡장애 때문에 침대에서 6미터 거리에 있는 화장실에 가거나 목욕을 할 수 없었다. 그는 삶에 대한 통제를 잃어버렸고, 너무나 불안해서 "이 자리에서 죽고 싶다."라고 말하였다. Alisha는 그와 친절하게 눈을 마주치고 두려움에 대한 그의 이야기를 경청하였다. 그리고 그가 얼마나 무서운 상황에 놓여 있는지를 인정하였다. 그녀는 입술 오므리고 숨 쉬기 기술과 호흡을 조절하고 불안감을 줄여주기 위한 근육 이완 기술을 그에게 가르쳐 주었다. 그들은 침대 옆 의자에 앉아서 이완 운동을 수행하였다. Alisha는 목욕 시 그의 능력을 최대화하기 위해 목욕의자 같은 적응 장비를 사용하고, 수정된 신체 기전을 사용하며, 자주 휴식을 취하고, 그의 일상 업무를 사용하기 위해 글쓰기에서 에너지 보존 기술을 가지고 대상자에게 제공하였다. 이완 운동의 설명과 목욕의자를 사용한 이동 기술 수행을 통해, 환자는 과제를 달성할 수 있고, 자신의 삶을 조절할 수 있다는 것을 느낀다. 중재가 이루어진 후에, Alisha는 간호사와 사회사업가에게 환자가 그의 죽음에 대해 한 이야기에 관해 의견을 나눈다. 이러한 방법으로 팀 구성원들은 이 환자의 감정적 요구에 대한 인식을 유지할 수 있다.

노인 암 환자를 치료할 때 특별히 고려해야 할 것이 있다. 때때로 악액질(cachexia)이 이 병의 치료과정에 있는 환자에게서 발견된다. 악액질은 영양실조, 근육 위축, 근육 약화 그리고 신체 용적의 소실이 존재하고, 이는 생화학적 비정상성과 식욕의 손실 때문에 발생한다. 감소된 영양 섭취와 함께 에너지 부족과 비활동성이 있고, 하향성 나선형이 시작된다. 이 상태에서 노인의 활동수준을 증가시키기는 어렵다. 보조작업치료사는 중재과정에서 환자의 영양상태를 인식해야 한다. 생활방식 관리, 계획, 에너지 보존 기술 같은 피로 관리 전략은 이 상황에서 유용하게 사용된다.

피로를 포함한 우울증의 존재는 암을 가진 환자들에게 일반적이다. 때때로 중재과정에 우울증이 발생하면 중재의 목표를 달성하는 것을 방해할 수 있다. 만약 적용된다면, 보조작업치료사는 형식적인 정신적 중재를 촉진하도록 돕고, 추가적인 정신적 지원/상담이 언제 필요할지를 인식하는 것은 중요하다.

비활동성은 암의 과정이나 치료 중에 나타날 것이다. 정상적 노화과정에서도 말초신경 기능, 근육 용적과 세기는 감소한다.[29] 화학치료에 사용하는 특정 약품은 근육과 감각신경을 손상시키는 신경독소와 근육독소를 유발하는 것으로 알려져 있다. 말초 신경병과 근육 약화 같은 문제는 노인에게 대단히 파괴적이며 도움 없이 ADL을 수행할 수 없게 만든다.[29] 최근 연구에서 암이 있는 노인의 신체적 활동은 피로를 감소시키고, 신체적 기능을 증가시키고, 삶의 질을 향상시킬 수 있다.[41] 보조작업치료사는 일상생활과 활동하는 데 조절된 기술이 통합된, 환자가 견뎌낼 수 있는 활동으로 구성된 운동 프로그램을 지도할 수 있다.

림프부종(lymphedema)은 유방암 환자의 림프절 절제 후에 종종 발병한다. 그러나 다른 암 환자에게서도 서혜부(inguinal) 부위에서 림프절을 제거한 경우 발생할 수 있다. 이 부종은 고단백 유동체의 비정상적인 축적으로 인하여 상지와 하지에 발생한다(그림 25.1). 림프절의 회수는 유방암 진단 후에 따라오는데, 암의 단계를 정확히 확인하는 것이 중요하다. 그렇게 함으로써 최고의 치료를 환자에게 제공할 수 있다. 하지만 정상적인 림프계와 유동체 배수의 중단은 림프부종의 위험을 증가시켜 통증, 만성적 염증, 혹은 섬유증을 낳을 것이다. 심각성

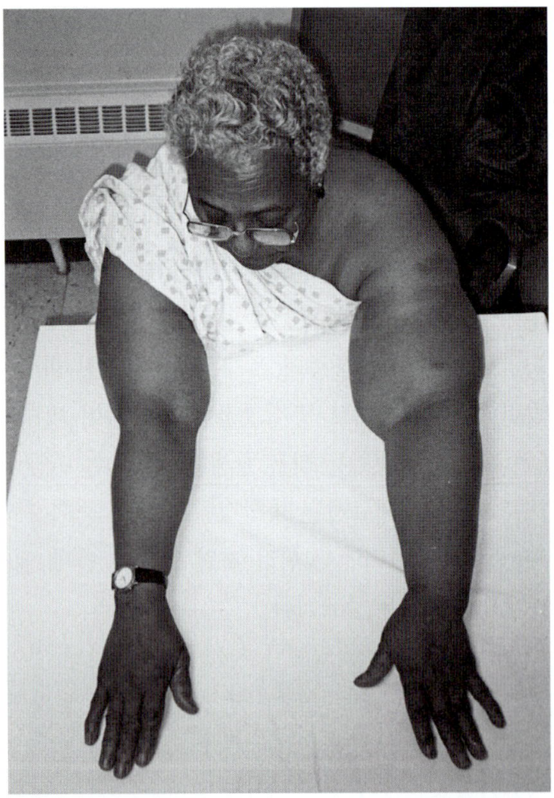

그림 25.1 림프부종은 고단백 유동체의 비정상적인 축적으로 인해 일어난다. 이 상태는 유방암에 대한 방사선치료나 림프절 제거 후에 종종 관찰된다.

이 어느 정도이든, 림프부종은 노인의 옷 입는 능력에 지장을 주고, 자존감, 신체 이미지 그리고 삶의 질을 감소시키게 된다. 작업치료 중재에는 꽉 죄는 옷 또는 붕대로 말단에 압력 가하기, 운동, 마사지 치료(림프드레나지로 알려진)와 순차적인 펌프를 제공하는 것이 포함된다. 치료는 피부 질감과 감각, 전체적 모습, 감소된 사지 둘레를 향상시키고, 기능성을 증가시킨다. 작업치료 중재와 물리적 중재를 연합시킬 때 림프부종 예방전략, 피부 보호 기술 단백질 감염 초기 확인에 대한 대상자의 교육이 포함되어야 한다. 감시 림프절(sentinel node) 절개의 최근 사용(적은 림프절이 제거되는 결과를 가지는 외과적 기술)과 새로운 외과적 그리고 방사선 기술로 이 문제에서 효과를 볼 수 있기를 희망하고 있다.

중재를 진행하고 목표를 수정하고 발전시킬 때 작업치료사와 협력하는 것은 보조작업치료사에게 중요하다. 하지만 만약 병의 진행이 기능의 손실을 야기한다면 중재 목표는 적절하게 수정해야 할 것이다. 일상 업무나 활동 채택에 대해 결정할 수 있는 기회를 주는 것은 환자에게 힘을 실어줄 수 있고, 어려운 시간 동안 조절의 감각을 회복시켜 준다. 용기를 주고, 안심시키는 의사소통은 치료적 전이를 확립하기 위하여 환자와 가족 구성원에게 필수적이다.

전립선암이 있는 70세 환자의 중재 기간 후에, Alisha는 전에 중재로 계획된 상지 강화운동 프로그램이 제한되고 부적절하다는 것을 깨달았다. 환자의 의료기록에 따르면 그는 2번째 화학치료 과정을 마쳤고 예후는 희망적이었다. 그러나 그의 신체적 인내력 수준은 지난 며칠 동안 쇠퇴해 가고 있었다. Alisha는 작업치료사와 함께 이 문제에 관해 논의하였고, 좀 더 격렬한 활동과 그의 인내력을 증가하는 방향으로 계획을 수정하였다. 그들은 함께 앉아서 하는 활동으로 글쓰기 프로그램을 시작하였다가 결국에는 서서 하는 방향으로 진행하였고, 그 다음에는 걷고, 집 안 물건을 나르는 활동으로 진행하였다. 그들은 이 프로그램을 집에서 환자에게 제시한 후에, 퇴원 후에 그가 혼자 활동을 할 때 어떻게 할 것인지에 대해 논의하였다. 퇴원 후에 환자의 발전을 지속적으로 모니터링할 수 있도록 Alisha는 사회사업가에게 가정 작업치

표 25.4 암이 있는 노인에 대한 작업치료 중재지침

문제점	작업치료 중재
척추 전이 혹은 관절 대치술로 인해 옷을 입을 때 하지에 닿는 것에 어려움	• 옷 입고 벗을 때 리처, 긴 손잡이 구둣주걱, 양말 신기 보조도구를 사용하도록 지시한다. • 옷 입고 벗을 때 수정된 기술을 환자에게 설명한다.
목욕하고, 옷을 입고, 벗고, 요리과제를 할 동안 상지의 사용을 제한하여 사용한다.	• 목욕할 때는 적합한 긴 손잡이 스펀지를 지시한다. • 옷 입고 벗을 때는 한 손 사용 기술을 가르친다. • 요리 과제 시에 적합한 도마, 칼, 매트를 사용한다.
치료할 동안 환자의 집중력/참여를 억제하는 불안 혹은 두려움	• 깊은 호흡기술 • 시각적 상상 혹은 이완기술 • 접촉의 치료적 사용 • 능동적 경청 기술
감염에 대한 민감성이 증가; 면역 반응의 감소	• 보편적이 예방책과 자주 손을 씻는다. • 혼자 하는 활동에 흥미를 가져간다(사진 앨범 만들기, 바느질, 컴퓨터 게임).
상지 약화	• 생활용품을 활용한 직업기반 강화 프로그램 • 세라밴드 운동 프로그램 • 견딜 만한 점차적인 저항 운동
ADL과 IADL에서 참을성 감소	• 자신 있는 몸단장 과제 음식 준비 같은 기능적 활동에 참여한다. • 견딜 수 있을 만큼 동안만 진행한다.
낙상의 과거력; 낙상/골절의 위험	• 낙상 위험 감소를 위한 책자를 만든다. • 기술을 사용할 동안 목욕, 옷 입고 벗기, 부엌 과제를 수행한다. • 가족/간병인을 포함하여 가정에서 외재적 낙상 위험요소를 수정한다. • 강화 운동
짧은 호흡, ADL의 약화	• 입 오므리기 호흡 기술 • 에너지 보존 기술
상지의 림프부종	• 압착 붕대법 • 수기 림프 배출 • ADL에서 림프부종 예방 전략 • 피부 보호 기술 • 순차적 펌프

료를 추천하였다. 표 25.4는 보조작업치료사가 암에 걸린 노인과 일할 때 발생할 수 있는 다양한 문제에 적용 가능한 중재 아이디어를 제공한다.

퇴원 계획

병원 입원 기간을 줄이고 조기 퇴원을 종용하기 때문에, 퇴원 계획은 지속적인 평가와 작업치료 중재 세션 시기에 시작한다. 환자의 능력, 도움의 필요성 그리고 급성기 후 재활에 대한 추천, 퇴원, 집 건강관리에 관한 후속조치에 관해 노인과 그들의 가족 그리고 다학제간 팀 구성원들과 함께 지속적인 논의를 해야 한다. 다학제간 팀이 대상자의 발전을 논의하는 것과 퇴원 전에 필요한 또 다른 문제를 효과적으로 소통하는 것은 도움이 된다. 보조작업치료사는 집에서 중요한 장비가 대상자의 안전을 준비할 수 있도록 노인, 가족, 내구성 있는 의료장비(rable medical equipment, DME) 제공자와 함께 노인에 필요한 가정장비를 예상해야 한다. 이때 보조작업치료사가 장비의 선택을 돕고 그것의 적당한 사용, 설정, 관리에 대한 지침을 환자와 간병인에게 제공할 수 있다. 만약 간병인이 일상활동 시에 노인을 도와야 한다면, 퇴원 전 치료 세션이 진행될 동안 목욕하기 혹은 이동 같은 작업에서 간병인 훈련을 해야 한다. 가정건강 작업치료 서비스의 의뢰는 그들 자신의 집에서 가족과 대상자에게 안내를 제공함으로써 집으로의 매끄러운 이동을 보장할 것이다. 강화 프로그램이 사용될 것이며 노인의 안전성을 증가시키도록 가정환경을 변화시키는 것이 추천되어야 한다.

사례연구

마지막으로 Alisha와 함께 작업해야 하는 한 명의 환자가 더 있다. Carol은 한 달 전에 폐의 작은 상피성 암종을 진단받은 68세 여성이다. 이 시기에 그녀는 첫 번째 암을 제거하기 위해, 왼쪽 아래쪽 폐의 폐엽 절제술을 받았다. 그리고 비록 활동 중에 숨이 짧아지면서 힘들어하는 것이 지속되었을지라도 수술 후에 잘 회복되었다. Carol은 왼쪽 몸이 약해져 병원에 다시 의뢰되었고, 남편의 보고에 의하면 낮은 주의 지속 시간(attention span)과 경우에 따라서 판단에 손상을 보이는 행동적인 변화도 보였다. 뇌의 MRI 촬영영상에서 오른쪽 반구에 손상이 나타났고, 입체 공간적 뇌 생체조직검사(stereotactic brain biopsy)는 이것이 폐암에 따른 이차적 전이성 병변임을 보여 주었다. Carol은 뇌에 방사선치료를 시작하였고, 의사는 평가하고 작업치료를 시행하라고 지시하였다.

작업치료 평가를 할 때, 작업치료사와 Alisha는 Carol과 그녀의 남편이 이층집에 살고 있는 것을 알게 되었다. 손님방과 욕실이 일층에 있기는 했지만, 침실과 욕실은 이층에 있었다. Carol은 아프기 전에 전업 주부로서 요리를 도맡아 했다. 그녀는 가족 재정을 관리했고, 그녀의 남편은 정원을 관리했고, 운전을 하였으며, 비영리 단체의 자문으로 시간제 근무를 하고 있었다. 처음 폐수술 후에 잠시 집에 있을 동안, Carol은 샤워를 하고 나오다가 한 번 쓰러졌으나 다행히 상해를 입지 않았다. Carol은 스스로 일상생활과제 수행을 지속해 왔으나, 최근 왼쪽의 약화 때문에 어려움이 증가하고 있다. 그녀의 남편은 그녀의 ADL을 간간이 돕기 시작하였다. Carol은 보조도구 없이 걸을 수 있다.

Carol의 상지 움직임의 기능적 감각운동 평가에서, 그녀의 오른쪽 상지 기능에서 세기와 능동적 관절가동범위(AROM)에 제한이 있는 것으로 나타났다. AROM 시에 Carol의 왼쪽 상지 근육 세기는 3+/5로 나타난다. 감각은 정상으로 나타났으나, 기능적 활동 시에 가벼운 왼쪽 무시가 존재한다. 화장실과 샤워 이동 시에 Carol은 충동적으로 움직였고, 낙상을 방지하기 위해 스스로 어느 것을 잡는 중에 균형 상실의 두 가지 일화를 가지고 있다. 문제에 관해 논의할 때, Carol은 문제를 부정하고 "잘 지내고 있어요."라고 말하였다. 그녀는 집에서의 낙상도 부정하였다. ADL 수행을 평가할 동안 Carol은 짧은 호흡을 나타냈고, 휴식시간을 자주 요구하였다. 하지만 그녀는 과제 수행 시 추가적인 산소 없이 90% 이상의 혈액 산소 포화 수준을 유지할 수 있다. 그녀는 왼쪽 상지 힘의 감소와 피로 때문에 옷 입고 목욕할 때 최소한의 도움이 요구된다. 그녀는 남편과 집으로 돌아가는 것을 매우 불안해하였고, 협조적이었으나 치료에 대한 필요는 최소화하였다.

사례연구 질문

1. 위 사례연구에서, Alisha가 Carol의 독립성과 인내력을 증진하기 위해 작업치료 중재에 포함시켜야 하는 일상작업을 정의하시오.
2. 목욕하고, 용변을 보고, 몸단장을 할 동안 집에서 Carol의 안정성을 증가시키기 위해 욕실에서 통합할 수 있는 적응(adaptation)은 무엇인가?
3. 집에서 그녀의 일상 작업과 레저활동을 위해 Carol의 독립성과 인내력을 극대화하기 위해 사용되는 기술은 무엇인가?
4. 낙상 방지를 위해 Carol과 그녀의 남편에게 무엇을 제안하거나 지도할 수 있는가? 집 건축 양식과 관련하여 어떠한 제안이 있는가?
5. 현재의 가족에 대한 기여를 유지하고, 집에서의 그들의 역할의 수정하기 위해 Alisha는 Carol과 그녀의 남편을 어떻게 도울 수 있는가?
6. 병원에서 집으로 가기 위한 퇴원 계획을 세울 때, Alisha가 다른 팀 구성원과 공유해야 하는 Carol의 요구는 무엇인가?
7. Carol에게 적용할 중재에서 다른 특별한 고려사항은 무엇인가?

복습문제

1. 척추에 뼈 전이가 된 전립선암이 있는 노인과 함께 일할 때 보조작업치료사가 사용하는 예방책의 유형은 무엇인가?
2. 보조작업치료사가 최근 화학치료로 인해 머리카락이 빠진 여성노인을 도와주기 위해 할 수 있는 제안은 무엇인가?
3. 만약 암으로 인한 피로가 노인이 도움 없이 스스로 목욕을 수행하는 것을 막는다면, 독립성을 증진시키기 위해 사용할 수 있는 접근법은 무엇인가?
4. 암이 있는 노인을 치료하기 전에 보조작업치료사가 수집해야 할 정보는 무엇인가?
5. ADL에서 노인의 예방책이 작업치료 중재 목표를 달성하는 데 왜 중요한가?
6. 암이 있는 노인과 함께하는 작업치료 중재의 최종적 목표는 무엇인가?
7. 불안, 우울, 불확실성에 대한 두려움을 경험한 노인을 돕기 위해, 보조작업치료사가 사용할 수 있는 접근법은 무엇인가?
8. 중재과정에서 보조작업치료사가 다른 팀 구성원들과 함께 퇴원 과정에 기여해야 하는 부분은 무엇인가?

근거 요약: 림프부종 관리에 대한 비약물학적 개입의 효과

Dayes I, Whelan T, Julian J, et al. Randomized trial of decongestive lymphatic therapy for thetreatment of lymphedema in women with breast cancer. *Journal of Clinical Oncology*. 2013;31(30):3758-3763. doi:10.1200/JCO.2012.45.7192.

팔 림프부종은 유방암 치료의 합병증으로 남아 있다. 암에서 살아남은 여성들은 마사지 기반의 항응고 치료나 압박복을 받았다. 두 수술 모두 효과적이었으며, 환자의 팔 부피가 50% 이상 초과되는 비율은 그룹 간에 차이가 없었다. 이 실험은 더 보수적인 접근법에 비해 봉합 제거 치료로 림프부종의 유의미한 개선을 입증할 수 없었다.

Fife C, Davey S, Maus E, et al. A randomized controlled trial comparing two types of pneumatic compression for breast cancer-related lymphedema treatment in the home. *Supportive Care in Cancer*. 2012;20(12):3279-3286. doi:10. 1007/s00520-012-1455-2.

공압압박장치(PCD)를 첨단공압압박장치(APCD)와 비교하여 유방암 치료 후 팔 림프부종 환자들의 팔 부종과 조직 수분 감소로 측정했을 때 어떤 것이 더 나은 결과를 제공하는지 결정했다. 이 연구는 유방암 치료의 이차적인 팔림프부종 치료의 가정유지 단계에는 APCD를 이용한 보조치료가 PCD보다 더 나은 결과를 제공한다고 제안했다.

Karaca-Mandic P, Hirsch A, Rockson S, et al. The cutaneous, net clinical, and health economic benefits of advanced pneumatic compression devices in patients with lymphedema. *JAMA Dermatology*. 2015;151(11):1187-1193. doi:10.1001/jamadermatol.2015.1895.

이 연구의 목적은 첨단공압압박장치(APCD)가 림프부종 환자의 피부 및 기타 임상 결과와 건강 경제 비용에 미치는 영향을 조사하는 것이었다. 연구는 암 관련 림프부종과 비암 관련 림프부종을 모두 가진 환자에서 1년 이내에 봉와직염(암 대 비암 코호트)과 외래환자 치료 및 APCD 획득 비용 사이의 유의미한 감소 사이의 연관성을 발견했다.

King M, Deveaux A, White H, et al. Compression garments versus compression bandaging in decongestive lymphatic therapy for breastcancer-related lymphedema: A randomized controlled trial. *Supportive Care in Cancer*. 2012;20(5): 1031-1036. doi:10.1007/s00520-011-1178-9.

본 연구에서는 유방암 관련 림프부종(압축밴딩 대 의류)에 대한 DLT(수축성 림프요법) 프로토콜의 초기 치료 단계 내에서 두 가지 형태의 압박요법을 비교했다. 붕대를 감은 그룹은 10일과 3개월에 더 큰 중간 체적 감소를 경험했다. 그러나 압박 의복은 상지 기능 상태를 향상시켰다.

Loudon A, Barnett T, Piller N, et al. Yoga management of breast cancer-related lymphoedema: A randomised controlled pilot-trial. *Complementary & Alternative Medicine*. 2014;14(1):1–24. doi:10.1186/1472-6882-14-214. Dayes I, Whelan T, Julian J, et al. Randomized trial of decongestive lymphatic therapy for the treatment of lymphedema in women with breast cancer. Journal of Clinical Oncology. 2013;31(30):3758-3763. doi:10.1200/JCO.2012.45.7192.

1단계 유방암 관련 림프부종(BCRL)을 가진 여성은 8주간의 요가 중재(주간 90분 교사 주도 수업과 DVD로 제공되는 40분 일일 세션) 또는 일상적인 관리를 받았다. 8주차에 중재 그룹은 대조군에 비해 영향을 받은 상완의 조직 지속 시간이 더 크게 감소했다. 8주차에는 그룹 간에 림프부종 또는 세포외액의 팔 용적에 차이가 없었지만, 림프부종의 팔 용적이 증가했을 때 중재 중단 시 효과가 지속되지 않았다.

Melgaard D. What is the effect of treating secondary lymphedema after breast cancer with complete decongestive physiotherapy when the bandage is replaced with Kinesio Textape? A pilot study. *Physiotherapy Theory & Practice*. 2016;32(6):446-451. doi:10.3109/09593985.2016.1143541.

2차 림프부종(SL) 환자는 4주 동안 Kinesio Textape 또는 붕대로 완전 탈봉합 물리치료(CDP)를 통해 무작위 치료를 받았다. 테이프를 이용한 CDP 치료는 붕대 치료를 통한 CDP 치료보다 우수했다. 둘레를 줄이는 것에 대해서는 차이가 없었다.

Singh C, De Vera M, Campbell K. The effect of prospective monitoring and early physiotherapy intervention on arm morbidity following surgery for breast cancer: A pilot study. *Physiotherapy Canada*. 2013;65(2):183-191. doi:10.3138/ ptc.2012-23O.

본 연구는 수술 전 교육, 사전 모니터링, 초기 물리치료(실험군) 등 임상치료 경로의 유방암 수술 후 팔 질병률에 미치는 영향을 수술 전 교육 단독(비교군)과 비교했다. 실험 그룹은 7개월 동안 어깨 굴곡 범위를 유지한 반면 비교 그룹은 감소했다. 실험 그룹에서 팔 이병의 발병률이 낮고 삶의 질이 더 나은 것으로 관찰되었지만, 연구 결과는 통계적으로 유의미하지 않았다. 초기 결과는 유망하며 사후 관리에 감시 접근법을 통합하는 것의 타당성을 지지한다.

Stan D, Rausch S, Sundt K, et al. Pilates for breast cancer survivors. *Clinical Journal of Oncology Nursing*. 2012;16(2):131-141. doi:10.1188/12.CJON.131-141.

저자들은 모집, 밀착, 소모 등을 평가하고 필라테스 시술 전에서 후까지 어깨와 목의 동작 범위, 자세, 키, 팔 볼륨, 삶의 질, 기분, 신체 이미지 변화를 측정했다. 어깨 외전과 영향을 받는 쪽의 내부 회전, 영향을 받지 않은 쪽을 향한 목 회전 및 목 굴곡에 대해 통계적으로 유의한 개선이 나타났다. 영향을 받은 사이드 암 볼륨과 림 간 볼륨 불일치가 증가했다. 삶의 질, 기분, 그리고 신체 이미지에서 상당한 개선이 보고되었다. 신체적, 심리적 결과의 개선은 유망하며 무작위 통제 연구에서 추가 평가를 받을 만하다.

Tunay V, Akbayrak T, Kay S. The effect of multidimensional physiotherapy program on shoulder function, pain, and lymphedema after surgery in elderly breast cancer patients. *Topics in Geriatric Rehabilitation.* 2012;28(4):281-286. doi:10.1097/TGR.0b013e31825bbbef.

이 연구의 목적은 유방암 고령 환자의 어깨 기능, 통증, 림프부종 등에 대한 도수치료와 운동치료가 미치는 영향을 평가하는 데 있었다. 모두 복잡한 항응고 물리치료, 도수치료 및 운동으로 치료받았다. 피실험자들은 고통과 기능 증가, 굴곡에서의 움직임 범위, 유괴와 외회전의 운동 범위, 근력과 신체 기능, 역할-물리적, 역할-감정적 그리고 삶의 질에 대한 육체적 고통 하위 판매를 경험했다. 림프부종 용적 값도 중재 기간 동안 감소하였다.

참고문헌

1. US Department of Health and Human Services. Administration on aging: A profile of older Americans: 2016. Retrieved from https://aoa.acl.gov/aging_statistics/profile/index.aspx.
2. Colby SL, Ortman JM. Projections of the size and composition of the US population: 2014 to 2060. Current Population Reports, P25-P1143. US Census Bureau, Washington, DC, 2014. Retrieved from http://www.census.gov/content/dam/Census/library/publications/2015/demo/p25-1143.pdf.
3. Howlader N, Noone AM, Krapcho M, et al, eds. SEER Cancer Statistics Review, 1975-2013. Bethesda, MD: National Cancer Institute, 2016. Retrieved from http://seer.cancer.gov/csr/1975_2013/.
4. Heron M, Anderson RN. Changes in the leading cause of death: recent patterns in heart disease and cancer mortality. NCHS Data Brief, 2016. Retrieved from https://www.cdc.gov/nchs/data/databriefs/db254.pdf.
5. American Cancer Society. Cancer facts & figures: 2017. Retrieved from https://www.cancer.org/content/dam/cancer-org/research/cancer-facts-and-statistics/annual-cancer-facts-and-figures/2017/cancer-facts-and-figures-2017.pdf.
6. Kochanek KD, Murphy SL, Xu J, et al. 2016. Deaths: Final data for 2014. National Vital Statistics Reports, 65(4). National Center for Health Statistics. Centers for Disease Control and Prevention. Retrieved from https://www.cdc.gov/nchs/data/nvsr/nvsr65/nvsr65_04.pdf.
7. American Lung Association. Trends in lung cancer morbidity and mortality, 2014. Retrieved from http://www.lung.org/our-initiatives/research/monitoring-trends-in-lung-disease/.
8. American Cancer Society. 2016. Learn about lung cancer. Retrieved from http://www.cancer.org/cancer/lungcancer/index.
9. National Cancer Institute. SEER stat fact sheets: lung and bronchus cancer, 2016. Retrieved from http://seer.cancer.gov/statfacts/html/lungb.html.
10. Weiss J, Langer C. Treatment of lung cancer in the elderly patient. Semin Respir Crit Care Med. 2013;34:802-809. doi:10. 1055/s-0033-1358560.
11. American Cancer Society. Cancer Statistic Center; 2016. Retrieved from https://cancerstatisticscenter.cancer.org/?_ga=1.13 1590671.1 240040239.1463848718#/.
12. National Cancer Institute. SEER stat fact sheets: Female breast cancer, 2016. Retrieved from http://seer.cancer.gov/statfacts/html/breast.html.
13. Centers for Disease Control and Prevention. Breast cancer trends, 2016. Retrieved from http://www.cdc.gov/cancer/breast/statistics/trends.htm.
14. American Cancer Society. Learn about breast cancer, 2016. Retrieved from https://www.cancer.org/cancer/breast-cancer.html.
15. Karuturi M, VanderWalde N, Muss H. Approach and management of breast cancer in the elderly. Clin Geriatr Med. 2016;32(1):133-153.
16. Tang J, Tang S, Cheung K. Optimizing care of elderly women with primary breast cancer. Eur J Clin Med Oncol. 2012;4(3):45-53.
17. National Cancer Institute. SEER stat fact sheets: Prostate cancer, 2016. Retrieved from https://seer.cancer.gov/statfacts/html/prost.html.
18. American Cancer Society. Prostate cancer, 2016. Retrieved from https://www.cancer.org/cancer/prostate-cancer.html.
19. American Cancer Society. Colorectal cancer, 2017. Retrieved from https://www.cancer.org/cancer/colon-rectal-cancer.html.
20. National Cancer Institute. Cancer stat facts: Colon and rectum cancer, 2016. Retrieved from https://seer.cancer.gov/statfacts/html/colorect.html.
21. Ugolini G, Pasini F, Montroni I, et al. How to select elderly colorectal cancer patients for surgery: A pilot study in an Italian academic medical center. Cancer Biol Med. 2015;12(4):302-307.
22. National Cancer Institute. Metastatic cancer, 2017. Retrieved from https://www.cancer.gov/types/metastatic-cancer.
23. University of Rochester Medical Center. Lung metastasis. Retrieved from https://www.urmc.rochester.edu/encyclopedia/content.aspx?contenttypeid=22&contentid=lungmetastasis.
24. American Cancer Society. Bone metastasis, 2016. Retrieved from https://www.cancer.org/treatment/understanding-your-diagnosis/bone-metastasis.html.
25. Agarwal MG, Nayak P. Management of skeletal metastases: An orthopaedic surgeon's guide. Indian J Orthop. 2015;49(1):83-100. doi:10.4103/0019-5413.143915.
26. American Brain Tumor Association. Metastatic brain tumors, 2016. Retrieved from http://www.abta.org/secure/metastatic-brain-tumor.pdf.
27. Schiphorst A, Ten Bokkel Huinink D, Breumelhof R, et al. Geriatric consultation can aid in complex treatment decisions for elderly cancer patients. Eur J Cancer Care (Engl). 2016;25(3):365-370. doi:10.1111/ecc.12349.
28. Gosney MA. Clinical assessment of elderly people with cancer. Lancet Oncol. 2005;6(10):790-797.
29. Kneis S, Wehrle A, Freyler K, et al. Balance impairments and neuromuscular changes in breast cancer patients with chemo-

therapy–induced peripheral neuropathy. Clin Neurophysiol. 2016;127(2):1481–1490. doi:10.1016/j.clinph.2015.07.022.

30. American Cancer Society. A guide to radiation therapy, 2015. Retrieved from https://www.cancer.org/treatment/treatments–and–side–effects/treatment–types/radiation/radiation–therapy–guide.html.
31. Gore E, Movsas B, Santana–Davila R, et al. Evaluation and management of elderly patients with lung cancer. Semin Radiat Oncol. 2012;22:304–310.
32. American Cancer Society. A guide to chemotherapy. Retrieved from https://old.cancer.org/acs/groups/cid/documents/webcontent/003025–pdf.
33. Rennie H, MacKenzie G. The psychosocial oncology learning assessment: A province–wide survey of cancer care providers' learning needs. J Cancer Educ. 2010;25:206–210. doi:10.1007/s13187–010–0112–z.
34. Batioglu–Karaaltin A, Binbay Z, Yigiy O, et al. Evaluation of life quality, self–confidence and sexual functions in patients with total and partial laryngectomy. Auris Nasus Larynx. 2016;44(2017):188–194. doi:10.1016/j.anl.2016.03.007.
35. Shih YT, Chien C. A review of cost communication in oncology: Patient attitude, provider acceptance, and outcome assessment. Cancer. 2016;123(6):928–939. doi:10.1002/cncr.30423.
36. Goodman CC, Fuller KS. Pathology: Implications for the Physical Therapist. St. Louis: Elsevier; 2015.
37. American Cancer Society. 2016. Cancer–related fatigue. Retrieved from https://www.cancer.org/treatment/treatments–and–side–effects/physical–side–effects/fatigue.html.
38. Hwang EJ, Lokietz NC, Lozano RL, et al. Functional deficits and quality of life among cancer survivors: Implications for occupational therapy in cancer survivorship care. Am J Occup Ther. 2015;69:6906290010. doi:10.5014/ajot.2015.015974.
39. American Occupational Therapy Association. Occupational therapy practice framework: Domain and process, 3rd ed. Am J Occup Ther. 2014;68(suppl):S1–S48. doi:10.5014/ajot.2014.682005.
40. Centers for Disease Control and Prevention. 2017. Important facts about falls. Retrieved from https://www.cdc.gov/homeandrecreationalsafety/falls/adultfalls.html.
41. Banzer W, Bernhorster M, Schmidt K, et al. Changes in exercise capacity, quality of life and fatigue in cancer patients during an intervention. Eur J Cancer Care (Engl). 2014;23:624–629. doi:10.1111/ecc.12201.

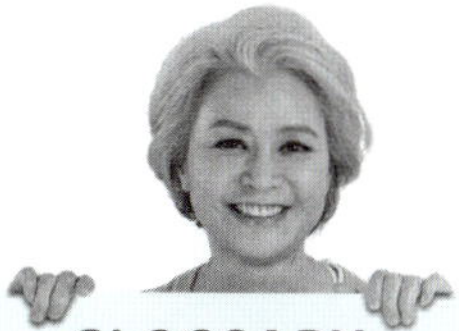

GLOSSARY

용어해설

A

계산불능증(acalculia) 단순한 수학적 계산의 장애를 나타내는 실어증의 한 형태

아세틸콜린(acetylcholine) 신체조직에 넓게 분포되어 있으며 신경과 골격근의 연접을 조절해 주는 신경전달물질

급성(acute) 단기간에 비교적 극심한 경과기간

일상생활활동(activities of daily living, ADL) 자기 몸을 돌보는 것을 지향하는 활동, 때로는 일상생활의 기본 활동(BADL) 이나 일상생활의 개인 활동(PADL)이라고도 함. 이 활동들은 "행복하게 그리고 사회생활에 있어서 기본적인 것"임

사전 지시서(advance directive) 치료 옵션 또는 의사결정자와 관련된 개인의 희망사항과 관련된 문서는 해당 개인이 스스로 결정할 수 있는 능력을 상실함

노인차별(ageism) 노인집단에 대한 편견이나 차별

재택노화(aging in place) 일반적으로 의료환경이 아닌 노인들이 몇 년 동안 살았던 곳에서 생활하며, 상황변화에 따라 집에서 생활할 수 있도록 생필품 또는 서비스 및 편의시설을 이용하는 것. 노인은 늙어감에 따라 자신이 선택한 집에서 안전하고 독립적으로 살기를 원함. 거주 적합성은 보편적 설계 원칙, 원격의료 및 기타보조 기술의 결합을 통해 확대될 수 있음. 나이, 수입, 능력 수준과 상관없이 자신의 집과 공동체에서 안전하고, 독립적으로 편안하게 생활하기 위한 능력

아밀로이드(amyloid) 다당류 형태의 결합

협심증(angina) 경련성 숨 막힘 또는 숨이 막혀 통증을 유발하는 증상

강직성 척수염(ankylosing spondylitis) 잘 알려져 있지 않은 원인에 의한 만성 염증성 질환으로 처음에는 척추와 주변 구조물에 영향을 미치고, 점점 진행되면서 인접한 관절을 붙게 만듦

질병인식불능증(anosognosia) 몸의 결함, 특히 신체 한쪽의 마비를 인식하지 못하는 비정상적인 상태. 뇌의 오른쪽 마루엽의 병변으로 발생

무산소증(anoxia) 산소 결핍으로 인한 비정상적인 상태

전구물질(antecedent) 생물학적 과정에서 어떤 물질에 선행하는 물질

항콜린제(anticholinergic) 부교감신경을 억제시켜 아세틸콜린 수용체를 차단시키는 약물

항히스타민제(antihistamines) 히스타민 수용체를 차단하는 다양한 약물을 포함하여 히스타민의 생리학적 · 약리학적 효과를 억제하기 위한 약물. 알레르기 치료를 위해 많은 약이 처방전 없이 사용

항산화제(antioxidant) 산화를 억제하는 약물

부정맥(arrhythmias) 심박동 이상과 같이 정상 리듬에서 벗어난 상태

위축(atrophy) 질병이나 다른 원인으로 신체 일부의 생리학적 활동이나 크기가 감소된 상태

축 I(axis I) 정신지체장애는 일반적으로 정신 지체를 제외한 유아기, 소아기나 청소년기에 진단됨

축 II(axis II) 정신과적 인격 장애와 정신 지체

B

베이비붐 세대(baby boomers) 1946년부터 1964년 사이에 태어난 사람들로 북미 인구의 약 20%를 차지

벤조디아제핀(benzodiazepines) 신경안정제를 포함한 향정신성 약물로 불면증 환자와 불안장애 환자의 치료에 처방

음식덩이(bolus) 삼키기 위해 입에 넣은 음식이나 액체

서맥(bradycardia) 심장근육의 수축이 1분에 60회 이하인 경우

기관지확장증(bronchiectasis) 호흡관 끝의 주변 폐조직이 감염되어 기관이 확장이 된 상태

세기관지(bronchiol) 기관지에서 허파의 엽(lobe)까지 뻗어 있는 호흡계통의 작은 기도

C

석회화(calcification) 조직에 칼슘이 쌓여 경화되는 형상

백내장(cataract) 눈의 렌즈가 점점 혼탁해지는 상태

재앙적인 경기 침체(catastrophic sudden downturn) 급성 질환 또는 심각한 정신적 충격을 받은 환자의 집중적이고 고도의 기술적인 생명 유지 관리를 포함하는 의료 및 간호 서비스의 패턴

만성(chronic) 천천히 진행되고 오랫동안 지속됨

달팽이(cochlea) 속귀에 위치한 원뿔 모양의 뼈 구조물

코호트(cohort) 동일 연령이나 동일 성별과 같이 공통의 특징을 가진 집단

콜라겐(collagen) 힘줄, 인대, 근막을 이루는 희고 비탄력적인 섬유질 또는 작은 그물 섬유질 다발로 구성된 단백질 물질

반대쪽의(contralateral) 신체의 한 지점으로부터 반대쪽에 영향을 주는

대비 민감도(contrast sensitivity) 배경으로부터 사물의 경계를 구별하는 능력

청색증(cyanosis) 헤모글로빈 분자에 구조적인 결함이 있거나 혈액 속에 산소가 없는 헤모글로빈이 지나치게 많아 피부와 점막이 푸른빛을 띠게 되는 현상

세포학(cytology) 세포의 형성, 기원, 구조, 기능, 생화학적 활동, 병리학을 연구하는 학문

세포독성 화학치료(cytotoxic chemotherapy) 몸 안에서 세포의 증식을 억제하는 약물치료

D

욕창 3단계(decubitus ulcer stage III) 피부괴사, 피부의 완전한 손실, 피하조직의 손상, 체액이나 혈액의 배출이 나타나는 단계

욕창 4단계(decubitus ulcer stage IV) 구멍이 깊게 패인 궤양의 형성, 피부의 완전한 손실, 피하조직의 파괴가 나타나는 단계. 궤양으로 근막, 결합조직, 뼈, 근육이 노출되며 뼈의 돌출부위에 염증, 종기, 궤양과 같은 손상을 초래

해로운(deleterious) 유해한 또는 위험한

배뇨근(detrusor urinae muscle) 방광의 근육 외피의 외부층을 형성하는 종방향 섬유의 복합체

발달단계(developmental stages) 성인의 발달단계와 그 단계에 따른 행동에 질적인 차이가 있는지 지속적으로 관찰해야 하며, 전생에 걸쳐 신체적 발달과 정신적 발달에 차이가 있는지 확인해야 함

당뇨망막증(diabetic retinopathy) 미세동맥꽈리, 출혈, 삼출물, 새로운 혈관과 결합조직의 형성으로 인한 망막 혈관장애

복식 호흡(diaphragmatic breathing) 환자의 호흡능력을 향상시키기 위한 호흡운동의 한 형태로, 숨을 들이마실 때 가로막을 내리고 숨을 내뱉을 때 가로막을 올리는 호흡운동

복시(diplopia) 2개로 보이거나 그림자가 생겨 이중으로 보이는 것

디옥시리보핵산(deoxyribo nucleic acid, DNA) 가장 큰 핵산 분자로 세포핵의 염색체에서 발견되며 유전정보를 전달

도파민(dopamine) 자율신경계 신경전달물질로 노르에피네프린의 전 단계물질

진단명 기준 환자군(diagnosis-related group, DRG) 의료시설에서 제공된 케어를 측정하기 위해 분류한 환자군. 입원환자 케어를 위한 노인의료보험료 결정을 위해 사용

건강을 위한 대리인 지정(durable power of attorney for health) 에이전트 또는 대리인을 지정하여 의료결정을 수행할 수 없는 환자를 위해 의료결정을 입증하는 것

연하곤란, 삼킴곤란(dysphagia) 삼키기가 어려운 상태

호흡곤란(dyspnea) 심장질환, 과격한 운동, 불안으로 인한 가쁜 호흡이나 숨쉬기의 어려움

E

중심외보기(eccentric viewing) 망막중심오목과 황반을 포함한 암점을 보상하기 위해 사물 가까이에서 사물을 쳐다보는 기법. 망막의 건강한 부분을 통해 사물을 볼 수 있음

부종(edema) 심장막 주머니, 가슴막 공간, 복막 공간, 관절주머니와 같이 조직 사이 공간에 비정상적으로 조직액이 증가하는 것

엘라스틴(elastin) 조직의 노란 탄력 섬유질을 구성하는 단백질

색전(embolus) 혈류를 따라 순환하다가 혈관을 막는 이물질, 공기, 가스, 조직, 종양의 일부, 혈전 조각

심장내막염(endocarditis) 심장내막과 심장판막에 영향을 미치는 상태로 다양한 질환에 의한 병변이 원인

짓무름(erosion) 감염, 손상으로 피부 표면이나 점막이 닳아지거나 점진적으로 파괴됨으로써 궤양을 초래

감수성(esthesia) 감성 또는 느낌

윤리학(ethics) 도덕성에 대한 비판적 성찰과 도덕성에 대한 합리적인 분석. 옳고 그름에 대한 판단을 내리는 방법의 총칭으로 사용

운동성 호흡곤란(exertional dyspnea) 운동 시 호흡하기 힘듦

가래배출(expectoration) 기침이나 침을 뱉을 때 기관지나 페로부터 점액질, 가래, 액체 등을 배출

G

위창자연결(술)(gastrostomy) 복벽을 통해 위장을 연결하여 외과적으로 인위적인 통로를 만드는 것; 식도암이나 기관식도샛길이 있는 환자 또는 장기간 무의식 상태가 예상되는 환자에게 영양을 공급하기 위해 행함

X세대(Generation X) 1960년부터 1970년대 사이에 미국과 캐나다에서 태어난 사람들로 제2차 세계대전 이후의 베이비붐 세대

Y세대(Generation Y) 1980년대부터 1990년대 사이에 미국과 캐나다에서 태어난 사람들. X세대의 다음 세대

세대별 집단(generational cohort) 비슷한 시기에 태어난 사람들의 집단으로, 같은 사건을 경험

노인병학(geriatrics) 노인학 및 만성질환에 관한 지식을 통합하여 노인을 케어하는 학문

노인학(gerontology) 노화와 개인에 대한 신체적 · 사회적 · 심리적 · 경제적 영향을 연구하는 학문

녹내장(glaucoma) 눈의 압력이 병적으로 증가하는 병. 눈 조직이 손상되는 경우가 많으며, 치료하지 않으면 시력을 잃을 수도 있음

토리 거르기(glomerular filtration) 혈액 속의 액체가 토리의 모세혈관을 통해 보우만 주머니에서 소변성분이 걸러지는 관련 과정

글리코겐(glycogen) 주로 탄수화물로 동문의 체세포에 저장되는 다당류의 한 형태

두덩정강근(gracilis) 다섯 개의 넙다리 근육 중 가장 바깥에 위치하는 근육

H

건강(health) 신체적, 정신적, 영적으로 안녕한 상태. 일반적으로 웰빙이나 번영의 상태

건강관리대리인(health care proxy) 무능력하게 된 환자를 위해 의료결정을 하도록 지정된 사람

의료정보보호법(Health Insurance Portability and Accountability Act, HIPAA) 정보의 보안과 기밀성을 보호하기 위해 새로운 안전장치를 제공하는 전자제품의 사용을 장려하기 위해 1996년에 제정

편측무시(hemi-inattention) 한쪽무시, 무시증후군, 일측성 무시증후군이라고도 함. 한쪽 시공간에 대한 집중이 어려우며 오른쪽 무시보다 왼쪽 무시가 더 많음

편마비, 반신마비(hemiparesis; hemiplegia) 신체의 한쪽 마비

출혈(hemorrhage) 혈관으로부터 혈액이 유출되는 현상

딴곳뼈되기(heterotopic ossification) 이상한 장소에 뼈가 자라나는 것으로, 골절 이후 빈번하게 발생하며 X-선 촬영 시 뼈종양으로 오인되기도 함

고칼슘혈증(hypercalcemia) 혈액 내 칼슘의 양이 정상보다 많은 것으로 뼈의 지나친 칼슘 재흡수와 방출이 원인이 되며, 주로 부갑상선 기능항진증, 전이종양, 파제트병, 골다공증 때문에 발생

감각과민증(hyperesthesia) 피부 통각이나 촉각 수용기와 같은 신체 감각 기관의 지나친 민감성

고긴장성(hypertonicity) 지나친 긴장이나 활동

저긴장성(hypotonicity) 마비와 같이 몸의 특정 부분의 긴장도가 낮은 상태

I

세대 간(intergenerational) 세대 간에 존재하거나 일어나는 것

중재자(intermediary) 블루 크로스 플랜, 민간 보험 회사나 의료 서비스 제공자가 의료케어에 따라 청구 비용을 지불하기 위해 선택한 공공 또는 민간기관

내재의(intrinsic) 어떤 기관이나 조직의 안에 위치하거나 그곳에서 발생하는 것

같은 쪽의(ipsilateral) 신체의 같은 쪽에 속하는 것

방사선 조사(irradiation) 열, 빛, 엑스선과 같은 복사에너지의 형태로 노출

J

빈창자창냄술(jejunostomy) 복벽을 통하여 빈창자에 항구적 개구부를 외과적으로 만드는 것

L

루이소체(Lewy bodies) 파킨슨병, 알츠하이머병, 다른 신경변성을 동반한 환자의 중간외와 뇌줄기에서 발견되는 영역

속공간(lumen) 신체 구조물 또는 조직 내의 공간

M

황반변성(macular degeneration) 눈의 망막황반 및 맥락막의 황반이 점차 악화됨

흡수장애 증후군(malabsorption syndrome) 식욕부진, 체중감소, 근육경련, 복부팽창, 뼈의 통증, 지방변증에 의해 창자의 영양 흡수 장애를 초래하는 증상

운동계획(motor planning) 운동을 계획하고 실행하는 능력

점액고름(mucopurulent) 점액과 고름이 결합된 형태

점막(mucosa) 점액질 막

골수억제(myelosuppression) 골수에서 혈액세포와 혈소판의 생산을 억제하는 과정

N

비위관(nasogastric tube) 코를 통해 위로 들어가는 관

뉴런(neurons) 신경세포

O

안구운동조절(oculomotor control) 눈의 운동을 조절하는 능력

옴부즈맨(ombudsman) 병원 서비스에 대해 환자의 불평을 조사하고 중재하는 사람

혼탁화(opacification) 무엇인가를 불투명하게 만듦

앉아숨쉬기(orthopnea) 호흡곤란 등으로 눕지 못하고 앉아 있지 않으면 숨을 쉴 수 없는 상태

기립성 저혈압(orthostatic hypertension) 환자가 서 있을 때 비정상적으로 낮은 혈압을 보이는 상태

뼈형성(ossification) 뼈가 형성되는 과정

뼈관절염(osteoarthritis) 뼈경화, 연골 상실 등으로 하나 또는 그 이상의 관절이 퇴화하여 염증을 일으키는 병

뼈연화증(osteomalacia) 기질의 칼슘 소실로 인한 층판뼈의 비정상적인 상태를 말하며 뼈의 물러짐과 약화, 골절, 통증, 식욕부진, 체중 감소 등을 초래

P

완화(palliative) 증상을 감소시킬 수는 있으나 완전히 치료할 수는 없음

비경구영양(parenteral nutrition) 영양을 입이 아닌 다른 통로, 즉 주사를 이용하여 피하지방, 정맥, 근육, 피부를 통해 주는 것

파킨슨병(Parkinson's disease) 사지와 몸이 떨리고 경직되는 중추신경계의 퇴행성 질환

발작성야간호흡곤란(paroxysmal nocturnal dyspnea) 수면 중 호흡곤란이 갑자기 발병

패턴인식(pattern recognition) 개체의 두드러진 특징을 식별하고, 이러한 특징을 사용하여 개체와 주변 환경을 구별함

인두(pharynx) 목구멍에 위치한 약 13cm 길이의 관 구조물로 머리뼈의 바닥에서 식도까지 뻗어 있으며 목뼈의 앞에 위치

피크병(Pick's disease) 중년기에 발병하는 노년 전 치매의 한 형태로 신경증적인 행동을 나타내며 지능, 인격, 정서 등이 점차 붕괴됨

다뇨증(polyuria) 오줌 배설량이 비정상적으로 많아지는 증상

노인성 난청(presbycusis) 연령이 증가함에 따라 청력 및 말의 명료성 감퇴

정신역동(psychodynamics) 행동을 유발하는 역학에 관한 연구

R

망막(retina) 눈의 가장 안쪽을 둘러싸고 있는 내벽으로 카메라의 필름에 해당하는 기능을 수행

리보핵산(ribonucleic acid, RNA) 핵산의 단위 물질인 뉴클레오티드가 매우 길게 연결된 고분자 유기물

S

스캐닝(scanning) 단속성 안구운동처럼 관심 대상으로 눈이 움직이는 것

암점(scotoma) 망막에 위치한 섬 모양의 시야가 저하되어 있거나 결손된 부위

진정수면제(sedative hypnotics) 중추신경계의 활동을 억제하는 약물로 수면을 유발하고 분노를 가라앉힘

세미파울러 자세(semi-Fowler's position) 침대 머리를 약 30° 정도 올려 환자의 상체를 비스듬하게 위치시킴

노년(senile) 노년의 특성 또는 노화 과정과 관련된 것으로 특히 노화에 따른 신체적, 정신적 퇴화

부비동염(sinusitis) 하나 또는 그 이상의 코곁굴에 생기는 염증

스텐트(stent) 치과용 인상 및 의료용 금형을 만드는 데 사용되는 화합물

사시(strabismus) 한쪽 눈이 정상 위치에서 벗어나 좌우 눈의 방향이 동일점을 향하지 않은 상태

아급성(subacute) 약간 급성인 상태로 급성과 만성의 중간

불완전탈골(subluxation) 관절의 표면에서 비정상적으로 약간 벗어난 상태

성문위 삼킴(supraglottic swallow) 입과 인두 부분에서 삼킴 근육의 수축이 일어난 상태

실신(syncope) 일시적 저산소증으로 인한 의식의 소실

윤활막(synovium) 자유가동관절의 내부에 있는 구조물로 윤활을 둘러싸고 있는 막

T

혈전성 정맥염(thrombophlebitis) 혈전 형성을 동반하는 정맥의 염증

혈전뇌졸중(thrombotic stroke) 혈전이 뇌혈관을 막아 뇌졸중의 원인이 됨

혈전(thrombus) 생체 내부를 순환하고 있는 혈액 일부가 혈관 속에서 굳어져서 생긴 혈액덩이

기관지(trachea) 목에 있는 원통형의 관으로 여섯 번째 목뼈 부위에서 다섯 번째 등뼈까지 뻗어 있으며 연골과 막으로 구성됨

기관기관지 가지(tracheobronchial tree) 폐로 공기가 이동할 수 있는 기관, 기관지를 포함하고 있는 해부학적 복합체. 1차 호흡구조

전통주의자(traditionalists) 전통 또는 전통주의를 고수하거나 옹호하는 집단

U

요역동학(urodynamic) 방광의 충만감과 비는 느낌에 대한 역학 연구

공리주의(utilitarianism) 최대 다수의 최대행복을 실현해야 한다는 목적을 명시한 사상으로 그 가치는 효용에 의해 결정됨. 종종 공공의료 서비스를 위해서 공공기금의 지출과 관련한 의사결정과 같은 의료자원의 분배에 적용됨

V

발살바 기법(Valsalva maneuver) 숨을 참고 근육을 긴장시킬 때 또는 무거운 물건을 옮기거나 침대의 위치를 바꿀 때처럼 성문(vocal chord)을 닫고 강하게 날숨을 쉬는 것

판막심장질환(valvular heart disease) 혈액의 역류와 판막의 퇴화에 따른 폐쇄부전증과 협착으로 발생하는 심장 판막의 선천적 또는 후천적 장애

시력(visual acuity) 시야(눈)의 명료함 또는 날카로움을 말하며 측정

시각집중(visual attention) 개체에서 개체로 이동하는 능력. 인지 처리를 위한 중요한 전제조건

시각인식(visual cognition) 망막에서 시각적 입력의 패턴을 해석, 기억하고 다른 감각 정보와 결합하는 뇌의 능력

시야(visual field) 정면을 똑바로 바라볼 때 눈에 들어오는 범위

시각기억(visual memory) 작업기억을 사용하여 새로운 패턴이나 친숙한 것을 인식하고 반응하는 것

폐활량(vital capacity) 최대한 들이마셨다가 정상적으로 내뱉을 수 있는 공기의 양으로, 공기를 가장 많이 들이마실 수 있는 흡기량을 말함

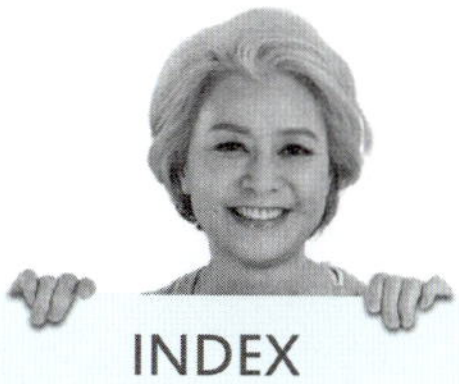

INDEX

찾아보기

ㄱ

ㅅ

ㅊ

ㅋ

ㅌ

ㅍ

A

B

C

D

E

F

G

H

I

K

L

M

N

O

P

Q

R